U0746222

临床症状
鉴别手册

主编　姜玉珍　朱孝民　王秀丽

中国健康传媒集团
中国医药科技出版社

内 容 提 要

　　本书是一部关于如何鉴别临床症状的指导书籍，由内科、外科、妇科、儿科、神经科、皮肤科、眼科、口腔科、耳鼻喉头颈外科等多学科专家编写而成。该书以临床症状为线索，简明扼要地介绍了引起症状的相应疾病，并通过症状引导临床医生掌握疾病的诊断治疗思路和方法。本书涵盖的内容全面，思路清晰，重点突出，实用性强，能够很好地指导临床实践，适合临床医生阅读。

图书在版编目（CIP）数据

　　临床症状鉴别手册/姜玉珍，朱孝民，王秀丽主编.—北京：中国医药科技出版社，2018.7

　　ISBN 978-7-5067-7936-4

　　Ⅰ.①临… Ⅱ.①姜…②朱…③王… Ⅲ.①症状—鉴别诊断—手册 Ⅳ.①R441-62

　　中国版本图书馆CIP数据核字（2018）第149017号

美术编辑　　陈君杞
版式设计　　麦和文化

出版　**中国健康传媒集团** | 中国医药科技出版社
地址　北京市海淀区文慧园北路甲 22 号
邮编　100082
电话　发行：010-62227427　　邮购：010-62236938
网址　www.cmstp.com
规格　787×1092mm $\frac{1}{16}$
印张　37 $\frac{1}{4}$
字数　943 千字
版次　2018 年 7 月第 1 版
印次　2018 年 7 月第 1 次印刷
印刷　三河市百盛印装有限公司
经销　全国各地新华书店
书号　ISBN 978-7-5067-7936-4
定价　**98.00 元**

编委会

前　言

　　掌握和运用临床症状、体征的鉴别诊断方法和技巧是临床医师不可或缺的一项基本功。《临床症状鉴别手册》一书，是以临床症状和相应的体征为切入点，详细叙述症状及体征产生的原因和机制，重点突出症状的鉴别诊断和诊断思路。所谓鉴别诊断就是从相同的症状、体征中辨别出不同的疾病，又从相同的疾病中辨别出不同的症状、体征，通过比较鉴别，认识疾病的本质和属性。

　　近年来，随着高精医疗技术的蓬勃发展，在临床医学各学科领域，涌现出很多有价值的辅助诊断方法，给医务人员在疾病诊疗中增添了先进手段。然而，高精技术的应用，必须依赖于临床医师在客观、真实地掌握临床症状、体征和常规辅助检查等第一手资料的基础上，故症状、体征仍是诊断的重要依据。只有抓住本质、开阔视野、丰富知识的广度与深度，综合症状、体征与辅助检查，全面分析、准确鉴别、总结经验、吸取教训，才能得出正确诊断。有了正确诊断，才能进行临床治疗，才能得到好的效果，才能解除患者的疾苦，给患者以健康。

　　本书的编者均为有多年医疗和教学工作经验的一线临床医生，内容涵盖了内、外、妇、儿、眼、耳、鼻、喉、口等诸多学科疾病的常见症状、体征及常规辅助检查的变化，从定义、发生机制、临床表现、鉴别诊断及治疗原则等方面加以阐述，突出实用性，涵盖面广，旨在为临床医生提供一定的帮助。

　　由于编者水平有限，再加上编写时间仓促，书中难免存在一些不足或疏漏之处，敬请各位专家学者批评指正。

编者

2018 年 6 月

目录 / CONTENTS

第1章 发 热 / 1

第2章 疼 痛 / 13

    第一节 头 痛 / 13

    第二节 咽 痛 / 17

    第三节 颈肩痛 / 21

    第四节 上肢关节痛 / 29

    第五节 胸 痛 / 32

    第六节 腹 痛 / 44

    第七节 腰腿痛 / 52

    第八节 髋 痛 / 58

    第九节 膝关节痛 / 60

    第十节 足踝痛 / 69

    第十一节 皮肤疼痛 / 72

第3章 血压异常 / 75

    第一节 低血压 / 75

    第二节 高血压 / 78

第4章 动脉搏动异常 / 83

    第一节 大血管搏动异常 / 83

    第二节 周围血管搏动异常 / 87

第5章 休 克 / 95

第6章 昏 迷 / 98

第7章 消 瘦 / 107

第8章 肥 胖 / 110

第9章 颈部肿块 / 116

第10章 乳房肿块 / 124

第11章 腹部肿块 / 129

第12章 淋巴结肿大 / 134

第13章 水 肿 / 141

第14章 黄 疸 / 148

第15章 咳嗽与咳痰 / 152

第16章 咯 血 / 156

第17章 发 绀 / 161

第18章 呼吸速率及节律异常 / 165

第19章 呼吸困难 / 172

　　第一节 心源性呼吸困难 / 172

　　第二节 肺源性呼吸困难 / 175

　　第三节 急性呼吸窘迫综合征 / 180

　　第四节 气 胸 / 183

　　第五节 胸腔积液 / 186

第20章 心 悸 / 193

第21章 心脏增大 / 196

第22章 吞咽困难 / 200

第23章 反酸及嗳气 / 205

　　第一节 反 酸 / 205

　　第二节 嗳 气 / 208

第24章 恶心及呕吐 / 212

第25章 呃 逆 / 221

第26章 腹 胀 / 224

第27章 腹 泻 / 234

第28章 便 秘 / 238

第29章 呕 血 / 243

第30章 黑 便 / 247

第31章 便 血 / 251

第32章 排尿异常 / 255

　　第一节 尿量异常 / 255

　　第二节 尿失禁 / 264

　　第三节 尿潴留 / 268

第四节　排尿困难 / 276

第33章　尿液异常 / 280

第一节　药物性尿色异常 / 280

第二节　血　尿 / 281

第三节　脓　尿 / 284

第四节　乳糜尿 / 285

第五节　蛋白尿 / 287

第六节　血红蛋白尿 / 291

第七节　肌红蛋白尿 / 296

第34章　白细胞增多 / 298

第35章　白细胞减少 / 306

第36章　血小板增多 / 315

第37章　血小板减少 / 318

第38章　血　肿 / 322

第39章　红细胞增多 / 327

第40章　贫　血 / 332

第41章　全血细胞减少 / 343

第42章　眩　晕 / 349

第43章　晕　厥 / 355

第44章　惊　厥 / 359

第45章　语言障碍 / 363

第46章　肌肉萎缩 / 366

第47章　步态异常 / 369

第48章　瘫　痪 / 373

第49章　痴　呆 / 378

第50章　声音嘶哑 / 382

第51章　鼻出血 / 386

第52章　鼻　塞 / 388

第53章　耳　聋 / 390

第54章　干　眼 / 392

第55章　眼　红 / 395

第56章　眼　痛 / 398

第57章　眼球突出 / 401

第58章　斜　视 / 405

第59章　角膜浑浊 / 410

第60章　视力障碍 / 414

第61章　复　视 / 418

第62章　口　干 / 421

第63章　口腔溃疡 / 423

第64章　牙龈出血 / 427

第65章　牙本质敏感症 / 430

第66章　脊柱畸形 / 433

　　第一节　脊柱侧凸 / 433

　　第二节　脊柱后凸 / 439

第67章　四肢畸形 / 444

第68章　皮　疹 / 449

　　第一节　斑　疹 / 449

　　第二节　丘　疹 / 451

　　第三节　水疱、大疱、脓疱 / 459

　　第四节　结　节 / 464

　　第五节　风　团 / 467

　　第六节　鳞　屑 / 469

第69章　皮肤瘙痒 / 474

第70章　皮肤溃疡 / 478

第71章　色素异常 / 483

第72章　出汗异常 / 486

第73章　毛发异常 / 489

第74章　指（趾）甲异常 / 492

第75章　皮肤肿瘤 / 496

第76章　女性特有症状 / 503

　　第一节　阴道流血 / 503

　　第二节　痛　经 / 506

　　第三节　闭　经 / 508

　　第四节　异常白带 / 511

　　第五节　外阴瘙痒 / 514

　　第六节　妊娠剧吐 / 517

第七节　妊娠期高血压疾病 / 521

第八节　盆腔肿块 / 526

第九节　下腹疼痛 / 529

第十节　绝经综合征 / 531

第十一节　HELLP综合征 / 532

第77章　儿科疾病常见症状 / 536

第一节　发　热 / 536

第二节　头　痛 / 537

第三节　黄　疸 / 539

第四节　贫　血 / 540

第五节　皮　疹 / 542

第六节　肝、脾、淋巴结肿大 / 542

第七节　咳　嗽 / 543

第八节　咯　血 / 544

第九节　呼吸困难 / 547

第十节　胸腔积液 / 549

第十一节　青　紫 / 552

第十二节　高血压 / 555

第十三节　心律失常 / 558

第十四节　食欲不良和偏食 / 562

第十五节　呕　吐 / 563

第十六节　腹　痛 / 566

第十七节　腹　泻 / 572

第十八节　腹　水 / 574

第十九节　消化道出血 / 575

第二十节　惊　厥 / 576

第二十一节　意识障碍 / 580

第二十二节　血　尿 / 582

第二十三节　蛋白尿 / 583

第二十四节　遗　尿 / 584

第1章 发 热

【定义】

在人体某部位用某种温度计测得的温度超过同样在正常人群中普查测得的数值的高限称之为发热。临床上一般采用以水银温度计在腋窝测得的37.2℃作为高限值，超过此值即为发热。此值适用于人群中95%以上的个体。有的人基础体温较低，发热时体温可能达不到此值，这时应注意患者的感受，如全身不适、倦怠、食欲减退，退热措施可缓解症状；若每日多次按时测体温，每日温差在1℃以上，最高体温虽未达到37.2℃，亦应按发热处理。还有的人体温虽已达低热范围，但可无器质性病变，如妊娠期、排卵期、长期焦虑、婴儿捂热等，应仔细分析鉴别。

为了便于分析发热原因，一般以超过37.2℃、不足38.0℃称为低热，38.0~38.9℃称为中热，39.0~40.9℃称为高热，41.0℃以上称为超高热。分析病因时，常把中热和高热合并为中高热，一起进行分析。

中高热热程超过2~3周，称为长期中高热，其中经详细检查仍不能确定病因者，称为病因未明的中高热，是发热诊断中的一个难点。低热超过3周者称长期低热，多为慢性感染性疾病或迁延不愈的非感染性疾病。

腋窝温不适用于因皮肤散热障碍引起的发热，此时可改测舌下温（口温）或直肠温（肛温）。舌下温的正常范围是36.5~37.5℃，超过37.5℃即定为发热；直肠温的正常范围是36.9~37.9℃，超过37.9℃即为发热。

【发生机制】

人体在日常活动中，不断地通过营养素代谢产热，同时又不断地通过汗液蒸发和体表辐射来散热。二者在丘脑下部体温中枢的调节控制下，处于动态平衡，保持体温在正常范围，以利于生化反应的顺利进行和各器官的生理活动。一旦在内、外因素的作用下，产热增多或散热减少，就会使体温升高，引起发热。

1. **产热增多引起的发热** 绝大多数是由致病因子所诱发，最多见的是引起感染性疾病的病原体，还有外源性致敏物质、自身免疫反应产物和代谢旺盛的癌细胞等。这些因子统称为外源性致热原，其可以作用于单核巨噬细胞，产生白介素-1、肿瘤坏死因子和干扰素等内源性致热原。它们本身或通过活化细胞内的环氧化酶产生前列腺素E1、E2，引起发热。致热原作用是现今公认的发热机制。此外，还有一些物质不经过致热原作用，可直接促进代谢产热，如甲状腺激素、原胆烷酮和儿茶酚胺等。

2. **散热减少引起的发热** 发热伊始，常有汗闭和体表血管收缩，使散热减少，加快发热过程。有时单纯因散热减少，使正常产生的热量积聚体内，引起发热，如系统性硬化症、银屑病和水肿等。对这些因皮肤散热障碍引起的发热，需测口温或肛温才能发现。

3. **体温中枢调节功能丧失引起的发热** 常因脑出血、脑炎、外伤等直接损伤丘脑下部体温中枢，使其失去调节功能而致。这种发热常为超高热。

4. **长时间接受高温辐射引起的发热** 其机制一方面是身体接受外来热量过多，另一方面是高温可引起体温中枢功能失调。见于中暑、长时间高温作业等。

5. 功能性发热 系由于自主神经功能失调影响，产热和散热失衡所致。有的与体温中枢有关，如感染痊愈后遗留的低热常与体温中枢未随感染清除而及时恢复正常有关，婴、幼儿夏季因衣着过多而引起的捂热与体温调节中枢对热的反应不够灵敏有关。长期焦虑、失眠常为自主神经对器官活动和精神状态调节功能紊乱所致。

【临床表现】

一、热型

1. 弛张热 体温常在高热范围内，昼夜波动在2℃以上，但体温下降时也不低于低热水平。系与感染灶大量释放致热因子有关。多见于急性化脓性感染、败血症、粟粒性结核等。

2. 稽留热 常因病灶内致热因子不断地释放入血，体温上升至高峰，持续数日不退，昼夜波动低于1℃。多见于肠伤寒、斑疹伤寒、大叶肺炎等。

3. 间歇热 24小时内体温骤升、骤降。骤升至高热水平后可持续数小时，然后骤降至正常或更低。日波动可达3~4℃，发热期后可有1日至数日的间歇期，如此反复交替出现。这与化脓性病灶间断地释放致热因子和病原体繁殖周期有关。可见于各器官急性脓肿、急性肾盂肾炎、淋巴瘤等。

4. 复发热 体温急速上升到高热水平，在高热范围内持续数天后，骤然下降至正常，经过数日的无热期后，又出现高热，如此呈周期性反复发作。这与病原体繁殖周期有关。见于钩端螺旋体病、回归热和胆石梗阻引起的胆管炎等。

5. 波状热 体温逐日渐升，达到中高热水平后，又逐日下降至低热或正常，持续数日后，体温再度上升，其曲线呈波浪状。见于布氏杆菌病。与间歇热中的淋巴瘤热型的区别是，后者体温呈顿挫性升降，中间有数日低热或无热期。

6. 不规则热 发热的体温曲线无一定规律，常在中高热范围内波动，波动幅度也多变。见于风湿病、支气管肺炎和渗出性胸膜炎等。

这些热型都属于中高热范围，每种热型都非某一疾病所特有，一种疾病在不同时期还可出现不同的热型。分析病情时应该注意。

二、一般症状

寒战多见于弛张热和间歇热的开始阶段，患者有冷感，肌肉颤抖，缩成一团，可有发绀，手脚发凉，非感染性发热、发绀少见。伴同发热的症状还有倦怠、乏力、食欲不振、肌痛或头痛、口干、少汗、脉搏和呼吸增快等。基础体温偏低的患者，低热时可体温不高，但有发热的一般症状。

【鉴别诊断】

一、伴有系统性疾病常见症状的中、高热

大多数结合体检，在接诊时就能大体上得出初步诊断；至于具体是哪种病，有时还需进一步检查、分析和鉴别。

（一）伴有某些脑部症状者

1. 感染性疾病

（1）化脓性脑膜炎：急性发病，有剧烈头痛、喷射性呕吐、显著项强、皮肤瘀斑者，须考

虑化脓性脑膜炎。其中，流行性脑脊膜炎好发于春季，青少年易感，常呈弛张型高热，发热前有寒战。此脑膜刺激征发生于患肺炎的小儿或老人时，常为肺炎球菌性脑膜炎。三岁以下小儿在上呼吸道感染后，缓慢出现中、高热，囟门膨隆，可有嗜睡、惊厥等症状，须考虑流感杆菌脑膜炎。

（2）结核性脑膜炎：常先有盗汗、精神不振，体温可缓慢升至中等热度，并出现脑膜刺激征。

（3）脑炎：急性发病，迅速出现稽留型中高热、脑膜刺激征和意识障碍者，如发生于夏、秋季，且患者为学龄前儿童时，应多考虑乙型脑炎。与化脓性脑膜炎的不同之处在于，乙型脑炎除暴发型之外，病势多不似后者凶险，意识障碍虽经治疗但恢复较慢。森林脑炎亦多发于夏、秋季，但患者多为林区工人，皮肤常有硬蜱叮咬痕。

（4）脑脓肿：亚急性起病，头疼常为首发症状，除出现颅内压增高外，脑膜刺激征常不明显。发热呈稽留或弛张热型，可伴有脑神经受压症状。大多为邻近器官局限性感染扩散至颅内，多见于化脓性中耳炎和化脓性鼻旁窦炎。

2. 非感染性疾病 多为脑外伤、脑出血等损伤体温中枢以致其调节功能丧失而致。多为超高热。常伴有颅神经定位症状。

（二）伴有呼吸系统常见症状的发热

1. 感染性疾病

（1）伴鼻通气不良和脓性鼻涕，见于急性化脓性鼻旁窦炎。检查所见，语声呈鼻音，前额、鼻根部和上颌等鼻旁窦所在处有压痛，照明试验见鼻旁窦处不透光。发热多呈中度稽留热或弛张热。

（2）伴吞咽时咽痛，可考虑急性化脓性扁桃体炎。体检可见扁桃体发红、肿大，或被有脓苔，多呈弛张高热。

（3）伴大量黏液脓性痰，多有腥臭味，支气管扩张的可能性大。病变部位可听到密集的、持续存在的干啰音和大、中水疱音，杵状指是此病一个有诊断意义的征象。热型多为间歇中高热。

（4）在午后低热、夜间盗汗、长期咳嗽的基础上出现稽留或弛张高热，咳嗽转剧，如发生于小儿或青少年，应想到急性血行播散性肺结核，其特点是发热前无寒战，体征不明显，数周后肺部X线片始能发现粟粒性结节影。如同时有项强表现，则更有利于此诊断。

（5）急发高热伴咳嗽、咳痰、胸痛、气促，应首先考虑肺炎。体检可发现病变处肺野叩诊浊音，听诊可闻及支气管呼吸音。肺炎种类繁多，咳铁锈色痰者为肺W炎球菌性肺炎的表现，咳大量粉红色乳状痰者常为葡萄球菌性肺炎，克雷白杆菌性肺炎患者咳多量灰绿或砖红色黏液痰。胸部X片和痰培养有助于分辨是何种肺炎。急性肺脓肿的初期临床表现与肺炎相似，但胸痛较明显，脓肿液化经呼吸道排出后，才出现大量脓臭痰，继之听诊可呈空瓮音。

（6）伴胸痛且呼吸时加重者，须考虑胸膜炎。发生于青少年者，结核性较多。嘱患者取坐位检查，早期于肋膈角处可触及摩擦感或听到摩擦音，后期积液增多时，肺底升高，其下叩诊呈实音，呼吸音减弱或听不到。发热多呈中等度稽留热。

2. 非感染性疾病 多为持续性中高热，发热前无寒战。多无白细胞增高或核左移。

（1）伴持续性鼻涕增多，上呼吸道阻塞、疼痛，听力减退者，应想到韦格纳肉芽肿。体检如发现鼻梁塌陷或肺部叩浊、呼吸音减低，或关节肿痛，则可诊为此病。属自身免疫性肉芽肿。

（2）伴发作性哮喘、变应性鼻炎和关节痛者，应考虑变应性肉芽肿性血管炎，与韦格纳肉芽肿的不同之处是此病哮喘突出和嗜酸细胞增多。此病亦属自身免疫性肉芽肿。

（三）伴有消化系统常见症状的发热

1. 感染性疾病

（1）伴腹痛：①右上腹痛：有黄疸者见于急性梗阻性胆管炎或急性胆囊炎，二者多继发于胆石症，可出现右肩牵涉痛。体检可发现压痛和肝浊音区扩大，或触及增大的胆囊。体温呈持续性或弛张性高热。②转移性右下腹痛：为急性阑尾炎特有的表现。如同时有右下腹压痛和反跳痛，即可诊断。阑尾化脓并局限后，可在该处触及压痛肿块。体温可呈持续性或弛张性高热。③全腹痛：多为术后、外伤后或脏器穿孔引起的腹腔感染所致。体检可发现全腹有压痛和反跳痛，以及腹肌紧张。胃穿孔引起者，肝浊音界可消失。

（2）伴压痛性肿块：多为腹腔感染局限后形成的脓肿所致。右膈下脓肿和肝脓肿因部位较隐蔽，不易被发现。肝脓肿常继发于胆道感染，呈持续性钝痛或胀痛，检查可发现肝脏肿大，肝区有叩痛。右膈下脓肿多为腹腔内感染局限于膈下所致。患者常可出现吸气时上腹痛加剧和右肩痛，呼吸时肺底移动度减少，X线透视常可见膈下有液气面，膈肌运动受限。发热呈弛张热型。

（3）伴血便或脓血便：常见于肠伤寒或细菌性痢疾。前者呈右下腹痛，比阑尾炎疼痛范围较大，开始为弛张热，一周后体温转为稽留热并出现血便。相对缓脉、躯干玫瑰疹、白细胞降低是其诊断要点。后者迅速出现高热及频繁的黏液血便，有严重的里急后重，其腹部压痛区多在左下腹部，重型可迅速出现休克和惊厥等中毒症状。急性细菌性痢疾多见于小儿。

2. 非感染性疾病

（1）伴慢性右下腹痛、腹泻、腹部包块和压痛，应想到克劳伦病。此病可呈弛张高热，可有不同程度的腹外表现，如关节肿痛、结节性红斑、葡萄膜炎、口腔黏膜溃疡，可通过X线钡餐或腹腔镜检查确定诊断。

（2）伴腹痛、腹泻、黏液便者，如同时有类似克劳伦病的肠外表现时，应考虑非特异性溃疡性结肠炎。二者不同之处在于，此病压痛在乙状结肠分布的左下腹，病变呈非节段性，自结肠末端向上延展。诊断靠结肠镜检。

（四）伴有循环系统常见症状的发热

1. 感染性疾病

（1）伴心前区不适或疼痛，以及心律失常者，如发病前有上呼吸道感染症状或腹泻，须考虑急性心肌炎。此病体检可发现与发热不相称的心动过速，常有早搏和传导阻滞，第一心音减弱，可以听到奔马律，严重者可有心功能不全症状，心脏可扩大，但保持正常轮廓。此病须与扩张性心肌病鉴别，后者无发热，起病缓慢，心功能不全症状比较突出，心肌酶的改变不明显。超声波和血清学检查有助于心肌炎的诊断。

（2）伴与呼吸运动有关的心前区疼痛或闷胀者，须考虑心包炎。急性非特异性心包炎疼痛多呈锐痛，亦有时呈压榨痛，体检可听到心包摩擦音，心脏可扩大，心包积液很少达到引起心脏压塞的程度。结核性心包炎较少出现胸痛和摩擦音，但可出现大量心包积液，引起心脏压塞症状。患者体温多于午后上升明显，常伴有夜间盗汗，多由邻近结核病灶蔓延而至。体检可发现心界扩大、失去心脏原有的轮廓，心音遥远，心尖搏动微弱或消失。因体静脉回流不畅，可出现颈静脉怒张，扩大的心包可压迫邻近器官，出现干咳或呼吸困难。化脓性心包炎多由败血症或邻近脓肿穿破心包所致，其毒血症表现明显，早期可听到心包摩擦音，积脓增多后可出现心脏压塞症状。

（3）伴劳累后心急、气短和慢性风湿性心脏病史者，应想到亚急性细菌性心内膜炎。体检如发现左心有反流性瓣膜损伤，对诊断此病很有意义。如再有心外表现，如脾轻度肿大、毛细血管栓塞征象和杵状指，对确诊更有帮助。血液培养和心脏彩超是诊断此病的必要检查。

2. 非感染性疾病 伴心脏炎和关节炎者，见于风湿热。听诊可见心率增快、心律不齐，心尖部新近出现Ⅱ级以上的收缩期或舒张期杂音，或主动脉瓣区出现中期杂音者，表示有心瓣膜炎。风湿性关节炎的特点是，游走性中、大关节红肿热痛，环形红斑和皮下结节亦属常见。此病是甲组乙型溶血性链球菌感染后迟发的免疫反应，故属非感染性发热性心脏病。热型不规则，高热多见于儿童和青少年。

（五）伴泌尿系统常见症状的发热全属感染性疾患

（1）伴肾区痛和尿频、尿急、尿痛等尿路刺激症状者，应考虑急性肾盂肾炎。热型呈弛张型，有寒战，常为血行感染或尿路逆行感染。伴有输尿管梗阻者，炎性渗出物可积留于肾盂内，形成肾积脓。此时，肾区可触及疼痛肿块。

（2）伴肾区压痛性肿块，体检肿块超出肾区，不能触及肾轮廓，肿物不随呼吸运动，局部皮肤可有水肿，是肾周围脓肿的表现。多由肾实质本身的感染蔓延到肾周围脂肪囊所致。除非原发感染灶与尿路相通，不出现尿路刺激症状。

（3）男性患者发热伴尿频、尿急、尿痛，并有血性或脓性分泌物自尿道自然流出者，是急性化脓性前列腺炎或精囊炎的表现。

（六）伴运动器系统常见症状的发热

1. 感染性疾病

（1）单关节急性发红、肿胀，皮温升高和剧烈胀痛，应考虑化脓性关节炎。其特点是，关节静止不动时仍然剧痛，触压或关节轻微活动，可诱发难忍的剧痛。体温多呈弛张型。多为化脓菌直接侵袭关节而致。超声检查和关节腔穿刺液化验可得出病因诊断。多见于膝、肘、踝关节。髋关节处于深部，炎性现象不如浅部关节明显。

（2）单关节肿胀、疼痛，但皮肤发红和皮温升高较轻者，可见于结核性关节炎。其发病较缓慢，自发痛和压痛均不如化脓性关节炎那样明显。体温常为中度升高，为结核杆菌直接感染所致。常见于膝、髋关节，发生于脊柱者病变脊椎常呈角状后突，有明显的压痛和叩击痛。X线和关节腔穿刺液检查有助于诊断。

（3）长骨骨端剧烈疼痛，局部皮肤温度升高和水肿者，应想到急性化脓性骨髓炎。常表现为病骨持续胀痛，体温为弛张或持续型，常伴有败血症毒素侵袭机体的表现。常为其他部位感染灶中的细菌经血行播散、邻近组织炎症蔓延或细菌经局部伤面直接侵入骨质而致。多见于儿童。好发部位为股骨下端和胫骨上端。局部分层穿刺可有助于诊断。X线检查常于发病后两周以上才可能出现阳性表现。

2. 非感染性疾病

（1）多发性小关节肿痛，如对称地发生于手部近掌各关节者，应考虑类风湿关节炎。高频超声检查有助于诊断。

（2）伴急性多数中等关节痛，如有与发热同时出现或消退的皮疹，在小儿中应考虑类风湿病的Still型，即幼年型Still病，多见于2~4岁幼儿。可有淋巴结和肝脾肿大，白细胞明显增高，核左移。无特异临床诊断思路。在成人中应考虑成人Still病，其表现与小儿Still型类风湿相似。

（3）伴对称性近端肌肉无力、疼痛，运动受限者，应考虑多发性肌炎。有半数患者病肌可有压痛。常呈亚急性发病，肌酶测定、肌电检查和肌肉活检是诊断此病的必要项目。发热患者亦常有肌肉酸痛无力的表现，但热退后消失；多发性肌炎的症状在发热间歇仍然存在。

（七）伴血液系统常见症状的发热

中、高热常常是一些血液病的固有症状，这与血液病继发感染引起的发热不同。一些血液病的发病学说中，虽有的提到感染，但尚无定论。所以以中、高热为固有症状的血液病应列为非感染性。

（1）伴广泛黏膜坏死性溃疡，应考虑粒细胞缺乏症。病之初起，即有因免疫反应毒物作用引起的高热，数日后出现因感染引起的坏死性溃疡。血液检查可发现中性粒细胞绝对值低于500/μL或完全消失。

（2）伴皮肤黏膜点、片状出血，面色苍白和咽痛，应考虑急性白血病。骨髓象和细胞化学检查有助于明确诊断。此病因白血细胞迅速增殖，可有发热；因成熟白细胞减少，可并发感染，使体温进一步升高。

（3）伴迅速出现的广泛皮肤黏膜或内脏出血者，应考虑特发性血小板减小性紫癜或血栓性血小板减少性紫癜。二者血小板计数皆减少，后者为微血管性溶血性贫血，而前者属失血性贫血；黄疸、肝脾肿大和多变性神经精神症状不出现于特发性血小板减少性紫癜。在外周血中出现有核红细胞，倾向于血栓性血小板减小性紫癜。

（4）伴迅速出现的全身各脏器、皮肤黏膜出血和休克者，应考虑弥散性血管内凝血。它是快速凝血引起的大量凝血因子消耗而引起的出血。纤维蛋白原减少、纤维蛋白分解产物增加见于弥散性血管内凝血，血栓性血小板减少性紫癜常无变化。

（5）伴贫血、出血和肝、脾、淋巴结肿大者，需注意恶性组织细胞病的可能。多为不规则高热。皮肤可出现浸润性斑块、结节，多分布于四肢。呼吸、循环和消化系统常被累及。本病进展迅速，骨髓和淋巴结穿刺检查有助于诊断。

（八）伴淋巴系统常见症状的发热

1. 感染性疾病

（1）伴界限清楚的皮肤片状红色隆起，有压痛，皮温升高，但水肿并不明显，而且无波动感者，应考虑丹毒。它是链球菌侵入皮肤淋巴管网所引起的炎症。其近端引流的淋巴结常有肿痛。

（2）伴表浅淋巴结红、肿、热、痛，应考虑感染性淋巴结炎。化脓后可出现波动感，患者常以某部位疼痛或肿物就诊。炎症多来源于该淋巴结上游某器官或组织的感染。

（3）伴急性出现的脾脏和多处淋巴结肿大者，如发生于青少年，应考虑传染性单核细胞增多症。滑车上淋巴结肿大有一定的特异性。部分患者有一过性的多形性皮疹。如末梢血出现10%以上的异形淋巴细胞，或嗜异性凝集实验阳性者，有助于诊断。此病为E-B病毒感染所致。

（4）伴皮肤色素沉着，多部位淋巴结肿大和巨脾者，如发生于儿童，应考虑黑热病。此病为杜利什曼原虫感染所致。骨髓或淋巴结穿刺检出病原体即可诊断。

（5）伴贫血、脾肿大，发热呈规律的间歇性者，应考虑疟疾。血片或骨髓检查检出疟原虫即可诊断。

2. 非感染性疾病

伴颈部或锁骨上的无痛性淋巴结成簇性肿大，如发热呈周期性，应考虑恶性淋巴瘤。如有不明原因的皮肤瘙痒或饮酒后淋巴结疼痛，则霍奇金病之可能较大；非霍奇金病容易出现远隔器官的浸润，如消化道、骨骼、皮肤等。淋巴结或可疑病变处的活检有助于诊断。咽部淋巴环病变是恶性淋巴瘤的一个有诊断意义的表现。

（九）伴皮疹的发热

中、高热疾病中，出现皮疹者并不少见，有些已经在不同系统发热性疾病中有所提及，此处只介绍以皮疹为首发或首要症状的中、高热疾病。

1. 感染性疾病

（1）以急性发疹，自面部扩展至全身者，在小儿应考虑麻疹和幼儿急疹。前者皮疹起始于耳后、颈部，沿发际扩展，渐及面部及全身，高热与麻疹同时出现；发疹前以在相对于下白齿的颊黏膜上出现围以红晕的白色克氏（Koplik）斑为其特点。幼儿急疹的皮疹分布于颈部和躯干，热退疹出，一日后消失。风疹虽也分布于面、颈部、躯干、四肢，但一般仅有低热，耳后及颈部淋巴结肿大，有触痛，不易与前二者混淆。

（2）伴皮肤弥漫性充血和环口苍白圈的，应考虑猩红热，小儿多见。特点有杨梅舌，疹退后皮肤脱屑。恢复期易出现肾小球肾炎和风湿热。

（3）有出血性皮疹和头痛、肌痛者，应考虑流行性斑疹伤寒。此病特点为中枢神经系统症状明显，外斐反应有助于诊断。此病的病原为虱传的立克次体，多于冬、春季发病。

（4）伴酒醉貌和腋下搔抓样皮疹者，应考虑流行性出血热。此病为鼠传的病毒感染性疾病，多发生于秋、冬季。常伴有腰痛、眼眶痛和羞明，与猩红热全身充血不同之处是，此病充血只限于眼眶部和上胸部，无草莓舌。发病后迅速出现无尿或少尿，是诊断此病的另一线索。血清学检查有助于诊断。

2. 非感染性疾病

（1）伴有瘙痒的、服药后出现的皮疹，应考虑药疹。皮疹可遍及全身，多呈对称性，如伴有血管神经性水肿，有利于此诊断。停药后热消疹退，或末梢血中嗜酸细胞增多，为诊断此病的有力依据。抗生素、氨苄药、非甾体抗炎药为诱发此病的常见药物。

因药物热常于用药治疗感染时发生，这时需要鉴别是感染未被控制还是已被控制后药物引起的发热。其鉴别点：①感染发热已见缓解，在巩固药效治疗中出现发热者，有可能是药物热；②在药物治疗中，发热未退，但客观检查发现患者一般状态好转，中性粒细胞计数和分类逐渐恢复正常，但皮疹不褪者，有可能是药物热；③根据细菌培养和药物敏感试验选用的抗生素不但未见效果，而且热型发生改变者，有可能是药物热。

（2）伴颜面蝶形红斑或其他部位盘状红斑者，应考虑系统性红斑狼疮。肾脏改变、白细胞降低和抗核抗体检查阳性对此病的诊断很有价值。

（3）伴眶周紫色水肿性皮疹和近端肌无力者，应考虑皮肌炎。肌酶和肌电图检查以及肌肉活检是诊断此病的必要措施。

（4）伴大腿和臀部结节或大片状红肿者，应想到系统性脂膜炎，即回归热型结节性非化脓性脂膜炎，亦称Weber-Christian综合征。呈间歇性热型，常伴有中等关节疼痛，各系统均可被累及，皮损活检可明确诊断。

（十）外源性高温或化学物质所致之中、高热

见于热射病、输液所致之热原反应和药物热。热射病常有中暑或高温环境下作业的病史，系在高温影响下体温调节中枢功能失常所致。患者可有意识丧失，但无各系统局灶性损伤症状。输液时发热反应是由被热原污染的液体作用于体温调节中枢所致，表现为剧烈寒战，严重者可出现发绀，患者蜷缩成团，随即出现高热。此反应多于液体滴注中半小时左右发生。药物热系摄入的药物本身或其在体内的代谢产物作为外热原，刺激单核巨噬细胞产生内热原所致。同时出现药疹者，可能有变态反应参与。

二、长期病因未明的中、高热

在中、高热病例中，有少数住院后虽经两周以上的全面检查，仍未能做出诊断，因此，常

将之分出，专门分析其病因。一般经过继续细致观察、详询病史和检查，运用特殊诊查手段和多方会诊，有80%~90%的病例到出院时能做出病因诊断，大都属于感染性疾病、结缔组织病、血液病和肿瘤等范畴，其中以感染性疾病居多。

（一）长期未明原因的感染性疾病

1. 结核病　多为无明确临床表现的结核病变，如：

（1）急性粟粒型肺结核：常因发病早期肺部X线片未见到粟粒样阴影或PPD和结核菌DNA阴性而被忽略，及至呼吸道症状和毒血症状长期不缓解而复查肺部X线片时才发现。

（2）肝粟粒型结核：因肝脏轻度增大、转氨酶不高、PPD皮内试验和结核菌DNA阴性而较少想到此病，患者肝区可仅有轻度叩痛，肿大的肝脏质地不硬，超声波检查亦无阳性发现，临床结核毒血症状可提供线索。诊断靠肝穿刺标本病理检查。

（3）肠系膜淋巴结结核：因病变隐蔽，常难发现。患者常有不定期的腹痛和腹泻，腹部深部触诊可引发疼痛，干酪化的淋巴结有时可被触及。腹腔镜检查可明确诊断。

（4）脊柱结核：因发热收入到内科的患者，往往因患者对背痛不能明确定位、脊柱又不向后成角畸形，以及内科医生无详细检查脊柱的习惯，以致延迟诊断。脊柱正侧位X线片有助于诊断。

2. 化脓菌感染

（1）副伤寒：因临床表现多样，开始往往被误诊为急性胃肠炎或败血症，及至临床表现充分后，才得以诊断。骨髓或大便培养对诊断有帮助。

（2）布氏杆菌病：对仅有白细胞减少和关节、肌肉疼痛者，一时难以定诊。如患者为兽医或牧民，脾脏轻度肿大，单侧睾丸炎，关节、肌肉疼但无红肿，长期观察发现热型为波状热者，才能考虑布氏杆菌病的诊断。骨髓培养有利于诊断。

（3）深部化脓菌感染：①腹腔深部脓肿：开腹手术后发热长期不退者，应考虑到腹腔深部脓肿。此脓肿隐于腹腔深部，压痛和反跳痛都不明显。因胃肠相隔，难以触及肿块，所以常迟至数周后才被发现。腹腔镜或超声波检查对诊断有帮助。②深部软组织脓肿：常发生于深部肌肉注射部位，因表面皮肤无炎症表现，亦触不到明确的肿物轮廓，往往数周后才被发现。

（二）长期未明原因的结缔组织病

1. 不典型的红斑狼疮　如未出现面部蝶形红斑、特异性抗体和肾脏改变者，往往需与有白细胞降低、浆膜腔积液、贫血和关节痛的疾病一一鉴别后，才能拟定诊断。穿刺所得肾组织的病理检查和免疫组化染色有助于诊断。

2. 不典型的风湿热　对以中、大关节游走性疼痛为主要表现的中高热，须多方面收集资料，与有类似表现的疾病作鉴别，仔细听心瓣膜杂音，观察皮肤环形红斑，有助于诊断。此病常有抗链球菌溶血素"O"滴度明显升高。

3. 结节性多动脉炎　此病因少见而且无特异性临床表现，故短期内难以确诊。患者表现有肾脏损害，腹痛、腹胀，神经炎和睾丸痛者，应想到此病。选择性动脉造影对诊断有帮助。

（三）长期未明原因的血液病

1. 恶性组织细胞病　因无特异性临床表现，往往须长期观察、分析鉴别之后，才能确诊。此病全血细胞减少，肝、脾、淋巴结肿大，可累及消化、神经、心脏、呼吸系统和皮肤，骨髓穿刺可以明确诊断。

2. 淋巴瘤　多发自于淋巴结。始现于颈部和锁骨上淋巴结者，常因患者拒绝活检而延误诊断；始发于深部淋巴结者，诊断尤为困难。在无淋巴结活检的情况下，诊断需靠一些非特异的临床表现：首先，肿大的淋巴结质地坚韧，与周围组织无粘连，有时可融合成团，引起压迫症状，如纵隔淋巴结肿大可出现上腔静脉综合征，支气管旁淋巴结肿大可引起咳嗽或肺不张，腹膜后淋巴结肿大可压迫输尿管引起肾盂积水。非霍奇金淋巴瘤结外侵犯较广，在消化道可侵犯胃和回肠，引起腹痛、腹泻和腹部包块。侵犯脑膜和脊髓时，可引起神经系统相应症状。侵犯皮肤可出现包块、皮下结节、斑块等。较有意义的征象，在霍奇金病可出现周期性发热；女性可有皮肤瘙痒；饮酒后淋巴结疼痛也是一个可供诊断的特有征象。在非霍奇金淋巴瘤，咽淋巴环病变对诊断也颇有价值。化验检查有乳酸脱氢酶增高，确诊靠淋巴结活检。

3. 急性非淋巴细胞白血病 由于自动化血常规分析仪不能辨认早幼以前的粒细胞，以致常将急性非淋巴细胞白血病忽略。待到贫血、出血不能用其他病解释时，才想到骨髓检查，以明确是否白血病。另一种情况是将早幼粒细胞白血病误诊为感染性疾病引起的类白血病反应，待发现贫血、出血倾向和淋巴结肿大时，才通过骨髓检查诊断为白血病。

4. 多发性骨髓瘤 伴乏力、经常感染、松质骨痛和小动脉血栓症状者，应考虑多发性骨髓瘤。高钙血症、肾功能不全和免疫球蛋白升高是其重要的临床表现。确诊靠蛋白电泳发现M蛋白。骨髓检查可见异常浆细胞增多。

（四）原发和继发的免疫缺陷

伴反复细菌、真菌和肺囊虫感染者，应考虑人免疫缺陷病毒感染（HIV，艾滋病）。大量长期使用免疫抑制药，亦可引起免疫功能低下，以致易罹患多种病原体感染。如不进行HIV的免疫学检查，或忽略药物性免疫功能低下，则常被划为长期不明原因发热。

三、长期低热

长期低热指三周以上大部分时间体温在低热范围内。长期低热绝大多数是器质性的，其中以感染为主，结核最常见。此外，还有生理性和神经性的低热，但较少见。因长期低热病程较长，分析病因时，可按身体各部位常出现低热的疾患的症状和已有检查进行分析。

（一）器质性长期低热

1. 头部、鼻、耳、口疾患

（1）伴脓涕者，应考虑慢性化脓性鼻旁窦炎。检查可发现患病鼻窦有叩痛或压痛，透光实验阴性（不透光），X线和鼻腔镜检查可明确诊断。

（2）伴耳道分泌物、耳鼓穿孔和乳突叩痛者，应考虑中耳炎。X线和耳镜检查有助于诊断。

（3）伴齿龈红肿，压挤时有脓液自牙周溢出者，为化脓性牙周炎。

2. 颈部肿物

（1）伴颈前区甲状腺肿大、多汗、心率增快、食量增加但身体消瘦者，应考虑甲状腺功能亢进。甲状腺功能检查可明确诊断。

（2）伴颈外侧淋巴结肿大，质地中等硬，有轻压痛或粘连成串者，是颈淋巴结结核的表现。穿刺检查可确定诊断。

（3）伴锁骨上区或颈后三角有坚实的淋巴结者，可能是肺部或腹腔脏器恶性肿瘤转移。穿刺可明确诊断。

3. 胸部疾患 在胸部疾患中，能引起长期低热的主要是结核病。

（1）伴干咳或咳少量血性黏液痰的，应考虑浸润型肺结核。因缺乏体征，确诊主要靠X线检查。

（2）其他能引起长期低热的尚有纵隔淋巴结结核、慢性结核性胸膜炎和心包炎等。这些结核病多无使患者感到异常的症状。胸膜炎虽可有病变部位叩诊浊音和呼吸音减弱，非缩窄性心包炎虽可出现心尖搏动消失，但多不会引起医生注意。诊断靠超声波和X线检查。

（3）伴呼吸困难和肺空洞体征者，应考虑纤维空洞型肺结核。患者呈慢性消耗病容，胸廓变形，频繁咳嗽，可有血痰。结核菌毒素引起的症状，如午后发热、盗汗等稍微明显。X线检查可明确诊断。

（4）伴咳嗽、黏液痰和前右下胸痛者，应考虑右肺中叶综合征，是右肺中叶支气管炎性狭窄引起的肺不张。病变部位叩诊呈浊音，可伴有小水疱音。X线检查有助于诊断。

（5）伴刺激性咳嗽、痰中带血丝和胸痛者，可见于支气管肺癌。锁骨上或颈外侧触及坚实的淋巴结时，提示肺癌已有转移。确诊靠X线检查或痰中查出癌细胞。

4. 腹部疾患　分析腹痛及其连带症状，大致可概括引起长期低热的病因。

（1）伴右上腹痛者，见于慢性胆囊炎或胆管炎。前者常有右肩部牵涉痛，厌油食，在腹直肌右缘与肋骨交角处可有压痛，超声波检查和胆囊造影有助于诊断；后者常伴有黄疸，胆管造影可明确诊断。

（2）伴右上腹不适、满胀、食欲减退者，可见于慢性肝炎。肝脏多不肿大，除丙氨酸转氨酶可有增加外，肝功能多无异常。肝炎免疫学检查可明确诊断。

（3）伴右下腹压痛者，见于慢性阑尾炎或回盲部结核。前者压痛局限于阑尾点；后者压痛范围较广，常有清晨腹泻和大便性状的改变，增生型者可触及边缘不清的肿块。

（4）伴脐部疼痛者，有慢性肠系膜淋巴结炎的可能。常有深压痛和便次的改变。

（5）伴慢性持续全腹痛者，应考虑结核性腹膜炎。表现为腹部触诊有揉面感、压痛和反跳痛。可有不全肠梗阻症状。超声波和X线检查有助于诊断。

（6）伴肾区痛和肋脊角叩痛者，应考虑慢性肾盂肾炎或肾结核。二者皆有脓尿和红细胞尿。超声波检查和尿中化脓菌与结核菌镜检和培养有助于鉴别。

（7）伴髂凹部疼痛，应考虑子宫附件结核或炎症。患者常有白带增多。经直肠触诊，可触及增厚的宫旁组织。午后发热、盗汗和月经不调者，应多考虑结核。超声波检查是必要的诊断手段。

（8）伴腹内肿块，可能是炎症肿块或肿瘤。前者有压痛，多有脏器穿孔、腹部外伤或手术病史。实体肿瘤因代谢旺盛或压迫邻近管道诱发感染者，可出现低热。常见于肝癌、肾癌和结肠癌，弥漫性肝癌、肝肿大不明显，亦无坚实的结节和肿块，肝功能亦少有改变，容易漏诊。右半侧结肠癌常合并贫血，是与增生型肠结核鉴别的一个条件。

5. 男性生殖器官疾患

（1）伴尿流无力、尿不净感和排尿后尿滴沥者，在老年人应考虑前列腺肥大合并慢性前列腺炎。经直肠指检可触及有压痛的肥大的前列腺。前列腺液中有大量脓细胞，卵磷脂小体减少，可明确诊断。

（2）伴睾丸、附睾肿胀压痛者，应考虑附睾结核。病变处可触及炎性结节，输精管呈串珠样，有的附睾部位可形成窦道。病变组织活检可明确诊断。

6. 伴关节痛者

（1）如首发于手关节，应考虑类风湿关节炎。CCP抗体和CRP阳性有利于此诊断。

（2）首发于中、大关节者，可考虑关节结核和强直性脊柱炎。关节结核局部可有轻度肿胀，但红和热不明显，多累及膝、髋、踝、肘和脊柱关节，很少两个以上关节同时受累。强直性脊柱炎累及的常为骶髂关节和脊柱，肢体关节可同时或相继有两个以上关节受累，受累关节以疼痛和运动障碍为主，HLA-B27阳性可作为此病诊断的线索。骶髂关节CT和脊柱X线检查是诊断此病的必要手段。

（3）伴下肢中等关节对称性肿痛和皮肤红斑，应考虑结核性风湿症（Poncet关节炎）是结核感染引起的超敏反应所致，关节并无结核。PPD皮内试验常为阳性，血沉可增快，但类风湿因子阴性。抗结核试验治疗有效。

7. 仅有低热而无任何伴随症状和体征者 如血沉增快，CRP增高，低热波动超过0.5℃者，可能是某些非感染性疾病（如结缔组织病）的早期，应严密观察。

（二）生理性低热

（1）孕妇因代谢增快，可出现低热。血沉可稍增快，但CRP正常。分娩后体温恢复正常。

（2）酷暑低热：与体温中枢对外源性高热的调节能力较弱有关，但并无病理意义。

（3）感染后低热：体温中枢在感染时将调定点调高，感染被完全控制后，调定点未随之迅速下降，故体温在一定时间内仍处于低热水平，最长四周后可以恢复。

（三）神经性低热

多见于焦虑、易激动、神经紧张的妇女，其体温特点是：体温波动不超过0.5℃；发热与情绪有关；发热时间不定；退热时无汗。平静或睡眠时体温正常。

四、超高热

超高热是体温调节中枢功能障碍所致。脑炎、脑出血、脑肿瘤和脑外伤等可直接损伤体温调节中枢，引起超高热。外源性高温、败血症时，血液中的毒素、被污染的液体中的致热原多可损伤体温调节中枢的功能，导致超高热。

【诊断思路】

（1）测体温并了解热程，将发热分为低热、中高热和超高热三种。

（2）分系统询问和检查与发热相伴随的症状和体征。如①神经系统：头痛、呕吐、项强、意识不清等；②呼吸系统：咳嗽、咳痰、胸痛、咽痛、脓涕、肺野浊音、啰音或摩擦音等；③消化系统：腹痛、腹块、吐泻、黄疸、压痛和反跳痛等；④泌尿系统：肾区疼痛、膨隆和压痛等；⑤运动器系统：关节肿痛、骨痛和叩痛等；⑥造血系统：淋巴结和脾肿大，血细胞或高或低，出血倾向等；⑦皮疹：不同类型、不同部位的皮疹、瘀斑；⑧皮肤红肿热痛和溃疡。一般说来，伴随某系统症状和体征的发热，其病因往往是该系统的疾病。

（3）将引起发热的各系统疾病进一步分为非感染性和感染性，分别进行鉴别、诊断。感染性和非感染性的中高热没有泾渭分明的区别，但根据临床经验，在无抗感染药物的干扰下，下列几点可供参考。

感染性疾病常有下述一些表现：①病原体侵入后，其诱发的内热原刺激体温调节中枢，启动产热反应，以致患者发热前常有寒战。②一昼夜体温波动达2℃以上，可有双峰热，是随细菌繁殖周期释放的毒素量有所波动所致。③发热间隔仍觉虚弱乏力、精神不振、食欲减退，且随发热病程延长日渐增重者，是毒素羁留体内未被清除的原因。④皮疹常在病程的某一阶段急速发生，短期内不待病情缓解就已消退。⑤皮疹形态一致，无瘙痒，可由局部扩散到全身。⑥多数患者白细胞升高，核左移。

非感染性中高热，发热前少有寒战，双峰热罕见，发热间隔期生活自如，皮疹多为多形性，可有瘙痒。除药疹外，疾病完全缓解也不消退。很少白细胞升高、核左移，但可有嗜酸粒细胞升高。

虽有上述几点可供区分，但首诊医生只根据病史中某系统常见症状尚难分清，还需结合体检和过去病史，才能初步区别是感染性或非感染性。

（4）对原因未明的长期中高热的病因，详细排查。

（5）分析鉴别长期低热的病因。

（6）分析鉴别超高热的病因。

【治疗原则】

一、中高热

（1）中高热除并发明显心力衰竭、高度水肿和糖尿病外，都可输给葡萄糖林格液或生理盐水，可临时给予解热镇痛药。

（2）热原反应、药物热、热射病和败血症引起的高热，不论有无灶性感染或肿瘤，都可静脉滴注糖皮质激素类药物，同时物理降温。

（3）感染性中高热已查明病因的，按专科常规处理；未查明病因者，原则上暂不用药，观察热型和可能陆续出现的其他症状。如欲用抗生素，应选用抗菌谱窄的常用制剂。

（4）对非感染性中高热，如无继发性感染，不应用抗生素。但若系易于继发感染的疾病，可预防性地给予抗生素。

二、长期低热

1. **器质性长期低热**　包括感染性和非感染性。有下列表现者多属感染性长期低热：①体温每日波动在1℃上下；②血沉或C反应蛋白接近正常值高限的1.5倍或以上；③白细胞升高或核左移；④有炎性征象者。非感染性长期低热常无或仅有轻度上述表现。

（1）病因已经明确者，按专科常规处理；

（2）病因尚未明确者，应密切观察，暂不用能影响病程的药物；

（3）怀疑结核引起者，但一时查不到病灶，可用抗结核实验治疗。

2. **生理性长期低热**　不需处理，但须排除可能潜在的感染。

3. **神经性低热**　可由心理医生进行心理疗法。

三、超高热

颅脑病变引起的，应在输液的同时，积极治疗原发病。外源性高温和毒素引起的，可以滴注糖皮质类固醇，同时积极物理降温。

（宋　怡）

第2章 疼 痛

第一节 头 痛

【定义】

头痛指外眦、外耳道与枕外隆突连线以上部位的疼痛，是临床上常见的症状和主诉之一。头痛可能是一种独立的疾病，也可能是全身疾病所伴随的一种症状。一些头痛可能仅是脑功能轻度障碍的表现，另一些头痛则可能预示着严重的甚至危及生命的器质性疾病，因此，对头痛病因的查找和鉴别不容忽视。

【发生机制】

大多数头痛是由于致病因素作用于颅内外痛觉敏感组织内的感受器或感觉器官，经特定的感觉传导通路到达痛觉中枢而产生的一种不适感觉。颅内的痛觉敏感组织包括血管、脑膜及神经；颅外痛觉敏感组织包括末梢神经、头颅骨膜、颅外动脉、肌肉、皮下组织、头皮、帽状腱膜及耳、鼻、口腔黏膜等。涉及如下机制。

1. **神经刺激** 当三叉神经、舌咽、迷走、颈神经等神经纤维受到病变刺激后可引起头痛发作。

2. **血管病变** 头部的血液循环由颅内、颅外血管所供给，而这些血管组织也为颅内的痛觉敏感组织，当血压变化或脑血管病发生时，颅内外血管出现舒缩功能障碍时可引起头痛的发生。当感染、中毒、颞浅动脉炎时，炎症等刺激颅内外血管也可以引起头痛的发生。

3. **脑膜刺激** 各种原因引起脑膜受到刺激、牵拉可产生疼痛。如脑膜炎、蛛网膜下腔出血、高颅压或低颅压等。

4. **颅外肌肉的收缩** 当颅周肌肉处于持续的收缩状态，则可压迫肌肉内小动脉，使肌肉缺血，产生触痛及压痛。

5. **神经递质异常** 多种神经递质，如P物质、肠道活性多肽、前列腺素、5-羟色胺、降钙素基因相关肽、组织胺等，这些物质异常分泌可通过刺激神经末梢，引起动脉扩张致头痛的发生。

6. **精神因素** 精神疾病所致的头痛可能与对疼痛的耐受阈降低有关，如抑郁、焦虑等，但必须在排除上述各种器质性疾病并有明确的精神疾病表现时，方能诊断。

【分类】

头痛种类众多，根据病因不同，1988年国际头痛分类委员会对头痛性疾病进行了第一版分类（ICHD-Ⅰ），2004年又对其进行了修订。目前国际上使用的是2004年的修订版（ICHD-Ⅱ），其将头痛分为14类，其中原发性头痛4类，继发性头痛10类。

1. 原发性头痛

（1）偏头痛。

（2）紧张型头痛。

（3）丛集性头痛。

（4）其他原发性头痛。

2. 继发性头痛

（1）头和/或颈部外伤所致的头痛。

（2）头和/或颈部血管疾患所致的头痛。

（3）非血管性颅内疾病引起的头痛。

（4）某些或某种物质戒断所致的头痛。

（5）感染所致的头痛。

（6）代谢疾病所致的头痛。

（7）头颅、颈部、眼、耳、鼻、鼻窦、牙齿、口腔或其他头面部结构疾患所致的头痛。

（8）精神疾患所致的头痛。

（9）脑神经痛和与中枢性疾患有关的头痛。

（10）其他类头痛。

以上各种头痛均含亚型及其衍生形式。

【鉴别诊断】

一、几种常见原发性头痛的鉴别

1. **偏头痛**　常在青春期发病，女性多于男性，部分患者有家族史，多因劳累、情绪、进食及经期等因素诱发。典型偏头痛发作前有先兆，如视觉闪光、暗点、雾样视野等，也可有面、舌及肢体麻木等，持续约10~20分钟后，出现一侧或双侧剧烈搏动性痛或胀痛，伴恶心、呕吐、畏光、畏声、体力活动加重等特点，每次发作持续数小时至一天恢复，发作频率不等。无上述先兆者称无先兆偏头痛，较为常见。目前多认为其发生机制与三叉神经血管功能失调有关。

2. **丛集性头痛**　丛集性头痛是一种以一侧眼眶、眼球后和额颞部剧烈的爆炸样痛发作，伴同侧颜面部自主神经功能障碍为特点的原发性头痛。本病男性多发，男女比例为6∶1，多见于青壮年，发病年龄为20~50岁，疼痛发作急骤，无先兆，部位主要在眶周，头痛剧烈难忍，伴同侧眼结膜充血、流泪、鼻塞和/或Horner征。每次疼痛发作的持续时间为15~180分钟，平均45分钟。头痛有明显的丛集发作期和疼痛缓解期，缓解期可数月至数年或更长，丛集发作期头痛可隔日发作1次甚或1日发作8次。在丛集发作期饮酒及使用硝酸甘油酯可激发头痛，而缓解期这些因素却不会诱发头痛。

3. **紧张型头痛**　又称为肌收缩性头痛，发病率较高，多在20~40岁发病，占所有头痛的2/3以上。此型头痛的发生是由于头颈部肌肉持续收缩所致，多为前头部、枕颈部或全头部持续性钝痛、紧箍感、压迫感或沉重感，大多与精神紧张或焦虑有关，也可继发于血管性头痛或五官病变的头痛，有时为头颈部肌炎、颈肌劳损或颈椎病所致（表2-1）。

表2-1　原发性头痛鉴别

		偏头痛	紧张型头痛	丛集性头痛
头痛性质	搏动性	+		
	紧箍性		+	
	电击样或针刺样			+

续表

		偏头痛	紧张型头痛	丛集性头痛
头痛部位	双侧		+	
	单侧	+ -		+
头痛程度	轻度		+	
	中重度	+		
	极重度			+
伴随症状	恶心、呕吐	+		
	畏光、畏声	+		
	头痛侧结膜充血、流泪、瞳孔缩小、上睑下垂、鼻充血、流涕、眼睑水肿、同侧前额和面部出汗	+ -		+

二、几种继发性头痛的鉴别（表2-2）

表2-2 部分继发性头痛的鉴别

头痛原因	特 点
青光眼	多为眶周附近的头痛，伴眼结膜充血，视力、瞳孔改变，可有恶心、呕吐，测眼压增高。静点甘露醇可减轻
屈光不正	多为钝痛，可伴有眼痛、眼胀，阅读后加重，并可有阅读错行或成双行现象，验光配镜后症状好转
鼻窦炎	疼痛以病变鼻窦部位为主，多为闷痛，伴有鼻阻、流涕和鼻窦部牙痛，嗅觉减退或消失，引流通畅后症状可好转
中耳炎	多呈搏动性，并伴有严重耳痛并扩及一侧头部
三叉神经痛	同侧三叉神经分布区刀割样疼痛，有扳机点，每次持续数秒钟，继发性可有神经系统定位体征
枕神经痛	枕大神经分布区电击样痛或剜痛，压迫枕神经可使疼痛加剧
颈源性头痛	多位于后颈部、后枕部，与颈部活动有关，影像学检查可见阳性改变
低颅压头痛	站立后头痛可在几分钟到几小时内出现，卧床休息可缓解，测脑脊液压力低
高颅压头痛	清晨起床后明显，活动后头痛减轻，咳嗽、打喷嚏、大便用力均可使头痛加重，常伴喷射性呕吐，眼底检查可见视神经乳头水肿。静点甘露醇可减轻。
脑外伤	头痛前有头外伤病史
颅内占位	头痛多为进展性，如为恶性肿瘤，则可有体重减轻，可伴有神经系统定位体征，并具有高颅压头痛特点
高血压性头痛	搏动性或胀痛，伴血压增高，并随血压恢复正常而减轻或消失
蛛网膜下腔出血	多在情绪激动、劳累等情况下突然发病，为剧烈难忍的头痛。脑膜刺激征阳性，腰椎穿刺脑脊液呈血性改变
脑出血及大面积脑梗死	头痛可为持续性，部位多为同侧额部或颞部疼痛，伴恶心、呕吐严重时出现意识障碍，多伴偏瘫等神经系统局灶体征
海绵窦血栓	急剧眼眶痛及眼痛，伴有复视和同侧眼周围感觉减退、发热，体检有眼球运动神经麻痹体征
脑膜炎	多为急性起病，为持续性剧烈的头痛，多伴有发热、恶心、喷射性呕吐，脑膜刺激征阳性，脑脊液检查可见炎性改变
药物源性头痛	头痛与应用药物有关，如硝酸甘油，停药后头痛好转。
药物过量性头痛	有长期使用止痛药物史，头痛呈持续性，使用止痛药物后头痛可减轻，但不能完全消失，停药后头痛反而加重

续表

头痛原因	特　点
精神因素所致的头痛	患者有长期抑郁、失眠等病史，头痛性质描述不清，程度时轻时重
高原性头痛	多由短期从平原地区快速进入高海拔地区（3000~4000米以上）时出现，表现为头痛、伴有眼花、恶心、呕吐、疲乏、肢体麻木及情绪改变等，如长时间在高原地区生活，多伴有失眠、烦躁不安、记忆力减退

【诊断思路】

病史询问、体格检查及相应的辅助检查是鉴别头痛原因的三大要素，其中详尽的病史采集是极为关键的第一步。

一、病史

1. 起病方式及病程特点　对头痛患者询问起病的形式及初发年龄具有重要的意义。如：头痛首次出现，且起病突然而持续不缓解可能是蛛网膜下腔出血、脑出血所致；而急性起病的头痛应注意脑膜炎、脑外伤、高血压、青光眼和中耳炎等疾病；亚急性起病且有缓慢加重的趋势要考虑慢性炎症（真菌性、结核性、癌性脑膜病）、颅内血肿及占位性病变、颞动脉炎和鼻窦炎等。慢性反复发作性头痛多见于紧张型头痛、偏头痛和丛集性头痛。慢性持续性头痛时轻时重，应该注意有无神经官能症的可能。

2. 头痛部位　头痛部位对诊断头痛有重要的价值，部分头痛与头部的神经和血管分布相一致。颅外病变所致的头痛常位于体表，与病变部位分布一致，常见的眼源性、鼻源性和牙源性头痛，疼痛部位大多与这些器官分布区相关联，如青光眼引起的头痛多位于眼眶周围或眶额部；而支配体表的神经病变时，则会出现相应神经分布区的疼痛，如一侧三叉神经痛或枕大神经病变时，疼痛主要位于同侧三叉神经分布区或同侧枕部。而颅内病变的头痛多在深部且弥散，多数小脑幕以上的病变，头痛多位于病变同侧，以额部为主，可向颞部放射，如一侧脑出血或大面积脑梗死时，可以出现同侧额部或颞部疼痛；而小脑幕以下的病变，头痛多位于后枕部。垂体瘤及蝶鞍附近肿瘤所引起的头痛多位于双侧；而高血压头痛和全身及颅内感染所致的头痛多为全部头痛。但颅内、外病变的头痛并不一定与病变部位完全相符合，如急剧眼眶痛及眼痛，伴有复视和同侧眼周围感觉减退时，首先要考虑海绵窦血栓、动静脉瘘或动脉瘤；偏侧头痛伴恶心、呕吐者考虑偏头痛的可能性大，但也可为左右交替或双侧疼痛；双侧头痛伴有枕、项和肩部僵硬时，以紧张型头痛的可能性大。

3. 头痛的程度及性质　头痛的程度可分为轻、中、重度，偏头痛、三叉神经痛及脑膜刺激性头痛程度最为剧烈，但并不是所有类型的头痛均可以程度来划分。头痛的性质多种多样，可以为胀痛、钝痛、搏动样痛、紧缩样痛、钻痛、刺痛、烧灼痛、牵拉样痛、刀割样痛、电击样痛等，搏动性头痛多见于偏头痛、高血压性头痛及发热性头痛；而神经痛则以阵发性烧灼样、电击样、钻样、针刺样疼痛为主要特点；头部紧箍感、重压感、紧缩样疼痛是紧张型头痛的特点；功能性头痛多为性质多变的弥漫无固定的头痛。患者对于头痛性质有时描述不清，与患者年龄、经历、文化素质、精神和社会背景有关，所以需临床医生根据患者整体特点来判定。

4. 出现及持续时间　某些头痛可出现在固定的时间，如清晨加剧的头痛可能与脑部肿瘤、颈椎病等相关；鼻窦炎所致的头痛常出现在清晨和上午；偏头痛往往在月经前后发生；丛集性头痛多在丛集期每日的固定时间发生。头痛的持续时间也是诊断头痛的要素之一，神经痛常常持续数秒钟至数分钟，而偏头痛则多持续数小时至数日，长期持续的头痛要考虑颅内占位、精神因素等所致的头痛。

5. 影响头痛的因素 打喷嚏、咳嗽、头部晃动、低头等可以使颅内占位性病变、感染等致颅高压的疾病所伴发的头痛加剧；卧位时头痛减轻或消失，立位时头痛明显，要注意低颅压头痛的可能；进食或咀嚼常诱发舌咽神经痛、三叉神经痛；紧张型头痛可有精神创伤、紧张、失眠等诱因；酒精、硝酸甘油常诱发丛集性头痛、偏头痛；巧克力、奶酪、红酒、口服避孕药可诱发偏头痛；睡眠后及压迫颞部血管后缓解的头痛应注意偏头痛的可能；性交后头痛常在性交后发生。

6. 伴随症状 有寒战、发热考虑感染所致的头痛；伴恶心、呕吐考虑颅内压增高或偏头痛；伴有眩晕提示后颅凹病变或椎基底动脉供血不足；伴有体重下降则可能系颅内肿瘤或抑郁症；伴视力障碍提示青光眼、偏头痛视觉先兆或垂体瘤；伴脑膜刺激征提示脑膜炎或蛛网膜下腔出血；头痛持续进行伴意识障碍提示可能发生脑疝；伴癫痫提示脑血管畸形、寄生虫病或颅内占位；伴自主神经症状提示丛集性头痛、偏侧头痛、偏头痛等；伴神经系统定位体征提示脑血管病或颅内占位。

7. 其他 还需详细询问患者的睡眠情况、家族史、用药史等，例如一些慢性头痛患者，长期服用止痛药物，则有可能为药物依赖性头痛。

二、体征

1. 一般检查 体温、脉搏、呼吸、血压及一般的内科体检，应注意有无头颅外伤，副鼻窦区有无压痛，眼球有无突出、压痛，眼压是否增高，外耳有无异常及有无口腔疾患，颞动脉有无怒张或搏动，有无皮下囊虫结节等。

2. 神经系统检查 对头痛的患者应进行详细的神经系统体检，注意有无眼球运动异常，自主神经症状，脑膜刺激征，眼底有无水肿、出血等神经系统或局灶性定位体征。

三、辅助检查

根据具体情况选择合适的检查，包括一般常规检查，副鼻窦拍片，头部及颅底CT，头部MRI、DSA，脑脊液检查，脑电图等。

【治疗原则】

首先要明确头痛的病因，针对病因治疗是关键的环节。同时对于疼痛较为剧烈的患者，在寻找病因的同时可以给予针对性治疗，减轻或终止头痛发作，积极预防头痛的复发，提高患者生活质量。

（于挺敏）

第二节 咽 痛

【定义】

咽痛是咽部疾患中最常见的症状之一，可为咽部本身疾病引起，也可因咽部邻近器官疾病引起，也可以是全身疾病的伴随症状。

咽痛的程度视病变的性质、程度及患者的耐受力而异。一般来说，急性炎症的咽痛较剧烈，且吞咽时加重；慢性炎症的咽痛则比较轻。

【 发生机制 】

　　咽部具有呼吸、吞咽、发音、共鸣及防御等生理功能。当咽部遭受各种致病因素刺激时，就会出现咽痛，其发生机制是：咽壁黏膜的血管神经非常丰富且敏感，当受任何因素刺激时，都可引起痛觉神经末梢感受器兴奋，经传入神经纤维至舌咽神经的咽神经节，后经延髓至大脑皮层中央后回的痛觉中枢而产生咽痛。咽部感觉与运动神经纤维主要由舌咽神经、迷走神经的咽支、副神经和颈上交感神经节的分支所组成咽神经丛，并分布到咽黏膜的大部分区域。此外，蝶腭神经节的腭后神经主管扁桃体上部的感觉，舌咽神经又有鼓室分支分配到中耳黏膜，因而咽部病变可引起内耳反射性疼痛。

【 分类 】

　　临床上可将咽痛分为自发性咽痛和激发性咽痛两大类。自发性咽痛在咽部无任何动作的平静状态下出现，常局限于咽腔某一部位，多由咽部本身的疾病所引起；激发性咽痛则由咽部的各种活动如吞咽、进食或压舌板等的机械性刺激所引起。

【 常见临床类型 】

一、急性咽炎

　　病毒感染以柯萨奇病毒、腺病毒、副流感病毒多见；细菌感染以链球菌、葡萄球菌及肺炎链球菌多见。一般起病较急，先有咽部干燥、灼热、粗糙感，继有明显咽痛，吞咽时尤重，咽侧索受累时疼痛可放射至耳部。可有发热、头痛、食欲不振和四肢酸痛等全身症状。检查可见口咽部黏膜呈急性弥漫性充血、肿胀。咽后壁淋巴滤泡隆起，表面可见黄白色点状渗出物。悬雍垂及软腭水肿。下颌角淋巴结肿大，压痛。鼻咽及喉咽部也可呈急性充血，严重者可见会厌水肿。

二、急性扁桃体炎

　　乙型溶血性链球菌为本病的致病菌，非溶血性链球菌、葡萄球菌、肺炎链球菌、流感杆菌及腺病毒或鼻病毒、单纯性疱疹病毒等也可引起本病。主要临床表现有畏寒、高热、头痛、食欲下降、乏力、全身不适、便秘等。小儿可因高热引起抽搐、呕吐及昏睡。局部症状表现为剧烈咽痛，常放射至耳部，伴有吞咽困难。下颌角淋巴结肿大，有时感到转头不便。葡萄球菌感染者，扁桃体肿大较显著，在幼儿还可引起呼吸困难。检查可见咽部黏膜呈弥漫性充血，以扁桃体及两腭弓最为严重。腭扁桃体肿大，在其表面可见黄白色脓点，或在隐窝口处有黄白色或灰白色点状豆渣样渗出物，可连成一片形似假膜，易拭去，不出血，下颌角淋巴结常肿大。

三、扁桃体周围脓肿

　　发生在扁桃体周围间隙内的化脓性炎症，常继发于急性扁桃体炎，尤其是慢性扁桃体炎急性发作者。常见的致病菌有金黄色葡萄球菌、乙型溶血性链球菌、甲型草绿色链球菌和厌氧菌属等。主要临床表现有发热，一侧剧烈咽痛，吞咽时尤甚，疼痛常向同侧耳部或牙齿放射。患者头偏向病侧，颈项呈假性僵直，张口困难，同侧下颌角淋巴结肿大。全身乏力、纳差、肌肉酸痛、便秘等。检查可见患者呈急性病容，早期可见一侧舌腭弓显著充血。若局部明显隆起，甚至张口困难时，提示脓肿已形成。前上型者，病侧舌腭弓及软腭红肿突出，悬雍垂水肿，偏向对侧，舌腭弓上方隆起，扁桃体被遮盖且被推向下方。后上型者，咽腭弓红肿呈圆柱状，扁桃体被推向前下方。

四、咽后脓肿及咽旁脓肿

咽后脓肿为咽后隙的化脓性炎症，以幼儿多见，患者呈急性病容，畏寒、高热、咳嗽、吞咽困难和拒食。检查可见咽后壁一侧隆起，黏膜充血。较大的脓肿可将病侧的腭咽弓和软腭向前推移。颈椎结核引起的脓肿，多位于咽后壁的中央，黏膜色泽较淡。颈侧X线检查，可发现颈椎前的软组织隆起。若为颈椎结核引起者，可发现有骨质破坏征象。咽旁脓肿为咽旁隙的化脓性炎症，早期为蜂窝织炎，继而形成脓肿。主要表现为咽痛及颈侧剧烈疼痛，吞咽障碍，言语不清。全身症状可有畏寒、高热、头痛、乏力及食欲不振等。检查见患者呈急性重病容，颈部僵直，患侧颌下区及下颌角后方肿胀，触诊坚硬并有压痛。脓肿形成后，局部可变软并有波动感。病侧扁桃体及咽侧壁凸向咽中线，但扁桃体本身无明显病变。颈部B超或CT可发现脓肿形成，必要时可在病侧肿胀处穿刺抽脓以明确诊断。

五、传染性单核细胞增多症

多发生于儿童及青壮年，有发热。检查时见咽部充血、水肿并有溃疡形成，有时盖有白色伪膜，易擦去，全身淋巴结肿大。血液检查：白细胞、淋巴细胞增多，并见异常淋巴细胞，血清嗜异凝集试验反应阳性。

六、樊尚咽峡炎

本病起病缓慢，常无显著发热。主要临床表现为单侧咽痛，一侧扁桃体覆盖灰色或黄色伪膜，擦去后可见下面有溃疡。牙龈常见类似病变。患者常有显著口臭。局部渗出物涂片检查可发现樊尚螺旋菌及梭形杆菌。

七、特殊感染性疾病的咽痛

1. 咽白喉　为白喉杆菌引起的一种传染病，好发于冬、春季节，儿童多见，且较危险，有流行病接触史。有全身中毒症状，如发热、精神萎靡、厌食、全身不适及面色苍白等急性病容。病变初起时有咽痛，检查可见咽部有白色或灰白色伪膜，初发于扁桃体，后延至软腭、悬雍垂和咽后壁，伪膜坚固，不易剥脱，强行剥脱时易出血。伪膜涂片或培养可找到白喉杆菌。

2. 咽结核　有结核病史，多继发于肺结核。咽痛较显著，常放射至耳部。检查可见咽部黏膜表现为灰白色及微黄色小点，以后融合成浅溃疡，边缘不整齐，底部为灰白色肉芽。分泌物检查可见结核杆菌，病理活检可明确诊断。

八、非感染性咽痛由外伤、化学灼伤、肿瘤及茎突综合征等引起。

1. 外伤性咽痛　鱼骨或异物刺伤咽部，内镜检查或插管损伤咽部，进食过硬、过烫的食物均可致黏膜损伤进而引起疼痛。

2. 化学灼伤性咽痛　有化学药物接触或误服腐蚀剂史。咽部严重充血、水肿，甚至坏死或溃疡，咽痛剧烈伴吞咽困难。

3. 恶性肿瘤　咽喉部恶性肿瘤常伴有自发性咽痛，可放射至耳和肩部。腭扁桃或舌根部恶性肿瘤伴有黏膜溃疡时，咽痛较为明显，病变组织活检即可诊断。

4. 茎突综合征　由于茎突过长，压迫刺激邻近血管、神经，引起咽部异物感及咽痛、反射性耳痛、头颈痛和涎液增多等症候群。患者常有扁桃体区、舌根或舌骨区疼痛，性质及程度因人而异。用手指触诊扁桃体窝时，可扪到质硬索状突起，患者即有疼痛加重感。病变特点为咽、颈部刺痛，饮冷、热水易于激发。疼痛为间歇性，缓解期不定，根据病史、扁桃体触诊及茎突X线检查可确诊。

九、邻近器官疾病所致咽痛

1. **牙源性咽痛** 阻生牙及冠周炎引起咽痛，常伴有咀嚼痛、张口困难。口底化脓性蜂窝织炎，其特点是下颌骨与舌骨之间明显肿胀、坚硬、口底部隆起，张口时疼痛加剧并伴有吞咽困难。

2. **喉源性咽痛** 急性会厌感染，会厌及杓会厌襞急性充血、水肿，伴蜂窝织炎或形成会厌脓肿时，有剧烈咽痛，吞咽时疼痛加重，严重者有呼吸困难。

3. **鼻源性咽痛** 急性鼻炎、鼻窦炎、鼻腔肿瘤、长期鼻塞、张口呼吸等均可引起鼻源性咽痛。

4. **颈源性咽痛** 非特异性颈动脉鞘炎，多伴搏动性咽痛，在吞咽时明显。

5. **食管源性咽痛** 食管上段异物、炎症及刺激等，亦可引起咽痛。

十、全身性疾病所致咽痛

1. **急性白血病** 一侧扁桃体浸润肿大，继而表面坏死，盖有灰白色伪膜，常伴有口腔黏膜肿胀、溃疡或坏死，有咽痛、吞咽痛、淋巴结肿大、黏膜下出血及显著贫血等，急性白血病后期常伴有坏死性咽炎，易误诊为败血症或其他原因的咽炎。血液检查：白细胞增多，分类以原始白细胞和幼稚白细胞为主。

2. **粒细胞缺乏症** 咽部表现为粒细胞缺乏性咽峡炎，咽部有污灰色伪膜，剧烈口臭，血中粒细胞减少或消失。此病可能与某些药物过敏有关。

【诊断思路】

以咽痛为主要症状的首诊患者，通过询问病史及体检，可初步判断患者是感染性咽痛还是非感染性咽痛的可能性大。对于急性感染性咽痛，通过咽部检查，可以确定急性咽炎、扁桃体周脓肿、咽后或咽旁脓肿的诊断。对于急性扁桃体炎，当有伪膜形成时，需要与咽白喉、樊尚咽峡炎、单核细胞增多症性咽峡炎、粒细胞缺乏症性咽峡炎及白血病性咽峡炎进行鉴别。急性扁桃体炎，咽痛剧烈，伪膜为黄白色，仅在扁桃体表面，容易擦去。咽白喉，咽痛轻，灰白色伪膜常超出扁桃体范围，伪膜坚韧，不易擦去，强剥易出血。樊尚咽峡炎，单侧咽痛，一侧扁桃体覆盖灰色或黄色伪膜，擦去后可见下面有溃疡。牙龈常见类似病变。单核细胞增多症性咽峡炎，咽痛轻，扁桃体红肿，伪膜为白色，易擦去，全身淋巴结肿大，血液检查见异常淋巴细胞。粒细胞缺乏症性咽峡炎，伪膜为污灰色，剧烈口臭，血中粒细胞减少或消失。白血病性咽峡炎，一侧扁桃体浸润肿大，伪膜为灰白色，血液检查见白细胞增多，分类以原始白细胞和幼稚白细胞为主。对于咽痛较显著，常放射至耳部，并有结核病史的患者，咽部检查见灰白色小点、浅溃疡，边缘不整齐，底部为灰白色肉芽，分泌物检查可见结核杆菌，可确诊为咽结核。

排除感染性咽痛，对于有明确咽部外伤史、化学药物接触或误服腐蚀剂史的患者，结合体检，可明确诊断为外伤性咽痛或化学灼伤性咽痛。对于咽痛呈间歇性伴有反射性耳痛、头颈痛，饮冷、热水易于激发的患者，应警惕茎突过长，根据扁桃体窝触诊及茎突X线检查可确诊。咽部检查发现新生物伴有黏膜溃疡者，应警惕恶性肿瘤，病变组织活检即可诊断。

此外，对于咽部检查无异常的患者，还应考虑为邻近器官疾病所致咽痛，包括牙源性、喉源性、鼻源性、颈源性及食管源性咽痛，在临床上，通过详细询问病史，一一排除邻近器官疾病，做出最后诊断。

【治疗原则】

（1）一般感染性疾病，积极控制感染，选用足量敏感的抗生素和适量的糖皮质激素，形成脓肿时，切开排脓。

（2）特殊感染性疾病，送往专科医院进行治疗。

（3）邻近器官疾病及全身性疾病所致咽痛，积极治疗原发病。

（姜晓丹　李光宇）

第三节　颈肩痛

【定义】

颈肩痛，是指颈、肩、肩胛等处的疼痛，有时伴有一侧或两侧上肢痛的症状。颈肩痛可以是多种疾病的常见症状和共有体征，如肩关节周围炎、颈椎病、胸廓出口综合征等疾病，造成软组织炎症或神经受压导致的局部疼痛；颈肩部感染、肿瘤导致的疼痛；颈肩部骨关节及软组织急性损伤引起的局部疼痛；也可能为牵涉痛，如胆囊炎时出现右肩及肩胛区的疼痛，心肌缺血时出现左肩疼痛等。

颈肩痛是常见综合征，临床工作中，应全面掌握可能存在的原发疾病，综合评估患者全身状况，认真询问患者病情变化特点，重点检查局部体征，避免误诊、漏诊发生。

【发生机制】

支配颈肩部感觉的神经反射回路中，各种破坏神经信号传导完整性的因素，均可能导致颈肩痛这一临床综合征的发生。

如丘脑病变、脊髓空洞症等导致的中枢性源性疼痛；颈椎病、椎管内肿瘤压迫导致神经根性痛；周围神经卡压导致的神经丛性痛；骨与软组织损害后，如局部外伤、感染、肿瘤刺激影响神经末梢痛；内脏源性疾病导致的神经牵涉痛等。

另外尚存在心理性疼痛，被称为"无特殊器质性病因的疼痛综合征"或"特发性疼痛障碍"。

【分类】

按照颈肩痛的病因可分类如下。

1. 神经源性

（1）丘脑痛、假丘脑痛。

（2）脊髓空洞症。

（3）椎管内肿瘤。

（4）颈椎病。

（5）胸廓出口综合征等各种周围神经卡压综合征。

（6）肺尖部肿瘤。

2. 骨与软组织源性

（1）颈肩部骨关节与软组织急性损伤。

（2）颈部纤维组织炎。

（3）肩关节周围炎。

（4）颈肩部感染性疾病（风湿、类风湿、结核、化脓性炎症）。

（5）颈肩部原发或转移性肿瘤。

3. 牵涉痛

（1）心肌缺血。

（2）胆囊炎。

4. 心理性疼痛 没有特殊器质性病因的疼痛综合征。

【鉴别诊断】

临床工作中，导致颈肩痛的疾病较多，结合病史、症状、体征及辅助检查，只要掌握导致颈肩痛的可能病因，大多容易鉴别，不易误诊。但神经根型颈椎病及周围神经卡压两种疾病临床表现相似，且周围神经卡压患者可能同时存在颈椎退变，间盘突出，因此如不仔细检查，了解疾病的特点，较易混淆，导致疗效不佳。以下为鉴别要点。

（1）周围神经卡压无颈痛及根性放射痛，但存在卡压点，多接近关节周围，卡压远端Tinel征阳性。

（2）周围神经卡压后运动障碍与感觉丧失区往往较为明确，为单一神经损害结果；而神经根性病损的结果往往比较模糊。如尺神经卡压，感觉障碍区是明确的尺侧半环指和整个小指的一个半手指，桡侧半环指则由正中神经支配，而C8神经根性损害，感觉障碍区域较模糊，可能包括整个环指。尺神经卡压导致手内在肌肌力减退，但正中神经支配的拇对掌肌肌力正常，而C8神经根性损害可导致整个手内在肌麻痹。

（3）周围神经卡压电生理检查可发现神经传导延迟，但无椎旁肌失神经改变。

【常见临床类型】

一、神经源性

（一）神经根型颈椎病

神经根型颈椎病是由于椎间孔处的突出物（椎间盘突出、骨赘等）刺激或压迫脊神经根，而导致的上肢感觉、运动功能障碍，是颈肩臂痛的常见原因之一，C5-6，C6-7，C4-5节段多发，多单侧发病，多发于30~50岁人群。

起病时通常是以颈枕部的不适为主，可能有颈部外伤和反复落枕史，加重后表现为上肢放射痛，颈部活动、咳嗽、用力后可加重疼痛，并表现出受累神经相应的根性特征。颈5神经根受累，疼痛在颈部、肩胛骨内侧缘、肩部及上臂外侧，上臂外侧可有感觉减退区域，三角肌肌力减退，肱二头肌肌腱反射减弱；颈6神经根受累，疼痛可出现于颈部、肩胛骨内侧缘、肩部及上臂桡侧，拇指感觉减退，肱二头肌肌力减退，肱桡肌肌腱反射减弱；颈7神经根受累，疼痛以颈部、肩胛骨内侧缘、肩部及前臂背侧为主，出现中指感觉减退，肱三头肌肌力减退，肱三头肌肌腱反射减弱；颈8神经根受累，疼痛可出现于颈部、肩胛骨内侧缘、肩部、上臂及前臂尺侧，手内在肌肌力减退。压颈试验及臂丛神经牵拉试验阳性。侧位X线片可见曲度变直，间隙变窄，斜位X线片可见椎间孔狭窄，颈椎MRI多可见退变间盘或增生骨赘压迫神经根，严重者可见髓核于侧后方疝出至椎管内。

结合患者症状、体征及辅助检查，可排除其他鉴别诊断，确定神经根型颈椎病诊断，治疗神经根型颈椎病首选保守治疗，治疗方法包括颈部制动、适当牵引，结合激素、脱水药物治疗。如保守治疗无效，疼痛症状持续发作，严重影响工作、生活，颈椎MRI检查确定为神经根致压因素明确，可选择手术治疗。

（二）颈脊髓空洞综合征

颈脊髓空洞多并发小脑扁桃体下疝，此病可出现单侧肩胛带区、手部周期性弥漫性钝痛或剧烈灼痛。其他症状包括：痛、温觉分离，即神经损害区域的痛觉及温度觉丧失，而触觉、深感觉存在；可出现手内在肌肉的无力、萎缩。颈椎MRI检查，可发现颈脊髓内出现类似脑脊液的条状信号影。多采取对症治疗。

（三）颈椎管内肿瘤

根据肿瘤所处位置，椎管内肿瘤分为硬膜外肿瘤、髓外硬膜内肿瘤及髓内肿瘤。引起颈肩痛的肿瘤多为神经鞘瘤或神经纤维瘤，位于髓外硬膜内或硬膜外。于受累节段，可出现同体位有关的颈肩痛，用力、咳嗽可加重，夜间疼痛加重。压迫严重可出现脊髓损害表现。颈椎MRI检查可明确诊断。手术治疗为首选。

（四）胸廓出口综合征

胸廓出口综合征是指在左右第一肋骨所包围的胸出口处，臂丛和锁骨下血管遭受压迫而引起的综合征。根据产生原因，可分为颈肋综合征、前斜角肌综合征、肋锁综合征、第一肋骨综合征、过度外展综合征。其中以颈肋综合征和前斜角肌综合征最为常见，主要表现为臂丛和锁骨下动脉受压而表现出的症状。

患者出现颈肩部疼痛，可为酸胀或刺痛，疼痛可向肘、前臂及手尺侧放射，并可伴有感觉异常，并出现手内在肌萎缩。可出现血管受压临床表现，自觉患侧手凉。锁骨上区可扪及紧张增厚前斜角肌或颈肋。双上肢高举试验及Adson试验可为阳性，X线片检查可明确有无颈肋。此病常采取保守治疗：局部热敷，按摩，悬吊患肢。如保守治疗症状无缓解，出现感觉障碍、肌力减退等神经损害表现可手术治疗，行前斜角肌切断、第一肋颈部分切断术或经腋路第一肋骨切除术。

（五）肩胛背神经卡压

陈德松等人首先提出了肩胛背神经卡压的概念，作为臂丛神经分支，臂丛的上干卡压往往累及肩胛背神经，可与胸廓出口综合征并存，肩胛背神经发出后支配肩胛提肌、菱形肌、前锯肌，末梢分布至肩背部脂肪组织，未发现有皮下分支。因此，肩胛背神经卡压后，多出现颈、肩胛、背部疼痛、酸胀不适，在上肢上举、后伸时可有加重，但多无法准确描述疼痛部位；在T3-4棘突旁或肩胛骨上角内缘可有压痛点；由于没有感觉皮支，少有感觉异常；痛点封闭有效。

（六）肺尖部肿瘤

肺尖部肿瘤可引起上沟综合征，病变常侵犯C8和T1神经根，颈部及上肢尺侧呈持续性疼痛，进行性加重，多为剧痛、烧灼痛、撕裂痛，出现手部内在肌萎缩，尺侧感觉减退或消失。如颈交感神经受累者可致霍纳综合征。肌电图有失神经电位。X线片、CT或MRI检查发现肺尖有肿瘤，可行肿瘤活检，病理结果多为肺尖癌或转移癌。结合病理结果，选择治疗方案。

（七）丘脑痛、假丘脑痛

丘脑或丘脑附近的病变、损害可导致丘脑痛或假丘脑痛，表现为身体单侧自发性灼痛、刺痛，也可出现上肢剧痛，脑干损害可出现同侧面颈部及对侧肢体疼痛。该病患者多有脑部外伤或手术史。头部MRI可显示损害部位。

二、骨与软组织源性

（一）肩关节周围炎

肩关节周围炎为肩关节周围疾病的一种，因其发病率高，故单独列出叙述。肩关节周围炎简称肩周炎，是指肩周、肌腱、肌肉、滑囊及关节囊的慢性损伤性炎症，主要表现以活动时疼痛、功能受限为主。大多发病于50岁左右人群，故有"50肩"之称，可单侧发病，也可两侧先后发病。

病因主要为：①肩关节周围软组织退变，长期过度活动、姿势不良或急性损伤导致肩周肌肉、软组织挛缩、缺血；②由于各种外伤肩部固定过久，导致软组织挛缩；③各种疾病，如牵涉痛、颈椎病、局部肿瘤，导致肩部疼痛，影响肩关节活动，导致肩周软组织炎性病灶发生。

病变主要发生在盂肱关节周围肩袖、滑囊及关节囊，损伤后各种组织增生、粗糙、粘连，表现为活动疼痛。当后期上述结构之间粘连紧密后，疼痛消失，功能障碍亦难以恢复。

临床表现主要为活动性疼痛及肩关节外展、外旋和后伸活动受限，严重时，无法洗脸、梳头，夜间移动肩部可引起疼痛影响睡眠。

肩周炎有自愈倾向，治疗应首先针对原发疾病，其次在镇痛措施下，鼓励主动锻炼，防治后期关节功能丧失，配合理疗、针灸、适度推拿按摩，改善症状。

（二）颈背部纤维组织炎

退变、长期劳损及各种急性颈部外伤后，如治疗不当，可导致颈背部软组织无菌性炎症，即颈部纤维组织炎。主要表现为颈肩部酸胀感伴紧束感，急性发作可出现剧痛，疼痛位于一侧或两侧的项枕部、项背部、肩背部，可无固定压痛点。可伴发交感神经紊乱及椎动脉供血不足症状，如眩晕、恶心、视物模糊、耳鸣等不适症状。颈椎侧位X线片可见到颈椎曲度变直甚至反张，但椎间隙多无明显变窄，颈椎MRI可显示间盘退变。

治疗措施包括：脱离致病环境，如久坐、长期低头、伏案工作、阴冷潮湿环境；局部热敷、理疗、消炎镇痛药物对症治疗；锻炼颈背部肌肉。

（三）颈肩部感染性疾病

1. **化脓性感染**　发病急，多有外伤史或潜在感染病灶或皮肤破损存在，全身表现和局部表现均明显，全身表现包括发热、血沉增快、血常规检查异常；局部可出现红、肿、热、痛，轻微活动可诱发明显疼痛。X线片早期，骨结构可无明显异常。根据临床表现及血液学检查，多可明确诊断。治疗可穿刺行细菌培养及药物敏感试验，确定病原菌及明确治疗药物。如持续高热，脓肿病灶形成，可行脓肿切开、病灶持续灌注引流术。

2. **颈肩部结核**　多有其他脏器结核病史，起病隐匿，疼痛、肿胀逐渐出现并加重，颈椎结核患者常以手持下颌，颈部活动明显受限，患处有压痛及叩击痛。可伴有结核全身中毒表现，如午后低热、盗汗等，但也可不出现。晚期形成寒性脓肿，窦道形成可流出干酪样脓汁。影像学检查早期多无明显改变，后期可出现骨质破坏、死骨形成。诊断的关键在于意识到颈肩部结核的可能，行结核抗体试验、脓液涂片、抗酸杆菌培养可帮助明确诊断。

3. **颈肩部带状疱疹**　可有前驱症状，如全身不适、低热等，多先出现颈肩痛，后出现疱疹。颈肩痛发病急，疼痛剧烈，为撕裂痛、刀割痛。待疱疹出现，诊断明确。治疗措施包括全身支持治疗，抗病毒、止痛对症。大部分3周后，疼痛可减轻、消退，但有残留神经痛可能。

4. **类风湿关节炎**　多数起病隐匿，可伴有疲劳、低热，受累关节晨僵。活动期血沉加快，

C–反应蛋白增加，类风湿因子（RF）80%以上为阳性。X线片显示，关节间隙变窄、关节面下有囊样破坏。

5. 强直性脊柱炎 起病多在20岁左右，起病隐匿，少数患者早期从颈椎关节炎开始，出现颈肩背上肢疼痛。开始为间歇性隐痛，逐渐出现持续性疼痛，可出现静息痛、夜间痛，活动后缓解。活动期血沉加快，HLA – B27阳性。X线表现：可出现"方形椎"，椎体间骨桥形成，典型表现呈竹节状。治疗为抗炎、镇痛等对症治疗。

（四）颈肩部外伤

1. 颈椎外伤 颈部外伤后，可以颈部僵硬、颈肩痛为首要症状就诊。该类患者多有明确外伤史，颈部疼痛，各方向活动受限，可伴有上肢放射，四肢感觉、运动功能障碍，大、小便障碍。颈椎活动度大，外伤后易出现骨折、脱位，造成神经功能损害，后果严重。颈部外伤后应充分考虑到骨折脱位可能，在接诊、体检、转运过程中，严格颈椎制动，防止二次损伤。治疗首先颈椎制动，搬运过程中避免颈部过屈、过伸及旋转，防止骨折脱位对颈髓的进一步损害。辅助检查应全面，颈椎MRI、CT、X线片均有各自意义，防止漏诊。待全面综合检查结果，确定治疗方案。

2. 肩关节脱位 肩关节脱位指盂肱关节脱位，由于盂肱关节面小而浅，周围关节囊、韧带松弛薄弱，稳定性差。当向后摔倒，肘关节或手撑地，或其他间接外力作用，形成杠杆力量时，可发生肩关节脱位。表现为肩关节疼痛、肿胀、关节活动障碍。通常患者健侧手端扶患肢前来就诊，可出现Dugas征阳性，即患肢肘部贴近胸壁，患手无法触及对侧肩部；同时出现"方肩"畸形，即患肩失去饱满圆钝外形。触诊可发现肩峰下空虚。治疗为复位、固定及功能锻炼。复位方法以Hippocrates法常用，且安全有效。固定时间一般3~4周，防止固定时间过长导致关节僵硬。功能锻炼应循序渐进，避免再脱位或造成未完全修复的瘢痕组织撕裂，导致肩关节再次脱位。

（五）颈肩部原发或转移性肿瘤

颈肩部良性肿瘤或瘤样病损，如骨软骨瘤、骨样骨瘤、动脉瘤样骨囊肿、骨纤维结构不良、骨血管瘤等，早期往往隐匿，直至体检或瘤体增大被偶然发现，或发生病理性骨折后被发现。而颈肩部恶性肿瘤或转移性肿瘤更易早期出现疼痛等不适症状。

1. 颈肩部原发恶性肿瘤 常见为骨肉瘤、骨髓瘤、脊索瘤、软骨肉瘤及尤文瘤。随病程进展，局部疼痛加重，直至持续性剧痛，出现静息痛、夜间痛，局部肿块增大迅速，压痛明显。X线片可以显示骨肿瘤破坏表现，如溶骨性破坏、骨膜反应及软组织肿块等。骨肉瘤可有碱性磷酸酶增高，骨髓瘤可出现尿中本周蛋白增高。

2. 颈肩部骨转移性肿瘤 临床特点与颈肩部原发恶性骨肿瘤类似，有肺癌、乳腺癌等原发肿瘤病史，也可无原发肿瘤表现。影像学检查显示溶骨性病变，可行核素扫描，PET-CT扫描全身检查，也可穿刺活检确定诊断。有可能无法查明原发病灶。

（六）肩关节周围疾病

肩关节周围疾病包括撞击综合征、肩袖损伤等，常有以下症状：如疼痛、肌无力和患侧肩关节的活动能力减退，患肢在上举动作时引发的肩关节疼痛比被动活动时重，有时患者可从睡眠中痛醒，疼痛可放射至三角肌止点区。体检可有以下发现：肩关节周围压痛，冈上、下肌的萎缩及上肢上举时伴随特征性的耸肩动作。肩袖是指冈上肌、冈下肌、肩胛下肌、小圆肌的肌腱在肱骨头的前、上、后方形成的袖套样肌样结构。肩袖撕裂严重的患者外展上肢时，需要摆动上肢才能完成外展动作，而且通常是肩胛骨的外展。在肩袖功能丧失的情况下，这是达到上肢外展最有效的途径。肩峰下滑囊的增厚或肩袖撕裂，可导致肩峰下可能出现摩擦音；而肩锁关节炎的患者上肢过度内收时，会出现肩前方疼痛和肩锁关节附近疼痛。肩关节后部的疼痛由后关节囊紧张引起，这在肩关节撞击综合征中很常见。X线片可初步判断，外生骨疣、肱骨大结节囊性变或骨硬化、肩峰下硬化可提示慢性肩袖撕裂。MRI是检查肩袖损伤、肩袖撕裂和肌腱炎的最常用方法，但目前没有一项诊断技术能代替全面的体检。

肩袖疾病的病因是多方面的，如果保守治疗3~4个月后不能缓解症状，可考虑针对性的手术治疗，如肩峰成形术、肩袖修补等。目前提倡手术治疗前应用关节镜进行诊断性检查。

三、牵涉痛

牵涉痛指"某一脏器有病变时，常在特定体表发生疼痛"。它们通过同一体节的感觉神经到表浅部位，心肌缺血时可有心前区、左肩及上臂内侧痛。心绞痛常有诱发因素，如劳累或兴奋，含硝酸甘油缓解；心肌梗死可在睡眠或安静状态下发病，伴有面色苍白、大汗淋漓及呼吸困难，应用硝酸甘油无效。吗啡可缓解疼痛；心电图有典型改变，出现病理性Q波，ST－T动态改变等；心肌酶谱异常。某些类型心绞痛（如恶化型心绞痛及自发性心绞痛）可发生心肌梗死，而心肌梗死可危及生命。胆囊炎或胆石症时，可累及右肩及肩胛区疼痛。患者常有反复发作的病史可询，彩超可以确诊，经抗感染、解痉对症治疗可缓解。牵涉性肩痛并不因肩关节活动或按压肩部而加重。

四、心理性疼痛

心理性疼痛在ICD－10中被称为"没有特殊器质性病因的疼痛综合征"。美国精神病学会在DSM－Ⅲ－R中将其命名为"特发性疼痛障碍"。其诊断标准如下：A. 主要障碍是专注于疼痛已至少6个月。B. 具备①或②：①经过恰当的检查后，没有器质性病变或病理生理机制（如躯体疾病或受伤）可解释疼痛的原因；②如存在相关的器质性疾病，疼痛主诉或引起的社交、职业功能损害的程度远远超过了器质性疾病所能引起的程度。

在疼痛患者的检诊中，对经反复必要的检查未发现器质性病变、人格保持完整、社会适应能力良好、对疾病有自知力、主动求治的患者，遇到下列情况应考虑到本病。

（1）疼痛模糊，部位不定多变。多数主诉头面痛、头颈痛、躯干前部痛、胸及上肢痛，少数诉外生殖器痛。

（2）有的患者诉全身痛，疼痛部位超过两个，多为钝痛，常为非搏动性，加重时可呈搏动性。

（3）固定在某一部位持续性疼痛，有特殊的非常难受的紧缩感，患者有特殊的思维过程。

（4）疼痛难以入睡，但不会在睡梦中痛醒。

（5）有妄想痛或幻觉痛。

（6）有疑病痛，伴有焦虑、紧张、莫名恐惧，虽然经过多个医院反复全面检查，医务人员对其讲明无器质性疾病，但患者坚信自己有疑难病证未被查出。

（7）常因外部暗示或自我暗示发病，突然一侧肢体功能丧失（无器质性疾病），另一部疼痛，多为左侧痛，用暗示方法可治愈，多为癔病。

（8）慢性疼痛常伴有沮丧、压抑等抑郁表现。

（9）儿童期就发病，青春期后加重。女性月经正常，排除更年期综合征者。

（10）有类似家族史者。

【诊断思路】

以颈肩痛为主诉的疾病中，最常见的为颈椎病和肩关节周围炎，但决不能忽视周围神经卡压、颈肩部肿瘤、肺尖肿瘤以及内脏器官牵涉痛等。临床诊治过程中，对每一名颈肩痛患者，均应遵循病史、症状、体征同辅助检查相结合的原则，细致鉴别、谨慎诊断、恰当治疗。

一、详细询问病史，确认疾病性质

对于颈肩痛患者，首先要详细、全面地询问病史，内容应包括全身情况和局部情况。

1. **全身情况** 了解出现症状的年龄、诱因、缓解因素，询问是否有外伤史。颈椎和颈部软组织损伤均有明确外伤史，颈椎间盘突出也可能由外伤致病或加重，外伤后软组织损伤迁延也可能导致颈背部纤维织炎、肩关节周围炎及颈椎病。中老年为退变性疾病（如颈椎病、肩关节周围炎）好发年龄，老年要警惕肿瘤发生。

询问是否有循环系统、消化系统及呼吸系统疾病病史，是否有全身结核、肿瘤、放疗、化疗病史。如存在相关病史，应详细询问颈肩痛发病的诱因、症状及缓解因素，排除是否为牵涉痛。如无相关病史，询问是否存在胸闷、咳嗽、腹痛等未能诊断的隐匿疾病，排除隐匿性全身疾病导致的牵涉痛。

询问是否有不良生活、工作习惯，长期久坐的职业或习惯，如司机、电脑工作人员，不注意工作间隙的休息、锻炼，也可诱发颈肩周围退变疾病，如颈椎病、颈背部纤维织炎、肩关节周围炎。长期某一姿势或某一组动作工作，如网球运动员、屈曲前臂提重物、反复旋转前臂等家务劳动，可能导致周围神经卡压综合征。

2. **局部情况** 询问局部是否有活动后疼痛、静息痛、夜间痛等，椎管内肿瘤压迫神经可出现同体位、活动相关的疼痛不适症状，肩关节周围炎可出现活动后疼痛加重，而恶性肿瘤可表现为静息痛、夜间痛，颈肩周围肿瘤可在局部出现逐渐增大包块。

二、重点局部体检，确定疾病原因

检查颈椎活动度，颈椎屈伸、旋转活动是否有受限，是否有项背部压痛点，是否诱发出上肢放射痛，是否存在上肢感觉运动障碍。如出现上述表现，可能为神经根型颈椎病。

检查肩关节活动度，重点观察外展、外旋及后伸功能。

检查局部是否有压痛点，尤其在关节周围神经走形部位，且疼痛沿压痛部位向远端放射，可能存在周围神经卡压综合征。检查肩周是否有压痛点，如压痛点位于结节间沟附近，提示肱二头肌长头腱鞘炎；如压痛点位于大结节顶点，提示冈上肌腱损伤或炎症；如压痛点位于肩峰下方稍内，提示可能存在肩峰下滑囊炎；如存在长骨轴向叩击痛，提示存在骨性病变。锁骨上区的触诊，有助于胸廓出口综合征的诊断。

特殊物理检查可帮助确定诊断，臂丛神经牵拉试验及压颈试验阳性，可能为神经根型颈椎病、椎管内肿瘤。Tinel征阳性，可能为周围神经卡压综合征。握拳尺偏试验阳性可能为桡骨茎突部狭窄性腱鞘炎。Adson试验阳性，存在锁骨下动脉受压，有可能为胸廓出口综合征。杜加征阳性可能为肩关节脱位。

三、结合辅助检查，确定临床诊断

颈肩外伤，行颈椎正侧位或肩关节X线平片，必要时进一步检查MRI、CT，确定诊断为颈背部软组织损伤、颈椎骨折、脱位，肩关节周围骨折、脱位及颈椎间盘突出症等；

考虑颈肋存在，行颈椎正位X线片；

考虑为椎管内肿瘤、神经根型颈椎病，可行颈椎MRI检查；

考虑肩关节周围炎，行肩关节X线片检查，如出现外生骨疣、肱骨大结节囊性变或骨硬化、肩峰下硬化，提示存在慢性肩袖撕裂；

肩关节周围肿瘤，行肩关节X线片检查，必要时进一步检查CT；

如考虑为牵涉痛，行相关脏器的辅助检查，如心电图、腹部彩超或胸腹CT等。

四、治疗

颈部外伤，应颈椎制动，排除颈椎骨折、脱位之前，严格限制颈椎各方向活动，以免进一步压迫脊髓，造成无法挽回的损失。

颈背部纤维织炎应可行理疗、止痛等对症治疗，颈肩部肌肉主动功能锻炼。

神经根型颈椎病诊断明确，可行牵引、脱水消肿、止痛治疗，经保守治疗，症状持续不缓解，影响工作生活，行手术治疗。

肩关节周围炎有自愈倾向，但早期应行止痛、理疗及功能锻炼，避免晚期遗留肩关节活动功能障碍。如由于其他因素限制肩关节活动，导致肩关节周围炎发生，还应积极治疗原发病。

胸廓出口综合征等周围神经卡压，可先行保守治疗，如悬吊上肢、局部制动、热敷、按摩、封闭治疗。如症状持续不缓解，可考虑手术治疗，松解对神经、血管的压迫。

椎管内肿瘤或颈肩部周围肿瘤，确定肿瘤性质，选择相应治疗方案。

颈肩周围结核，行全身抗结核治疗，局部制动，如脓肿形成，累及神经、关节，可行病灶清除，根据情况，决定是否重建解剖结构。

【治疗原则】

1. **对症处置** 平卧休息、颈肩部制动、止痛对症处理。
2. **寻找病因** 根据病史、症状、体征及全身辅助检查结果，判断疼痛原因，进行病因学治疗。

【物理检查法】

1. **握拳尺偏试验** 又称为Finkel-Stein试验，患者握拳时，使腕部向尺侧偏斜，如诱发出桡骨茎突周围疼痛为阳性，提示桡骨茎突狭窄性腱鞘炎。

2. **杜加征** 指患侧肘关节屈曲，将患侧手放于健侧肩上，如患侧肘关节不能与胸壁紧贴即为阳性，提示肩关节脱位。

3. **Tinel征** 又称神经干叩击征，简单判断神经再生状态。叩击已损伤神经的近端，其远端出现疼痛，提示阳性。

4. **腕伸肌紧张试验** Mill征，指患肢伸直，嘱患者做前臂旋前动作，检查者握持患侧腕部，给予阻力，出现肱骨外上髁周围疼痛，提示肱骨外上髁炎。

5. **压颈试验** 又称椎间孔挤压试验、Spurling征，将患者头偏向患侧并略屈曲，检查者一手置于患者头顶，另外一只手握成拳轻轻叩击，如出现患肢放射痛或麻木提示阳性，提示神经根性损害，如神经根型颈椎病。

6. **臂丛神经牵拉试验** 又称颈脊神经张力试验、Eaten征。检查时，检查者立于患侧，一手扶持固定患者下颌部，另一手握住患者手腕向患侧牵引，患肢出现麻木或放射痛即为阳性，提示存在神经根性或丛性损害，如神经根型颈椎病、臂丛神经损伤或前斜角肌综合征。

7. **Adson试验** 患者取坐位，仰首并转向患侧，深吸气后屏住呼吸，检查者位于患侧，一手推患侧下颌部给予阻力，一手触摸患侧桡动脉搏动，如出现桡动脉搏动减弱或消失，提示血管走行过程受到挤压，可能存在胸廓出口综合征。

（刘 一 付长峰）

第四节　上肢关节痛

【定义】

上肢关节痛，是指包括肩、肘、腕及手部的疼痛，有时伴有颈部疼痛的症状。上肢关节痛可以是多种疾病的常见症状和共有体征，造成软组织炎症或神经受压导致的局部疼痛；上肢各关节感染、肿瘤导致的疼痛；上肢各骨关节及软组织急性损伤引起的局部疼痛等。

【发生机制】

支配上肢各关节感觉的神经反射回路中，各种破坏神经信号传导完整性的因素，均可能导致上肢各关节痛这一临床综合征的发生。如丘脑病变、脊髓空洞症等导致的中枢性源性疼痛；颈椎病、椎管内肿瘤压迫导致的神经根性痛；周围神经卡压导致的神经丛性痛；骨与软组织损害后，如局部外伤、感染、肿瘤刺激影响神经末梢痛等。

【分类】

按照上肢各关节痛的病因可分类如下。

1. 神经源性

（1）丘脑痛、假丘脑痛。

（2）脊髓空洞症。

（3）颈椎病。

（4）胸廓出口综合征等各种周围神经卡压综合征。

2. 骨与软组织源性

（1）上肢各关节与软组织急性损伤。

（2）上肢各关节纤维组织炎。

（3）上肢各关节感染性疾病（风湿、类风湿、结核、化脓性炎症）。

（4）上肢各关节原发或转移性肿瘤。

【鉴别诊断】

导致上肢各关节痛的疾病较多，结合病史、症状、体征及辅助检查，只要掌握导致上肢各关节痛的可能病因，大多容易鉴别，不易误诊。但神经根型颈椎病及周围神经卡压两种疾病临床表现相似，且周围神经卡压患者可能同时存在颈椎退变、间盘突出，因此如不仔细检查，了解疾病的特点，较易混淆，导致疗效不佳。以下为鉴别要点。

（1）周围神经卡压无颈痛及根性放射痛，但存在卡压点，多接近关节周围，卡压远端Tinel征阳性。

（2）周围神经卡压后运动障碍与感觉丧失区往往较为明确，为单一神经损害结果，而神经根性病损的结果往往比较模糊。如尺神经卡压，感觉障碍区是明确的尺侧半环指和整个小指的一个半手指，桡侧半环指则由正中神经支配，而C8神经根性损害，感觉障碍区域较模糊，可能包括整个环指。尺神经卡压导致手内在肌肌力减退，但正中神经支配的拇对掌肌肌力正常，而C8神经根性损害可导致整个手内在肌麻痹。

（3）周围神经卡压电生理检查可发现神经传导延迟，但无椎旁肌失神经改变。

【常见临床类型】

一、神经源性

（一）神经根型颈椎病

神经根型颈椎病是由于椎间孔处的突出物（椎间盘突出、骨赘等）刺激或压迫脊神经根，而导致的上肢感觉、运动功能障碍，是上肢痛的常见原因之一，多单侧发病，多发于30~50岁人群。

它通常是以颈枕部的不适为主，加重后表现为上肢放射痛，颈部活动、咳嗽、用力后可加重疼痛，并表现出受累神经相应的根性特征。颈5神经根受累，疼痛在颈部、肩胛骨内侧缘、肩部及上臂外侧，上臂外侧可有感觉减退区域，三角肌肌力减退，肱二头肌肌腱反射减弱；颈6神经根受累，疼痛可出现于颈部、肩胛骨内侧缘、肩部及上臂桡侧，拇指感觉减退，肱二头肌肌力减退，肱桡肌肌腱反射减弱；颈7神经根受累，疼痛以颈部、肩胛骨内侧缘、肩部及前臂背侧为主，出现中指感觉减退，肱三头肌肌力减退，肱三头肌肌腱反射减弱；颈8神经根受累，疼痛可出现于颈部、肩胛骨内侧缘、肩部、上臂及前臂尺侧，手内在肌肌力减退。压颈试验及臂丛神经牵拉试验阳性。

结合患者症状、体征及辅助检查，可排除其他鉴别诊断，确定神经根型颈椎病的诊断。

（二）颈脊髓空洞综合征

颈脊髓空洞多并发小脑扁桃体下疝，此病可出现单侧肩胛带区、手部周期性弥漫性钝痛或剧烈灼痛。其他症状包括痛、温觉分离，即神经损害区域的痛觉及温度觉丧失，而触觉、深感觉存在；可出现手内在肌肉的无力、萎缩；还可伴有各关节的变形，其中以肘关节多见。颈椎MRI检查，可发现颈脊髓内出现类似脑脊液的条状信号影。

（三）胸廓出口综合征

胸廓出口综合征是指在左右第一肋骨所包围的胸出口处，臂丛和锁骨下血管遭受压迫而引起的综合征。以颈肋综合征和前斜角肌综合征最为常见，主要表现为臂丛和锁骨下动脉受压而表现出的症状。

患者出现肩部疼痛，可为酸胀或刺痛，疼痛可向肘、前臂及手尺侧放射，并可伴有感觉异常，并出现手内在肌萎缩。可出现血管受压临床表现，自觉患侧手凉。锁骨上区可扪及颈肋或紧张增厚的前斜角肌。双上肢高举试验及Adson试验可为阳性，X线片检查可明确有无颈肋。

（四）丘脑痛、假丘脑痛

丘脑或丘脑附近的病变、损害可导致丘脑痛或假丘脑痛，表现为身体单侧自发性灼痛、刺痛，也可出现上肢剧痛，脑干损害可出现同侧面颈部及对侧肢体疼痛。该病患者多有脑部外伤或手术史。头部MRI可显示损害部位。

二、骨与软组织源性

（一）肩关节周围炎

本病多见于50岁左右人群，俗称"五十肩"。由于2/3肱骨头与关节囊接触，在老年性变性基础上，容易发生粘连性关节囊炎，引起肩关节的疼痛和功能障碍。患肩终日疼痛，夜间尤甚。肩部活动明显受限，尤以外展、外旋更为突出。肱二头肌长头肌腱炎，冈上肌撕裂，肌腱炎，类风湿关节炎等常为激发病因。肩外因素常由颈椎病、心脏病、肩部制动等引起。X线可协助诊断。

肩周炎有自愈倾向，治疗应首先针对原发疾病，其次在镇痛措施下，鼓励主动锻炼，防治后期关节功能丧失，配合理疗、针灸、适度推拿按摩，改善症状。

（二）上肢各关节感染性疾病

上肢各关节炎由多种病因所致，根据病史、临床表现以及实验室检查可以鉴别。若发病较急，临床表现为关节部位肿胀、剧痛、发热，甚至合并全身感染的中毒表现，同时，实验室检查白细胞增高、中性粒细胞上升，血沉加快，关节穿刺有脓性液体，多可诊断为化脓性关节炎。关节部疼痛较轻，病史较长，X线检查骨质破坏，注意关节结核。类风湿关节炎发病方式不同，它既可以是关节的局部类风湿炎性表现，也可以是类风湿全身性疾病的肩部局部病变。上肢类风湿关节炎通常累及双侧关节，表现为关节疼痛，肿胀，晨僵和胶着。类风湿因子常呈阳性。

原发性骨性关节炎在上肢关节不常见。上肢关节骨关节炎多为上肢各关节损伤和关节长期应力所致。疼痛常常在起床和活动一天后加重。经一夜休息早晨并不减轻，稍活动后症状转轻，经过一天的工作后下午又加重。关节僵硬，肿胀，活动范围受限。X线检查，关节间隙变窄、软骨下骨质硬化及骨质囊性变。可有骨赘。

此外，痛风、假痛风、系统性红斑狼疮、牛皮癣性关节炎、血友病性关节炎等均可侵及肩关节，结合体征及其临床特点可进行鉴别诊断。

（三）上肢各关节外伤

1. **上肢各关节急性外伤** 有明确外伤史，包括上肢各关节骨折、脱位，会产生相应部位的不同临床表现，经过仔细体检及必要的辅助检查不难做出正确的诊断。

2. **上肢各关节慢性损伤**

（1）肩袖撕裂：多见于青壮年，损伤是发病原因。多表现为肩及上臂外侧疼痛，肩峰下、大结节处压痛。部分撕裂者可有疼痛弧表现，即盂肱关节主动外展0°~60° 范围内压痛，60°~120° 范围内出现疼痛，超过120° 后又无疼痛的体征。当完全撕裂者，肩部不能外展，助其外展至90° 后，可维持外展。

（2）肩峰下滑囊炎：肩峰下压痛，可有疼痛弧，青壮年多见，损伤是本病的病因。

（3）冈上肌腱炎：当用奴夫卡因局部封闭时，该处疼痛消失，能主动将肩外展上举180° 而且有力；而冈上肌腱部分断裂，在局部封闭后虽疼痛消失，但不能主动将臂外展并上举至180°或外展无力。若为石灰盐性冈上肌腱炎，X线检查可见大结节处有钙质沉着。

（4）肱二头肌长头腱鞘炎：中老年多见，肩或上臂外侧疼痛，肱骨二头肌腱沟压痛，肩部活动部分限制。阻力下做主动屈肘和前臂旋后动作时，患部疼痛。

（5）盂唇损伤：肩胛骨的关节盂周边有类似膝关节半月板的纤维软骨盂唇，外展后损伤或撕裂也可引起肩关节疼痛。可通过关节镜诊断并于关节镜下进行手术治疗。

（6）尺骨鹰嘴滑囊炎：肘关节鹰嘴尖部囊性肿物，疼痛轻微或无痛，多由外伤或慢性刺激引起。

（7）肱骨外上髁炎：是肘部疼痛最为常见的病证之一。本病除肱骨外上髁有一局限的压痛点外，握掌屈腕，前臂旋前伸肘时，患部疼痛加重。

（8）肱骨内上髁炎：其较外上髁炎发病率要小的多。前臂做对抗旋前运动时，可引起肱骨内上髁部位疼痛，在主动用力伸指、伸腕的同时，前臂旋后也可引起疼痛。

（四）上肢原发或转移性肿瘤

1. **上肢良性肿瘤** 上肢各骨、关节均可发生良性肿瘤，良性骨肿瘤除非压迫皮肤或神经或恶变，都无明显疼痛。其中以外生性及内生性骨软骨瘤为多见；还可以发生各种瘤样病损，如骨囊肿、动脉瘤样骨囊肿、骨纤维异样增殖症等。

2. **上肢恶性肿瘤** 恶性骨肿瘤有原发性恶性肿瘤和转移性恶性肿瘤两种。肩及其附件的肿瘤的发病率，仅次于膝关节周围的肿瘤。原发性恶性骨肿瘤大多单发，局部疼痛严重，于肿块出现之前，初为间歇性，以后持续性。局部表浅静脉或毛细血管网可扩张，皮温增高，压痛明显，甚至可摸到震颤或血管杂音。肩部肿瘤包括发生在肱骨上端、肩胛骨和锁骨的肿瘤。

锁骨很少发生肿瘤，由于锁骨位于皮下，患者有局部疼痛和显而易见的包块诊断比较容易。锁骨区如有神经血管症状者，应考虑有肺部肿瘤的存在。肩胛骨为扁平骨，被周围肌肉包绕，早期诊断有一定苦难，肩胛骨恶性肿瘤的巨细胞瘤疼痛明显并向臂、背部放射。表浅肿瘤容易发现，而深层者需与健侧对比，进行细致检查方能发现。多见的肩胛骨骨软、骨瘤好发于儿童、少年。肱骨近端是骨肉瘤，骨巨细胞瘤的第三好发部位，软骨肉瘤、骨转移瘤也不少见。

影像学X线平片最为重要，它可以提示肿瘤的良恶性，甚至做出较明确的诊断。CT、MR、数字血管造影不具有上述优点，但可清晰提示肿瘤范围，血运丰富与否，与邻近组织、器官的关系，有助于手术治疗。化验检查方面，血的碱性磷酸酶的升高可帮助诊断成骨肉瘤，血清异常球蛋白增高、而白蛋白正常或减少可提示骨髓瘤的存在。尽管通过病史、体检、实验室和影像学检查对骨肿瘤可做出初步诊断，但其最后的诊断仍决定于病理组织学检查。

（五）腕与手部疾患的鉴别诊断（表2-3）

表2-3　常见腕与手部疾患的鉴别诊断

病名	年龄	病因	压痛部位	检查
桡骨茎突腱鞘炎	30~50岁	劳损	桡骨茎突	握拳尺偏试验阳性
狭窄性腱鞘炎	30~50岁	劳损	掌指关节掌侧	患者主动伸屈时可有闭锁与弹响
急性纤维性腱鞘炎	20~50岁	风湿	腕上部	腕部伸屈时肌腹部位有捻发音
急性化脓性腱鞘炎	成人多见	细菌感染	屈肌腱腱鞘部位	腱鞘部位肿胀，可有波动感
结核性腱鞘炎	20~40岁	结核菌感染	受侵肌腱	延肌腱上行，可波及肌肤至前臂
腕管综合征	30~50岁	腕管内容物体积增大	腕管	Tinel征阳性，屈腕试验阳性
月状骨缺血坏死	14~47岁	外伤有关	月骨部位	叩击第三掌骨头时疼痛加重
舟状骨折	年轻患者	外伤	鼻咽窝部位	X线检查可见骨折
血管球瘤	成年人多见	血管球错构瘤	肿瘤部位	局限性压痛

（张延哲）

第五节　胸　痛

（一）急性胸痛

【定义】

胸痛是指从头颈到最下面一根肋骨的范围之内任何部位的疼痛，与胸腔的器官（心脏、肺、气管、食管等）、肋骨或胸肌有关。而急性胸痛是指突发性胸痛，严重的急性胸痛可能会致命，如急性冠脉综合征、肺栓塞、主动脉夹层、张力性气胸等。急性胸痛病因复杂、临床表现各异、确诊难度大，危险性也存在较大的差异。多数情况下急性胸痛有可能预示严重的不良预后，且这些预后不良的疾病尤其是心源性胸痛往往有很强的时间依赖性，漏诊可能致命或严重影响患者的预后。国外报道3%在急诊被诊断为非心源性胸痛患者在30天内发生恶性心脏事件；而把预后良好的非心源性胸痛误诊为严重的心源性胸痛则会造成不必要的心理压力和经济损失，影响其生活质量。所以如何正确鉴别和评估急性胸痛是十分重要的。

【发生机制】

各种刺激因子如缺氧、炎症、肌张力改变、肿瘤浸润、组织坏死及理化因子均可刺激胸部感觉神经纤维，使之产生痛觉冲动，上传至大脑皮质的痛觉中枢，引起胸痛。非胸部疾病引起的胸痛是由于存在放射痛或牵涉痛，原因是内脏病变于相应区域体表的传入神经进入脊髓同一阶段并在后角发生联系，故来自内脏的感觉冲动可直接激发脊髓体表感觉神经元，引起相应体表区域的痛感。

【分类】

引起急性胸痛的原因很多，发生原因有胸部疖痛、带状疱疹、肋软骨炎、外伤、肋骨骨折、胸膜炎、肺炎、肺部肿瘤、气胸、心肌炎、心肌梗死、心绞痛等。另外，少数腹部疾病如肝癌、肝脓肿等也可引起胸痛。主要的病因包括胸内结构病变、胸壁病变、膈下脏器病变和功能性疾病等几个方面。

一、胸腔内结构疾病

1. **心源性胸痛**　最常见的是缺血性心脏病引起的心绞痛，尤其是不稳定心绞痛、急性心肌梗死，即急性冠脉综合征，该类胸痛占急性胸痛患者的大部分，并且正在逐年增加。另外一种常见的心源性胸痛是急性心包炎。各种原因引起的纤维素性心包炎均可以引起胸痛，其中尤以非特异性心包炎的胸痛最为剧烈。

2. **非心脏结构引起的胸痛**　胸腔内除心脏外的其他器官结构包括肺脏、气管、大血管、纵隔、食管等，在某些病理状态下都可以引起胸痛。

（1）主动脉病变：最严重的是主动脉夹层，可以表现为剧烈的胸痛。近年来该病的发病率似乎在增高，可能与高血压病、动脉硬化的发病率增高有关。另外，有关主动脉夹层检查手段的进步也是该病报道增加的原因之一。

（2）肺部疾病：肺组织、气管、支气管以及肺部血管的病变都可以引起胸痛，如急性肺栓塞、张力性气胸、大叶性肺炎、肺癌和严重的肺动脉高压等。

（3）胸膜疾病：急性胸膜炎、胸膜间皮瘤、肺癌累及胸膜都可以引起胸痛。

（4）食管疾病：常见的有食管贲门失弛缓症、反流性食管炎、食管下段黏膜撕裂（Mallory-Weiss综合征）等，其中反流性食管炎经常与冠心病的心绞痛合并存在，而食管贲门失弛缓症的胸痛早期常常可以用硝酸甘油缓解，因此，这两种疾病的症状有时容易与心绞痛相混淆。

（5）膈肌病变：食管破裂引起的纵隔气肿、纵隔内占位病变都可以表现为不同程度的胸痛。

二、胸壁组织的疾病

构成胸廓的皮肤、肌肉、肋骨、肋软骨，以及分布在胸廓的肋间神经在出现炎症、损伤或感染时，都可以引起胸痛，如肋软骨炎、带状疱疹等。乳腺疾病也可以引起同侧胸痛。由胸壁组织病变引起的胸痛有一个共同的特点，即病变局部常有明显触动或压痛。反而言之，对于胸壁局部有压痛的胸痛患者应该首先考虑胸壁组织的疾病。

三、膈下脏器的疾病

膈下脏器中，在病理状态下能够引起胸痛的有胃、十二指肠、胰腺、肝脏、胆囊等。这些脏器的病变多数表现为腹痛或是胸腹痛，罕见情况下可以只表现为胸痛，此时容易造成误诊。另外，结肠脾曲过长时，有些情况下也可以引起左侧胸痛，临床上称为结肠脾曲综合征。

四、功能性胸痛

在年轻人和更年期女性出现的胸痛中，功能性胸痛占有相当的比例，常见的有心神经官能症、过度通气综合征等。

能够引起胸痛的疾病极其繁杂，按预后的严重性不同大致可以分为两类，一类是预后不良、可能致命的疾病，主要有不稳定心绞痛、急性心肌梗死、主动脉夹层、肺栓塞、急性气胸（尤其是张力性气胸）等。这类胸痛的自然预后不佳，造成死亡的危险性很高，及早采取积极干预措施是改善其预后的唯一方案，因此需要尽快明确诊断。另一类是预后较好，一般情况下不会威胁生命的疾病，如反流性食管炎、肋软骨炎、带状疱疹、胸膜炎、心神经官能症等。在急诊室，因急性胸痛就诊的患者，首先应评估病情严重程度，识别致命性疾病。

【常见临床类型】

一、高危的急性胸痛

（一）急性冠脉综合征（ACS）

急性冠脉综合征（ACS）是以冠状动脉粥样硬化斑块不稳定为基本病理生理特点，以急性心肌缺血为共同特征的一组综合征，包括不稳定型心绞痛（UA）、非ST段抬高型心肌梗死（NSTEMI）和ST段抬高型心肌梗死（STEMI）。

提示ACS的胸痛特点：①胸痛为压迫性、紧缩性、烧灼感、刀割样或沉重感；②无法解释的上腹痛或腹胀；③放射至牙齿、耳朵、颈部、下颌、肩部、背部、左臂或双上臂；④"烧心"，胸部不适伴恶心或呕吐；⑤伴持续性气短或呼吸困难；⑥伴无力、眩晕或意识丧失；⑦伴大汗。

非ACS胸痛的特征：①胸痛为锐痛，与呼吸或咳嗽有关；②疼痛部位多变、不固定；③胸痛与转动身体或按压身体局部有关；④持续时间很短的胸痛（<15秒）。

对于怀疑ACS患者，应该在患者到达急诊室10分钟内完成初步评价，20分钟确立诊断：首先获取病史、体格检查、12导联心电图和初次心脏标记物检测，将这些结果结合起来，判断是否有ACS。对于怀疑ACS，而其最初12导联心电图和心脏标记物水平正常的患者，15分钟复查心电图。症状发作后6小时，可再次做心脏标记物检查。ACS诊断一旦明确，应立即处理：①鼻导管吸氧；②舌下含化硝酸甘油（除非收缩期血压<90mmHg，心率<50次/分或>100次/分）；③充分镇痛，吗啡或杜冷丁；④口服阿司匹林160~325mg/次；⑤根据ST段是否抬高分类，ST段抬高者［症状持续伴左束支传导阻滞（LBBB）与ST段抬高者相同］应当评估即刻再灌注治疗的可能性，非ST段抬高者不做溶栓治疗，应该进行危险分层后，根据不同的危险分层给予不同的治疗方案。

1. ST段抬高心肌梗死　诊断ST段抬高心肌梗死需满足下列标准中的两项或两项以上：①典型胸痛（心绞痛）持续时间20分钟以上；②心电图两个或两个以上相邻导联ST弓背向上抬高并且有动态变化。③心肌坏死的生化标记物（CK、CKMB、肌钙蛋白等）动态演变。

STEMI诊断一旦确立，早期再灌注治疗是改善心室功能和提高生存率的关键。治疗的目标是在数小时内开通闭塞的冠状动脉，实现和维持心肌水平的血流再灌注。

（1）再灌注治疗：包括静脉溶栓治疗、直接经皮冠状动脉介入治疗（percutaneous coronary intervention，PCI）、转运PCI和易化PCI等。因此根据自己医院的条件，在最短的时间内进行再灌注治疗是关键，不论是溶栓，还是PCI，或是转运到有条件的医院进行PCI。

（2）静脉溶栓治疗：静脉溶栓治疗的优势主要在于启动治疗迅速、操作错误减少和适合院外溶栓，可以在无条件PCI时迅速给予患者再灌注治疗。胸痛发作3小时内溶栓效果与PCI基本相同。溶栓成功判断：①心电图抬高的ST段于2小时内回降>50%；②胸痛2小时内基本消失；③2小时内出现再灌注心律失常；④血清CK-MB酶峰值提前；⑤冠状动脉造影直接判断。

（3）直接PCI：直接PCI对于再次建立冠状动脉灌注是一种非常有效的方法，已被公认为STEMI最有效的治疗手段。其优点：冠脉再通率高，可达90%以上；TIMI3级血流率高达85%；再梗死率很低；无出血并发症；禁忌证很少；PCI还可以帮助医师了解患者冠脉的解剖特点，是否伴有其他病变，为治疗提供更直观的依据。ACC/AHA指南中，STMI的治疗策略是：在症状发作12小时内的STMI患者或心肌梗死伴有新发（或推测为新发）的LBBB的患者，应进行梗死相关血管PCI（证据级别A）。当STMI或出现新的LBBB的心肌梗死在36小时内，发生心源性休克，血运重建应在休克后18小时内进行（证据级别A）。在症状发作12小时内的STMI伴有严重的心力衰竭或肺水肿（Killip3级）时，应行直接PCI（证据级别B）。

虽然直接PCI的作用已经被充分肯定，然而进行直接PCI需要具备一定的条件。ACC/AHA指南规定直接PCI的操作标准是：从就诊至球囊扩张的时间在90分钟内完成；手术操作者每年PCI数量超过75例；导管室每年PCI数量超过200例，其中至少36例行STEMI的直接PCI，并且有心外科支持。在不具备PCI条件的情况下，溶栓或者转运到有条件PCI的医院是应该考虑的选择。

（4）转运PCI和易化PCI：无PCI条件医院首诊的STEMI患者应采取何种再灌注策略呢？是就地溶栓还是转运到有条件的医院行急诊PCI？转运PCI疗效已经获肯定。PRAGUE研究显示，与其他两组相比，直接转运PCI组30天主要终点事件（包括死亡、再次心肌梗死、休克、卒中等）发生率最低，是安全可行的。PRAGUE-2研究评价转运PCI的有效性，结果表明，在发病0~3小时就诊的患者中，转运PCI组和就地溶栓组30天死亡率相似（7.3%对7.4%）；而3~12小时就诊的患者中，转运PCI组死亡率显著低于就地溶栓组（6.0%对15.3%，P<0.02）。CARESS研究、ESC2007年会公布的DANAMI-2研究以及FINESSE研究结果均显示，易化PCI组和直接PCI组比较主要终点事件发生率无显著差异，而易化PCI组出血危险明显增高。

2. 不稳定心绞痛与非ST段抬高心肌梗死（UA/NSTEMI）

（1）UA/NSTEMI诊断：临床表现：UA包括：①静息性心绞痛：心绞痛发作在休息时，并且持续时间通常在20min以上；②初发心绞痛：1个月内新发心绞痛，可表现为自发性发作与劳力性发作并存，疼痛分级在Ⅲ级以上；③恶化劳力型心绞痛：既往有心绞痛病史，近1个月内心绞痛恶化加重，发作次数频繁、时间延长或痛阈降低（心绞痛分级至少增加1级，或至少达到Ⅲ级）。变异性心绞痛也是UA的一种，通常是自发性。其特点是一过性ST段抬高，多数自行缓解，不演变为心肌梗死，但少数可演变成心肌梗死。动脉硬化斑块导致局部内皮功能紊乱和冠状动脉痉挛是其发病原因，硝酸甘油和钙离子拮抗剂可以使其缓解。NSTEMI的临床表现与UA相似，但是比UA更严重，持续时间更长。UA可发展为NSTEMI或ST段抬高的心肌梗死。

体征：大部分UA/NSTEMI可无明显体征。高危患者心肌缺血引起的心功能不全可有新出现的肺部啰音或原有啰音增加，出现第三心音（S3）、心动过缓或心动过速，以及新出现二尖瓣关闭不全等体征。

心电图表现：静息心电图是诊断UA/NSTEMI的最重要的方法，并且可提供预后方面的信息。ST-T动态变化是UA/NSTEMI最可靠的心电图表现，UA时静息心电图可出现两个或更多的相邻导联ST段下移≥0.lmV。静息状态下症状发作时记录到一过性ST段改变，症状缓解后ST段缺血改变改善，或者发作时倒置T波呈伪性改善（假性正常化），发作后恢复原倒置状态更具有诊断价值，提示急性心肌缺血，并高度提示可能是严重冠状动脉疾病。

心肌损伤标记物：心肌损伤标记物可以帮助诊断NSTEMI，并且提供有价值的预后信息。心肌损伤标记物水平与预后密切相关（表2-4）。

表2-4　心肌损伤标记物及其检测时间

检测时间	肌红蛋白	肌钙蛋白		CK-MB
		cTnT	cTnI	
开始升高时间（h）	1~2	2~4	2~4	6
峰值时间（h）	4~8	10~24	10~24	18~24
持续时间（d）	0.5~1.0	5~10	5~14	3~4

注：cTnT：心脏肌钙蛋白T；cTnI：心脏肌钙蛋白I；CK-MB：肌酸激酶同功酶

（2）UA/NSTEMI危险性分层：根据病史、疼痛特点、临床表现、心电图及心肌标记物测定结果，可以对UA/NSTEMI进行危险性分层，对决定治疗策略有重要意义（表2-5）。

表2-5　UA/NSTEMI危险性分层

项目	高度危险性（至少具备下列一条）	中度危险性（无高度危险特征但具备下列任何一条）	低度危险性（无高度、中度危险特征但具备下列任何一条）
病史	缺血性症状在48小时内恶化	既往心肌梗死，或脑血管疾病，或冠状动脉旁路移植术，或使用阿司匹林	
疼痛特点	长时间（＞20min）静息性胸痛	长时间（＞20min）静息胸痛目前缓解，并有高度或中度冠心病可能。静息胸痛（＜20min）或因休息或舌下含服硝酸甘油缓解	过去两周内新发CCS分级Ⅲ级或Ⅳ级心绞痛，但无长时间（＞20min）静息性胸痛，有中度或高度冠心病可能
临床表现	缺血引起的肺水肿，新出现二尖瓣关闭不全杂音或原杂音加重，S3或新出现啰音或原啰音加重，低血压、心动过缓、心动过速、年龄＞75岁	年龄＞70岁	
心电图	静息性心绞痛伴一过性ST段改变（＞0.05mv），新出现束支传导阻滞或新出现的持续性心动过速	T波倒置＞0.2mv，病理性Q波	胸痛期间心电图正常或无
心脏标记物	明显增高（即cTnT＞0.1 ug/L）	轻度增高（即cTnT＞0.01，但＜0.1μg/L）	正常

（3）UA/NSTEMI治疗：不稳定心绞痛与非ST段抬高心肌梗死治疗主要有两个目的：即刻缓解缺血和预防严重不良反应后果（死亡、心肌梗死或再梗死）。不稳定心绞痛与非ST段抬高心肌梗死患者应该早期给予积极抗血小板治疗与抗凝治疗。①强化抗血小板治疗：CURE和PCI-CURE试验都显示阿司匹林和氯吡格雷双重抗血小板治疗可以减少患者的严重不良事件发生。而GUSTO-IV-ACS发现GPⅡb/Ⅲa受体拮抗剂（阿昔单抗）并非明显获益，且出血事件显著增加，所以目前ST段未抬高的ACS抗血小板治疗中，ADP受体拮抗剂地位增强，GPⅡb/Ⅲa受体拮抗剂地位减弱，除非患者属高危分层准备PCI者。②抗凝治疗，UA/NSTEMI患者必须给予肝素或低分子肝素进行抗凝治疗。

对于不稳定心绞痛和非ST段抬高的ACS患者进行血管重建的目的是治疗反复发作的心肌缺血以防其进展为心肌梗死或猝死。通常UA/NSTEMI患者有下列情况时应尽早采用早期介入策略：①UA/NSTEMI患者伴明显血液动力学不稳定；②尽管采用充分的药物治疗，心肌缺血症状仍反复出现；③临床表现高危，例如与缺血有关的充血性心力衰竭或恶性室性心律失常；④心肌梗死或心肌缺血面积较大，无创性检查显示左心功能障碍，左室射血分数（LVEF）＜35%；⑤做过PCI或CABG又再发心肌缺血者。同时，不稳定心绞痛与非ST段抬高心肌梗死也应该早期给予强化的他汀类降脂治疗和进行冠心病的二级预防。

（二）主动脉夹层

主动脉夹层是指主动脉内膜撕裂，血液经裂口流入主动脉壁，使中层从外膜剥离，其死亡率很高，未治疗的患者早期死亡率每小时达1%，75%两周内死亡。

典型的急性主动脉夹层患者往往表现为突发的、剧烈的、胸背部、撕裂样疼痛。严重的可以出现心衰、晕厥甚至突然死亡；多数患者同时伴有难以控制的高血压。主动脉分支动脉闭塞可导致相应的脑、肢体、肾脏、腹腔脏器缺血症状：如脑梗死、少尿、腹部疼痛、双腿苍白、无力、花斑，甚至截瘫等。除以上主要症状和体征外，因主动脉供血区域广泛，根据夹层的累及范围不同，表现也不尽相同，其他的情况还有：周围动脉搏动消失，左侧喉返神经受压时可出现声带麻痹，在夹层穿透气管和食管时可出现咯血和呕血，夹层压迫上腔静脉出现上腔静脉综合征，压迫气管表现为呼吸困难，压迫颈胸神经节出现Horner综合征，压迫肺动脉出现肺栓塞体征，夹层累及肠系膜和肾动脉可引起肠麻痹乃至坏死和肾梗死等体征。胸腔积液也是主动脉夹层的一种常见体征，多出现于左侧。主动脉CTA、主动脉MRA、主动脉DSA可帮助明确临床诊断。

主动脉夹层诊断一旦确立，应尽早开始药物治疗：①积极给予镇静和镇痛治疗；②迅速控制血压：通常联合应用硝普钠和β-阻滞剂，目标是将血压降到能维持足够的脑、心和肾的血流灌注的最低血压水平；③控制心率和减慢左室收缩的速率（dp/dt）：通常使用β受体阻滞剂；④介入与外科治疗：所有主动脉近端（DeBakeyI型和II型）的急性夹层撕裂有手术指征，应该尽早手术，但手术风险较高。DeBakey III型夹层动脉瘤，用覆膜自膨式支架封闭入口，使其假腔内自发形成血栓。

（三）肺栓塞

肺栓塞是指全身静脉系统内的栓子及右心腔内血栓脱落或游离后堵塞肺血管床引起的急性肺动脉血循环障碍。肺栓塞急性期发病率、误诊率及病死率颇高，发病1小时内猝死11%，总死亡率为32%。正确的诊断和及时、有效的治疗是降低急性期的死亡率的关键。

肺栓塞诊断要点如下。

（1）常见于因基础疾病长期卧床，突然起床活动，用力大便或上楼梯时诱发。

（2）常见症状为突发"劳力性呼吸困难"、胸膜性胸痛（多为钝痛或胸骨下束压感，疼痛部位多位于肺栓塞发生侧，有时可有放射性心绞痛，出现在胸骨后或左肩）、晕厥或濒死感。

（3）心电图提示窦性心动过速、肺性P波、$S_IQ_{II}T_{III}$征、右束支传导阻滞及房性心律失常，非特异性ST-T改变。

（4）可有急性肺动脉高压及急性右室功能不全表现。

（5）X线可有肺浸润或胸膜炎等表现，肺动脉CTA可明确诊断。

（6）血气分析提示PaO_2＜80mmHg。

（7）血白细胞增高，血D-二聚体升高。

肺栓塞的治疗以抗凝为主，应用静脉肝素使APTT保持在1.5~2.5（抗Xa因子活性0.3~0.6IU）。口服抗凝剂应于应用肝素的头3天开始，并与肝素合用至INR达治疗水平（2.0~3.0）两天后停用肝素。初发肺栓塞，如果有可逆危险因子应至少抗凝3个月，特发性PE至少抗凝6个月。复发性PE或危险因子（例如肿瘤）持续存在的患者应长期应用口服抗凝剂。大块肺栓塞，有血流动力学不稳定者可以考虑溶栓、外科手术取栓或者介入导管碎栓。虽经抗凝治疗仍反复出现栓塞或者有抗凝禁忌的患者，可以考虑安装下腔静脉滤器。

（四）张力性气胸

气胸是指游离空气存在于脏层和壁层胸膜之间。张力性气胸则指受伤组织形成活瓣，吸气时，空气可以经过裂口进入胸膜腔，而呼气时活瓣闭合，空气不能排出，造成胸腔内压力不断增高，结果会使肺塌陷，纵隔向对侧移位，可严重危及心肺功能。临床上患者通常首先出现突发而剧烈的胸痛、呼吸困难，偶尔有干咳。疼痛可放射至同侧肩部、对侧胸部或腹部，可类似于急性冠脉综合征或急腹症。体征可以出现叩诊鼓音，语颤减弱或消失，患侧运动减弱。纵隔移位可表现为心脏浊音及心尖搏动移向健侧，呼吸音明显减低或消失。胸部X线显示肺外周部分空气，无肺纹理可以确诊。治疗上迅速排除空气是挽救生命的措施。排除空气的简单办法是将19号或更大一点的针头插入胸部，然后用一连接于大注射器上的三通活塞通过针头迅速排出空气。随后，应尽快行胸廓切开插管及单侧胸廓水封式引流。

二、低危的急性胸痛

低危的胸痛包括以下各种疾病：①心包炎；②肺部病变：大叶性肺炎、肺动脉高压等；③消化系统疾病：反流性食管炎、食管痉挛、消化性溃疡等；④胸膜：胸膜炎、胸膜间皮瘤、肺癌累及胸膜等；⑤食管：食管贲门失迟缓症、反流性食管炎等；⑥纵隔：肿瘤；⑦膈肌：膈疝；⑧骨骼肌肉疾病：颈椎病，肋软骨炎，肌肉疼痛，肋间神经痛，脊髓神经根炎等；⑨皮肤：带状疱疹；⑩膈下脏器：胃、十二指肠、胰脏、胆囊。另外还有精神因素（功能性疼痛）：恐惧、抑郁、心神经官能症、过度通气等。识别这些患者，可以把他们分流到门诊处理，节约医疗资源。同时也避免对这些患者造成不必要的心理压力和经济损失，影响其生活质量。

【治疗原则】

对急性胸痛患者的处理有两个原则：其一，要快速排除最危险、最紧急的疾病，如急性心肌梗死、主动脉夹层、肺栓塞、张力性气胸等；其二，对不能明确诊断的患者应常规留院观察病情演变，严防发生离院后猝死这类严重心脏事件。

具体处理流程如下。

（1）首先判断病情严重性，对生命体征不稳定的患者，应立即开始稳定生命体征的治疗；同时开始下一步处理；

（2）对生命体征稳定的患者，首先获取病史和体征；

（3）进行有针对性的辅助检查；

（4）在上述程序完成后能够明确病因的患者立即开始有针对性的病因治疗，如急性心肌梗死者尽快进行冠脉再通治疗，对急性气胸患者尽快予以抽气或引流等；

（5）对不能明确病因的患者，留院观察一段时间，一般6个小时左右。

（王珺楠）

（二）慢性胸痛

【定义】

胸痛是促使患者就诊的发生原因。常由胸部疾病引起，少数由其他部位的病变引起，如上腹部病变。胸痛的部位和严重程度，并不一定和病变的部位和严重程度相一致。慢性胸痛是指起病缓慢或发病时间不明确，反复发作并迁延3个月以上的胸痛。

【发生机制】

各种损伤性刺激产生的物理、化学因子均可刺激胸部的感觉神经纤维产生痛觉冲动，并传至大脑皮层的痛觉中枢引起胸痛。当胸部或腹部某一器官有病变，患者除感觉患病器官的局部疼痛外，尚可感到远离该器官的某部位体表或深部组织疼痛，后者称为牵涉痛或放射痛。其原因是内脏病变与相应区域体表的传入神经进入脊髓同一节段并在后角发生联系，故来自内脏的感觉冲动可直接激发脊髓体表感觉神经元，引起相应体表区域的痛感。例如：胃的感觉神经进入第7~9胸髓的左半，当胃部疾患时，常常出现腹壁左侧第7~9胸神经分布区疼痛；胆囊的感觉神经纤维来自右膈神经，所以患胆囊炎时常有右侧第四颈神经分布的右肩痛。

慢性胸痛可由心源性和非心源性疾病所致。其中心源性疾病又与各种原因所致的慢性心肌缺血等有关，其中最为常见的原因为冠心病所致的慢性稳定型心绞痛，该类患者通常症状较稳定，但仍应该警惕其向不稳定型心绞痛的突然进展。非心源性胸痛是指与缺血性心脏疾病不相关的胸部疼痛，其发生原因很多，其中胃食管反流（GERD）为最常见原因，胃内酸性反流物刺激食管黏膜常引起胸骨后烧灼样疼痛，部分患者可引起"心绞痛"样胸骨后压榨性疼痛，并向肩背部放射，GERD以并发症为突出表现时，容易误诊为其他疾病，值得引起临床重视。非心源性疾病所致的胸痛大致影响到23%的美国人，而在中国类似的调查和研究还很少。

【分类】

一、心源性疾病

冠状动脉粥样硬化性心脏病（慢性稳定型心绞痛）、心肌病、二尖瓣或主动脉瓣病变等引起的胸痛常为心肌缺血所致。其共同特征为：疼痛多位于心前区或胸骨后，可向左肩臂放射；常见的诱发原因为体力活动或情绪激动。

二、非心源性疾病

1. **胸壁疾病**　胸壁病变是引起胸痛的常见原因，如胸壁的外伤、炎症、感染、肿瘤等引起的局部皮肤、肌肉、骨骼及神经病变，常见的有肋软骨炎、骨肿瘤、肋间神经炎、神经根痛等。它们的共同特征：疼痛的部位固定于病变所在处，局部压痛明显；深呼吸、咳嗽、举臂、弯腰等时常使症状加重。

2. **呼吸系统疾病**　肺和脏层胸膜由于极少有感觉神经纤维的分布，因此对疼痛很不敏感，但胸膜炎、胸膜肿瘤、支气管炎、支气管肺癌等累及壁层胸膜时，就会引起胸痛的发生。其共同特征为：常伴有咳嗽、咳痰，并因咳嗽而使疼痛加重；胸部压痛常为阴性。

3. **纵隔疾病**　纵隔疾病是因纵隔炎、纵隔气肿、纵隔肿瘤等导致纵隔内组织受压、神经或骨质受累等因素引起胸痛。其共同特点为：疼痛的部位多在胸骨后，常呈持续性隐痛或钻痛，并常向其他部位放射。

4. **消化系统疾病** 反流性食管炎目前已经成为非心源性胸痛的主要原因之一。食管痉挛及食管运动功能障碍等亦是非心源性胸痛较为常见的病因。由于心脏和消化脏器同由自主神经支配，两者的痛觉纤维和胸部躯体组织的痛觉纤维在中枢神经系统内有时彼此会发生重叠交叉，并有可能会聚于相同脊髓节段的同一神经元而分享共同的传导通路，因而中枢常把内脏传入的疼痛信息误释为来自躯体浅表组织而表现为胸痛。

5. **其他** 颈椎病、痛风、贫血、结缔组织病尤其是系统性红斑狼疮和风湿性关节炎累及胸膜时均可出现胸痛。

【鉴别诊断】

一、心源性疾病

1. **慢性稳定型心绞痛** 本病是指心绞痛反复发作，在数周乃至数月内心绞痛发作的性质、频率、程度、时限及诱发因素无明显变化。它是由于冠状动脉粥样硬化而致血管狭窄，当体力劳动或情绪激动时冠状动脉的供血与心肌需血之间的失衡造成的。常表现为胸骨后或左胸前的压榨性、紧缩感样疼痛，常放射至左肩、左臂内侧。有些患者表现为颈部、咽部、下颌部、上腹部的疼痛或牙痛等不适，也有部分患者仅仅感觉到轻微的心前区不适。持续时间通常为3~5分钟，一般不超过10分钟，通过休息或含服硝酸甘油后可迅速缓解。

2. **心脏神经官能症** 本病多见于中年女性，尤其是更年期女性。心前区疼痛的部位多不固定，以左前胸乳部或乳下者多见。疼痛的性质不尽相同，但大多为一过性，每次1秒至数秒钟，或者为持续隐痛，持续数小时或数天，但体力活动时多无胸痛发作。

3. **心血管X综合征** 心血管X综合征患者中只有不到50%有典型心绞痛，而大多数则为不典型胸痛，尽管其临床表现常为非典型的，但胸痛仍可以严重影响生活质量。一些仅有轻微的或无冠状动脉疾病的患者，由于胸痛而过分关心其个人健康可出现恐慌、焦虑。有胸痛且冠状动脉正常的患者中约60%有明显精神性异常。在焦虑和（或）情绪抑郁与非典型胸痛的患者中有明显的冠状动脉狭窄者只占极少数。心血管X综合征可有与心绞痛类似的胸痛，可与活动有关也可无关，持续时间通常比心绞痛长，含服硝酸甘油不一定有效，或需较长时间才有效，好发人群为绝经后女性和相对年轻的无冠心病高危因素的人群。

4. **心脏瓣膜病** 心脏瓣膜疾病也可以引起缺血性胸痛症状，听诊通常有较明显的杂音改变，同时还伴有瓣膜疾病的其他症状。

（1）二尖瓣狭窄和（或）二尖瓣关闭不全：二者均可引起缺血性胸痛，二尖瓣狭窄患者中大约15%有胸部不适，不易与心绞痛区别。胸痛可由右心室压增高，或同时伴发的冠状动脉粥样硬化或冠状动脉栓塞所致的冠状动脉阻塞引起。此病常伴有呼吸困难、咯血等症状，通过体检可闻及特征性的二尖瓣狭窄杂音及（或）关闭不全的杂音，二尖瓣狭窄患者可见二尖瓣面容，通过心脏超声可进一步明确诊断。

（2）主动脉瓣疾病：主动脉瓣狭窄引起的胸痛一般与典型的心绞痛相似，但其特点是较轻度体力劳动更易诱发，应用硝酸甘油常无效或只能起暂时的缓解作用。听诊可在主动脉瓣第一听诊区闻及粗糙、响亮的收缩期杂音，并向颈部传导。主动脉瓣关闭不全所致的心绞痛比主动脉瓣狭窄少见。胸痛的发生可能是由于左心室射血时引起升主动脉过分牵张或心脏明显增大所致。心绞痛持续时间较长，对硝酸甘油反应不佳；夜间心绞痛的发作，可能由于休息时心率减慢致舒张压进一步下降使冠脉血流减少所致，易出现夜间猝死。听诊可在胸骨左中下缘闻及哈气样舒张期杂音，坐位前倾呼气末时明显。

（3）三尖瓣关闭不全：其引起胸痛的发生率则显著低于主动脉瓣疾病。

（4）二尖瓣脱垂：胸痛是二尖瓣脱垂综合征患者最常见的症状，常为锐痛、刀割样或钝痛，可持续片刻到1小时，但有时亦可持续数小时，听诊可闻及收缩期喀喇音及杂音。心脏瓣膜病同时通常伴有心功能不全等，超声心动图可明确诊断。

5. 心肌病 心肌病患者往往因为心脏泵功能代偿不足，进而导致冠状动脉灌注不足，从而导致类似心绞痛的症状，但该类患者大多都伴有心功能不全的表现，体检可见心浊音界扩大，心脏彩超可确诊。心肌病中的肥厚性梗阻型心肌病患者以晕厥和胸痛为特征性症状，且胸痛可呈心绞痛样发作，但大多数肥厚型梗阻型心肌病患者可在胸骨左缘第三、四肋间闻及2～3/6级收缩期喷射样杂音，杂音在体力活动时增强，下蹲时减弱。

6. 冠状动脉瘤 该病临床罕见，患者多为男性，此瘤无症状，常不引起注意，但并发血栓形成可引起胸痛，疼痛表现与心绞痛类似。疼痛常反复发作数年，于心肌梗死后终止发作。确诊方法为冠脉造影。

7. 先天性心脏病 肺动脉瓣狭窄、法洛三联症、法洛四联症、房间隔缺损、主动脉瓣狭窄以及原发性肺动脉高压症等先天性心血管病均可引起胸痛，其表现可类似心绞痛，亦可类似胸壁样疼痛，通过心脏彩超可确诊。

二、非心源性疾病

1. 反流性食管炎 反流性食管炎目前已经成为非心源性胸痛的主要原因之一。胸骨后烧灼感或疼痛为本病的最常见症状，多在进食后1小时左右发生，半卧位或剧烈运动常可诱发本病。与心绞痛鉴别要点在于该病含服硝酸甘油后症状不缓解，但抑酸药对其有效。

2. 弥漫性食管痉挛 弥漫性食管痉挛的主要临床表现是胸痛发作和（或）吞咽困难。疼痛部位在胸骨后方，程度严重者可放射到背部、肩部、上臂和颌部，与心绞痛相似，但发作时间可长达数小时，与体力活动无关，也不仅限于进食后发作，患者常在睡梦中痛醒。吞咽困难的特征是间歇性发作，但没有进行性加重。

3. 食管癌 食管癌的主要临床表现为进行性的吞咽困难，并有持续的胸骨后疼痛，常伴有恶病质和体重减轻。食管癌的鉴别诊断除病史、症状和体征外，在很大程度上有赖于X线和内镜检查，而最后诊断需经组织病理学诊断证实。纤维食管镜已经广泛用于食管癌的诊断。食管镜检查可以直接观察肿瘤大小、形态和部位，为临床医生提供治疗的依据，同时也可在病变部位作活检或镜刷检查。食管镜检查与脱落细胞学检查相结合，是食管癌理想的诊断思路。

4. 肋软骨炎 是较常见的胸部疾病，多见于青壮年，女性略多于男性，多侵犯第一至四肋软骨，咳嗽、深呼吸及上臂运动可使疼痛加重，局部无红肿，但压痛明显阳性，X线检查一般不易发现。

5. 痛性肥胖症 又名Dercum病，病因未明，患者大多数为绝经期妇女。主要表现为皮下出现多数痛性脂肪结节。最常位于胸部与臂部，当皮下结节出现与增大时，则有疼痛、麻木、出汗减少与感情淡漠等神经精神症状。疼痛呈刺痛性，如枪击样、刀刺样。

6. 颈椎病 通常是由于脊神经根受压迫而引起疼痛，有时疼痛部位在心前区或胸骨下，并可放射至腋部、肩部甚至臂部，与心绞痛很相似，但疼痛时间多为数小时，且心电图无心肌缺血改变，含服硝酸甘油不能缓解。同时体检可见明显的颈椎压痛阳性。X线可见颈椎骨质增生、椎间隙变窄等改变，可与真性心绞痛相区别。

7. 肋间神经炎 病毒感染、机械损伤等多种原因均可导致肋间神经炎，疼痛常沿着一根或数根肋间神经支配区分布，呈刺痛或灼痛，转动身体、深呼吸、咳嗽均可使疼痛加剧，沿肋间神经分布区有压痛，以脊柱旁、腋中线及胸骨旁为显著。其疼痛常累及1～2个肋间，但并不一定局限在胸前，为刺痛或灼痛，多为持续性而非发作性，咳嗽、用力呼吸和身体转动可使得疼痛加剧，沿神经径处有压痛，手臂上举活动时局部有牵拉疼痛。

8. 肋间神经肿瘤 良性或恶性肋间神经肿瘤均可引起肋间神经痛，通常比较剧烈，一般呈持续性，通过局部检查多可发现肿瘤。

9. 骨肿瘤 原发性或继发性骨肿瘤破坏骨膜及骨质后可引起疼痛甚至病理性骨折，局部可有压痛，X线检查对明确骨肿瘤性质、种类、范围及决定治疗方针都能提供有价值的资料，是骨肿瘤重要的检查方法。

10. 强直性脊椎炎 如累及胸椎，可引起剧烈的肋间神经痛，疼痛往往表现为束带样胸痛。此外，本病尚可侵犯胸骨柄连接处，而出现胸骨柄关节疼痛和压痛。胸痛呈间断性或持续性，呼吸、咳嗽和打喷嚏时加重。X线表现为胸椎的竹节样改变。

11. 原发性肺癌 常见症状为刺激性咳嗽、持续性或间断性痰中带血，胸痛轻重不一，逐渐加剧的胸痛则提示肺癌侵犯胸膜、纵隔及胸壁。肺癌的最后确诊需靠病理学，常通过痰脱落细胞、支气管镜活检，找到癌细胞后可确诊。X线检查为诊断肺癌的首选检查方法。

12. 纵隔肿瘤 不论良性或者恶性的纵隔肿瘤都可因膨胀性生长而压迫周围的感觉神经进而引起胸痛。X线检查很重要，但CT和MRI更能清晰地显示肿瘤和周围组织的关系。

13. 贫血 严重贫血亦可引起心肌需氧和供氧的失平衡，从而导致心绞痛，但此类患者皮肤、黏膜与甲床明显发白，有典型的贫血貌。

常见慢性胸痛的鉴别诊断见表2-6。

表2-6 常见慢性胸痛的鉴别诊断

发生原因	临床表现	体格检查
肌肉骨骼原因		
胸壁疼痛	常见因活动或深吸气而加重；可有疼痛部位创伤史	常见胸壁压痛
颈部疼痛牵涉及胸部	疼痛因颈部活动而加重	按压颈部或活动颈部可产生上胸部或上臂疼痛
关节炎、黏液囊炎	多见于咳嗽时加重	肩关节或肋关节压痛（尤其是胸肋关节）
胸膜炎 （继发于心脏或肺的外膜感染或炎症）	尖锐痛，体位改变、深呼吸或咳嗽时加重；胸膜性疼痛可在胸部任何部位；心包性疼痛常在心前区或胸骨后	常可闻及心包或胸膜摩擦音，局限性啰音或肺泡音，呼吸音或叩诊音调变化
继发于心血管疾病 稳定型心绞痛	胸骨后疼痛，劳累诱发，休息后常可缓解，疼痛可放射至左臂。硝酸甘油可缓解疼痛。	常无阳性体征
继发于肺部疾病 肺肿瘤	咳嗽性质改变，可有咯血和胸痛。常伴有吸烟史	一般正常，部分患者可扪及锁骨上淋巴结肿大
继发于胃肠道疾病		
消化性溃疡	局限于上腹部的周期性或反复性疼痛、烧灼痛或钝痛，餐后1~4小时发生，可因饮酒及服用非甾体类抗炎药加重，服用抑酸剂或进食后可缓解	上腹部压痛
胆囊炎	上腹部或右上腹绞痛，偶可放射至右肩；绞痛伴恶心、呕吐、发热；有时可有寒战、黄疸、黑尿、陶土便；病情可反复	发热；右上腹压痛伴肌紧张，偶有反跳痛；肠鸣音减弱
反流性食管炎	上腹部或胸骨下烧灼样痛，放射至下颌部，平躺或俯卧加重，服用抑酸剂或坐姿可缓解	患者肥胖者多见；腹部体检正常

续表

发生原因	临床表现	体格检查
食管痉挛	剧烈的胸骨后疼痛，常与进食有关，常伴有吞咽困难	多正常
食管狭窄	慢性胸骨后疼痛或"烧心"，患者可有食物回涌到喉咙	正常
食管癌	主诉慢性进展性进食困难或进食时疼痛，可有持续性胸骨后疼痛	可出现恶病质和体重减轻

引自：<常见病证诊断手册>，John H. Wasson，上海科学技术出版社。

【诊断思路】

慢性胸痛通常没有急性胸痛那样凶险和危急，因此也为医师诊断提供了可缓冲的时间。

患者对胸痛症状的描述，包括胸痛的性质、部位、诱因及持续时间等都能给临床医师提供信息和诊断思路。每个患者对胸痛的反应不一致，临床上常常会出现漏诊和误诊的情况。

1. **胸痛部位及放射** 大部分疾病引起的胸痛常有一定部位。例如胸壁疾病所致的胸痛常固定在病变部位，且局部有压痛；肋软骨炎引起胸痛，常在第一、二肋软骨处见单个或多个隆起，局部有压痛，但无红肿表现；心绞痛疼痛多在胸骨后方；胸膜炎引起的疼痛多在胸侧部；食管及纵隔病变引起的胸痛多在胸骨前区或剑突下，可向左肩和左臂内侧放射，甚至达环指与小指，也可放射于左颈或面颊部；肝胆疾病及膈下脓肿引起的胸痛多在右下胸，侵犯膈肌中心部时疼痛放射至右肩部；肺尖部肺癌（肺上沟癌、Pancoast癌）引起疼痛多以肩部、腋下为主，向上肢内侧放射。

2. **胸痛性质和程度** 胸痛的程度可呈剧烈、轻微和隐痛。胸痛的性质可有多种多样。例如食管炎多呈烧灼痛；肋间神经痛为阵发性灼痛或刺痛；心绞痛呈绞窄样痛、闷痛等；而胸膜炎常呈隐痛、钝痛和刺痛。

3. **疼痛持续时间** 平滑肌痉挛或血管狭窄缺血所致的疼痛为阵发性；炎症、肿瘤所致疼痛呈持续性；而心绞痛发作时间短暂（持续1~5分钟）。

4. **疼痛的诱因和缓解方式** 主要为疼痛发生的诱因、加重与缓解的因素。例如心绞痛发作可在劳力或精神紧张时诱发，休息后或含服硝酸甘油或硝酸异山梨酯后于1~2分钟内缓解。食管疾病多在进食时发作或加剧，服用抗酸剂和促动力药物可减轻或消失。胸膜炎及心包炎的胸痛可因咳嗽或用力呼吸而加剧。

5. **伴随症状** 气管、支气管疾病所致胸痛常伴有咳嗽等呼吸道症状；食管疾病所致胸痛常伴有吞咽困难；原发性肺癌的胸痛常伴有小量咯血。首先要根据病史和体检明确患者胸痛是源自心源性疾病还是非心源性疾病。如果是来自心源性疾病，要进一步根据病史、体征及相关辅助检查等判断是心源性的哪种疾病所致；如果是非心源性疾病，则须进一步根据病史、体征及相关辅助检查来确定是胸壁疾病、胸腔脏器疾病、腹部疾病或是全身性疾病所致。

【治疗原则】

（1）明确病因，针对基础疾病治疗。

（2）对症治疗。

（宋春莉）

第六节　腹　痛

【定义】

腹痛可由腹腔脏器或腹外器官病变引起。病变的性质可为器质性或功能性。临床上根据病情缓急、病程长短可分为急性腹痛和慢性腹痛。急性腹痛又称急腹症，具有变化多、发展快的特点，一旦延误诊断，会造成严重后果，甚至引起死亡；慢性腹痛可由多种原因引起，有时诊断颇为困难。

【分类】

1. **急慢性分类法**　该法是最常用的分类法。急性腹痛又称急腹症，具有变化多、发展快的特点，一旦延误诊断，会造成严重后果，甚至引起死亡；慢性腹痛可由多种原因引起，有时诊断颇为困难。

2. **病理分类法**　功能性：肠道易激综合征、肠胀气、神经官能症、肠痉挛等。

器质性：大肠肿瘤、巨结肠、肠扭转、肠套叠、肠粘连、炎性肠病形成的瘢痕狭窄等。

【常见临床类型】

一、急性腹痛

（一）急性炎症

1. **病因**　急性胃炎、急性肠炎、急性胰腺炎、急性胆囊炎、阻塞性化脓性胆管炎、急性阑尾炎、急性出血坏死性肠炎及继发性腹膜炎等。

2. **临床特征**

（1）疼痛由模糊不清到部位明确，由轻到重。多为钝痛或绞痛，属内脏性疼痛，是由植物性神经后根传入脊髓而达中枢神经引起的感觉。

（2）疼痛为持续性直至炎症缓解。

（3）病变部位有疼痛及压痛。

（4）先疼痛后出现全身中毒症状（如发热）。

（二）急性穿孔

1. **病因**　胃及十二指肠穿孔、胃癌穿孔及胆道穿孔。

2. **临床特征**

（1）先有腹痛病史（如溃疡病）后突然发生剧烈的刀割样痛。

（2）为持续性疼痛，范围迅速扩大。

（3）穿孔后发生全身中毒症状。

（4）伴腹壁僵硬如板状，肠鸣音消失或减弱。

（三）急性脏器阻塞或扭转

1. **病因**　急性胃肠扭转，胃肠梗阻，胆道蛔虫及结石梗阻，大网膜扭转，卵巢囊肿扭转，胆囊、输尿管结石，尿道梗阻等。

2. **临床特征**　起病急骤，初为阵发性绞痛，后为持续性绞痛，阵发性加剧。先腹痛后有全身中毒症状，如发热等。腹痛时伴有肠鸣音亢进或气过水声。

（四）急性内脏破裂

1. **病因** 肝脾破裂、异位妊娠破裂和卵巢破裂等。

2. **临床特征**

（1）有突发脏器外伤或病变破裂。

（2）急性腹部剧痛持续存在。

（3）伴失血症状甚至休克。

（4）腹部压痛和肌紧张较穿孔性病变者轻，反跳痛明显，可有移动性浊音。

（五）急性循环障碍

1. **病因** 肠系膜动脉急性梗阻，肠系膜动脉血梗形成，脾栓塞，门静脉栓塞，腹主动脉瘤等。

2. **临床特征**

（1）有心脏病、高血压、动脉硬化病史。

（2）突然剧烈腹痛，多在脐周呈持续性痛。

（3）伴有便血，后有中毒性休克表现。

（4）可出现腹膜刺激征。

（六）腹腔脏器其他疾病

1. **病因** 急性胃扩张、胃痉挛、肝炎以及妇科的痛经等。

2. **临床特征**

（1）腹痛为多个症状中的一个。

（2）疼痛程度大多不如外科性腹痛剧烈。

（3）腹部压痛和肌紧张较轻，多无反跳痛。

（七）腹腔外脏器及全身疾病

（1）胸部疾病：心绞痛、肺炎、肺梗死、急性心肌梗死、食管裂孔疝、急性心包炎、胸膜炎、肋间神经痛。

（2）结缔组织病：系统性红斑狼疮（SLE）、结节性多动脉炎、进行性系统性硬化症、风湿性关节炎、风湿热。

（3）腹型过敏性紫癜。

（4）中毒及代谢性疾病：铅中毒、急性血卟啉病、糖尿病酮症酸中毒、低血糖状态、尿毒症、血紫质病、原发性高脂血症、低钙血症、低钠血症。

（5）急性溶血。

（6）腹型癫痫。

（7）腹壁疾病、带状疱疹、肌肉劳损。

（8）神经官能症。

二、慢性腹痛

（1）腹腔器官的慢性炎症：如反流性食管炎、慢性胃炎、慢性胆囊炎、胆道感染、慢性胰腺炎、结核性腹膜炎、溃疡性结肠炎、Crohn病。

（2）空腔脏器的张力变化：如胃肠痉挛或胃、肠道运动障碍等。

（3）胃、肠、十二指肠溃疡。

（4）腹腔脏器的扭转或梗阻：如慢性胃肠扭转。

（5）脏器包膜的牵张：如肝瘀血、肝炎、肝胀肿、肝癌等。

（6）中毒与代谢障碍：如铅中毒、尿毒症等。

（7）肿瘤的压迫与浸润：以恶性肿瘤居多。

（8）胃肠神经功能紊乱：如胃肠神经症。

【 发生机制 】

一、内脏性腹痛

由脏层腹膜所包裹的腹部内脏部分的痛觉信号由交感神经传入脊髓后发生的疼痛称为内脏性疼痛。空腔器官的膨胀或张力增加等为腹腔内脏疼痛的有效冲动，经交感神经通过内脏神经，输入脊髓而至中枢神经系统。

特点：①疼痛时间长、范围弥散、定位不十分明确的钝痛，极少有局限性的，但发作时间较缓慢；②常伴有自主神经功能紊乱症状：如恶心、呕吐、出汗、徐脉等；③可通过内脏运动反射引起相应脊髓阶段传出纤维冲动，形成相应部位皮肤感觉过敏及腹肌紧张。

临床上多见于胃肠道、胆道、胰管、输尿管痉挛或梗阻、消化性溃疡、早期阑尾炎和胆囊炎症等。

二、躯体性腹痛

分布于体壁腹膜、肠系膜及膈等的脊髓感觉神经的末梢引起的疼痛，为躯体性腹痛。躯体性腹痛可分为体表痛、深部痛。

1. **体表痛** 体表痛细分为第一痛觉、第二痛觉。第一痛觉也叫快痛、锐痛，即在伤害性刺激因素作用下出现，刺痛明显，局限一处，定位准确、发生急骤、消失也快，约经1秒后逐渐转为放射样灼痛，即第二痛觉（慢痛、钝痛），持续时间长，带有弥散性，且常伴有呼吸循环功能变化及情绪反应。

2. **深部痛** 为绞扼感或灼热感的钝性疼痛，发生较慢，不易明显定位，且有放射到周围区域的倾向，腹膜受机械性牵挂或受到化学性及炎性刺激，体位变化或咳嗽使腹肌收缩时疼痛加重。

特点：①定位准确，可在腹部一侧；②程度剧烈而持续；③可有局部腹肌紧张；④可因体位变化加重。

临床上多见于胃穿孔、化脓性胆囊炎、阑尾炎伴局部或弥散性膜炎、腹腔内出血等。有明确恒定压痛、腹肌反射性痉挛甚至强直。

临床上不少腹痛涉及多种机制，如阑尾炎，其早期疼痛在脐周部或者上腹部，常有恶心、呕吐，属于内脏性疼痛。随着疾病的发展，持续而强烈的炎症刺激影响相应脊髓节段的躯体传入纤维，出现牵涉痛，疼痛转移至右下腹；当炎症进一步发展波及腹膜壁层时，则出现躯体性疼痛，程度剧烈，伴以压痛、肌紧张及反跳痛。

三、牵涉痛

介入内脏神经在脊髓后根处（腱），同时又经脊髓同位感觉神经纤维以同样冲动作用所引起的疼痛，称为牵涉痛。一般在强烈内脏痛的情况下才发生，除具备内脏痛的特征外，还有如皮肤感受器接受刺激后的那种涉及深部组织疼痛的感觉，痛觉比较尖锐，定位较明确。

临床常见于胆囊炎、胆石症、急性胰腺炎、胃十二指肠溃疡穿孔、阑尾炎等。相应部位皮肤和肌肉出现感觉过敏、痛觉过敏。

【临床表现】

1. **腹痛部位** 一般腹痛部位多为病变所在的部位。如胃、十二指肠疾病，急性胰腺炎疼痛多在中上腹部。胆囊炎、胆石症、肝脓肿等疼痛多在右上腹。急性阑尾炎痛在右下腹麦氏点。小肠疾病疼痛多在脐部或脐周。膀胱炎、盆腔炎症及异位妊娠破裂疼痛在下腹部。弥漫性或部位不定的疼痛见于急性弥漫性腹膜炎（原发性或继发性）、机械性肠梗阻、急性出血性坏死性肠炎、血卟啉病、铅中毒、腹型过敏性紫癜等。

2. **疼痛的性质与程度** 消化性溃疡穿孔常突然发生，呈剧烈的刀割样、烧灼样持续性中上腹痛。急性胰腺炎则大多表现为中上腹持续性剧痛或阵发性加剧。胆绞痛、肾绞痛、肠绞痛也相当剧烈，患者常呻吟不已，辗转不安。剑突下钻顶样痛是胆道蛔虫梗阻的特征。持续性广泛性剧烈腹痛见于急性弥漫性腹膜炎。

3. **诱发因素** 急性腹膜炎腹痛在静卧时减轻，腹壁加压或改变体位时加重。胆绞痛可因脂肪餐而诱发。暴食是急性胃扩张的诱因。暴力作用常是肝、脾破裂的原因。急性出血性坏死性肠炎多与饮食不洁有关。

4. **发作时间** 餐后痛可能是胆胰疾病、胃部肿瘤或消化不良所致；饥饿痛发作呈周期性、节律性者见于胃窦、十二指肠溃疡；子宫内膜异位者腹痛与月经周期相关；卵泡破裂者发作在月经间期。

5. **与体位的关系** 某些体位可使腹痛加剧或减轻，从中可获得诊断的线索。例如左侧卧位可使胃黏膜脱垂患者的疼痛减轻；膝胸或俯卧位可使十二指肠淤滞症的腹痛及呕吐等症状缓解；胰体癌者仰卧位时疼痛明显，而前倾位或俯卧位时减轻；反流性食管炎患者烧灼痛在躯体前屈时明显，而直立位时减轻。

6. **伴随症状**

（1）伴有发热、寒战：提示有炎症存在，腹痛后发热，表示有继发感染，见于急性胆道感染、胆囊炎、肝脓肿、腹腔脓肿，也可见于腹腔外疾病。

（2）腹痛伴黄疸：可能与胆系或胰腺疾病有关。急性溶血性贫血也可出现腹痛与黄疸。

（3）腹痛伴休克：可能是腹腔脏器破裂、胃肠穿孔、绞窄肠梗阻、肠扭转、急性出血坏死性胰腺炎。腹腔外疾病如心肌梗死、肺炎也可有腹痛与休克，应特别警惕。

（4）伴呕吐、泛酸：腹痛开始常因内脏神经末梢受刺激而有较轻的反射性呕吐；机械性肠梗阻可因肠腔积液与痉挛，呕吐频繁而剧烈；腹膜炎导致肠麻痹，呕吐可呈溢出性，也可能因毒素吸收后刺激呕吐中枢所致。幽门梗阻时呕吐物无胆汁，高位肠梗阻呕吐物有多量胆汁，粪臭样呕吐物常提示低位肠梗阻，血性或咖啡色呕吐物常提示发生了肠绞窄等情况。

（5）伴腹泻：提示消化吸收障碍或肠道炎症、溃疡或肿瘤。腹腔脏器炎症性疾病伴有大便次数增多或里急后重，可考虑盆腔脓肿形成；果酱样血便或黏液样血便是肠套叠等肠管绞窄的特征。

（6）伴血尿或尿频、尿急、尿痛：考虑泌尿系损伤、结石或感染等疾病可能为泌尿系疾病（如泌尿系结石）所致。

7. **辅助检查**

（1）实验室检查：白细胞计数提示有无感染，红细胞、血细胞比容判断有无腹腔内出血。尿中大量红细胞提示泌尿系损伤或结石。

（2）X线检查：膈下游离气体提示空腔脏器破裂，多个液气平面或较大液气平面提示肠梗阻。

（3）超声：对实质脏器的损伤、破裂、占位可诊断。

（4）CT：胰腺周边液体密度影提示胰腺炎性渗出，胆系或泌尿系统高密度影提示结石可能，同时对于其他实质性脏器损伤、破裂及占位性病变可协助诊断。

（5）内镜检查：对上、下消化道出血可判断出血部位、病变性质，还可内镜下止血治疗。

（6）诊断性腹腔穿刺：通过抽取腹腔积液并送检相关化验协助诊断疾病，如抽出不凝血则提示腹腔实质性脏器破裂。

【诊断思路】

迅速做细致的病史询问、体格检查和有选择地做一些必要的实验室检查和辅助检查。综合全面材料进行分析，确定病变的部位、性质和病因，作为治疗的依据。

一、病史

（一）性别、年龄、职业等

对女性患者应深入追问有关月经和盆腔器官病史；消化性溃疡穿孔和心肌梗死，绝大多数见于男性；幼儿发生原因有先天畸形、蛔虫病、肠套叠等；蛔虫性肠梗阻、胆道蛔虫症、急性肠系膜淋巴结炎、腹型风湿热、腹型过敏性紫癜、腹型癫痫、Meckel憩室炎、急性出血坏死性肠炎等以儿童、少年为多见；青壮年以急性阑尾炎、急性胰腺炎多见；引起孕龄妇女急性疼痛的原因主要有急性盆腔炎、流产、妇科肿瘤破裂、宫外孕等；中老年人则以胆道结石、心血管疾病多见，缺血性肠炎多见于60岁以上的老年人；有重金属接触史者需要考虑重金属中毒，如铅中毒等。

（二）腹痛起病情况

急性起病者要注意各种急腹症的鉴别，因其涉及内、外科处理的方向，必须仔细询问、寻找诊断的线索。缓慢起病的腹痛需要考虑其为器质性疾病还是功能性疾病并与恶性疾病相鉴别，除需要纠正病因外，还要注意其缓解因素。如由轻向重过度则可以考虑炎症因素的存在；若为突然疼痛，则考虑穿孔、结石、脏器破裂的可能性大。

（三）疼痛的部位

疼痛的部位大多可以具体反映病变的部位，熟悉神经分布与腹部脏器的关系（表2-7）对于疾病的定位很有帮助。

表2-7　神经分布与腹部脏器的关系

内脏	传入神经	相应的脊髓节段	体表感应部位
胃	内脏大神经	胸髓节7~8（？胸髓节6及9）	上腹部
小肠	内脏大神经	胸髓节9~10（？胸髓节11）	脐部
升结肠	腰交感神经链与主动脉前神经丛	胸髓节12与腰髓节（？胸髓节11）	下腹部与耻骨上区
乙状结肠与直肠	骨盆神经及神经丛	骶髓节2~4	会阴部与肛门区
肝与胆囊	内脏大神经	胸髓节7~8（？胸髓节6及9）	右上腹与右肩胛
肾与输尿管	内脏最下神经及肾神经丛	胸髓节12，腰髓节1、2（？胸髓节11）	腰部与腹股沟部
膀胱底	上腹下神经丛	胸髓节11、12，腰髓节1	耻骨上区及下背部
膀胱颈	骨盆神经及其神经丛	骶髓节2~4	会阴部及阴茎
子宫底	上腹下神经丛	胸髓节11、12，腰髓节1	耻骨上区及下背部
子宫颈	骨盆神经及其神经丛	骶髓节2~4	会阴部

（四）腹痛的性质

1. **刀割样痛** 突然发生剧烈的刀割样、持续性中上腹痛，常被迫静卧以减轻疼痛，见于消化道穿孔。

2. **钻顶样痛** 腹痛剧烈似钉具钻顶，呈阵发性。是胆道、胰管或阑尾蛔虫肠梗阻的特征。患者辗转不安、呻吟、冷汗淋漓，持续若干时间而逐渐缓解。

3. **绞痛** 剧烈腹痛如绞扭样，多为空腔脏器梗阻、平滑肌痉挛所致；见于肠梗阻、胆石症、输尿管结石等。临床上绞痛较为多见，最需要鉴别的是肠绞痛、胆绞痛及肾绞痛三种（表2-8）。

表2-8 三种绞痛的鉴别

疼痛类别	疼痛部位	伴随症状
肠绞痛	脐周、下腹部	恶心、呕吐、便秘、腹泻、肠鸣音亢进
胆绞痛	右上腹，向右背与右肩胛放射	发热、黄疸
肾绞痛	腰部，向下放射	尿频、尿急、血尿

4. **烧灼样疼痛** 痛感为烧灼样，为胃酸刺激黏膜所致；常见于酸相关性疾病。

5. **搏动性疼痛** 为与心搏一致的持续性跳痛，表示病变累及血管，如腹主动脉瘤等。

6. **胀痛** 是一种膨胀性疼痛，多为空腔脏器高度膨胀或实质脏器肿胀，被膜扩张所致；如胃扩张、肠胀气、肝炎、脂肪肝、充血性脾肿大引起的疼痛。

7. **钝痛** 也称为稳痛，是一种可耐受的较轻微的疼痛，多系慢性病变引起；如功能性消化不良、胃炎、胃下垂、较轻的溃疡病、早期胃癌等。

（五）疼痛的程度

多与病变程度平行，但老年人及生育前后妇女有差异。

（六）疼痛的放射

胆囊——右肩胛下，胰腺——腰背部，十二指肠——T11~T12，肾——下腹部，附件——会阴部。

（七）缓解方式

高酸性疾病——抗酸药，痉挛性疾病——解痉药，感染性疾病——抗感染药。

（八）急性腹痛与伴随症状的关系

1. **呕吐发生时间** 急性胃肠炎、食物中毒呕吐出现在腹痛之前；急性阑尾炎呕吐在腹痛之后；急性胰腺炎、肠梗阻、胆石症、胆道蛔虫病、肾绞痛、胃肠穿孔的呕吐和腹痛同时出现；病程晚期发生呕吐，多见于腹膜炎、麻痹性肠梗阻、低位性肠梗阻及胃扩张等。呕吐的性质：呕吐大量酸味液体，见于胃酸分泌过多；呕吐隔夜宿食，提示幽门梗阻；呕吐大量浅暗绿色液体并伴有腹胀，见于急性胃扩张；呕血见于上消化道出血；急性腹膜炎呕吐频繁，常呕出胆汁；低位性肠梗阻呕吐物有粪臭味。

2. **排便异常** 常表现为排便次数与性质的改变。由腹腔内炎症或胃肠道梗阻性疾患引起肠内容物通过梗阻或进行迟缓，粪便中水分被大量吸收变干，排出困难，如低位完全性肠梗阻无排便或排气。因肠内炎症疾患和盆腔腹膜或直肠受刺激引起腹泻，急性胃肠炎为水样泻，急性细菌性痢疾和溃疡性结肠炎有脓血便，急性阿米巴痢疾为果酱样大便；肠套叠、急性出血性肠炎、缺血性肠炎、腹腔内大血管急性阻塞时便血。

3. 伴排尿异常 提示泌尿系疾病，肾及输尿管结石引起肾绞痛、血尿。尿路感染可引起尿频、尿急、尿痛等膀胱刺激征（上泌尿道感染时此症状不明显）。前列腺肥大致急性尿潴留。

4. 伴发热 剧烈腹痛伴高热、寒战，应考虑急性梗阻性化脓性胆管炎、腹腔脏器脓肿、大叶性肺炎。先发热后腹痛则以内科腹痛居多。腹痛开始时体温正常，随着炎症发展出现高热，一般为外科性腹痛。

5. 伴休克 须注意腹腔器官急性破裂所致的内出血、急性出血性胰腺炎，急性梗阻性化脓性胆囊炎、绞窄性肠梗阻、消化性溃疡穿孔、腹腔脏器扭转、急性心肌梗死、夹层主动脉瘤等。

二、体格检查

全面体格检查对急性腹痛的诊断有重要价值。

1. 视诊 应充分暴露腹部和两侧腹股沟，以免遗漏钳闭性腹股沟疝或股疝，查看腹部外形，有无膨隆、局限性不对称隆起、疱疹、手术瘢痕、腹壁静脉曲张、肠型、肠蠕动波。

腹式呼吸可能为弥漫性腹膜炎；舟状腹常为急性胃、十二指肠溃疡穿孔之早期表现；全腹膨胀为肠梗阻、肠麻痹及腹腔内脏出血的表现；中上腹部胀满，可见于急性胃扩张；局部不对称的腹胀，见于闭袢性肠梗阻、肠扭转、缺血性结肠炎、腹腔肿瘤等；胆囊肿大时可见到随呼吸移动的右上腹梨形包块。正常胃蠕动波从左肋缘开始，缓慢向右下方移动，最后消失于幽门区；幽门梗阻时则方向相反。肠型、肠蠕动波是肠梗阻的征象。小肠梗阻时，可见到阶梯式蠕动波，伴同肠绞痛出现。

2. 触诊 触诊时手掌要温暖，动作轻柔，先查腹部其他部位，后查主诉疼痛部位。腹部压痛，肌紧张与反跳痛是炎症波及腹膜的指征。全腹高度紧张最多见于胃肠道穿孔漏出的胃液、胰液、胆汁等化学性液体对腹膜刺激引起的急性弥漫性腹膜炎，细菌性腹膜炎时也较重，如板状腹；其次为阿米巴性腹膜炎，而腹腔内出血时较轻。局限性腹膜炎可出现局限性肌紧张，弥漫性腹膜炎可呈全腹板状。肥胖、重度毒血症、老年人及休克患者腹部压痛可不典型。胰腺是腹腔深部器官，急性炎症时，肌紧张一般为轻度乃至中度。腹部压痛最明显处往往是病变所在。急性腹膜炎、急性胆囊炎、急性胰腺炎患者常拒按，而铅中毒、急性胃肠炎绞痛患者往往喜按。触诊发现包块，应描述其部位、大小、形状、质地、边界、活动度及有无压痛。腹部包块可见于炎症性包块、肿大的胆囊或肠袢、肠套叠、囊肿的扭转或肿瘤。腹主动脉瘤时，可在上中腹部触及小儿拳头大小的搏动性包块，按之可引起腹痛发作。

3. 叩诊 平卧位后两侧叩诊，肝浊音界缩小或消失，是急性胃肠穿孔或高度肠胀气（肠麻痹）的指征，有移动性浊音，应考虑内出血、腹膜炎症渗出液（腹水）或巨大囊肿向腹腔穿破。腹腔局部炎症相应的体表部位有叩痛。

4. 听诊 应对腹部的各部均进行听诊，注意其强弱、频率和音调。肠鸣音高度减弱或消失为腹膜炎及肠麻痹的表现。如肠鸣音高亢、气过水声、金属音是肠蠕动增强或肠梗阻的表现。上腹部震水音提示幽门梗阻或急性胃扩张。腹主动脉瘤时在上、中腹部的包块上可听到滚筒样杂音，对诊断有重要价值。

5. 直肠指诊 直肠指诊有时可以发现对腹痛诊断有重要意义的线索，应列为常规检查，对盆腔脓肿、肿瘤、肠套叠、肠梗阻、阑尾炎等疾病指诊时有触痛、饱满感或触及包块，以此提供诊断线索。

三、实验室检查

1. 血常规 白细胞计数及分类增高提示感染性疾病；红细胞与血红蛋白进行性下降，提示为内脏出血。

2. **生化检查** 急性胰腺炎时血淀粉酶升高，有时酶改变与病情不一定成正比。血糖升高、二氧化碳结合力降低可提示糖尿病酮症酸中毒。铅中毒血铅含量增高。

3. **大便检查** 急性细菌性痢疾、肠套叠、溃疡性结肠炎、肠肿瘤等，可见红细胞和脓细胞；胆道蛔虫症、蛔虫性肠梗阻可见虫卵。

4. **尿常规** 血尿常示尿道结石，尿糖、尿淀粉酶升高提示胰腺炎，尿胆红素阳性，可能为梗阻性黄疸。阳性妊娠试验有助于异位妊娠破裂出血的诊断。

四、腹部B超

腹部B超对肝、胆、胰疾病，尿路结石，卵巢囊肿有一定参考价值，如胆系结石、胆总管宽度、胆囊大小和壁厚度、粗糙程度等；胰腺大小、包膜清晰度、周围积液；腹部包块为囊性或实性、腹主动脉瘤。它是判断腹腔积液最简便的方法。

五、腹腔穿刺

腹腔穿刺适用于诊断原因未明的腹腔积液。内脏出血、腹膜炎、急性胰腺炎时腹腔穿刺价值很大。穿刺液若为全血则提示内脏破裂出血；血性液体见于溃疡穿孔、出血坏死性胰腺炎、肠系膜梗死或血栓形成、晚期癌肿等；粪臭性脓液见于肠穿孔、阑尾穿孔和腹腔脓肿等。

六、心电图

心电图有助于急性心肌梗死的诊断，应注意早期心电图可能未出现心肌梗死改变，应结合临床症状、酶学检查并进行动态心电图监测。

【鉴别诊断】

引起急症腹痛的原因很多，临床表现错综复杂，所以在考虑诊断时必须有正确的思路和分析方法。

1. **熟悉常见急性腹痛病谱**

（1）需手术的腹部疾病：急性阑尾炎，急性机械性肠梗阻，脏器穿孔，脏器扭转，宫外孕破裂，腹部闭合性损伤，血管疾病（肠系膜血管闭塞，主动脉瘤）等。

（2）不需手术的腹部疾病：急性胰腺炎，急性炎症或绞痛（胃炎，肠炎，胆囊炎，肝炎，泌尿生殖系统症，肠系膜淋巴结炎），变态反应性腹痛，家族性地中海热，急性肝周炎等。

2. **判断是否有全身性疾病的腹部表现** 如腹型过敏性紫癜、腹型癫痫、糖尿病酮症酸中毒等。

3. **判断原发病在腹腔内或腹腔外** 腹腔外疾病可有急性腹痛，如肺炎、胸膜炎、心绞痛等；原发病在腹腔内应区别是内科急腹症还是外科急腹症。内科急腹症患者常先有发热或其他前驱症状，而后出现腹痛，常不能准确定位，疼痛范围不局限，缺乏固定痛点并无腹膜刺激征，喜按。外科急腹症则常先有腹痛，疼痛范围局限，通常有固定压痛点及腹膜刺激征，拒按，需要手术治疗。

【治疗原则】

1. **诊断明确** 内科急腹症可根据具体病因对症治疗。外科急腹症处理原则：①病变脏器的定位；②判断腹膜炎范围；③判断脏器的血循环情况；④是否需急诊手术；⑤手术方式的选择。

2. **诊断不明**

（1）不轻率应用止痛剂，以免掩盖病情。

（2）严密观察同时予抗休克，纠正水、电解质或酸碱平衡失调，抗炎，对症治疗。

（3）剖腹探查指征：疑腹腔内出血不止；疑肠坏死或肠穿孔伴严重腹膜炎；经积极治疗后，腹痛不缓解，体征不减轻，全身情况恶化。

（金珍婧）

第七节　腰腿痛

【定义】

腰腿痛是指下腰、腰骶、骶髂、臀部等处的疼痛，可伴有一侧或两侧下肢疼痛、马尾神经症状。它是一组临床中非常常见的症状，以腰椎的退行性疾病多见。

由于引起腰腿痛的病因繁多，其也是一个多学科交叉的症状，诊断复杂，门诊病史采集不详细，缺乏系统的体格检查，过分依赖影像学检查，都容易导致误诊。近年来由于临床医师对腰椎的病理生理学、解剖学和生物力学的进一步掌握与理解，再加上CT、MRI和脊髓造影的帮助，使得腰腿痛的诊断治疗效果有了明显提高。

【发生机制】

腰腿痛是多学科疾病均可伴有的临床症状，由于发病原因复杂，疼痛发生的机制也较为复杂，主要分为以下几个方面。

1. **神经根机械性压迫与刺激**　由于椎间盘退变突出，黄韧带的肥厚以及小关节突的增生内聚，导致椎管狭窄，神经受累；或者椎间盘直接压迫神经根，导致神经根水肿，产生疼痛症状。同时由于机械性压迫加重了神经根的静脉回流，可进一步加重神经症状。

2. **炎性介质的释放与局部免疫反应**　由髓核突出物产生的神经源性递质（P物质、血管活性肠肽、降钙素基因相关肽等）和免疫反应产生的炎性介质（缓激肽、前列腺素E1、白三烯B4、乙酰胆碱等）在髓核突出的局部产生较强烈的无菌性炎症反应，导致硬膜外组织炎性肿胀，从而刺激局部的神经组织而产生疼痛症状。

慢性损伤后引起的软组织疼痛易发部位主要在骨骼肌及筋膜在骨的附着处，由于损害组织的炎性肿胀、淤血、坏死组织的分解，使附着处的神经末梢受到无菌性炎症的化学刺激而引起疼痛。

3. **牵涉痛引起的腰腿痛**　窦椎神经，也叫脊膜支或返神经，是由脊神经发出的一支分支，起于背神经节之上，通过椎间孔之后又重返椎管。它在脊神经分出前支和后支之前分出，与主干反向走行。它有交感神经的分支加入，经椎间孔进入椎管。主要支配硬膜外间隙及其周围组织，包括椎间盘纤维软骨环、关节突、黄韧带、侧隐窝等。在腰椎节段中最容易发生退变的是腰45和腰5骶1椎间盘，该节段窦椎神经向上传入腰1及腰2脊神经节，如这些窦椎神经末梢受刺激可引起腰1及腰2皮节的牵涉痛，而腰1及腰2皮节正是临床上下腰痛的发生部位。如果腰1及腰2脊神经前支受累，还可出现所支配区域如腹股沟区、大腿前外侧的疼痛，而腹股沟区疼痛也是腰椎间盘突出症患者常见的疼痛部位。临床上窦椎神经引起的下腰痛的疼痛性质多为定位模糊的钝痛，更符合由交感神经传导的内脏痛的性质。

原发性腹腔或盆腔脏器的病变，也可以出现牵涉性腰背痛。这种患者其损害并非在疼痛部位的组织，也并不是沿着这些组织支配的传入纤维，而是在另外一些其神经支配与腰骶部组织节段性相关的内脏器官组织中，即内脏伤害感受向上方传导至与腰骶部相同的脊髓皮节区域。这样，疼痛的感觉可存在于相应的腰骶椎节皮肤支配区域。在临床中，妇科疾病（如痛经、卵巢病变、子宫脱垂、宫颈癌等）、上泌尿道病变（如肾盂肾炎、肾结石等）、后位阑尾炎、前列腺炎症均能产生牵涉痛而出现下腰背痛或骶尾痛。

【分类】

腰腿痛有多种临床分类方法，目前所用的分类方法各有其优缺点，临床上常合并应用。

一、损伤

1. **脊柱** 骨折和（或）脱位、椎弓崩裂、脊柱滑脱、椎间盘突出。
2. **软组织** 腰扭伤、腰背筋膜脂肪疝、腰肌劳损、棘上和棘间韧带炎、第3横突综合征、臀上皮神经炎。
3. **椎管** 陈旧性骨折及脱位、畸形、硬脊膜囊肿。
4. **内脏** 肾挫伤。

二、炎症

1. **脊柱** 结核、布氏杆菌性脊柱炎、骨髓炎、化脓性脊椎炎、强直性脊柱炎、类风湿关节炎、椎间盘炎。
2. **软组织** 纤维织炎、筋膜炎、血管炎、神经炎。
3. **椎管** 蛛网膜炎、硬膜外感染、脊髓炎、神经根炎。
4. **内脏** 消化性溃疡、胰腺炎、前列腺炎、肾炎、肾盂肾炎、盆腔炎、上尿路结石。

三、退变

1. **脊柱** 腰椎间盘突出症、腰椎骨关节炎、小关节紊乱、骨质疏松症、类风湿关节炎、骶髂关节炎。
2. **椎管** 椎体后缘骨赘、椎管狭窄、黄韧带肥厚。
3. **内脏** 内脏下垂。

四、发育及姿势异常

1. **脊柱** 脊柱裂、侧突及后凸、移行椎、水平骶椎。
2. **软组织** 脊肌瘫痪性侧弯。
3. **椎管** 黄韧带肥厚、脊膜膨出、神经根和神经节变异。
4. **内脏** 游走肾、多囊肾。

五、肿瘤及类肿瘤

1. **脊柱** 血管瘤、转移性肿瘤、嗜伊红肉芽肿、骨巨细胞瘤、脊索瘤、骨样骨瘤。
2. **软组织** 脂肪瘤、纤维瘤、血管瘤。
3. **椎管** 血管畸形、脂肪瘤、畸胎瘤、神经纤维瘤、神经鞘瘤、骶管囊肿。
4. **内脏** 胰腺癌、盆腔肿瘤、肾肿瘤、腹膜后肿瘤。

【鉴别诊断】

（一）腰痛为主要表现的疾病的鉴别

1. **腰椎间盘突出症与椎间盘源性腰痛** 腰椎间盘突出症的早期，当纤维环没有破裂，髓核组织还包容在纤维环内时，患者主要表现为腰部疼痛，这种疼痛在劳累、负重、弯腰、久坐时加重，直腿抬高试验阴性，CT或MRI可见轻度的椎间盘突出。而椎间盘源性腰痛主要与椎间盘突出的临床症状很难鉴别，在MRI上没有椎间盘突出，但可见到椎间盘变性，T2加权像信号减低，甚至出现HIZ改变。

2. 软组织劳损性腰痛 腰部软组织腰痛的患者发病缓慢，病程长，常感到腰部酸、胀、困、沉重或不适，体检时在局部有压痛，与疼痛部位相一致。棘上、棘间韧带炎在疼痛区有固定压痛点，有单侧或双侧骶棘肌痉挛征；第3腰椎横突综合征是由于第3腰椎横突较第2、4腰椎横突长，又居于腰椎中部，故成为腰部活动的力学杠杆的支点，容易受到损伤。本症疼痛主要在腰部，少数可沿骶棘肌向下放射。检查可见骶棘肌痉挛，第3腰椎横突尖压痛，无坐骨神经损害征象。局部封闭治疗有很好的近期效果。

3. 腰椎滑脱症 患者有长期的慢性腰痛病史，在劳累后加重，休息后缓解，在没有累及神经根之前，患者只有腰部疼痛症状，当腰椎滑脱程度较重时，还可发生下肢疼痛、麻木、无力的症状。体检时患者腰部有明显的台阶感，腰骶部X线斜位片可证实椎体向前滑移及其程度。

4. 腰椎结核或肿瘤 腰椎骨、关节结核和肿瘤均是腰痛的重要原因。腰椎结核除腰痛外，患者有时有低热或高热，腰部疼痛逐渐加重，腰部活动明显受限，当结核累及神经根时，可以出现神经根症状，结核菌素试验阳性或强阳性，X线见椎体破坏，椎间隙狭窄或消失，CT可见椎体破坏，MRI见椎旁脓肿形成，椎体信号异常。腰椎恶性肿瘤的疼痛呈持续性，夜间尤甚，CT可见椎体破坏表现，MRI可见椎体信号异常，肿瘤可在单一椎体，也可以放生在多个椎体上。核素扫描有助于判断全身骨组织的核素浓聚程度，必要时取活检进行确诊。

5. 老年骨质疏松性压缩性骨折或腰椎骨折 腰椎骨折的患者有明显的外伤史，在外伤后，病人抬举、搬运重物后突然出现的腰部疼痛，部位较局限，深部叩击痛明显，影像学辅助可获得诊断。

（二）腰腿痛为主要表现的疾病的鉴别

1. 腰椎间盘突出症 腰腿痛最常见的疾病就是腰椎间盘突出症，患者主诉腰部疼痛并向一侧或双侧下肢放射，95%的病变在腰4/5或腰5骶1椎间隙，患者有椎间隙或椎旁的压痛与放射痛，直腿抬高试验阳性。CT或MRI可见与临床症状相符的椎间盘突出，压迫神经根。

2. 腰椎管狭窄症 腰椎间盘突出症往往与腰椎管狭窄症同时存在，其发生率可高达40%以上，间歇性跛行是腰椎管狭窄症最突出的症状，而坐骨神经一般不受累，患肢感觉、运动和反射往往无异常改变。影像学可见椎管矢状径变窄，或者椎管周围组织均明显退行性病变，关节突肥大、增生、内聚，黄韧带肥厚，可合并轻度的椎间盘退变，硬膜囊受压。

3. 肌筋膜炎、椎间盘源性腰痛 椎间盘源性腰痛与肌筋膜炎也可以出现腰痛伴下肢的放射痛，但肌筋膜炎在按压疼痛部位时，下肢放射痛一般局限在大腿外侧或臀部，很少达到腘窝以下。椎间盘源性腰痛患者往往主诉腰部疼痛并向臀部放射，也有的患者放射痛从臀部至腘窝，肌筋膜炎患者影像学无特异性表现，椎间盘源性腰痛在MRI可见椎间盘变性，HIZ改变。

4. 腰椎结核、肿瘤、腰椎滑脱 这些疾病可以出现腰痛伴有下肢痛的症状，但腰痛往往是首发症状，在疾病后期，当病变累及神经根时才会出现下肢疼痛的症状。

【 常见临床类型 】

1. 腰椎间盘突出症 腰椎间盘突出症是因椎间盘变性，纤维环破裂，髓核突出刺激或压迫神经根、马尾神经所表现的一组综合征，是腰腿痛最常见的原因之一。腰椎间盘突出症中发病率最高的是腰4/5、腰5骶1间隙，约占95%。

典型的腰椎间盘突出症的患者，根据病史、症状、体征，以及影像学表现即可确定诊断。

通常患者有慢性腰痛病史，逐渐加重并出现下肢症状，或者在急性外伤后出现腰痛伴有一侧或双侧下肢放射痛。体检可见腰椎活动受限，腰椎因疼痛而出现代偿性侧弯，腰椎的病变节段压痛并伴有下肢放射痛，直腿抬高试验与加强试验阳性；神经体检出现相应神经分布节段的感觉异常与肌力下降；CT或MRI可见与症状和体检相对应的节段椎间盘突出。

2. 腰椎管狭窄症　腰椎管狭窄症是指因原发或继发因素造成椎管结构异常，椎管腔内变窄，出现以间歇性跛行为主要特征的腰腿痛。椎管狭窄症多见于中老年人，常在行走或站立时症状加重，下蹲或平卧时症状减轻或消失。特点是前屈腰部时不受任何影响，而后伸时疼痛或下肢无力加重，这是因为腰椎过伸时，椎间盘及纤维环向椎管腔内突出，同时黄韧带也随着松弛增厚，形成褶皱，使椎管矢状径变小或椎间孔变窄小，压迫硬膜囊或刺激神经根而出现疼痛和间歇性跛行。患者往往在行走一段时间后即出现一侧或两侧小腿和足部出现疼痛、麻木、酸胀和无力，以致不能继续行走，必须蹲下或弯腰休息片刻后方可再走，但走不久又出现疼痛，这种间歇性跛行是腰椎管狭窄症的典型表现。

腰椎管狭窄症没有特异性的诊断标准，患者一般为中老年人，表现为长期反复的腰腿痛或间歇性跛行，疼痛性质通常为小腿与足的酸胀、沉重与无力，常感到小腿发凉，但在体检时往往没有皮温变低。当站立和行走时，出现腰腿痛或麻木无力，疼痛和跛行逐渐加重，甚至不能继续行走，休息后症状好转，骑自行车无妨碍。但很多椎管狭窄症的患者主诉多，但体检没有任何阳性体征。X线、CT、MRI检查可见椎间隙狭窄，骨质增生，黄韧带肥厚，小关节突肥大、增生、内聚，硬膜囊明显受压。

3. 椎间盘源性腰痛　椎间盘源性腰痛，在临床上是极为常见的多发病，是椎间盘内紊乱（IDD）（如退变、纤维环内裂症、椎间盘炎等）刺激椎间盘疼痛感受器引起的慢性腰痛。椎间盘源性腰痛的最主要临床特点是坐的耐受性和负重能力下降，疼痛常在坐位时加剧。疼痛主要位于腰部，有时也可以向下肢放射，但多数患者下肢疼痛位于腘窝以上，但是一般没有明显的阳性体征。腰间盘源性腰痛患者通常表现为反复发作的腰痛，多数患者在劳累或长时间站立后，椎间盘内的压力增高，可以进一步刺激腰椎间盘纤维环表面的神经末梢，引起腰痛加重；而在卧床休息后，椎间盘内的压力降低，可以使纤维环表面的神经末梢受到的不良刺激减少，从而使腰痛减轻。

椎间盘源性腰痛的患者通常表现为腰部弥散性钝痛，疼痛可向臀部和大腿后部放射，疼痛部位模糊，负重、坐位和弯腰时疼痛加重，核磁共振可见相应椎间隙间盘信号明显减低，出现"黑间盘"现象，部分患者出现HIZ（在椎间盘的后方可见T2加权像高信号）表现。椎间盘造影有助于确诊。

4. 腰椎滑脱症　由于先天或后天的原因，一个腰椎的椎体相对于邻近的腰椎向前滑移，即为腰椎滑脱。腰椎滑脱的原因可以是先天性的，也可能是后天性的，后天主要是因各种过度的机械应力引起，诱因包括搬运重物、举重、足球、体育训练、外伤、磨损和撕裂。还有一种腰椎滑脱是退行性的，即由于腰椎各种结构老化而发生结构异常，通常发生于50岁以后。发生腰椎滑脱后，患者可以没有任何症状，仅仅是在拍片时发现；也可能会出现各种相关症状，如腰痛、下肢疼痛、麻木、无力，严重时可出现大小便异常。

腰椎滑脱症的诊断主要依靠临床症状、体检与X线检查。腰椎滑脱症不一定都有症状，有些患者可以在外伤或体检时发现。通常患者有腰部疼痛，疼痛可向臀部或大腿后侧放射，如果累及神经根，则疼痛可放射至小腿或足。棘间韧带压痛，棘突间出现台阶感，患者表现为腰痛，可以合并下肢疼痛、无力的症状。X线可以见到上位椎体相对于下位椎体向前方滑移。

5. 软组织劳损性腰痛　腰椎周围有许多韧带和肌肉等软组织，对维持体位、增强脊柱稳定性、平衡性和灵活性十分重要。当这些韧带、筋膜、肌肉、脊柱关节突间滑膜等软组织发生病变时，则可发生腰部疼痛，临床上统称软组织性腰痛。软组织腰痛是软组织的慢性劳损所致，病程较长，症状一般较轻。常见的软组织腰痛有腰肌劳损、肌筋膜炎、第三腰椎横突综合征、脊椎关节突间关节滑膜炎、骶髂劳损。

腰部软组织腰痛的患者发病缓慢，病程长，常感到腰部酸、胀、困、沉重或不适，在劳累和活动后加重，休息后缓解。不能久坐或久站，经常要变换体位。在劳损的局部有压痛，X线检查一般无特异性表现，诊断慢性软组织腰痛主要依靠病史与临床检查，但须认真排除其他原因引起的腰痛。

6. 腰部外伤与骨折　腰部外伤也是临床中常见的腰腿疼痛的致病因素。腰部外伤分为软组织损伤与骨折，软组织损伤一般有比较浅在的压痛，一般没有下肢的放射痛；如果是急性腰扭伤，是由于腰部肌肉、筋膜、韧带等软组织因外力作用，发生突然的过度牵扯，超过了正常的生理负荷，所引起局部急性损伤，一般均有明显的外伤。如果是骨折一般疼痛比较剧烈，位置较深，当骨折累及神经根或马尾神经，就会出现下肢疼痛及马尾神经症状。尤其是老年性骨质疏松性压缩性骨折的患者，一个很小的暴力就可以导致椎体压缩性骨折，患者甚至在咳嗽后突然出现剧烈腰痛，不能活动；还有的老年患者因压缩性骨折与骨质疏松而导致慢性腰痛。

患者就诊时都有明确的外伤史，大多数患者以腰痛为主，如果是软组织损伤，在损伤局部有压痛，局部肿胀，活动受限；如果是急性腰扭伤，患者有剧烈腰痛，不能活动，腰部肌肉痉挛，活动明显受限，可有局部深压痛和叩击痛，腰椎X线片无骨折或骨质破坏。腰部骨折的患者在骨折部位有明显的叩击痛，痛点深在，一般没有放射痛。脊柱屈、伸、旋转活动明显受限，如果骨折累及神经根，则患者出现剧烈下肢放射痛，X线可见椎体楔形变，如果无法判断是否是新鲜压缩性骨折，可进一步做腰椎MRI检查。

7. 腰椎恶性肿瘤　腰椎恶性肿瘤包括原发恶性骨肿瘤与脊柱转移瘤。脊柱原发恶性肿瘤常见脊柱成骨肉瘤、多发性骨髓瘤、软骨肉瘤、尤因肉瘤和脊髓瘤。

腰椎恶性肿瘤的患者腰部疼痛是主要症状，呈进行性加重。当肿瘤侵及神经根时，出现下肢的疼痛、麻木与无力。X线可见骨破坏，但早期病变很难在X线片中发现。CT可以看到椎体破坏，并可见肿瘤是否累及附件和椎管受累的程度。MRI可以早期发现脊柱恶性肿瘤，出现椎体与附件的信号异常。核素扫描对全身多处转移病灶的判定很有帮助。活检是获得病例诊断的主要方法，脊柱肿瘤部位深在，手术切取活检，代价较大，通过穿刺活检可以为进一步的放疗、化疗提供参考。

8. 腰椎结核　脊柱结核是最常见的骨与关节结核，约占60%，其中腰椎结核占脊柱结核的首位。腰椎比颈椎、胸椎负重大，易引起损伤，更易发生结核。腰椎结核不易形成广泛的椎旁脓肿，脓液形成后，可沿两侧腰大肌向下形成流注脓肿。早期只是腰部轻微钝痛，劳累或咳嗽后加重，继而腰骶部疼痛。患者诉说的部位有时与病变部位不一致，患者常常伴有低热，有些患者则以高热前来就诊。如果病变累及脊髓与神经根，疼痛剧烈并向下肢放射。

脊柱结核的诊断需要结合病史、症状、体征、实验室检查和X线、CT、MRI。患者一般有其他部位的结核病史或肺结核接触史，腰部疼痛并逐渐加重，可伴有下肢的放射痛，低热或高热，腰椎活动明显受限，严重腰椎结核可出现脊柱后凸畸形，体检有腰部的压痛或叩击痛，拾物实验阳性。结核菌素试验阳性或强阳性，X线可见椎间隙变窄或消失。腰大肌影隆起；MRI对脊柱结核的早期诊断十分重要，受累椎体在T1加权像可呈低信号，T2加权像为高信号，并可见到椎旁脓肿影。

9. 泌尿系统结石　肾盂与输尿管结石都可以引起腰痛，正常人尿液中的一些溶解物质，因各种原因形成沉淀，潴留于肾内，随着时间的延长，便可形成结石。肾结石多发生在中壮年，男性多于女性，肾结石可以长期存在而无症状，但较小的结石活动范围大，当小结石进入肾盂输尿管连接部或输尿管时，引起输尿管剧烈的蠕动，以促使结石排出，于是出现绞痛和血尿。肾结石引起的疼痛可分为钝痛和绞痛。40%~50%的患者都有间歇性发作的疼痛史。疼痛常位于腰部和腹部，有的疼痛仅表现为腰部酸胀不适，活动或劳动可促使疼痛发作或加重。肾结石绞痛呈刀割样痛，疼痛剧烈，难以忍受，有时疼痛常放射至下腹部、腹股沟或股内侧。

泌尿系统结石引起的腰痛，既可以是钝痛，也可以是剧烈的腰痛，但这种患者的疼痛部位较高，一般在肾区和脊肋角处，疼痛常伴有腹部疼痛或尿道刺激症状，有时会放射至同侧腹股沟，体检患者肾区有明显的局部叩击，尿常规出现血尿、双肾B超的特殊声影、X线可确定诊断。

10. 内脏疾病 许多内脏疾病都可引起腰腿痛，泌尿系统疾病、妇科疾病以及消化系统疾病等均可牵涉到腰部，引起腰腿痛。当内脏发生炎症等疾病时，可产生相应内脏疼痛，而内脏痛引起的神经刺激，可牵涉到同一节段出入体表神经，诱发腰部疼痛，或同时伴有下肢疼痛。

内脏疾病诊断比较困难，容易漏诊或误诊，内脏疾病的诊断需要详细询问病史，这种患者一般都到骨科门诊就诊，当病史与体检不提示骨科疾病时，就要想到内脏疾病的牵涉性腰痛。内脏疾病引起的腰腿痛一般都有相关疾病的病史，引起的腰背痛位置较深，范围模糊，压痛不确切，患者通常不能确定腰痛部位，叩击时可有深部痛（如肾脏输尿管疾病），疼痛程度不因脊柱活动而增减；有的患者没有任何阳性体征。肾脏疾病如肾盂肾炎、肾结核、肾下垂、肾积水、前列腺疾病等都可产生脊肋角区痛，但叩击痛明显，尿常规、B超、CT可获得诊断。妇科疾病如慢性附件炎、宫颈癌、痛经等，都可引起腰骶部牵涉痛，通过妇科检查可以诊断。胰腺炎可出现腰部的放射痛，胆囊炎也可以引起相应部位的腰痛症状，可通过彩超、血尿淀粉酶的检查获得诊断。

【诊断思路】

在腰腿痛的诊断思路上一定要足够宽阔，从腰腿痛的症状来推断原因，从详细的病史和主诉中进行学科分析，将疼痛归属到相关科室系统中，避免在诊断的主干思路中走向岔路；继而研究疼痛的机制，结合疼痛的性质以及疼痛的部位来判定具体的器官疾病。如果不能确定，需要在体检的时候做那些有重点的特异性检查，或者需要那些具有特异性的辅助检查，在进行必要的鉴别诊断之后，最后得出诊断并进行治疗。

1. 针对学科分析，将腰腿痛归属相关科室与系统 患者无法判断自己的腰腿疼痛是在哪一个科室诊治，尤其是对于多学科交叉的症状，就要从详尽的病史与临床症状中判断症状的学科归属。腰腿疼痛的疾病绝大多数为骨科疾病，在判断时要考虑到泌尿系统、消化系统、妇产科疾病甚至神经内科疾病。除骨科外，大多数系统疾病为内脏疾病，疼痛特点为牵涉痛，没有明确的疼痛点，范围模糊，没有明确的神经节段分布。而骨科疾病多数表现为腰部疼痛伴有下肢的放射痛，这种放射痛是骨科疾病的特点，也是神经根受累的典型表现，根据不同的神经受累，会表现不同的放射部位。

2. 针对病因分析，建立诊断思路 引起腰腿痛的病因复杂，炎症、损伤、退变、肿瘤、畸形都可以导致腰腿疼痛。在炎症疾病中，最常见的是无菌性炎症、劳损性疾病，即肌筋膜炎，任何肌肉、肌腱止点处炎症都可以导致慢性疼痛，尤其是腰骶部常见。脊柱结核的患者一般有其他部位的结核病史或结核接触史，患者往往有低热或高热，椎间盘炎是椎间隙的感染，往往在脊柱手术后发生。患者表现为腰部疼痛伴有发热，椎间盘炎与腰椎结核在MRI上均有特异性表现。

3. 针对机制分析，建立诊断思路 除内脏疾病可引起牵涉痛外，椎间盘源性腰痛、肌筋膜炎也可以引起牵涉痛，不仅出现腰痛症状，也可以出现臀部与大腿后侧疼痛。引起腰腿痛的主要疾病是腰椎的退行性病变，神经根的机械性压迫是主要致病机制，神经根的受累病因较多，既可以是创伤后骨折压迫，也可以是腰椎间盘突出压迫，当脊柱结核或肿瘤的病灶累及神经根时也会出现神经根症状。椎间盘源性腰痛的主要致病机制除牵涉痛外，还有炎症因子的释放机制，通过炎症因子的释放加重窦椎神经的刺激症状，加重腰腿疼痛症状。

4. **针对临床表现分析，建立诊断思路**　每一种疾病都有其特殊的临床表现，如果表现出典型的症状与体征，则诊断上并无困难，很容易建立诊断思路。例如，如果出现典型的间歇性跛行症状，首先要考虑腰椎管狭窄症，其次要除外动脉硬化症等血管源性间歇性跛行，通过详细询问病史、临床体检和影像学检查就可以确诊。在急性弯腰或抬重物时突然出现腰痛伴下肢放射痛，则应首先考虑腰椎间盘突出症。老年患者剧烈夜间痛，影响睡眠，患者没有外伤史，要考虑脊柱恶性肿瘤。如果出现静息痛，即卧床时腰腿痛，下地反复性走后缓解，要考虑椎管内肿瘤的可能性。腰腿痛伴有发热则建立脊柱炎症的诊断思路。70岁以上老年患者在端一盆水后、甚至是在打喷嚏后出现剧烈腰痛，不能活动，或长期腰部疼痛，不能下地活动，要首先排除老年性骨质疏松性压缩性骨折的可能。如果是剧烈的腰部疼痛、刀割样绞痛，向会阴部放射，无外伤史，伴血尿，则泌尿系统结石的可能性很大。根据不同的临床症状与体征，建立不同的诊断思路，尽早完成诊断程序。

5. **针对影像学表现分析，建立诊断思路**　影像学表现对于临床医生十分重要，在获得第一手临床资料后，针对不同的诊断思路，采取不同的影像学检查手段，从而进一步明确诊断。X线片对于脊柱的序列、生理曲度、骨折、增生的判断有很好的作用。例如腰椎滑脱的患者，在前期检查的基础上，通过X线片就可以显示椎体向前滑移。CT则在横断面上显示骨断面的形态，对于腰椎骨折的患者判断椎体向椎管内的侵压程度十分重要。对恶性肿瘤的患者，可以通过CT判断椎体的破坏程度。MRI对腰腿痛的诊断十分重要，通过MRI矢状面与横断面的分析，可以对椎管的形状，神经根的受压程度，椎体与椎间盘的信号获得一个全面的影像学资料。例如，对于腰椎压缩性骨折是否为新鲜性骨折的判断，MRI非常重要。T1加权像呈现低信号，T2加权像呈现高信号是新鲜骨折的典型表现。

总之，针对患者的病史、症状、体征、影像学表现，以及病因与发生机制的判断，建立不同的诊断思路，根据不同的诊断思路，进行相关的检查，从而形成不同的诊断程序，通过诊断思路的归纳与排除，获得临床诊断。

【治疗原则】

（1）病因治疗是关键，在应急处理的同时，尽早发现疼痛病因。

（2）患者卧床，制动。

（3）根据诊断思路，建立检查诊断程序。

（4）首先排除急性泌尿系统结石，剧烈疼痛需要尽快碎石治疗。

（5）排除急性腹腔、盆腔脏器疾病，或到相关科室急诊治疗。

（6）针对骨科疼痛，可适当应用甘露醇静点，并适当应用抗炎镇痛药物。

（刘钦毅）

第八节　髋　痛

【定义】

髋痛是指由于某种原因引起的髋关节或髋关节周围的疼痛。

【发生机制】

髋痛是由髋关节本身或髋关节周围疾病导致。

（1）肌肉、肌腱、关节囊、滑膜及骨膜等伤害感受器受到刺激。

（2）刺激或压迫神经末梢及小的营养血管。

（3）局部炎症反应。

（4）局部骨内压升高。

以上原因均可致使末梢感受器将感受的刺激回馈到中枢神经而产生疼痛感觉。

【鉴别诊断】

髋痛的鉴别诊断见表2-9。

表2-9 髋痛的鉴别诊断

分类方式		特点
疼痛性质分类	快痛	又称第一痛，刺痛、锐痛。多见于体表痛，定位较为明确
	慢痛	又称第二痛，灼痛、钝痛。多见于深部痛，定位不甚明确
	酸痛	又称第三痛，痛觉难以描述，感觉定位差，很难准确确定疼痛起源部位，多见于肌肉、关节部位
疼痛部位分类	局部痛	指病变所在部位的局限性疼痛，多为感受器或神经末梢刺激引起
	放射痛	指感觉通路的病变，可引起受累感觉神经纤维所支配身体部位的疼痛不适
胚胎学的疼痛分类	体表痛	包括来自皮肤、皮下组织及黏膜的疼痛。可由外部创伤、烧伤或化学制剂作用于皮肤或由皮肤病变引起
	深部痛	是皮下结缔组织、肌肉、肌腱、关节囊、滑膜及骨膜等的伤害感受器受到刺激而产生的钝痛，定位不明确

【常见临床类型】

一、急性损伤

由于外伤可引起髋关节周围软组织扭伤、挫伤及牵拉伤，甚至造成骨折。

（1）扭伤：髋关节周围肌肉，如内收肌及腘绳肌因牵拉而引起疼痛。

（2）髂棘挫伤：由于直接撞击或摔伤造成髂棘的损伤。

（3）骨突撕脱骨折：常见于青少年运动员中，由于肌肉的强力收缩，使其附着的骨突撕脱而引起的髋痛。

（4）股骨近端及髋臼骨折：由于暴力所致髋臼、股骨头、股骨颈、股骨粗隆间骨折，而引起髋部剧烈疼痛。

二、慢性劳损

慢性劳损较多为急性损伤后治疗不彻底所致的后遗症，也可因为局部持续不当的动作引起肌肉、韧带撕裂和劳损所致。

1. **耻骨炎** 是由耻骨联合区域反复的微创伤引起的，最常见于需要反复奔跑的运动员中。

2. **骶髂关节炎** 骶髂关节能够分散脊柱和下肢之间的应力，骶髂关节活动是有限的，只有微动，当肌肉强力收缩时，穿过关节的应力则会增加，久而久之引起骶髂关节炎。

3. **弹响髋** 指髂胫束或髂腰肌跨越骨性突起时出现的弹响，患者可出现肌腱局部的压痛或下方滑囊。患者常常能够主动制造出弹响。

4. 髋臼盂唇撕裂 单纯盂唇的创伤性撕裂较少，但还是可以出现的。主要是由接触性的运动中髋关节的严重受损或股骨头脱位或半脱位造成的创伤导致的。

三、退行性病变

退行性病变主要是关节软骨随年龄的增长而发生磨损、退化的一种病理改变。传统上本病分为原发性或继发性两类，主要病理变化为软骨渐渐失去润滑性变得干燥、粗糙、不光滑、缺少弹性，关节边缘有骨赘形成，致使滑膜及骨膜等伤害感受器受到刺激而产生疼痛。

四、感染性疾病

感染性疾病所致疼痛属于生物源性炎症所致的疼痛范畴。致病菌入侵局部引起急性炎症反应；致病菌侵入组织并繁殖，产生多种酶与毒素。可以激活凝血补体、激肽系统以及血小板和巨噬细胞等，导致炎症介质的生成。引起血管扩张与通透性增加。白细胞和巨噬细胞进入感染部位发挥吞噬作用，单核巨噬细胞通过释放促炎细胞因子协助炎症与吞噬过程。病灶内含有活菌、游离血细胞及死菌、细胞组织的崩解产物，炎症反应的作用是使入侵微生物局限化并最终被清除；同时引发效应症状，局部出现红肿热痛等炎症的特殊性表现。

五、股骨头缺血坏死

尽管股骨头缺血坏死有着不同的病因，但是病理变化大致相同。早期表现为红骨髓及脂肪细胞的坏死，继而出现间质水肿而致骨内压升高引起疼痛，后期则由于软骨下骨折、股骨头塌陷形成关节炎而引起疼痛。

【治疗原则】

一般有两种情况所致的髋痛需要治疗原则。

（1）急性化脓性关节炎：一经诊断立即切开引流，并全身应用抗生素治疗。

（2）髋关节及关节周围骨折脱位：急需行骨折脱位复位，并临时固定和给予镇痛剂治疗。

（孙树东）

第九节　膝关节痛

【定义】

膝关节是人体关节中最大、最复杂的关节，也是受杠杆作用力最强的一个关节，是由半球形的股骨髁部在关节面较平坦的胫骨面之上形成的不稳定的关节，周围以肌群和韧带辅助稳定，并可以保持较大的活动范围。鉴于关节本身功能及解剖的复杂性，引起膝关节疼痛的病情多种多样。临床上将大腿远端至小腿近端的骨（软骨）、肌肉、筋膜、肌腱、韧带、神经和血管的病变所引发的疼痛均归纳为膝关节疼痛，因此，要做出临床诊断必须在正确掌握相关基础知识的前提下，系统进行体格及相关检查至关重要。此外还有由于全身性疾病导致的膝关节疾患，所以在诊断中也要留意年龄、性别以及生活环境的相关因素。

【发生机制】

膝关节疼痛的发生机制与病变部位的解剖结构密切相关。狭义上的膝关节由关节软骨、半月板、交叉韧带滑膜、关节囊以及关节周围起稳定作用的韧带组成，上述结构的发育性因素，急性损伤、慢性退行性改变以及感染肿瘤等因素均可形成不同程度的炎症反应，激活炎症反应链条，产生膝关节痛的临床症状，同时可以伴有活动受限、肿胀、关节积液、关节失稳和机械交锁等其他症状和体征。广义上的膝关节周围疼痛还包括股骨远端、胫骨近端，以及周围肌肉肌腱和韧带损伤、疾患引起的疼痛。

【分类】

1. **自发痛（静息痛）** 自发性疼痛多由全身性疾患引起，其代表性疾病有类风湿关节炎以及痛风等，亦有伴随急性肝炎和白血病的膝关节疼痛。局部的病变有化脓性关节炎、结核性关节炎，在小儿患者中，化脓性关节炎多继发于化脓性骨髓炎，老年患者多为反复关节内注射引起医源性感染。特发性骨坏死的初期和膝关节周边的骨样骨瘤多有夜间痛的特征性表现。前者多见于中年以后，但需要与骨性关节炎相鉴别，疑似该疾患应定期进行 X 线检查，骨扫描以及 MRI 检查，骨性关节炎患者除严重关节腔积液外一般没有剧烈的静息痛。

此外，外伤后关节腔大量积血，创伤性关节炎持续发作时可出现自发的静息痛，但病因明确，诊断比较容易。

小儿的髋关节炎、Perthes 病、成人的髋关节骨性关节炎等髋关节疾患可有膝关节部位的牵涉痛。

2. **负重痛（运动疼痛）** 膝关节疼痛大多与运动相关，但其表现形式各具特征。骨性关节炎多出现在上、下台阶时，特别是易在下台阶的时候出现。同一姿势持续一段时间后，开始变换体位时出现疼痛是骨性关节炎的特征性表现。中年以后的女性虽然在单纯 X 线上没有出现显著的退行性改变，但是出现负重后膝关节内侧剧烈的疼痛时应该想到股骨内髁（胫骨内髁）特发性骨坏死以及胫骨内髁的应力性骨折的可能。

半月板损伤时出现的疼痛根据损伤侧、损伤部位以及损伤形态不同而异。比如从座位站起时出现膝关节伸直障碍并伴有疼痛多为内侧半月板后角损伤，嵌顿时疼痛，嵌顿消失后症状消失时内侧半月板纵裂的可能性较大。既往陈旧性韧带损伤运动后出现关节疼痛为二次半月板损伤或软骨变性的可能性较大，只由于韧带损伤导致关节不稳通常不出现疼痛。韧带炎以及韧带附着点炎，代表性的疾患比如髌腱炎初期多为运动后疼痛，如果出现运动中疼痛说明病变又进行性加重。

3. **压痛** 压痛描述的是关节疾患中与病情密切相关的疼痛部位以及程度，对于把握和判断病情非常重要。

【疼痛的评估】

一、病史

（一）疼痛的特点

（1）发作：快、慢、隐匿性。
（2）部位：前、后、内侧、外侧、不定位。
（3）持续时间：持续痛、间歇痛。
（4）严重性（程度）。
（5）性质：钝痛、刺痛、休息痛、运动痛、夜间痛加重或缓解的因素。
（6）急性损伤：伤后是否能继续活动或负重，还是因疼痛不得不停止活动。

（二）机械性症状

（1）交锁：半月板破裂、游离体。

（2）爆裂声：韧带损伤。

（3）弹响声：半月板破裂。

（4）打软膝：不稳定（髌骨半脱位、韧带撕裂、半月板破裂）。

（三）肿胀、积液

（1）急性（2小时内）、大量、张力大：韧带撕裂或关节内骨折（血肿）。

（2）慢性（24~36小时）、轻中度：半月板损伤或韧带损伤。

（3）活动后反复发生：半月板损伤。

（四）损伤机制

（1）是否直接暴力；

（2）足是否着地；

（3）是否减速或急停或急转或快速侧移；

（4）是否跳起再着地；

（5）是否有扭转力；

（6）是否有过伸力量。

（五）既往史

（1）既往损伤史或手术史；

（2）过去膝痛的治疗史：药物、支具或理疗；

（3）其他病史：痛风、假痛风、类风关或其他退变性关节病。

二、体检（检查必须与对侧无症状的膝关节相对照）

1. 红斑、水肿、瘀青、颜色改变。

2. 肌肉萎缩（特别是股内侧肌）。

3. 压痛

（1）部位：髌骨、髌韧带、胫骨结节、股四头肌腱、内外侧关节线、股骨髁、胫骨髁、鹅足。

（2）程度。

（3）是否随关节活动改变。

4. 活动度 过伸—0°—屈曲。

5. 髌股关节检查

（1）髌上囊：积液。

（2）髌股关节轨迹。

（3）摩擦音（感）、弹响。

（4）股四头肌抗阻力试验。

（5）髌股关节挤压试验。

（6）Q角：>15°是髌骨半脱位的易感因素。

（7）髌骨恐惧试验：疼痛和脱位感。

（8）髌骨关节面压痛。

6. 交叉韧带

（1）前交叉韧带：前抽屉试验、Lachman试验、Jerk试验、Pivot-shift试验。

（2）后交叉韧带：后抽屉试验、Lachman试验、胫骨后沉征。

7. 侧副韧带

（1）内侧副韧带：外翻应力试验 0°位 屈曲30°位。

（2）外侧副韧带：内翻应力试验 0°位 屈曲30°位。

8. 半月板

（1）关节线压痛。

（2）McMurray test：弹响。

三、影像学检查

1. X线摄片　常规三个位置　①正位（前后位）；②侧位；③髌股关节轴心位。

髁间窝位或隧道位　屈膝40°~50°后前位 股骨髌骨软骨炎。

站立　（负重）位–骨关节炎。

2. CT。

3. MRI。

四、实验室检查

1. **感染相关性检查**　如果膝关节有发热、明显压痛、积液、因疼痛活动受限，提示感染或急性炎症性关节病。

（1）血沉（ESR）。

（2）C反应蛋白（CRP）。

（3）关节穿刺，关节液检查（细胞分类计数、葡萄糖定量 、蛋白定量、细菌培养、药敏、结晶体）。

2. **风湿病相关检查**

（1）抗O。

（2）类风湿因子。

（3）风湿病相关抗体检测。

【常见临床类型】

一、髌骨半脱位

（1）最多见于十几岁的女孩和年轻妇女。

（2）发作性的膝关节打软。

（3）Q角增大（>15°）。

（4）髌骨恐惧试验（patellar apprehension sign）阳性。

（5）轻度积液。

（6）中、重度积液说明有关节内血肿，提示可能出现髌骨脱位合并骨软骨骨折。

二、胫骨结节骨骺炎

（1）多见于十几岁的男孩（特别是正处于快速生长期的13、14岁男孩或10、11岁女孩）。

（2）疼痛局限于胫骨结节 。

（3）蹲、跪、上下楼梯或股四头肌强力收缩时疼痛加重，跳跃、跨栏等运动加重病情。

（4）胫骨结节局部肿胀、发热、压痛 。

（5）抗主动伸膝运动或被动过屈膝关节时可引发疼痛。

（6）没有关节积液。

（7）X线摄片可阴性，或可见胫骨结节处钙化阴影，髌韧带增厚，胫骨结节前软组织肿胀。偶尔可见胫骨结节撕脱样改变。

（8）与撕脱骨折鉴别：好发人群与胫骨结节骨骺炎相似，但病变和压痛部位在髌骨下极，偶尔此症也可发生于髌骨上极。X线侧位片正常或在髌骨与髌韧带结合部有斑点状的钙化阴影，钙化点融合后看上去向髌骨下极延长了。此现象多见于足球运动员。

三、髌腱炎

（1）见于骨骼成熟后，髌骨下极腱—骨交界部。

（2）比较模糊的膝前痛。

（3）下楼或跑步等活动后疼痛加重。

（4）髌骨下极髌韧带压痛，但直腿抬高试验时压痛常常消失，说明病变部位位于髌韧带的深层，直腿抬高时髌韧带的浅层纤维紧张，保护了深层纤维。

（5）抗阻力伸膝活动时疼痛。

（6）没有关节积液。

（7）X线摄片阴性。

四、分裂（二分）髌骨

常见于儿童，多双侧性。一般认为是正常骨化的变异，可在十几岁时融合。

1. 症状

（1）运动时疼痛或运动后疼痛。

（2）膝关节屈曲时疼痛、下跪时疼痛。

（3）上下楼梯时疼痛。

（4）行走时疼痛。

（5）受冷时疼痛。

（6）无症状。

2. 体征

（1）分裂部扣击痛：可诱发有症状的分裂髌骨的疼痛，无症状者阴性。

（2）分裂骨片局部骨性隆起。

（3）股四头肌萎缩。

（4）髌骨摩擦音。

（5）大多无关节积液、跛行和关节活动度受限。

（6）有时需与骨折鉴别。

3. 与股骨头骨骺滑脱鉴别

（1）膝关节的牵涉痛。

（2）儿童和十几岁的少年。

（3）膝关节疼痛的定位不清。

（4）没有膝关节外伤史。

（5）体重超重。

（6）受累髋关节轻度屈曲外旋。

（7）被动内旋和伸直受累髋关节可引发疼痛。

（8）膝关节检查正常。

（9）典型的X线表现为股骨头骨骺移位，临床表现典型但摄片阴性不能排除诊断，此时CT扫描有助于诊断。

五、剥脱性骨软骨炎

（1）关节内的骨软骨病，病因不明。
（2）关节软骨和软骨下骨变性和再钙化。
（3）最常见于股骨内髁。
（4）模糊的、定位不清的膝关节疼痛。
（5）有晨僵，反复的关节内积液（轻度）。
（6）如有游离体，可发生交锁症状。
（7）股四头肌萎缩。
（8）受累股骨髁关节软骨面压痛。
（9）X线平片显示骨软骨病损或关节内游离体。
（10）如怀疑剥脱性骨软骨炎，摄片应包括前后位、后前隧道位、侧位和髌股关节切线位。
（11）MRI对于发现病损高度敏感。

六、髌股关节痛综合征

（1）属于过度使用综合征，典型的病变是髌骨软骨软化。
（2）轻度到中度的膝关节痛，定位模糊，常在久坐后出现"剧院征"。
（3）女性多见。
（4）可有轻度积液。
（5）膝关节活动时髌股关节摩擦音。
（6）挤压髌骨前方可引发疼痛。
（7）股四头肌抗阻力试验阳性。
（8）髌骨关节面可有压痛。
（9）X线摄片一般没有异常所见。
（10）早期退变的表现。

七、内侧滑膜皱襞综合征

（1）容易漏诊。
（2）属于过度使用综合征。
（3）髌股关节内侧的滑膜皱襞由于膝关节过度活动发生炎症水肿。
（4）过度运动后出现膝关节内侧疼痛的急性发作。
（5）在膝关节内侧、关节线前方可触及有压痛、能活动的结节或条索状组织。
（6）一般无关节积液。
（7）X线摄片阴性，CT或MRI可显示滑膜皱襞。

八、鹅足滑囊炎

（1）缝匠肌、股薄肌和半腱肌的肌腱在胫骨近端的内侧面形成联合止点——鹅足。
（2）过度使用或直接挫伤可引起鹅足滑囊的炎症。
（3）容易与内侧副韧带损伤或内侧间室骨关节炎的疼痛混淆。
（4）膝关节内侧疼痛，反复屈膝伸膝可加重。

（5）内侧关节线的下方压痛。

（6）没有关节内积液。

（7）内侧肌腱止点处轻度肿胀。

（8）外翻应力试验或抗阻力屈膝可引发疼痛。

（9）X线摄片一般无异常所见。

九、髂胫束肌腱炎

（1）髂胫束与股骨外髁的过度摩擦可引起髂胫束肌腱炎。

（2）也属于过度使用综合征，常见于跑步和自行车运动员。

（3）髂胫束紧张、足过度旋前、膝内翻以及胫骨旋转都是易感因素。

（4）膝关节外侧面疼痛，活动尤其是下坡跑和爬楼梯可加重。

（5）股骨外上髁（关节线上约3cm）压痛。

（6）Noble's test（+）：患者仰卧位，检查者拇指放在患者股骨外上髁处，膝关节反复伸屈活动，疼痛通常在膝关节屈曲30°时最明显。

（7）可有软组织肿胀和摩擦音。

（8）无关节积液。

（9）X线摄片阴性。

十、髌前脂肪垫挤压综合征

（1）病因不明，可能与髌下脂肪垫损伤有关。

（2）损伤后出血、炎性细胞浸润、肿胀、机化，以后可能由于反复的轻微损伤，形成慢性炎症、纤维化、增生肥大。

（3）某些患者的脂肪垫特大，膝关节伸直时凸出于髌韧带两侧，容易遭受挤压，引起炎症和纤维化。

（4）症状为膝前痛。

（5）髌韧带附近和髌股关节可有压痛。

（6）X线摄片髌下脂肪垫可有粗糙的钙化阴影。

十一、韧带损伤

（1）侧副韧带损伤。

（2）内侧副韧带损伤。

（3）外侧副韧带（外侧韧带复合体）损伤。

（4）交叉韧带损伤。

（5）前交叉韧带损伤。

（6）后交叉韧带损伤。

（7）韧带的复合损伤。

十二、半月板损伤

（1）发生于膝关节突然旋转损伤，如跑步者突然改变方向。

（2）也可发生于慢性退变过程中，尤其是有膝关节不稳定时。

（3）反复膝关节疼痛，交锁时加重，下蹲或膝关节旋转时可引发交锁。

（4）轻度积液。

（5）关节线压痛。

（6）股内侧肌萎缩。

（7）McMurray 试验阳性（阴性不能排除诊断）。

（8）X 线平片阴性。

（9）MRI 诊断半月板损伤的注意事项。

①半月板表面无清晰的连续性中断，不能诊断半月板撕裂。

②仅在一个层面有异常信号延伸到半月板表面不能作为诊断的决定因素，此时半月板撕裂的可能性仅为 50%。

③两个或两个以上层面出现异常信号延伸到半月板表面时，诊断半月板撕裂的特异性为 90%。

④不能仅根据 MRI 结果，还要考虑临床症状。

⑤半月板部分切除术后，由于纤维软骨的修复机制，沿切口表面产生不规则的高信号，很难在 MRI 上区分是残留的半月板还是新的撕裂。

十三、感染

（1）可发生于任何年龄。

（2）多见于免疫系统功能减弱者：癌症、糖尿病、酒精中毒、AIDS、类固醇治疗者等。

（3）无损伤史。

（4）疼痛、肿胀、皮温升高、明显压痛，即使轻微的活动也能引起剧烈的疼痛。

（5）关节穿刺：①浑浊的关节液；②WBC>50000/mm（50×10^9/L），多形核细胞>75%；③蛋白质>3g/dL（30g/L）；④葡萄糖<50% 血糖浓度；⑤细菌培养（＋）：金葡菌常见；⑥血常规显示：WBC 升高，多形核细胞增加（核左移）；⑦ESR 加快（>50mm/h）；⑧CRP 升高。

十四、骨关节炎

（1）常见（>50 岁）。

（2）膝关节痛：①早期：活动开始时痛、剧院征、上下楼梯时痛、下蹲起立时痛，休息能缓解；②中后期：负重痛、行走痛、夜间痛。

（3）短时晨僵（<20 分钟），活动后消失。

（4）可有滑膜炎急性发作。

（5）关节间隙压痛。

（6）活动度减少。

（7）关节摩擦音。

（8）轻 – 中度关节积液。

（9）X 线摄片：负重位前后位、侧位和髌股关节切线位。

十五、结晶引起的炎症性关节病

（1）急性炎症表现，无外伤史。

（2）红、肿、热、痛、活动受限。

（3）痛风：尿酸钠结晶；假痛风：焦磷酸钙结晶。

（4）偏振光显微镜：①痛风—双折射阴性的针状结晶；②假痛风—双折射阳性的菱形结晶。

（5）关节穿刺：①澄清或轻度浑浊的关节液；②WBC 2000~75000/mm；③蛋白质>32g/dL（320g/L）；④葡萄糖75% 血糖浓度。

十六、特发性骨坏死

（1）较高龄者（>55岁）。

（2）大部分无诱因，突然发生膝关节剧痛。

（3）夜间痛明显。

（4）关节内注射糖皮质激素无效。

（5）股骨髁关节面上有压痛。

（6）活动度影响不显著。

（7）X线摄片显示股骨内髁骨缺损及透亮层。

十七、隐神经卡压

（1）隐神经：股神经（L2~L4）分支，发两支，髌下支分布髌前面皮肤，小腿内侧分支分布小腿内面和足内侧缘皮肤。

（2）膝关节后内侧缝匠肌的后方有压痛点。

（3）小腿、足内侧部感觉减退。

（4）卡压点Tunnel征。

十八、近侧胫腓关节不稳定症

（1）好发于青春期女性。

（2）不固定的膝关节痛及腓总神经麻痹症状。

（3）下蹲时小腿麻木。

（4）部分为腓骨头习惯性脱位。

（5）膝外侧无力，打软，有弹响。

十九、"少女膝"

（1）多发性、游走性，膝关节最多见。

（2）没有器质性病变。

（3）无运动损伤、无髌骨不稳定。

（4）鹅足部、内侧关节间隙有压痛。

（5）大多双侧。

（6）可自行消失。

（7）有人认为与内分泌因素有关。

（8）有些误诊为半月板损伤或髌骨软骨软化症而做手术，但术后症状依旧。

二十、腘窝囊肿

（1）常见。

（2）腘窝部的不适或轻度疼痛。

（3）腘窝饱满或扪及囊性肿块，没有压痛或轻度压痛。

（4）活动度多不受影响。

（5）多起于膝关节后内侧腓肠肌半膜肌滑囊或腓肠肌内侧头附近。

（6）B超、CT、MRI。

二十一、髌骨软骨软化

髌骨软骨软化被用作前膝关节疼痛的统称，但髌骨股骨综合征也常伴有前膝关节疼痛。

【诊断思路】

1. **是否属于膝关节周围疾患** 髋关节疾患产生的牵涉痛，全身性疾患的膝关节表现，比如类风湿关节炎（多关节性），代谢性疾患（痛风等），严重肝脏疾患，白血病产生的关节表现，脊髓空洞症，脊髓痨引起的神经病性关节病等。需要仔细询问病史及体格检查，完善全身疾患的相关检查。

2. **是否为外伤性疾患** 近期有明确的外伤史，外伤造成的关节疼痛首先需要进行体格检查，包括疼痛部位，压痛部位，屈伸活动，韧带稳定性检查，半月板功能检查。通过体格检查可以大致确定病变部位。然后进行X线检查，以进一步确定是否存在膝关节周围骨折和脱位，包括股骨远端，胫骨近端和髌骨骨折，髌骨脱位，膝关节脱位等，韧带半月板损伤需要行MRI检查进一步明确部位和程度。具体诊断有膝关节周围骨折，骨（软骨）挫伤，创伤性滑膜炎，半月板损伤，交叉韧带损伤，内外侧副韧带损伤。

3. **是否为退行性疾患、运动过量或累积性损伤、腱囊性疾患** 膝关节退行性疾患常见于体力劳动者、运动员，亦多见于中老年女性和肥胖者，或见于其他膝关节疾患的晚期表现，退变主要发生在软骨和半月板，两者均可造成滑膜组织的炎症反应，产生关节积液，滑膜增生。主要诊断有骨性关节炎（OA），滑膜皱襞综合征，髌腱炎，鹅足炎，内外侧副韧带抵止点炎，髂胫束肌腱炎，创伤性滑膜炎，髌前脂肪垫挤压综合征，胫骨结节骨骺炎。髌前囊肿，腘窝囊肿等囊性肿物通过超声检查可以明确。

4. **是否为关节内炎性疾患** 感染性疾患常见于儿童，或中老年患者的医源性感染，化脓性关节炎，关节结核等，通过血液及关节液检查可明确。非感染性炎性疾患比如类风湿关节炎、痛风性关节炎，骨性关节炎，滑膜炎，激素性关节炎等。

5. **是否为力学结构异常** 髌骨（半）脱位，髌骨关节综合征，膝关节内、外翻畸形，反张膝等。需要仔细体检及影像学检查。

6. **先天性或原发性骨、软骨及滑膜病变** 二分髌骨、盘状半月板，股骨髁部骨坏死、髌骨软化、软骨剥脱、色素绒毛结节性滑膜炎等。

7. **是否为肿瘤性疾患** 关节腔或关节周围肿胀、隆起。股骨远端和胫骨近端肿瘤需要影像学检查进一步明确，关节腔内的滑膜及软骨性肿瘤需要MRI确诊。

（黄岚峰）

第十节 足踝痛

【定义】

足踝痛是指足踝部的软组织由于过度性损伤、不良的生物力学因素等原因而引起的疼痛。其中包括跟腱炎、跟腱滑囊炎、足底筋膜炎、跖骨痛、踝管综合征等等，不包含足踝部骨折后疼痛以及足踝部肿瘤浸润引起的疼痛。

【发生机制】

足踝痛的发生是足、踝部的筋膜、韧带等软组织长期劳损或不良生物力学因素造成的软组织撕裂，局部无菌性炎症，产生致痛物质，而引起疼痛。随时间延长及损伤程度的增加，形成组织变性、纤维化、钙化等慢性病理过程，并形成恶性循环。

【分类】

1. 跟腱炎　跟腱炎是指跟腱发生了炎症。一般来说，它是因为在运动过程中，小腿腓肠肌和跟腱承受了太大的压力导致的，例如打篮球。另外，突然增加锻炼的强度或频率也常会引起跟腱炎。

跟腱及周围的腱膜在行走、跑跳等剧烈运动时遭受劳损，发生部分纤维撕裂、充血、水肿、纤维变性、甚至钙化等，以局部疼痛，足跟不能着地，踝关节背伸疼痛加重等为主要表现的无菌炎症性疾病。

2. 跟腱滑囊炎　正常在跟腱止点附近有两个滑囊。一个位于皮肤和跟腱之间为皮下囊，另一个位于跟腱和跟骨后上结节之间为跟腱囊。皮下囊受到刺激后发生炎症，局部红肿热痛。跟腱囊发生炎症后，可出现跟腱前疼痛，局部肿胀后，向跟腱两侧突出。背伸踝关节，可引起疼痛。

跟腱滑囊炎最多见于青年女性，但男性也可发生。由于足跟在整个步伐周期中容易以内翻的位置活动，过度压迫跟骨外后侧与鞋之间的软组织（形成跟部硬茧）。跟骨的这一面变得隆起，易于触及，常被误认为外生骨疣。

3. 足底筋膜炎　足底筋膜炎的产生在于足底的肌肉受到外力的冲击或者长时间的走路引起局部肌肉劳损导致局部筋膜发炎，表现为局部疼痛，走路最重。

引起足底筋膜炎可能的原因：穿着高跟鞋；体重增加；走路及爬楼梯的次数增加，以及长时间站立。除此之外，先天性足弓异常，比如高弓足或者低弓足患者，较正常足弓更容易患上足底筋膜炎。

足底筋膜炎是运动引起的慢性损伤，最常见的原因是经常长时间走路包括登山健身、徒步旅行、逛商店等活动，连续走上几天，就很容易引起足底的慢性损伤，从而导致足底筋膜炎。另外，鞋跟太硬造成对足跟的压迫，也能引起足底筋膜炎。经常穿高跟鞋也会加重足底的损伤。

4. 踝管综合征　踝管综合征是指胫后神经或其分支，经过内踝后面的屈肌支持带下方的骨纤维管时受压而引起的症候群，多是由于踝管内压力过大或组织过多，造成踝关节背屈或跖屈时胫后神经及其分支受压所致。本病在临床上不易引起注意，故常易误诊。多见于经常运动的青壮年。

【鉴别诊断】

1. 骨髓炎　骨髓炎发生时也可出现足踝痛，但多表现为患肢剧痛、活动受限、周围软组织肿胀，病损中心明显叩痛。此外，化验检查白细胞增高，血培养可呈阳性，病发两周后X片出现骨质破坏征象。

2. 足踝部骨折　足踝部的骨折出现足踝痛时，有明确外伤史。疲劳骨折有持续劳损史。X线检查可见骨折线。足踝部的骨折还可有畸形、骨擦音等典型临床表现。

3. 足踝部骨关节结核　足踝部骨关节结核患者可有低热、盗汗、食欲不振等结核中毒症状。化验检查血沉加快。X片及病理可协助诊断。

【诊断思路】

一、确认是否是足踝痛

首先确定患者是否有踝关节及足部的损伤。足与踝是支撑人体全身重量的受力点，易受到各种损伤。

病史的搜集与仔细的体检是必要的。如是否有外伤、闪挫，疼痛的时间、性质与程度，是否有压痛点与活动受限等等。

二、典型足踝痛的临床表现

1. **跟腱炎** 跟腱没有真正意义上的腱鞘，而是由腱周组织（脂肪性间隙组织以分隔肌腱和腱鞘）包绕，跟腱炎早期疼痛主要是由于腱周组织的损伤所致。当患者起床或连续步行时，肌腱在腱周组织内活动增大，故疼痛加重，训练时疼痛也会加重，用手指按压跟腱有压痛。

2. **跟腱滑囊炎** 早期在足跟的后上方只见到一个小的轻度变硬有压痛的红斑，患者常在此处贴上胶布以减轻鞋的压迫。当发炎的滑囊增大时，在跟腱上就出现一个疼痛的红色肿块。根据患者所穿鞋型，有时肿胀扩展到跟腱的两侧。慢性病例的滑囊形成永久性纤维化。

3. **足底筋膜炎** 足底筋膜炎最常见的症状就是脚跟的疼痛与不适，同时它也是引起脚跟疼痛最常见的原因。一般而言，疼痛在早晨下床时的第一步最为明显，这主要是因为经过一个晚上的休息，足底筋膜不再负重，会处在较为缩短的状态。因而当早晨下床踩地时，会对足底筋膜产生较大、较快的牵拉，进而引起疼痛。但在行走一段时间后，足底筋膜会变得较松，因而症状会缓解。但若过度行走，足底筋膜被牵拉的次数渐增，症状又会再现。

4. **踝管综合征** 患者往往主诉患足的阳面烧灼或针刺感，活动后加重，但休息时亦可有疼痛，甚至从睡眠中痛醒，起立或步行则可加剧症状，疼痛偶尔可向小腿内侧放射，但一般不超过膝关节。足底感觉减退或消失，其范围在阳内侧神经为内侧三个半趾，阳外侧神经为外侧一个半趾，跟内侧支则为足跟内侧的两点辨别能力明显降低。

【治疗原则】

一、非手术治疗

1. **减轻疼痛** 急性期可采用冷敷的方法，恢复期可采用理疗的方法。

2. **药物治疗** 可用一些消炎、镇痛、活血化瘀、通经走络、开窍透骨、祛风散寒的中药治疗。像膏药贴于足跟肌表刺激神经末梢，扩张血管，促进局部血液循环，改善周围组织营养，达到消肿、消炎和镇痛之目的。

3. **足踝部的护具** 适当的足踝部的护具，例如护垫，可在下肢负重时有效降低足踝部所受的拉力，进而减少对足踝部的伤害。

4. **局部封闭** 足踝痛可以在其痛点处做封闭治疗，去除疼痛。

二、手术治疗

如果非手术治疗三个月后不见明显好转，可采用手术治疗。

（王明礼）

第十一节　皮肤疼痛

【定义】

疼痛是一种主观感受，同时伴有情绪及自主神经系统反应。为临床常见症状之一，包括头痛、牵张性疼痛、神经性疼痛以及因各种局部病变刺激末梢神经感受器而引起的局部痛，皮肤疾病引起的疼痛常见于后两种。

【发生机制】

有关疼痛的发生机制尚不十分明确。一种学说认为由于直接刺激了神经末梢，另一种学说认为外界刺激损伤了神经末梢周围细胞产生了某种致痛物质如组胺、乙酰胆碱、钾离子、5-羟色胺、缓激肽以及酸性物质的释放，这些致痛物质导致损伤部位的血管扩张，神经组织异常放电，以及组织内 pH 的变化从而导致疼痛发生。

一、神经痛

1. **中枢痛**　中枢感觉神经系统从脊髓后角的大脑皮层任何水平的完全阻断或轻重不等的部分性损伤都可能产生中枢痛。疼痛程度不一，剧烈者完全不可忍受，而轻微者仅在受到轻微或中度伤害性刺激时才出现难以忍受的疼痛，称之为感觉过敏。中枢性痛一旦出现后，剧烈程度可逐年加重，分布和性质也可发生变化，中枢神经系统病变累及脊髓-丘脑通路或后索-内侧丘系后可引起痛觉或感觉不适，继发于丘脑纹状体动脉或丘脑膝状体动脉供血区（丘脑腹后核）的脑梗死，表现为对侧身体的弥漫性、难以忍受的持续性疼痛，呈暴发性加剧，身体受累部位的感觉兴奋阈增高，各种刺激必须达到较强的程度才被感觉，脊髓空洞症、动脉血栓形成、损伤、肿瘤等累及脊髓、延脑、脑桥或中脑内的感觉神经时，也可出现性质与丘脑相似的中枢性疼痛，尚有部分中枢性疼痛发生于手术（如丘脑和中脑）破坏痛觉传导通路后。

2. **周围神经痛**　周围神经痛是指由于周围神经器质性或功能性异常而引起的投射至所支配部位的疼痛。常见的神经痛有：①枕神经痛；指枕骨后及后头部的疼痛，由于枕大神经或枕小神经的外伤，上颈椎的骨关节炎压迫枕神经或上段颈神经根，椎管内肿瘤压迫 C2、C3 神经根等引起；②颈神经痛：病损累及 C1~4 的脊髓、脊膜、脊神经根或颈丛的各种病损均可以产生颈神经痛。主要表现为枕区、后颈、耳后和前颈的尖锐灼痛或钝痛；③胸腹神经痛：是指由于有关神经结构性病变或功能异常所致前、后、侧胸壁及腹部的疼痛。T1~6 节段病变引起胸痛，T7~12 节段病变则引起腹痛；④灼性神经痛：通常在周围神经损伤后不久出现灼烧样疼痛，疼痛部位异常敏感，甚至无法忍受衣服的轻触或微风吹拂。疼痛部位的皮肤呈痛觉过度，痛觉阈值异常降低，痛觉的范围常远超出损伤神经的支配区。对其发生机制尚不很清楚，有学者提出，灼烧性神经痛是由于损伤部位的神经发生短路，使交感神经纤维的传出冲动经伤害性感受器传入纤维回传引起；也有人提出，部分受损的神经膜对去甲肾上腺素变得异常敏感，且可发生伤害性冲动。这些传入冲动作用于脊髓侧角的交感神经细胞，后者再发出异常冲动至周围，反射性引起各种自主神经症状；⑤肢体神经痛：发生于四肢的神经痛，上肢痛主要由颈椎、臂丛或肩部疾病引起，疼痛由颈、肩部向上肢远端放射（臂丛神经痛）；下肢痛多由腰椎、腰骶丛等引起，疼痛由腰骶部向下肢远端放射（如坐骨神经痛）。如发生于颈段或腰骶段的脊膜神经根炎或硬脊膜外肿瘤，可引起两侧上肢或下肢远端放射的根性神经痛。马尾肿瘤或正中型腰椎间盘突出，可引起双侧的根性坐骨神经痛；⑥残端神经痛：患者截肢后，肢体残端可能发生剧烈疼痛，局部极度敏感，轻微触碰即可引起剧烈疼痛。切除鼠的坐骨神经后，发现细髓鞘纤维和无髓鞘纤维不断自发放电，可能使痛觉变得敏感。

2. 局部痛

疼痛感受器是指能接受痛刺激的组织或器官。

（1）存在形式包括：感觉神经游离端、终末神经小体、无雪旺鞘的末梢轴突。

（2）痛觉感受器分类：①化学敏感性：感受K^+、H^+、5-羟色胺及各种肽、炎症等刺激。②伤害性：热、电流、损伤。

（3）疼痛在末梢的传导：由传导神经纤维完成。神经传导速度与神经纤维关系：有髓A纤维传导速度快，称快痛；无髓Cdr纤维传导速度慢，称慢痛。

【 分类 】

按照引起皮肤疾病疼痛的分类，大致有以下几种。

（1）感染性：包括细菌病毒等病原体所致的感染性疾病。

（2）超敏反应，主要见于Ⅲ型超敏反应所致的皮肤疾病。

（3）血栓所致的各种脉管性疾病。

（4）中枢神经疾病。

（5）周围神经疾病。

（6）昆虫性皮肤病水生生物及其他动物所致皮肤病。

（7）自身免疫性皮肤病。

（8）皮肤肿瘤。

【 常见临床类型 】

1. 感染性疾病

（1）细菌感染：这类疾病最常见，主要由化脓性球菌直接侵入皮肤所引起的病变。由于病变部位深浅不同，临床表现也不相同，如侵犯毛囊口周围为浅表毛囊炎，较深者为深毛囊炎，侵犯毛囊深处及附近组织时为疖；多数毛囊深处及其周围组织受累形成痈；广泛的皮肤及皮下组织弥漫性化脓性炎症为蜂窝组织炎；侵犯汗腺引起化脓性汗腺炎，由金葡菌及其产生的表皮剥脱毒素引起的发生于婴幼儿的葡萄球菌性烫伤样皮肤综合征等。这类疾病的共同特点是，疼痛往往比较剧烈，疼痛的性质常为胀痛，局部皮肤潮红充血肿胀，皮温升高，近卫淋巴结肿大，严重者伴有高热，白细胞升高，抗生素治疗大都有效。

（2）病毒感染：病毒感染所致皮肤疾病引起疼痛的比较少见，主要见于由疱疹病毒引起的单纯疱疹及带状疱疹，特别是后者所伴发的疼痛既是本病的特征，也是皮肤病疼痛的典型代表，疼痛的性质为针刺样或刀割样，年老体弱者疼痛更加剧烈甚至难以忍受，某些患者在皮损完全消退后仍遗留有神经。单纯疱疹的疼痛较轻，为烧灼样疼痛，病程较短，但易反复。

2. 超敏反应

主要见于Ⅲ型超敏反应所致的各类血管炎，根据受累血管部位、血管管径大小、范围、病程的不同而有不同的临床表现，如结节性红斑、脂膜炎、变应性血管炎、急性发热性嗜中性皮病、坏疽性脓皮病、结节性多动脉炎等。这类疾病的共同特点是皮损多为红斑结节，严重者可有水疱、大疱，甚至皮肤坏死，有不同程度的全身症状，如发热、关节疼痛、食欲不振，皮损疼痛感要比感染性疾病轻，多数可以忍受，此类疾病最严重的危害往往是腹膜炎、肾炎，也可侵及心、肝、脾、肺而表现为多脏器损害。

3. 脉管性疾病

皮肤脉管可因多种因素如遗传、内脏疾病、内分泌、凝血因子异常、自身免疫、细菌感染、药物、物理因素、损伤、循环障碍等发生病变，而引起皮肤疼痛的脉管性疾病多见由动静脉血栓形成及肢端动脉痉挛所致，如静脉血栓、血栓性静脉炎、雷诺病、红斑性肢痛病等。静脉血栓形成多发生于老年、长期卧床、妊娠、肿瘤压迫、心力衰竭、静脉曲张和静脉瘤的患者，血流缓慢和高凝状态致使血栓形成，临床表现为血栓发生部位弥漫性高度水肿、苍白、局部持续性疼痛伴压痛；动脉痉挛及血栓形成发病年龄较轻，往往有家族史，患处皮肤呈青紫色，触诊皮肤凉，遇冷疼痛加剧，保暖疼痛减轻，严重病例可发生肢端溃疡和坏死。

4. 中枢神经系统疾病 中枢神经系统疾病所致的疼痛往往非常剧烈，仅少数病种可以有阳性皮肤表现，但因均伴有受累神经支配区域皮肤疼痛，所以部分患者可以以皮肤疼痛为主诉而就诊于皮肤科，因此要引起皮肤科医生的高度重视，常见临床类型包括脊髓肿瘤、脊髓蛛网膜炎、肢痛性癫痫、丘脑综合征、脊髓痨、脊髓空洞症等。对于上述疾病的诊断，除了病史、临床表现，还要结合X线检查。脊髓痨是一种晚期神经梅毒，所以还要进行梅毒的血清学检查。

5. 周围神经病变 由于肢体的感觉神经纤维和自主神经受到病变的刺激，往往发生不同程度的疼痛，常见的有周围神经的感染、外伤和受压，如脊神经根炎、臂丛神经痛、股外侧皮神经炎、多发性神经炎、坐骨神经痛等。

6. 昆虫性皮肤病水生生物及其他动物所致皮肤病 由于昆虫种类的不同，侵害人体的方式及虫体所含毒液的性质及机体反应性的差别，疼痛的程度有明显差别，如松毛虫皮炎、桑毛虫皮炎、刺毛虫皮炎、蛾茧皮炎、蚊虫叮咬、白蛉叮咬、蠓虫叮咬、蜱叮咬常有不同程度的痒痛感，而蜂蜇伤、蝎蜇伤、蜘蛛咬伤、蜈蚣咬伤则有较严重的疼痛，部分患者可能伴有全身症状，甚至致人死亡。

水生生物及其他动物所致的皮肤病的种类也比较多。引起皮肤疼痛的程度不一，部分病例疾病种也能引起全身症状，甚至死亡，常见临床类型有水母皮炎、海葵刺伤、海胆刺伤、海星皮炎、水蛭咬伤、毒鱼刺伤、蛇咬伤等。

7. 自身免疫性皮肤病 此类疾病除皮肤表现外，往往伴随全身脏器损伤，疼痛以关节痛及肌肉痛为主，疼痛的性质为胀痛、酸痛，疼痛的程度远不及上述疾病引起的疼痛。代表疾病如红斑狼疮、皮肌炎、多发性肌炎、嗜酸性筋膜炎、变应性亚败血症等。

8. 皮肤肿瘤 皮肤肿瘤所致的疼痛与肿瘤的性质、部位、大小及良恶性质有关，常见临床类型有血管球瘤、平滑肌瘤、神经鞘瘤、湿疹样癌、鳞癌等。

【诊断思路】

疼痛是临床常见而且比较明确的症状，根据不同部位、不同疾病以及因个体差异等因素表现为程度上的不同，所以一旦认定疼痛的存在，要结合疾病的部位、时间、皮损特点进行诊断，同时要注意无皮损出现时疼痛部位的相关疾病的鉴别诊断。如头面部的疼痛要注意排除脑血管及五官科疾病，胸背部疼痛要注意排除心肺疾病，左上腹疼痛要注意心脏、胰腺、胃病的鉴别，右上腹要注意肝胆系统性疾病，右下腹疼痛将要注意阑尾及肠道疾病。四肢部位的疼痛要注意来源于皮肤、肌肉、神经、血管、骨关节等疾病的鉴别。

（张　明）

第3章　血压异常

第一节　低血压

【定义】

低血压是体循环动脉压低于正常值的总称。一般来说按常规测量法，测得成人肱动脉血压低于90/60mmHg（12.0/8.0kPa）时，可称为低血压。原发性低血压病主要有以下表现：疲乏、无力、头痛、头晕、心前区隐痛或不适、精神萎靡不振、记忆力减退、睡眠障碍和失眠等。

【发生机制】

原发性低血压病的发生机制至今未明，多数学者认为可能与中枢神经细胞张力障碍有关。由于中枢神经系统的兴奋与抑制过程的平衡失调，血管舒缩中枢的抑制过程加强，血管收缩与舒张动态平衡发生障碍，血管舒张占优势，最终导致动脉血压降低。此外，内分泌功能失调，体内某些调节血压的物质排泌失衡，如血管紧张素-肾素-醛固酮系统、儿茶酚胺类等升压物质分泌降低，而缓激肽、组胺、5-羟色胺等舒血管物质增多，也可能参与低血压病的形成。至于遗传因素、年轻时患过某些传染病，慢性扁桃体炎、咽峡炎、营养失调如维生素C、维生素B、维生素B_1和维生素B_6缺乏，以及气候、地理环境、风俗习惯、职业等对低血压病的产生也可能有关。

【分类】

一、根据低血压的起病形式分类

（一）急性低血压

急性低血压是指患者血压由正常或较高的水平突然而明显下降，临床上常因脑、心、肾等重要脏器缺血出现头晕、眼黑、肢软、冷汗、心悸、少尿等症状，严重者表现为晕厥或休克。有关本部分内容可参阅本书晕厥和休克章节。

（二）慢性低血压

慢性低血压是指血压持续低于正常范围的状态，其中多数与患者体质、年龄或遗传等因素有关，临床称之为体质性低血压；部分患者的低血压发生与体位变化（尤其是直立位）有关，称为体位性低血压；而与神经、内分泌、心血管等系统疾病有关的低血压称之为继发性低血压。

慢性低血压一般可分为以下四类。

1. 体质性低血压　一般认为与遗传和体质瘦弱有关，多见于20~50岁的妇女和老年人，轻者可无任何症状，重者出现精神疲惫、头晕、头痛，甚至晕厥。夏季气温较高时更明显。

2. 体位性低血压　体位性低血压是患者从卧位到坐位或直立位时，或长时间站立出现血压突然下降超过20mmHg，并伴有明显症状，这些症状包括：头昏、头晕、视力模糊、乏力、恶心、认识功能障碍、心悸、颈背部疼痛。体位性低血压与多种疾病有关，如多系统萎缩、糖尿病、帕金森病、多发性硬化病、更年期障碍、血液透析、手术后遗症、麻醉、降压药、利尿药、催眠药、抗精神抑郁药等，或其他如：久病卧床，体质虚弱的老年人。

3. 继发性低血压　由某些疾病或药物引起的低血压，如脊髓空洞症、风湿性心脏病、降压药、抗抑郁药和慢性营养不良症、血液透析患者。

4. 心血管疾病所致的低血压　高度的主动脉瓣狭窄、二尖瓣狭窄、慢性缩窄性心包炎、特发性或肥厚性心肌病等，由于血液输出量减少，常伴有低血压。无脉症是指由于主动脉弓的分支受累以致上肢缺血，桡动脉搏动消失，血压甚至测不到。

二、根据低血压产生的原因分类

1. 原发性低血压病　指无明显原因的低血压状态，如生理性低血压（体质性低血压），是指部分健康人群中，其血压测值已达到低血压标准，但无任何自觉症状。经长期随访，除血压偏低外，人体各系统器官无缺血和缺氧等异常，也不影响寿命。据统计，有上述低血压状态的人占健康人的2.5%~3.5%，常见于经常从事较大运动量的人群，如体育运动员、重体力劳动者，而体型瘦长的年轻妇女也不少见。生理性低血压可有家族性倾向，无重要临床意义。

2. 继发性低血压病　是指人体某一器官或系统的疾病所引起的血压降低，这种低血压可在短期内迅速发生，以致出现虚脱和休克的征象，称为急性低血压，如大出血、急性心肌梗死、严重创伤、感染、过敏等原因所致血压急剧降低。而大多数情况下，低血压为缓慢发生，可逐渐加重，如继发于严重的肺结核、恶性肿瘤、营养不良、恶病质等所致低血压。

【临床症状】

1. 疲乏、无力　尤其是早上，患者常感到精神萎靡不振、四肢酸软无力，经午睡或休息后可好转，但到下午或傍晚又感乏力，这种倦怠感与患者实际工作或活动所消耗的体力不相称，即这种乏力并非都是因疲劳过度所致。这种疲乏可能与神经系统功能紊乱导致过多的肌肉收缩不协调，而不恰当地消耗肌力所致。

2. 头痛、头晕　在低血压病患者中，头痛可以是唯一的主诉，其头痛往往在紧张的脑力或体力活动后较为明显，头痛性质和程度不一，多表现为颞顶区或枕下区隐痛，也可呈剧烈的搏动性疼痛或麻木性疼痛。头晕轻重不一，轻者两眼发黑、眩晕；重者可以失神，甚至晕厥倒地，常在突然改变体位，尤其是由蹲位突然起立时最易发生。此外，静止而又负担过重的工作条件下也易发生。头痛和头晕可能与血压低致脑灌注不足有关。

3. 心前区隐痛或不适　低血压病患者心前区隐痛、不适，不仅可在体力劳动或紧张脑力劳动时发作，在安静时也可发作，甚至引起心绞痛样发作，尤其多见于40岁以上患者。这种情况不仅见于低血压病合并冠心病的患者，也可能由于血压过低本身导致冠脉供血不足，引起心肌缺氧、缺血而产生上述症状。

4. 神经功能障碍　可表现为精神萎靡不振、记忆力减退、睡眠障碍和失眠等。自主神经功能失调可表现为多汗、皮肤苍白或轻度发绀，浑身忽冷忽热，时有蚁爬感，手脚麻木等。

5. 内分泌功能减退的现象　主要表现为肾上腺素和去甲肾上腺素一类物质不足，部分患者血糖降低和性功能衰退。

6. **其他** 可表现为食欲不振、腹部不适、消化不良，以及血红细胞增多、白细胞减少、抵抗力降低易引起感染等征象。

这些症状主要因血压下降，导致血液循环缓慢，远端毛细血管缺血，以致影响组织细胞氧气和营养的供应，以及二氧化碳及代谢废物的排泄，尤其影响了大脑和心脏等重要脏器的血液供应。

【诊断检查】

1. **诊断** 原发性低血压病的诊断主要根据动脉血压测值达低血压标准，除外继发性低血压病，结合上述临床表现可以作出诊断。

2. **实验室检查** 尚未有相关报告。

3. **其他辅助检查**

（1）心电图 有无心率和心律的变化，有无ST-T的改变，有无病理性Q波。

（2）心脏彩超及外周血管多普勒超声检查 有助于心血管疾病源性低血压的诊断。

（3）心导管检查及血管造影 可明确心脏疾病及外周血管疾病。

（4）X线检查 通过透视胸片检查，观察有无肿块压迫外周大血管。

（5）脊髓造影 了解有无脊髓空洞等脊髓病变。

（6）化验检查 对怀疑由内分泌疾病引起的低血压，应做相应的内分泌功能及激素检测。血常规化验如有红、白细胞的改变亦有助于诊断。

【诊断思路】

对低血压患者注意询问以下情况有助于诊断及鉴别诊断。

（1）询问除低血压外，有无其他血管症状，有无其他系统疾病，如无则考虑为原发性低血压。

（2）询问有无急重症造成急性血容量不足或急性心功能减低、心排血功能障碍。

（3）询问有无引起低血压症的心血管系统疾病及外周血管疾病有无高原居住史。有无引起低血压症的内分泌系统疾病及临床表现。有无代谢性疾病、脊髓病变。

（4）询问低血压状态是何时发生的，与临床上出现的症状体位有无明显关系。有无长期卧床病史。有无外科手术，外伤而导致自主神经损害的原因。

（5）询问低血压发生的时间长短，临床表现与服用药物的关系。通过详细询问以上情况，能明确低血压是原发性或继发性，是否为急性低血压，结合临床其他资料，可能明确原发病因。

（张 静）

第二节　高血压

【定义】

在未服药情况下，成年人（年龄大于18岁）至少3次非同日血压值达到或超过收缩压140mmHg和（或）舒张压90mmHg为高血压。既往有明确高血压病史、现在正在服用降压药物治疗者，即便血压正常亦应诊断为高血压。

【发生机制】

高血压的发生机制，即遗传与环境因素通过什么途径和环节升高血压，至今还没有一个完整统一的认识。总的来讲，主要有以下几个方面。

1. **血压的调节机制失衡**　急性调节主要通过压力感受器及交感神经活动来实现，而慢性调节由肾素－血管紧张素－醛固酮系统及肾脏对体液容量的调节来完成。调节机制影响因素众多，主要决定于心排血量及体循环的周围血管阻力。具体来讲有：①阻力小动脉结构的改变；②血管壁顺应性降低；③血管的舒缩状态（如交感神经α受体激动、血管紧张素、内皮素等物质使血管收缩，阻力升高；一氧化氮、前列环素、缓激肽、心钠素等物质的作用使血管扩张，阻力降低）；④血液黏稠度增高亦使阻力增加。

2. **遗传学说**　原发性高血压有群集于某些家族的倾向，提示其有遗传学基础或伴有遗传生化异常。双亲均有高血压的正常血压子女，以后发生高血压的比例均增加。但具体机制至今尚未阐明。

3. **肾素－血管紧张素－醛固酮系统（RAAS）激活**　经典的RAAS包括：肾小球入球动脉的球旁细胞分泌肾素，激活从肝脏产生的血管紧张素原，生成血管紧张素 I，然后经肺循环的转化酶（ACE）生成血管紧张素 II（A II）。A II 是RAAS的主要效应物质，作用于血管紧张素 II 受体（AT1），使小动脉平滑肌收缩，刺激肾上腺皮质球状带分泌醛固酮，通过交感神经末梢突触前膜的正反馈使去甲肾上腺素分泌增加。这些作用均可使血压升高，参与高血压发病并维持。近年来发现很多组织，例如血管壁、心脏、中枢神经、肾脏及肾上腺，也有RAAS各种组成成分。组织RAAS对心脏、血管功能和结构的作用，可能在高血压发生和维持中有更大影响。引起RAAS激活的主要因素有：肾灌注减低，肾小管内液钠浓度减少，血容量降低，低钾血症，利尿剂及精神紧张，寒冷，直立运动等。

4. **钠与高血压**　高钠摄入可使血压升高，而低钠饮食可降低血压。但是，改变钠盐摄入并不能影响所有患者的血压水平。高钠盐摄入导致血压升高常有遗传因素参与，具体钠引起高血压的机制尚不清楚。

5. **精神神经学说**　动物实验证明，条件反射法可形成狗的神经精神源性高血压。人在长期精神紧张、压力、焦虑或长期环境噪音、视觉刺激下也可引起高血压，这可能与大脑皮层的兴奋、抑制平衡失调，以致交感神经活动增强，儿茶酚胺类介质的释放使小动脉收缩并继发引起血管平滑肌增殖肥大有关，而交感神经的兴奋还可促使肾素释放增多，这些均促使高血压的形成并使高血压状态维持。

6. **细胞膜离子转运异常**　血管平滑肌细胞有许多特异性的离子通道、载体和酶，组成细胞膜离子转运系统，维持细胞内外钠、钾、钙离子浓度的动态平衡。遗传性或获得性细胞膜离子转运系统，包括钠泵活性降低，钠－钾离子协同转运缺陷，细胞膜通透性增强，钙泵活性降低，可导致细胞内钠、钙离子浓度升高，膜电位降低，激活平滑肌细胞兴奋－收缩耦联，使血管收缩反应性增强和平滑肌细胞增生与肥大，血管阻力增高。

7. 胰岛素抵抗 胰岛素抵抗（IR）是指必须以高于正常的血胰岛素释放水平来维持正常的糖耐量，表示机体组织对胰岛素处理葡萄糖的能力减退。约50%原发性高血压患者存在不同程度的IR，在肥胖、血甘油三酯升高、高血压与糖耐量减退同时并存的四联症患者中最为明显。近年来认为胰岛素抵抗是2型糖尿病和高血压发生的共同病理生理基础，但是胰岛素抵抗是如何导致血压升高，尚未获得肯定解释。

8. 其他 流行病学调查提示，以下因素也可能与高血压的发生有关：肥胖、吸烟、过量饮酒、低钙、低镁及低钾。

【分类】

一、按血压水平分类

目前，我国采用的血压分类和标准见表3-1。

表3-1 血压水平的定义和分类

类别	收缩压（mmHg）	舒张压（mmHg）
正常血压	<120	<80
正常高值	120~139	80~89
高血压：	≥140	≥90
1级高血压（轻度）	140~159	90~99
2级高血压（中度）	160~179	100~109
3级高血压（重度）	≥180	≥110
单纯收缩期高血压	≥140	<90

当患者的收缩压与舒张压分属不同的级别时，则以较高的分级为准。以上标准适用于男、女性任何年龄的成人。

二、按分类

1. 原发性高血压 绝大多数的高血压患者的病因不明，称之为原发性高血压，占总高血压患者的95%以上。原发性高血压，又称高血压病，除了高血压本身有关的症状外，长期高血压还可能成为多种心脑血管疾病的重要危险因素，并影响重要脏器如心、脑肾的功能，最终还可导致这些器官的功能衰竭。

2. 继发性高血压 高血压患者中约5%左右可找出高血压的病因。血压升高是某些疾病的临床表现，称为继发性高血压。通过病史、体格检查和常规实验室检查可对继发性高血压进行简单筛查。

三、按血压升高类型分类

1. 单纯收缩期高血压（ISH） 收缩压≥140mmHg和舒张压<90mmHg，为单纯性收缩期高血压。

2. 单纯舒张期高血压（IDH） 收缩压<140mmHg和舒张压≥90mmHg，为单纯性舒张期高血压。

3. **收缩舒张期高血压（SDH）** 收缩压≥140mmHg和舒张压≥90mmHg，为收缩舒张期高血压。

四、按对盐是否敏感分类

1. **盐敏感性高血压** 大部分人增加饮食中盐量并不引起血压升高，一部分患者高盐摄入可引起血压升高，限制盐的摄入可降低血压，称为盐敏感性高血压。

2. **盐抵抗高血压** 盐抵抗高血压属于钠-容量非依赖性高血压，血浆肾素活性正常或升高。利尿剂对这型高血压往往无效。

【常见临床类型】

一、原发性高血压

缺少典型特点，不予赘述。

二、继发性高血压

1. **肾实质性高血压** 肾实质性高血压是最常见的继发性高血压。病因有多种，以慢性肾小球肾炎最为常见，其他包括肾间质纤维化、多囊肾、肾囊肿、慢性肾盂肾炎和梗阻性肾病等。体检时双侧上腹有块状物，应疑为多囊肾，应做腹部超声检查，该检查可提供肾脏大小、形状、皮质厚度、尿道阻塞和肾块状物等信息。适用于肾脏实质性疾病的功能筛查的试验有评估有无尿蛋白、红细胞和白细胞，测血清肌酐浓度等。

高血压患者均应进行上述检查。若多次尿检查和血清肌酐浓度均正常，可以排除实质性肾疾病。若出现红细胞和白细胞应经尿镜检证实。若肾实质性高血压筛查试验为阳性，应进行详细的肾脏病检查。

2. **肾血管性高血压** 继发性高血压中肾血管性高血压名列第二。患者中75%的肾动脉狭窄是由动脉粥样硬化所致（尤其是老龄人群）。纤维肌性发育不良占总病例的25%（是年青成人中最常见者）。肾动脉狭窄的体征是腹部可闻及杂音，向两侧传导；但许多肾血管性高血压患者并不出现上述体征。例如，肾血管性高血压患者只有40%听到腹部杂音。用超声探明肾的纵向直径可用作筛查方法。通常认为两肾长度相差>1.5cm对肾动脉狭窄具有诊断意义。但此情况只见于60%~70%肾血管性高血压患者。彩色多普勒和肾动脉收缩峰速度、阻力指数能查出肾动脉狭窄，尤其是血管开口处的狭窄。此方法由经验丰富的人员操作，其特异性和敏感性均高，但不同的观察者之间结果可能不尽相同。将来诊断肾血管性高血压的方法可能是用屏住呼吸的三维gadolinium-enhanced磁共振血管影像。有些作者报告此方法的敏感性可高达95%。另一种具有同样敏感性的影像方法是螺旋CT，它需用含碘显影剂和相对大的X-光剂量。若患者高度怀疑为肾动脉狭窄，应做动脉内数字减影血管造影予以确诊。这种有创的方法仍然是查出肾动脉狭窄的金标准。

3. **嗜铬细胞瘤** 嗜铬细胞瘤是种罕见的继发性高血压，起源于肾上腺髓质和交感神经组织，分泌去甲肾上腺素、肾上腺素、多巴胺等多种血管活性物质。肾上腺嗜铬细胞瘤、异位嗜铬细胞瘤及肾上腺髓质增生均分泌儿茶酚胺，临床表现相似，统称为儿茶酚胺增多症。可靠的检查方法是测多份24小时尿标本的儿茶酚胺（去甲肾上腺素和肾上腺素），其敏感性>95%。多数嗜铬细胞瘤患者的去甲肾上腺素、肾上腺素排出升高十分明显。有些患者临床虽高度疑似嗜铬细胞瘤，但儿茶酚胺及其代谢物的排出增加仅属边缘性或正常，可做胰高糖试验。此试验要求患者应用一种a-阻滞剂治疗后，测血浆儿茶酚胺比较好。此种事前的处理可防止胰高糖注射后血压明显升高。Clonidine suppression试验亦需测血浆儿茶酚胺，其目的是识别出交感神经活性高、尿中儿茶酚胺及其代谢物排出稍高的原发性高血压患者。一旦嗜铬细胞瘤的诊断成立，须明确其部位。由于该瘤较大，常位于肾上腺或与之十分接近的位置，常可用超声查出。CT的敏感性更高。MIBG扫描有助于肾上腺以外的嗜铬细胞瘤或恶性嗜铬细胞瘤（约占10%）转移病灶的检出。

4. **原发性醛固酮增多症** 表现为高血压、低钾血症、血浆醛固酮增高、血浆肾素活性受抑制。检测血钾、尿钾水平作为筛查方法。但早期患者仅80%有低钾血症。有些权威学者甚至认为，严重病例可以无低钾血症。尤其是双侧肾上腺增生患者，血钾水平可能正常或稍降低。停服影响肾素的各种药物后，血清肾素活性低 [<1ng/（ml·h）] 和血清醛固酮水平高可以确诊。血浆醛固酮（ng/dl）/血浆肾素活性 [ng/（ml·h）] >50，高度提示原发性醛固酮增多症。Fludrocortisone suppression试验可以确诊原发性醛固酮增多症，患者若有原发性醛固酮增多症，用4天fludrocortisone进一步抑制血浆肾素活性而血浆醛固酮水平并不进一步降低至阈值水平（5ng/dl）以下。CT和MRI影像检查有助于定位诊断。

5. **Cushing综合征** Cushing综合征也称皮质醇增多症，患者中的80%伴高血压。患者典型表现有向心性肥胖、水牛背、皮肤宽大紫纹、多毛等。患者的体型常提示此综合征。反映皮质素分泌最实用而可靠的指标是测24小时尿的氢化可的松水平，若结果>110nmol/L，高度提示该综合征。常用的试验有2d小剂量地塞米松抑制（dexamethasone suppression）试验（0.5mg/6h，共8次）或overnight dexamethasone suppression test。若2d抑制试验结果：第二天尿氢化可的松>275nmol/L，提示Cushing综合征；若overnight试验结果8小时血浆氢化可的松浓度>140nmol/L，亦提示Cushing综合征。若该两抑制试验中的一种结果正常，可除外该综合征的可能。区分该综合征的不同类型，需进一步的试验和影像学检查。

6. **主动脉狭窄** 好发于儿童及年轻成人，是由胸降主动脉狭窄引起的区域性高血压。体格检查时诊断已明确。前胸及背部听诊有收缩期杂音，呈连续性。股动脉搏动迟于桡动脉。上肢血压高，下肢血压低或测不到。对于疑似患者，一般采用MRA或CTA检查，可明确诊断。

【诊断思路】

1. **正确测量血压，明确是否存在高血压** 在未服药情况下，成年人（年龄大于18岁）收缩压 ≥140mmHg和（或）舒张压 ≥90mmHg为高血压。实际测量血压过程中需注意以下几点。

（1）由于影响血压的因素很多，人体血压几乎总是在不断波动，有时变化幅度可以很大。所以诊断高血压时特别强调"不同日反复测量"，以避免将某些生理性的血压波动（如剧烈运动或情绪激动后的一过性血压升高）误判为高血压。

（2）使用标准的血压测量工具。虽然目前有多种测量血压的工具（如机械式血压表、电子血压计、动态血压监测仪等），但目前仍将符合计量标准的水银柱式血压计作为最基本、最可靠的测量工具。

（3）注意血压测量方法的规范性。测量血压前应让患者至少静坐休息5分钟，且30分钟前禁止吸烟、饮用茶和咖啡等兴奋性食品饮料。气囊袖带规格一般为宽13~15cm、长30~35cm，上肢过粗或过细时须适当调整袖带规格。测量时患者取坐位，肘部置于与心脏同一水平。测量舒张压时以柯氏第五相音为准。应相隔两分钟重复测量，取两次读数的平均值。如果两次测量的收缩压或舒张压读数相差>5mmHg，则相隔两分钟后再次测量，然后取3次读数的平均值。

2. **鉴别是原发性高血压还是继发性高血压** 通过临床病史、体格检查和常规实验室检查可对继发性高血压进行简单筛查。以下线索提示有继发性高血压可能：①严重或顽固性高血压；

②年轻时发病；③原来控制良好的高血压突然恶化；④突然发病；⑤合并周围血管病的高血压。

　　3. 相关实验室检查　评估靶器官损害和相关危险因素，确定合理的降压方案和降压目标。

　　4. 准确判断高血压急症及时给予处置　高血压急症是指高血压患者，血压在短时间内（数小时或数天）显著地急骤升高，舒张压>130mmHg和（或）收缩压>200mmHg，同时伴有心、脑、肾、视网膜等重要的靶器官功能损害的一种严重危及生命的临床综合征，可见于高血压病和某些继发性高血压，其发生率占高血压患者的5%左右。高血压急症常引起靶器官的功能严重障碍，甚至衰竭。

【治疗原则】

　　（1）迅速降低血压。

　　（2）控制性降压。

　　（3）合理选择降压药物。

（刁鸿英）

第4章　动脉搏动异常

第一节　大血管搏动异常

【定义】

大动脉的器质性病变或供血通道改变导致有别于正常大动脉波动的异常体征称之为大动脉波动异常。临床上将大动脉分为胸主动脉和腹主动脉，前者进一步分为升主动脉、主动脉弓及降主动脉，后者则分为肾上段和肾下段。先天性、老年退行性改变、机械以及血流动力学等因素综合作用均可导致大动脉波动异常。

【发生机制】

目前研究大多支持腹主动脉瘤多因素发生机制的学说。遗传、环境、血流动力学和免疫学等因素均在主动脉瘤的发生、发展中起作用。主动脉管壁能够耐受扩张是基于其细胞外基质强度，细胞外基质中含有相当多的弹性蛋白和胶原。任何因素引起这些结构蛋白的降解都会降低主动脉壁的强度，并促使主动脉瘤形成。组织学上，老年人的主动脉血管壁弹力蛋白碎裂，胶原增加，胶原/弹力蛋白比率升高，导致生理上的扩展性减退。对于主动脉的病变，老年性主动脉的改变主要以扩张、伸长为特征，同时可出现主动脉壁结构的改变，主要表现为弹性纤维断裂、嗜碱基质沉积、胶原组织聚集以及平滑肌细胞核缺失（主动脉中层坏死）。当老年性患者血压波动较大，或收缩压较高时，特别是在动脉搏动较强时，可导致动脉血流剪应力增加。当外周血管阻力增加时，反射波对前向搏动的血流有附加的影响。另外需要指出的是，若上述改变导致主动脉壁中层变构，主动脉壁的张力增加，剪应力升高，导致主动脉扩张，甚至主动脉夹层或破裂的灾难性后果。

【分类】

许多危险因素都会促进大动脉疾病。吸烟与腹主动脉瘤最为相关，其后依次为年龄、原发性高血压、高脂血症和动脉粥样硬化；性别和遗传因素也会影响动脉瘤的形成。此外炎症、损伤、中层退化或其他各种病理因素的综合作用都导致大动脉波动异常。

【常见临床类型】

一、主动脉瘤样扩张

马凡综合征主动脉瘤可根据形态学分为纺锤形以及囊袋形。纺锤形动脉瘤为圆柱状，且主动脉的整个周长受累；而囊袋型动脉瘤表现为主动脉局部膨隆；根据受累部位分为胸主动脉瘤、胸腹主动脉瘤以及腹主动脉瘤。常见的导致主动脉瘤样扩张的原因常见于大动脉中层结构的改变，如先天性因素或长期的动脉粥样硬化。

（一）马凡综合征

马凡综合征是一种遗传性疾病，为先天性因素导致的主动脉中层结构异常。患者的特征性表现包括肢体细长、韧带松弛、晶状体异位、升动脉扩张、主动脉瓣和（或）二尖瓣关闭不全。其病理学特征表现为主动脉壁弹性纤维退变以及中层黏液样物质聚集。主动脉根部常呈纺锤形扩大，常常伴主动脉瓣反流，此部分患者中约50%伴有二尖瓣关闭不全。主动脉瘤可累及主动脉窦部（Valsalva窦）以及管部，导致主动脉环形扩张。

（二）动脉粥样硬化性主动脉瘤

该类型的主动脉瘤常常伴随动脉粥样硬化的其他表现。流行病学资料显示，该病发病率男性大于女性。形态学上近段粥样硬化性主动脉瘤多表现为纺锤形，且扩展至主动脉弓部，因此主动脉弓部动脉瘤常伴有升主动脉瘤形成。动脉粥样硬化性主动脉瘤最常累及主动脉弓远端以及降主动脉。由动脉粥样硬化所致的近段主动脉瘤通常是弥漫性动脉粥样硬化病变进程中的表现。

1. **胸主动脉瘤**　患者通常无明显临床症状，但因瘤体在胸腔内位置、胸腔内临近结构关系及瘤体所占空间大小会引起不同的临床表现。Valsalva窦部扩张时，可因直接压迫冠状动脉或冠状动脉血栓栓塞导致心肌缺血或梗死。无冠窦处动脉瘤形态异常可导致右心室流出道狭窄和三尖瓣反流。Valsalva窦瘤可直接破入右心室、右心房或肺动脉，导致心力衰竭，并可闻及连续性杂音。升主动脉瘤患者可因主动脉瓣反流出现充血性心力衰竭。若动脉瘤压迫周围组织或影响到邻近骨组织如肋骨、胸骨时则可引起胸痛。压迫上腔静脉可产生头、颈、上肢静脉回流受阻。由于胸腔内压力改变可导致胸主动脉瘤破裂，导致血液流入左侧胸腔、心包、肺动脉或上腔静脉。

2. **主动脉弓动脉瘤**　主动脉弓动脉瘤与胸主动脉瘤相似，大多数无明显临床症状，但部分有临床表现者多因瘤体压迫周围结构而出现。压迫气管或主支气管可出现呼吸困难、咳嗽；压迫食管可出现吞咽困难；声音嘶哑继发于左侧喉返神经受压所致的左侧声带小结麻痹；相关静脉受压可出现上腔静脉综合征或肺动脉狭窄；邻近结构受压或肋骨、椎骨受累均可出现胸痛。

但若主动脉弓动脉瘤瘤体较大，在体格检查时可发现右胸锁关节升高或气管偏移。主动脉弓动脉瘤同样可以破裂导致血液进入纵隔、胸腔、气管支气管树和食管，导致咯血和呕血；瘤体破入上腔静脉或肺动脉可引起动静脉瘘。

3. **降胸主动脉瘤**　降胸主动脉瘤患者的主诉症状常为波动性的胸痛，多是由于周围软组织受压迫或椎骨受累所致。同样压迫喉返神经引起声音嘶哑；支气管受压迫出现呼吸困难；瘤体侵入肺实质导致咯血。吞咽困难和咯血是食管、气管受压或受侵的特征性表现。瘤体亦可破入纵隔或左侧胸腔，出现相应的临床表现。

4. **胸腹主动脉瘤**　胸腹主动脉瘤同时具备胸主动脉瘤和腹主动脉瘤的特征，大部分胸腹主动脉瘤患者无临床症状，偶可出现上腹部或左上腹不适，与体位相关。如在左侧卧时可出现背部或肋部疼痛。若影响到椎体的前表面可导致神经根病。部分可导致脏器动脉栓塞，但由于该处器官侧支循环丰富，因而缺血或梗死并不常见。若患者伴有间歇性跛行，则主动脉或髂动脉或更远端的动脉可能存在闭塞性动脉粥样硬化，但仍不能排除存在瘤体压迫导致血供不足。动脉粥样硬化性动脉瘤常见附壁血栓形成，成为外周血栓塞的主要栓子来源，可导致远端血管的闭塞。若动脉瘤的胸段破裂通常破入左侧胸腔，形成胸腔积血；腹段破裂则可破入后腹膜、下腔静脉或十二指肠。

5. 腹主动脉瘤　大多数腹主动脉瘤的患者可以无症状或仅表现为腹部或腰背部不适，部分患者以腹部搏动为首发症状。可能出现的非特异性的临床表现：食欲减退，恶心，呕吐，便秘，腿部、胸部及腹股沟疼痛或呼吸困难。瘤体压迫可能出现相应的临床表现。若压迫左侧输尿管可引起左肾积水；压迫左侧髂静脉可引起左下肢水肿；压迫单侧或双侧睾丸静脉可引起相应精索静脉曲张。当动脉瘤进展压迫椎骨和腰神经根时，可引起下背部的疼痛并放射至大腿的后侧，严重者可出现神经根病变。若出现左侧的生殖股神经受压则肋部痛放射至左大腿前侧或阴囊部；恶心、呕吐提示压迫十二指肠、胆管；压迫膀胱则引起尿频或尿急。腹部的搏动性包块常常为腹主动脉瘤的关键体征。除非特别肥胖的患者或因肌张力较大未能进行仔细的体检，直径>4cm的腹主动脉瘤均可发现其典型的体征。体检时患者取屈膝仰卧位，可以看见或触及上腹部的搏动或脐周包块。

区别腹主动脉瘤和其他主动脉周围包块需要检查者仔细触诊包块的外侧边界。腹主动脉瘤的外侧边界随心脏的收缩向外膨出，因而可以由此评估动脉瘤的横径。听诊时需轻度按压，避免瘤体破裂。听诊时可在包块上部闻及血管杂音，但腹部杂音并非腹主动脉瘤的特异性体征，仅约40%的动脉瘤患者可听到杂音。若在腹股沟或腘窝触及搏动性的包块，则分别提示髂动脉瘤或腘动脉瘤。由于多处动脉瘤可共存，此时须高度怀疑腹主动脉瘤的存在。体检还可发现其他血管的动脉粥样硬化，如颈动脉杂音或下肢动脉搏动减弱。

附：腹主动脉瘤破裂

患者常表现为腹部或背部剧烈疼痛，且疼痛性状常发生改变。动脉瘤破裂导致破出的血液进入后腹膜、腹腔或胸腔，破裂后患者腹部或背部剧烈疼痛突然减轻，同时根据血液丢失在血管外腔的多少，出现低血压、心动过速、皮肤苍白、大汗或重度休克等症状。若动脉瘤破入十二指肠可造成主动脉十二指肠瘘，从而引起急性胃肠道出血。当在体格检查时发现腹主动脉瘤的体征同时出现急性胃肠道出血，这时应高度警惕腹主动脉瘤破裂导致十二指肠瘘的可能。动脉瘤亦可破入下腔静脉以及髂静脉造成动静脉瘘，导致体循环静脉血容量增加，可立即出现下肢肿胀或高排的充血性心功能衰竭。

二、大动脉闭塞性疾病

（一）主髂动脉闭塞性疾病

其中大约一半的患者为女性，常常为先天性因素所致，临床称之为"主动脉发育不良综合征"，该部分患者血管造影显示为主动脉、髂动脉、股腘动脉的内径减小。这些病变常表现为分叉病变，病变位于主动脉的分叉处。男性患者通常年龄较大，表现为弥漫性病变，多由长期动脉粥样硬化所致。病变累及主动脉远端及总动脉时，髂由于侧支循环丰富极少引起远端肢体缺血。远端肢体缺血的典型临床症状称之为Leriche（勒里什）综合征，其三联征为：腰部、臀部、大腿部受累的间歇性跛行（应与腰部或臀部的关节退行性变性相鉴别）、阳痿（仅见于部分主髂动脉闭塞男性）、下肢萎缩。活动后踝动脉收缩压的下降可证实有血流动力学意义的狭窄。治疗上可宜选用西洛他唑或经皮导管介入治疗。

（二）主动脉末端的急性阻塞

主动脉末端或髂总动脉血流急性的完全性或次全性阻塞可迅速危及生命或患者肢体，这种类型的血管闭塞有别于动脉血管的进行性慢性闭塞。尽管患者可能出现的临床表现各异，但仍是由于血管急剧缺血导致。特征性的表现为腹部、腰部、臀部、会阴、腿突发剧烈疼痛，从脐周到足出现弥漫性发绀，下肢苍白、冰冷、麻木、感觉异常、瘫痪。动脉血供若不迅速恢复，可出现下肢动脉搏动消失，肢体缺血缺氧，严重者可导致肌肉坏死，进而出现肌红蛋白尿、肾衰竭、酸中毒、高钾血症，甚至死亡。

三、主动脉夹层

主动脉夹层的主要表现是突发胸部或后上背部疼痛。典型的是撕裂样疼痛。在国际统计学资料中，73%以上的患者有胸痛，79%是A型夹层（Stanford分型），6%为B型夹层（Stanford分型）。在一项大型研究中，无痛性夹层仅15%。疼痛消失而后复发时要考虑主动脉将要破裂或已发生破裂。主动脉夹层内假腔可发生逆行剥离、血栓闭塞，形成假性动脉瘤，压迫或破裂。也可合并冠状动脉口堵塞、主动脉瓣关闭不全或心脏压塞。主动脉夹层的临床分型见表4-1。

表4-1　主动脉夹层的临床分型

DeBakey	Stanford
Ⅰ型　升主动脉、主动脉弓、降主动脉	A型　累及升主动脉的所有主动脉夹层
Ⅱ型　升主动脉	B型　起始自左锁骨下动脉开口远端的主动脉夹层
Ⅲ型 A. 降主动脉至横膈膜水平 B. 降主动脉至横膈膜水平以下	

1. **心血管临床表现**　在近端主动脉夹层的患者中，部分患者可出现主动脉瓣关闭不全。在国际临床统计资料中，近端主动脉夹层患者出现主动脉关闭不全的舒张期杂音较远端主动脉夹层者更多。主动脉破裂后除了主动脉破裂导致有效灌注急剧减少是主要死因外，其次的死因是由于主动脉根部、瓣环、瓣膜扩张引起的急性重度主动脉关闭不全。大多数主动脉夹层的患者血压升高，但仅有少部分患者出现休克。部分休克患者多是由于继发于夹层撕裂至冠状动脉引起急性心肌梗死、左心功能不全、急性重度主动脉瓣关闭不全、心脏压塞或主动脉破裂，逆行撕裂、假腔压迫或低血压可引起冠状动脉的灌注减少。近端主动脉夹层患者中仅部分患者的左、右上肢的血压和脉搏相差较大。脉搏突然消失可影响到颈动脉、锁骨下动脉、腋动脉、桡动脉、尺动脉或股动脉，约有五分之一的患者出现急性肢体缺血。

2. **神经学表现**　15%~20%的主动脉夹层患者出现神经受损，由于夹层扩展到颈动脉、椎动脉，大约有十分之一的患者可出现短暂性脑缺血或脑卒中发作。在统计学资料中，仅有小部分主动脉夹层患者诱发晕厥。脊髓的循环中断可导致截瘫。少见的神经学异常包括Horner综合征、声嘶、缺血性神经障碍。

3. **鉴别诊断**　急性或慢性主动脉夹层需与心肌梗死、不伴夹层的胸主动脉瘤、肌肉骨骼肌痛、纵隔肿瘤、心包炎、胸膜炎、气胸、肺动脉栓塞、胆囊炎、输尿管结石、阑尾炎、肠系膜缺血、肾盂肾炎、休克、一过性脑缺血、肢端缺血相鉴别。由于鉴别诊断范围较广，当考虑主动脉夹层的诊断时，必须行客观检查（血管CT、血管造影术、经食管超声或核磁）。有高血压病史的患者24小时内的转移性胸部及背部疼痛高度提示主动脉夹层。进一步的治疗可选择β受体阻滞剂紧急降压治疗，同时血管外科急诊手术或行血管内介入治疗。

【诊断思路】

急性主动脉夹层由于基础病变，夹层部位和扩展范围不同，临床表现常常不典型。根据突发剧烈疼痛，休克与血压异常及相关系统症状应警惕本病可能，但由于主动脉夹层临床特点应与急性心肌梗死、急腹症、急性心包炎、急性肺栓塞、气胸、脑卒中及各种原因导致的急性主动脉瓣关闭不全相鉴别。但确诊需进一步行超声心动图、血管CT、DSA或选择性动脉造影等检查。

（艾永顺　孙百超）

第二节　周围血管搏动异常

【定义】

随着心脏节律性的收缩和舒张，心室规律地将血液射入到动脉系统内，动脉内的压力与血容量也呈节律性的变化，动脉管壁则相应地出现节律性的扩张和回缩，传导到肢体的周围血管在表浅处可以触到动脉搏动，即周围血管搏动，简称脉搏。正常人的脉搏频率和心跳频率是一致的，成人为60~100次/分，脉搏强度具有一定的张力水平而且强弱均等。周围血管搏动异常包括脉搏节律的异常和强度的异常，脉搏节律异常属于心律失常范畴，将在其他章节中阐述；脉搏强度异常包括以脉搏明显增强为主的水冲脉和以脉搏明显减弱为主的无脉症，以脉搏强弱交替变化为主的交替脉以及随呼吸时相发生强度变化的奇脉等。脉搏明显增强，测量血压发现脉压差增大，主要见于发热、严重贫血、甲状腺功能亢进症等。主动脉瓣关闭不全患者脉搏增强程度更为明显，检查时将患者手臂抬高过头，触诊桡动脉可感觉到患者脉搏骤起骤降且急促有力，有如水浪冲过，故称为水冲脉，也叫做陷落脉、速脉。脉搏明显减弱或缺如，血压明显降低或测不出，称为无脉症。无脉症是临床上常见的体征，多见于主动脉瓣狭窄，动脉粥样硬化闭塞症等心血管系统疾病，也可见于非心血管疾病，外界或邻近血管的组织等因素使动脉受压，覆盖于血管上的组织增厚也可表现为无脉症。脉搏的节律正常而强度呈强弱交替变化的现象，称为交替脉，是心肌严重损害的一种表现，常见于严重的高血压病和缺血性心脏病。正常情况下，脉搏强度受呼吸运动的影响变化不大，但在心包填塞时，吸气时相从心脏进入肺循环的血容量增加，但是由于心室舒张受限，体循环回心血量不能相应增加，所以左心室射血量会相应减少，使脉搏变弱甚至触不到，这种现象称为奇脉。

【发生机制】

一、周围血管搏动增强

（一）心血管系统疾病导致的周围血管搏动增强

1. **主动脉瓣关闭不全**　最常见的引起周围血管搏动增强的心血管系统疾病为主动脉瓣关闭不全。当主动脉瓣关闭不全时，心脏代偿性地收缩增强，以便在收缩期有足够的血液射入主动脉乃至全身小动脉，使收缩压上升，脉搏强而有力；而在心脏舒张期时，由于主动脉瓣关闭不全，主动脉内大量血液反流入左心室，使主动脉、周围血管及毛细血管内充盈的血流量减小，舒张压下降，因而脉压差增大，触诊时呈现骤起骤落的现象，且急促有力，犹如潮水涨落，故名水冲脉。在肱动脉或股动脉处听诊时可闻及枪击音、Duroziez双重音，检查甲床可以观察到毛细血管搏动征，这一组征象共同称为周围血管征。

2. **动脉导管未闭**　先天性心脏病动脉导管未闭也可以引起周围血管搏动增强。动脉导管未闭是一种常见的先天性心血管疾病，其发病率略少于房间隔缺损。动脉导管是胎儿血液循环的必需通路，是连接降主动脉与肺动脉之间的一个通道，一般在出生后一年之内完全闭合，超过期限仍然不能闭合者，即为动脉导管未闭。由于主动脉向肺动脉的分流量过大，可以导致心输出量的增大，脉压增大，周围血管检查时发现脉搏增强，典型者可出现水冲脉。

（二）心血管系统以外疾病导致的周围血管搏动增强

1. 重度贫血 重度贫血的患者由于血红蛋白含量减少明显，缺氧比较严重，此时心脏代偿性扩张并加强收缩，以满足机体对氧的需要，从而形成"高排低阻"现象，脉压增大，出现水冲脉，也可以出现毛细管搏动征。

2. 发热 一些急性高热及慢性长期发热的患者可出现周围血管搏动增强，明显者可出现水冲脉。主要由于发热时心跳增强增快，心输出量增大，导致周围血管搏动增强。

3. 甲状腺功能亢进症 甲状腺功能亢进症患者基础代谢率增加，心肌收缩力增强，心输出量增大，动脉系统内血流速度加快，脉压增大，导致周围血管搏动增强。

二、周围血管搏动减弱

脉搏的强度受许多种因素的影响，包括左心室收缩强度、每搏输出量大小、循环系统血容量多少、血管壁的弹性、血液黏稠度、周围血管阻力、血管的神经调节以及血管以外的因素等等。其中任何一个或多个因素异常，都可以发生周围血管搏动减弱。

1. 休克 严重休克时的无脉，是由于急性的循环功能不全造成的血压明显降低和脉搏明显减弱，同时伴有全身组织器官的血液灌注不足，严重者危及生命。

2. 主动脉瓣狭窄 主动脉瓣狭窄是由于收缩期主动脉瓣开放受限，心脏每搏输出量减少，导致体循环血压降低，脉压减小，脉搏明显减弱。

3. 腹主动脉瘤 腹主动脉的管壁因为动脉粥样硬化、感染、动脉壁中层退行性变等原因，使腹主动脉壁的结构失去正常的完整性，改变了血流动力学性质，在血流的持续冲击下，管壁向外扩张呈瘤样肿大，形成腹主动脉瘤。腹主动脉瘤引起下肢周围血管无脉症的机制在于，一方面，当瘤体肿大到一定程度时，可引起下肢血流减少；另一方面，瘤体内血栓脱落可以造成下肢动脉栓塞，严重者血流完全中断，造成足背动脉搏动减弱或消失。

4. 多发性大动脉炎 是一种慢性非特异性炎性病变，主要累及主动脉及其主要分支，动脉壁呈弥漫性不规则的增厚和纤维化，可继发血栓形成，从而导致动脉管腔节段性的狭窄或闭塞。累及左锁骨下动脉者，可造成上上肢无脉症；累及髂动脉者，可造成下肢无脉症。

5. 血栓闭塞性脉管炎 是一种进行性的慢性动脉和静脉节段性炎性病变，常累及四肢尤其是下肢的中小动脉和静脉血管，其主要病理改变为血管内膜增生、血栓形成，导致血管腔发生闭塞，造成下肢无脉症。

6. 下肢动脉硬化性闭塞症 是一种动脉粥样硬化所致的下肢缺血性慢性动脉闭塞性疾病，属于老年性动脉退行性病变的范畴，是全身动脉粥样硬化的一部分，可以累及到下肢动脉，由于动脉粥样斑块体积的增长导致管腔狭窄。若合并斑块内出血，动脉中层变性或者继发血栓形成，可导致下肢动脉管腔变小甚至闭塞，出现下肢无脉症。

7. 肢体动脉瘤 在临床上较少见，其发病原因主要为外伤，其次为动脉粥样硬化、外科吻合口动脉瘤等，好发部位主要是股动脉、腘动脉、髂动脉、锁骨下动脉等处。动脉瘤体的直接压迫，可以造成足背、胫后动脉搏动的减弱或消失，出现无脉症；如若瘤腔内有大量的血栓形成，血栓脱落也可以导致急性动脉栓塞。

8. 急性动脉栓塞 由于栓塞、血栓形成或损伤等原因，造成肢体的血液供应突然全部或部分中断，产生一系列症状和体征，栓塞的动脉愈大，引起血流障碍的表现愈严重。

9. 手足发绀症 是一种自主神经功能紊乱所引起的手、足部血管痉挛性疾病，以青年女性多见，表现为手和手指呈持续性发冷和发绀，足和足趾也有同样改变，与寒冷无明显关系。

10. **战壕足综合征**　又称浸脚综合征。系多发生于周围环境长期寒冷、潮湿且久立不动者。可引起下肢血管痉挛、小动脉纤维化、内膜增生，血流减少，脉搏减弱，累及静脉时也可发生静脉内膜纤维化。

11. **损伤后血管痉挛病**　各种震动性操作或损伤后引起肢体血管持续性或间歇性痉挛。发生缺血性临床症状。本病特点为：见于长期使用震动工具的工种，如矿工、石工、打字员、钢琴家等。

12. **胸廓出口综合征**　是由多种因素诸如骨性结构异常或软组织结构异常等原因引起的经过颈部、胸部的神经血管束受压迫而造成一组综合病证。本病多见于中、青年女性，常见于固定姿势工作的工种，或与外伤有关，适当的体位可以使症状重现。

13. **硬皮病**　是由于覆盖于动脉之上的皮肤变硬、过厚导致的；其也可以导致触诊脉搏减弱，甚至于消失。

三、交替脉

交替脉的产生是心室收缩力度呈强弱交替的结果，导致周围血管搏动随之出现强弱交替的现象，为心肌损害的一种表现，见于严重的高血压性心脏病和冠状动脉粥样硬化性心脏病。

四、奇脉

奇脉产生的机制较为复杂，常见于心包炎时，为心包填塞的一个重要体征。正常情况下，吸气时肺循环血量增加，但由于体循环向右心的灌注亦相应增加，因而肺循环向左心回流的血量无明显变化，使得脉搏大小变化亦不明显。但在心包填塞时，虽然吸气时肺储血量增加，可由于心室舒张受限，体循环回心血量不能相应增加，造成肺循环向左心回流的血量减少，左心室射血量也因此减少，使脉搏变弱甚至触不到，即形成奇脉。

【分类】

周围血管搏动异常可能由于心脏损害、主动脉病变、外周血管病变以及心血管外因素等多方面疾病而引起。

1. **心脏疾病**　包括先天性畸形、各种感染、风湿性疾病和变态反应性疾病等。
2. **主动脉疾病**　包括动脉粥样硬化、各种感染等。
3. **周围血管疾病**　包括动脉粥样硬化、各种感染、血栓栓塞性疾病等。
4. **心血管系统以外疾病**　包括物理损伤、软组织损伤、自身免疫异常等。

【常见临床类型】

一、心脏疾病

（一）主动脉瓣关闭不全

1. **风湿性主动脉瓣关闭不全**　本病约占主动脉瓣关闭不全病因的2/3，常同时合并二尖瓣病变，多与主动脉瓣狭窄共存。风湿性主动脉瓣关闭不全患者以男性多见，其代偿期较长，因而症状出现较晚。轻者可无任何症状，或仅有心悸、头部强烈搏动感等症状；重者及晚期患者常有劳累后气急、夜间阵发性呼吸困难等左心功能不全的表现。

2. **感染性心内膜炎**　感染性心内膜炎多发生于心脏瓣膜病患者，但也可发生于正常的心脏瓣膜。当主动脉瓣被累及后，感染性赘生物使瓣叶结构破坏或穿孔，瓣叶因支持结构受损而脱垂或赘生物介于瓣叶间阻止闭合，引起主动脉瓣关闭不全。感染性心内膜炎分为急性和亚急性两种形式。

3. 梅毒性主动脉炎　梅毒性主动脉炎中约30%发生主动脉瓣关闭不全，患者有冶游史，起病较缓慢，但呈进行性加重的趋势。

4. 马凡综合征　马凡综合征为一种常染色体显性遗传性结缔组织疾病，多侵犯骨骼、眼部及心脏，因此也被称为"骨—心—眼综合征"。马凡综合征患者中有30%~60%表现为主动脉瓣关闭不全。其他病理改变主要为主动脉根部显著扩张，有时形成升主动脉瘤，也可并发主动脉夹层；左心室扩大，二尖瓣呈特征性冗长，可见两瓣叶均脱垂。

5. 先天性畸形　临床上较常见的导致主动脉瓣关闭不全的类型为二叶主动脉瓣畸形，两个瓣中的一个瓣叶边缘有缺口或大而冗长的一叶脱垂入左心室，导致主动脉瓣关闭不全。较少见的先天性畸形有室间隔缺损伴主动脉瓣脱垂、先天性主动脉瓣穿孔等。由先天性畸形而导致的主动脉瓣关闭不全常在婴幼儿期即可被发现。

（二）主动脉瓣狭窄

1. 风湿性主动脉瓣狭窄　这是导致主动脉瓣狭窄最常见的一种类型，在所有风湿性心脏病中约占1/4。单纯的风湿性主动脉瓣狭窄临床上很少见，多数同时合并主动脉瓣关闭不全，有时与二尖瓣狭窄兼关闭不全并存。本病患者多为青壮年，既往有风湿热病史。

2. 先天性主动脉瓣畸形

（1）先天性二叶瓣钙化性主动脉瓣狭窄：本病是成人孤立性主动脉瓣狭窄常见的原因，由先天性二叶瓣畸形所致。出生时常无主动脉瓣狭窄，以后由于畸形所致的湍流对瓣叶的创伤，使瓣叶组织纤维化加钙化，最终导致两叶间粘连而狭窄。超声心动图可确诊本病。

（2）先天性主动脉瓣狭窄：先天性主动脉瓣狭窄有两种表现方式，一种是先天性单叶瓣，十分少见，出生时即有主动脉瓣狭窄，发病年龄较小，多在15岁以下，多表现为单纯主动脉瓣狭窄；另一种更为少见，主动脉瓣结构可为二叶瓣或者三叶瓣，但出生时即有瓣叶交界处的融合而导致狭窄。确诊本病有赖于超声心动图。

3. 退行性主动脉瓣狭窄　本病为65岁以上老年人单纯性主动脉瓣狭窄常见的原因，易与风湿性主动脉瓣狭窄相混淆，超声心动图对二者的鉴别具有重要意义。

4. 其他　真菌性感染性心内膜炎和系统性红斑狼疮等疾病时可在主动脉瓣形成赘生物阻塞主动脉瓣口而致主动脉瓣狭窄。除了超声心动图可显示赘生物外，原发病的其他临床表现对诊断和鉴别诊断也有很大的价值。

（三）动脉导管未闭

动脉导管未闭是一种常见的先天性心血管疾病，其发病率略少于房间隔缺损。早期由于主动脉压不论在收缩期还是舒张期均高于肺动脉压，所以血液持续性从主动脉分流入肺动脉，在胸骨左缘第2肋间可闻及连续性机器样杂音。由于肺动脉高压的出现，主动脉向肺动脉内的分流量逐渐减少，连续性杂音可能减弱成收缩期杂音，到晚期甚至可以出现从右向左分流。此时患者可出现发绀，且下半身较上半身明显，听诊杂音进一步减弱或消失。动脉导管未闭的周围血管搏动异常主要表现为水冲脉。

（四）肥厚性梗阻型心肌病

肥厚性梗阻型心肌病是一种原发性心肌疾病，也常称作特发性肥厚性主动脉瓣下狭窄，主要病变位于主动脉瓣下部。室间隔明显肥厚，与左室后壁比值大于1.3，导致心脏收缩期左室流出道梗阻。本病病因不十分明确，多数人认为与遗传有关，为常染色体显性遗传性疾病；也有人认为与儿茶酚胺代谢异常、高血压、高强度运动等因素有关。部分患者可无任何症状；有些患者表现为猝死，多在剧烈运动时发生。诊断主要依靠超声心动图发现室间隔非对称性肥厚和心导管检查测量左室腔与流出道之间有压力阶差。肥厚性梗阻型心肌病引起的周围血管搏动异常表现为重搏脉，脉波波形呈双峰型。

（五）心包疾病

1. 急性心包炎　急性心包炎产生大量心包积液时，由于收缩压下降、脉压变小，可出现奇脉、交替脉等周围血管征。常见的有以下几种类型。

（1）急性非特异性心包炎：本病起因与病毒感染及感染后发生的过敏反应有关。起病急骤，心包积液量较大或短时间内增长迅速时，可导致心室舒张受限，每搏输出量减少，引起周围血管搏动异常，出现奇脉。如果心包积液量较少，则心包摩擦音明显，可无明显的周围血管征。本病预后好，可自行痊愈。

（2）结核性心包炎：常由纵隔淋巴结结核、肺结核或胸膜结核蔓延而来。患者除有心包炎的一般表现外，常有发热、乏力等结核中毒症状。急性期以心包积液为主，慢性期容易演变为缩窄性心包炎。

（3）肿瘤性心包炎：多为全身性肿瘤转移至心包所致，少数情况下见于心包原发性间皮瘤。其特征为迅速产生的大量的血性心包积液，穿刺抽液检查可找到瘤细胞。

（4）化脓性心包炎：由胸内感染直接蔓延、膈下脓肿穿破、心包穿透性损伤引起，也可以由血行播散所致。本病为急性暴发性疾病，有高热、寒战等全身中毒症状，可有心脏压塞和心包缩窄。诊断主要依靠心包穿刺可抽出大量脓性积液。需要全身应用抗生素及心包切开引流术治疗。

（5）心脏损伤后综合征：本型常发生于心脏创伤性手术或急性心肌梗死之后，可能与自身免疫有关，一般于心脏损伤后两周或数月出现发热及胸痛、干咳、肌肉关节痛、白细胞增高、血沉快等急性心包炎的表现，有自限性，肾上腺糖皮质激素治疗有效。

2. 缩窄性心包炎　上述各种急性心包炎，愈合后均可能转变为缩窄性心包炎，尤其是结核性渗出性心包炎，更容易转变为缩窄性心包炎。心包的脏层和壁层由于粘连、增厚和钙化而变硬，失去弹性，运动幅度减小甚至不运动，从而对心脏的舒张运动造成空间上的限制，腔静脉回流受阻。患者可有不同程度的呼吸困难、腹胀、肝区疼痛、下肢水肿等表现。缩窄性心包炎引起的周围血管搏动异常主要表现为奇脉。

二、主动脉疾病

1. 腹主动脉瘤　腹主动脉的管壁因动脉硬化、梅毒损伤、感染、动脉壁中层退行性变等原因，使动脉壁的结构失去正常的完整性，改变了血流动力学性质，在管内血流的持续冲击下，管壁向外扩张。呈瘤样肿大，并压迫周围器官引起临床症状，即形成腹主动脉瘤。当瘤体肿大到一定程度，可引起下肢血流减少，瘤体内血栓脱落堵塞下肢动脉，可引起胫后动脉和足背动脉搏动减弱或消失，即下肢无脉症。

2. 多发性大动脉炎　是一种主要累及主动脉及其主要分支的慢性非特异性炎性病变，动脉壁呈弥漫性不规则的增厚和纤维化，可继发血栓形成，从而导致节段性动脉管腔的狭窄或闭塞。其中头臂动脉型受累动脉为左锁骨下动脉、左颈总动脉或无名动脉的一支，有时可有多支同时受累。可引起上肢无脉症。

三、周围血管病

1. 下肢动脉硬化性闭塞症 是由动脉粥样硬化导致的下肢动脉慢性闭塞性疾病，是全身动脉粥样硬化的一部分。由于动脉粥样斑块增大、斑块内出血，动脉中层变性和继发性血栓形成，可导致管腔变小甚至于闭塞。患肢的动脉搏动减弱或消失、血压降低或测不出，即无脉症。慢性阻塞时，肢体缺血症状逐渐加重，表现为感觉发凉、麻木、间歇跛行，重者出现"静息痛"。若既往无肢体缺血症状，以急性血栓发病者，肢体可突然发生缺血甚至坏死。

2. 血栓闭塞性脉管炎 是一种慢性进行性加重的动脉和静脉节段性炎性病变，累及四肢尤其是下肢的中小动脉和静脉血管。主要病理改变为内膜增生、血栓形成、血管腔狭窄，甚至于闭塞。多数为青、壮年男性，并有长期大量吸烟史，寒冷季节发病，表现为患肢无脉，皮肤苍白，指（趾）甲生长慢，增厚，无汗，汗毛脱落，小腿肌肉萎缩，晚期患肢或足部可以出现难以愈合的溃疡，甚至足趾干性坏死脱落。也可出现缺血性神经炎，表现为针刺感，麻木感、奇痒感及烧灼感。肢体高举与下垂试验阳性。

3. 肢体动脉瘤 在临床上较少见，其好发部位是股动脉、腘动脉、髂动脉、锁骨下动脉等处。其发病原因主要为外伤，其次为动脉粥样硬化、外科吻合口动脉瘤等。患者多有外伤史，如刺伤、弹伤、尖锐骨折端刺入等都会引起动脉破裂，如伤道狭窄，血液不会外流，形成局部血肿，血肿借动脉壁上的裂口与动脉相通，即形成动脉瘤。由于动脉瘤压迫的缘故，足背、胫后动脉搏动减弱或消失，出现无脉症。若瘤腔内有大量的血栓形成，血栓脱落可致栓塞。

4. 急性动脉栓塞 由于栓塞、血栓形成或损伤等原因，造成肢体的血液供应突然全部或部分中断，栓塞的动脉愈大，引起血流障碍的表现愈严重，小动脉栓塞因早期形成侧支循环，症状可不明显。栓子绝大多数来自心脏，其中风湿性心脏病瓣膜病合并感染性心内膜炎是栓子的常见来源，心房纤颤患者容易在左房内形成血栓，心肌梗死可在左心室形成附壁血栓，人造瓣膜也是产生栓子的原因。急性动脉阻塞，导致栓塞远端动脉血压立即降低或测不出，脉搏减弱或消失。此时应行紧急手术等处理，否则可发生肢体坏疽。

四、心血管系统以外疾病

1. 发热 各种感染及非感染性因素都可以引起发热，当体温升高到一定程度后，即可导致代谢率增高，相应地出现循环系统的表现，心跳频率加快，同时心肌收缩力增强，每搏输出量增大，导致周围血管搏动增强。除了循环系统的表现以外，发热时还会有相应的原发病表现有助于诊断。

2. 贫血 轻度贫血可能不会导致循环系统的明显改变；重度贫血时，由于血液中血红蛋白含量严重减低，导致全身各器官系统均处于缺氧状态，心脏代偿性地加强收缩，增加每搏输出量，导致周围血管搏动增强。除了循环系统表现以外，不同原因所致贫血具有自身特征性的临床表现，多数可通过骨髓穿刺确诊。

3. 甲状腺功能亢进症 是一种常见的内分泌疾病，病因可能与自身免疫和精神刺激有关，临床表现主要包括甲状腺素过多引起的代谢率增高和神经过度兴奋两个方面。可以引起周围血管搏动增强，确诊依靠血中甲状腺素测定。

4. 手足发绀症 是一种自主神经功能紊乱所引起的手、足部血管痉挛性疾病。以青年女性多见。表现为手和手指呈持续性发冷和发绀，足和足趾也有同样改变，与寒冷无明显关系。患者手足可伴有疼痛或触痛，周围血管动脉搏动减弱。光电体积描记法（PPG）和多普勒测指（趾）血压检查有助于诊断。

5. 战壕足综合征 又称浸脚综合征。系多发生于周围环境长期寒冷、潮湿且久立不动者。

可引起下肢血管痉挛、小动脉纤维化、内膜增生，血流减少，脉搏减弱，累及静脉时也可发生静脉内膜纤维化。本病多见于士兵、猎人和农民等。主要表现为下肢水肿、皮肤苍白、发绀、脉搏减弱，进而疼痛、麻木、浅表皮肤溃疡，甚至可引起坏疽。

6. **损伤后血管痉挛病**　指各种震动性操作或损伤后引起肢体血管持续性或间歇性痉挛。本病多见于长期使用震动工具的工种，如矿工、石工、打字员、钢琴家等。寒冷是诱因，可出现一个或多个手指疼痛、发冷、变色、脉搏减弱。

7. **胸廓出口综合征**　是由多种因素诸如骨性结构异常或软组织结构异常等原因引起的经过颈部、胸部的神经血管束受压迫而造成的一组综合病证。本病多见于中、青年女性，常见于固定姿势工作的工种，或与外伤有关。适当的体位可以使症状重现。由于上肢的神经血管受压，可出现上肢疼痛、麻木、感觉障碍、软弱无力、肢体寒冷等。桡动脉搏动减弱，斜角肌压迫试验，颈椎、锁骨与肩胛带的 X 线平片及血管造影显示锁骨下动、静脉在胸廓出口处受压，有助于诊断。

8. **硬皮病**　是一种自身免疫性疾病，病理基础是胶原组织过度增生导致皮肤和内脏均有不同程度的纤维化，皮下组织和汗腺周围组织的脂肪被胶原所代替并呈玻璃样变。临床特征是皮肤增厚和严重变硬，受累处皮肤绷紧发亮，表面有蜡样光泽，不出汗，毛发稀少，皮肤不易捏起。局限性硬皮病又称硬斑病，好发于头皮、前额、腰腹部和四肢，系统性硬化症可以累积全身皮肤。

【诊断思路】

一、确定是否为周围血管搏动异常

脉搏的触诊既与受检者的局部条件有关，也与检查者的操作手法有一定关系。如果受检者周围血管解剖走形发生变异，则在正常位置无法触诊到周围血管搏动，但此种情况不应被称为无脉症；初学者在触诊周围血管搏动时由于用力不当，可能误将受检者周围血管的血流完全阻断，所以不能触及到搏动，或者由于过度紧张等因素，误将自己的动脉搏动当成受检者的脉搏。练习正确的触诊手法和培养清晰的诊断思路非常重要。

二、根据周围血管搏动异常特点初步判断疾病的起因

根据周围血管搏动异常的特点可以初步判定原发病起源于心脏、主动脉、周围血管等循环系统，还是起源于心血管以外的全身性疾病：如发热、甲状腺功能亢进症、贫血、硬皮病、胸廓出口综合征等。

（一）周围血管搏动增强

1. **心血管系统源性周围血管搏动增强**　起源于心血管系统疾病的周围血管搏动增强通常伴随心脏、大血管或者周围血管疾病的相应表现，如先天性心脏病史或者风湿性心脏病史，体格检查可发现心脏杂音，心脏超声检查可发现主动脉瓣关闭不全或者动脉导管未闭可明确诊断。

2. **非心血管疾病导致的周围血管搏动增强**　主要见于发热、严重贫血或甲状腺功能亢进症等。每种疾病具有其自身的临床特点，结合相应的辅助检查可得出适当的诊断。

（二）周围血管搏动减弱

1. **心血管系统疾病导致的周围血管搏动减弱**　除了具有心血管系统疾病病史以外，体格检查可以发现肢端皮温降低、发绀、皮肤溃疡等特异性体征，通过血管超声检查尤其是 CT 血管造

影检查可确诊。

2. **非心血管系统疾病导致的周围血管搏动减弱**　详询病史非常重要，尤其是战壕综合征与特殊的职业有关，损伤后血管综合征、胸廓出口综合征与外伤史有关，硬皮病是系统性硬化的表现，手足发绀症亦有其特别的发病规律。

（三）交替脉

交替脉是高血压病、缺血性心脏病发展到严重阶段，心肌弥漫受损的表现。

（四）奇脉

奇脉是心包填塞的特异性体征。

（祝金明）

第5章 休 克

【定义】

休克是各种病因引起全身有效血流量减少，微循环出现障碍，导致重要的脏器缺血、缺氧，从而表现出一系列临床症状的急性综合征。它是临床常见的急性危重病证之一。

休克的主要症状：①血压下降；②精神神经症状：头晕、乏力、神志淡薄或烦躁不安、嗜睡或昏迷等；③周围器官灌注不足的表现：皮肤苍白、四肢湿冷、少尿、无尿等。

【发生机制】

一、微循环障碍

休克的现代概念是微循环灌注不足，依据微循环的变化特点休克通常分为三期。

1. **缺血性缺氧期** 亦称为休克早期或代偿期。各种原因通过不同途径（图5-1）引起交感-肾上腺髓质系统兴奋，儿茶酚胺释放量增加，全身各小血管持续收缩，总外周阻力升高，其中毛细血管前阻力增加显著，使大量毛细血管网关闭，以致微循环灌流量明显减少。微循环处于少灌少流、灌少于流的状态，组织缺血、缺氧。除儿茶酚胺外，交感-肾上腺髓质系统还可通过激活肾上腺-血管紧张素-醛固酮系统（RAAS）、促进血栓素A2（TXA2）释放增多导致小血管收缩而终致组织缺血、缺氧。

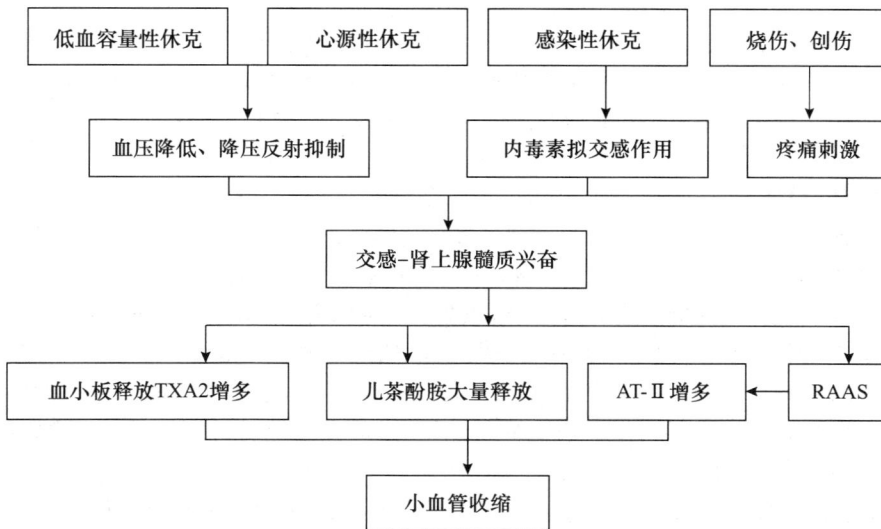

图5-1 休克早期微循环变化机制

患者因心肌收缩力增加、腹腔内脏及皮肤等小血管收缩、汗腺分泌增加、中枢神经系统兴奋，表现为脉搏细速，脉压减小，尿量减少，皮肤苍白，四肢冰凉，出冷汗，烦躁不安，但血压变化不明显。

此期是抢救的最佳时期，如能及时采取措施，则休克可停止发展，逐渐恢复。但由于此期血压变化不明显，容易忽略，如得不到有效治疗，则很快发展进入休克期。

2. **淤血性缺氧期**　又称休克期或失代偿期，休克持续一定时间，终末血管对儿茶酚胺的反应性降低，微动脉、后微动脉、毛细血管前括约肌扩张，微静脉持续收缩，致使毛细血管前阻力小于后阻力，毛细血管开放数目增多，微循环灌多流少，灌大于流，血液瘀滞。同时，毛细血管内压显著升高，微血管壁通透性升高，血浆外渗，血液浓缩，黏滞度升高，血流速度缓慢，组织缺氧加剧；进而可引起乳酸生成增多导致酸中毒，组胺、激肽、肌酐增多，白细胞贴壁、红细胞聚集、血小板黏附聚集等血液流变学的改变，血液瘀滞在微循环中，加剧微循环淤血，而有效循环血量锐减，心输出量和血压进行性下降。患者神智淡漠，尿量减少或无尿，皮肤出现花斑、发绀。

此期如得到及时、正确的救治，仍可纠正；否则，病情进一步恶化进入休克晚期。

3. **休克晚期**　亦称休克难治期。随着缺氧和酸中毒的进一步加重，微血管麻痹、扩张，对血管活性物质失去反应，微循环处于不灌不流状态，故此期又称为微循环衰竭期。因血流缓慢，血液浓缩，黏滞度高，极易发生DIC。

二、组织细胞机制

休克的细胞损伤除继发于微循环障碍外，也可由休克的原始动因直接损伤细胞。因缺氧、血中代谢物质浓度异常、异常代谢物质的产生、各种神经内分泌物质、外来的内毒素、机体免疫活性物质的激活等，细胞功能受损，细胞代谢异常，细胞坏死或凋亡。

【分类】

通常按照病因分为失血性休克、创伤性休克、烧伤性休克、感染性休克、心源性休克、神经性休克、过敏性休克、内分泌性休克和血流阻塞性休克。一种以上原因的休克并发，称为复合性休克。

失血性休克、创伤性休克和烧伤性休克，因都存在血容量降低，有学者将三者统称为低血容量性休克。感染性休克、神经性休克、过敏性休克、内分泌性休克，常由周围血管舒缩功能异常、血液分布异常引起，可统称为分布性休克或分配失常性休克。

【常见临床类型】

1. **失血性休克**　大量失血或迅速失血超过总血量的20%左右，即可引起休克，称为失血性休克，超过总血量的50%时往往迅速导致死亡。常可见于外伤、消化道溃疡、食管静脉曲张破裂、宫外孕及产后大出血等疾病引起的急性大失血。临床突出表现为原发病的症状及体征、出血征象及休克症状，如皮肤苍白、冷汗、虚脱、脉搏细弱、呼吸困难。

2. **创伤性休克**　严重创伤导致的休克称为创伤性休克，其发生与疼痛和失血有关。

3. **烧伤性休克**　大面积烧伤伴有血浆大量渗出时可引起烧伤性休克，发生与血容量减少及疼痛有关。晚期若合并感染，可发展为感染性休克。

4. **感染性休克**　严重感染引起的休克称为感染性休克。最常见的致病原因为革兰阴性菌感染，约占感染性休克病因的70%~80%。细菌内毒素在此型休克中具有重要作用，故又称内毒素性休克。重度感染性休克常伴有败血症，故也称其为败血症性休克。临床主要表现为感染中毒征象，如寒战、发热，常有感染的部位症状，但败血症时可无明确的感染部位，实验室检查血白细胞增高及异性核细胞增多，严重者可出现类白血病反应。

5. **心源性休克** 各种心脏病均可导致心泵功能严重障碍，心输出量急剧减少，有效循环血量和组织灌流量下降而引起休克，称为心源性休克。常见于大面积急性心肌梗死、弥漫性心肌炎、心包填塞、严重心律失常等。某特点表现为在明确心脏病诊断的基础上，出现休克的临床表现，并排除其他原因所致血压下降。

6. **神经源性休克** 高位脊髓麻醉或损伤、剧烈疼痛，通过影响交感神经的缩血管功能，降低血管紧张性，使外周血管扩张、血管容量增加、循环血量相对不足，从而引起神经源性休克。

7. **过敏性休克** 某些药物（如青霉素）、血清制剂或疫苗等过敏引起的休克称为过敏性休克，属I型变态反应。发生机制与IgE及抗原在肥大细胞表面结合，引起组胺和缓激肽等血管活性物质入血，造成毛细血管扩张及通透性增加有关。患者接触过敏原后迅速发病，除休克的通常表现（血压下降，脉搏细数），主要有：①喉头或支气管水肿与痉挛引起的呼吸道阻塞症状，为患者最为重要的死亡原因；②皮肤潮红、皮痒、皮疹等皮肤黏膜症状，往往为首发表现；③恶心、呕吐、腹痛、腹泻等消化道症状。

8. **内分泌性休克** 某些内分泌性疾病，在一定条件下可发生低血压或休克，见于希恩综合征、急（慢）性肾上腺皮质功能减退、黏液性水肿、嗜铬细胞瘤等。

9. **血流阻塞性休克** 因血循环严重受阻，导致有效循环血量显著减少，血压迅速下降所致的缺血综合征称为血流阻塞性休克。发生原因有肺栓塞、主动脉夹层、心房黏液瘤、心包填塞等。

【诊断思路】

1. **首先判断是否为休克** 休克为内科急症，医生需根据患者病史、肤色、表情、皮温、生命体征（血压、脉搏、心音、呼吸）做出是否为休克的判断，一旦判定为休克需紧急现场救治。

1982年2月全国"急性三衰"会议制定的休克诊断标准为：①有诱发休克的病因。②意识异常。③脉细数＞100次/分或不能触知。④末梢循环灌注不足：四肢湿冷，胸骨部位皮肤指压阳性（压后再充盈＞2秒），皮肤花纹，黏膜苍白或发绀等；尿量＜30ml/h或尿闭。⑤收缩压＜80mmHg。⑥脉压＜20mmHg。⑦原有高血压者，收缩压较原水平下降30%。

凡符合上述第①项，以及第②、③、④项中的两项和第⑤、⑥、⑦项中的一项者，可诊断为休克。

2. **休克分期** 根据微循环障碍的不同表现进行分期，但往往各期界限不十分明显，在进行休克判定时即已基本明确。

3. **明确休克的病因** 查找并去除休克的病因是诊治休克的根本，在判定休克时对可能的病因已有初步认识，需进一步行系统检查或积极手术治疗明确病因并针对病因采取不同的治疗手段。

（王 颖 唐华夫）

第6章 昏 迷

【定义】

昏迷是意识内容和觉醒状态完全丧失的极为严重的意识障碍。具体表现为对外界刺激长时间或持续无反应，而且不能被唤醒，不能认识自己和周围环境，自主运动完全丧失。

【发生机制】

一、昏迷的病理基础

昏迷是意识丧失和觉醒不能的共同表现。意识是人的高级神经活动，靠大脑皮层的正常功能来维持，其内容包括思维、知觉、辨识、理解、判断、记忆和情感等。当大脑皮层受到损伤时，这些意识内容可全部丧失，以致患者不能认识自己和周围环境，对言语和机械刺激失去合理的反应能力，自主活动消失。此为昏迷的重要表现，但并不能称为昏迷，因为昏迷还必须有觉醒不能的表现。觉醒状态靠大脑的特异性和非特异性上行投射系统来维持，非特异性上行投射系统包括上行网状激活系和上行网状抑制系，它们是位于桥脑和中脑的由纵横交错的神经纤维和众多神经元组成的多突触结构，有唤醒大脑皮层执行意识内容的作用。系统内不同部位或不同程度的损害即可产生不同程度的觉醒水平障碍，严重者导致觉醒不能。意识丧失和觉醒不能二者之一单独存在时，都不能构成昏迷（如醒状昏迷和闭锁综合征）；二者同时出现才能称为昏迷。

二、具体发生机制

昏迷的发生机制随病因而异。

1. **颅内病变引起的昏迷** ①占位病变引起的，多因脑组织受压或颅内高压所致，如脑出血、脑肿瘤、脑血肿等。②脑血管阻塞引起的，是由于脑组织缺血所致，如脑梗死、脑血栓形成等。③颅内感染引起的，是病原体破坏脑组织和炎性渗出物浸润脑组织的缘故，如脑炎、脑膜炎等。④颅脑创伤所致者，是脑组织直接挫伤的结果。

2. **颅外感染引起的昏迷** 是病原体及其分泌的毒素随血循环到达脑组织引起的脑功能损伤所致，如中毒性痢疾、伤寒和大叶肺炎等。

3. **外源性毒物引起的昏迷** 有的是脑细胞功能受抑制的结果，如吗啡或巴比妥类药物中毒；有的是神经介质增减影响神经冲动的传导的缘故，如有机磷农药中毒或颠茄类药物中毒等；还有的是因为毒物引起的脑缺氧所致，如一氧化碳中毒。

4. **代谢性疾病引起的昏迷** 有的是代谢产物淤积影响脑细胞功能所致，如尿毒症、肝昏迷、酮症酸中毒等。低血糖昏迷是由于脑细胞活动所需能量供应不足的原因所致。因缺水或高渗性利尿引起的昏迷，其基本变化是细胞内脱水，如糖尿病高渗性昏迷。

5. **内分泌疾病引起的昏迷** 有的是机体代谢功能低下，脑细胞活动缺乏能量所致，如甲状腺功能低下引起的黏液性水肿。肾上腺皮质功能低下引起的昏迷是由于糖和盐皮质激素降低导致的电解质紊乱、血压降低，影响脑细胞功能所致，如艾迪生病危象。

6. **物理因素引起的昏迷** 原因复杂，有的是因高温或超低温的影响，使脑功能紊乱所致；溺水、窒息、高山病引起者，其根本原因是脑缺氧；电击引起的，则是脑和心脏的正常生物电流受到干扰的缘故。

【诊断思路】

1. **首先判定是否昏迷** 需要与昏迷鉴别的有：①晕厥：短暂脑缺血引起的意识丧失，对刺激有反应，生理反射存在，连声呼唤可被唤醒；②意识浑浊：表现为沉睡状态，但可被唤醒，回答问题多答非所问；③昏睡：是意识内容、觉醒水平和躯体运动都降至最低水平的较重的意识障碍。强烈连续刺激可引发不经意的短暂反应。对言语无反应。刺激撤除后，又陷入沉睡状态。④木僵状态：又称癔病性抑制，表现为不语不动，对外界刺激能感受，但无反应动作或呈违拗状态。意识清楚，有觉醒和睡眠规律。⑤醒状昏迷：即去大脑皮层状态，患者意识完全丧失，对言语或强烈刺激无反应，但可保留一定的觉醒状态，可有醒转和入眠周期。此表现虽名为"昏迷"，但并非真正的昏迷。⑥闭锁综合征：患者意识存在，可用眼睑开合及眼球上下运动来表达对言语的理解，有醒转和入眠周期，无自主活动能力。

2. **确定为昏迷后，先检查有无颅内占位病变的征象** 表现为偏瘫或单瘫，如为突发，多为脑外伤或自发性脑出血，后者在老年人多为高血压脑动脉硬化所致。青壮年应想到脑血管畸形破裂出血。高热者见于脑脓肿或脑炎。亚急性发作的可见于硬膜外血肿或脑瘤等；脑血管梗死或血栓形成，瘫痪常在静态下发生。

3. **检查有无脑膜刺激征** 表现为手托其枕部向前曲颈时有抵抗感，但左右转头则无此感，称为项强。项强突出，并伴有高热、呕吐者，在青少年多为流行性脑脊膜炎。这也是蛛网膜下腔出血和很多颅内占位病变常出现的征象。

4. **观察瞳孔的异常变化** 瞳孔大小异常最多见于外源性毒物所致之昏迷。此时，详询病史和观察呼吸状态十分重要。大多数情况下，陪送者即可提示昏迷病因。如双侧瞳孔缩小，可见于吗啡类药物、有机磷农药、巴比妥类药物、毒蕈、毛果芸香碱、新斯的明、酒精、苯胺等中毒，其中，吗啡中毒时以呼吸减慢最有特征性。双侧瞳孔散大见于肉毒中毒、颠茄类、可卡因、乌头碱、麻黄碱等药物中毒。此外，瞳孔异常变化也可见于颅内病变，如脑疝或癫痫大发作时瞳孔散大，小脑肿瘤压迫动眼神经可致两侧瞳孔大小不等，脑干出血时瞳孔可呈针孔大小，瞳孔大小多变多为颅内、颅外病情不稳定的表现。双侧瞳孔散大，呼吸节律不齐，应注意是否濒死征兆。

5. **昏迷伴高热、皮疹或血压降低，但无2~4所述征象者** 应考虑颅外感染性疾病如流行性出血热、斑疹伤寒、恙虫病、肠伤寒、菌痢、大叶肺炎、亚急性心内膜炎、败血症等。儿童应注意发疹性传染病猩红热和风湿热等。

6. **以上检查皆无阳性发现** 应考虑内分泌或代谢性昏迷，可询问陪送者，患者是否原有糖尿病、甲状腺功能失常、席汉病、艾迪生病、肝硬化、尿毒症、慢性肺部疾病等。有糖尿病史伴深大呼吸、呼气有烂苹果味，是酮症酸中毒的表现；伴躁动、抽搐、大汗和血压降低者，应想到低血糖昏迷；甲状腺功能减退性昏迷者，有黏液性水肿、心率缓慢、体温及血压降低等表现；甲状腺功能亢进性昏迷多伴有心率高度增快、大汗、脉压增大和谵妄等；席汉征和艾迪生病虽都呈血压降低、消瘦，但前者皮肤白皙，仅见于女性，后者皮肤、黏膜有褐色素沉着；肝性昏迷（肝性脑病）者呼气有肝臭，皮肤呈暗灰色，可有肝掌或蜘蛛痣，昏迷之初常有无意识的摸索动作；尿毒症昏迷呼气有氨味，常伴有面色苍白和高血压，可有肌肉抽动；慢性肺部疾病可因缺氧和呼吸性酸中毒引起昏迷，称肺性脑病，患者常表现为发绀，呈潮式呼吸。这些疾病，通过了解病史及视诊、嗅诊和血压测定常可明确病因。其他代谢紊乱的疾病中，除碱中毒和低钙时手足搐搦，脱水时有皮肤黏膜干燥、皮肤弹性和血压降低可提供诊断线索外，余者多须实验室检查来帮助诊断。

7. 物理因素所致之昏迷 热射病、高山病、淹溺、冻僵、电击等，陪送人即可明确提供昏迷的病因。

按以上次序，循序询问病史和进行体检，大致可概括引起昏迷的常见临床类型，对这些疾病的进一步鉴别，见病因诊断。

8. 检查项目

（1）生命体征：体温（高/低）、血压（高/低、脉压差大/小）、脉搏（快/慢/不齐）、呼吸（频率快/慢、节律整齐/不整齐）。

（2）皮肤（颜色、血管扩张、皮疹、干燥/多汗）。

（3）瞳孔（大/小、左右不等、对光反应）。

（4）项强。

（5）心脏听诊（心音、心律、杂音）。

（6）肺部叩诊（浊音、鼓音）、听诊（干、湿啰音）。

（7）腹部触诊（压痛）、叩诊（肝浊音区缩小）。

（8）肢体运动（不自主运动包括抽搐、痉挛、瘫痪）。

（9）神经反射（病理反射、阵挛）。

（10）嗅诊（呼气气味、身体沾染气味）。

【治疗原则】

以昏迷状态就诊者，向陪送人或知情者询问病史十分重要。他们往往能提供真实明确的病因。医生可通过体检对病史进行核实。以慢性病入院、逐渐昏迷者，医生可根据其临床表现判定病因。昏迷的病因众多，大致可分为：颅内病变、外源性毒素中毒、颅外感染性疾病、偶发事件、代谢性疾病和内分泌疾病。其中最常见的是颅内病变，其次为代谢性疾病和外源性毒素中毒等。昏迷患者病情危重，需医生立即对病因做出意向性诊断，以便早期给予处理，为下一步诊治争取时间。

一、颅内病变所致之昏迷

1. 脑血管意外 包括脑出血、脑血管梗死、脑血管血栓形成和蛛网膜下腔出血。

（1）脑出血：指血液浸润脑实质，发病突然，多发生于情绪特别紧张或猛然用力时，50岁后发病者多为脑动脉粥样硬化破裂所致，青壮年发病者多见于脑血管畸形和血管瘤患者。临床表现随出血量的多少和部位而异。常见的内囊出血突出表现为偏侧肢体瘫痪和继发的颅内压增高的症状（呕吐、视乳头水肿、血压升高等），严重者可有去皮层或去脑强直。脑室出血患者迅速昏迷，表现为四肢去脑强直，高热，有明显的脑膜刺激征和呼吸节律不齐。桥脑出血患者四肢瘫痪或强直，并有高热，瞳孔呈针尖大小。小脑出血患者昏迷前常有眩晕、枕部痛及呕吐，继之出现共济失调症状，以至逐渐昏迷。治疗原则：降颅压、吸氧。有呕吐者畅通呼吸道。

（2）脑血管梗死：起病突然，当侧支循环少的脑动脉，如颈内动脉或基底动脉梗死时，患者可迅速昏迷，伴有肢体瘫痪，梗死血管远端的脑组织因缺血而遭受损伤，常并发脑水肿，出现相应症状。栓子最多来源于粥样斑块处的血凝块，心房纤颤时在左心耳处形成的血凝块、细菌性心内膜炎时在瓣膜表面形成的细菌赘生物、左心房黏液瘤破裂形成的黏液凝块等都可作为栓子引起脑梗死。治疗原则：降低颅内压、吸氧，心内膜炎引起者给予抗生素。

（3）脑血管血栓形成：此病因引起的昏迷是血管腔内某处血液凝固成块原地堵塞血管，以致远端脑组织缺血的缘故。常发生于处于静息状态的老年人。表现为偏身感觉、运动障碍，昏迷多缓慢出现且程度较轻。治疗原则：疏通脑血管。

（4）蛛网膜下腔出血：多自发于脑动脉瘤或畸形的脑血管破裂，突出表现为脑膜刺激征，可有动眼神经麻痹表现（睑下垂、瞳孔散大、眼球斜向外下方等），视神经受累可有同向偏盲或双颞偏盲，出血量大时患者可逐渐转为昏迷。治疗原则：降颅内压。

2. 脑外伤 陪送者常可提供明确的脑外伤史，体检亦可发现颅部有血肿或伤面。脑组织挫伤和脑血管破裂同时存在时，昏迷较持久，可伴有肢体瘫痪、精神错乱、呕吐和呼吸节律不整等表现。外伤后出现短暂的意识丧失，迅即清醒者，当为脑震荡；在意识好转后，又陷入昏迷者，多见于急性硬膜外血肿和慢性硬膜下血肿，常有脑压升高的表现；受伤后昏迷持续加深，迅速出现脑疝者多为急性硬膜下血肿；受伤后立即出现深昏迷，伴有双侧肢体强直及自主神经功能紊乱者，多为弥漫性轴索损伤。治疗原则：降颅内压，畅通呼吸道。

3. 局灶性脑实质肿物

（1）最常见的为脑肿瘤：只有当肿瘤压迫脑组织，使颅内压增高，出现脑疝时，或肿瘤破裂出血时，才引起昏迷，平时只有运动与感觉障碍和脑压增高的症状。治疗原则：降颅内压。

（2）脑脓肿：①耳源性脑脓肿是化脓性中耳炎炎症直接扩展到邻近脑组织或随血流在脑内播散所致。其症状除一般感染中毒和颅内压增高症状外，其他表现随脓肿部位而异。发生于颞叶者，常有同侧瞳孔散大、对侧肢体偏瘫、对侧中枢性面瘫的表现；发生于小脑者，常有中枢性眼震、同侧肢体肌张力减弱或消失、共济失调的症状。脓肿浸染易引起枕大孔疝，导致死亡。耳源性脑脓肿约占脑脓肿发病率的80%。②继发于败血症的脑脓肿，可为单发或多发，如在败血症休克的基础上出现脑定位体征者，应警惕此可能。治疗原则：抗炎，降颅内压。

4. 脑组织弥漫性感染

（1）化脓性脑膜炎：其共同表现为高热、呕吐、项强、头痛，皮肤可有瘀斑，常见的有：①流行性脑脊膜炎，为脑膜炎双球菌所致，好发于春季，学龄前儿童和青少年易感。表现为高热、头痛、呕吐，体检可见显著项强（小儿可不明显）和皮肤瘀斑。患者随症状的加重可出现惊厥乃至昏迷。②肺炎球菌性脑膜炎，可发生于任何年龄，以小儿和老年人居多，继发于肺炎者约占半数。本病起病急，有高热、头痛、呕吐、项强，常累及支配眼肌的第三、四、六脑神经，皮肤瘀点少见。③流感杆菌脑膜炎，好发于3个月~3岁的幼儿，发病前常有上呼吸道感染或支气管肺炎，缓慢出现发热、呕吐、嗜睡、项强、惊厥、前囟膨隆等症状。小部分患者可出现昏迷。治疗原则：抗炎，降颅内压。

（2）结核性脑膜炎：是由结核杆菌引起的脑膜炎症，多为颅外器官结核病变中的结核菌经血行播散至脑组织而致。患者常经过一个发热、盗汗、乏力、精神不振的过程，逐渐出现头痛、呕吐、项强，乃至谵妄、昏迷等。患者颅神经常被累及，出现睑下垂、瞳孔不等大、面神经麻痹，脑内动脉闭塞可导致偏瘫。肺结核、颈淋巴结结核、骨结核、肾结核等病史可为此诊断提供线索。治疗原则：抗结核，降颅内压。

（3）脑炎：是病原体引起的脑实质的炎症，常见的有乙型脑炎、森林脑炎、单纯疱疹脑炎、急性播散性脑脊髓炎等。

①乙型脑炎：由乙脑病毒引起，通过蚊虫叮咬而传播，多于夏、秋发病。易感人群为学龄前儿童。发病急、高热，有明显的脑膜刺激征和颅内压增高的表现，早期即可出现深昏迷，重症患者可出现全身抽搐、强直性痉挛或瘫痪，常可出现中枢性呼吸衰竭。

②森林脑炎：由病毒引起，通过硬蜱传播，好发于林区居住的青壮年。重症者突发高热、头

痛、呕吐、脑膜刺激征，短时间内出现意识障碍以至昏迷。可有迟缓型瘫痪。

③单纯疱疹脑炎：由单纯疱疹病毒引起，无季节性、地域性和年龄差别。临床表现有唇周疱疹，早期精神症状突出，如人格改变、精神涣散、言语不连贯、幻觉、谵妄等，严重时出现昏迷。重症者可出现广泛脑实质坏死、脑疝。

④急性播散性脑脊髓炎：可由病毒感染后或疫苗接种后的变态反应引起，散发无季节性，患者常有上呼吸道感染或腹泻病史。本病呈急性或亚急性发病，主要症状有：精神障碍，意识障碍乃至昏迷，可出现去皮层状态、去大脑强直、震颤和不自主运动，亦可出现单侧或双侧肢体瘫痪。治疗原则：抗病毒。

此类病因引起的昏迷，除脑膜炎、蛛网膜下腔出血和脑炎须行脑脊液检查以便确诊外，其他皆须行脑部CT检查。

二、颅外系统性感染性疾病

引起昏迷的多为传染病，各病有其自身特色，根据病史和首诊体检多可诊断。

（一）病毒感染

1. 爆发性病毒性肝炎 起病急骤，患者因肝细胞大量迅速坏死以致有害的代谢产物在体内郁积，影响脑细胞功能，出现嗜睡、烦躁乃至昏迷。患者迅速出现严重黄疸，并有出血倾向，体检肝浊音区缩小，呼气有肝臭。病情凶险。治疗原则：立即输注高渗葡萄糖液，并用糖皮质激素。其特异检查为肝功能（胆酶分离、凝血障碍）、肝CT（肝脏缩小）和嗅诊（肝臭）。

2. 流行性出血热 由鼠类排泄物传播的病毒感染。野鼠传播者多于秋冬季节发病，青壮年多见。病毒可直接侵袭中枢系统，引起狂躁、精神错乱，乃至昏迷。其突出临床表现为：患者有高热、醉酒貌，皮肤有条纹状出血，血压降低，并有少尿和血尿，昏迷前有腰痛之主诉。治疗原则：输液、抗休克，并用糖皮质激素。本病确诊靠特异的临床表现和免疫学检查。

（二）细菌感染

1. 细菌性痢疾 为夏、秋季最多见的肠道传染病，多见于学龄前儿童和青少年。主要表现为腹痛、频繁脓血便和便后肛门下坠感，体温升高。中毒型者迅速出现休克、惊厥和昏迷，病势凶险。此病诊断不难。治疗原则：静脉输液、吸氧、抗休克、抗感染。其特异检查为粪便镜检和细菌培养。

2. 肠伤寒 多发于青壮年和儿童，夏秋季为好发季节。腹痛、右下腹压痛、血便常见，其特有表现为稽留热、相对缓脉、白细胞降低和玫瑰疹。患者常呈无欲貌，可因高热、败血症而发生中毒性脑病以致昏迷。有上述表现的昏迷患者诊断不难。治疗原则：输液、抗感染。特异检查：血清学免疫检查和血培养。

3. 肺炎 是小儿最常见的昏迷病因，以发热、呼吸困难、喘息等症状起病，检查可发现鼻翼扇动、发绀、呼吸急促，可听到干、湿啰音，昏迷前常有躁动、惊厥，病情发展迅速，需即刻施救。成人肺炎可因高热、细菌毒素和缺氧而引起中毒性脑病，以致谵妄、昏迷。肺部叩、听诊是诊断此种昏迷病因的关键。治疗原则：吸氧，惊厥者可给予镇静剂。抗感染。静脉补充液体。特异检查：X线检查。

（三）寄生虫感染

1. 恶性疟疾 疟原虫感染的一种临床类型，此病引起的昏迷常有黄疸、脾肿大和寒战高热。流行病史是诊断的重要条件。特异检查：血液中疟原虫检查。治疗原则：降温、输液，予以抗症药。

2. **囊虫病** 猪肉绦虫囊蚴感染，大量侵入脑组织时可引起颅内压增高，导致昏迷。多数患者可查出有皮下囊虫结节。此类患者昏迷前常有不同类型的癫痫发作。特异检查：脑部CT检查。治疗原则：降颅压，对症处理。

3. **日本血吸虫虫卵沉积于脑组织内形成的肉芽肿** 其可引起脑水肿和颅内压增高，导致昏迷。便中发现虫卵是诊断此种昏迷的必要证据。治疗原则：降颅压，使用抗日本血吸虫药。

三、外源性毒物中毒

这组患者入院时多已呈昏迷状态，但陪送者大多可以明确地说明发病经过，所以病史是十分重要的诊断依据，结合患者瞳孔、皮肤黏膜颜色、血压脉搏和呼吸状态，大多能明确是否为毒物中毒。

（一）煤气中毒

煤气中毒为吸入大量一氧化碳等有毒气体所致。昏迷的机制是一氧化碳与血红蛋白结合，形成失去氧合能力的碳氧血红蛋白，并直接影响氧合血红蛋白的解离；还可抑制细胞呼吸酶，影响组织呼吸，从而导致脑组织和全身缺氧，引起昏迷。患者两颊皮肤和黏膜呈樱红色，皮肤受压部位可出现水疱，重症者脉搏细弱，瞳孔常散大、对光反应迟钝或消失，呼吸缓慢或节律不齐，身旁常有呕吐或尿便污染的痕迹。据病史和体检发现可明确病因。治疗原则：迅速将患者移至空气流通场所，畅通呼吸道，给予吸氧，静脉输液。

（二）安定中毒

安定中毒可对中枢神经系统不同部位起抑制作用，剂量过大时可引起昏迷。昏迷前可表现短暂的共济失调和各种运动功能障碍，瞳孔可缩小，重症者瞳孔散大，心率异常减慢，呼吸浅慢或不整，现场遗弃的药物包装常可提示昏迷的线索。治疗原则：洗胃、吸氧、静脉输液。

（三）巴比妥类药物中毒

本类药物可抑制大脑皮层的正常活动和脑干发出的上行激活系统，导致昏迷。表现与安定中毒相似，但呼吸抑制较重。昏迷早期眼球可有震颤，锥体束征阳性，深昏迷患者瞳孔可缩小。治疗原则：洗胃、畅通呼吸道、吸氧、静脉输液。

（四）阿片类药物中毒

此类药物包含吗啡、可待因等，可抑制大脑皮层的高级中枢和延脑的呼吸中枢、血管运动中枢，大剂量引起中毒时，可造成高级神经系统的高度抑制，引起昏迷。其中毒特点为瞳孔极度缩小，呈针尖大，呼吸显著减慢，血压降低。治疗原则：给予呼吸中枢兴奋剂，吸氧，静脉输液。

海洛因不属药物，实为毒品，其导致昏迷的机制与临床表现与阿片类药物相同。杜冷丁是人工合成的吗啡替代品，大剂量可引起高级神经系统抑制，导致昏迷。与吗啡中毒不同之处在于缩瞳不明显，呼吸抑制不像吗啡那样强烈，对血管运动中枢影响亦较弱。

（五）食物中毒

1. **蘑菇中毒** 随毒蘑菇种类不同而症状各异，有的昏迷前症状呈副交感神经兴奋型，如瞳孔缩小、大汗、流涎、心率减慢、恶心呕吐、腹痛等，有的呈精神谵妄型，还有的可损伤肝脏。严重者都能导致昏迷。治疗原则：洗胃，导泻，针对不同种类的毒蕈中毒给予对症治疗。

2. **臭米面（酵米面）中毒** 臭米面（酵米面）为浸泡发酵后的玉米等粗粮经淘洗研磨制成的糊状物，去除水分后可用做各种面食。如漂洗不净，则可将霉菌或其毒素带入成品，食后有腹痛、恶心呕吐、头晕，毒素量大时可出现肾、肝、脑功能衰竭和出血症状，乃至昏迷。治疗原则：催吐，洗胃，适量输液。

3. **鱼胆中毒** 多为以明目为目的而服用淡水鱼胆汁所致。中毒后，开始表现为恶心、呕吐、腹痛，排水样便，继之可出现肝、肾实质细胞坏死的表现，如肝大、黄疸和出血倾向，以及腰痛、血尿和无尿等症状。神经系统表现为头痛、嗜睡、神志模糊、谵妄以至昏迷。治疗原则：洗胃，适量输液，有条件者可行血液透析。

4. **亚硝酸盐中毒** 多为食用腌制或发酵不充分的白菜所致。亚硝酸盐是氧化剂，可将血红蛋白转变为高铁血红蛋白，失去氧合能力，导致全身组织缺氧。表现为发绀、心率增快、呼吸困难，严重者可因长时间脑缺氧而致昏迷。治疗原则：吸氧、给予静滴还原剂，如维生素C、美蓝等。

（六）毒药中毒

1. **有机磷农药中毒** 如甲拌磷、乐果、敌敌畏等。这类药的毒理作用是抑制胆碱酯酶的活性，使神经末梢的介质乙酰胆碱不能灭活，患者出现瞳孔缩小、大汗、流涎、腹痛等症状。严重者可导致昏迷。治疗原则：对吞服农药者给予洗胃，对接触中毒者要清除皮肤和衣物的农药污染，给予阿托品类药物，静脉滴注。

2. **杀鼠药中毒** 毒性较大的杀鼠药有安妥和磷化锌。前者可引起肺水肿出血和肝肾损害，后者吞服后咽部有烧灼感，可毒害肝、肾、循环和呼吸系统、中枢神经系统，引起昏迷。治疗原则：前者可防治肺水肿；后者可用硫酸铜和高锰酸钾洗胃，导泻。

四、物理因素所致之昏迷

一般伴送人即可告知昏迷的病因，经体检确认后，即可得出诊断。

1. **热射病** 有长时间处于高温下作业或停留的病史，水分摄入不足常为促发因素。常见的情况有中暑和作业场高温辐射病：前者是自然气温高所致，后者是作业场高温所致。患者因丘脑体温中枢调节功能失调而致体温极度升高，可达40℃以上，皮肤干燥，瞳孔缩小，早期呼吸增快，昏迷后可逐渐变浅，可有惊厥抽搐。治疗原则：将患者移出高温环境，降温，输液。

2. **电击** 多为不慎接触高压电源或遭受雷击所致。电流通过身体时，干扰正常生物电流，导致心律不齐或心室颤动，引起昏迷。治疗原则：切断电源，猝死者行心肺复苏。

3. **高原病** 由平原不经适应到达高海拔低气压区，因氧气稀薄，脑神经活动受抑制，加之血管通透性增加，可引起脑水肿和肺水肿，导致昏迷。患者先觉头晕，思维迟钝，行动迟缓，渐至意识丧失，明显发绀，强劲呼吸。治疗原则：吸氧，将患者移至海拔较低处。

4. **溺水** 昏迷的原因是因吸入的水分充盈呼吸道，至换气不能。治疗原则：将患者置于俯卧位，行人工呼吸，同时有利于将腹中积水排出。呼吸道通畅后，立即行心肺复苏术。

五、代谢病所致昏迷

多发生于慢性代谢病，故询问病史极为重要。

（一）与糖尿病相关的昏迷

1. **糖尿病酮症酸中毒** 因胰岛素用量不足，葡萄糖不能被组织利用，于是脂肪代谢增强，产生酮体，即丙酮、β-羟丁酸和乙酰乙酸。如这些酮体不能被周围组织所代谢，淤积血中称为酮症。因胰岛素缺乏，大部分葡萄糖经酵解途径被分解，产生乳酸，加重酮体淤积引起的代谢性酸中毒。昏迷前，患者常有意识模糊，深大呼吸，呼气有烂苹果味，面色发红，有毛细血管扩张，腹痛，恶心呕吐，常有无意识动作。治疗原则：根据血糖水平调节胰岛素用量，脱水和酸中毒者可输注生理盐水和碳酸氢钠溶液。

2. **糖尿病高渗性昏迷** 因血糖极度升高（＞33mmol/L）而引起的血液浓缩和细胞内脱水。常见于老年糖尿病患者遇有应激状态如感染、脑血管意外和吐泻等诱因时。患者表现为血压降低或休克，少尿，嗜睡，幻觉，定向障碍，癫痫样抽搐等，最后出现昏迷。与酮症酸中毒不同之处是无酮症或较轻，无酸中毒引起的深大呼吸。治疗原则：静脉输注等渗或低渗氯化钠溶液，纠正血液浓缩。因血糖升高部分是由于血液浓缩所致，胰岛素用量不应按血糖浓度计算值来定。

3. **糖尿病乳酸中毒** 是糖尿病患者体内由于葡萄糖无氧代谢产生的乳酸淤积而致。可见于长期用双胍类药物控制血糖的老年人，特别是有心肺疾病患者；糖尿病患者出现肾功能不全或肝功能损害；糖尿病患者出现休克或组织灌流量减低，或肺泡气体交换降低的患者。临床表现：呼吸节律增快，发绀，心率快，血压下降，意识障碍，以致昏迷。检查血中乳酸水平可以助诊。治疗原则：吸氧，静脉输液，纠正酸中毒，血糖高者应改用胰岛素。

4. **低血糖昏迷** 常发生于口服优降糖治疗糖尿病的患者，亦可见于使用胰岛素过量的情况。因作为脑组织主要能量来源的血糖降低，而引起脑神经功能紊乱。患者开始有饥饿感，继之大汗淋漓，意识恍惚，如不及时补给葡萄糖，则患者发生躁动、惊厥，以致昏迷。治疗原则：迅速静脉注射葡萄糖液。

（二）慢性肝病性昏迷

慢性肝病性昏迷亦称肝昏迷，是肝性脑病的晚期表现。昏迷患者如果发现有蜘蛛痣、黄疸、肝臭、肝浊音区缩小，应想到此种病因。昏迷前，患者常有定向力减退、意识错乱、不随意运动及运动失调，可出现扑翼样震颤，踝阵挛和病理反射常见。其机制为肝代谢功能损伤所致之氨中毒；脑组织中起抑制作用的代谢产物，如β–羟酪胺和苯乙醇胺增多。肝昏迷发生的诱因常为感染、放腹水、饮酒和大量使用利尿剂。治疗原则：静脉输入高渗性葡萄糖液，躁动患者可用安定。

（三）尿毒症性昏迷

尿毒症性昏迷是慢性肾功能衰竭晚期多种代谢障碍的综合后果。患者面色痿黄呈轻度水肿貌，呼气有氨味，昏迷前常有抑郁、记忆力减退、肌肉颤动，最终出现幻觉、惊厥，以致昏迷。患者血肌酐持久性异常升高和呼气有氨味是重要诊断依据。治疗原则：可缓慢静脉滴注葡萄糖液，有代谢性酸中毒表现者，可加用碳酸氢钠溶液。有手足搐搦和肌肉颤动者，可加用钙剂。

（四）高钙性昏迷

高钙性昏迷多见于甲状旁腺功能亢进、骨髓瘤、癌的骨转移和1，25–双羟骨化醇过量。开始表现为乏力、抑郁、嗜睡，渐至昏迷。对昏迷前有骨痛、骨折、多饮多尿，腱反射减弱者，应警惕此种原因所致之可能。此种昏迷的机制是钙离子过高损害神经传导，使兴奋性降低所致。血中钙离子浓度超过3.37mmol/L时常引起昏迷。治疗原则：静脉滴注生理盐水，给予降钙素。

六、内分泌病所致昏迷

（一）腺垂体功能低下，又称西蒙病

其中因分娩后腺垂体缺血坏死引起的称希恩综合征（Sheehan Syndrome）。此病是因腺垂体

分泌的多种促激素不足以维持正常生理需要所致。其表现与某些促激素缺乏的程度有关。大部分患者可表现为食欲不振、虚弱、血压下降，饥饿时易出现低血糖症状。如这些症状继发于分娩后大出血，则为席汉症；如有渐进性视力减退、视野缺损或多尿者，应考虑腺垂体肿瘤之可能。此种昏迷发生的机制是，多种促激素不同程度的减少引起的各种靶腺分泌不足。治疗原则：可静注葡萄糖液，血压过低者可给予肾上腺糖皮质激素。特异性检查：多种促激素水平低下系诊断此病的依据。

（二）甲状腺疾病

1. 淡漠型甲亢　多见于中老年妇女。临床表现为淡漠、抑郁、嗜睡、迟钝，消瘦，早老面容，常伴有心房纤颤。无高代谢综合征的表现，突眼和震颤少见。患者常先有木僵状态，而后昏迷。其机制可能与对儿茶酚胺不敏感或低镁有关。治疗原则：静脉输注葡萄糖液和抗甲状腺药物。

2. 普通型甲亢　即常见的毒性弥漫性甲状腺肿。患者有高代谢综合征的表现，出现危象时，体温可高达39℃以上，脉率可达140次/分，大汗，躁动，谵妄，以致昏迷。根据突眼、食欲亢进、进行性消瘦、甲状腺肿大、易激动等，当不难诊断。昏迷的原因是，由于大量能量随热散失，以致脑组织能量缺乏，不能执行正常的生理功能。治疗原则：输液，给氧，予以抗甲状腺药。

3. 甲状腺功能减退　发生于儿童者称呆小症，表现为身材矮小、走路蹒跚、智力低下，但外生殖器发育正常。发生于成人的，称黏液性水肿，患者皮肤粗糙干燥，因有黏液物质沉积而肿胀，有反应迟钝、声音粗哑、舌体肥大、畏寒、食欲减退、体重增加、心动过缓等表现。患者因代谢率减低、中枢神经系统呈退行性病变而导致昏迷。治疗原则：缓慢小量输给葡萄糖液，给予三碘甲腺原氨酸或优甲乐。

FT3、FT4、TSH检查是诊断此类疾病引起的昏迷的必要检查项目。

（三）肾上腺皮质功能减退

原发性的肾上腺皮质功能减退称艾迪生病。临床表现：皮肤黏膜和掌纹等处黑色素沉着，恶心呕吐，体重减轻，血压降低，淡漠，疲劳，嗜睡，精神失常乃至昏迷。昏迷的机制可能与血容量减少、低钠、糖原异生减少，以及组织对儿茶酚胺的反应减弱有关。患者血皮质醇降低并失去昼夜节律是诊断此种病因的必要条件。治疗原则：静脉输入生理盐水，补充血容量；给予糖皮质激素。

（宋　怡）

第7章 消 瘦

【定义】

消瘦是指由各种原因所致体内脂肪与蛋白质减少，体重低于正常低限的一种状态，通常体重下降低于标准体重的10%或体重指数（BMI）小于18.5kg/m²时即可称为消瘦。消瘦可以是生理性的，也可以是疾病所致。极度消瘦者可表现为恶病质，多为疾病所致。

【发生机制】

消瘦的主要原因是机体能量摄入与消耗不相匹配，能量供给入不敷出。

1. **营养摄入不足**　主要是摄食减少，如节食、营养消化或吸收功能异常、消化系统疾病、内分泌系统疾病、精神因素等所致食欲下降、进食减少；或者进食虽正常或增加，但营养物质消化、吸收障碍所致。

2. **营养需要增加或消耗过多**　运动量较大或体力劳动，各种慢性消耗性疾病如恶性肿瘤、重症感染、慢性传染病、严重创伤、烧伤、大手术等，某些内分泌疾病、增加分解代谢的药物如甲状腺素制剂等均可导致消瘦。另外，长期发热、长期失眠等亦可因能量消耗过度而导致消瘦。

【分类】

1. **消化系统疾病引起食物的摄入、消化与吸收功能障碍**

（1）口腔及咽喉疾病：如口腔炎、咽炎、急性会厌炎、急性扁桃体炎、舌癌等导致进食障碍，持续时间较长者可引起消瘦。

（2）慢性胃肠疾病：慢性食管炎、食管癌、慢性胃炎、消化性溃疡、胃癌、胃切除术后、原发性小肠吸收不良、慢性结肠炎、克罗恩病（Crohn病）、大肠癌以及其他如肠道结核、伤寒、痢疾、阿米巴肠炎、结肠血吸虫病等肠道传染性疾病等均可致营养物质吸收障碍而导致消瘦。

（3）慢性肝胆疾病：慢性肝炎、肝硬化、胆道癌、肝癌等晚期可有纳差、腹泻、消瘦等。

（4）慢性胰腺疾病：慢性胰腺炎、胰腺癌等可有消化吸收不良症状伴消瘦。此外，慢性胰腺炎伴有餐后腹痛者也可导致患者主动进食减少。

2. **各种慢性消耗性疾病**　如慢性传染病、重症感染、各种恶性肿瘤、血液病以及严重创伤、大手术等引起机体消耗增加。

3. **神经内分泌及代谢性疾病引起消瘦**

（1）下丘脑综合征。

（2）垂体功能减退症。

①垂体前叶功能减退症（Simmonds病或Sheehan综合征）。

②尿崩症性消瘦。

（3）甲状腺功能亢进症。

（4）慢性肾上腺皮质功能减退症。

（5）糖尿病。

（6）嗜铬细胞瘤。

4. 药物影响　某些药物如甲状腺素制剂可促进机体代谢明显增加；长期服用泻药或其他影响胃肠道吸收功能的药物如减肥药奥利司他；或能影响食欲，增加胃肠道不适的药物如氨茶碱、二甲双胍、胰高糖素样肽（GLP-1）类似物或受体激动剂、二肽基肽酶Ⅳ（DPP-Ⅳ）抑制剂、减肥药物利莫那班等。

5. 精神因素　如焦虑、抑郁或神经性厌食等所致食欲下降。

【常见临床类型】

1. 生理性消瘦　通常主要受饮食、生活习惯和心理等各方面因素的影响，使机体的分解代谢大于合成代谢，出现体重下降。例如食物摄入量不足、偏食、厌食、漏餐、生活不规律和缺乏锻炼等饮食、生活习惯以及工作压力大、精神紧张和过度疲劳等心理因素都是导致生理性消瘦的原因。这种消瘦，经休息或调整生活方式等，机体很快就会恢复至正常的体重水平。此外，生理性消瘦还包括体质性消瘦，即所谓消瘦体质，常有家族因素，在直系家属成员中，多为消瘦体型。这种消瘦找不到任何导致消瘦的疾病。消瘦也不是进行性的，长期保持常态，生活状态亦如正常人即消瘦体型的正常人。

2. 营养不良　常有食物来源不足、食欲下降、长期偏食、营养素缺乏或食物消化、吸收、利用障碍病史，去除上述原因后体重可恢复正常，无其他器质性及精神性疾病。

3. 消化系统疾病　口咽部及食管疾病、慢性胃肠疾病、慢性肝病、慢性胰腺疾病等，因食物摄取障碍或消化、吸收不良，造成营养物质吸收障碍，常出现体重下降，往往伴有消化系统疾病的症状、体征。

4. 慢性传染病　如结核病，早期症状可不明显，可伴有低热、盗汗、体重下降、咳嗽咯血等；慢性肝炎活动期，可有消化不良、乏力、纳差、腹泻、黄疸、消瘦等；获得性免疫缺陷综合征（AIDS）可有长期低热、乏力、食欲不振、腹泻、消瘦等。

5. 恶性肿瘤　晚期多伴有恶病质及肿瘤相应的症状体征，如原发性肝癌有食欲不振、恶心、腹胀等消化道症状，可伴右上腹不适及进行性消瘦；肺癌晚期可出现咳嗽、咯血、气短、呼吸困难及骨痛、病理性骨折等肿瘤远处转移表现；胃癌早期可无特殊症状，但进行性消瘦明显，晚期疼痛、纳差，可发生幽门梗阻、上消化道出血等；肠道癌肿有排便习惯改变、腹泻、便血及体重减轻等症状；造血系统恶性肿瘤如白血病、多发性骨髓瘤、恶性淋巴瘤等，由于机体蛋白代谢亢进，同时免疫力降低，体温持续升高，使得蛋白质大量分解，消瘦常为早期症状，并日益加重。

6. 重症全身性疾病　如慢性感染、严重创伤、烧伤、大手术后等，由于蛋白质消耗过多引起体重下降；肝硬化晚期可有明显食欲不振、纳差、乏力、消瘦、恶心、黄疸、腹水等临床表现；肾功能不全晚期可有食欲不振、恶心、呕吐、体重减轻等。

7. 神经性厌食症　以长期原因不明的厌食、显著的体重减轻和闭经为特征，多见于青春期女孩和年轻妇女，年龄多小于25岁。消瘦明显，体重可低于标准体重的25%，但通常一般状态良好；体重恢复时月经可以恢复；无其他器质性或精神性疾病。

8. 精神性疾病　如抑郁症等可因厌食或拒绝进食等导致消瘦。

9. 内分泌疾病

（1）糖尿病：典型临床症状为"三多一少"，即多饮、多尿、多食、消瘦，主要是由于胰岛素分泌不足或作用缺陷，导致机体合成代谢减弱，分解代谢增强。1型糖尿病（T1DM）患者多体型消瘦，2型糖尿病（T2DM）患者在病情加重及疾病后期也有显著消瘦。病程久者可出现各种糖尿病慢性并发症的临床表现。

（2）甲状腺功能亢进症：主要是由于甲状腺素分泌过多引起的机体高代谢状态，产热及消耗增多，超过了热量的摄入；部分患者因肠蠕动明显增加、腹泻等导致吸收障碍。典型症状包括怕热、多汗、心慌、气短、乏力、情绪激动、易怒、易饥、多食、便次增多、突眼及甲状腺肿等。部分老年患者主要表现为淡漠、厌食、恶心、呕吐、心律失常、心衰等，常消瘦明显甚至出现恶病质。

（3）原发性肾上腺皮质功能减退症：即艾迪生病，患者多数以消瘦、乏力开始，继而有皮肤、黏膜色素沉着，恶心，纳差，低血压，低血糖，低钠血症等证候。机体抵抗力下降，伴有结核者体重下降更为明显。

（4）腺垂体功能减退：又称Simmonds病或Sheehan综合征，女性可有产后大出血病史，其他病因包括垂体肿瘤、颅脑损伤、手术、放疗及浸润性疾病，可同时或先后出现外周靶腺功能减退，包括性腺功能减退、甲状腺功能减退及肾上腺功能减退等表现，常见症状包括泌乳功能减退，性功能减退，闭经，不孕；怕冷、少汗、水肿；食欲减退、消瘦、低血糖、低血压、低钠血等。

（5）下丘脑综合征：多种病因累及下丘脑可能导致进食行为异常，可出现厌食，最终消瘦。常同时伴有其他下丘脑功能障碍，如温度调节紊乱，渴感异常，睡眠障碍，（嗜睡或失眠），心血管功能障碍，记忆、情绪、认知障碍等及垂体功能异常。

（6）嗜铬细胞瘤：由肾上腺髓质、交感神经节肿瘤分泌过多的儿茶酚胺引起阵发性或持续性高血压伴头痛、心悸、出汗，可有高代谢症群表现：发热、消瘦、血糖升高等。

（7）尿崩症：尿崩症临床表现为口渴、大量饮水、大量排尿、低比重、低渗透压尿，抗利尿激素水平降低；可由于大量排尿致营养物质随之丢失；脱水或中枢病变可引起食欲下降而致摄入减少等导致尿崩症性消瘦。

【诊断思路】

1. **确认是否为消瘦**　根据WHO有关体重指数（BMI）及标准体重的定义及切点进行诊断；即体重低于标准体重的10%，部分为体质性消瘦，故有人主张低于标准体重的20%以上才能诊断消瘦；WHO及国际肥胖特别工作组均将BMI<18.5kg/m^{2}定义为消瘦。

2. **判断消瘦性质**　结合家族史、生活方式及伴随症状判断为生理性或病理性疾病所致体重减轻及消瘦。

3. **寻找病理性消瘦的病因及证据**　根据消瘦的伴随症状寻找病因，进行相关有针对性地排查各系统疾病。

【治疗原则】

（1）根据病因实施相应治疗措施。

（2）调节食欲，合理膳食，营养搭配，保证摄入足够的热量。

（3）促进营养物质的消化、吸收和利用。

（4）生活规律，保持精神愉快，合理安排体力活动。

（蔡寒青　刘　煜）

第8章 肥 胖

【定义】

肥胖是指体内脂肪堆积过多和（或）分布异常，导致体重增加的一种慢性代谢性疾病。通常用体重指数（BMI）来定义超重或肥胖。按脂肪分布不同可分为全身性肥胖、向心性肥胖、上身肥胖、下身肥胖、腹型肥胖和臀型肥胖。

【发生机制】

机体靠食物供给能量，能量的摄入与能量的消耗通过中枢神经系统－内分泌系统的调节达到平衡，使体重维持在正常范围。任何能量摄入增加和（或）消耗减少均可导致能量平衡失调。过剩的能量便以脂肪的形式储存于体内，因此肥胖是慢性能量失衡的结果。

1. **遗传因素** 单纯性肥胖具有遗传倾向，有一定的家族聚集性。肥胖者的基因可存在多种变化或缺陷。目前已发现几百个与肥胖相关的基因，但只有少部分肥胖为单基因突变导致的肥胖，如瘦素基因、瘦素受体基因等。绝大多数肥胖是多个基因与环境因素共同作用的结果。遗传变异是非常缓慢的过程。在20世纪后期，肥胖症发生率快速增长，成为全球最受关注的疾病之一，说明肥胖症不主要是遗传基因发生显著变化的结果，而主要是生活环境改变所致。

2. **神经因素** 下丘脑有调节食欲的中枢，即饱食中枢和摄食中枢，两者相互调节，相互制约，生理条件下处于动态平衡。下丘脑病变如炎症、肿瘤、创伤导致饱食中枢被破坏，摄食中枢相对兴奋，表现为食欲亢进、多食，导致肥胖。

3. **内分泌因素** 许多激素可促进摄食，可能引起肥胖。

（1）胰岛素：胰岛素可促进脂肪细胞摄取葡萄糖而形成脂肪，同时抑制脂肪分解，并可抑制肾上腺素、胰高糖素对脂肪的分解作用。胰岛素降低血糖后引起饥饿感，使进食增多，易发生肥胖。

（2）肾上腺糖皮质激素：糖皮质激素一方面可抑制外周组织对葡萄糖的摄取和利用，减少脂肪的合成，另一方面使胰岛素分泌增加，从而促进脂肪的合成。因此糖皮质激素增多时，出现头、颈、颜面、躯干的皮下脂肪增多，而四肢则减少，但身体总的脂肪量增加。

（3）甲状腺激素：甲状腺激素分泌增多使产热增加，基础代谢率增加，糖原分解及利用增加，促进脂肪动员及消耗，虽食欲增加、多食，但能量消耗超过能量摄取，从而导致消瘦。如甲状腺激素分泌减少，能量消耗减少，可导致肥胖。

（4）性激素：成年肥胖以女性居多，多在分娩后及绝经后，提示与性激素有关。

4. **环境和社会因素** 环境因素包括生活行为方式的改变，对肥胖的发生有重要的作用。生活方式中进食过量、进食习惯和体力活动过少、吸烟、饮酒等可促进肥胖的发生。社会因素如经济发展和现代生活方式对进食模式有很大影响，教育水平、家庭经济状况等会影响人们的行为方式，从而影响体重。新闻媒体、文化传统以及科教宣传等，对膳食选择和体力活动都会产生很大影响。

5. **药物因素** 长期使用精神治疗药物、糖皮质激素及胰岛素等药物会增加体重，导致肥胖。

【分类】

根据病因，肥胖分为单纯性肥胖和继发性肥胖。

1. **单纯性肥胖** 是临床上最常见的一种肥胖，病因不明，是在遗传因素的作用下热量的摄入和消耗失衡导致的肥胖，无明显神经、内分泌系统形态和功能改变，但伴有脂肪、糖代谢异常。

2. **继发性肥胖** 肥胖人群中，只有不到5%的患者是因内分泌代谢类疾病等相关疾病所致肥胖，即继发性肥胖。

（1）下丘脑肥胖：下丘脑体积很小，但结构、功能复杂，发生病变后可引起各种系统功能异常，发生原因为下丘脑炎症、退行性变、血管病变、肿瘤、外伤等。

（2）垂体性肥胖：垂体肿瘤可导致皮质醇、生长激素、泌乳素等激素分泌增多，导致肥胖，如Cushing病、肢端肥大症、泌乳素瘤等。

（3）甲状腺性肥胖：甲状腺功能减退症可导致肥胖。

（4）皮质醇性肥胖：肾上腺皮质醇分泌增多导致肥胖，见于Cushing综合征。导致皮质醇增多的原因包括以下三个方面。

①Cushing病：是Cushing综合征最常见的病因，因下丘脑-垂体分泌促肾上腺皮质激素（ACTH）过多所致。60%~70%为垂体肿瘤所致。如原发病在下丘脑，则因促ACTH释放因子过多所致。伴有肾上腺皮质增生，多为双侧。

②肾上腺肿瘤：多为良性，腺瘤最常见，占Cusing综合征的20%；肾上腺癌少见，占5%以下。

③异位ACTH综合征：非内分泌腺的恶性肿瘤，分泌多种肽类激素样物质，引起内分泌代谢失常的症状，称为异位内分泌综合征。支气管肺癌最多见，尤其是小细胞肺癌。

（5）性腺性肥胖：多囊卵巢综合征、性腺功能低下、性腺切除等可导致肥胖。性腺不直接作用于脂肪代谢，性腺功能异常所致自主神经功能障碍，是肥胖发生的基础。脂肪主要分布在腰部以下、臀部及大腿等处。多囊卵巢综合征因卵巢中有多发囊肿形成，导致合成雌性激素的酶缺乏，雌性激素合成不足，导致肥胖。男性睾丸功能减退或完全丧失后易发生肥胖，如古代宦官多有肥胖，但多为中度肥胖。女性在绝经后也易发生肥胖。

（6）胰源性肥胖：胰岛细胞瘤导致胰岛素分泌过多，食欲亢进，常伴有体重增加。脂肪分布为均匀性，皮下脂肪丰满。

（7）药源性肥胖：用药后导致食欲增加、食量增大，致脂肪蓄积，体重增加。如长期使用精神类药物如氯丙嗪、糖皮质激素、胰岛素等可导致肥胖。

（8）其他：痛性肥胖、颅骨内板增生症、糖原累积病、肥胖性生殖无能症及一些遗传性疾病可致肥胖。遗传性疾病导致肥胖多见于儿童，常伴有多系统功能异常。

【常见临床类型】

1. **单纯性肥胖** 单纯性肥胖指无明显诱因而发生的肥胖，占肥胖的绝大多数，多有家族史及不良生活习惯，无其他引起肥胖的疾病史。诊断时需除外继发性肥胖。常见的伴发病及并发症有：代谢综合征、2型糖尿病、脂代谢紊乱、高尿酸血症、黑棘皮病等代谢紊乱；心脑血管疾病，如冠心病、高血压、脑血管疾病；呼吸系统疾病如睡眠呼吸暂停综合征；脂肪肝、胆囊炎、胰腺炎；关节病变、感染、猝死及各种消化系统肿瘤、生殖系统肿瘤等。

2. **继发型肥胖** 继发性肥胖都有原发疾病的临床特征，易于排除。

（1）Cushing综合征

临床特点：向心性肥胖、皮肤紫纹、高血压、月经紊乱或闭经、满月脸、水牛背、多毛、多血质面容及骨质疏松等。

实验室及其他检查：血浆皮质醇和尿17-羟皮质类固醇水平增高，失去昼夜节律，不被小剂量地塞米松抑制，血浆ACTH可正常、升高或降低（因病因不同而异），肾上腺CT、肾上腺静脉采血测定血浆皮质醇及动脉造影有助于病因诊断。

（2）多囊卵巢综合征

临床特点：女性发病，表现为闭经或月经周期延长、不育、多毛、肥胖、痤疮、男性化。

实验室及其他检查：血浆睾酮、脱氢表雄酮水平升高，雌二醇水平降低，黄体生成素（LH）/卵泡刺激素（FSH）比值升高，盆腔超声见卵巢增大，卵泡数目增多，伴高胰岛素血症。

（3）胰岛素瘤

临床特点：发作性空腹低血糖、肥胖，发作时饥饿、大汗、软弱无力、震颤、心慌，或表现为精神症状，因进食过多而致肥胖。

实验室及其他检查：口服糖耐量实验呈低平曲线，血胰岛素水平升高，胰岛素释放指数＞0.3，饥饿试验、胰腺CT或胰腺动脉造影有助于诊断。

（4）下丘脑性肥胖

临床特点：均匀性肥胖，常伴下丘脑其他功能紊乱表现，如睡眠进食障碍、体温调节障碍、自主神经活动功能紊乱、尿崩症、女性月经紊乱或闭经，男性性功能低下；同时还有原发病表现。

实验室及其他检查：禁水-加压素试验、促性腺激素释放激素（GnRH）兴奋试验、头部CT、垂体CT或MRI可明确诊断。

（5）原发性甲状腺功能减退症

临床特点：女多于男，可有肥胖，表现为怕冷、少汗、全身水肿、脱发、贫血貌、肌肉晨僵感、跟腱反射恢复期延长、月经过多。

实验室及其他检查：血甲状腺激素水平降低，促甲状腺素（TSH）升高。

（6）性腺功能减退所致肥胖

临床特点：肥胖，男性第二性征退化、阴茎变小、声音尖细；女性阴道萎缩。

实验室及其他检查：男性睾酮，女性雌、孕激素降低；LH、FSH升高，对GnRH有过度反应。

（7）泌乳素瘤

临床特点：闭经溢乳、女性不育、性功能减退，大多数女性肥胖，多为轻度；男性阳痿。肿瘤大者有压迫视神经及视交叉症状，如视野缺损、视力减退、头痛等。

实验室及其他检查：血中泌乳素水平明显升高，FSH、LH正常，雌二醇降低，垂体CT或MRI可检出肿瘤。

（8）颅骨内板增生症

临床特点：为遗传性疾病，女性发病，多绝经后发病，肥胖，头痛。肥胖以躯干和四肢近端为主。

实验室及其他检查：颅骨X线检查见颅骨内板增生。

（9）痛性肥胖

临床特点：女性多见，绝经后发病。肥胖主要在躯干、颈部、腋部。脂肪沉积处触痛，可触及小结节。肌力低下，易疲劳，可伴抑郁、智力低下、癫痫、性功能早衰。

（10）药物性肥胖

临床特点：有糖皮质激素、胰岛素、氯丙嗪等用药史，停药后自消失。

（11）糖原累积病

临床特点：儿童多见，表现为反复发作的空腹低血糖，因进食增多致肥胖、肝脏肿大、心脏增大、巨舌、肌无力等。

实验室及其他检查：低血糖，甘油三酯、尿酸、乳酸升高，肾上腺素或胰高糖素刺激无血糖升高反应，肝、肌肉活检有助于诊断。

（12）肥胖性生殖无能症

临床特点：下丘脑-垂体附近感染、肿瘤或外伤引起，部分病例原因不明。除肥胖外，有原发病表现。少年时发病，肥胖、外生殖器官发育不全、性欲减低、不育。

实验室及其他检查：性激素、LH、FSH水平降低，头部、垂体CT或MRI检查可能有病变。

（13）Capenter综合征

临床特点：肥胖、智力迟滞、尖脑、眼距过大、斜视、眼球突出、视乳头水肿、视力下降、多指、并指、髋外翻、性腺功能减退，可有先天性心脏病（动脉导管未闭等）。

实验室及其他检查：颅骨X线检查示颅骨变薄，可见显著"指压痕"，骨缝纹痕消失，骨盆呈漏斗状，氨基酸尿。

（14）Cohen综合征

临床特点：可能为常染色体隐性遗传病。小眼、小头，先天愚型眼型，重者智力迟钝。可有斜视、近视、小颌、猿样皮纹、并指、膝内翻、肌张力减退。

实验室及其他检查：脑电波弥漫高峰波。

（15）Blount病

临床特点：婴儿型：1~2岁起病，有弓形腿；青少年型：6~12岁发病，多累及一侧肢体，患肢短缩1~2cm，致跛行，胫内翻。有轻度肥胖。

实验室及其他检查：胫骨近端内翻成角畸形、向外半脱位。胫骨、踝关节内旋，股骨踝轻度代偿性改变，胫骨干无弯曲，胫骨近端干骺端内侧有特有的不规则硬化和半透亮改变，常有破碎和下沉感，鸟嘴样突起，胫骨内踝关节面压低。

（16）Prader-Willi综合征

临床特点：遗传性疾病。肥胖、身材矮、性腺功能低下、发育迟滞，婴儿期喂养困难、肌张力低下，智力低下。

实验室及其他检查：基因诊断可检出父源染色体15q11.2-q13区域印迹基因片段缺失或母源同源二倍体或印记中心微缺失及突变。

（17）Alstrom综合征

临床特点：常染色体隐性遗传病。发生于儿童期。表现为肥胖、视网膜色素变性、神经性耳聋、糖尿病和尿崩症。男性高促性腺激素性性腺功能减退，黑棘皮病。

实验室及其他检查：尿比重低，听力减退或消失。血糖升高，胰岛素抵抗，甘油三酯和尿酸增高。高LH、FSH。

（18）Laurence-Moon-Biedl综合征

临床特点：常染色体隐性遗传病。表现为肥胖、多指（趾）畸形、精神发育不全、性功能减低、色素性视网膜炎、糖尿病和肾小球硬化。

实验室及其他检查：血FSH、LH和性激素水平降低，少数患者有胰岛素抵抗、糖尿病和肾小球功能受损。

【诊断思路】

一、判断是否肥胖及肥胖的程度和类型

（一）检查方法

1. **体重指数（BMI）** 体重指数（BMI）＝体重（公斤）÷身高（米）^{2}（kg/m^2）

目前判断体重超重和肥胖的常用的简单方法是世界卫生组织（WHO）推荐的体重指数（BMI）。在测量时，受试者应当空腹，脱鞋，只穿轻薄的衣服。BMI 较单用体重更能准确反映体脂的蓄积情况；但应考虑到其局限性，如对肌肉很发达的运动员或有水肿的患者，体重指数值可能过高估计其肥胖程度。

2. **腰围（WC）** 腰围是指腰部周径的长度。腹部脂肪过多（中心性肥胖）是许多慢性疾病的独立危险因素，比周围脂肪（如臀部和四肢脂肪）过多对健康具有更大的危害。腰围是临床上估计患者腹部脂肪过多的最简单和实用的指标，不仅可用于对肥胖者的最初评价，在治疗过程中也是判断减重效果的良好指标。腰围与臀围的比值也可以指示脂肪的区域性分布。

腰围的测量方法是受试者直立，两脚分开 30~40 厘米，用软尺在胯骨上缘与第十二肋骨下缘连线的中点（通常是腰部的天然最窄部位），沿水平方向围绕腹部一周，紧贴而不压迫皮肤，在正常呼气末测量腰围的长度。臀围是测量臀部的最大周径。

（二）诊断标准

中国成人超重及肥胖预防控制指南建议：BMI ≥ 24kg/m² 为超重，≥ 28kg/m² 为肥胖；男性腰围 ≥ 90cm，女性腰围 ≥ 85cm 为腹部脂肪蓄积的界限。

二、明确肥胖的原因

诊断肥胖后要确定引起肥胖的原因，即鉴别原发性肥胖还是继发性肥胖。原发性肥胖占肥胖的绝大多数，但应除外继发性肥胖后诊断。继发性肥胖多有原发病表现，易于排除。

三、确定肥胖伴随的合并症和并发症

确诊为单纯性肥胖后，还要确定有无肥胖相伴随的合并症及并发症，如代谢综合征、糖尿病、血脂代谢紊乱、高尿酸血症等代谢异常，以及冠心病、高血压、脑血管疾病等相关疾病。

四、注意事项

诊断过程中要注意详细询问病史，进行细致的体格检查及必要的实验室检查。

（一）询问病史注意点

（1）发现肥胖的年龄、进展的快慢。

（2）食欲是否亢进，食量有无增加。

（3）体力活动是否减少。

（4）发育是否正常。

（5）有无智力障碍。

（6）有无性功能异常。

（7）有无视力改变、头痛、头晕。

（8）有无家族史。

（9）有无颅外伤史。

（10）有无精神类药物、糖皮质激素、胰岛素等服药史。

（二）体格检查注意点

（1）肥胖的类型：均匀性、向心性还是局限性。

（2）皮肤：有无紫纹、多血质、痛性结节。

（3）有无特殊面容。

（4）毛发的分布。

（5）有无肌肉无力、萎缩，指（趾）畸形。

（6）听力有无异常。

（7）视力、视野有无改变，眼底检查有无异常。

（8）神经系统检查有无异常。

（9）第二性征发育是否正常。

（三）辅助检查

1. **实验室检查** 血糖、血脂、肝肾功能、电解质等生化检查；血、尿常规；必要时进行激素水平测定，如皮质醇、甲状腺素、性激素、垂体激素、胰岛素等。

2. **影像学检查** 必要时行头部、垂体、肾上腺、胰腺、卵巢等超声、X线、CT或MRI检查。

【治疗原则】

改变饮食行为，控制饮食，增加运动，使能量的摄入低于能量的消耗，重度肥胖配合药物及手术治疗，以减轻体重。继发性肥胖应针对病因进行相应治疗。

（沈 鸿 刘 煜）

第9章 颈部肿块

【定义】

颈部肿块系颈部出现包块的总称。颈部上界为下颌底、下颌角、乳突尖、上项线和枕外隆凸的连线；下界为胸骨上缘、胸锁关节、锁骨上缘和肩峰至第七颈椎棘突的连线，以此线与胸部、上肢分界。由于颈部解剖层次复杂，组织结构精细，以及胚胎发育、淋巴回流等特点，使颈部不但肿块类别多，即使同类肿物其表现亦有很大差别，再加上自胸腹腔及鼻咽部等其他部位转移而来的肿块，使之诊断比较困难，易造成误诊和漏诊。

【发生机制】

颈部肿块由于组织来源的不同，发生机制也不同。颈部淋巴结多，故由淋巴结肿大引起的肿块居多，如急性炎症、结核、转移瘤、淋巴瘤等均可引起；亦可见甲状腺和甲状旁腺肿大，由缺碘、炎症、囊肿、恶性肿瘤、血肿等引起；亦可由软组织各种病变，如血管、神经肿块等引起。

【分类】

颈部肿块可发生于任何年龄，通常可分为先天性疾病、炎症、肿瘤三大类。

1. **先天性疾病** 多发生于青少年，病程常在数年以上，肿块一般呈单个圆形或椭圆形，质地软或者韧，边界多清晰。超声检查肿块多呈囊性。若继发感染，可出现"红、肿、热、痛"等急性炎症等症状；如形成脓肿，脓肿破溃，可形成瘘。常见的疾病有：鳃裂囊肿、甲状舌管囊肿、皮样囊肿、淋巴管瘤、血管瘤等。

2. **炎症** 炎症分急性炎症、慢性炎症和特异性炎症。急性炎症局部可表现为红、肿、热、痛等症状，多发生于青少年、儿童。临床上成年人或老年人可发病。慢性炎症一般指的是慢性淋巴结炎，病程较长，肿块较小，无压痛，活动度良好。特异性炎症指的是颈部淋巴结结核，多个淋巴结肿大，可融合成团，有干酪样坏死时形成寒性脓肿。对于甲状腺疾病临床上还有亚急性甲状腺炎、慢性甲状腺炎。属特殊类型的炎症，也可表现为颈部肿块。

3. **肿瘤** 肿瘤分良性肿瘤和恶性肿瘤。良性肿瘤多呈单个圆形或椭圆形，质地中等，边界清晰，活动度较好，生长缓慢。临床上常见的有神经鞘瘤、颈动脉体瘤、甲状腺腺瘤、结节性甲状腺肿等。恶性肿瘤，病程短，可融合成团，质硬，不易推动。恶性肿瘤又分为原发肿瘤和转移瘤。常见的有甲状腺癌、淋巴瘤等。

【常见临床类型】

颈部各分区间由于所含组织、器官不同，每个解剖分区内引起肿块的常见临床类型也不同。颈部肿块的诊断过程中，肿块所在的位置对于诊断有非常重要的意义。

一、颈前区肿块

（一）甲状舌管囊肿

甲状舌管囊肿多位于颈前舌骨以下，甲状腺峡部以上，颈前正中线附近；少数位于舌骨以上，偶见低位，甚至接近胸骨。它是颈部最常见的先天性囊性疾病。好发于青少年，成年较少。囊肿一般1~3cm大小，质地韧，可触及波动，与舌骨相连，随伸舌运动上下移动。囊内约30%~40%可发现甲状腺滤泡和残留的胚胎组织，少数可发生恶变，若恶变则多为乳头状腺癌。囊肿可合并感染，局部出现红、肿、热、痛等急性炎症表现，并与皮肤粘连，如自行溃破可形成瘘管。多数患者是由于出现急性炎症而被发现，但随着颈部常规体检的普及，颈部超声检查发现的病例越来越多。

（二）甲状腺肿块

甲状腺肿块是颈前区最常见的颈部肿块。甲状腺肿块多位于喉结以下、气管的两侧，部分肿块较大者上方可达颌下腺下方，下方达胸骨后方，肿块多随吞咽动作上下移动。甲状腺肿块最常见的有结节性甲状腺肿、甲状腺癌、亚急性甲状腺炎、桥本甲状腺炎、甲状腺腺瘤。少见的有急性甲状腺炎、恶性淋巴瘤或其他罕见的甲状腺恶性肿瘤。

1. **结节性甲状腺肿** 是甲状腺最常见的良性病变，女性发病率较高，男女之比1.4 ： 7，患者多无明显症状，被人发现颈前肿大或体检时才发现有肿块。肿块较大时可出现周围气管受压迫症状，气管受压狭窄移位可出现呼吸不畅或呼吸困难，食管受压移位出现吞咽不适，少数压迫喉返神经引起声带麻痹，出现声音嘶哑，极少数胸骨后甲状腺肿压迫颈内静脉会出现颈部及胸前静脉明显曲张。腺体触诊可发现腺体内多个大小不等结节，少数为单发结节，结节多质地韧，结节若伴有钙化，可质地较硬。超声检查可发现多发结节，并可发现临床上难以触及的小结节，结节大小不等，呈低回声、等回声、囊实混合性回声，边界清晰，部分结节可伴有大的颗粒状或弧状钙化。CT检查可见到多个低密度区，偶见高密度区，结节边缘可见弧样或粗斑点状钙化。部分结节可出现自主分泌，继发甲状腺功能亢进，患者可能出现心悸、多汗、多食、易激惹等症状，应当注意甲状腺功能检查。

2. **甲状腺癌** 是甲状腺最常见的恶性肿瘤，临床发现的甲状腺结节中有5％~10％为甲状腺癌。主要有四种病理类型：乳头状癌、滤泡状癌、未分化癌、髓样癌，其中乳头状癌和滤泡状癌又称为高分化甲状腺癌。乳头状癌约占成人甲状腺癌的70％，儿童甲状腺癌都是乳头状癌。此型甲状腺癌分化好，生长慢，恶性程度低。虽有多中心发生倾向，较早发生颈淋巴结转移，但预后较好。滤泡状癌，既往数据报道约占15％，但近期研究显示滤泡状癌的发病率明显降低，乳头状癌的发病率升高。滤泡状癌发展较快，且有侵犯血管倾向，属中度恶性肿瘤。颈淋巴结转移仅占10％，预后不如乳头状癌。髓样癌近年发病率逐渐上升，发生于滤泡旁细胞（C细胞），可分泌降钙素（CT），无乳头或滤泡结构。恶性程度中等，可有颈部淋巴结转移和血运转移。未分化癌近年发病率逐渐下降，多见于老年人，发展迅速，恶性程度高，约50％早期便有颈淋巴结转移，或侵犯喉返神经、气管或食管，常经血运向远处转移。预后差，平均存活3~6个月。随着化疗方案和外照射治疗的改进，近年生存期略有延长。

甲状腺发现肿块，质地硬、表面不平是各型甲状腺癌的共同表现。分化型甲状腺癌，初期多无症状，有时可因颈部淋巴结肿大而被发现。随着颈部体检的普及，临床上越来越多的患者通过超声检查发现甲状腺结节而就医。髓样癌除有颈部肿块外，由于癌肿产生5–羟色胺和降钙素，患者可出现腹泻、心悸、脸面潮红和血钙降低等症状。未分化癌颈部肿块发展迅速，并侵犯周围组织，晚期可出现声音嘶哑、呼吸困难、吞咽困难，可出现颈淋巴结转移及远处脏器转移。

　　超声检查是首选的辅助检查。甲状腺癌的超声特点有：①结节形态不规则，边缘不整齐，可呈"蟹足样"向外生长，通常结节前后径测值会大于左右径或上下径，或其比值接近1；②结节内部为低回声，特别显著低回声（与腺体周围肌肉回声相比较）较有意义。甲状腺癌结节声像表现有3型：低回声型，即癌肿病变表现为回声较低，边界不整齐但分界尚清晰，内部无明显钙化现象；低回声并钙化型，即癌肿病变回声稍低或近等回声，内部不均匀但见散在斑片状；混合性回声并钙化型，即癌肿病变表现为囊实性混合性回声，表面不平整，内部可见散在分布的斑片状强回声；③结节内钙化灶。钙化与恶性肿瘤的发生有较强的相关性，特别是年轻的患者和单发结节，结节钙化在单发结节中特异性较高，<40岁的患者发现钙化结节为恶性肿瘤的危险性是无钙化者的4倍；④结节边界模糊不清，主要是由恶性肿瘤浸润性生长造成；⑤结节多近似球状，宽度/高度（W/H）约等于1，其发生部位多在甲状腺的上极，也可散在分布于甲状腺的各部分；⑥向周围侵犯或出现淋巴结转移。甲状腺癌可突破包膜，与颈前肌群粘连。部分微小甲状腺癌尤其是位于峡部的小病变，是在颈部淋巴结活检证实为甲状腺癌后仔细检查才发现的。

　　颈部CT检查，甲状腺癌可累及部分或大部分甲状腺组织，表现为不规则或分叶状软组织密度肿块，密度多不均匀，低于正常甲状腺组织，等于或稍高于肌肉组织。肿块多呈浸润性生长，边界不清。累及颈静脉时，可见静脉闭塞。另外，肿块可侵及气管、食管、甲状软骨、胸锁乳突肌等。增强扫描时，肿块成不均匀强化，但强化程度低于正常甲状腺组织。

　　核素检查多呈现冷结节或凉结节，可与亲肿瘤显像剂有明显结合。甲状腺功能检查TSH可有升高。过去认为甲状腺功能亢进症较少合并甲状腺癌，但近期研究显示原发甲状腺功能亢进与继发甲状腺功能亢进合并甲状腺癌临床上并不少见。

　　3. 亚急性甲状腺炎　可表现为甲状腺局限性肿块或弥漫性肿块，质地韧，常有触痛。临床上患者常有全身表现，如乏力、发热和ESR升高。典型者起病突然，单侧颈前疼痛，可放射到耳、下颌或上胸部。亚急性甲状腺炎早期由于甲状腺滤泡的破坏，滤泡内贮存的甲状腺素释放入血，患者T3、T4升高，可出现甲状腺功能亢进症状。后期由于甲状腺滤泡破坏减少，产生的甲状腺素不能满足机体的需要，T3、T4降低，出现甲状腺功能低下症状。超声检查可发现甲状腺片状或"地图样"低回声区。

　　4. 桥本甲状腺炎　又称慢性淋巴细胞性甲状腺炎，常合并甲状腺功能减退。甲状腺肿块表现为甲状腺弥漫性增大，表面平滑，质地较硬。超声检查可发现：甲状腺腺体弥漫性对称性肿大，侧叶前后径和峡部增厚明显，包膜清晰完整，腺体内部回声减弱、欠均匀，或见多个小的弱回声，偶见强回声条及强光点。早期腺体内血流丰富，血流速度加快。血清学检查，90%患者可呈现TPOAb（或TmAb）升高，50%患者TgAb升高。

　　5. 甲状腺腺瘤　腺瘤多为单发，呈圆形或椭圆形，质地稍硬，表面光滑，无压痛，能随吞咽动作上下移动。肿块生长缓慢，大部分无任何症状。瘤体发生囊内出血时，肿瘤体积可在短期内迅速增大，局部出现胀痛。甲状腺腺瘤须注意与结节性甲状腺肿的单发结节相鉴别，甲状腺腺瘤多发生于非地方性甲状腺肿流行区域，且甲状腺腺瘤经过数年或更长时间仍然保持单发。甲状腺腺瘤的超声表现为等回声、略低回声或无回声肿块，边界清晰，形态规整。甲状腺腺瘤亦可合并甲状腺功能亢进或出现恶性变。

　　6. 急性甲状腺炎　是由化脓性细菌感染所致，其病原菌多为金黄色葡萄球菌、溶血性链球菌、肺炎双球菌等，如治疗不及时，最终形成脓肿，故又称为急性化脓性甲状腺炎（AST）。本病好发于秋、冬两季。多由口腔或颈部其他软组织化脓性感染直接扩散；少数是由细菌经血液循环播散至甲状腺；也有的是由于对甲状腺行穿刺检查或注药时并发感染。但有的病灶隐蔽，难以发现感染灶或无法明确感染来源，梨状窝瘘则是引起儿童急性甲状腺炎的主要原因。急性甲状腺炎可分为弥漫型和局限型，如发病前甲状腺正常，则多属弥漫型；如原有甲状腺腺瘤或结节，则多属局限型。急性甲状腺炎具有化脓性感染的共同特征。全身可有寒战、发热；局部则表现为甲状腺肿大、触痛。在头后仰或吞咽时出现"喉痛"。有时伴有耳、下颌或头枕部放射痛。早期颈前区皮肤红肿并不明显，严重者可出现炎症浸润硬结现象。由于甲状腺位置较深在，即使脓肿形成，波动感并不明显；白细胞总数及中性粒细胞增高；甲状腺超声提示甲状腺"炎性改变"，且可以发现脓肿。

7. 原发性甲状腺恶性淋巴瘤 是指以甲状腺为首发表现的淋巴瘤，既往有淋巴瘤病史的病例不包括在内，其发病率较低，占甲状腺恶性肿瘤的1%~5%，最常见于中老年女性，多以甲状腺出现迅速增大的肿块而就诊，同时可伴有因肿块压迫气管、食管、喉返神经等组织而出现相应症状。在影像学上淋巴瘤与甲状腺未分化癌不易鉴别。其诊断必须依赖于病理组织和免疫化验检查。

8. 其他甲状腺恶性肿瘤 甲状腺还有其他恶性肿瘤，如血管肉瘤、癌肉瘤、骨肉瘤、恶性纤维组织细胞瘤、甲状腺转移瘤等，均少见。甲状腺转移瘤主要有三种来源：①咽喉、食管上段临近组织直接扩散，侵及甲状腺。②淋巴道转移，多为乳腺癌，偶尔也有宫颈癌转移至甲状腺。③血行转移而来，常见的为淋巴瘤、皮肤癌及黑色素瘤，少见的为乳腺癌或肺癌。

（三）甲状旁腺肿块

甲状旁腺位于甲状腺背侧，甲状旁腺腺瘤或甲状旁腺增生可表现为颈部肿块。患者常伴有甲状旁腺功能亢进症状，且多数因为甲状旁腺功能亢进而获得诊断。原发性甲状旁腺功能亢进有83%是由于单发甲状旁腺腺瘤引起，4%是由于多发甲状旁腺腺瘤导致，12%为甲状旁腺增生导致，1%是由于甲状腺癌所致。患者多数因高钙血症、病理性骨折、反复复发胆囊结石或肾结石等就诊而获得诊断。肿块多位于甲状腺下极下方或下极背侧，质地多较韧。甲状旁腺还有一罕见疾病可以表现为颈部肿块：甲状旁腺无功能囊肿，多位于甲状腺下极附近，有时与淋巴管瘤难以鉴别，可囊液穿刺行PTH化验检查给予鉴别。

（四）先天性鳃裂囊肿

鳃裂囊肿是胎儿鳃裂的剩余物所形成的囊肿，好发于儿童或青少年颈部的一侧，极少数发生于中老年人，多因颈部感染而就医。一般囊肿的深面常有一条纤维窦道经颈内外动脉直达腭扁桃体咽部的咽壁上。一般鳃裂囊肿可发生于扁桃体窝到胸锁乳突肌中、下1/3交界处前缘的任何位置，但一般位于下颌角后，在胸锁乳突肌前方，压迫颈动脉鞘内移，压迫颌下腺前移。鳃裂囊肿常继发感染形成脓肿或瘘管，手术治疗时应当连同其窦道一并切除。

（五）中线皮样囊肿

中线皮样囊肿是位于中线区的皮样囊肿，是错构瘤的一种，是由于偏离原位的皮肤细胞原基所形成的先天性囊肿，常位于皮下，偶见于黏膜下或体内器官。皮样囊肿可表现为部位较深，不与表层的皮肤相粘连，质柔而韧，有较大张力，其基底部常和深部组织如筋膜或骨膜等粘连而不可移动，并可因其长期压迫，在局部骨面上形成压迹，有时因表现为随伸舌运动肿块被误诊为甲状舌管囊肿，应注意区别。

（六）颈动脉体瘤

颈动脉体瘤是一种少见的化学感受器肿瘤。正常颈动脉体是一个细小的卵圆形或不规则形粉红色组织，平均体积为6mm×4mm×2mm左右，位在颈总动脉分叉处的外鞘内。其血供主要来自颈外动脉，血液通过咽后和舌静脉回流。典型颈动脉体瘤位于颈前三角区，甲状软骨上缘，舌骨水平，相当于颈总动脉分叉处。颈动脉体瘤，肿块较小时，一般无症状，或仅有轻度局部压迫感；肿块较大者可压迫邻近器官脊神经，出现声嘶，吞咽困难，势肌萎缩，伸舌偏斜，呼吸困难及Horner综合征。因颈动脉体瘤附着于动脉鞘，故可向侧方移动，但垂直方向活动受限，部分肿块可扪及搏动和闻及血管杂音，血管杂音主要是由肿块丰富血供所致。有的肿瘤可向咽部生长，口腔检查时咽侧壁饱满、膨隆。颈部CT扫描除可了解肿瘤部位、范围外，有助于明确肿块与颈动脉、颈内静脉等重要结构的关系，为手术治疗提供重要参考依据，但较小肿块，常不能显影。

（七）颈动脉瘤

常见由动脉硬化、创伤、细菌感染、梅毒或先天性动脉囊性中层坏死所引起的动脉壁损害变薄，在血流压力作用下逐渐膨大扩张，形成动脉瘤。颈动脉瘤可发生在颈总动脉、颈内动脉、颈外动脉及其分支。由颈动脉硬化所致者，多发生在双侧颈动脉分叉处，创伤所致者多位于颈内动脉，颈外动脉较少见。主要症状为发现颈部肿块，有明显的搏动及杂音，少数因为瘤腔内血栓形成，造成管腔狭窄或堵塞，搏动减弱或消失。发生在颈总动脉、颈内动脉的动脉可影响脑部供血，瘤体内血栓脱落可引起脑梗死，患者可出现脑缺血症状，如头痛、头昏、失语、耳鸣、记忆力下降、半身不遂、运动失调、视力模糊等。瘤体增大压迫神经、喉、气管、食管，可出现脑神经瘫痪、Horner征、吞咽困难、呼吸困难等。肿块位于颈侧部，有明显搏动及收缩期杂音，压迫肿块近心端动脉时，搏动减弱或消失，即可作出诊断。但遇肿块搏动及杂音不明显者，诊断较困难。DSA和MRI检查可有助于明确诊断，尤其是MRI检查可免于动脉或静脉穿刺之苦，诊断动脉瘤较DSA更具优势。

（八）神经鞘瘤

颈部神经鞘瘤发生于颈部神经膜细胞，多发生在迷走神经，也可发生于颈交感神经及腮腺神经丛。一般不易恶变，是一种真性无包膜的良性肿瘤。颈部神经鞘瘤多见于成人，瘤体大都呈椭圆形、圆形，质地较硬，有实体及弹性感，边界清晰，表面光滑，无触痛。肿瘤体积小时多无自觉症状，较大时可发生局部压迫症状。

（九）其他颈前肿瘤

颈部海绵状血管瘤、Madelung病（脂肪过多症）等。

二、颈侧区肿块（胸锁乳突肌区、枕三角区和锁骨上区）

1. **颈淋巴结转移癌**　颈部淋巴结转移癌，约占颈部恶性肿瘤总数的3/4；在颈部肿块中，发病率仅次于慢性淋巴结炎和甲状腺疾病。原发癌灶绝大部分（85%）在头颈部，尤以鼻咽癌和甲状腺癌的转移最为多见。肿瘤转移至颈部淋巴结主要有三种途径：①淋巴管转移，最常见；②血行转移；③癌瘤（如涎腺及甲状腺癌瘤）直接侵犯附近的淋巴结。颈部淋巴是全身淋巴的总汇区，全身淋巴液均可经此处引流。如鼻咽部淋巴引流经咽后外侧淋巴结汇入颈内静脉上组淋巴结；口底部淋巴管进入颏下淋巴结，然后汇入颌下淋巴结及颈深淋巴结；胸腹腔淋巴管汇入胸导管，然后引流至锁骨上淋巴结等。因此全身的癌肿一经侵犯淋巴系统，均有可能转移至颈淋巴。锁骨上窝转移性肿瘤的原发癌灶多在胸腹部（包括肺、纵隔、乳房、胃肠道、胰腺等）；但胃肠道、胰腺癌肿的颈部淋巴结转移，经胸导管多发生在左锁骨上窝。

2. **淋巴瘤**　颈部淋巴瘤是一种全身淋巴系统的恶性肿瘤在颈部的表现。淋巴瘤常位于一侧或双侧颈部，胸锁乳突肌深面或锁骨上三角区域。颈部淋巴瘤发病早期颈淋巴结多为单个，呈圆形或椭圆形，表面光滑，无疼痛，中等硬度并有弹性，可移动。随病情发展，肿块出现逐渐增大、增多，汇聚成团。临床检查呈结节状，位置固定。除颈部淋巴结肿大外，胸部CT、腹部彩超检查可发现多发淋巴结肿大，并可伴有贫血、发热、脾肿大等临床表现。病理检查是唯一的确诊方法，穿刺病理学检查诊断一般比较困难，多需淋巴结切除病理检查。

3. **颈淋巴结结核** 多见于儿童和青年人，少数可发生于30岁以上。结核杆菌大多经扁桃体、龋齿侵入，少数继发于肺或支气管的结核病变。但只有人体在抗病能力低下时，才能发病。病期常为1~3个月或更长，呈多颗淋巴结肿大，质地稍硬，散在性，可推动。颈部淋巴结肿大可发生于颈部的一侧或双侧，仍以胸锁乳突肌中1/3交界处多见，也可见于胸锁乳突肌外缘颈后三角内。随疾病发展可融合成团块、固定、不能推动，最后干酪样坏死，形成寒性脓肿，破溃后形成慢性窦道。患者可伴有低热、盗汗、乏力、消瘦等全身症状。部分患者胸部X线检查可发现肺部结核病灶，颈部淋巴结穿刺病理学检查可明确诊断，对于少数穿刺不能明确诊断者，须完整切除淋巴结病理学检查。

4. **淋巴管瘤** 由于淋巴管增生和扩张而成的淋巴管瘤是一种良性肿瘤。主要由内皮细胞排列的管腔构成，而其中充满淋巴液。因组织结构不同临床上又分为毛细淋巴管瘤、海绵状淋巴管瘤和囊性淋巴管瘤三种类型。儿童发病多见，肿块生长缓慢，自行消退少见。好发于颈部后三角区，但可延伸至锁骨后、腋下及纵隔等多部位，向上可延及颌下、口底等，腹股沟及腘窝也可发生。常似拳头大小，缓慢生长，由于与皮肤无粘连，肿块表面皮肤无变化，质柔软，囊性、分叶状结构，能透光，轻微压缩性。穿刺可抽出草黄色透明而容易凝固的液体，内有胆固醇结晶，与淋巴液性质相似。无肿大压迫时可无任何临床症状，体积过大时由于囊性淋巴瘤生长部位而产生相关的症状。继发感染，伴发周围软组织水肿可加剧压迫症状。

三、颈后区肿块

颈后区一般很少出现肿块，炎症性急性肿块多为疖和痈，慢性肿块多为脂肪瘤和纤维瘤，部分为皮肤赘生物。

1. **脂肪瘤** 多见于成年人，生长缓慢，圆形或半球形，表面呈分叶状，质地软，活动度大，边界清晰。

2. **纤维瘤** 多见于成年人，无疼痛，质硬，生长缓慢，与皮肤及周围组织无粘连，边界清晰，一般生长不大。

3. **皮肤赘生物** 老年人多见，大多是皮肤乳头状瘤、疣或痣。

4. **疖和痈** 疖是颈后部皮肤单个毛囊或多个毛囊的急性化脓性炎症，随着炎症的扩散，引起皮肤及皮下蜂窝织炎，即成为痈。临床上有"红、肿、热、痛"的典型炎症症状，个别患者可引起全身败血症。

5. **其他罕见肿块** 偶有新生儿项部畸胎瘤及寄生胎的报道。寄生胎，就是指孪生胚胎在发育时一个胚胎被包入另外一个胚胎之中，当包入的那个胚胎发育成型分娩后，被包入的胚胎存在分娩后的胎儿之中，同时随着婴儿一起生长，吸取婴儿的营养，且畸形发展。

【诊断思路】

一、确定颈部肿块是否为急性炎症性病变

颈部急性炎症性病变较为少见，颈前区较为常见的是甲状舌管囊肿感染、急性甲状腺炎、先天性鳃裂囊肿感染等，颈侧方可有颈淋巴结结核合并感染，或形成瘘合并感染，颈后方主要是疖和痈等。急性炎症性病变局部多有"红、肿、热、痛"等急性炎症表现，全身可有发热、乏力等

全身炎症性改变。如为结核合并感染，患者可有低热、盗汗、乏力、消瘦、贫血等全身性改变。确定肿块所在的位置可行颈部超声检查或颈部CT检查。炎症性改变结合肿块所在的位置，一般较易诊断，必要时行穿刺病理学或细胞学检查。

二、明确肿块所在的位置

颈部肿块位置较为表浅，通过触诊，一般能够确定肿块的大概位置，初步获得诊断。如肿块位于颈前区，甲状舌管囊肿可随伸舌运动上下移动；甲状腺肿块一般位于甲状软骨切迹下方，气管的两侧，随吞咽动作上下移动；颈部淋巴结转移癌多位于颈总动脉外侧，沿颈动脉鞘走形分布，且以下颈部为主，上颈部多为涎腺肿块或鼻咽部癌的淋巴转移，或直接浸润转移，鼻咽部恶性肿瘤可出现双侧上颈部同时转移，颈动脉体瘤多位于颈总动脉分叉水平，迷走神经鞘瘤位于颈总动脉与颈内静脉之间，颈交感神经鞘瘤多位于颈椎前方等。后颈部肿块多位于皮肤和皮下组织。为求进一步确认肿块所在的位置，首选检查为颈部超声检查，它具有无创、可重复性、定位准确的特点，可以精确地判断肿块所在的位置，初步判断肿块与周围组织的关系。如甲状腺肿块，可以判断肿块的大小、位置，是否侵及周围肌肉，肿块与颈总动脉、颈内静脉、气管、食管的关系等。对于肿块位置较深、钙化或有周围组织干扰超声诊断时，可行颈部CT或MRI检查，明确肿块与周围组织的关系。

三、肿块囊性或实质性

通过超声检查或颈部CT、MRI检查可以初步判断肿块为囊性、实质性或囊实混合型。颈前区囊性肿块包括上颈部甲状舌管囊肿、下颈部的甲状腺囊性肿块或甲状旁腺无功能囊肿、胸骨上窝的少见的淋巴水囊瘤。颈动脉附近主要有上颈部的鳃裂囊肿、动静脉相连的血管瘤以及甲状腺癌颈部淋巴结转移囊性变。胸锁乳突肌外缘可有颈淋巴结结核的寒性脓肿、淋巴管瘤等。颈后疖或痈形成脓肿，也可表现为囊性肿块。其他神经鞘瘤、甲状腺癌、甲状旁腺增生或腺瘤、颈部淋巴瘤、颈淋巴结转移癌等多为实质性肿块。

四、明确肿块的性质

多数肿块通过超声检查、颈部CT或MRI检查结合穿刺病理学检查都能明确判断肿块性质，极少数需手术切除病理检查方能确定肿块的性质，如颈部淋巴瘤，穿刺检查淋巴结不完整，组织量少，不能有效地判断其性质。同时对于一些特殊内分泌系统肿块还需结合一些特殊的检查辅助明确诊断，如甲状腺肿块、甲状旁腺囊肿、颈动脉体瘤等。

（一）甲状腺肿块

超声检查可以辅助判断甲状腺肿块的性质，准确率为70%~90%，其次可以行甲状腺功能检查、甲状腺核素扫描检查、甲状腺结节穿刺病理学检查。

1. 甲状腺功能检查

（1）甲状腺素（T4、T3、FT3、FT4）检查，判断甲状腺功能，是否甲状腺肿块合并甲状腺功能亢进，或排除是否为桥本甲状腺炎。亚急性甲状腺炎早期甲状腺滤泡破坏，甲状腺素释放入血，甲状腺素检查可能出现升高；后期由于甲状腺滤泡破坏，有功能的甲状腺组织的减少，可能会出现甲状腺素降低。

（2）甲状腺球蛋白（Tg）、甲状腺球蛋白抗体（Anti-Tg定量、TgA定性）。正常人血液中可有低浓度的Tg存在，当甲状腺滤泡壁损伤（肿瘤、炎症、外伤）时可导致大量的Tg入血，是甲状腺良、恶性肿瘤的鉴别指标。正常或轻度增高提示炎症；当Tg > 60 μg/L，提示甲状腺癌。如甲状腺腺叶切除术后Tg仍较高，提示肿瘤残余或转移。当Tg进入血液后可刺激机体产生Anti-Tg。Anti-Tg存在可导致Tg结果不准，故应了解体内Anti-Tg的情况。甲状腺癌与Anti-Tg呈相关性，Anti-Tg升高是肿瘤恶化的标志。

（3）抗甲状腺过氧化物酶抗体（Anti-TPO定量）：Anti-TPO与自身免疫性甲状腺疾病的发生、发展密切相关，亚急性甲状腺炎时可出现其明显升高。

2. 甲状腺核素扫描检查的意义

（1）甲状腺结节的诊断与鉴别诊断。良性甲状腺结节性疾病，多呈"热结节""温结节"，恶性甲状腺疾病多呈"冷结节"。同时结合近期亲肿瘤核素的临床应用，更有助于提高甲状腺结节性质的判断，提高术前诊断率。

（2）判断颈部肿块与甲状腺的关系。可用^{131}I扫描显像判断是否为异位甲状腺组织及颈部或其他部位肿瘤是否为甲状腺组织来源。

（3）对亚急性甲状腺炎及慢性甲状腺炎的辅助诊断。核素检查可以根据吸碘率的变化，确定是否为甲状腺炎或甲状腺功能亢进。

（4）甲状腺转移灶的检测与追踪。主要用于甲状腺癌术后患者随访时检查是否有甲状腺癌转移灶。

3. 超声引导下细针穿刺细胞学或粗针穿刺病理学检查

超声引导可以准确地定位肿块，提高穿刺的准确性。细针穿刺细胞学检查可以穿出一定的组织细胞初步判断肿块的性质，风险性小，可以反复穿刺，国外文献报道其准确率可达到93%，可以代替术中快速病理检查。粗针穿刺病理学检查可以抽出组织块，通过石蜡病理染色确定肿块的性质，准确性相对较高，但穿刺风险性相对于细针穿刺明显增大，不利于行反复穿刺。

（二）甲状旁腺肿块

甲状旁腺肿块属内分泌系统病变，多数为良性，甲状旁腺癌少见，约为甲状旁腺实质性病变的1%。甲状旁腺肿块多数伴有甲状旁腺功能亢进。患者可以出现全身骨质疏松、骨痛，胆囊结石、肾结石等多发结石样病变。血清学检查可发现患者PTH升高，血钙、碱性磷酸酶升高，血磷降低；继发性甲状旁腺功能亢进，PTH升高，血钙降低或正常，血磷升高或正常，碱性磷酸酶可升高。对于无功能甲状旁腺囊肿，为与淋巴管瘤或甲状腺囊性肿块鉴别，可囊液穿刺行PTH检查，可明显升高。

（三）颈动脉体瘤

颈部DSA是诊断颈动脉体瘤的重要手段，表现为颈内外动脉分叉加大，血管受压移位，呈握球状改变。肿瘤主要由咽升动脉供血。供血动脉增粗迂曲，瘤体内可见丰富的蜿行血管。由于肿瘤内血管丰富，造影剂排除较缓慢。若肿瘤为恶性还可见到颈动脉管壁不规则等动脉受侵的表现。

【治疗原则】

颈部肿块，应根据肿块所在的位置，是否为炎症性病变，囊性或实质性，明确肿块的诊断和性质，不同的疾病选择不同的治疗原则，如亚急性甲状腺炎多数应用内科治疗，恶性疾病应当积极采用手术治疗。

（付言涛 孙 辉）

第10章　乳房肿块

【定义】

　　乳房肿块通常是指由于乳房组织的构成不同，临床上表现为乳房内部长有肿块的一种疾病。乳房肿块是女性乳腺疾病中最常见的临床表现之一，也是患者就医时最常见的主诉。不论是乳房的炎症、肿瘤、增生性疾病、损伤，还是发育异常均可表现为乳房肿块。要对乳房肿块作出正确诊断，必须结合详细的病史、重要的体检和必要的辅助检测；而对病史和体检的粗疏，往往是误诊或漏诊的原因。因此掌握正确的诊断思路与方法，提高乳房疾病的诊断水平，对正确诊断和鉴别乳腺内良、恶性肿瘤具有十分重要的意义。

【分类】

　　乳房肿块可由多种疾病引起，但也可能是正常结构，常见的有正常乳腺结节；不常见的有突出的脂肪结节，突出的肋骨，活检伤口的边缘；少见的有副乳腺和乳腺内的淋巴结（图10-1）。

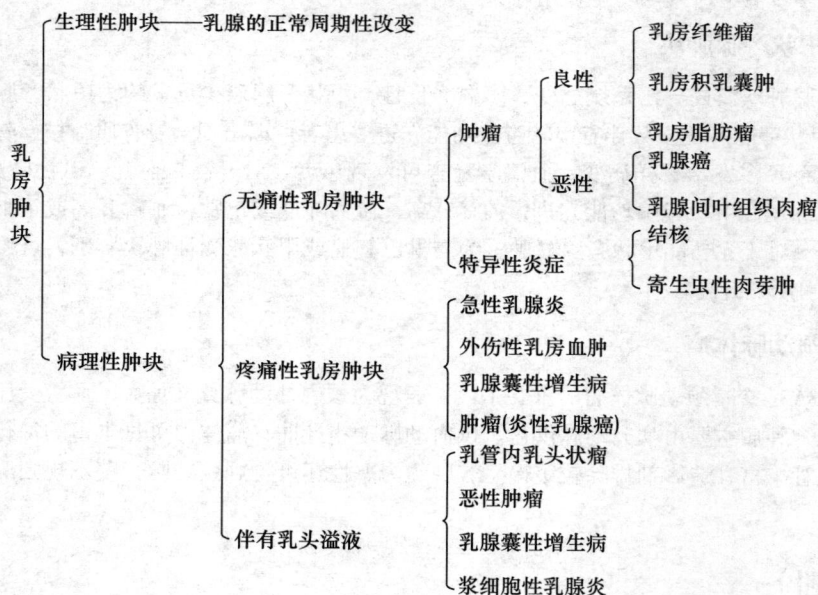

图10-1　乳房肿块分类

【鉴别诊断】

　　1. **正常乳腺组织**　在乳腺科门诊中最常见的"乳房肿块"其实是正常的乳腺结节，特别是在育龄妇女中，乳腺组织伴随月经周期的改变往往被当作"乳房肿块"而就诊，其中尤以外上象限的增厚和疼痛为多见。所以我们最常遇到的问题是如何鉴别正常的乳腺组织和真正的病灶，一方面避免不必要的手术，另一方面不能漏诊早期的乳腺疾病，特别是恶性疾病。当常规的体格检查无法鉴别正常乳腺组织和乳腺病变时，可以按以下步骤来进行进一步检查：①同时检查对侧乳腺的同样部位，如果为对称，则为正常乳腺组织的可能性大；②在患者月经结束3~5天后进行体格检查，这时乳腺的生理性增生结节常会"消失"；③对可疑部位进行超声波检查，大部分情况下可以鉴别正常乳腺和病变；④如果必要，可以应用细针穿刺或空心针穿刺以明确诊断；⑤可以在2~3个月后再次进行乳腺检查，如果仍然无法排除病变，则建议进行开放性活检或穿刺活检以明确诊断。

2. **乳腺纤维瘤** 乳房纤维瘤是乳房的常见良性肿瘤，一般认为与雌激素作用活跃有密切关系，好发于女性功能旺盛时期（18至25岁）。乳腺纤维腺瘤最主要的临床表现就是乳房肿块，而且多数情况下，乳房肿块是本病的唯一症状。乳腺纤维腺瘤的肿块多为患者无意间发现，一般不伴有疼痛感，亦不随月经周期而发生变化。乳房纤维瘤好发于乳房外象限，约75%为单发，少数属多发性（同时或不同时）。腺瘤呈圆形或卵圆形，直径以1~3cm者较为多见，亦有更小或更大者，偶可见巨大者。表面光滑，质地坚韧，边界清楚，与皮肤和周围组织无粘连，活动度大，触之有滑动感。腋下淋巴结无肿大。腺瘤多无痛感，亦无触痛。其大小性状一般不随月经周期而变化。肿块通常生长缓慢，可以数年无变化，但在妊娠哺乳期可迅速增大，个别的可于此时发生肉瘤变，故一旦发现乳腺纤维瘤，应予手术切除。

3. **乳腺导管内乳头状瘤与乳腺导管扩张综合征** 两者均可见到自发的、无痛性乳头血性溢液；均可扪及乳晕部肿块，且按压该肿块时可自乳管开口处溢出血性液体。乳腺导管内乳头状瘤的溢液可为血性，亦可为浆液血性或浆液性。乳腺导管造影显示导管突然中断，断端呈光滑杯口状，近侧导管显示明显扩张，有时为圆形或卵圆形充盈缺损，导管柔软、光整者，多为导管内乳头状瘤。溢液涂片细胞学检查有助于定性检查，最终确立诊断则以病理诊断为准。导管扩张综合征常伴有先天性乳头凹陷，溢液多为双侧多孔，性状可呈水样、乳汁样、浆液样、脓血性或血性；导管扩张综合征的肿块期均可见到乳晕下肿块，但后者的肿块常较前者为大，且肿块形状不规则，质地硬韧，可与皮肤粘连，常发生红肿疼痛，后期可发生溃破而流脓。导管扩张综合征还可见患侧腋窝淋巴结肿大、压痛。

4. **乳腺癌** 乳房肿块是乳腺癌最常见的症状，约90%的患者是以该症状前来就诊的。乳腺癌以单侧乳腺的单发肿块为多见，单侧多发肿块及原发双侧乳腺癌临床上并不多见。早期乳房内可触及蚕豆大小的肿块，较硬，可活动。一般无明显疼痛，少数有阵发性隐痛、钝痛或刺痛。乳腺的肿块多为不规则形，边界不清晰，大多数呈浸润性生长，边界欠清。有的可呈扁平状，表面不光滑，有结节感。但需注意的是，肿块越小，上述症状越不明显，而且少数特殊类型的乳腺癌可因浸润较轻，呈膨胀性生长，表现为光滑、活动、边界清楚，与良性肿瘤不易区别。乳腺癌肿块质地较硬，但富于细胞的髓样癌可稍软，个别也可呈囊性，如囊性乳头状癌。少数肿块周围，有较多脂肪组织包裹触诊时有柔韧感。少数呈球形或扁圆形，可出现乳头抬高、凹陷指向改变，皮肤橘皮样改变，腋淋巴结常肿大。

5. **脂肪坏死** 乳房脂肪坏死的病因为乳房是由较多的脂肪和结缔组织及比例很小的腺体组成。脂肪位置表浅（位于皮下），血液循环不丰富，因此外伤后易发生缺血坏死和瘢痕组织形成。乳房肿块伴有明显的外伤史是乳房脂肪坏死与癌症的重要区别。患者常因发现乳房内肿块而就诊，从出现症状到治疗的时间为几个月到数年。本病多发生于右侧乳房。乳房皮肤创伤后往往在受损伤的乳房局部出现瘀斑，局部皮肤可发红。外伤史及乳房局部皮肤发红，对本病诊断有很大帮助。多数患者乳房局部疼痛并不明显，或者无痛。这种无痛性肿块是本病的特点之一，多数因病史长而被遗忘。乳房脂肪坏死的另一种表现很像脓肿，最初的表现为局部的红、肿、热、痛现象，在乳晕区或其附近健康的皮肤下可触及一肿块，并有波动感。切开皮肤后可见皮下有一表浅囊肿，囊内含有陈旧血液或灰黄色的稠厚坏死组织病理，病理切片检查时可见囊壁仅为脂肪坏死。此种病变大多发生在肥胖妇女的下垂乳房中，与哺乳无关，并非一般的急性乳房脓肿。

6. 良性乳房肿块手术后"复发肿块" 可以有以下几种情况：①活检伤口的边缘；②瘢痕；③缝线结引起的肉芽肿；④原发病灶的残余或复发；⑤新的病灶；⑥初次活检的病理诊断不明。如果①②两种情况能通过影像学检查（B超等）确诊，可以避免不必要的活检。情况③通常无法通过穿刺细胞学检查来确诊，所以仍需进行开放性活检。④⑤两种情况需要重新进行评价以决定是否再次手术以及手术方式。情况⑥常发生于外院转诊的患者，处理此类情况时尤其要谨慎，尽可能获得首次手术的病理切片，并详细了解手术到复发的间期以综合考虑，通常都须接受再次手术。

【诊断思路】

一、病史

1. 个人史、过去史和家族史 了解年龄、月经史、婚姻和生育史、哺乳情况、自然绝经及人工停经史、既往乳腺疾病史、乳腺癌家族史、接触电离辐射史等。对男性乳房肿块患者，尚需了解肝脏、甲状腺、垂体、肾上腺、睾丸等疾病史。

2. 乳房肿块的病史 包括发现肿块的时间、肿块大小的变化、是否与月经周期相关以及是否伴有疼痛等。

（1）肿块出现的时间：大多数乳房肿块是无意中被触及，若乳房肿块出现随月经周期改变，多为乳腺增生症；哺乳期的乳房肿块，多为乳汁淤积或急性乳腺炎。

（2）肿块数量和生长的速度：乳房肿瘤大多为单发，而多发性乳房结节则见于乳腺增生症、多发性乳房纤维腺瘤等；如果在甚短时间内出现肿块，要考虑外伤和炎性病变的可能。

（3）肿块与哺乳的关系：哺乳期出现肿块多为乳汁郁积；断奶后的乳房肿块，逐渐增大，无明显疼痛，以积乳囊肿的可能性大。

（4）乳房肿块伴随月经周期而变化的疼痛是小叶增生的典型症状，所以根据以往的经验，伴有疼痛的乳腺结节可以排除恶性；但是有研究显示，大约有6%的乳腺癌首发症状表现为疼痛，但这种疼痛不随月经周期而变化。

二、视诊

1. 乳房形状 双侧乳房是否对称，乳房外形的自然轮廓是否有异常表现，如隆起、下陷、溃烂、挛缩等。

2. 乳房皮肤 炎性乳腺癌除有乳房明显增大外，还有较大范围的皮肤充血、局部水肿，甚至橘皮样变（orange-peel sign）；双侧乳房表浅静脉充盈、曲张，可见于妊娠、哺乳以及上腔静脉回流受阻（如纵隔肿瘤等）；单侧乳房表浅静脉充盈，往往是恶性肿瘤的征象。

3. 慢性窦道 多见于乳房脓肿引流不畅、乳房结核或其他特殊感染。

4. "酒窝"征 中、晚期乳腺癌，肿瘤侵及Cooper韧带并引起皮肤的固定和扭曲，可见"酒窝"征、"盔甲"样变，甚至溃烂；当囊肿或纤维腺瘤较大时，也会挤压Cooper韧带，出现"酒窝"征。

5. 乳头情况 ①乳头偏移：当乳头附近有癌肿存在时，乳头常被牵向患侧；乳晕下有急性炎症或脓肿时，乳头明显突出或偏向健侧。②乳头内陷：继发性乳头内陷多见于炎症或恶性肿瘤。③糜烂及湿疹样改变：长期不愈的乳头、乳晕区糜烂或湿疹样改变应考虑乳头、乳晕湿疹样癌（乳头Paget病）的可能。④乳头溢液：乳白色溢液可见于哺乳终止后；浆液性溢液可见于正常月经期、早期妊娠或乳腺增生症；双侧棕黄色溢液多为乳腺增生症或导管扩张症；血性溢液伴乳房肿块，则以乳管内乳头状瘤（50%）和乳腺癌（10%~50%）的可能性大；激素类、镇静类药物也可导致乳头溢液。

三、触诊

触诊前应该详细询问病史，因为有时会把人工植入物误作"乳房肿块"，例如乳房假体或心脏起搏器等。如果不详细询问，患者有时会忘记告诉医生，从而增加误诊的机会，触诊时需要注意。

1. 肿块的位置　正常乳房约在胸前第 2~6 肋骨间，这一范围内的肿块也并非完全来自乳房，应除外非特异性肋软骨炎、胸壁结核和肋骨肿瘤等。乳房肿块的检查范围要广泛，不能有遗漏，特别是乳晕周围和腋尾部。如果被检查者存在副乳，副乳也要仔细检查，因为发生于乳腺的疾病同样也会发生于副乳。腋下和锁骨上也要详细检查，特别是怀疑恶性肿瘤的患者。

2. 肿块数量及大小　乳腺囊性增生可呈多发性结节；多发性纤维腺瘤也可有多个肿块；而乳腺癌则以单发性肿块居多。肿块巨大者也可能是巨纤维腺瘤、叶状囊肉瘤或乳房淋巴肉瘤。

3. 肿块质地和性状　良性肿瘤多为圆形、光滑、边界清楚、活动度大、无明显触痛；乳腺囊性增生病常呈扁平而边界不清的柔韧块物，伴有多发小结节及触痛；肿块质地硬、边界欠清、活动度小、触痛不明显者多为乳腺癌。肿块的体征不仅取决于肿块本身的生长特征，而且也受到肿块周围正常乳腺组织的影响。所以，由于乳腺组织随患者年龄的变化而具有不同的特征，同一种疾病在不同年龄阶段会表现为不同的体征。以纤维腺瘤为例，肿块的质地往往具有弹性，表面光滑，有时有分叶，活动度非常大，根据这种典型的体征作出诊断并不困难。但是这些体征往往发生于青年患者中，而老年患者，由于乳腺组织的退化和纤维化，纤维腺瘤将丧失其典型的体征，这会给诊断带来困难，这时就需要依靠超声波检查来协助诊断。囊肿的质地取决于其囊内的张力。其张力变化范围很大，从而使囊肿的体征具有多样性，张力较小时囊肿质地柔软，容易与正常乳腺组织混淆；张力大时囊肿的质地非常坚硬，很难与乳腺癌相鉴别。

4. 肿块生长方式以及与周围组织的关系　肿块与皮肤有粘连，提示为乳腺癌的征象；嘱患者用患侧手叉腰使同侧胸大肌松弛，然后推动肿块了解其与深部有无粘连，若肿块推动受限，表示肿块侵及深部组织（如胸肌、胸壁等）。根据其具有不同的活动度，可以分为 3 类：第一类以纤维腺瘤为例，膨胀性生长，与周围乳腺组织没有粘连，所以活动度最大；第二类为囊肿，虽然界限清楚，形状规则，但其与周围乳腺组织有融合，所以活动度中等；第三类为乳腺癌，大部分乳腺癌呈浸润性生长，边界像蟹足一样伸入周围乳腺组织，所以固定而活动度差。但有时也有例外，有少数乳腺癌，例如髓样癌和黏液腺癌，在病灶较小时往往呈膨胀性生长，与周围乳腺组织分界清楚，存在一个假性"包膜"，体检时肿块的活动度非常大，常被误认为良性肿块。另外，在年龄较大的患者中，正常乳腺组织由于退化而疏松，一些生长缓慢且肿块较小的乳腺癌病灶往往活动度非常好，也经常容易误诊。

5. 乳头、乳晕　触摸乳头、乳晕下有无结节或肿块，有时需要轻提乳头，使乳晕下结节更清晰；挤压乳头有无溢液。

6. 腋窝淋巴结　检查腋窝时需面对取坐位的患者，用左手检查患者右腋，右手检查患者的左腋；接着检查胸壁组淋巴结，检查者手于胸大肌深面向前扪摸，很容易扪及位于胸大肌与胸小肌之间的淋巴结；最后检查者站在患者身后，扪摸背阔肌的前内面、皱襞的底部，将可检及肩胛下组淋巴结。

四、影像学检查

1. 超声检查　超声波最大的用途在于对临床评价时所发现的可疑乳腺病变部位以及钼靶检查中发现的非对称性密度增高影进行检查，来判断是否存在病变并初步获得有关病变性质的信息。同时，超声波能够准确地辨别肿块的囊、实性。超声检查操作方便、价格便宜、没有放射性，而且由于超声波具有适时性，所以可以作为细针或空心针穿刺的引导。另外，彩色多普勒超声波检查以及超声波三维成像对于鉴别乳房肿块的良恶性具有一定的价值；弹性超声可以判断乳房肿块的质地硬度。所以，当乳房具有明确的肿块或可疑部位时，超声波是一种很好的影像学检查方法；但是超声波在对无法扪及肿块的乳房进行筛查时，其诊断价值不高。

2. **乳腺X摄像**　其优点在于它能发现体格检查无法发现的早期病变，对于钙化灶具有很强的分辨率，具有很高的早期诊断价值。但是，乳腺X摄像的分辨率受到乳腺密度的影响，对于年轻妇女、致密性的乳腺分辨率较差；同时钼靶无法鉴别肿块的囊、实性。

3. **MRI**　应用于乳腺疾病的诊断得到了深入广泛的研究，研究发现，MRI对恶性疾病的诊断敏感性高达94%~100%。MRI有很多优点，不受乳腺密度的影响，可以用于一些年轻或乳腺致密妇女的诊断；同时MRI也不受既往手术瘢痕的影响，对术后"复发"肿块的鉴别具有很高的价值。MRI对乳腺假体也具有很高的分辨率，可用于隆乳术后妇女乳房肿块的诊断和鉴别诊断。它还能鉴别肿块的囊、实性。MRI在高危人群中对临床无法扪及肿块的乳房进行筛查时，具有与乳腺X摄像同等的价值。但是，MRI价格昂贵、扫描时间长、患者顺应性差，而且安装了心脏起搏器或乳房内有金属异物的患者也不能行MRI检查。

4. **乳腺导管纤维内视镜**　对于乳头溢液而无肿块的乳管内微小病变，尤其是原位癌的诊断，乳腺导管纤维内视镜远优于溢液细胞检查和导管造影。

五、病理学检查

（1）乳房肿块切除病理检查是乳腺肿物定性检查最常用的方式。

（2）细针穿刺抽吸细胞学检查（FNACD）：FNACD作为乳腺癌、癌前疾病和癌前病变的诊断思路，有报道其准确性为95.9%，敏感性为97.2%，特异性为92.4%。但必须注意诊断率取决于材料获取和正确的细胞学诊断标准。

（3）超声引导Mammotome微创旋切系统进行乳腺病灶切除术操作简易，切除彻底，创伤小。能够明确诊断乳腺可疑病灶，可以完全切除较小的良性病灶；若为恶性则能及时获得合理的治疗。

六、乳腺癌的生物学检查

HER-2基因扩增可促进腋窝淋巴结阴性乳腺癌的发现，有利于对乳腺癌高危患者的识别。在正常乳腺组织、囊性增生组织和乳腺癌中发现c-myc mRNA水平逐步升高，说明正常组织向增生及癌变过程中c-myc的过度表达具有重要指示价值。Steeg等发现64%乳腺癌有nm23-H1等位基因缺失。鉴于15%~20%的乳腺癌表现出家族聚积现象，Miki及Stratton先后通过定位基因克隆技术，分离和鉴定了与乳腺癌遗传有关的BRCA1和BRCA2易感基因，可用于人群中乳腺癌高风险的筛选。

2011年3月，ST.gallen会议推荐选择ER、PR、HER-2、Ki67四项肿瘤分子标志物检查对乳腺癌分子分型进行区分，这一理念为乳腺癌个体化治疗提供了新的依据。

【诊断思路】

总结乳房肿块临床诊断思路，首先判断乳房内是否存在肿物，当确定有乳房肿块存在时要分析肿块的性质是否为非炎症性，实质性肿块就要进行定性检查以确诊肿物的良、恶性。

（边学海　孙　辉）

第11章　腹部肿块

【定义】

腹部肿块是指在腹部检查时可触及到的异常包块，常见的原因有脏器肿大，空腔脏器膨胀，组织增生，炎症粘连及良、恶性肿瘤等。腹部肿块主要依靠腹部触诊检查发现。

【发生机制】

1. **脏器肿大**　腹腔实质性脏器常因为炎症、充血、淤血或脏器肿瘤生长使脏器肿大。循环障碍，如慢性充血性心力衰竭或缩窄性心包炎时，肝脏可因淤血而肿大；肾脏可因输尿管堵塞、狭窄或受压而引流不畅致肾积水而使肾脏肿大；各种原因引起的门静脉高压致使脾静脉血流受阻而引起脾脏肿大；此外，脏器的扭转或异位也可使脏器肿大。

2. **空腔脏器膨胀**　空腔脏器常可因炎症、肿物或脏器扭转而引起梗阻，进而使腔内积液、积气引起脏器膨胀，如幽门梗阻时可在上腹部见到胃的膨胀；肠梗阻可在梗阻的上段见到肠型；下尿路梗阻使膀胱积尿致膀胱膨胀；胆道阻塞使胆汁排泄不畅致胆囊肿大。

3. **腹腔的炎症**　腹腔脏器或组织发生炎症时，如果形成脓肿就可能出现炎性包块，包括急性炎症和慢性炎症，如肝脓肿、肾周围脓肿、阑尾周围脓肿等。腹腔的炎症可使脏器与脏器、脏器与组织之间相互粘连形成包块。最常见的是结核性腹膜炎引起的腹部包块。

4. **腹腔脏器的良、恶性肿瘤**　由于组织不正常的增生常在所在部位形成包块，如胃癌、肝癌、胰腺癌常在上腹部见到肿块。此外，肿物压迫邻近脏器，也可引起相应脏器的肿大，如胰腺癌压迫胆总管引起胆囊肿大。腹腔的良性肿物多见于囊肿，可为先天性或继发于炎症。一般生长速度缓慢，但体积可以很大，巨大的腹膜后肿瘤也是常见的腹部包块，也可见于良性肿瘤。

5. **寄生虫肿块**　如肠蛔虫性肿块、肝棘球蚴病等。

6. **外伤性肿块**　如假性胰腺囊肿、脾包膜下出血、肠系膜血肿等。

7. **先天性畸形或脏器移位**　如先天性幽门肥厚狭窄、先天性巨结肠、先天性胆管囊状扩张症、游走肾、多囊肝、多囊肾。

易和腹部肿块混淆的脏器与组织：①腹直肌：见于腹直肌发育者；②腹主动脉：呈波动性条索；③第四、五腰椎：一般在脐以下可以扪及，体型消瘦或腰椎呈前凸较显著者尤为突出；④肝下缘：内脏下垂的患者和发育特殊者往往在肋缘下可触到肝下缘；⑤右肾：体型瘦长者，在右上腹及右肾下极，深吸气时可感到右肾向下移动；⑥乙状结肠：在左下腹可扪及约5~6厘米的乙状结肠肠段，呈平滑圆柱状；⑦乙状结肠内粪块：可能被误诊为肿瘤，一般具有柔韧感，通常呈腊肠状或结节状，可有轻微压痛，直肠指诊可发现粪块，灌肠通便后块状物消失；⑧胀大的膀胱：常在下腹部及耻骨联合的上方触到圆形如胎儿头状、质韧、表面光滑的肿块，叩诊呈实音；⑨妊娠子宫：在下腹部可以扪及，有时被误诊为肿瘤。

·

【分类】

1. 右上腹部肿块

（1）肝脏肿大：肝内肿块按其发生原因可分为肺肿瘤性和肿瘤性两大类，前者分为感染性、外伤性、寄生虫性和其他；后者又分为良性肿瘤、恶性肿瘤和瘤样病变，如肝炎、肝脓肿、肝脏肿瘤（肝血管瘤、肝腺瘤、原发性肝癌、肝转移瘤等）、肝囊肿等。

（2）胆囊肿大：急性胆囊炎、胆囊积水、胆囊积血、淤胆性胆囊肿大、先天性胆管囊状扩张症、原发性胆囊癌、胆囊扭转等。

（3）结肠肝曲部肿瘤：结肠癌。

2. 中上腹部肿块

（1）胃部肿块：胃癌及胃部其他良、恶性肿瘤等。

（2）胰腺肿块：急性胰腺炎、胰腺脓肿、胰腺假性囊肿、胰腺囊肿、胰腺囊性腺瘤、胰腺癌等。

（3）肝左叶肿大。

（4）肠系膜与网膜肿块：肠系膜淋巴结结核、肠系膜囊肿及系膜肿瘤等。

（5）小肠肿瘤：小肠恶性淋巴瘤、小肠癌、小肠梗阻或其他少见的小肠肿瘤。

（6）腹主动脉瘤。

3. 左上腹部肿块

（1）脾脏肿大：肝硬化引起的淤血性脾肿大，此病无明显脾肿大；慢性粒细胞性白血病、溶血性贫血等各种血液病引起的脾肿大；先天性脾疾病，如游走脾、副脾等。

（2）胰腺肿瘤与胰腺囊肿。

（3）结肠脾曲部肿瘤：结肠癌。

4. 左右腰部肿块

（1）肾脏疾病引起的肿块：肾下垂与游走肾、先天性肾囊肿、肾积水、肾积脓、蹄铁形肾、肾包虫囊肿、肾脏肿瘤等。

（2）嗜铬细胞瘤及肾上腺其他肿瘤。

（3）原发性腹膜后肿瘤。

5. 右下腹部肿块

（1）阑尾疾病：阑尾周围脓肿、阑尾类癌、阑尾黏液囊肿等。

（2）回盲部肿块：回盲部结核、克罗恩病、盲肠癌、回盲部阿米巴性肉芽肿、回盲部放线菌病、肠套叠、回盲部扭转。

（3）大网膜扭转。

（4）右侧卵巢肿瘤。

6. 中下腹部肿块　膀胱肿瘤、膀胱憩室、子宫肿瘤等。

7. 左下腹部肿块　溃疡性结肠炎、乙状结肠肿瘤及肉芽肿性炎症、左侧卵巢囊肿或肿瘤、乙状结肠扭转，泌尿系肿瘤，腹壁或腹膜后肿瘤，干硬的大便块等。

8. 广泛性与不定位性肿块　结核性腹膜炎、腹型肺吸虫病、腹部包虫囊肿、腹膜转移癌、肠套叠、肠梗阻、肠扭转、腹膜后肿瘤等。

【鉴别诊断】

因为腹部肿块可见于多种疾病，故以下仅就常见、多发的疾病进行鉴别。

1. 胃癌　多见于中年以上男性患者，临床表现为消瘦、上腹部疼痛不适、上消化道出血

等，出现腹部肿块时，多提示病变已属晚期。包块多位于上腹部或脐上方，质地坚硬，表面不规则，边界不清，晚期可并发幽门梗阻。经X线钡餐或胃镜检查并行活组织病理检查可作出诊断。

2. **肠梗阻**　肠梗阻患者既往多有腹部手术、损伤或炎症病史，表现为腹痛、呕吐、腹胀、停止排气与排便等，因肠管膨胀而出现腹部肿块，可有固定压痛或腹膜刺激征。机械性肠梗阻时可见逆蠕动波，听诊可闻及气过水音或金属音，X线立位腹部透视或平片可见多数液平面或胀气的肠袢。

3. **胰腺癌**　胰腺癌所致腹部肿块常深而固定，质地较硬，边缘不清。胰头癌位于右中上腹部，胰体尾癌则位于左上腹，主要临床症状为上腹部胀痛。少数患者为剧烈腹痛，疼痛常与体位有关，身体前倾位时，疼痛减轻，平卧位时则疼痛加重，此外还有恶心、呕吐、腹胀等症状。胰头癌常发生梗阻性黄疸，且黄疸呈进行性加深，可扪及肿大的胆囊而无压痛。腹部超声检查可见癌肿部位增大、胰管扩张；X线气钡双重造影可见十二指肠曲扩大；血清癌胚抗原、糖抗原CA19-9、CA50等呈阳性；ERCP、CT、放射性核素扫描、超声内镜及细针穿刺细胞学检查可提供诊断依据。

4. **胰腺假性囊肿**　多继发于胰腺炎或胰腺外伤之后。腹部肿块多位于中上腹，大小不一，呈圆形或椭圆形，表面光滑；假性囊肿若压迫胆总管下段，可出现持续或缓慢加深的黄疸；腹部超声、CT等检查可发现胰腺囊性包块。

5. **急性胆囊炎**　急性胆囊炎时，因胆囊黏膜充血水肿、血管扩张、渗出增加可造成胆囊积脓，故胆囊发生肿大。肿大的胆囊一般呈椭圆形，表面光滑，可随呼吸上下活动。若胆囊内压继续升高，则可引起组织坏死，囊壁穿孔，周围粘连局限化时则形成胆囊周围脓肿。此时胆囊表现为较大的炎性包块，边缘不清，有明显压痛和腹肌紧张、黄疸和全身症状，根据病史、体征、腹部超声、CT等检查往往可明确诊断。

6. **肠结核**　多见于青壮年，常继发于肠外结核（肺、卵巢、输卵管或腹膜结核等）。增生性肠结核可在回盲部形成炎性肿块，位置较固定，质地中等硬，轻压痛，临床表现有腹痛、腹泻与便秘交替、发热、盗汗等。X线检查发现回盲部有激惹、钡剂充盈缺损或狭窄等征象，结肠镜检查可见到溃疡性病变。如组织学检查发现干酪性肉芽肿时，则可确诊。

7. **克罗恩病（Crohn病）**　多见于青壮年，有慢性反复发作性右下腹痛、腹泻、发热等症状。由于肠粘连、肠系膜淋巴结肿大、内瘘或脓肿形成，故常在右下腹扪及包块，包块边缘不清，质地中等，有压痛。此外，患者多伴有关节炎等肠外表现。X线征象可见节段性回肠黏膜皱襞消失，呈线样征；结肠镜检查可见到沟槽样或裂隙状纵形溃疡病变，病变之间黏膜正常或可见到铺路石样改变。组织学检查如发现非干酪性肉芽肿时可诊断。

8. **阿米巴或血吸虫性肉芽肿**　阿米巴或血吸虫性肉芽肿可形成腹部炎性包块，包块可发生于回肠、结肠、直肠等部位。患者常有相应的病原体感染史，脓血便常见，粪便常规或孵化检查可发现相关病原体，结肠镜检查可证实诊断。

9. **结肠癌**　结肠癌好发于中年以上的男性患者，表现为血便、腹痛、腹泻等症状，结肠各段癌肿可在相应部位出现包块，包块呈轮廓不规则，质地坚硬，大小不等，表现呈结节状，一般可以推动；发现包块时，多提示癌肿已发展到中、晚期。粪便隐血试验可呈持续阳性。诊断主要依靠X线钡剂灌肠或结肠镜检查，结肠镜下活组织病理检查可获确诊。

10. **多囊肾**　多囊肾一般为先天性，常为双侧多发，囊肿长大形成包块，表面多呈结节状，质地较硬，可压迫正常肾组织而产生腰痛、血尿、泌尿系感染等症状。腹部超声、肾盂造影、CT、MRI等检查可确诊。

11. **肠系膜淋巴结结核**　多见于青壮年，可表现为肠系膜的包块，病变涉及多个淋巴结，包块较大，外形不规则，质地偏硬，活动度小，常伴有慢性腹痛、消瘦、低热、乏力、贫血等症状。腹部超声、CT、淋巴管造影等检查可协助诊断。

12. **阑尾脓肿**　急性化脓性阑尾炎穿孔后，可于右下腹麦氏点附近形成急性炎性肿块，肿块边界常不清楚，伴局部压痛及腹肌紧张、高热，外周血白细胞总数及中性粒细胞增高。若阑尾脓肿未完全吸收，可在右下腹遗留包块，边界不清。根据阑尾炎病史、体征结合腹部超声等检查可作出诊断。

13. **卵巢囊肿**　卵巢囊肿多见于青中年妇女，初期囊肿小，多无症状，仅在妇科检查时发现。较大囊肿可在中、下腹触及，呈圆形或卵圆形，活动度大，有囊性感。巨大的卵巢囊肿可占据整个腹部，体检时可发现两侧腹部叩诊为鼓音，中央为浊音，与腹水不难区别。妇科检查或腹部超声检查可见囊肿与子宫能分开，与附件关系明确，从而作出正确诊断。有时巨大卵巢囊肿需在手术时才能确诊。

【诊断思路】

1. **确定是否存在腹部肿块，并判断其是否为病理性腹部肿块，确定肿块是腹腔肿块还是腹壁肿块**　腹腔肿块与腹壁肿块的鉴别：腹壁肿物如脂肪瘤、皮下脂肪结节、腹壁脓肿、脐囊肿等，位置较表浅，可随腹壁移动，当患者取坐位或收紧腹肌时，肿物更显著，腹肌松弛时肿物即不明显。检查时令患者仰卧位起坐时，如肿块仍然清楚可触及为腹壁肿物，如系腹腔内包块往往不能触及。

2. **详细了解病史对于诊断腹部肿块的来源尤为重要**　了解肿块的生长速度、伴随症状可以给诊断提供一定的线索。胃癌在病史中常有反酸、嗳气及进行性的食欲缺乏、贫血、消瘦。胆囊肿大，伴有进行性的黄疸而无腹痛常提示有胰头癌。胆囊肿大、间歇性黄疸伴有发作性右上腹痛及发热多见于胆石症。肝脏肿大，如病史中有慢性心力衰竭可能为肝脏淤血。炎性肿块常有发热及相应部位的疼痛史。病史长，肿块生长速度缓慢，不伴有其他症状，多提示为良性肿块。剧烈活动后出现腹部包块伴肠梗阻表现者提示肠扭转。

3. **根据腹部肿块的位置判断肿块的来源**　确定肿块的位置可了解肿块的来源。某个部位的肿块多来源于该部位的脏器。如右上腹的肿块多来源于肝脏、胆囊或肝曲结肠。带蒂包块或肠系膜、大网膜的包块位置多变。肠管分布区的较大包块，如果伴有梗阻，肿块可能为该段肠管内肿物；如果不伴有梗阻，多来源于肠系膜、大网膜或腹膜后脏器。散在而多发者常见于肠系膜淋巴结结核、腹膜结核或腹腔转移癌。

4. **肿块的大小**　在脐周围触到较小的肿块可能为肿大的肠系膜淋巴。巨大的肿块多发生于肝、脾、胰腺、肾脏、卵巢及子宫等脏器，也可见于腹膜后肿瘤或腹腔良性肿瘤。如包块大小变异不定，甚至可消失，可能为充气的肠曲引起。

5. **肿块的形态**　圆形、表面光滑的包块，以囊肿为多；形态不规则，表面不光滑、坚硬者多为恶性肿瘤、炎性肿物或结核包块。索状或管状肿物，短时间内形态多变者，可能为蛔虫团或肠套叠。右上腹触到卵圆形肿物，光滑者可能为胆囊或肾脏。肿大的脾脏可以触到脾切迹。

6. **肿块的硬度和质地**　肿块如果质地硬，多见于肿瘤、炎性或结核性肿块，如胃癌、肝癌及结核性腹膜炎形成的包块。肿块若为囊性，肿物质地柔软，多见于囊肿。

7. **压痛**　炎性肿块有明显压痛。如位于右下腹的包块、压痛明显，多为阑尾周围脓肿。肝大有明显压痛可能为肝脓肿。

8. **移动度**　如果包块随呼吸上下移动，可能为肿大的肝、脾、肾、胃或这些脏器的肿物。胆囊、横结肠的肿物也可随呼吸上下移动。包块能用手推动者，可能来自胃、肠或肠系膜。移动范围广、距离大的肿物，多为带蒂的肿物或游走脾、游走肾等。凡壁层腹膜的肿瘤及局部的炎性肿块一般不移动。

9.　**实验室检查**　如果肿块明显压痛，白细胞升高，肿块多为炎性肿块。巨大脾脏，伴有白细胞显著增多达数万至数十万，并有幼稚细胞，提示为慢性粒细胞性白血病。化验骨髓象可明确诊断。上腹部肿块，如果便隐血试验持续阳性，肿块可能为胃癌。肝脏肿大，常伴有肝功能异常。肝肿大伴甲胎蛋白升高，提示为原发性肝癌。如伴有白细胞和血小板显著减少，可能为肝硬化门静脉高压症致脾大伴脾功能亢进。

10.　**影像学检查**

（1）超声检查：是腹部包块最常用的检查手段，可测量包块的大小、数目、囊性或实质性。彩色多普勒超声在诊断腹部包块性质方面具有以下特点：①恶性肿瘤性包块除囊腺癌外均为实质性；②恶性肿瘤性包块血流丰富，血管口径粗；③探查肿瘤卫星灶和肿大的淋巴结；④超声引导下吸取组织活检而确诊。

（2）X线检查：对腹部包块诊断意义不大，但有下列指征对于诊断有一定帮助：①包块内钙化、牙齿和骨骼等高密度影，可能畸胎瘤；②消化道钡餐造影或钡剂灌肠造影判断是否来自消化道，了解消化道以外包块对消化道的压迫情况，根据包块所在的解剖部位推断包块所在脏器。

（3）CT检查：CT检查是腹部包块最重要的检查手段之一。①CT平扫明确包块大小及其所在脏器，并根据CT值了解肿块的密度；②增强扫描可判断肿块血液供应情况，藉此推断包块良、恶性以及与周围重要血管内的关系；③CT定位下进行穿刺活组织检查，以明确病理性质。

（4）血管造影：血管造影属于有创性检查，但对于腹部包块的诊断意义较大：①根据显影器官的解剖位置，推断起源；②包块实质是否显影确定包块囊实性质；③根据血供情况粗略估计包块良、恶性；④除淋巴瘤外，血供越丰富，恶性程度越高；⑤还可了解包块个数与所在脏器及其周围大血管的关系。

（5）内镜：主要包括胃十二指肠镜、小肠镜、结肠镜和腹腔镜，对腹部包块可以有直接观察，可以取活检进行病理学检查，对确诊消化道肿瘤尤为重要。

①胃镜及十二指肠镜：上消化道内镜检查可以发现胃、十二指肠及乳头部的肿瘤和其他占位性病变，也可以发现胃及十二指肠周围组织器官占位性病变对胃及十二指肠的压迫导致的隆起和变形；②小肠镜：为小肠恶性肿瘤检查手段；③结肠镜：诊断结肠肿瘤；④腹腔镜探查：判断腹部包块所在的脏器，并能进行组织病理学检查。

11.　**病理学检查**　腹部包块诊断的金标准：如果在腹水中发现了癌细胞，说明癌肿已发生转移。对肿块穿刺抽取活组织，进行组织学检查，常可明确肿块的性质。腹部超声、CT、腹腔镜引导下穿刺、内镜检查可获得82%~92%诊断率，高度怀疑者再穿刺1~2次可提高到95%~98%。

12.　**剖腹探查术**

（1）仔细分析病史，结合检查，充分估计其来源、性质，术前准备完善，制定各种手术预案。

（2）术中穿刺肿块，如为液体，通过观察液体的性状及理化检查，可以协助肿块的诊断。术中肿块组织快速冰冻活检，以明确来源和性质，为手术方式提供依据。

（杨永生）

第12章 淋巴结肿大

【定义】

因淋巴结内部细胞增生或肿瘤细胞浸润导致淋巴结体积增大的征象称为淋巴结肿大。淋巴结肿大可有外形改变，质地异常，见于多种疾病，其性质有良性、恶性及处于良、恶性之间的交界性。明确淋巴结肿大的原因是非常重要的。发现淋巴结肿大应及时就诊，以免延误诊断与治疗。

【发生机制】

一、淋巴结的结构及分布

正常人的淋巴结为扁圆形或椭圆形小体，直径多在0.5厘米以内。淋巴结的一侧隆凸，连接数条输入淋巴管；另一侧凹陷，称为"门"，有输出淋巴管和神经、血管出进。淋巴结表面包有被膜，被膜的结缔组织伸入淋巴结内形成小梁，构成淋巴结的支架。淋巴结主要由皮质、髓质及淋巴窦所构成。皮质位于淋巴结外周部分，其中有许多淋巴滤泡，是B淋巴细胞增殖、分化的主要场所，皮质深层为T淋巴细胞分布区域。淋巴结髓质包括髓索和髓窦。主要分布有B淋巴细胞、浆细胞、巨噬细胞和网状细胞。

淋巴结遍布全身，多沿血管呈组、群分布。人体某器官或某部位的淋巴引流至一定的淋巴结，该淋巴结称为该器官或该部位的局部淋巴结。每一组、群淋巴结收集相应引流区域的淋巴液，按其位置分为浅表淋巴结和深部淋巴结。表浅淋巴结很小，直径多为0.2~0.5cm，扁平，质地柔软，表面光滑，无压痛，与周围组织无粘连，通常不易触及。当淋巴结肿大时，可通过触摸颌下、颈部、锁骨上窝、腋窝和腹股沟等部位而发现皮肤下有圆形、椭圆形或条索状的结节。深部淋巴结如肺门、纵隔、腹膜后和肠系膜等体内肿大的淋巴结则要依靠B超、CT及MRI等特殊检查才能发现。

二、淋巴结的功能

1. **淋巴结是人体重要的免疫器官** 主要功能有：①滤过和净化作用；②淋巴结通过吞噬细胞的吞噬作用以及浆细胞产生的体液抗体等免疫分子的作用，可以杀伤病原微生物，清除异物，从而起到净化淋巴液，防止病原体扩散的作用。

2. **免疫应答场所** 淋巴结中富含各种类型的免疫细胞，利于捕捉抗原、传递抗原信息和细胞活化增殖。B淋巴细胞受刺激活化后产生抗体参与体液免疫，因抗原刺激而增殖分化的效应T淋巴细胞则发挥细胞免疫功能。

3. **淋巴细胞再循环基地** 正常情况下，只有少数淋巴细胞在淋巴结内分裂增殖，大部分细胞是再循环的淋巴细胞。众多的淋巴结是再循环细胞的重要补充来源。

三、淋巴结肿大的发生机制

淋巴结肿大的发生机制因病因不同而异，常见以下几个方面。

1. **炎症性淋巴结肿大**　细菌、病毒或其他病原体引起急、慢性淋巴结感染时，淋巴结可因充血、水肿，淋巴细胞和巨噬细胞增生，以及中性粒细胞、单核细胞及浆细胞的浸润，甚至发生坏死及肉芽肿形成，引起淋巴结增大。

2. **肿瘤性淋巴结肿大**　原发于淋巴组织的恶性肿瘤如恶性淋巴瘤，急性与慢性淋巴细胞白血病，或某些脏器的恶性肿瘤转移到淋巴结都能使淋巴结正常结构遭到破坏，代之以大量增殖的肿瘤细胞，此外还可引起淋巴结内纤维组织增生及炎性细胞浸润，均可导致淋巴结肿大。

3. **反应性增生肿大**　多种因素包括细菌、病毒、化学物品及药物、环境毒素、代谢毒性产物、变性组织等刺激均可引起淋巴结内淋巴细胞、单核巨噬细胞反应性增生，淋巴滤泡增大，或呈坏死增生致使淋巴结肿大。

4. **组织细胞增生性肿大**　淋巴结内有大量组织细胞增生呈片状、灶性或弥漫性分布，同时可有肉芽肿形成如郎格罕细胞组织细胞增生症（LCH）。此外，淋巴结内有大量尼曼-匹克（Niemann-Pick）细胞也可导致淋巴结增大。

【 分类 】

淋巴结肿大可发生于任何年龄段人群，见于多种疾病。大致分为良性、恶性与交界性淋巴结肿大。

1. **良性淋巴结肿大**　包括各种感染、风湿性疾病和变态反应等引起的淋巴结肿大。随着病因去除，在一定时间内可以完全恢复。

2. **恶性淋巴结肿大**　包括原发于淋巴结的恶性肿瘤如淋巴瘤、白血病及其他恶性肿瘤的淋巴结转移等。

3. **介于良性与恶性之间的淋巴结肿大**　如血管免疫母细胞性淋巴结病和血管滤泡性淋巴结增生症等，开始常为良性，以后可变成恶性病变。

【 常见临床类型 】

一、良性淋巴结肿大

（一）感染性淋巴结肿大

1. **非特异性淋巴结炎**　由局部组织的急、慢性感染引起的相应引流区域的淋巴结肿大称非特异性淋巴结炎。特点是局部感染和相应区域的淋巴结肿大并存，如面部五官或头颅的急性感染常引起颈部、颌下、耳后、枕后等处的淋巴结肿大；躯干上部乳腺胸壁的急性感染引起腋窝淋巴结肿大；下肢及会阴部感染引起腹股沟淋巴结肿大，一般急性炎症时肿大的淋巴结有疼痛及压痛，表面光滑。慢性非特异性淋巴结炎常由相应区域的慢性炎症所引起，最常见的部位是颌下淋巴结，多见于过去有鼻、咽喉或口腔感染者，其次是由下肢及生殖器官慢性炎症所致的腹股沟淋巴结肿大，硬度中等，常无局部红、肿、热、痛的急性炎症表现。

2. **特异性感染性淋巴结肿大**

（1）淋巴结结核：分为原发性和继发性两种。无其他部位原发结核病灶者为原发性淋巴结结核，结核杆菌大多经扁桃体、龋齿侵入形成病灶；在肺部、腹部或生殖器等结核病灶之后出现者为继发性淋巴结结核。淋巴结结核最好发部位是颈淋巴结群，大小不等，初期质硬，进一步发展会导致淋巴结与皮肤及淋巴结之间相互粘连融合成团，形成不易移动的团块，晚期干酪样坏死液化，形成寒性脓肿，进而破溃形成瘘管，愈合后留有瘢痕，较严重病例可有全身结核毒性症状如低热、盗汗、消瘦等。

（2）丝虫性淋巴管炎和淋巴结炎：临床症状根据病变部位而异，最常见于腹股沟淋巴结，若并发下肢淋巴管回流受阻可引起下肢象皮肿。

（3）性病性淋巴结肿大：①梅毒性淋巴结肿大：在感染梅毒3周左右外生殖器出现硬性下疳，之后1周左右常出现对称性腹股沟淋巴结肿大，质硬，无痛、不红、互不融合粘连。②艾滋病（AIDS）性淋巴结肿大：易出现致命性感染如卡氏肺孢子虫肺炎，病程中可并发肿瘤如Kaposi肉瘤，有些人发展为慢性淋巴结综合征，表现为全身淋巴结肿大，以腹股沟淋巴结肿大最为明显。③软下疳：一侧或双侧腹股沟淋巴结肿大，明显疼痛及压痛，易化脓破溃，溃疡基底脓涂片或发炎淋巴结穿刺脓液涂片中可找到大量软性下疳链杆菌。④性病性淋巴肉芽肿：起初在外生殖器、肛门等处可出现无痛小丘疹或溃疡，数日后即愈。此后腹股沟淋巴结肿大，疼痛破溃可出现多发瘘管，后期淋巴结纤维化。

（4）蛇毒性淋巴结炎：被毒蛇咬伤后出现局部症状，并引起相应部位的淋巴管及淋巴结炎性肿大。

3. 全身性感染引起的淋巴结肿大

很多全身感染性疾病都可致淋巴结肿大，范围一般较广，疼痛或压痛可不明显，常伴有发热、肝脾肿大等。常见如下几种。

（1）传染性单核细胞增多症：由EB病毒感染引起。多见于青少年，病程一般1~2周，呈自限性。主要表现为不规则发热，咽峡炎，淋巴结、肝脾肿大。血中淋巴细胞增多并出现异常淋巴细胞，血清嗜异性凝集试验阳性。

（2）风疹：多见于小儿，淋巴结肿大与皮疹常同时出现。发热1~2天后皮疹迅速布满躯干及四肢，手掌及足底常无皮疹，皮疹一般持续3天后消退。淋巴结肿大最常见于耳后、枕骨下、颈后部，常需数周后才能完全恢复。

（3）麻疹：多见于小儿，起初有发热及上呼吸道黏膜卡他症状，麻疹黏膜斑为本病早期特征，发热3~5天后出疹，手心足底亦有皮疹，出疹时全身淋巴结、肝脾可肿大。

（4）猩红热：其临床特征为发热、咽峡炎、草莓舌、全身弥漫性鲜红色皮疹和疹退后明显的脱屑，口唇周围不出皮疹而显苍白，形成一个围绕口周的苍白圈。淋巴结肿大多在颈部及颌下，有压痛。

（5）布氏杆菌病：由布氏杆菌引起的人畜共患的急、慢性传染病。多呈弛张热，部分呈波状热，多个关节酸痛，多汗，乏力。亚急性和慢性期有组织细胞增生，肝、脾、淋巴结等处能形成增殖性结节和肉芽肿。慢性期部分患者肉芽组织发生纤维硬化性改变。

（6）钩端螺旋体病：临床有发热、头痛，全身肌痛，尤以腓肠肌疼痛及压痛较明显，眼结膜充血，咯血，黄疸，全身乏力。发病早期即可出现全身表浅淋巴结肿大，多见于腹股沟、腋窝，淋巴结多为黄豆或蚕豆大小，压痛，但无充血发炎，亦不化脓。

（7）腺鼠疫：淋巴结肿大为流行时最先出现的病变，腹股沟淋巴结最先累及，依次为腋下、颈部淋巴结，可单侧、双侧或多处同时出现，淋巴结周围组织红肿、发质硬，常与淋巴结融合在一起，致淋巴结界限不清，淋巴结基底部常粘连，不易移动，疼痛及触痛均很明显，有痛觉过敏现象，肿大的淋巴结可化脓破溃，常伴较重的全身毒血症状。

（8）恙虫病：媒介恙螨幼虫叮咬处出现丘疹，成水疱后破裂，中央坏死结褐色痂称焦痂。焦痂附近淋巴结肿大、压痛、无化脓，全身浅表淋巴结轻度肿大。常于发病第5~7天出现斑疹或斑丘疹，胸、背、腹部较多。部分病例可有肝脾肿大。

（9）猫抓病：猫抓咬处皮肤可见疱疹、脓瘤结痂或小溃疡形成。可有数周微热。抓伤后1~2周相应引流区域淋巴结肿大，有压痛，可有化脓病变。

（10）鼠咬热：由鼠类咬伤所致的急性传染病，可出现高热、局部硬结性溃疡、局部淋巴结肿大、压痛等。

（二）反应性淋巴结肿大

1. 急性坏死增生性淋巴结病　青年人多见。临床最突出的表现是淋巴结肿大和发热。肿大的淋巴结多分布于颈部，亦可遍及全身，淋巴结与周围皮肤无粘连，有触痛，热程长，反复发作，抗生素治疗无效，皮质激素治疗有效。淋巴结病理检查示淋巴结广泛凝固性坏死，周围有反应性组织细胞增生，无中性粒细胞浸润。诊断主要依靠淋巴结活检，本病预后良好。

2. 成人 Still 病　是一种病因未明的以长期反复发热、一过性多形性皮疹、关节炎或关节痛、咽痛为主要临床表现，并伴有周围血白细胞及粒细胞总数增多和肝功能受损等系统受累的临床综合征。半数以上有全身淋巴结肿大，以儿童病例为常见。多见于颈部、腋下和腹股沟处，境界清楚，无压痛。累及肠系膜淋巴结时，可致急性腹痛，易误诊为急腹症，肿大淋巴结在热退时可随之缩小。临床特征类似败血症，但血、骨髓培养阴性，抗生素治疗无效而大量水杨酸治疗或并用肾上腺皮质激素治疗有效。血沉明显增快，类风湿因子多为阴性，各项血清及免疫学检查均无特异性，诊断须排除败血症、风湿热及类风湿关节炎。多数患者预后良好。

3. 血清病及血清病样反应　血清病是一种由于体内接受异体血清蛋白及其产物或药物等非蛋白类物质后所致的免疫复合物反应性疾病。本病可有发热、荨麻疹样风团、紫癜样皮疹或麻疹样皮疹，淋巴结肿大，质软，有压痛。少数患者以淋巴结肿大为首发症状，多为注射处及滑车上淋巴结肿大。

4. 系统性红斑狼疮　女性多见，可有长期发热，典型皮疹，关节肿痛，多器官功能损害，血清免疫学相关检查异常等。部分病例伴局部或全身淋巴结肿大。

（三）其他淋巴结肿大

1. 结节病　是一种病因不明的多系统肉芽肿性疾病。常侵犯肺、双侧肺门淋巴结、浅表淋巴结，肝、脾、肾、骨髓、神经系统、心脏等几乎全身每个器官均可受累。结节病的诊断需取组织活检，病理证实有非干酪性坏死性肉芽肿，且抗酸染色阴性，除外结核及其他肉芽肿性疾病。

2. 类脂质沉积病　是一组常染色体隐性遗传代谢性疾病，代谢障碍引起类脂质沉积于体内细胞中。包括神经鞘磷脂沉积病又称尼曼匹克（Niemann–Pick）病和葡萄糖脑苷脂沉积病又称之为高雪（Gaucher）病。两种病临床很相似，均有原因不明的肝、脾、淋巴结肿大，骨损害，神经系统症状，全血细胞减少。

3. 朗格罕（Langerhans）细胞组织细胞增生症（LCH）　以往曾被称为组织细胞增生症 X，可分为嗜酸性肉芽肿、韩–薛–柯病、勒–雪病三个亚型。本病症状表现多样，皮肤、单骨或多骨损害伴或不伴有尿崩症者为局限性，肝、脾、肺、造血系统等脏器损害，或伴有骨、皮肤病变者属广泛性。LCH 的淋巴结病变可表现为：①单纯的淋巴结病变为淋巴结原发性嗜酸细胞肉芽肿；②淋巴结肿大为局限性 LCH 的伴随病变，常伴有溶骨性损害或皮肤病变；③广泛性 LCH 常累及颈部或腹股沟部位的孤立淋巴结，少数仅有肿大淋巴结部位疼痛。

二、恶性淋巴结肿大

（一）恶性淋巴瘤

恶性淋巴瘤是一组起源于淋巴结或其他淋巴组织的免疫系统恶性肿瘤。

根据组织病理学改变，淋巴瘤可分为霍奇金淋巴瘤和非霍奇金淋巴瘤两大类。霍奇金淋巴瘤和非霍奇金淋巴瘤进一步分为多种类型，特别是非霍奇金淋巴瘤类型繁多，每一种类型的淋巴瘤组织学特点、细胞生物学特性不同，其起病方式、临床表现、淋巴结外组织器官的累及率、病程进展程度、对治疗的反应以及预后均不相同。

淋巴瘤可发生在身体的任何部位，临床表现具有多样性。无痛性进行性淋巴结肿大是淋巴瘤最常见的临床表现，大多首先侵犯表浅和/或纵隔、腹膜后及肠系膜淋巴结，少数原发于结外器官。淋巴结肿大多为渐进性，中等硬度，有弹性，初期互不融合，与皮肤无粘连，后期肿大淋巴结可相互融合。此外，淋巴瘤可侵犯肝、脾及全身各部位，包括肺、消化道、骨骼、皮肤、乳腺、神经系统等。少数患者肿大淋巴结可以消退，但不久再次复发。部分患者反复淋巴结肿大可达数月甚至数年，全身症状可有发热、消瘦、盗汗等。

确诊淋巴瘤需依靠病变组织病理学检查，并通过免疫组织化学方法进一步确定肿瘤细胞的来源，明确淋巴瘤类型。

（二）淋巴结转移癌

淋巴结转移癌的特点为无痛性淋巴结肿大，坚硬如石，形状不规则，表面不光滑，淋巴结常互相粘连并与基底黏着，无移动性，但表面皮肤正常。淋巴结转移癌很少出现全身性淋巴结肿大，部分患者可找到原发肿瘤灶。淋巴结活检病理检查可明确诊断。

（三）白血病

急、慢性淋巴细胞白血病常有淋巴结肿大，特别是儿童急性淋巴细胞白血病常伴有发热、出血、肝脾肿大和胸骨压痛等，肿大的淋巴结分布较广泛，无压痛，光滑，互不粘连，活动度好，无破溃。血和骨髓检查能够明确诊断。

（四）浆细胞病

1. 多发性骨髓瘤 为浆细胞异常增殖形成的血液系统恶性肿瘤。临床表现可有骨痛、病理性骨折、贫血、免疫球蛋白异常、感染发热、肾功能不全等，髓外浸润可引起淋巴结肿大。诊断主要依据：①骨骼有溶骨性损害；②骨髓中异常浆细胞浸润大于15%；③血或尿中出现大量M蛋白。

2. 原发性巨球蛋白血症 为分泌大量IgM的浆细胞样淋巴细胞恶性增生性疾病。临床表现为贫血、出血、肝脾淋巴结肿大及由血黏度增高引起的神经症状、视力障碍、雷诺现象及血管栓塞症状等。血清中单克隆IgM检测和骨髓中有典型的浆细胞样淋巴细胞浸润可以确诊。

3. IgG重链病 为一类浆细胞或异常淋巴细胞恶性增生并产生大量单克隆重链和重链片段的疾病。临床表现多样，多有淋巴结肿大，持续蛋白尿，无骨骼损害。诊断主要靠血清免疫电泳证实仅有单克隆重链而轻链缺如。

三、介于良性与恶性间的淋巴结肿大

疾病开始常为良性，以后可转化成恶性病变。

1. 血管免疫母细胞性淋巴结病 是一种病因未明的T淋巴细胞调控失常导致B淋巴细胞过度增殖的疾病。临床表现为浅表和（或）深部淋巴结明显肿大，常伴肝、脾轻度肿大，可有发热、纳差、多汗、消瘦等。病理学特征为淋巴结正常结构破坏，生发中心淋巴滤泡缺如，出现以下征象：①免疫母细胞大量增生，伴浆细胞、淋巴细胞、嗜酸性粒细胞及组织细胞增生；②树枝状小血管明显增生伴血管内皮肿胀；③间质中嗜酸性物质沉积。确诊需要取淋巴结活检病理学检查。

2. **巨大淋巴结增生** 又称Castleman病或血管滤泡性淋巴样增生，是一种原因不明的反应性淋巴结增生，少见病，好发于中青年，常表现为淋巴结明显肿大，主要侵犯胸腔，以纵隔淋巴结最多，也可侵犯肺门及肺内。临床分为局限型和广泛型，局限型多无明显的临床症状，预后较好；广泛型指多个淋巴结增生，累及多器官，发热、盗汗、乏力等症状轻重不等。

【诊断思路】

一、确定是否为淋巴结肿大

正常人体淋巴结遍布全身，浅表淋巴结直径多在0.5cm以内，一般不超过1cm，质软，与周围组织无粘连，无压痛。颌下、颈部、锁骨上窝、腋窝、腹股沟等处淋巴结肿大时，可触到皮下有圆形、椭圆形、条索状的结节。超声检查可进一步确定淋巴结肿大。

淋巴结肿大可为泛发性与局限性，前者指颈、腋窝及腹股沟等多数区域中，有两组以上的淋巴结同时肿大；后者指局限于某一组的淋巴结肿大。

二、根据肿大淋巴结特点初步判断良、恶性病变

根据肿大淋巴结分布范围、大小、压痛、硬度、活动度等特点，可初步判断良性或恶性淋巴结肿大。

（一）良性淋巴结肿大

1. **急性淋巴结肿大** 伴有发热者常见于感染性疾病。若为局限性淋巴结肿大，伴有淋巴结引流区域感染病灶者一般为非特异性炎症所致；而急性全身性淋巴结肿大伴发热者则可能为病毒感染，如传染性单核细胞增多症、风疹、麻疹、艾滋病等。触诊急性炎症引起的淋巴结肿大特点为质软，有疼痛及压痛，表面光滑，活动度好，与四周组织和皮肤无粘连，一般不引起巨大淋巴结肿大。

2. **慢性淋巴结肿大** 病史较长的慢性淋巴结肿大可由慢性感染尤其是特异性感染如结核等引起。结核引起的淋巴结肿大多发生在颈血管周围，大小不一，有时成串。早期淋巴结与皮肤和周围组织无粘连，随病情进展淋巴结可逐渐增大，互相粘连或与周围组织粘连，并可融合，如发生干酪样坏死，可以触到波动，晚期可破溃，不易愈合而形成瘘管。风湿性疾病引起的淋巴结肿大常数目多，外形、大小相差不大，质软，表面光滑，活动度好，一般不会有显著肿大。

（二）恶性淋巴结肿大

恶性淋巴瘤的典型表现呈慢性、进行性、无痛性淋巴结肿大。淋巴结质地中等偏硬，如硬橡皮，早期彼此不粘连，晚期可以融合。可表现为局部或多发淋巴结肿大，浅表或深部淋巴结均可受累。

白血病引起的淋巴结肿大常为全身性，一般质地软或中等硬度，表面光滑无压痛，无粘连。

淋巴结转移癌多为局限性淋巴结肿大，质地坚硬，无疼痛或压痛，形状不规则，互相粘连并与基底黏着，无移动性。

三、明确淋巴结肿大的部位和范围

浅表部位淋巴结肿大通过触诊或超声可以确定。

为明确深部淋巴结病变的侵犯程度及范围，可根据病情选用超声、CT、MRI、胃镜、肠镜、

胃肠造影、骨髓穿刺和骨髓活检等。

胸部CT检查可明确纵隔淋巴结病变，腹部和盆腔CT能观察腹腔和盆腔淋巴结有无增大；明确胃肠道是否受累应进行胃镜、肠镜检查；胃肠道造影有利于观察胃、肠壁蠕动情况；PET-CT检查可了解患者全身淋巴结情况，但价格昂贵；超声可明确有无后腹膜淋巴结病变及肝脾肿大；骨髓穿刺和骨髓活检有助于诊断白血病、淋巴瘤及骨髓转移癌。

四、根据肿大淋巴结所在部位寻找原发病灶

双侧颌下、颈部淋巴结肿痛最常见的局部感染是病毒、支原体、链球菌、金葡菌等所致的咽炎或扁桃体炎。

单侧颈部淋巴结肿痛通常由化脓性扁桃体炎、腮腺炎或牙周脓肿所致。

颈部淋巴结肿大，应考虑头颈部及鼻咽部病变。

腋窝淋巴结肿大，常揭示上肢或乳腺疾患。腹股沟淋巴结肿大常是下肢、臀部有感染性疾病的信号，还应警惕子宫癌、睾丸癌、直肠癌等。

左锁骨上淋巴结肿大，多提示肝癌、胃癌、结肠癌等转移，右锁骨上淋巴结肿大，常提示肺癌、食管癌等转移。

若泛发性淋巴结肿大，多考虑全身性感染（结核、某些传染病等）、风湿性疾病、过敏性疾病、白血病和恶性淋巴瘤等。

五、确定淋巴结肿大原因

1. 疑似良性淋巴结肿大　根据肿大淋巴结的特点，初步判断为良性病变可能性大时，做血常规、胸部X线、肝脾超声等检查有助于判断淋巴结肿大的病因，针对可能发生的疾病进行治疗，通常抗炎、抗病毒治疗1~2周后观察淋巴结大小形态变化，若治疗无效，取淋巴结活检，做组织病理学检查明确诊断。

2. 怀疑恶性淋巴结肿大　因淋巴瘤病理诊断非常困难，容易误诊，故临床初步判断淋巴结肿大为恶性淋巴瘤时，应尽量取完整淋巴结活检，保证足够的标本用于免疫组化染色。

如果怀疑恶性肿瘤淋巴结转移，可用细针穿刺淋巴结吸取细胞涂片检查明确诊断，仍不能确诊时应取淋巴结进行组织病理学检查，早期明确淋巴结肿大的病因，尽早治疗原发病。

3. 淋巴结活检　明确淋巴结肿大性质最可靠的方法是取淋巴结活检做组织病理学检查。如果因医疗条件所限不能进行检查，应及时转诊至上级医院。

（王秀丽）

第13章　水　肿

【定义】

水肿是指组织间隙中有过多的体液积聚而发生的局部或全身性肿胀现象，为临床常见症状之一。轻度的液体潴留按压局部可无凹陷，此种状态称为隐性水肿。当体内液体存量达4~5kg以上时，即可出现肉眼可见的水肿，此时可有皮肤苍白、肿胀、皱纹变浅，局部温度较低，弹性差，用手指按压局部（如内踝、胫前区或额、颧部位）皮肤，可出现凹陷，称为凹陷性水肿或显性水肿。一般来说，全身性水肿常意味着机体有较严重的疾病；但局部水肿可由局部原因引起，也可由全身性疾病所致。另外，内脏器官的局部水肿如脑水肿、肺水肿等通常不属本节水肿范畴。

【发生机制】

人体的全部细胞都浸泡在体液之中。健康成人水分约占体重的50%~60%（女性略低于男性），其中大约2/3为细胞内液（ICF），另1/3为细胞外液（ECF）。在细胞外液中，约1/4为血浆，分布在血管内，3/4为血管外组织间液。

生理情况下，人体的组织间液处于不断的交换与更新之中，组织间液量却相对恒定。组织间液量恒定的维持，有赖于血管内外液体交换平衡和体内外液体交换平衡。各种疾病引起水肿发生的部位虽然各有差别，但其发生机制是基本相同的，不外乎两个原因：第一是体内外液体交换失去平衡致细胞外液总量增多，过多的液体分布于组织间隙或体腔成为水肿或积液；第二是细胞外液分布紊乱，血管内外液体交换失去平衡，致使组织间液生成多于回流而形成水肿。

一、血管内外液体交换障碍

正常情况下，血管内与血管外液体维持着动态平衡，这种平衡的维持有赖于Starling力，即血管内、外的静水压和胶体渗透压，决定着液体的滤出和回流时的方向和速度。毛细血管内静水压和组织渗透压使水分及小分子溶质从血管内移向血管外，而血管内渗透压和组织内静水压使水分及溶质从间质流入血管内。根据Starling力的原理可用下述公式判断组织间液是否增多。

细胞外液体积=通透系数〔（平均毛细血管内压力－平均组织间液压力）－（血浆渗透压－间质渗透压）〕－淋巴液流量。

因此，在毛细血管动脉端，水分及小分子溶质从血管内流入间质，而在毛细血管静脉端液体和溶质又从间质进入血管，还有一部分液体流入淋巴管。当组织液生成超过回流时，就会造成水肿。

引起组织液生成大于回流的因素主要有以下几方面。

1. 毛细血管内静水压升高　由于毛细血管血压增高，使液体从毛细血管滤出到组织间隙增多，而又阻碍液体回流入毛细血管，这样就造成组织液积聚过多，当其超过淋巴的代偿回流时，就出现水肿。

引起静脉压增高的因素有以下几种。

（1）心功能不全：右心功能不全使上、下腔静脉回流受阻，体循环静脉压增高，是心源性水肿的重要原因；左心功能不全使肺静脉回流受阻而压力增高是引起肺水肿的重要原因。

（2）血栓形成或栓塞、肿瘤压迫可使局部静脉压增高，形成局部水肿。

（3）血容量增加也可引起毛细血管流体静压增高。毛细血管流体静压增高将导致有效流体静压增高，平均实际滤过压增大，使组织间液生成增多。

2. 血浆胶体渗透压降低　血浆胶体渗透压是使组织液回流到毛细血管的一种力量，因此，当血浆胶体渗透压降低时，组织液生成增多，回流减少，组织间隙液体积聚过多，形成水肿。这种水肿常为全身性的。血浆胶体渗透压降低是由于血浆蛋白减少所致。其中白蛋白是决定血浆胶渗透压高低的最重要因素。引起白蛋白减少的原因有以下几种。

（1）合成减少：见于营养不良致合成原料缺乏或严重肝功能障碍致合成白蛋白的能力低下。

（2）丢失过多：见于肾病综合征，由于肾小球基底膜严重破坏，使大量白蛋白从尿中丢失。

（3）分解增加：恶性肿瘤、慢性感染等使白蛋白分解代谢增强。

（4）血液稀释：见于体内钠、水潴留或输入过多的非胶体溶液使血浆白蛋白浓度降低。

3. 毛细血管通透性增高　正常毛细血管壁仅允许水分、晶体物质（如 Na^+、葡萄糖等）和少量白蛋白通过。血管活性物质（组胺、激肽）、细菌毒素、缺氧等可增加毛细血管壁的通透性使大量蛋白质漏出到组织液中而引起水肿。由于血浆蛋白浓度远远高于组织间液蛋白浓度，因而微血管壁通透性增高使血浆蛋白渗入组织间隙，造成血浆胶体渗透压降低和组织间液胶体渗透压增高，有效胶体渗透压降低，平均实际滤过压增大。炎性病灶的水肿即主要由于毛细血管壁的通透性增高，血管神经性水肿和变态反应引起的水肿亦属此一机制。此类水肿通常发生于血管壁受损的局部。

4. 淋巴回流受阻　组织液除了大部分从毛细血管静脉端回流外，少部分还从淋巴管回流入血。当淋巴管阻塞，淋巴回流受阻时，就可使含蛋白质的淋巴液在组织间隙中积聚而引起水肿，称为淋巴水肿。见于丝虫病、肿瘤等。丝虫病时，主要淋巴管道被成虫阻塞，引起下肢和阴囊的慢性水肿；某些恶性肿瘤可侵入并堵塞淋巴管，肿瘤也可压迫淋巴管；或临床进行广泛摘除淋巴结，这些病理情况都可导致淋巴回流受阻。

二、体内外液体交换障碍

正常人体主要通过肾的滤过和重吸收来调节水和钠盐的摄入量与排出量的动态平衡，从而保证体液总量和组织间隙液量相对恒定。正常情况下，通过肾小球滤过的水、钠，99%以上被肾小管重吸收，只有约1%从尿中排出。若肾小球滤过率和肾小管重吸收率保持这个比例，就不会发生水、钠潴留，称为肾小球–肾小管平衡。但是，任何原因使肾小球滤过率减少而肾小管重吸收率并未减少，或肾小球滤过率没有明显变化而肾小管重吸收明显增强，再或肾小球滤过率减少而肾小管重吸收增强同时出现，都会导致肾小球、肾小管平衡失调，从而引起水、钠排出减少，在体内积留。

1. 肾小球滤过率下降　如急性肾小球肾炎时，由于蛋白尿，使血浆蛋白的含量减少，从而会导致组织水肿。

2. 肾小管重吸收增强　这是大多数全身性水肿引起水、钠积留的重要环节。造成肾小管重吸收增强的因素是多方面的，如醛固酮、血管加压素等分泌过多。醛固酮由肾上腺皮质分泌，能促进皮质集合管主细胞重吸收钠离子，醛固酮分泌增加会促进钠水潴留。而血管加压素不仅增加集合管对水的通透性，还可刺激髓袢升支粗段对钠、氯的重吸收。当有效循环血量减少和肾素–血管紧张素–醛固酮系统（RAAS）激活时，醛固酮和ADH分泌增加，严重肝脏疾患还可使二者灭活减少。钠潴留又使血液中晶体渗透压增高，反射性地刺激垂体后叶，增加抗利尿激素的分泌。抗利尿激素可促进肾小管和集合管对水的重吸收，这样过多的水潴留于体内。

三、其他原因也可能引起组织水肿

1. 过敏性物质引起过敏性水肿 过敏反应时组织释放组织胺使毛细血管通透性加大，血浆中的蛋白质渗出毛细血管进入组织液，结果增加了组织液中蛋白质的浓度而降低了血浆中蛋白质的浓度，从而使组织液渗透压升高而吸水。

2. 营养不良引起水肿 营养不良时，摄入的蛋白质较低，人体缺少必需氨基酸，体内血浆蛋白合成量减少，细胞中的水渗出，积累在组织液中，而血浆的吸水能力下降，组织液中的水不能及时被运输走，从而引起组织水肿。

3. 周围血管扩张，引起钠水潴留 见于妊娠性水肿、创伤、应用钙通道阻滞剂等状况。

【分类】

一、根据水肿波及的范围分类

1. 全身性水肿 当液体在体内组织间隙呈弥漫性分布时称为全身性水肿，常表现为全身多部位水肿和皮肤受压后长时间下陷，这种水肿也称为凹陷性水肿。

2. 局部性水肿 液体积聚在局部组织间隙时呈局部性水肿。

一般来说，全身性水肿常意味着机体有较严重的疾病，但局部水肿，可由局部的原因引起，也可由全身性疾病所致。

二、根据水肿发生的部位命名

根据水肿发生的部位命名，如脑水肿、喉头水肿、肺水肿、下肢水肿等。

过多的体液在体腔中积聚称为积水或积液，如胸腔积水、腹腔积水、心包积水等，是水肿的特殊形式。

三、临床上根据水肿程度分类

轻度：水肿仅发生于眼睑、眶下软组织、胫骨前、踝部皮下组织，指压后可出现组织轻度凹陷，平复较快。有时早期水肿，仅有体重迅速增加而无水肿征象出现。

中度：全身疏松组织均有可见性水肿，指压后可出现明显的或较深的组织凹陷，平复缓慢。

重度：全身组织严重水肿，身体低垂部皮肤紧张发亮，甚至可有液体渗出，有时可伴有胸腔、腹腔、鞘膜腔积液。

四、根据皮下水肿的表现特征分类

1. 隐性水肿 轻度的液体潴留按压局部可无凹陷，此种状态称为隐性水肿。

2. 凹陷性水肿 当体内液体存量达4~5kg以上时，即可出现肉眼可见的水肿，此时可有皮肤苍白、肿胀、皱纹变浅，局部温度较低，弹性差，用手指按压局部（如内踝、胫前区或额、颧部位）皮肤，可出现凹陷，称为凹陷性水肿或显性水肿。

五、根据引起水肿的病因分类

1. 全身性水肿

（1）心源性水肿：主要是右心衰竭的表现。见于风湿病、高血压病、梅毒等各种病因及瓣膜、心肌等各种病变引起的充血性心力衰竭、缩窄性心包炎等。

（2）肾源性水肿：可见于各型肾炎和肾病。

（3）肝源性水肿：见于失代偿期肝硬化。

（4）营养不良性水肿：见于长期慢性消耗性疾病营养缺乏、蛋白丢失性胃肠病和重度烧伤患者。

（5）黏液性水肿：见于甲状腺功能减退者。

（6）经前期紧张综合征：多见于育龄妇女月经前7~14天，月经来潮后迅速消失。

（7）药物性水肿：见于肾上腺皮质激素、雄性激素、胰岛素等药物使用，停药后水肿逐渐消退。

（8）特发性水肿：原因未明。

（9）其他：见于妊娠中毒症、硬皮病、皮肌炎和血清病等。

2. 局限性水肿

（1）静脉梗阻性水肿：常见于血栓性静脉炎、下肢静脉曲张等。

（2）淋巴梗阻性水肿：常见于丝虫病的象皮腿、流行性腮腺炎所致胸前水肿等。

（3）炎症性水肿：常见于丹毒、疖肿、蜂窝组织炎等所致的局部水肿。

（4）变态反应性水肿：常见于血管神经性水肿、接触性皮炎等。

【鉴别诊断】

1. 心源性水肿 主要是右心衰竭的表现。水肿特点是最先出现于身体低垂部位。立位、坐位时，先出现足踝部位水肿；仰卧位时，则水肿先在骶部出现。伴有体循环淤血的其他表现，如颈静脉怒张、肝大、静脉压升高，严重时可出现胸水、腹水等。

2. 肾源性水肿 肾性水肿原因一般分为两类：一是肾小球滤过下降，而肾小管对水钠重吸收尚好，从而导致水钠潴留，此时常伴全身毛细血管通透性增加，因此组织间隙中水分潴留，此种情况多见于肾炎。水肿的特点是晨起时眼睑水肿，也可波及颜面部、足踝部，严重时可以涉及到下肢及全身。眼睑部组织较疏松，皮肤薄且伸展度较大，组织间隙压力较低，水肿液易于在此聚集。肾性水肿因无毛细血管流体静压增高的因素存在，在夜间平卧状态下，水肿液在组织疏松的眼睑部位积聚，晨起水肿较明显。另一种原因是，由于大量蛋白尿导致血浆蛋白过低所致。见于肾病综合征，常出现中度或重度水肿，凹陷性明显，可伴有胸、腹水。肾性水肿时患者常有尿检异常、高血压和肾功能损害等。心源性水肿与肾源性水肿鉴别要点见表13-1。

表13-1 心源性水肿与肾源性水肿的鉴别

	肾源性水肿	心源性水肿
开始部位	从眼睑、颜面开始延及全身	从足部开始，向上延至全身
发展快慢	迅速	缓慢
伴随症状	尿检异常、高血压、肾功能异常	心脏增大、心脏杂音、肝大、静脉压升高

3. 肝源性水肿 见于失代偿期肝硬化。主要表现为腹水、门静脉高压，是腹水形成的主要原因，血清白蛋白减少导致的胶体渗透压降低是引起腹水的重要因素。内脏动脉扩张导致有效循环血容量下降，激活交感神经系统、肾素-血管紧张素-醛固酮系统，造成肾血管收缩，是最终造成水钠潴留的原因。大量腹水的形成增加腹内压，阻碍下肢静脉回流而引起下肢水肿，水肿先出现于踝部，逐渐向上蔓延，但头面部和上肢无水肿。患者常同时伴有脾大、腹壁静脉怒张和食管-胃底静脉曲张等门静脉高压的表现心及黄疸、肝掌、蜘蛛痣和肝功能指标异常。

4. 营养不良性水肿 见于长期慢性消耗性疾病营养缺乏、蛋白丢失性胃肠病和重度烧伤患者。长期禁食患者足量进食后，随着食盐的摄入，水肿会进一步加重。水肿的特点是先从足部开始逐渐蔓延及全身，常伴消瘦、体重减轻等，常有血清白蛋白的降低。

5. 黏液性水肿 见于甲状腺功能减退者。特点为非凹陷性水肿（因组织液中蛋白含量较高），皮肤粗糙，少光泽，厚而凉，多鳞屑和角化。好发于下肢胫骨前区域，也可出现于眼眶周围，并有表情淡漠、头发干燥、稀疏、言语缓慢、音调低哑等表现。化验检查有T4、T3和TSH变化。

6. 经前期紧张综合征 特点为月经前7~14天出现眼睑、踝部及手部轻度水肿，可伴乳房胀痛、盆腔沉重感，月经后水肿逐渐消退。

7. 药物性水肿 肾上腺皮质激素、雄激素、雌激素、胰岛素、萝芙木制剂、甘草制剂和扩血管药物，特别是钙拮抗剂可引起水肿，认为与水钠潴留有关。

8. 特发性水肿 非已知原因引起的液体潴留。绝大部分见于女性，与月经无关，有些患者于绝经后出现。临床特点为周期性水肿，表现为直立时水钠潴留，平卧时利尿，体重昼夜变化很大，体重差别在2kg以上，天气炎热或月经前变化更为明显。毛细血管通透性增加可能是主要机制，直立位时血容量减少，继发性引起肾脏钠排泄减少。治疗上不宜使用利尿剂。ACEI可使体重减轻，症状改善。

【诊断思路】

一、询问病史

询问病史可获得有关水肿病因分析、发病过程、诊断和鉴别诊断、治疗及预后等资料。除询问一般病史资料外，对于水肿患者应注意追问以下情况。

（1）过去有无水肿，水肿的发展情况，是持久性或间歇性，目前是趋向好转或恶化。

（2）水肿发生的时间，有无诱因和前驱症状。

（3）水肿出现的部位，是全身性还是局限性，如为全身性则应注意询问有无心脏病、肾脏病、肝脏病、营养不良以及内分泌功能失常等病史；如为局限性则往往与炎症感染、创伤、手术、肿瘤、血管疾患和变态反应有关。

（4）首发部位及发展顺序，是否受体位的影响，颜面、下肢和腰骶部等部位是否有水肿表现。

（5）水肿发展的速度，水肿的性质，凹陷性是否明显，有无胸腹水征象。

（6）是否有感染和过敏的征象，营养状况如何。

（7）最近是否接受过某些制剂或药物治疗，如大量盐水注射、肾上腺皮质激素、睾丸酮、雌激素等等。

（8）伴随症状

①局部：是否有皮肌颜色、温度、压痛、皮疹和厚度的改变；

②全身：是否有心慌、憋气、咳嗽和咳痰等心肺疾病的表现；尿量色的改变，是否有高血压，尿和肾功能检查是否正常；有无胃肠道表现，有无肝脏疾病、皮肤黄染和出血倾向；有无食欲、体重、怕冷、反应迟钝和便秘等。

（9）女性患者还应询问水肿与月经、体位和天气等的关系以及昼夜的变化。

二、体格检查

对水肿患者应进行详细的全身检查，因为许多系统、器官、组织的疾患都可造成水肿。全身检查有助于了解水肿的来源及其特征，有助于诊断和鉴别诊断。

对水肿患者体检时还应注意水肿的表现和以下特征。

1. 水肿的分布 注意是全身水肿还是局部水肿。根据水肿分布的不同可初步提示引起水肿的可能原因。全身性水肿常为对称性，一般以下垂部位最为显著，且多表现在组织松弛的部位，如眼睑、面颊、踝部及阴囊等处。局部性水肿则可发生在身体任何的部位。

2. 水肿的部位特征 晨起时仅表现眼睑或颜面部水肿者常为肾脏病患者；水肿仅限于胸廓以上伴有静脉扩张充盈者，可见于上腔静脉压迫征。此时应注意其颈腋部有无肿大的淋巴结；上体有持久和渐进性水肿时应想到上腔静脉的压迫，如纵隔肿瘤、升主动脉瘤及血栓等颈水肿常见于丹毒、卢德维咽峡炎等；胸、腹壁、腰部等处的水肿，如伴有压痛和发热常提示有脓胸、肾周围炎等；如水肿仅限于两侧下肢应考虑全身性水肿患者由于站立体位所致，如仅一侧下肢水肿者往往为静脉血栓、丝虫病、淋巴管阻塞等，常伴有阴囊水肿。由于淋巴管阻塞而引起水肿者水肿部位无指压性，皮肤较厚、较坚韧称之为象皮腿。此外，局部性水肿可发生在身体的任何局部，常见为炎症、创伤及变态反应性疾病。炎症及创伤常伴有红、肿、热、痛，此为急性期炎症的特征；变态反应性水肿往往发病急剧，可合并发痒，常有接触史和过敏史。

3. 水肿的指压特性 根据指压可区分为指压性水肿（凹陷性水肿）和非指压性（非凹陷性）水肿两大类。用手指按压水肿部位出现的凹陷，抬手后几秒钟内不消失者称凹陷性水肿。凹陷性水肿在临床上最为常见；而非凹陷性水肿少见，仅见于甲状腺功能低下所致的黏液性水肿及淋巴管阻塞所致的水肿，这些水肿液中含有大量蛋白，因而不表现指压性。

4. 水肿部位的表现 水肿部位由于组织间液增多，因而表现肿胀、皮肤绷紧、弹性降低、组织重量增加。非炎症性水肿还表现水肿部位颜色苍白、温度偏低，在凹陷性水肿的部位皮肤破损处可有组织液溢出。水肿程度加重在一定意义上表示病情加重，但这不是一个确切的指标。水肿本身的轻重程度并不决定预后的好坏，有些疾病水肿表现可以很严重，出现非常明显的水肿如肾病综合征患者，但预后不一定就坏，采用合理治疗后可以基本痊愈；有些严重水肿患者，应用利尿剂后水肿可以迅速消退，但其原发疾病并没有改善。

5. 水肿患者体重的变化 在条件适当控制的情况下多次检测体重，观察体重的增减，是判定患者水肿消长的相当敏感和最有价值的指标。它比临床上通常应用指压观察体表凹陷的程度要敏感得多。特发性水肿患者每天午后开始出现水肿，次日晨起又消退，每天水肿时体重可增长 1.4kg，故一日多次测量体重可作为诊断的依据。此外还可在应用利尿剂的前后，称量体重，以了解患者对利尿剂的反应及患者水肿液积聚和消退的程度。

三、实验室检查

鉴于引起水肿原因不同，需要进行的实验室检查也不尽相同。临床常见的水肿往往由一些重要的系统或器官的疾病所引起，故除水肿的一般实验室检查外，还需要针对其原发病进行检查，以确定水肿的治疗和估计水肿的预后。对于全身性水肿患者一般应考虑进行下列实验室检查。

1. 血浆蛋白与清蛋白的测定 如血浆蛋白低于 55g/L 或清蛋白低于 23 g/L，表示血浆胶体渗透压降低，其中清蛋白的降低尤为重要。血浆蛋白与清蛋白降低常见于肝硬化、肾病综合征及营养不良。

2. 尿检查与肾功能试验 有全身性水肿时应检查尿内是否有蛋白、红细胞及管型等。如无蛋白尿很可能水肿不是由心脏或肾脏病引起。心力衰竭患者常有轻度或中度蛋白尿，而持久性重度蛋白尿为肾病综合征的特征。持久性蛋白尿，尿中红细胞与管型增多，伴有肾功能明显减退者常提示水肿为肾脏病所致；心力衰竭患者虽亦可有上述表现，但尿检查和肾功能的改变在程度上一般都比较轻。与水肿有关的肾功能试验，常选用酚磺肽亦称酚红试验、尿浓缩和稀释试验等，目的是测定肾脏的排泄功能。

3. 血红细胞计数和血红蛋白含量测定 如血红细胞计数和血红蛋白含量明显减少者应考虑此水肿可能与贫血有关。

4. 计算水和钠盐的每日摄入量和排出量 计算每日水和钠盐的摄入量和排出量，必要时测定血浆氯化钠含量，有助于了解体内水、盐的潴留情况。

【治疗原则】

（1）白天避免劳累和情绪激动。

（2）低盐饮食。

（3）不宜饱食，尤其是晚餐。

（4）按医嘱服用地高辛、利尿药和血管扩张药等。

（5）发作频繁的患者可以把头部的床脚提高10~15厘米（不是抬高枕头），以减少下肢血液的回心血量。

（6）严重的胸腔积液、心包积液危及患者生命时，可紧急行浆膜腔穿刺引流术。

（7）严重的肾源性水肿，可行紧急血液透析治疗。

（孙 晶）

第14章 黄疸

【定义】

黄疸是由于血清中胆红素升高致使皮肤、黏膜和巩膜发黄的症状和体征。

正常胆红素最高为17.1μmol/L（1.0mg/dl），其中结合胆红素3.42μmol/L，非结合胆红素13.68μmol/l。胆红素为17.1~34.2μmol/L时，临床不易察觉，称为隐性黄疸；超过34.2μmol/L（2.0mg/d1）时出现黄疸。

【发生机制】

1. **胆红素的形成** 胆红素为血红素的最终产物，来源自血红蛋白、肌球蛋白以及一些呼吸酶。衰老红细胞被肝、脾、骨髓等组织中的单核巨噬细胞系统破坏后，释放出胆红素。

2. **胆红素的运输** 经破坏的红细胞所释放的胆红素为非结合型胆红素（或游离性胆红素），其有一定的毒性。

3. **胆红素的摄取、结合与分泌** 非结合型胆红素经血循环到达肝细胞时，肝细胞浆膜使胆红素与其相结合的白蛋白脱离，在肝细胞内形成结合型胆红素。

结合型胆红素在肝脏内形成后分泌入胆管系统。并随粪便及尿液排出体外。

以上三个环节中的任何一个发生障碍，都会发生黄疸。

【分类】

一、按病因分类

1. **溶血性黄疸** 一方面，由于大量红细胞被破坏，形成大量的非结合胆红素，超过了肝细胞的摄取、结合与排泌能力；另一方面，由于溶血性造成的贫血、缺氧和红细胞被破坏后产物的毒性作用，削弱了肝细胞对胆红素的代谢功能，使非结合胆红素在血中潴留，超过正常的水平而出现黄疸。

2. **肝细胞性黄疸** 由于肝细胞的损伤致使肝细胞对胆红素的摄取、结合及排泄功能降低，因而血中的UCB增加；而未受损的肝细胞仍能将非结合型胆红素转变为结合型胆红素。结合型胆红素一部分仍经毛细胆管从胆道排泄，一部分经已损害或坏死的肝细胞反流入血中，亦可因肝细胞肿胀、汇管区渗出性病变与水肿以及小胆管内的胆栓形成使胆汁排泄受阻而反流进入血循环中，致使血中结合型胆红素亦增加而出现黄疸。

3. **阻塞性黄疸**

（1）肝内胆汁淤积：肝内泥沙样结石、癌栓、寄生虫（如华支睾吸虫）病。

（2）肝内胆管阻塞：毛细胆管型病毒性肝炎、药物性（如氯丙嗪、甲基睾丸酮等）胆汁淤积、原发性胆汁性肝硬化、妊娠期复发性黄疸等。

（3）肝外胆管阻塞：胆总管结石、狭窄、炎性水肿、肿瘤及蛔虫等阻塞。

4. **先天性非溶血性黄疸**

（1）Gilbert 综合征：系由肝细胞摄取非结合型胆红素功能障碍及微粒体内葡萄糖醛酸转

移酶不足，致使血中UCB增高而出现黄疸。这类患者除黄疸外症状不多，其他肝功能也正常。

（2）Rotor综合征：系由肝细胞对摄取非结合型胆红素和排泄结合型胆红素存在先天性障碍致血中胆红素高而出现黄疸。

（3）Dubin-Johnson综合征：肝细胞对结合型胆红素及某些阴离子（如靛青绿、X线造影剂）毛细胆管排泄发生障碍，致使血清结合型胆红素增加而发生的黄疸。肝穿刺组织学检查可发现肝细胞内有深棕色色素颗粒（黑肝）。

二、按胆红素性质分类

1. 非结合胆红素升高为主

（1）生成过多。

（2）摄取障碍。

（3）结合障碍。

2. 结合胆红素升高为主

（1）肝内胆汁淤积。

（2）肝内、外胆管阻塞。

（3）某些先天性黄疸。

三、按胆红素升高程度分类

根据胆红素升高程度不同，将黄疸分为隐性黄疸、显性黄疸；轻度黄疸、中度黄疸、重度黄疸、特重度黄疸。

$>17.1\mu mol/L$	黄疸
$17.1\sim34.2\mu mol/L$	隐性黄疸
$>34.2\mu mol/L$	显性黄疸
$17.1\sim85.5\mu mol/L$	轻度黄疸
$85.5\sim171\mu mol/L$	中度黄疸
$171\sim684\mu mol/L$	重度黄疸
$>684\mu mol/L$	特重型黄疸

【诊断思路】

一、部位

在巩膜最易观察到，但皮肤、舌系带亦可。需与之鉴别的是假性黄疸。

假性黄疸：进食含有过多胡萝卜素的食物（如胡萝卜、南瓜、西红柿、柑橘等）也可使皮肤黄染，但无胆红素升高。老年人球结膜下有脂肪堆积，呈黄色，但分布不均匀。

二、病史

1. 年龄和性别

（1）婴儿期：新生儿生理性黄疸、先天性胆道闭锁、病毒性肝炎。

（2）幼年：先天性非溶血性黄疸。

（3）儿童与青壮年：病毒性肝炎。

（4）中老年：肝硬化、结石、肿瘤。

2. 接触史 疫水、疫地接触史，输血史，长期酗酒史，肝毒性药物和化学物接触史。

3. **既往病史** 胆结石、胆道蛔虫症、胆道手术史、肝移植后。
4. **妊娠** 妊娠期复发性胆淤、妊娠期急性脂肪肝、严重妊娠高血压综合征。
5. **家族遗传史** 家族中有表现为黄疸的先天性、遗传性疾病者。

三、症状

1. **发热**
（1）病毒性肝炎、肝硬化伴有进行性肝细胞坏死者：低热。
（2）胆总管结石并发胆管炎、细菌性肝脓疡：高热。
（3）恶性淋巴瘤：间歇热。
2. **腹痛**
（1）肝区隐痛或胀痛：病毒性肝炎、肝癌。
（2）局部阵发性绞痛：胆石症、胆道蛔虫症。
（3）上腹及腰腹痛，坐位、前倾位可缓解：胰头癌。
3. **消化不良** 病毒性肝炎、慢性胆囊炎、肿瘤。
4. **皮肤瘙痒** 梗阻性黄疸和肝细胞性黄疸。
5. **尿、粪颜色的改变**
（1）溶血性黄疸急性发作：尿色呈酱油色，粪色加深。
（2）肝细胞性黄疸：尿色加深，粪色浅黄。
（3）胆汁淤积性黄疸：尿色如浓茶，粪色变浅或呈白陶土色。

四、病程

1. **病毒性肝炎** 一般2~4周自行消退。
2. **胆石症** 间歇性。
3. **癌肿** 进行性加深。
4. **药物性** 出现较快，消退也快。

五、体征

1. **皮肤**
（1）皮肤黄疣：胆汁淤积。
（2）皮肤黝黑、毛细血管扩张、蜘蛛痣、肝掌：慢性肝功能减退。
2. **肝脏**
（1）急性肝炎：肝脏轻、中度肿大，质地软而有压痛。
（2）肝硬化：质地变硬，边缘较薄，表面可触及细颗粒。
（3）肝癌：肝脏显著增大，硬而有压痛。
（4）急性肝坏死：肝浊音界缩小。
（5）胆石症并发胆管炎、细菌性肝脓肿：肿大伴明显压痛。
3. **脾脏** 肝硬化伴门脉高压：脾肿大。

六、实验室及其他检查

（1）肝功能代谢试验。
（2）血液学检查。
（3）B超、CT或MRI检查。
（4）腹腔镜检查和肝穿刺活检。

【鉴别诊断】

溶血性黄疸、肝细胞性黄疸和胆汁淤积性黄疸的鉴别见表14-1。

表14-1 溶血性黄疸、肝细胞性黄疸和胆汁淤积性黄疸的鉴别

项目	溶血性	肝细胞性	胆汁淤积性
CB	正常	增加	明显增加
CB/TB	<15%~20%	>30%~40%	>50%~60%
尿胆红素	—	+	++
尿胆原	增加	轻度增加	减少或消失
ALT、AST	正常	明显增高	可增高
ALP	正常	增高	明显增高
r-GT	正常	增高	明显增高
PT	正常	延长	延长
对VitK反应	无	差	好
胆固醇	正常	轻度增加或降低	明显增加
血浆蛋白	正常	Alb降低，Glob升高	正常

【治疗原则】

1. 病因治疗

（1）药物性黄疸停用有关药物。

（2）胆管阻塞性黄疸多需手术或经内镜介入治疗。

2. 药物治疗

（1）肾上腺皮质激素。

（2）苯巴比妥。

（3）熊去氧胆酸。

（4）腺苷蛋氨酸（思美泰）。

3. 介入治疗

（1）外引流：经内镜鼻胆管引流（ENBD）。

（2）内引流：经内镜放置胆道支架（塑料或可膨式金属支架）。

4. 瘙痒治疗

（1）消胆胺。

（2）苯巴比妥。

（3）5-HT受体拮抗剂。

（4）阿片类受体拮抗剂。

5. 支持治疗

（1）调整脂肪的类型或数量。

（2）中链甘油三酯（40g/d）。

（3）补充VitA、VitD、VitE、VitK和钙剂。

（丛 靓 李东复）

第15章 咳嗽与咳痰

【定义】

咳嗽是呼吸系统常见症状，是一种保护性的反射动作，通过咳嗽反射能有效清除呼吸道内的分泌物或进入气道内的异物。但长期、频繁、剧烈的咳嗽对患者的工作、生活和社会活动造成严重的影响，可以引起咽喉疼痛、声音嘶哑、呼吸肌疼痛，则属于病理现象。严重的咳嗽还可以导致一些并发症，如咳嗽性晕厥、呕吐、肋骨骨折、气胸、纵隔气肿等。

咳痰是通过咳嗽动作将呼吸道内的病理性分泌物排出口腔外的病态现象。

【发生机制】

1. 咳嗽的发生机制 咳嗽是一种防御性反射，它的感受器位于咽喉、气管和支气管的黏膜上。大支气管以上部位的感受器对机械刺激敏感，二级支气管以下的部位对化学刺激敏感，肺泡受刺激除了由于肺泡内分泌物进入小支气管内引起外，也与分布于肺的C纤维末梢受刺激尤其是化学性刺激有关。这些感受器受到刺激时，冲动由迷走神经的传入纤维传至延髓，然后经传出神经到声门和呼吸肌等处，引起一系列协调而有次序的动作。呼吸道各部位，如咽喉、气管、支气管和肺受刺激性气体（如冷热空气、氯、溴、酸、氨等）、烟雾、粉尘、异物、炎症、出血与肿瘤等的刺激都可以引发咳嗽反射。

2. 咳痰的发生机制 正常支气管黏膜腺体和杯状细胞只分泌少量黏液使呼吸道黏膜保持湿润。当咽喉、气管、支气管和肺因各种原因（生物性、物理性、化学性、过敏性）使黏膜或肺泡充血、水肿、毛细血管通透性增高，腺体、杯状细胞分泌增加，漏出物、渗出物（含白细胞、红细胞、吞噬细胞、纤维蛋白等）及黏液、浆液、吸入的尘埃与组织破坏产物，一起混合成痰。

【分类】

1. 按咳嗽的性质分类

（1）干性咳嗽：咳嗽不伴有咳痰或痰量甚少，见于急、慢性咽喉炎，喉癌，急性支气管炎初期，喉结核，肺结核，二尖瓣狭窄，原发性肺动脉高压，间质性肺炎，肺纤维化，气管受压，支气管异物，支气管肿瘤及胸膜疾病（如胸膜炎和胸膜肿瘤）等。

（2）湿性咳嗽：咳嗽伴有咳痰称为湿性咳嗽，常见于慢性支气管炎、支气管扩张、肺炎、肺脓肿和空洞型肺结核等。常见的痰液性质及其常见临床类型如下：① 白色泡沫黏液痰：多见于支气管炎和支气管哮喘；②黄色脓样痰：为化脓性感染所致；③粉红色泡沫痰：肺水肿的特征；④铁锈色痰：是肺炎链球菌引起的大叶性肺炎的典型特点。⑤果酱样痰：肺吸虫病的典型表现之一；⑥清水样痰伴有"粉皮"样囊壁：是肺包虫病临床诊断的重要依据；⑦大量脓性泡沫痰：是肺脓肿和支气管扩张的典型特点；⑧黑色或灰白色痰：多见于煤尘肺和各种矽肺。

2. 按咳嗽持续的时间分类 咳嗽通常按持续时间分为三类：急性咳嗽、亚急性咳嗽和慢性咳嗽。急性咳嗽时间 <3 周，亚急性咳嗽为 3~8 周，慢性咳嗽 > 8 周。

（1）急性咳嗽：是指持续时间在 3 周以内的咳嗽。

（2）亚急性咳嗽：持续时间超过 3 周，但在 8 周以内的咳嗽称为亚急性咳嗽。

（3）慢性咳嗽：指咳嗽持续时间超过 8 周，可持续数年甚至数十年。

【常见临床类型】

（一）急性咳嗽

普通感冒是急性咳嗽最常见的病因，其他病因包括急性支气管炎、急性鼻窦炎、过敏性鼻炎、慢性支气管炎急性发作、支气管哮喘、肺炎、气管异物等。

（二）亚急性咳嗽

亚急性咳嗽的最常见原因是感冒后咳嗽（又称感染后咳嗽）、细菌性鼻窦炎、支气管哮喘等。

（三）慢性咳嗽

慢性咳嗽的原因较多，通常可分为两类：一类为初查 X 线胸片有明确病变者，如肺炎、肺结核、肺癌等；另一类为 X 线胸片无明显异常，以咳嗽为主或唯一症状者，即通常所说的不明原因的慢性咳嗽。慢性咳嗽的病因较复杂，常见原因为：咳嗽变异型哮喘（CVA）、上气道咳嗽综合征（UACS）、嗜酸粒细胞性支气管炎（EB）和胃 – 食管反流性咳嗽（GERC），这些原因占了呼吸内科门诊慢性咳嗽比例的 70%~95%。其他病因较少见，但涉及面广，如慢性支气管炎、支气管扩张、支气管内膜结核、变应性咳嗽（AC）、心理性咳嗽等。

1. 咳嗽变异型哮喘（CVA）　CVA 是一种特殊类型的哮喘，咳嗽是其唯一或主要临床表现，无明显喘息、气促等症状或体征，但有气道高反应性。主要表现为刺激性干咳，通常咳嗽比较剧烈，夜间咳嗽为其重要特征。感冒、冷空气、灰尘、油烟等容易诱发或加重咳嗽。常规抗感冒、抗感染治疗无效，支气管扩张剂治疗可以有效缓解咳嗽症状，此点可作为诊断和鉴别诊断的依据。肺通气功能和气道高反应性检查是诊断 CVA 的关键方法。

2. 上气道咳嗽综合征（UACS）　又称鼻后滴流综合征（PNDS）。PNDS 是指由于鼻部疾病引起分泌物倒流鼻后和咽喉部，甚至反流入声门或气管，导致以咳嗽为主要表现的综合征。除了咳嗽、咳痰外，PNDS 患者通常还主诉咽喉部滴流感、口咽黏液附着、频繁清喉、咽痒不适或鼻痒、鼻塞、流涕、打喷嚏等。有时患者会主诉声音嘶哑，讲话也会诱发咳嗽，但其他原因的咳嗽本身也有此类主诉。通常发病前有上呼吸道疾病（如感冒）史。引起 PNDS 的基础疾病包括季节性变应性鼻炎、常年性变应性鼻炎、常年性非变应性鼻炎、血管舒缩性鼻炎、感染性鼻炎、真菌性鼻炎、普通感冒和副鼻窦炎等。伴有大量痰液者多为慢性鼻窦炎所致。血管舒缩性鼻炎的特征是随气温改变，鼻腔有时会产生大量稀薄水样分泌物。PNDS 涉及多种基础疾病，其诊断主要是根据病史和相关检查综合判断，所以在建立诊断以前应排除引起慢性咳嗽的其他常见原因。除了鼻部疾病外，上气道咳嗽综合征还常与咽喉、扁桃体的疾病有关，如变应性或非变应性咽炎、慢性扁桃体炎、喉炎等。

3. 嗜酸粒细胞性支气管炎（EB）　一种以气道嗜酸粒细胞浸润为特征的非哮喘性支气管炎，是慢性咳嗽的重要原因。主要症状为慢性刺激性咳嗽，常是唯一的临床症状，一般为干咳，偶尔咳少许黏痰，可在白天或夜间咳嗽。部分患者对油烟、灰尘、异味或冷空气比较敏感，常为咳嗽的诱发因素。患者无气喘、呼吸困难等症状，肺通气功能及呼气峰流速变异率（PEFR）正常，无气道高反应性的证据。

4. **胃-食管反流性咳嗽（GERC）**　因胃酸和其他胃内容物反流进入食管，导致以咳嗽为突出的临床表现。GERC是慢性咳嗽的常见原因。典型反流症状表现为胸骨后烧灼感、反酸、嗳气、胸闷等。有微量误吸的胃-食管反流患者，早期更易出现咳嗽症状及咽喉部症状。临床上也有不少GERC患者没有反流症状，咳嗽是其唯一的临床表现。咳嗽大多发生在日间和直立位，干咳或咳少量白色黏痰。

5. **其他慢性咳嗽的病因**

（1）慢性支气管炎：为咳嗽、咳痰连续2年以上，每年累积或持续至少3个月，并排除其他引起慢性咳嗽的病因。咳嗽、咳痰一般晨间明显，咳白色泡沫痰或黏液痰，加重期亦有夜间咳嗽。慢性支气管炎是慢性咳嗽最常见的病因，然而在门诊诊治的慢性咳嗽患者中，慢性支气管炎只占少数。需要注意的是，临床上很多其他病因引起的慢性咳嗽患者常被误诊为慢性支气管炎。

（2）支气管扩张症：临床表现为咳嗽、咳脓痰甚至咯血。典型病史者诊断并不困难，无典型病史的轻度支气管扩张症则容易误诊。X线胸片改变（如卷发样）对诊断有提示作用，怀疑支气管扩张症时，最佳诊断思路为胸部高分辨率CT。

（3）变应性咳嗽（AC）：临床上某些慢性咳嗽患者，具有一些特应性的因素，抗组胺药物及糖皮质激素治疗有效，但不能诊断为哮喘、变应性鼻炎或EB，将此类咳嗽定义为AC。临床表现为刺激性干咳，多为阵发性，白天或夜间咳嗽，油烟、灰尘、冷空气、讲话等容易诱发咳嗽，常伴有咽喉发痒。通气功能正常，诱导痰细胞学检查嗜酸粒细胞比例不高。

（4）感冒后咳嗽：当感冒本身急性期症状消失后，咳嗽仍然迁延不愈，临床上称之为感冒后咳嗽。除了呼吸道病毒外，其他呼吸道感染亦可能导致此类迁延不愈的咳嗽。患者多表现为刺激性干咳或咳少量白色黏液痰，可以持续3~8周，甚至更长时间。X线胸片检查无异常。

（5）支气管内膜结核：支气管内膜结核在慢性咳嗽病因中所占的比例尚不清楚，但在国内并不罕见，多数合并肺内结核。也有不少患者仅表现为单纯性支气管内膜结核，其主要症状为慢性咳嗽，而且在有些患者是唯一的临床表现，可伴有低热、盗汗、消瘦等结核中毒症状，体检有时可闻吸气性干啰音。X线胸片无明显异常改变，临床上容易误诊及漏诊。

（6）血管紧张素转换酶抑制剂（ACEI）诱发的咳嗽：咳嗽是服用ACEI类降压药物的常见不良反应，发生率约为10%~30%，占慢性咳嗽病因的1%~3%。停用ACEI后咳嗽缓解可以确诊。通常停药4周后咳嗽消失或明显减轻。

（7）心理性咳嗽：心理性咳嗽是由于患者严重心理问题或有意清喉引起，又有作者称为习惯性咳嗽、心因性咳嗽。小儿相对常见，在儿童1个月以上咳嗽病因中占3%~10%。典型表现为日间咳嗽，专注于某一事物及夜间休息时咳嗽消失，常伴随焦虑症状。

（8）其他少见病因：如支气管肺癌、肺间质纤维化、支气管微结石症、左心功能不全等。

【诊断思路】

由于咳嗽是许多疾病的一种非特异性症状，临床上进行确诊时必须详细询问病史、全面体检、做胸部X线或CT、气道反应性测定、肺功能、心电图、纤维支气管镜及一些特殊检查以排除一些可以引起慢性、顽固性咳嗽的其他疾病。仔细询问病史对病因诊断具有重要作用，根据病程的长短确定咳嗽的时间分类，能缩小咳嗽的诊断范围，得出初步诊断，根据现病史提供的线索选择有关的辅助检查。

一、通过病史及体格检查确定咳嗽的分类

首先根据咳嗽的时间进行分类，注意咳嗽的性质、音色、节律、诱发或加重因素、体位影响，伴随症状等。了解咳痰的数量、颜色、气味及性状对诊断具有重要价值。痰量较多、咳脓

性痰者应首先考虑呼吸道感染性疾病。许多疾病伴有咳嗽症状，需要与咳嗽变异性哮喘鉴别的疾病包括 COPD、慢性支气管炎、胃食管反流诱发的咳嗽、反复呼吸道感染、典型哮喘、鼻后滴流综合征（PNDS）、支气管内膜结核和血管紧张素转换酶抑制剂诱发的咳嗽等，这些疾病是慢性咳嗽发生的原因，在诊断咳嗽变异性哮喘时需要仔细排除这些疾病。此外，慢性心功能不全、食管裂孔疝、高血压、气道炎症、肿物、异物以及烟雾刺激、焦虑等都可导致慢性咳嗽。体检闻及呼气期哮鸣音时提示哮喘的诊断，如闻及吸气性哮鸣音，要警惕中心性肺癌或支气管内膜结核。

二、结合相关辅助检查确定病因

1. **诱导痰检查**　最早用于支气管肺癌的诊断，通过诱导痰细胞学检查可使癌细胞检查阳性率显著增高，甚至是一些早期肺癌的唯一诊断思路。细胞学检查嗜酸粒细胞增高是诊断 EB 的主要指标。常采用超声雾化吸入高渗盐水的方法进行痰液的诱导。

2. **影像学检查**　X 线胸片能确定肺部病变的部位、范围与形态，甚至可确定其性质，得出初步诊断，指导经验性治疗和相关性检查。建议将 X 线胸片作为慢性咳嗽的常规检查，如发现器质性病变，根据病变特征选择相关检查。X 线胸片若无明显病变，则按慢性咳嗽诊断程序进行检查。胸部 CT 检查有助于发现纵隔前后、肺部病变，肺内小结节，纵隔肿大淋巴结及边缘肺野内较小的肿物。高分辨率 CT 有助于诊断早期间质性肺疾病和非典型支气管扩张。

3. **肺功能检查**　通气功能和支气管舒张试验可帮助诊断和鉴别气道阻塞性疾病，如哮喘、慢性支气管炎和大气道肿瘤等。常规肺功能正常，可通过激发试验诊断 CVA。

4. **纤维支气管镜（简称纤支镜）检查**　可有效诊断气管腔内的病变，如支气管肺癌、异物、内膜结核等。

5. **食管 24 小时 pH 监测**　能确定有无胃 – 食管反流（GER），是目前诊断 GERC 最为有效的方法。

6. **咳嗽敏感性检查**　通过雾化方式使受试者吸入一定量的刺激物气雾溶胶颗粒，刺激相应的咳嗽感受器而诱发咳嗽，并以咳嗽次数作为咳嗽敏感性的指标。常用辣椒素吸入进行咳嗽激发试验。咳嗽敏感性增高常见于 AC、EB、GERC。

7. **其他检查**　外周血检查嗜酸粒细胞增高提示寄生虫感染、变应性疾病。变应原皮试（SPT）和血清特异性 IgE 测定有助于诊断变应性疾病和确定变应原类型。

【治疗原则】

（1）积极寻找病因，进行病因治疗。

（2）干性咳嗽剧烈时可给予中枢性镇咳药。痰量较多时慎用中枢性镇咳药。

（3）痰量较多且不易咳出者，可给予祛痰药。

（4）长期卧床、咳痰能力较差的患者，若痰液堵塞气道，可给予吸痰治疗，必要时可行纤维支气管镜下吸痰，若导致窒息必要时可行气管切开吸痰。

（5）过敏因素引起的咳嗽可使用抗组胺药物。

（任　锦）

第16章 咯 血

【定义】

咯血是指喉及喉以下呼吸道任何部位的出血经口排出。咯血首先须与口腔、咽、鼻出血及上消化道出血引起的呕血相鉴别。口腔与咽部出血易观察到局部出血灶。鼻腔出血多从前鼻孔流出，常在鼻中隔前下方发现出血灶，诊断较易。有时鼻腔后部出血量较多，可被误诊为咯血，如用鼻咽镜检查见血液从后鼻孔沿咽壁下流，即可确诊。

【发生机制】

肺动脉内压力较低，为主动脉压力的1/6左右，但血管床丰富，血流量大，全身血液约97%流经肺动脉进行气体交换，因而肺动脉出血的机会较多；支气管动脉来自体循环因此压力较高，破裂后可引起大量出血。咯血的发生机制主要有下面几种。

1. **血管通透性增加** 由于肺部的感染，中毒或血管栓塞时，病原体及其代谢产物可对微血管产生直接损害或通过血管活性物质的作用使微血管壁通透性增加，红细胞自扩张的微血管内皮细胞间隙进入肺泡而造成小量咯血。

2. **血管壁侵蚀，破裂** 肺部慢性感染使血管壁弹性纤维受损，局部形成小动脉血管瘤，在剧烈咳嗽或动作时血管瘤破裂而大量出血，常造成窒息，突然死亡。此种血管瘤多见于空洞性肺结核。

3. **肺血管内压力增高** 风湿性心脏病二尖瓣狭窄、肺动脉高压、高血压心脏病等情况下肺血管内压力增高，可造成血液外渗或小血管破裂而引起咯血。

4. **止、凝血功能障碍** 常见于血小板减少性紫癜等血液病，由于凝血因子缺陷或凝血过程障碍以及血管收缩不良等因素，在全身性出血倾向的基础上也可能出现咯血。

5. **机械性损伤** 外伤或肺结核钙化灶、支气管结石、肺癌对血管的机械性损伤造成咯血。

【分类】

引起咯血的病因很多，最常见的为呼吸系统疾病及心血管疾病。咯血量大小的标准尚无明确的界定，但一般认为每日咯血量在100ml以内为小量，100~500ml为中等量，500ml以上或一次咯血100~500ml为大量。大量咯血死亡率高，但临床上咯血量的多少与原发疾病的轻重并不完全一致，如肺癌患者以痰中带血或少量咯血为多见，因此不能因为咯血量少而认为原发疾病轻，对此必须引起重视。

1. **支气管疾病** 常见的有支气管扩张症、支气管肺癌、支气管结核和慢性支气管炎等；较少见的有支气管结石、良性支气管瘤（腺瘤、平滑肌瘤）、支气管黏膜非特异性溃疡等。

2. **肺部疾病** 常见的有肺结核、肺炎、肺脓肿等；较少见的有肺淤血、肺梗死、肺真菌病、肺吸虫病、肺阿米巴病、肺囊肿、肺泡微结石症、肺泡炎、肺含铁血黄素沉着症、肺出血肾炎综合征和恶性肿瘤肺转移等。

3. **心血管疾病** 二尖瓣狭窄、肺栓塞、原发性肺动脉高压及一些先天性心脏病可以引起咯血。

4. **全身性疾病及其他原因** 血液系统疾病、急性传染病及风湿系统疾病、替代性月经等均可引起咯血。

【 常见临床类型 】

1. 支气管疾病

（1）支气管扩张：患者多病程较长，常有慢性咳嗽、咳脓痰的病史，咯血可为痰中带血，也可为大量咯血。

（2）支气管肺癌：约60%原发性肺癌有咯血症状，多为持续性或间断性痰中带血或小量咯血，大咯血者少见。

（3）支气管结核：患者可有低热、乏力、盗汗等结核中毒症状，咯血量可为痰中带血，也可为大量咯血。

（4）慢性支气管炎：患者多为老年人，有慢性咳嗽、咳痰病史，有时也有咯血，一般为小量或痰中带血。

（5）良性支气管瘤：主要有支气管瘤、平滑肌瘤、乳头状瘤等，多发生于30~40岁的人中，多见于女性，因为肿瘤生长缓慢临床症状可延续多年，早期无任何症状，或仅有干咳或气喘，并在远端发生感染或支气管扩张时可出现咯血。

（6）支气管结石：可能来自某些肺部病变的结石，如肺结核、淋巴结结核、异物、错构瘤、放线菌病、肺脓肿等。临床表现主要是干咳、反复的咯血，或有咳出结石史。咯血量通常为痰中带血或小量咯血，但有的病例可有大咯血。

2. 肺部疾病

（1）肺结核：约有50%的肺结核患者有程度不等的咯血，少者仅为痰中带血，多者一次咯血可在500ml以上。患者多同时出现全身不适、疲乏无力、食欲缺乏、体重减轻、午后低热、盗汗等全身中毒症状。

（2）肺炎：在可发生咯血的肺炎中，常见的为肺炎球菌肺炎、葡萄球菌肺炎、肺炎杆菌肺炎和军团菌肺炎。肺炎球菌肺炎患者痰中混有血液者多见，有时血量在20ml以上，病期2~3天以后转为铁锈色痰。肺炎杆菌肺炎痰液多为红色。军团菌肺炎多为黏痰带少量血丝或血痰。支原体肺炎在有剧烈咳嗽时也可有痰中带血。

（3）肺脓肿：多起病急骤，有高热，咳嗽胸痛，吐大量脓臭痰或脓血痰，常是肺炎和葡萄球菌败血症等的并发症，约50%的患者有咯血症状，咯血量不大。

（4）肺真菌病：包括白色念珠菌、肺曲菌和新型隐球菌病等，通常有发热、乏力、咳嗽、咯血痰或脓血痰，多见于老年、幼儿或体弱营养不良的患者。

（5）肺吸虫病：本病有严格的地区性，多流行于浙江、福建、四川等地区。患者都曾在病区进食未熟的生蟹或蝲蛄。主要临床症状是咳嗽咳痰、咯血、胸痛，典型的痰呈铁锈色或棕黄色。

（6）恶性肿瘤肺转移：恶性肿瘤转移至肺部时常可引起咳嗽、咳痰、咯血等症状。绒毛膜上皮癌、睾丸畸胎瘤和恶性葡萄胎最容易转移至肺部，引起咯血症状。其他恶性肿瘤如鼻咽癌、乳腺癌、食管癌、胃癌、肝癌、结肠癌、直肠癌、前列腺癌、精原细胞瘤和类癌等也可能转移到肺部。

（7）肺囊肿：多为先天性，肺囊肿合并感染时可出现咳嗽、咳痰及咯血。

3. 心血管疾病

（1）风湿性心脏病二尖瓣狭窄：因为风湿性心脏病二尖瓣狭窄引起左心房衰竭，肺静脉及毛细管内压力明显增高导致肺充血，支气管内膜毛细血管破裂引起咯血，多为痰中带血或小量咯血；支气管黏膜下层支气管静脉曲张破裂常出现大咯血，当出现左心衰竭伴肺水肿时常咳出粉红色泡沫样痰。

（2）肺栓塞：肺栓塞是由于血栓阻塞了肺动脉而引起，可咳出黏稠、暗红色血痰。同时可伴有胸痛、胸闷、咳嗽、心慌等症状。

（3）肺动静脉瘘：肺内先天性血管畸形，多在青年时期发病，男性较多。患者常有呼吸困难、心悸、反复咯血、胸前区痛、发绀等症状。

（4）其他：原发性肺动脉高压和某些先天性心脏病如房间隔缺损、动脉导管未闭引起肺动脉高压时，以及肺血管炎，都可引起咯血。

4. 全身性疾病及其他原因

（1）血液病：某些血液病如血小板减少性紫癜、白血病、血友病等患者，也可引起咯血，患者尚有呼吸道以外的出血倾向。如血小板减少性紫癜，以皮肤、黏膜出血为主，以下肢更多；白血病常以齿龈出血、鼻衄、皮肤出血点为多；血友病患者往往是有很轻微的外伤即可引起持久而严重的出血，多见于幼儿发病。

（2）急性传染病：①肺出血型钩端螺旋体病：多数患者起病急骤，有恶寒或寒战、高热、头痛、全身肌痛等症状，类似流感的症状，部分患者起病较缓慢，仅有轻微发热伴有鼻咽部症状，2~3天后出现咳嗽，痰中带血或咯血，胸闷气促和轻度发绀，有的患者发生大咯血。②流行性出血热：临床上以发热、出血、休克等症状为特征，患者可以引起咯血。

（3）结缔组织病：其中系统性红斑狼疮和结节性多动脉炎偶可发生咯血。因为这类疾病常累及脏器和系统的损害，临床表现多种多样，极为复杂。

（4）白塞病：本病以慢性经过、临床表现多样化和反复作为特征。可引起肺部血栓性动、静脉炎导致咯血。

（5）替代性月经：成年女性发生与月经周期相应的周期性咯血，须考虑为"替代性月经"。此种异常现象罕见，原因未明，有人认为是由于体内雌激素的周期性浓度增高，引起肺毛细血管的充血、出血所致。此外，气管和支气管子宫内膜异位也引起此现象，但更为罕见。对于此种异常咯血现象经过长期观察和细致检查而不能发现其他原因咯血时方可诊为"替代性月经"。

【诊断思路】

咯血的诊断需要结合病史、体格检查及其他的辅助检查进行确定。

一、确定是否为咯血

一旦出现血液经口排出者，必须明确出血部位，以排除口腔、咽部出血及鼻出血，必要时行喉镜及鼻咽镜明确是否为上述部位出血。另外，应详细追问病史和血液排出之前的症状，仔细辨认排出物的性质，以鉴别是呕血还是咯血。咯血与呕血的鉴别见表16-1，确定为咯血后进行病因诊断。

表16-1　咯血与呕血的鉴别

项目	咯血	呕血
病因	肺结核、支气管扩张、肺炎、肺脓肿、肺癌、心脏病等	消化性溃疡、肝硬化、急性糜烂性出血性胃炎、胆道出血等
出血前症状	喉部痒感、胸闷、咳嗽等	上腹不适、恶心、呕吐等
出血方式	咯出	呕出，可为喷射状
血色	鲜红	棕黑、暗红，有时鲜红
血中混有物	痰、泡沫	食物残渣、胃液
反应	碱性	酸性
黑便	除非咯出血液被咽下，否则没有	有，可为柏油样便，呕血停止后仍持续数日
出血后痰性状	常有血痰数日	无痰

二、明确病因及出血部位

根据病史、体格检查及辅助检查明确病因。

1. 病史及体格检查

（1）年龄：青少年咯血多见于肺结核、支气管扩张症，二者均可出现反复咯血。肺结核患者常伴有反复发作或迁延不愈的咳嗽、咯痰，或呼吸道感染而抗感染疗效不理想，可有长期低热、潮热、盗汗等症状；支气管扩张症则咳大量脓性痰，典型痰液为分层痰。结合X线胸片一般有助于二者的鉴别，在疑诊上述疾病而X线胸片又不支持时，应进一步行有关检查，如胸部CT、支气管镜等。中老年人咯血且过去健康状况良好者，应警惕支气管肺癌的可能，中老年人中有长期吸烟史的男性患者容易受到重视。另外，老年人中肺结核的患病率或复发率有升高趋势，且有时从症状、体征、X线胸片表现与肺癌难以区分，必须进一步作胸部CT检查、痰结核菌检查及脱落细胞检查等，必要时可作支气管镜检查及活组织检查以明确诊断。

（2）痰液的性状：对于咯血患者，医师一般会注意了解血液的性状，而往往忽视观察痰液的性状。对痰液性状的观察，有助于疾病的诊断。咯血伴有大量脓痰，多见于支气管扩张症、肺脓肿、空洞型肺结核，典型时将24小时痰液静置后可分为3层：上层为泡沫，中层为黏液，下层为脓及坏死组织。黏液性痰多见于支气管炎、肺炎，浆液性痰多见于肺瘀血、肺水肿，鲜红血丝痰多见于结核病初期或病灶扩散期，粉红色浆液痰多见于肺水肿，铁锈色痰多见于肺炎、肺梗死，棕褐色痰多见于肺瘀血等。咯血患者的痰液多呈血腥味。

（3）发病：急性发病，伴发热、咳嗽、咳痰、偶有痰中带血者，多为急性气管-支气管炎、肺炎；伴高热、咳嗽、胸痛、咯出大量黏液痰，有时痰中带血或中等量咯血者，多见于急性肺脓肿。慢性咳嗽、咳痰患者，偶有痰中带血者，多见于慢性支气管炎，而反复咯血者，多见于肺结核、支气管扩张症、肺癌、二尖瓣狭窄等。

（4）既往史及个人史：在考虑因心脏疾病，如二尖瓣狭窄或左心衰竭引起的肺淤血、肺水肿时，应询问患者有无心脏病史，平时有无心悸、胸闷、呼吸困难等症状；年幼时患麻疹、病毒性肺炎，此后长期反复咳嗽、咳痰、咯血者，应考虑支气管扩张症；一月内有疫区接触史，出现血痰或大量咯血，伴寒战、高热、全身酸痛者，应考虑钩端螺旋体病；到过肺吸血虫病流行区，有食生蟹、蝲蛄史，出现咳嗽、胸痛、痰中带血、气急、发热者，应考虑肺吸虫病。

（5）其他部位出血：咯血时伴身体其他部位出血者，应考虑血液病的可能，如血小板减少性紫癜、白血病等，须进一步行血液病方面的有关检查以确诊。

（6）其他：如咯血伴咳嗽、呼吸困难、关节病变、皮肤紫癜等症状者，应考虑肺血管炎的可能；女性患者咯血与月经周期密切相关者，应考虑有无替代性月经的可能等。

2. 辅助检查

（1）实验室检查：痰检查如痰培养、痰脱落细胞、痰抗酸杆菌检查等有助于发现结核杆菌、真菌、细菌、癌细胞、寄生虫卵、心力衰竭细胞等；出血时间、凝血时间、凝血酶原时间、血小板计数等检查有助于出血性疾病诊断；红细胞计数与血红蛋白测定有助于推断出血程度，嗜酸性粒细胞增多提示寄生虫病的可能性。血清学检查心肌损伤标志物等明确有无心血管疾病。

（2）肺部影像学检查：咯血患者均应做X线检查，胸部平片体层摄片，若X线胸片不能明确诊断者，需进一步检查肺部CT，有助于发现细小的出血病灶。怀疑肺栓塞时需行肺CTA。

（3）支气管镜检查：原因不明的咯血或支气管阻塞肺不张的患者应考虑支气管镜检查，如肿瘤、结核、异物等，同时可在直视下取活体组织病理检查、异物取出或出血和痰液吸出等。

（4）放射性核素镓检查：有助于肺癌与肺部其他肿物的鉴别诊断。

（5）超声心动图及心脏彩超检查：明确有无心血管疾病及心功能情况，判断咯血是否为心血管疾病所致。

【治疗原则】

（1）查找病因，治疗原发病。

（2）绝对卧床休息，保持室内安静，尽量消除患者的紧张情绪。咯血发生时应嘱患者采用患侧卧位，有利于健侧通气，应尽量将血咳出，以防窒息，充分做好吸痰、气管插管、气管切开等抢救工作。

（3）给予止血药。影响凝血的药物如阿司匹林应停用，不使用麻醉药。

（4）大咯血时要密切观察病情变化，注意有无窒息先兆。若出现窒息时，将患者变成头低脚高的体位，轻拍背部以利血块排出，可用手指卷上纱布清除口、鼻腔内血块，或迅速用鼻导管接吸引器插入气管内抽吸，以清除呼吸道内积血；并给予高流量吸氧或呼吸兴奋剂，以解除呼吸道梗阻。如牙关紧闭，应撬开牙关，挖出口腔里的血块，轻拍背部以利血块排出。

（5）大血管出血可能只有肺切除或结扎出血的血管才有效，但由于这些方法死亡率高，故只能作为最后一招才合适。支气管动脉栓塞是可能有效的方法。

（6）任何大血管出血都需早期输血。如果凝血异常引起出血，有指征的可以根据病情输全血，特殊的缺乏因子，新鲜冷冻血浆或血小板。

（7）出现休克时抗休克治疗。

（8）对于二尖瓣狭窄引起的致命性咯血，可能需要作急诊二尖瓣切开术。

（9）应避免使用镇静剂和安定药，但绝对必需时可给予。

（任　锦）

第17章 发 绀

【定义】

发绀也称紫绀，是指由于动脉血氧分压降低，氧合血红蛋白减少，还原血红蛋白增加且超过50g/L时，皮肤黏膜呈现紫兰色的现象。在皮肤较薄、色素较少，毛细血管网较丰富的循环末梢，如口唇、鼻尖、颊部、耳廓和牙床等处最易看到。广义的发绀还包含少数由异常血红蛋白衍化物（高铁血红蛋白、硫化血红蛋白）所致的皮肤黏膜青紫现象。

【发生机制】

皮肤和黏膜的颜色随血流的颜色而变化。血液的红色是由于红细胞内含有血红蛋白。当血红蛋白充分地和氧结合，成为氧合血红蛋白时，它的颜色是鲜红的；当它放出了氧，成为还原血红蛋白时，颜色就变为暗红。动脉和毛细血管里的血含氧合血红蛋白多而还原血红蛋白少，因此它的颜色是鲜红色，透过薄的黏膜和半透明的指甲，红色仍明显。皮肤较厚且含有色素，因而是白里透红或微棕色透红。静脉血因含还原血红蛋白多、氧合血红蛋白少，所以它是暗红色，透过皮肤，就呈现青紫。苯胺、硝基苯和亚硝酸盐等化学品可使血红蛋白变为变性血红蛋白，这种血红蛋白本身就是紫色的。因此，凡黏膜、指甲和皮肤里的毛细血管和小动脉里血液的氧合血红蛋白减少，而还原血红蛋白增多或出现变性血红蛋白的时候，都会出现发绀。

1. **血液中还原血红蛋白增多**　当毛细血管中血液的还原血红蛋白量超过50g/L时，饱和度超过6.5容积/100ml时，皮肤黏膜即可出现发绀。$SaO_2 < 85\%$时，口腔黏膜和舌面的发绀已明确可辨，但也有例外：①红细胞增多症时，SaO_2虽大于85%，也会出现发绀；②重度贫血患者，SaO_2虽有明显下降亦难出现发绀。可见，发绀是缺氧的表现，但缺氧不一定都发绀。

2. **异常血红蛋白血症**　由于血红蛋白结构异常，使部分血红蛋白丧失携氧能力所致。如高铁血红蛋白血症及硫化血红蛋白呈咖啡色或青石板色，当它们分别增多达一定量时，可使皮肤黏膜呈类似发绀色，亦列入发绀范畴。

【分类】

发绀可分为中央性、周围性及混合性。

一、中央性发绀

由于心脏疾病形成静脉血混入动脉血的右向左分流或肺部疾患引起呼吸功能不全引起的氧合功能低下，均可导致动脉血氧饱和度降低，发绀呈全身分布，如发绀型先天性心脏病及各种肺部疾病。其特点是：①全身性的，除四肢与颜面外，也可见于黏膜与躯干的皮肤；②发绀的皮肤是温暖的；③局部加温或按摩发绀不消失；④可伴有杵状指（趾）及红细胞增多。可以分为两类。

1. **肺性发绀**　由于呼吸功能不全、肺氧合作用不足，致体循环毛细血管中还原血红蛋白量增多而出现发绀。常见于严重的呼吸系统疾病，如呼吸道阻塞、肺部疾病（肺瘀血、肺水肿、肺炎、肺气肿、肺纤维化等）、胸膜病变（胸腔大量积液、气胸等）。

2. 心性发绀　由于体循环静脉与动脉血相混合，部分静脉血未经过肺脏进行氧合作用而经由异常通路流入循环，如分流量超过输出量的三分之一，即可出现发绀。可见于 Fallot 四联症等发绀型先天性心脏等。

二、周围性发绀

周围循环血流瘀滞，造成局部组织耗氧过多或周围血管收缩，末梢组织缺氧，其特点是发绀常出现于肢体末梢与下垂部位（如肢端、耳垂及颜面）；皮肤温度低，发凉；若经按摩或加温发绀可消失。周围性发绀也可分成两种。

1. 瘀血性周围性发绀　因体循环淤血，周围组织血流缓慢，氧在组织中消耗量过多，还原 Hb 增多所致。见于右心衰竭、渗出性心包炎、缩窄性心包炎等。

2. 缺血性周围性发绀　动脉缺血；见于严重休克时，血管痉挛收缩及心输出量明显减少，周围循环缺血、缺氧，皮肤和黏膜呈青灰色。亦可见于小动脉收缩（寒冷时）、闭塞性脉管炎、雷诺病等。

三、混合性发绀

混合性发绀见于中央性发绀和周围性发绀共存时。可见于心功能不全，因血液在肺内氧合不足、周围血流缓慢及毛细血管内脱氧过多所致。另外，药物及化学物品中毒导致血中异常血红蛋白衍生物的出现亦可形成发绀。

【常见临床类型】

1. 呼吸系统疾病　呼吸系统是使血红蛋白能够和氧结合，成为氧合血红蛋白的地方。凡能阻碍血红蛋白和空气接触的任何支气管或肺部疾病，都可使全身动脉血的氧合血红蛋白减少，还原血红蛋白增多，产生发绀。这些疾病包括喉部或气管阻塞（如痰液阻塞、气管异物）、支气管哮喘、重的慢性支气管炎和重的肺部疾病（如肺结核、肺炎、尘肺、肺气肿、肺水肿等）等。空气里氧含量不够，如在高空，即使呼吸系统是健康的，也会因为血红蛋白不能充分氧合而产生发绀。

（1）呼吸衰竭：是缺氧的典型表现。当动脉血氧饱和度（SaO_2）低于 90% 时，可在血流量较大的口唇、指甲出现发绀；还应注意红细胞增多者发绀更明显，贫血者则发绀不明显。重度贫血（$Hb < 60g/L$）患者，即使 SaO_2 有明显降低，亦难出现发绀。严重休克末梢循环障碍患者，即使动脉血氧分压尚正常，也可出现发绀。

（2）肺栓塞：呼吸加快，大汗，皮肤冰冷，苍白，发绀（血压开始时有一过性升高，随后下降）。

（3）肺炎：肺炎累及胸膜时有患侧胸部疼痛，咳嗽或深呼吸时胸痛加剧。若下叶肺炎累及膈胸膜的周围部分，胸痛可位于下胸和上腹部，并可有上腹压痛；若累及膈胸膜的中心部分，则胸痛可放射至肩部。若病变范围广泛，可因缺氧而引起气急和发绀。

（4）支气管哮喘：发作性伴有哮鸣音的呼气性呼吸困难或发作性胸闷、咳嗽，严重时可有强迫坐位或端坐呼吸、发绀、干咳或大量白色泡沫痰。

（5）慢性阻塞性肺疾病：支气管炎型（又称紫肿型，B 型）患者多肥胖，有发绀，气道感染和炎症明显，而肺气肿较轻。由于气道阻塞较重，血气分析 PaO_2 显著降低，$PaCO_2$ 常明显增高。

2. 循环系统疾病

（1）发绀型先天性心脏血管病：有些先天性心脏病在心脏内或大血管之间有不正常的通路，使右半边心脏里未经氧合的血，不经过肺而直接流到左半边心脏和主动脉里去，因而动脉血里混进了许多还原血红蛋白，产生发绀。常见的有先天性紫绀四联症、肺动脉高压性右至左分流综合征和肺动静脉瘘等。

（2）心功能不全：这时心脏排出的血液减少、血液循环缓慢、静脉里血液淤积，尤其是肺里的淤血可以阻碍血红蛋白的氧合，同时血液经过周围组织时氧的消耗又增多，所以血里还原血红蛋白多，产生发绀。

（3）休克：发绀是灌流情况的标志。如患者的四肢温暖，皮肤干燥，轻压指甲或口唇时，局部暂时缺血呈苍白，松压后色泽迅速转为正常，表明末梢循环已恢复、休克好转；反之则说明休克情况仍存在。

（4）局部血液循环不畅：血液在局部停留时间长，氧被多量地消耗，局部可出现发绀，如暴露在寒冷环境中，血管遇冷收缩，局部血液循环不畅，唇、耳、鼻尖、手指和足趾处可出现发绀。阵发性肢端动脉痉挛病时，四肢肢端血管收缩，可引起手指和足趾的发绀。

（5）血管损伤：在主干动、静脉行程中任何部位的穿通伤、严重的骨折以及关节脱位等创伤时，均应怀疑血管损伤的可能性。如果创伤部位出现伤口大量出血、搏动性血肿、肢体明显肿胀、远端动脉搏动消失等临床征象，更应考虑同时存在动脉或静脉损伤。血管损伤临床诊断的依据如下所述。

①具有确定诊断意义的症状、体征：动脉搏动消失伴有肢体远端缺血征象；搏动性出血；血肿进行性扩大或呈搏动性。

②具有高度拟诊意义的症状、体征：与创伤不相称的局部肿胀；邻近主干血管的穿通伤出现伴行神经损伤症状；不能用已知创伤解释的休克；血管穿刺、插管后出现肢体缺血或明显肿胀。

③静脉损伤的临床诊断依据：自伤口深部持续涌出暗红色血液；出现缓慢增大的非搏动性血肿。

3. 其他

（1）真性红细胞增多症：是一种原因未明的造血干细胞克隆性疾病，属骨髓增殖性疾病范畴。临床以红细胞数及容量显著增多为特点，出现多血质及高黏滞血症所致的表现，常伴脾大。该病起病隐袭，进展缓慢，晚期可发生各种转化。这种病红细胞数量显著增多，部分血红蛋白得不到氧合的机会，还原血红蛋白多，产生发绀。

（2）硫化血红蛋白血症：硫化血红蛋白血症是由于患者血中含有硫化血红蛋白所引起。发病缓慢，发绀是主要的临床表现。皮肤和面部带有蓝色的发绀，呈蓝灰色，无任何症状；或仅有发绀。重者可有头晕、头痛，甚至气急、昏厥。约有半数患者有便秘、腹泻、腹痛、这些症状与硫化血红蛋白可能并无直接关系。有些患者有服药或者接触有毒物质的病史。还有的患者可有轻度溶血性贫血。硫化血红蛋白一经形成，就不能逆转为血红蛋白，缺乏有效疗法。只有这种异常硫化红蛋白的红细胞被破坏后，它才离开血循环而遭破坏、消灭和清除，异常的血红蛋白才能消失。

（3）药物或化学药品中毒所致高铁血红蛋白症：由于血红蛋白分子的二价铁被三价铁所取代，而失去与氧结合的能力。血中高铁血红蛋白量达3g/100ml即可出现发绀，可由伯氨喹啉、亚硝酸盐、氯酸钾、磺胺类、非那西丁、苯丙砜、硝基苯、苯胺中毒所引起。进食大量含有亚硝酸盐的变质蔬菜，也可出现发绀，称为肠源性青紫，是中毒性高铁血红蛋白血症的一种类型。发绀的特点是急骤出现、暂时性、病情严重，氧疗无效，抽出的静脉血呈深棕色，暴露于空气中不能变成鲜红色。若静脉注射亚甲蓝溶液、硫代硫酸钠或大量维生素C，发绀可消退。分光镜检查可证明血中存在高铁血红蛋白。

【诊断思路】

1. 病史询问要点

（1）发绀出现的时间：绝大多数自幼即发现的发绀见于发绀型先天性心脏病，偶见于先天性肺部动静脉瘘或先天性变性血红蛋白症；中年以后出现者多见于肺性发绀；急性发绀常见于休克、药物或化学性急性中毒、肠源性发绀及急性心功能不全。

（2）有无广泛而严重的肺部疾病：如肺气肿、肺实变或肺纤维化可引起动脉血氧含量不足，导致发绀。

（3）有无先天性心脏病史：右至左分流的先天性心脏病有发绀，如法洛四联症。

（4）有无其他心脏病史：慢性充血性心衰、慢性缩窄性心包炎时可致周围性发绀。

（5）有无药物或化学品接触史：有些可产生异常血红蛋白，引起发绀。药物或化学物质中毒所致高铁血红蛋白血症，由于血红蛋白分子的二价铁被三价铁所取代，致失去与氧结合的能力，即可出现发绀。

2. 体格检查重点

（1）口唇、结膜、口腔黏膜、鼻尖、面颊、耳垂、指甲床有无发绀：在皮肤较薄、色素较少和毛细血管丰富的部位最明显。

（2）有无杵状指（趾）：显著杵状指（趾）主要见于发绀型先天性心脏病，肺动、静脉瘘及肺动脉硬化。轻度杵状指（趾）常见于慢性肺部疾病者，无杵状指（趾）者见于后天性心脏病、变性血红蛋白或硫化血红蛋白血症及原发性红细胞增多症。

（3）有无急、慢性肺部疾病表现：如喉梗阻，支气管哮喘，肺炎，肺梗死，肺气肿，肺动、静脉瘘。

（4）有无先天性及获得性心脏病：表现如法洛四联症、艾森门格综合征、风湿性心脏病、慢性缩窄性心包炎等。有无周围循环衰竭表现，如休克等。

（5）有无四肢末端循环障碍：表现应除外血栓闭塞性脉管炎、雷诺病、循环衰竭。

（6）有无变性血红蛋白血症、硫化血红蛋白血症、原发性红细胞增多症等表现。

3. 实验室及辅助检查

（1）必须要做的检查：血常规、心电图、胸部X线片及血气分析。

（2）应选择做的检查：超声心动图、心导管术及心血管造影、异常血红蛋白测定。

【治疗原则】

（1）病因治疗：针对引起发绀的原因给予处理。病因可纠正的先天性心脏病，宜择期手术治疗。

（2）重度发绀伴呼吸困难者，须立即吸氧；合并呼吸道感染者须用抗菌药物控制感染；合并心力衰竭者，须纠正心力衰竭。

（3）变性血红蛋白血症（如肠源性发绀）者，应给予静脉注射亚甲蓝溶液或大量维生素C。

（张　捷　张庆华）

第18章 呼吸速率及节律异常

【定义】

呼吸速率及节律异常，多见于中枢神经系统疾病影响呼吸中枢时，也可见于呼吸系统或其他系统疾患。呼吸节律异常多是中枢性呼吸衰竭的先兆，有时也可长时间存在。

【发生机制】

呼吸运动是一种节律性的活动，其深度和频率随体内外环境条件的改变而改变。

一、呼吸中枢与呼吸节律的形成

呼吸中枢是指中枢神经系统内产生和调节呼吸运动的神经细胞群。呼吸中枢分布在大脑皮层、间脑、脑桥、延髓和脊髓等部位。脑的各级部位在呼吸节律产生和调节中所起作用不同。正常呼吸运动是在各级呼吸中枢的相互配合下进行的。

脊髓中支配呼吸肌的运动神经元位于第 3 ~ 5 颈段（支配膈肌）和胸段（支配肌间肌和腹肌等）前角。人类很早就知道在延髓和脊髓间横断脊髓，呼吸就停止。所以，可以认为节律性呼吸运动不是在脊髓产生的。脊髓只是联系上（高）位脑和呼吸肌的中继站和整合某些呼吸反射的初级中枢。

下（低）位脑干指脑桥和延髓。横切脑干的实验表明，呼吸节律产生于下位脑干，呼吸运动的变化因脑干横断的平面高低而异。

呼吸还受脑桥以上部位的影响，如大脑皮层、边缘系统、下丘脑等。大脑皮层可以随意控制呼吸，发动说、唱等动作，在一定限度内可以随意屏气或加强、加快呼吸。大脑皮层对呼吸的调节系统是随意呼吸调节系统，下位脑干的呼吸调节系统是自主节律呼吸调节系统。这两个系统的下行通路是分开的。临床上有时可以观察到自主呼吸和随意呼吸分离的现象。例如在脊髓前外侧索下行的自主呼吸通路受损后，自主节律呼吸甚至停止，但患者仍可进行随意呼吸。患者靠随意呼吸或人工呼吸来维持肺通气，如未进行人工呼吸，一旦患者入睡，可能发生呼吸停止。

二、呼吸节律形成的假说

呼吸节律是怎样产生的，尚未完全阐明，已提出多种假说，当前最为流行的是局部神经元回路反馈控制假说。中枢神经系统里有许多神经元没有长突起向远处投射，只有短突起在某一部位内形成局部神经元回路联系。在延髓内存在一些起中枢吸气活动发生器和吸气切割机制作用的神经元。回路内可经正反馈联系募集更多神经元兴奋，以延长兴奋时间或加强兴奋活动；也可以负反馈联系，以限制其活动时间或终止其活动。凡可影响中枢吸气活动发生器、吸气切断机制阈值或达到阈值所需时间的因素，都可影响呼吸过程和节律。

三、呼吸运动的调节

呼吸节律虽然产生于脑，但其活动可受来自呼吸器官本身以及骨骼肌、其他器官系统感觉器传入冲动的反射性调节，最主要的调节反射有肺牵张反射、呼吸肌本体感受性反射、肺毛细血管旁感受器引起的呼吸反射及防御性呼吸反射。此外，化学因素对呼吸有着重要影响，化学因素是指动脉血或脑脊液中的 O_2、CO_2 和 H^+。机体通过呼吸调节血液中的 O_2、CO_2 和 H^+ 的水平，动脉血中 O_2、CO_2 和 H^+ 水平的变化又通过化学感受器调节着呼吸，如此形成的控制环维持着内环境这些因素的相对稳定。

（1）外周化学感受器：颈动脉体和主动脉体是调节呼吸和循环的重要外周化学感受器。在动脉血 PO_2 降低、PCO_2 或 H^+ 浓度升高时受到刺激，冲动经窦神经和迷走神经传入延髓，反射性地引起呼吸加深、加快和血液循环的变化。

（2）中枢化学感受器：位于延髓腹外侧浅表部位，左右对称，可以分为头、中、尾三个区，中枢化学感受器的生理刺激是脑脊液和局部细胞外液的 H^+。中枢化学感受器与外周化学感受器不同，它不感受缺 O_2 的刺激，但对 CO_2 的敏感性比外周化学感受器差，反应潜伏期较长。中枢化学感受器的作用可能是调节脑脊液的 $[H^+]$，使中枢神经系统有一稳定的 pH 环境，而外周化学感受器的作用主要是在机体低 O_2 时，维持对呼吸的驱动。

（3）CO_2 是调节呼吸的最重要的生理性体液因子：CO_2 刺激呼吸是通过两条途径实现的，一是通过刺激中枢化学感受器再兴奋呼吸中枢；二是刺激外周化学感受器，冲动窦神经和迷走神经传入延髓呼吸有关核团，反射性地使呼吸加深、加快，增加肺通气。但两条途径中前者是主要的，因为去掉外周化学感受器的作用之后，CO_2 的通气反应仅下降约 20%，可见中枢化学感受器在 CO_2 通气反应中起主要作用；动脉血 PCO_2 只需升高 0.266kPa（2mmHg）就可刺激中枢化学感受器，出现通气加强反应，如刺激外周化学感受器，则需升高 1.33kPa（10mmHg）。不过，在下述情况下，外周化学感受器的作用可能是主要的：因为中枢化学感受器的反应慢，所以当动脉血 PCO_2 突然大增时，外周化学感受器在引起快速呼吸反应中可起主要作用；当中枢化学感受器受到抑制，对 CO_2 的反应降低时，外周化学感受器就起主要作用。

（4）H^+ 的影响：动脉血 $[H^+]$ 增加，呼吸加深加快，肺通气增加；$[H^+]$ 降低，呼吸受到抑制。H^+ 对呼吸的调节也是通过外周化学感受器和中枢化学感受器实现的。中枢化学感受器对 H^+ 的敏感性较外周化学感受器高，约为外周的 25 倍。但是 H^+ 通过血液屏障的速度慢，限制了它对中枢化学感受器的作用。脑脊液中的 H^+ 才是中枢化学感受器的最有效的刺激。

（5）O_2 的影响：吸入气 PO_2 降低时，肺泡气 PO_2 都随之降低，呼吸加深、加快，肺通气增加。同 CO_2 一样，对低 O_2 的反应也有个体差异。一般在动脉 PO_2 下降到 10.64kPa（80mmHg）以下时，肺通气才出现可觉察到的增加，可见动脉血 PO_2 对正常呼吸的调节作用不大，仅在特殊情况下低 O_2 刺激才有重要意义。如严重肺气肿、肺心病患者，肺换气受到障碍，导致低 O_2 和 CO_2 潴留。长时间 CO_2 潴留使中枢化学感受器对 CO_2 的刺激作用发生适应，而外周化学感受器对低 O_2 刺激适应很慢，这时低 O_2 对外周化学感受器的刺激成为驱动呼吸的主要刺激。低 O_2 对呼吸的刺激作用完全是通过外周化学感受器实现的。切断动物外周化学感受器的传入神经或摘除人的颈动脉体，急性低 O_2 的呼吸刺激反应完全消失。低 O_2 对中枢的直接作用是压抑作用。但是低 O_2 可以通过对外周化学感受器的刺激而兴奋呼吸中枢，这样在一定程度上可以对抗低 O_2 对中枢的直接压抑作用。不过在严重低 O_2 时，外周化学感受性反射已不足以克服低 O_2 对中枢的压抑作用，终将导致呼吸障碍。在低 O_2 时吸入纯 O_2，由于解除了外周化学感受器的低 O_2 刺激，会引起呼吸暂停，临床上给 O_2 治疗时应予以注意。

【分类】

临床上，常见的呼吸速率及节律异常有五类。

1. **呼吸过速** 指呼吸频率超过24次/分。见于发热、疼痛刺激、贫血、心力衰竭、甲状腺功能亢进等。一般体温升高1℃，呼吸大约增加4次/分。科里根呼吸（Corrigan's respiration）又称大脑性呼吸，见于消耗性疾病、发热、体质虚弱如伤寒、斑疹伤寒等，表现为呼吸幅度浅、频率快，节律无改变。

2. **呼吸过缓** 指呼吸频率低于12次/分。见于麻醉剂或镇静剂过量和颅内压增高等。

3. **吸气延长** 特征为吸气异常费力，吸气的时间显著延长，提示气流进入肺部不畅，从而出现吸气困难。见于上呼吸道狭窄（鼻、喉和气管内有炎性肿胀、肿瘤、黏液、假膜和异物梗阻或在呼吸道外有病变压迫）。

4. **呼气延长** 特征为呼气异常费力，呼气的时间显著延长，表示气流呼出不畅，从而出现呼气困难。此乃支气管腔狭窄，肺的弹性不足所致。见于慢性支气管炎等。

5. **周期性呼吸** 呼吸的深度和次数是不规则的周期性改变。主要常见的有以下几种。

（1）潮式呼吸（Cheyne-Stokes呼吸）：此乃病理性呼吸节律的典型代表。其特征为呼吸逐渐加强、加深、加快，当达到高峰以后，又逐渐变弱、变浅、变慢，而后呼吸中断。约经数秒乃至15~30秒的短暂间隙以后，又以同样的方式出现。这种波浪式的呼吸方式，又名潮式呼吸。这是由于血中CO_2增多而O_2减少，颈动脉窦、主动脉弓的化学感受器和呼吸中枢受到刺激，使呼吸加深、加快，待达到高峰后，血中CO_2减少而O_2又增多，呼吸又逐渐变浅、变慢，继而呼吸暂停片刻。这种周而复始的变化是呼吸中枢敏感性降低的特殊指征。此时患者可能出现昏迷、意识障碍、瞳孔反射消失以及脉搏的显著变化。这种呼吸多是神经系统疾病导致脑循环障碍的结果，也是疾病重危的表现，见于脑炎、心力衰竭以及某些中毒，如尿毒症、药物或有毒植物中毒等。

（2）间停呼吸（Biots呼吸）：为一种病理性呼吸节律；其特征为数次连续的、深度大致相等的深呼吸和呼吸暂停交替出现；表示呼吸中枢的敏感性极度降低，是病情危重的标志；常见于各种脑膜炎，也见于某些中毒（如蕨中毒、酸中毒和尿毒症等）。

以上两种周期性呼吸节律变化的机制是由于呼吸中枢的兴奋性降低，使调节呼吸的反馈系统失常，只有在严重的缺氧和二氧化碳积聚到一定程度的时候，才能有效刺激呼吸中枢，进入到下一个呼吸周期。潮式呼吸也可出现在有些老年人深睡时，提示脑动脉硬化、中枢神经供血不足。

（3）库斯茂尔呼吸（Kussmaul's respiration呼吸）：特征为呼吸不中断，发生深而慢的大呼吸，呼吸次数少，并带有明显的呼吸杂音，如啰音和鼾声。故又称深大的呼吸。见于酸中毒、尿毒症、濒死期。偶见于大失血、脑脊髓炎和脑水肿等。

（4）抑制性呼吸：指胸部发生剧烈疼痛所致的吸气相突然中断，呼吸运动短暂地突然受到抑制的一种呼吸，患者表情痛苦，呼吸较正常浅而快。常见于急性胸膜炎、胸膜恶性肿瘤、肋骨骨折及胸部外伤等。

（5）叹息样呼吸：一段正常呼吸节律中插入一次深大呼吸，常伴有叹息声。多为功能性改变，见于神经衰弱、精神紧张或抑郁症。

【常见临床类型】

一、呼吸系统疾病

（一）气道阻塞

气道阻塞有支气管哮喘、慢性阻塞性肺气肿及由喉、气管与支气管的炎症、水肿、肿瘤或异物所致狭窄或梗阻。

1. 支气管哮喘 典型的表现是发作性伴有哮鸣音的呼气性呼吸困难。严重者可被迫采取坐位或呈端坐呼吸，干咳或咯大量白色泡沫痰，甚至出现发绀等。哮喘症状可在数分钟内发作，经数小时至数天，用支气管扩张药或自行缓解。早期或轻症患者多数以发作性咳嗽和胸闷为主要表现。这些表现缺乏特征性。早期多表现为呼吸频率加快，呼气相延长，严重时可有出现CO_2潴留，出现潮式呼吸。

2. 慢性阻塞性肺疾病 有吸烟史、职业性或环境有害物质接触史及家族史；慢性阻塞性肺疾病有家族聚集倾向。多于中年以后发病，症状好发于秋冬寒冷季节，常有反复呼吸道感染及急性加重史。随病情进展，急性加重愈渐频繁。呼吸困难主要以呼气相为主，可有端坐呼吸，当CO_2潴留严重累及呼吸中枢时可出现呼吸频率减慢。

3. 气道梗阻 常见的症状是气道梗阻导致的气急和呼吸困难，体力活动和呼吸道内分泌物增多时加重，常有喘鸣。

（二）肺脏疾病

肺脏疾病有肺炎、肺脓肿、肺淤血、肺水肿、弥漫性肺间质纤维化、肺不张、肺栓塞、细支气管肺泡癌、急性呼吸窘迫综合征等。

1. 支气管肺炎 起病急骤或迟缓，多数发病前先有轻度上呼吸道感染；也有突然发热、咳嗽、气急、烦躁而发病者。呼吸系统症状和体征：初期为刺激性干咳，极期喘重而咳嗽反稍减轻，恢复期变为湿性咳嗽伴喉中痰鸣。呼吸增快，每分钟可达40次以上，伴鼻翼煽动，甚至三凹征（胸骨上、下窝及肋间隙凹陷）。肺部听诊：早期胸部体征常不明显，或仅有呼吸音变粗或稍减低，进而病灶扩大可有叩浊音，两肺可闻及细小水疱音，尤以两肺底深吸气时为著；恢复期出现粗大的湿啰音。

2. 肺脓肿 是由于多种病因所引起的肺组织化脓性病变。早期为化脓性炎症，肺脓肿继而坏死形成脓肿。临床特征为高热、咳嗽和咳大量脓臭痰。呼吸困难在高热时主要表现为呼吸急促。

3. 弥漫性肺间质纤维化 是由多种原因引起的肺间质的炎症性疾病，病变主要累及肺间质，也可累及肺泡上皮细胞及肺血管。病因有的明确，有的未明。明确的病因有吸入无机粉尘如石棉、煤；有机粉尘如霉草尘、棉尘；气体如烟尘、二氧化硫等；病毒、细菌、真菌、寄生虫感染；药物影响及放射性损伤。起病隐匿，进行性加重。表现为进行性气急，干咳少痰或少量白黏痰，晚期出现以低氧血症为主的呼吸衰竭。体检可见胸廓呼吸运动减弱，双肺可闻及细湿啰音或捻发音。有不同程度发绀和杵状指。晚期可出现右心衰竭体征。

4. 肺栓塞 常见的症状为呼吸困难和胸痛，胸膜性疼痛为邻近的胸膜纤维素炎症所致，突然发生者常提示肺梗死。膈胸膜受累可向肩或腹部放射。如有胸骨后疼痛，颇似心肌梗死。慢性肺梗死可有咯血。其他症状为焦虑，可能为疼痛或低氧血症所致。晕厥常是肺梗死的征兆。体征：呼吸增快；发绀；肺部湿啰音或哮鸣音；肺野偶可闻肺血管杂音；胸膜摩擦音或胸腔积液体征。心动过速；血压变化，严重时可出现血压下降甚至休克；颈静脉充盈或异常搏动；P2亢进或分裂；三尖瓣收缩期杂音及急、慢性肺源性心脏病相应表现。

5. 急性呼吸窘迫综合征 呼吸频率加快，气促逐渐加重，肺部体征无异常发现，或可听到吸气时细小湿啰音。X线胸片显示清晰肺野，或仅有肺纹理增多模糊，提示血管周围液体聚集。动脉血气分析示PaO_2和$PaCO_2$偏低。随着病情进展，患者呼吸窘迫，感胸部紧束，吸气费力、发绀，常伴有烦躁、焦虑不安，两肺广泛间质浸润，可伴奇静脉扩张，胸膜反应或有少量积液。明显低氧血症可引起过度通气，$PaCO_2$降低，出现呼气性碱中毒。呼吸窘迫不能用通常的氧疗使之改善。如上述病情继续恶化，呼吸窘迫和发绀继续加重，胸片示肺部浸润阴影大片融合，乃至发展成"白肺"。呼吸肌疲劳导致通气不足，二氧化碳潴留，产生混合酸中毒。心脏停搏。部分患者出现多器官衰竭。

（三）胸廓疾患

胸廓疾患有严重胸廓畸形、气胸、大量胸腔积液和胸部外伤等。

1. 气胸　突感一侧胸痛、气急、憋气，可有咳嗽、但痰少，患者呼吸困难程度与积气量的多少和原来肺内病变范围有关。当有胸膜粘连和肺功能减损时，即使小量局限性气胸也可能导致明显胸痛和气急。张力性气胸由于胸腔内压骤然升高，肺被压缩，纵隔移位，出现严重呼吸循环障碍，患者表情紧张、胸闷甚至有心律失常，常挣扎坐起，烦躁不安，有发绀、冷汗、脉快、虚脱甚至呼吸衰竭、意识不清。

2. 胸腔积液　常伴有胸痛及发热。由心力衰竭所致胸腔积液可伴有明显端坐呼吸及夜间阵发性呼吸困难。肝脓肿所伴右侧胸腔积液可为反应性胸膜炎，亦可为脓胸。

（四）神经肌肉疾病

导致呼吸速率及节律异常的神经肌肉疾病有脊髓灰质炎病变及颈髓、急性炎症性脱髓鞘性多发性神经病（格林-巴利综合征）、重症肌无力累及呼吸肌及药物导致呼吸肌麻痹等。

1. 脊髓灰质炎　取决于脊髓或延髓损害的部位。呼吸衰弱可能由于脊髓受累使呼吸肌麻痹，也可能是由于呼吸中枢本身受病毒损伤所致。吞咽困难，鼻反流，发声时带鼻音是延髓受侵犯的早期体征。

2. 格林-巴利综合征　是以神经根、外周神经损害为主，伴有脑脊液中蛋白-细胞分离为特征的综合征。临床表现以急性进行性对称性肢体软瘫，主观感觉障碍，腱反射减弱或消失为主症。四肢和躯干肌瘫是本病的最主要症状。一般从下肢开始，逐渐波及躯干肌、双上肢和颅神经，可从一侧到另一侧。通常在1~2周内病情发展至高峰。瘫痪一般近端较远端重，肌张力低下。如呼吸、吞咽和发音受累时，可引起自主呼吸麻痹、吞咽和发音困难而危及生命。

（五）膈运动障碍

膈运动障碍有如膈麻痹、高度鼓肠、大量腹水、腹腔巨大肿瘤、胃扩张和妊娠末期。

二、循环系统疾病

（一）心功能不全

急性左心衰最典型的症状是程度不同的呼吸困难，活动时加重，严重者端坐呼吸、咳嗽并伴大量粉红色泡沫痰，可伴有食欲降低、双下肢水肿等。右心衰时若右心室显著扩大形成功能性三尖瓣关闭不全，可有收缩期杂音；体循环静脉淤血体征如颈静脉怒张和（或）肝-颈静脉回流征阳性，下垂部位凹陷性水肿；胸水和（或）腹水；肝肿大，有压痛，晚期可有黄疸、腹水等。

（二）心包积液

出现症状时多表现为气短、胸痛。临床多通过常规X线胸片检查发现心影增大，再经UCG和全身系统检查，以及病因学检查，排除特异性病变如结核性心包炎、风湿性心包炎等之后可诊断本病。

三、中毒

（一）尿毒症

此类患者出现酸中毒时呼吸慢而深，严重时可见到酸中毒的特殊性 Kussmaul 呼吸（库斯莫尔呼吸，又称酸中毒大呼吸）。患者呼出的气体有尿味，这是由于细菌分解唾液中的尿素形成氨的缘故。严重患者可出现肺水肿、纤维素性胸膜炎或肺钙化等病变。肺水肿与心力衰竭、低蛋白血症、钠水潴留等因素的作用有关。

（二）糖尿病酮症酸中毒

酸中毒时，酮酸、乳酸等有机酸以及硫酸、磷酸等无机酸生产增多，肾脏排酸失碱加重，再加上脱水和休克造成机体排酸障碍，最终导致酸中毒的发生。当血 pH<7.2 时呼吸深快，以利排酸；当 pH<7.0 时则发生呼吸中枢受抑制，部分患者呼吸中可有类似烂苹果气味的酮臭味。

（三）亚硝酸盐中毒

亚硝酸盐与血红蛋白作用，使正常的二价铁被氧化成三价铁，形成高铁血红蛋白。高铁血红蛋白能抑制正常的血红蛋白携带氧和释放氧的功能，因而致使组织缺氧。轻度中毒时可仅有发绀，不伴有呼吸困难，中、重度中毒可导致呼吸急促，后可因组织过度乏氧累及呼吸中枢导致呼吸衰竭。

（四）吗啡中毒

急性中毒后表现为昏迷，瞳孔极度缩小（严重缺氧时则瞳孔极度散大），呼吸高度抑制，血压降低甚至休克。呼吸中枢受抑制逐渐出现呼吸浅慢甚至呼吸麻痹。

四、血液病

重度贫血、高铁血红蛋白血症、硫化血红蛋白血症或一氧化碳中毒等，致红细胞携氧量减少，血含氧降低，引起呼吸较慢而深，心率亦加快。在大出血或休克时，也可因缺血与血压下降，刺激呼吸中枢引起呼吸困难。

（一）高铁血红蛋白血症

高铁血红蛋白血症的主要临床表现为缺氧和发绀，因为高铁血红蛋白不能携氧和可逆性地释放氧。原来可与氧结合的铁离子部位都失去了电子，与羟基或氯化物牢固地结合。临床症状的严重度决定于高铁血红蛋白量、发病速度以及患者的心脏、呼吸和造血系统对缺氧的代偿能力。

（二）硫化血红蛋白血症

发绀是硫化血红蛋白血症主要的临床表现。皮肤和面部带有蓝色的发绀，呈蓝灰色，无任何症状，或仅有发绀。重者可有头晕、头痛，甚至气急、昏厥。

五、神经精神因素

重症颅脑疾病（如脑出血、颅内压增高、颅脑外伤）患者的呼吸中枢因供血减少或直接受压力的刺激，致呼吸慢而深，并可出现呼吸节律的改变。癔病患者可有呼吸困难发作，其特点是呼吸非常频速（一分钟可达60~100次）和表浅，常因换气过度而发生胸痛与呼气性碱中毒，出现手足搐搦症。此外，还有一种叹息样呼吸，患者常主诉呼吸困难，但并无呼吸困难的客观表现，临床特点是偶然出现的一次深呼吸，伴有叹息样呼气。在叹息性呼吸之后患者暂时自觉轻快，这也属于神经官能症范畴。

【诊断思路】

1. **区分呼吸变化的类型** 临床上遇见呼吸节律异常的患者应首先明确节律改变的类型。通过询问病史与体检，观察呼吸频率及节律的改变，结合患者有无发绀、意识状态及血压等基本生命指标初步判断其呼吸困难的严重程度，然后采取不同的处理措施。如遇见潮式呼吸，应首先处理该患者，避免病情进一步加重导致死亡，而患者仅表现为叹气样呼吸，可不必立即给予药物等处置。

2. **判定是否为外伤或中毒所致** 呼吸运动异常有相当一部分为外伤所致，特别是颅脑及胸部外伤，除了给予吸氧等对症治疗措施外，相关的外科处理也极为重要，如连枷胸、张力性气胸等。张力性气胸的急救处理，是立即排气，降低胸膜腔内压力。在危急状况下可用一粗针头在伤侧第2肋间锁骨中线处刺入胸膜腔，有气体喷射出，即能收到排气减压效果。相对而言，如CO中毒或亚硝酸盐中毒应尽快给予高浓度氧疗等对症治疗。

3. **判断呼吸运动异常是否与基础疾病有关** 在临床比较多见的是：血管张力障碍或血容量的异常所指的晕厥，常见的类型为血管迷走性晕厥、直立性低血压性晕厥、颈动脉窦过敏性晕厥和反射性晕厥。这些类型的晕厥后果较好，一般视为"良性"晕厥。

4. **根据呼吸运动异常发生的原因与诱因** 实施必要的现场处理。

（张 捷 张庆华）

第19章　呼吸困难

第一节　心源性呼吸困难

【定义】

心源性呼吸困难，是指由于各种原因的心脏疾病发生心功能不全时，患者自觉呼吸时空气不足，呼吸费力的状态。心源性呼吸困难主要是由于左心衰竭和/或右心衰竭引起的呼吸困难，以左心衰竭时呼吸困难的临床表现更为严重及常见。

【发生机制】

1. **左心衰竭**　左心衰竭发生呼吸困难的主要原因是肺淤血和肺泡弹性降低。其发生机制为：肺淤血导致肺循环毛细血管压升高；组织液聚集在肺泡和肺组织间隙中而形成肺水肿；肺水肿影响肺泡壁毛细血管的气体交换，妨碍肺的扩张和收缩，引起通气和换气的功能异常，致使肺泡内氧分压降低和二氧化碳分压升高，刺激和兴奋呼吸中枢，患者感觉呼吸费力。

2. **右心衰竭**　右心衰竭时呼吸困难的原因主要是体循环淤血所致。其发生机制为：①右心房与上腔静脉压升高，刺激压力感受器反射地兴奋呼吸中枢；②血氧含量降低，以及乳酸、丙酮酸等酸性代谢产物增多，刺激呼吸中枢；③淤血性肝肿大、腹水和胸水，使呼吸运动受限，肺受压气体交换面积减少。临床上主要见于急、慢性肺源性心脏病。

3. **心脏舒张受限**　渗出性或缩窄性心包炎，无右心衰竭，其发生呼吸困难的主要机制是由于大量心包渗液致心包压塞或心包纤维性增厚、钙化、缩窄，使心脏舒张受限，引起体循环静脉淤血所致。

【分类】

一、按临床表现严重程度分类

1. **劳力性呼吸困难**　最早先出现的症状，多为首发症状，是指在体力活动时发生，休息后即缓解。它是由于体力活动时，回心血量增加，加重肺淤血的结果。

2. **夜间阵发性呼吸困难**　常发生在夜间，患者平卧时回心血量增加，且夜晚时迷走神经兴奋，心率减慢，均使肺淤血加重。所以患者可于睡眠中突然憋醒，被迫坐起，轻者经数分钟至数十分钟，重者经数小时后症状缓解。有些患者伴有咳嗽、咳痰；有些患者伴支气管痉挛，双肺干啰音，与支气管哮喘类似，又称心源性哮喘。重症者可咳粉红色泡沫样痰，发展成急性肺水肿。

3. **心源性哮喘**　心源性哮喘是由于左心衰竭和急性肺水肿等引起的发作性气喘，其发作时的临床表现可与支气管哮喘相似。心源性哮喘既往有高血压或心脏病历史，哮喘时常伴有频繁咳嗽，咳粉红色泡沫样痰，心脏扩大，心律失常和心音异常等。

4. **端坐呼吸**　心功能不全后期，患者静息时亦感呼吸困难，不能平卧，被迫采取坐位或半卧位以减轻呼吸困难，称端坐呼吸。坐位时膈肌下降，回心血量减少，故患者采取的坐位越高，反映患者左心衰竭的程度越严重。

二、按发生机制分类

（1）左心衰竭所致心源性呼吸困难。

（2）右心衰竭所致心源性呼吸困难。

（3）非心衰性心源性呼吸困难。

【鉴别诊断】

一、肺源性呼吸困难

由呼吸器官病变所致，主要表现为下面三种形式。

1. **吸气性呼吸困难**　表现为喘鸣、吸气时胸骨、锁骨上窝及肋间隙凹陷（三凹征）。常见于喉、气管狭窄，如炎症、水肿、异物和肿瘤等。

2. **呼气性呼吸困难**　呼气相延长，伴有哮鸣音，见于支气管哮喘和阻塞性肺病。

3. **混合性呼吸困难**　见于肺炎、肺纤维化、大量胸腔积液、气胸等。

鉴别要点：患者有呼吸道或肺部疾病的相应临床表现，但无器质性心脏病的临床表现；BNP 水平低于 50pg/ml；超声心动图：无心脏收缩功能下降及/或舒张功能下降的证据。呼吸功能测定提示不同程度及类型的呼吸功能异常。

二、中毒性呼吸困难

1. **酸中毒**　各种原因所致的酸中毒，均可使血中二氧化碳升高、血 pH 降低，刺激外周化学感受器或直接兴奋呼吸中枢，增加呼吸通气量，表现为深而大的呼吸；呼吸抑制剂如吗啡、巴比妥类等中毒时，也可抑制呼吸中枢，使呼吸浅而慢。患者常有慢性肾脏病史、糖尿病或严重的肺部疾病史。

2. **化学毒物中毒**　有些毒性物质作用于血红蛋白，使其丧失携氧能力导致组织缺氧，出现呼吸困难。如一氧化碳中毒、氰化物中毒、亚硝酸盐中毒等。

3. **药物中毒**　某些药物可以抑制呼吸中枢，出现呼吸困难。如吗啡、巴比妥等药物。

鉴别要点：患者具有上述疾病的病史及临床表现，或某些药物或有毒化学物质接触史；且 BNP 水平低于 50pg/ml；超声心动图：无心脏收缩功能下降及/或舒张功能下降的证据。

三、血源性呼吸困难

重症贫血可因红细胞减少、血氧不足而致气促，尤以活动后显著；大出血或休克时因缺血及血压下降，刺激呼吸中枢而引起呼吸困难。

鉴别要点：患者有贫血或出血的临床表现，但无心脏收缩功能下降及/或舒张功能下降的证据。

四、神经精神性与肌病性呼吸困难

1. **颅脑疾患**　重症脑部疾病如脑炎、脑血管意外、脑肿瘤等直接累及呼吸中枢，出现异常的呼吸节律，导致呼吸困难。

鉴别要点：患者有脑炎、脑血管意外、脑肿瘤等相应临床表现，但无心脏收缩功能下降及/或舒张功能下降的证据。

2. 肌病性呼吸困难　重症肌无力危象引起呼吸肌麻痹，导致严重的呼吸困难。其临床表现有以下几点。

（1）横纹肌易疲劳性：晨轻暮重，活动后肌无力加重，经休息后减轻、缓解。

（2）药理学特征：胆碱酯酶抑制剂可迅速缓解肌无力症状。

（3）电生理学特征：低频重复频率刺激可使波幅衰竭50%以上。

（4）血清学特征：在80%~90%的全身型重症肌无力患者血中可检测到特异性的致病因子——乙酰胆碱受体抗体；约在60%左右的单纯眼肌型重症肌无力患者血中可检测到乙酰胆碱受体抗体。近年来，在乙酰胆碱受体抗体阴性的全身型重症肌无力患者血中检测到抗–MuSK抗体，阳性率约为60%。

（5）影像学特征：约80%重症肌无力患者伴有胸腺增生；约25%左右的重症肌无力患者同时伴有胸腺瘤；约20%~25%胸腺瘤患者出现重症肌无力症状。

鉴别要点：患者具有上述临床表现，且无心脏收缩功能下降及/或舒张功能下降的证据。

3. 癔症　癔症也可有呼吸困难发作，其特点是呼吸频率显著加快、呼吸表浅，多伴随焦虑、紧张和恐惧等神经精神症状，因呼吸性碱中毒常伴有手足搐搦症，女性多见，无器质性疾病。

鉴别要点：患者有神经官能症的相应临床表现，且无器质性心脏病，亦无心脏收缩功能下降及/或舒张功能下降的证据。

【诊断思路】

（1）患者有器质性的心脏病病史。

（2）呈混合性呼吸困难，活动时、卧位及夜间明显。

（3）肺部可出现中、小水疱音，并随体位而变化，亦可出现哮鸣音。

（4）X线检查：心影有异常改变，肺门及其附近充血或兼有肺水肿。

（5）BNP测定：有助于鉴别心力衰竭和非心力衰竭所致呼吸困难的诊断。研究显示当BNP水平为100pg/ml时，诊断心力衰竭所致呼吸困难的敏感性、特异性和准确性分别为93%、86%和82%；当BNP水平在500pg/ml时，诊断心力衰竭所致呼吸困难的敏感性、特异性和准确性分别为91%、95%和93%；随着BNP水平的增加，诊断的敏感性并没有明显变化，而特异性和准确性升高，尤其是特异性明显增加；当BNP水平低于50pg/ml时，阴性预测值为95%，大多数情况下可排除心力衰竭所致的呼吸困难。研究表明若BNP水平>500pg/ml，患者基本可诊断为心源性呼吸困难；若100pg/ml<BNP水平<500pg/ml，患者不除外心源性呼吸困难的可能；若BNP水平<50pg/ml，患者基本可诊断为非心源性呼吸困难。

（6）超声心动图：可表现为心脏收缩功能下降及/或舒张功能下降。

【治疗原则】

1. 调整体位　安置患者坐位或半卧位，两腿下垂。尤其对已有心力衰竭的呼吸困难患者夜间睡眠亦应保持半卧位，以减少回心血量，改善呼吸运动，不可随便移动患者或让患者走动。

2. 安抚情绪　安抚患者情绪，根据心功能情况，给予必要的生活护理，避免用力大、小便，以减轻心脏负担，改善呼吸运动，使心肌耗氧量减少，呼吸困难减轻。

3. 治疗　给予中等流量（2~4L/min）、中等浓度（29%~37%）氧气吸入。静脉输液时严格控制输液速度和输液量，防止急性肺水肿发生。强心、利尿、扩血管、对症治疗。如无禁忌证可给予吗啡静脉注射。

4. 密切观察病情变化　观察呼吸困难的特点、程度、发生的时间及伴随症状，及时发现心功能变化情况，加强夜间巡视及护理。一旦发生急性肺水肿，应迅速给予两腿下垂坐位，乙醇30%~50%湿化吸氧及其他对症措施。

5. 自救方法

（1）适宜体位、安静休息，避免情绪紧张及用力活动，以防病情加重。

（2）如已知有哮喘病，家中应备有止喘药及气雾剂，可尽快使用；如已知有心力衰竭患者，可服用利尿剂、扩血管药（如硝酸甘油等）；如已知有高血压，且测血压高，可口服降压药。

（3）同时拨打急救电话，以免延误抢救时机。

（崔　燕　尚怡君）

第二节　肺源性呼吸困难

【定义】

肺源性呼吸困难是指呼吸系统疾病引起患者自感空气不足、呼吸费力；表现为呼吸运动用力，严重时出现鼻翼扇动、张口耸肩，甚至出现发绀，呼吸辅助肌参与呼吸活动，或伴有呼吸频率、深度与节律异常。

【发生机制】

呼吸系统的功能是吸入氧气，排出二氧化碳，呼吸过程是由三个相互衔接并且同时进行的环节来完成的，包括肺通气、肺换气和血液与组织细胞之间的气体交换。一是外界空气与肺泡之间以及肺泡与肺毛细血管血液之间的气体交换，这称为外呼吸；二是气体在血液中的运输，通过血液中的运行，一方面把肺部摄取的氧及时运送到组织细胞，另一方面又把组织细胞产生的二氧化碳运送到肺毛细血管以便排出体外；三是血液与组织细胞之间的气体交换。当人体吸气时，膈肌和肋间肌收缩，胸廓扩张，膈肌下降，胸腔内负压增大，外界富含氧气的新鲜空气经气道进入肺泡内，氧气透过肺泡壁进入毛细血管内，而毛细血管内由组织新陈代谢而产生的二氧化碳进入到肺泡内。人体呼气时，膈肌及肋间肌松弛，胸廓依靠弹性回缩，二氧化碳便经气道排出体外。如果因为呼吸系统病变所致肺通气不足或者肺换气功能障碍，即出现肺源性呼吸困难。

一、肺通气功能障碍

正常成人在静息时有效通气量约为4L/min。当肺通气功能障碍使肺泡通气不足时可发生呼吸困难。肺通气障碍包括限制性和阻塞性通气障碍。

1. 限制性通气障碍　指吸气时肺泡的扩张受限引起的肺泡通气不足。通常吸气运动是吸气肌收缩引起的主动过程，呼气则是肺泡弹性回缩和肋骨与胸骨借重力作用复位的被动过程。主动过程更易发生障碍。限制性通气障碍的原因有以下几个方面。

（1）呼吸肌活动障碍：中枢或周围神经的器质性病变如脑外伤、脑血管意外、脑炎、脊髓灰质炎、脊神经根炎等；由过量镇静药、安眠药、麻醉药所引起的呼吸中枢抑制；呼吸肌本身的收缩功能障碍如由长时间呼吸困难和呼吸运动增强所引起的呼吸肌疲劳、由营养不良所致呼吸肌萎缩；由低钾血症、缺氧、酸中毒等所致呼吸肌无力等，均可累及呼吸肌收缩功能而引起限制性通气不足。

（2）胸廓的顺应性降低：严重的胸廓畸形、胸膜纤维化等可限制胸部的扩张。

（3）肺的顺应性降低：如严重的肺纤维化或肺泡表面活性物质减少可降低肺的顺应性，使肺泡扩张的弹性阻力增大而导致限制性通气不足。

（4）胸腔积液和气胸：胸腔大量积液或张力性气胸压迫肺，使肺扩张受限。

2. 阻塞性通气不足　气道狭窄或阻塞所致的通气障碍。影响气道阻力的因素有气道内径、长度和形态、气流速度和形式等，其中最主要的是气道内径。管壁痉挛、肿胀或纤维化，管腔被黏液、渗出物、异物等阻塞，肺组织弹性降低以致对气道管壁的牵引力减弱等，均可使气道内径变窄或不规则而增加气流阻力，从而引起阻塞性通气不足。

二、肺换气功能障碍

肺换气功能障碍包括弥散障碍、肺泡通气与血流比例失调以及解剖分流增加。

1. 弥散障碍　指由肺泡膜面积减少或肺泡膜异常增厚和弥散时间缩短引起的气体交换障碍。气体弥散速度取决于肺泡膜两侧的气体分压差、气体的分子量和溶解度、肺泡膜的面积和厚度。气体弥散量还取决于血液与肺泡接触的时间。弥散功能障碍的常见原因有以下两个方面。

（1）肺泡膜面积减小：由于正常人肺泡膜储备量大，只有当肺泡膜面积减少一半以上时，才会发生换气功能障碍。肺泡膜面积减少见于肺实变、肺不张、肺叶切除等。

（2）肺泡膜厚度增加：肺泡膜的薄部为气体交换的部位，它是由肺泡上皮、毛细血管内皮及两者共有的基底膜所构成。当肺水肿、肺泡透明膜形成、肺纤维化及肺泡毛细血管扩张或稀血症导致血浆层变厚时，可因弥散距离增宽使弥散速度减慢。

2. 肺泡通气与血流比例失调　血液流经肺泡时能否获得足够的氧和充分地排出CO_2，使血液动脉化，还取决于肺泡通气量与血流量的比例。

（1）部分肺泡通气不足：病变部分肺泡通气明显减少，而血流未相应减少，使流经这部分的静脉血未经充分动脉化便掺入动脉血内，称功能性分流。如支气管哮喘、慢性支气管炎、阻塞性肺气肿等引起的气道阻塞，以及肺纤维化、肺水肿等引起限制性通气障碍的分布不均匀，导致肺泡通气的严重不均。

（2）部分肺泡血流不足：肺动脉栓塞、弥散性血管内凝血、肺动脉炎、肺血管收缩等，都使部分肺泡血流减少，患部肺泡血流少而通气多，肺泡通气不能充分被利用，称为死腔样通气。

3. 解剖分流增加　生理情况下，肺内也存在解剖分流，即一部分静脉血经支气管静脉和极少的肺内动–静脉交通支直接流入肺静脉。如肺内动、静脉短路开放，使解剖分流量增加，静脉血掺杂增多，而导致呼吸困难。

【分类】

一、按原因分类

1. 气道阻塞　喉与气管疾病，如急性喉炎、喉水肿、喉癌、白喉、喉与气管异物、气管肿瘤、气管受压（甲状腺肿大、纵隔肿瘤等）；支气管疾病，如支气管哮喘、慢性支气管炎、支气管肺癌等。

2. 肺疾病　如大叶性肺炎或支气管肺炎、肺脓肿、肺水肿、肺不张、肺尘埃沉着症，弥漫性肺间质纤维化及急性呼吸窘迫综合征等。

3. 胸廓、胸膜疾病　如气胸、大量胸腔积液、广泛显著胸膜增厚、胸廓外伤及严重胸廓、脊柱畸形等。

4. 神经–肌肉疾病　如脊髓灰质炎和运动神经元疾病累及颈髓、急性多发性神经根神经炎、重症肌无力、药物（肌松剂、氨基苷类等）致呼吸肌麻痹等。

5. 膈运动障碍　如膈麻痹、高度鼓肠、大量腹水、腹腔巨大肿瘤、胃扩张和妊娠末期。

二、按临床表现分类

1. 吸气性呼吸困难　以吸气费力、显著困难为特点。重症患者因吸气肌极度用力，胸腔负压增大，出现三凹征，即胸骨上窝、锁骨上窝及肋间隙在吸气时明显下陷，并伴有干咳及高调的吸气性哮鸣音。此种表现提示喉、气管与大支气管狭窄与阻塞，如突然出现考虑异物阻塞、喉痉挛、喉水肿；如年龄较大，逐渐出现，进行性加重，则应考虑恶性肿瘤；如发生稍快伴发热，则应考虑喉炎、白喉等。

2. **呼气性呼吸困难** 以呼气费力，呼气时间明显延长而缓慢，听诊常伴有干啰音为特点。见于下呼吸道阻塞疾病，如呼吸困难呈发作性，胸部听诊有弥漫性哮鸣音，使用支气管舒张剂有效，提示为支气管哮喘等。

3. **混合性呼吸困难** 其特点为吸气和呼气均感费力，呼吸频率加快、变浅。听诊肺常有呼吸音异常（减弱或消失），可有病理性呼吸音。主要见于广泛性肺实质或间质性病变以及严重胸廓、膈肌、胸膜与神经-肌肉疾病，如严重肺炎、肺结核、大量胸腔积液、气胸等。混合性呼吸困难呼气相更明显，胸廓外形如桶状，肺呼吸音减弱、呼气时间延长，提示阻塞性肺气肿。

三、按呼吸困难程度分类

1. **轻度** 仅在重体力活动时出现呼吸困难。
2. **中度** 表现为轻微体力活动（如走路、日常活动等）即出现呼吸困难。
3. **重度** 即使在安静休息状态下也出现呼吸困难。重度呼吸困难可表现为端坐呼吸，即患者平卧时呼吸困难加重，坐起时呼吸困难减轻，因而迫使患者采取坐位。

四、按呼吸困难发生的进程分类

1. 急性呼吸困难。
2. 慢性呼吸困难。

【常见临床类型】

一、咽喉疾病引起的呼吸困难

1. **咽后壁脓肿** 多见于小儿，起病急骤，呼吸困难伴吞咽痛、喘鸣音、吞咽困难及化脓感染的全身性症状。咽部视诊可见咽后壁红肿，轻触脓肿部位有波动感；颈椎侧位X线片可见咽后壁隆起的软组织肿胀影；结核性者可见颈椎结核的X线表现。

2. **喉及气管内异物** 多见于5岁以下幼儿及昏迷患者。异物引起高度吸气性呼吸困难，严重者可窒息。异物进入气管内引起刺激性咳嗽，进而发生阻塞性肺气肿、肺不张与肺感染等。

3. **喉水肿** 起病急骤，轻者有异物感、吞咽梗阻感、干咳、声嘶，严重者引起呼吸困难甚至窒息。

4. **白喉** 多见于小儿，白喉假膜和喉局部炎症、水肿引起通气道狭窄，出现喉痛、吞咽困难、声嘶、吸气性呼吸困难与喘鸣音、哮吼样咳嗽及全身性中毒症状。

5. **急性喉炎** 多见于幼儿，起病急骤，高热，哮吼样咳嗽，声音嘶哑，呼吸困难常呈昼轻夜重，喉镜检查无灰白假膜。

6. **喉癌** 多见于40岁以上中老年男性。初期发展缓慢，渐渐出现吞咽不适，喉部异物感，声嘶，吞咽痛；后期出现呼吸困难，失音，咳血痰等。

二、支气管与肺部疾病引起的呼吸困难

1. **急性细支气管炎** 又称弥漫性细支气管炎，多见婴幼儿，特别是幼儿，常见呼吸道病毒感染，临床表现为咳嗽、咳痰、哮喘、肺部有细湿啰音，伴全身中毒症状与严重的呼吸道阻塞，

造成呼吸困难，甚至危及生命。

2. **慢性支气管炎** 多见于中年以上吸烟者，表现为咳嗽、咳痰、喘息、低热、反复感染，冬、春季加剧，每年发作3个月以上，反复发作超过2年。

3. **支气管哮喘** 临床上表现为反复发作伴有哮鸣音的呼气性呼吸困难、胸闷、咳嗽、黏稠痰，常在夜间和（或）清晨发作、加剧，呼气延长，两肺满布哮鸣音。

4. **支气管阻塞** 慢性起病者可无症状，急性或大支气管阻塞可引起呼吸困难。

5. **肺炎** 是指终末气道、肺泡和肺间质的炎症。多数起病急骤，常有受凉、淋雨、劳累、病毒感染等诱因，约1/3患病前有上呼吸道感染。由于肺实变通气不足、胸痛以及毒血症而引起呼吸困难、呼吸快而浅。病情严重时影响气体交换，使动脉血氧饱和度下降而出现发绀。

6. **阻塞性肺气肿** 系终末细支气管远端部分（包括呼吸性细支气管、肺泡管、肺泡囊和肺泡）膨胀，并伴有气腔壁的破坏。早期可无明显症状，随着病情进展，可在劳动时出现呼吸困难，以后逐渐明显。

7. **肺不张** 单个小块肺不张或病程进展缓慢者很少或无症状，大块急性（数叶肺或一侧全肺不张）常有呼吸困难。

8. **结核** 慢性纤维空洞型结核、干酪性肺炎、急性粟粒型肺结核患者可有呼吸困难。

9. **尘肺** 是长期吸入粉尘所致的以肺组织纤维性病变为主的疾病。气短为早期症状，多有咳嗽、咳痰、咯血、胸痛，病情进行性加剧，出现呼吸困难。

10. **肺癌** 发生呼吸困难见于晚期，由于肿瘤阻塞支气管腔发生大块肺不张、阻塞性肺炎；或由于胸膜转移而产生大量积液；或由于纵隔淋巴结转移而引起上腔静脉综合征。

11. **结节病** 是一种多系统、多器官受累的肉芽肿性疾病。常侵犯肺、双侧肺门淋巴结，临床上90%以上有肺的改变，其次是皮肤和眼的病变，浅表淋巴结、肝、脾、肾、骨髓、神经系统、心脏等几乎全身每个器官均可受累。胸内结节病早期常无明显症状和体征。有时有咳嗽、咳少量痰液，偶见少量咯血；可有乏力、发热、盗汗、食欲减退、体重减轻等。病变广泛时可出现胸闷、气急甚至发绀。

12. **肺栓塞和肺梗死** 是指嵌塞物质进入肺动脉及其分支，阻断组织血液供应所引起的病理和临床状态。常见的栓子是血栓，其余为少见的新生物细胞、脂肪滴、气泡、静脉输入的药物颗粒甚至导管头端引起的肺血管阻断。患者突然发生呼吸困难、咳嗽、咯血、胸痛、胸闷、胸腔积液、低血压或休克。体征为呼吸增快、发绀、肺部湿啰音或哮鸣音、肺野偶可闻肺血管杂音。行心电图、心彩超、肺动脉造影检查进一步明确诊断。

13. **急性肺水肿** 是心内科急症之一，其临床主要表现为突然出现严重的呼吸困难，端坐呼吸，伴咳嗽，常咳出粉红色泡沫样痰。患者烦躁不安，口唇发绀，大汗淋漓，心率增快，两肺布满湿啰音及哮鸣音，严重者可引起晕厥及心脏骤停。X线检查：主要是肺泡状增密阴影，相互融合呈不规则片状模糊影，弥漫分布或局限于一侧或一叶，或见于肺门两侧，由内向外逐渐变淡。血气分析$PaCO_2$偏高和/或PaO_2下降，pH偏低，表现为低氧血症和呼吸性酸中毒。

14. **急性呼吸窘迫综合征** 是指肺内、外严重疾病导致以肺毛细血管弥漫性损伤、通透性增强为基础，以肺水肿、透明膜形成和肺不张为主要病理变化，以进行性呼吸窘迫和难治性低氧血症为临床特征的急性呼吸衰竭综合征。早期患者可无呼吸系统症状。随着病情进展，患者呼吸窘迫，感胸部紧束，吸气费力、发绀，常伴有烦躁、焦虑不安，肺部体征无异常发现，或可听到吸气时细小湿啰音。X线胸片显示清晰肺野，或仅有肺纹理增多模糊。动脉血气分析示PaO_2和$PaCO_2$偏低。呼吸窘迫不能用通常的氧疗使之改善。

15. **弥漫性间质性肺纤维化** 是一种原因不明、以弥漫性肺泡炎和肺泡结构紊乱最终导致肺间质纤维化为特征的疾病。主要病理特点为肺间质和肺泡腔内纤维化和炎细胞浸润混合存在。

进行性加重的呼吸困难为最主要症状，占84%~100%。体征两侧胸腔对称性缩小，胸部扁平，膈肌上抬。多数患者中下肺部可听到连续、高调的爆裂音（Velcro啰音）。杵状指、趾出现较早。胸部X线检查可见两侧散在小斑片状影，主要位于中下肺野，或呈均匀散布的小圆形影、蜂窝状影和胸膜增厚。胸部CT检查，特别是薄层肺扫描，具有重要的诊断价值。肺功能检查通气功能呈限制性减退，肺弥散功能降低，血液气体分析示低氧血症、正常或低碳酸血症（晚期高碳酸血症）。

三、胸膜疾病引起的呼吸困难

1. **自发性气胸** 是指因肺部疾病使肺组织和脏层胸膜破裂，或靠近肺表面的细微气泡破裂，肺和支气管内空气逸入胸膜腔。表现为突然发生胸痛，呼吸困难，胸闷，严重者烦躁不安、大汗、发绀，呼吸加快，脉搏细速，甚至休克。体检可见气管向健侧移位，患侧胸部饱满，呼吸运动减弱或消失，叩诊呈鼓音，语颤及呼吸音减弱。

2. **胸腔积液** 急性形成的大量胸腔积液可有呼吸困难，缓慢发生者不明显。

3. **胸膜间皮瘤** 为高度恶性肿瘤，肿瘤沿胸膜表面弥漫浸润扩展，故也称恶性弥漫性胸膜间皮瘤。此瘤多见于老年人，现已证明其发病与吸入石棉粉尘密切相关。典型病例表现为气急、胸痛和胸腔积液，胸水常为血性。恶性胸膜间皮瘤可引起广泛胸膜增厚及大量血性胸腔积液而发生呼吸困难。

四、纵隔疾病引起的呼吸困难

1. **纵隔炎** 指纵隔内的细菌感染，分为急性和慢性。起病有高热、寒战等毒血症状，常伴吞咽困难、胸骨后疼痛，并向颈部放射或引起耳痛。若脓肿形成压迫气管可产生高音调性质的咳嗽、呼吸困难。X线表现为两侧纵隔阴影增宽，以上纵隔为明显，由于炎症累及周围胸膜致使两侧轮廓较模糊。侧位胸片可见胸骨后密度增加气管、主动脉弓的轮廓模糊。

2. **纵隔气肿** 常由肺泡壁破裂、纵隔内气道破裂、食管破裂、腹腔游离气体进入纵隔、颈部气体进入纵隔引起。少量积气可无症状，突然发生或大量气体进入纵隔，压迫其内器官，可导致呼吸循环障碍。X线检查发现纵隔两侧透亮带可肯定诊断。原因不明的颈部皮下气肿应考虑有纵隔气肿的可能。

3. **纵隔肿瘤** 可引起压迫症状，出现呼吸困难、咳嗽、上腔静脉综合征。

【诊断思路】

1. **确定是否有呼吸困难** 患者自感空气不足、呼吸费力；表现为呼吸运动用力，严重时出现鼻翼扇动、张口耸肩甚至发绀，呼吸辅助肌参与活动，或伴有呼吸频率、深度与节律异常。

2. **呼吸困难伴随症状**

（1）发作性呼吸困难伴哮鸣音：多见于支气管哮喘、心源性哮喘；突发性重度呼吸困难见于急性喉水肿、气管异物、大面积肺栓塞、自发性气胸等。

（2）呼吸困难伴发热：多见于肺炎、肺脓肿、肺结核、胸膜炎、急性心包炎等。

（3）呼吸困难伴一侧胸痛：见于大叶性肺炎、急性渗出性胸膜炎、肺栓塞、自发性气胸、急性心肌梗死、支气管肺癌等。

（4）呼吸困难伴咳嗽、咳痰：见于慢性支气管炎、阻塞性肺气肿继发肺部感染、支气管扩张、肺脓肿等；伴大量泡沫痰可见于有机磷中毒；伴粉红色泡沫痰见于急性左心衰竭。

（5）呼吸困难伴意识障碍：见于脑出血、脑膜炎、糖尿病酮症酸中毒、尿毒症、肺性脑病、急性中毒、休克型肺炎等。

3. 问诊要点

（1）呼吸困难发生的诱因：包括有无引起呼吸困难的基础病因和直接诱因，如心、肺疾病、肾病、代谢性疾病病史和有无药物、毒物摄入史及头痛、意识障碍、颅脑外伤史。

（2）呼吸困难发生的快与慢：询问起病是突然发生、缓慢发生、还是渐进发生或者有明显的时间性。

（3）呼吸困难与活动、体位的关系：如左心衰竭引起的呼吸困难。

（4）伴随症状如发热、咳嗽、咳痰、咯血、胸痛等。

【治疗原则】

（1）脱离诱因现场。

（2）吸氧、通畅气道。

（3）病因治疗是关键。

（张　捷　闫冰迪）

第三节　急性呼吸窘迫综合征

【定义】

急性呼吸窘迫综合征是继发于多种疾病过程中出现的急性进行性缺氧性呼吸衰竭，为急性呼吸衰竭的一种特殊类型。临床上以急性呼吸窘迫、顽固性低氧血症和非心源性肺水肿为特征性表现；早期表现为急性肺损伤（ALI），重度的ALI即为急性呼吸窘迫综合征（ARDS）；晚期可表现为多器官功能障碍综合征（MODS）甚至发展为多器官衰竭（MOF）。ARDS不是一个独立的疾病，是临床内、外、妇、儿等各科均较常见的一种危重急症，其救治以机械通气支持为主，病死率为40%~70%。

【发生机制】

ARDS的病因各异，但是病理生理和临床过程基本上并不依赖于特定病因，共同基础是肺泡-毛细血管的急性损伤。肺损伤可以是直接的，如胃酸或毒气的吸入，创伤等导致内皮或上皮细胞物理化学性损伤。而更多见的则是间接性肺损伤。虽然肺损伤的机制迄今未完全阐明，但已经确认它是系统性炎症反应综合征的一部分。在肺泡毛细血管水平由细胞和体液介导的急性炎症反应，涉及两个主要过程即炎症细胞的迁移与聚集，以及炎症介质的释放。它们相辅相成，作用于肺泡毛细血管膜的特定成分，从而导致通透性增高。

一、炎症细胞的迁移与聚集

几乎所有肺内细胞都不同程度地参与ARDS的发病，而作为ARDS急性炎症最重要的效应细胞之一的则是多形核白细胞（PMNs）。在创伤、脓毒血症、急性胰腺炎、理化刺激或体外循环等情况，由于内毒素脂多糖（LPS）、C5a、白细胞介素-8（IL-8）等因子作用，PMNs在肺毛细血管内大量聚集，首先是附壁流动并黏附于内皮细胞，再经跨内皮移行到肺间质，然后藉肺泡上皮脱屑而移至肺泡腔。这一过程有多种黏附分子的参与和调控。PMNs呼吸暴发和释放其产物是肺损伤的重要环节。肺泡巨噬细胞（AMS）除作为吞噬细胞和免疫反应的抗原递呈细胞外，也是炎症反应的重要效应细胞，参与ARDS的发病，经刺激而激活的AMS释放IL-1、肿瘤坏死因子-α（TNF-α）等促使PMNs在肺中趋化和聚集很可能是ALI的启动因子。血小板聚集和微栓塞是ARDS常见病理改变，推测血小板聚集和微栓塞是ARDS常见病理改变，推测血小板及其产物在ARDS发生机制中也起着重要作用。近年发现肺毛细血管和肺泡上皮细胞等结构细胞不单是靶细胞，也能参与炎症免疫反应，在ARDS的次级炎症反应中具有特殊意义。

二、炎症介质释放

炎症细胞激活和释放介质是同炎症反应伴随存在的，密不可分，这里仅为叙述方便而分开讨论。以细菌LPS刺激为例，它与巨噬细胞表面受体结合，引起细胞脱落和细胞小器释放众多介质，包括以下几种。

（1）脂类介质：如花生四烯酸代谢产物、血小板活化因子（PAF）。

（2）反应性氧代谢物：有超氧阴离子（O_2^-）、过氧化氢（H_2O_2）、羟根（OH^-）等。

（3）肽类物质：如PMNs/AMS蛋白酶、补体底物、参与凝血与纤溶过程的各种成分、细胞因子，甚至有人将属于黏附分子种族的整合素也列入此类介质。前些年对前两类介质研究甚多，而近年对肽类介质尤其是炎前细胞因子和黏附分子更为关注，它可能是启动和推动ARDS"炎症瀑布"、细胞趋化、跨膜迁移和聚集、炎症反应和次级介质释放的重要介导物质。

三、肺泡毛细血管损伤和通透性增高

维持和调节毛细血管结构完整性和通透性的成分包括细胞外基质、细胞间连接、细胞骨架以及胞饮运输与细胞底物的相互作用。ARDS的直接和间接损伤对上述每个环节都可以产生影响。氧自由基、蛋白酶、细胞因子、花生四烯酸代谢产物以及高荷电产物（如中性粒细胞主要阳离子蛋白）等可以通过下列途径改变膜屏障的通透性：①裂解基底膜蛋白和（或）细胞黏附因子；②改变细胞外系纤维基质网结构；③影响细胞骨架的纤丝系统，导致细胞变形和连接撕裂。

【分类】

引起ARDS的病因很多，病因间相互有叠加作用，且与ARDS的发病率有密切关系，发生原因如下。

（1）感染：肺内外的病毒、细菌、真菌等严重感染。

（2）休克：各种类型的休克，以脓毒症性休克最为常见。

（3）创伤：严重的颅脑创伤、肺挫伤、重度烧伤等。

（4）有毒气体吸入：氯气、光气等。

（5）误吸：胃内容物、淡水和海水等误吸。

（6）药物过量：巴比妥类、百草枯、水杨酸等。

（7）代谢紊乱：肝衰竭、尿毒症和糖尿病酮症酸中毒等。

（8）血液系统疾病：急诊或术后大量输血、体外循环术后和弥漫性血管内凝血（DIC）等。

（9）妇产科疾病：子痫、羊水栓塞等。

（10）其他：急性重症胰腺炎引起ARDS十分常见；此外，高颅压综合征、心脏电复律术后等均有发生ARDS的可能。

【鉴别诊断】

ARDS的突出临床表现为呼吸困难和肺水肿，在进行ARDS诊断时要以此为主症进行分析，以排除引起呼吸困难和肺水肿的可能性。

一、原发性和继发性ARDS

临床工作中医生遇到急、慢性肺部病变患者出现呼吸窘迫表现时，常认为是肺部本身病变引起而不考虑为ARDS，致使病情最后发展为ARDS，失去早期治疗机会。目前认为，由肺部病变引起的ARDS称原发性ARDS；而远隔器官受损引起者称继发性ARDS。所以，在遇到肺部病变治疗效果差，并进行性加重、有呼吸困难和肺水肿倾向时，应考虑到原发性ARDS的可能性。

二、心源性和非心源性肺水肿

心源性和非心源性肺水肿鉴别诊断如表21-1所示。

表21-1　心源性和非心源性肺水肿鉴别诊断

	心源性肺水肿	非心源性肺水肿
基础疾病	心脏病史	直接或间接肺损伤因素
病理基础	压力性肺水肿	渗透性肺水肿
发病	起病急剧，不能平卧	起病较急，多可平卧
咳痰	粉红色泡沫痰	无痰或血水样痰
体征	双肺大量湿啰音、哮鸣音	湿啰音少
X线	心影扩大，双肺蝶翼样阴影	心影不大，双肺斑片浸润阴影，支气管充气相
血气分析	轻度低氧血症，吸氧改善明显	显著低氧血症，吸氧难以纠正
治疗反应	强心、利尿、扩血管有效	强心、利尿、扩血管无效

【诊断思路】

一、起病情况

大多数ARDS患者急性起病，病情进展快。

二、症状与体征

1. **急性呼吸困难和窘迫**　呼吸极度困难，尤其以吸气相为主，呼吸频率大于28 ~ 30次/分，进行性加快。

2. **缺氧和发绀**　口唇、指甲床乃至全身发绀，表现出极度烦躁不安、心率加快。

3. **神志变化**　躁动不安、恍惚、淡漠、谵妄乃至昏迷。

4. **肺部体征**　呼吸急促外，吸气"三凹征"，唇甲明显发绀。晚期肺部可闻及病理性支气管呼吸音、干啰音和水疱音。

三、辅助检查

（一）血气分析

1. **PaO_2**　低氧血症是ARDS突出的表现，当有原发病原因，且存在$PaO_2 < 8.0kPa$（60mmHg）或有进行性下降趋势时即应警惕早期ARDS的可能。

2. **氧合指数（PaO_2/FiO_2）**　能较好地反映吸氧情况下机体缺氧的现状，而且与肺内分流量有良好的相关性。正常范围为55.3~66.7kPa（400~500mmHg），ARDS时$PaO_2/FiO_2 < 26.7kPa$（200mmHg）。

3. **PaCO₂** 早期 $PaCO_2$ 多不升高，甚至可因过度通气而低于正常；若 $PaCO_2$ 升高则表明肺通气量显著下降和呼吸肌疲劳，提示病情危重。

4. **酸碱失衡** 早期多有单纯性呼吸性碱中毒，随着病情进展可合并代谢性酸中毒；晚期可出现呼吸性酸中毒，甚至三重酸碱失衡，此时预后极差。

5. **其他** 有条件时可进一步测定中心静脉血氧分压、组织氧供和氧耗，以及动脉血乳酸水平可以了解组织氧需状态。

（二）X线胸片

1. **早期** （发病24小时内）可无异常，或肺血管纹理增多呈网状，边缘模糊。

2. **中期** 在发病的1~5天，以肺实变为主要特征，斑片状以至融合成大片状的浸润阴影，大片阴影中可见支气管充气征。

3. **晚期** 发病5天以上，呈"白肺"样改变，即两肺野或大部分呈均匀的密度增加，磨玻璃样改变，支气管充气征明显，心影边缘不清或消失。

（三）白细胞计数与分类

ARDS早期由于中性粒细胞在肺内聚集、浸润，外周白细胞常呈短暂的一过性下降，但杆状核粒细胞>10%；随着病情的发展，外周血白细胞很快回升至正常；由于合并感染或其他应激因素亦可显著高于正常。

（四）肺毛细血管楔压（PCWP）

PCWP正常值为5~14mmHg，ARDS时一般小于12mmHg，若大于18mmHg则见于心源性肺水肿。

（五）呼吸系统总顺应性（TRC）

TRC正常值为100ml/0.098kPa（100ml/cmH₂O）。ARDS时TRC低于50ml/0.098kPa（50ml/cmH₂O）。

【治疗原则】

（1）控制感染，积极治疗原发病。

（2）机械通气，纠正低氧血症。

（3）加强液体管理，维持组织氧合。

（4）药物治疗，调控全身炎症反应（糖皮质激素、山莨菪碱等）。

（5）加强营养及护理，防治并发症。

（张　捷　马天罡）

第四节　气　胸

【定义】

胸膜腔由胸膜壁层和脏层构成，是不含空气的密闭的潜在性腔隙。任何原因使胸膜破损，空气进入胸膜腔，都称为气胸。此时胸膜腔内压力升高，甚至由负压变成正压，使肺脏压缩，静脉回心血流受阻，产生不同程度的肺、心功能障碍。按胸膜破裂情况和胸腔压力变化可分为闭合性气胸、开放性气胸和张力性气胸三类。

【 发生机制 】

1. **外伤性气胸**　常见各种胸部外伤，包括锐器刺伤及枪弹穿透伤、肋骨骨折端错位刺伤肺，以及诊断治疗性医疗操作过程中的肺损伤。

2. **继发性气胸**　为支气管肺疾患破入胸腔形成气胸。如慢性支气管炎、尘肺支气管哮喘等引起的阻塞性肺疾患，肺间质纤维化，蜂窝肺和支气管肺癌部分闭塞气道产生的泡性肺气肿和肺大疱，以及靠近胸膜的化脓性肺炎，肺脓肿，结核性空洞，肺真菌病，先天性肺囊肿等均可引起继发性气胸。

3. **特发性气胸**　指平时无呼吸道疾病病史，但胸膜下可有肺大疱，一旦破裂形成气胸称为特发性气胸。多见于瘦长体型的男性青壮年。

4. **慢性气胸**　指气胸经2个月尚无全复张者。其原因为：吸收困难的包裹性液气胸，不易愈合的胸膜瘘、肺大疱或先天性支气管囊肿形成的气胸，以及与气胸相通的气道梗阻或萎缩肺覆以较厚的机制化包膜阻碍肺复张。

5. **创伤性气胸**　创伤性气胸的发生率在钝性伤中约占15%~50%，在穿透性伤中约占30%~87.6%。气胸中空气在绝大多数病例来源于肺被肋骨骨折断端刺破（表浅者称肺破裂，深达细支气管者称肺裂伤），亦可由于暴力作用引起的支气管或肺组织挫裂伤，或因气道内压力急剧升高而引起的支气管或肺破裂。锐器伤或火器伤穿通胸壁，伤及肺、支气管和气管或食管，亦可引起气胸，且多为血气胸或脓气胸。偶尔在闭合性或穿透性膈肌破裂时伴有胃破裂而引起脓气胸。

【 分类 】

1. **闭合性气胸**　闭合性气胸的胸腔压仍低于大气压，胸膜腔积气量决定伤侧肺萎陷程度。随着胸腔内积气与肺萎陷程度增加，肺表面裂口缩小，直至吸气时也不开放，气胸则可趋于稳定。伤侧肺萎陷使肺呼吸面积减少，将影响肺通气和换气功能，通气血流比率也失衡。伤侧胸内压增加可引起纵隔向健侧移位。

2. **开放性气胸**　由火器伤或锐器伤造成胸壁缺损创口，胸膜腔与外界大气直接相通，空气可随呼吸自由进入胸膜腔，形成开放性气胸。伤侧胸腔压力等于大气压，肺受压萎陷，萎陷的程度取决于肺顺应性和胸膜有无粘连。健侧胸膜腔仍为负压，低于伤侧，使纵隔向健侧移位，健侧肺亦有一定程度的萎陷。同时，由于健侧胸腔压力仍可随呼吸周期而增减，从而引起纵隔摆动（或扑动）和残气对流（或摆动气），导致严重的通气、换气功能障碍。纵隔摆动引起心脏大血管来回扭曲以及胸腔负压受损，使静脉血回流受阻，心排出量减少。

3. **张力性气胸**　胸壁、肺、支气管或食管上的创口呈单向活瓣，与胸膜腔相通、吸气时活瓣开放，空气进入胸膜腔；呼气时活瓣关闭，空气不能从胸膜腔排出。因此随着呼吸的进行，伤侧胸膜腔内压力不断增高，以致超过大气压，形成张力性气胸，又称压力性气胸或活瓣性气胸。伤侧肺组织高度受压缩，并将纵隔推向健侧，使健侧肺亦受压缩，从而使通气面积减少和产生肺内分流，引起严重呼吸功能不全和低氧血症。同时，纵隔移位使心脏大血管扭曲，再加上胸腔压力增高以及常伴有的纵隔气肿压迫心脏及大静脉和肺血管（心包外心脏压塞），造成回心静脉血流受阻，心排出量减少，引起严重的循环功能障碍甚至休克。

【 鉴别诊断 】

1. **支气管哮喘**　支气管哮喘患者有多年哮喘反复发作史，有气急和呼吸困难。当哮喘患者呼吸困难突然加重且有胸痛，应考虑并发气胸的可能，放射线检查可以作出鉴别。

2. **阻塞性肺气肿** 肺气肿患者病史较长，呼吸困难是长期缓慢加重的，当阻塞性肺气肿患者呼吸困难突然加重且有胸痛，应考虑并发气胸的可能，放射线检查可以作出鉴别。

3. **急性心肌梗死** 急性心肌梗死患者有急起胸痛、胸闷甚至呼吸困难、休克等临床表现，但常有高血压、动脉粥样硬化、冠心病史。体征、心电图和放射线胸透有助于诊断。

4. **肺栓塞** 肺栓塞患者有胸痛、呼吸困难和发绀等酷似自发性气胸的临床表现，但患者往往有咯血和低热，并常有下肢或盆腔栓塞性静脉炎、骨折、严重心脏病、心房纤颤等病史，或发生在长期卧床的老年患者。体征和放射线检查有助于鉴别。

5. **肺大疱** 位于肺周边部位的肺大疱有时在X线下被误为气胸。肺大疱可因先天发育形成，也可因支气管内活瓣阻塞而形成张力性囊腔或巨型空腔，起病缓慢，气急不剧烈，从不同角度作胸部透视，可见肺大疱或支气管源囊肿为圆形或卵圆形透光区，在大疱的边缘看不到发线状气胸线，疱内有细小的条纹理，为肺小叶或血管的残遗物。肺大疱向周围膨胀，将肺压向肺尖区、肋膈角和心膈角，而气胸则呈胸外侧的透光带，其中无肺纹可见。

其他如消化性溃疡穿孔、膈疝、胸膜炎和肺癌等，有时因急起的胸痛，上腹痛和气急等，亦应注意与自发性气胸鉴别。

【诊断思路】

1. **病史及症状** 可有或无用力增加胸腔、腹腔压力等诱因，多突然发病，主要症状为呼吸困难、患侧胸痛、刺激性干咳，张力性气胸者严重烦躁不安，可出现发绀、多汗甚至休克。

2. **体格检查** 少量或局限性气胸多无阳性体征。典型者气管向健侧移位，患侧胸廓饱满、呼吸活动度减弱，扣诊呈过清音，呼吸音减弱或消失。左侧气胸并发纵隔气肿者，有时心前区可听到与心跳一致的吡啪音（Hamman征）。

3. **辅助检查**

（1）X线胸部检查：为最可靠诊断思路，可判断气胸程度、肺被压缩情况及有无纵隔气肿、胸腔积液等并发症。气胸程度可由X线上肺组织压缩情况进行评估，被压缩肺组织边缘在锁骨部为25%，气胸宽度占总宽度的1/4时（外带压缩），压缩35%；气胸宽度占总宽度的1/3时（外带压缩），压缩50%；气胸宽度占总宽度的1/2时（外中带压缩），压缩65%；压缩至肺门部为90%以上（外中内带压缩），而非100%。

（2）其他检查

①血气分析：对肺压缩>20%者可出现低氧血症。

②胸腔穿刺测压：有助于判断气胸的类型。

③胸腔镜检查：对慢性、反复发作的气胸，有助于弄清肺表面及胸膜病变情况。

④血液学检查：无并发症时无阳性发现。

【治疗原则】

（1）对症治疗：包括卧床休息、氧疗、镇痛等。

（2）胸腔减压：包括胸腔穿刺抽气及胸腔闭式引流排气。

（3）手术治疗。

（张　捷　马天罡）

第五节　胸腔积液

【定义】

　　胸腔积液（简称胸水）是指某些因素使胸膜腔内液体形成过快或吸收过缓，胸膜腔内积存液体超出正常范围（一般约3~15ml）的一种病理改变，可引起胸闷、胸痛、心悸、呼吸困难等症状。

【发生机制】

　　胸腔积液是常见的内科问题。20世纪80年代以后，人们对胸腔积液的生成机制达成共识，即在压力梯度的作用下体液从壁层和脏层胸膜的体循环血管通过有渗漏性的胸膜进入胸膜腔，然后通过壁层胸膜的淋巴管微孔经淋巴管回吸收，正常情况下脏层胸膜对胸水吸收的作用较小。其中压力梯度=流体静水压（为胸膜毛细血管流体静水压—胸腔内压）—血浆胶体渗透压+胸腔积液胶体渗透压。当任何因素导致液体的产生和回吸收不平衡时即可引起胸腔积液，临床上常见的病因和发生机制有：①胸膜毛细血管内静水压增高；②胸膜通透性增加；③胸膜毛细血管内胶体渗透压降低；④壁层胸膜淋巴引流障碍；⑤胸腔内压减小；⑥胸腔积液胶体渗透压增加；⑦胸膜损伤。

【分类】

一、根据产生原因及性质分类

　　1. **漏出性胸腔积液**　漏出液外观透明清亮，静置不凝固，比重<1.016~1.018。细胞数常少于100×10^6/L，以淋巴细胞与间皮细胞为主，pH接近7.6，葡萄糖含量与血中含量相近，胸水涂片及培养均查不到病原体。蛋白含量较低（<30g/L），以清蛋白为主，黏蛋白试验（Rivalta试验）阴性，各种酶学检查及肿瘤标志物检测均在正常范围内。

　　2. **渗出性胸腔积液**　渗出液外观多呈草黄色，也可呈血性、乳状、黑色、咖啡色等，稍浑浊，易有凝块，比重>1.018。细胞数常超过500×10^6/L，以淋巴细胞或中性粒细胞为主，有时可见大量红细胞，超过5×10^9/L，恶性胸水中约有40%~90%可查到恶性肿瘤细胞。pH常降低，葡萄糖含量正常或降低，胸水涂片查找细菌及培养可找到病原体。蛋白含量较高（>30g/L），胸水/血清比值大于0.5，黏蛋白试验（Rivalta试验）阳性，可见各种酶学检查及肿瘤标志物检测异常，如乳酸脱氢酶（LDH）、淀粉酶、腺苷脱氨酶（ADA）、癌胚抗原（CEA）等增高，甘油三酯增高。胆固醇浓度>1.56mmol/L，胸腔积液/血清胆红素比例>0.6，血清–胸腔积液清蛋白梯度<12g/L。

　　但临床上有些积液介于渗出液及漏出液之间，难于分类，系由于多种机制参与积液的形成，多见于恶性胸腔积液。

二、根据病因分类

1. **感染性胸腔积液**　如细菌（包括结核菌）、真菌、寄生虫、非典型病原体等。
2. **肿瘤性胸腔积液**　如支气管肺癌胸膜转移、胸膜间皮瘤及其他部位肿瘤胸膜转移。
3. **免疫损伤性胸腔积液**　如系统性红斑狼疮、风湿热、类风湿关节炎等。
4. **物理损伤性胸腔积液**　如创伤等。

三、根据性状分类

分为血性、乳糜性、胆固醇性、脓性胸腔积液等。

【常见临床类型】

一、漏出液

（一）低蛋白血症

血浆蛋白质包括血浆白蛋白、各种球蛋白、纤维蛋白原及少量结合蛋白如糖蛋白、脂蛋白等，总量为6.5%~7.8%，是构成血浆胶体渗透压的主要成分。若血浆总蛋白质低于6.0%，则可诊断为低蛋白血症。严重低白蛋白血症，导致血浆胶体渗透压下降，而大分子物质不能透过胸膜进入胸膜腔，胸水胶体渗透压受影响较小，压力梯度增加，胸水渗出增加引起胸腔积液的发生。患者有进食不佳、肝硬化或肝癌病史，处于营养消耗状态，胸水多为漏出液改变，伴有全身可凹性水肿，血白蛋白降低，纠正低蛋白血症后胸水可吸收。行肝功检查可明确。

（二）引起胸膜毛细血管内静水压增高的疾病

1. 充血性心力衰竭 缺血性心脏病、心肌病、高血压、甲亢、心脏瓣膜病、缩窄性心包炎、肺源性心脏病、妊娠、贫血、劳累、静脉内迅速大量补液等均可引起充血性心力衰竭。由于体静脉压和肺静脉压同时升高导致胸膜毛细血管静水压增高，压力梯度增大，胸膜腔内液体产生增多，超过回吸收能力，产生胸腔积液。患者有上述病史，有左心衰或右心衰症状、体征，胸水多为漏出液改变，行心电图、胸片、心脏彩超、肺毛细血管楔压、心房钠尿肽等检查可明确，去除诱发因素、纠正心功能后胸水可吸收。

2. 上腔静脉或奇静脉阻塞 多见于胸腔肿瘤，也可见于心包填塞或纵隔炎症。由于体循环毛细血管静水压增高和淋巴引流受阻，部分患者可伴有胸腔积液，多为漏出液，伴有颜面肿胀、头晕、颈部以及胸部血管怒张等症状，胸部CT及上腔静脉造影可明确。

（三）肺不张

肺不张的常见原因为肿瘤阻塞支气管，亦可由肿瘤、肿大淋巴结等压迫支气管引起，也可见于痰液阻塞、手术并发症等，迅速出现胸腔内压降低，压力梯度增加，胸水渗出增加引起胸腔积液，多为漏出液改变。肿瘤所致肺不张可因肿瘤胸膜转移出现渗出液或介于渗出液及漏出液性质之间的积液，胸部CT可见典型改变。

（四）甲状腺功能减退症

甲状腺功能减退症常由自身免疫损伤、甲亢治疗过度、碘过量等引起，其病理特征是黏多糖在组织和皮肤堆积，表现为黏液性水肿。由于胸腔积液胶体渗透压增加导致压力梯度增加，胸水产生增加，多为漏出液改变，同时可表现为淡漠、心功能下降、全身水肿及心包积液，甲状腺功能检查可明确，给予甲状腺素替代治疗后上述症状可缓解。

（五）骨髓移植

毛细血管静水压的增高、血管通透性的增加或两者同时存在是导致胸腔积液发生的主要病理生理机制。减轻化疗药物毒性引起的过度水化、大量输血、过量的胃肠外营养、化疗药物所致的心肾功能的损害均可使毛细血管静水压增高。全身放射线照射、免疫抑制剂、脓毒血症所致的肺损伤可使毛细血管通透性增加，均可引起胸腔积液，多为漏出液，也可呈渗出液改变。

（六）腹膜透析

并发胸腔积液的总体发生率为1.6%~10%，好发于右侧，其发生机制未完全明确，考虑如下几个方面。

（1）膈肌存在解剖学缺陷：由于先天性或后天性膈肌缺损、局部大疱、裂孔造成胸腹腔连通，致透析液经有缺损的横膈渗漏入胸腔。

（2）胸腹腔压差变化：当腹内压一过性或持续增高使胸腹腔压力失衡、膈肌变薄，造成腹腔经膈肌上小孔或经胸导管转运液体的负荷骤增，一旦超出其转运负荷即可在局部形成积液，由于胸导管多位于右侧，故右侧胸水较左侧更为好发。

（3）膈下淋巴引流系统障碍。

（4）尿毒症毒素可直接抑制浆膜细胞功能，使毛细血管通透性增加，造成局部液体漏出。

二、渗出液

（一）恶性胸腔积液

多为胸内或胸外肿瘤直接侵犯或转移至胸膜，肺癌、乳腺癌及淋巴瘤为最常见三大病因，少部分为胸膜原发肿瘤，如间皮瘤。其引起胸腔积液原因考虑如下：①肺不张导致胸腔内压降低；②侵犯淋巴管导致淋巴回流障碍；③胸膜病变导致胸膜通透性增加，均引起胸腔积液。同时低蛋白血症、阻塞性肺炎、肺栓塞、放射治疗等也可引起胸水的发生。恶性胸腔积液多为单侧，呈红色或黄色渗出液改变，少数为乳糜胸或介于渗出液与漏出液之间。胸水、胸膜活检组织病理学检查可明确。治疗可行胸腔局部治疗配合全身抗肿瘤治疗。

（二）感染所致胸腔积液

1. **结核性胸膜炎** 多见于青壮年，伴有典型午后低热、盗汗、乏力、体重减轻等结核中毒症状，起初胸痛，呈剧烈针刺样痛，深呼吸及咳嗽时加重，后疼痛逐渐减轻开始出现咳嗽、气急、胸闷、呼吸困难症状，伴有支气管胸膜瘘时咳出大量脓痰（即脓性胸液）。它是世界上最常见的单侧胸腔积液病因，也可呈多浆膜腔积液，胸水检查以淋巴细胞为主，间皮细胞<5%，蛋白质多大于40g/L，ADA及γ干扰素增高。沉渣找结核杆菌或培养可呈阳性，但阳性率仅约20%，胸膜活检阳性率达60%~80%，PPD皮试强阳性，诊断需除外其他疾病所致胸腔积液，试验性抗结核治疗有效，胸水量大应积极排液治疗。老年患者病变不典型。

2. **真菌性胸膜炎** 肺曲霉菌感染、隐球菌感染、放线菌及奴卡菌感染均可引起胸腔积液，多见于免疫功能低下患者，临床表现各异，常见症状有咳嗽、发热、胸痛、喘息、血痰或脓痰等，诊断有赖于病原学检测。痰或下呼吸道分泌物、肺活检组织、胸腔积液标本的涂片和培养检查，胸水墨汁染色可检测隐球菌。治疗上需系统抗真菌治疗。

3. **肺炎旁胸腔积液** 指细菌性肺炎、肺脓肿、支气管扩张等引起的胸腔积液，大多数为胸膜反应性渗出，液体量较少，随肺炎好转而吸收，积液量多，pH<7.2时应尽早插管引流，极少数患者可演变为脓胸。

4. **脓胸** 常见于有合并症和全身或肺部防御功能异常患者，如糖尿病、长期应用免疫抑制剂、支气管扩张症、慢性阻塞性肺疾病、肺结核、肺癌、口腔疾病等，致病菌经过淋巴途径、血液播散及直接进入方式进入胸膜腔引起脓胸，表现为高热、胸痛、纳差、呼吸急促、脉速等症状。严重者可出现发绀及休克，胸腔积液外观呈脓性，细胞计数明显增高，以中性粒细胞为主，pH和糖含量降低，LDH水平增高，细菌涂片染色及细菌培养可明确诊断。治疗需及时排出脓液，给予有效抗生素治疗，慢性脓胸预后差，多需手术治疗。

5. **非典型病原体感染** 支原体、衣原体、军团菌、立克次体感染均可出现胸腔积液，临床表现不典型，病原学检测可确诊，组织、分泌物、胸腔积液中检测出抗原，涂片染色或培养出病原体可确诊，治疗首选大环内酯类和氟喹诺酮类抗生素。

6. **寄生虫感染**　常见引起胸腔积液的寄生虫为肺吸虫、阿米巴原虫、肺包虫。

（1）肺吸虫病：主要具有以下临床特点。

①发生在流行区，有生吃腌豆、螃蟹和蝲蛄史。

②胸腔积液性质为渗出液，外观可为草黄色或血性，常规检查嗜酸性粒细胞增加，偶可查到夏科雷登结晶和虫卵。

③白细胞总数增高，嗜酸性粒细胞为0.05~0.20，急性期可达0.77，绝对计数（0.5~3.5）×10^9/L，血沉加快。

④免疫学检查：皮内试验阳性率高达98%~100%，若将皮试液稀释 1 ：100000~1 ：600000，其特异性鉴别率接近100%；补体结合试验对早期诊断有价值，阳性率90%~100%；间接血凝、间接免疫荧光等阳性对诊断有所帮助。

⑤皮下包块或结节的活组织病理检查可见典型的嗜酸性肉芽肿。治疗上首选吡喹酮，也可选用硫双二氯酚及三氯苯达唑。

（2）肺部阿米巴病：常有阿米巴痢疾或肝脓肿病史，胸腔穿刺呈巧克力色脓液，或脓液中查到阿米巴滋养体，临床上有典型脓胸的症状和体征，咳巧克力痰，痰中查到阿米巴原虫有助于诊断，治疗应尽早行胸腔闭式引流术并行抗阿米巴药物治疗，如依米丁、氯喹等。

（3）肺棘球蚴病：常见于畜牧区，患者大多与狗、羊等有密切接触史，有咳嗽、咯血等症状，胸部X线检查可发现单个或多个类圆形囊肿，囊肿破入胸腔可引起液气胸，皮内实验、血清学试验、超声检查、CT检查及放射性核素检查有助于确立诊断。外科手术为根治本病首选方法，包虫囊液外溢感染可选用阿苯达唑或甲苯达唑治疗。

（三）肺栓塞

本病也是胸腔积液的发生原因之一，由于病变部位胸膜缺血坏死，通透性增加，胸腔积液均为渗出性，且多为血性。临床表现多不典型，可表现为：①不明原因的呼吸困难及气促，尤以活动后明显；②胸痛，包括胸膜炎性胸痛或心绞痛样疼痛；③晕厥；④烦躁不安、惊恐甚至濒死感；⑤咯血，常为小量咯血，大咯血少见；⑥咳嗽、心悸等。血浆D-二聚体升高、动脉血气分析示低氧血症、低碳酸血症，心电图出现V1~V4的T波倒置和ST段异常、$S_I Q_{III} T_{III}$征（即 I 导联S波加深，III 导联出现Q/q波及T波倒置）、完全或不完全性右束支传导阻滞、肺型P波、电轴右偏及顺钟向转位等。X线胸片显示：①肺动脉阻塞征：区域性肺纹理变细、稀疏或消失，肺野透亮度增加；②肺动脉高压征及右心扩大征：右下肺动脉干增宽或伴截断征，肺动脉段膨隆以及右心室扩大；③肺组织继发改变：肺野局部片状阴影，尖端指向肺门的楔形阴影，肺不张或膨胀不全，肺不张侧可见横膈抬高，有时合并少至中量胸腔积液。超声心动图发现右心室壁局部运动幅度降低；右心室和（或）右心房扩大；室间隔左移和运动异常；近端肺动脉扩张；三尖瓣反流速度增快；下腔静脉扩张，吸气时不萎陷。下肢深静脉超声发现下肢血栓均有提示意义。超声检查偶可因发现肺动脉近端的血栓而直接确诊。CT肺动脉造影（CTPA）、放射性核素肺通气/血流灌注扫描、磁共振显像（MRI）、MRI肺动脉造影（MRPA）、肺动脉造影检查可确诊。治疗以抗凝为主，大面积肺栓塞（PTE）病例可溶栓、介入治疗或手术治疗。

（四）风湿性疾病

结缔组织病中并发胸膜炎者以类风湿关节炎最多见，也可见于系统性红斑狼疮、结节性多动脉炎、皮肌炎等，由于炎症因子的释放及自身免疫损伤，胸膜通透性增加导致胸水产生过多，胸水呈渗出液改变。多有皮肤损害、关节肿痛、发热等典型表现，自身抗体检测、关节X线片、皮肤组织活检可确诊，治疗以糖皮质激素为主，或联合细胞毒性药物治疗。

（五）损伤

腹部手术、肺挫伤、胸膜破裂、胸导管破裂，主动脉瘤破裂、食管破裂至胸腔等，可产生血胸、脓胸和乳糜胸。

（六）腹部疾病所致胸腔积液

1. 腹腔脓肿　由于炎症波及胸膜或炎性因子作用可引起胸膜通透性增加，引起渗出性胸腔积液，多有腹痛、发热等症状，超声检查可明确脓肿部位，诊断性穿刺可确诊。治疗上应积极引流、冲洗，并给予有效抗感染治疗。

2. 胰腺炎　常见于慢性胰腺炎，有典型腹痛、食欲不振等胰腺外分泌功能不全症状，胸水的发生与低蛋白、腹水有关，同时少数患者可出现胸水，多位于左侧胸腔。胸水中含有高浓度淀粉酶，其原因可能与假性囊肿破裂有关。胰腺外分泌功能测定、超声、CT、MRI、胰胆管影像学检查及病理学检查可明确诊断。应积极治疗原发病，大量胸腔积液伴呼吸困难可行胸腔排液治疗。

3. 尿毒症　多有少尿、乏力等典型肾功能不全病史，有水肿、高血压症状，由于体液过多、心功能不全及尿毒症毒素诱发的肺泡毛细血管渗透性增加可引起肺水肿或胸腔积液。肾功检查可明确诊断，利尿及透析治疗可缓解。

4. Meigs综合征　是指卵巢原发良性肿瘤合并胸、腹水，切除肿瘤后胸、腹水消失而不再复发的一组临床综合征。胸、腹水的发生机制尚无统一认识，目前大多认为淋巴系统在胸水形成中起重要作用，胸水是腹水通过横膈淋巴管或横膈上先天裂孔进入胸腔，阻断淋巴通道可以阻止胸水的增多，并导致腹水的增加。右侧胸腔积液多见可能是因为右侧膈肌的淋巴网比左侧丰富，右侧膈肌圆顶位置较高，抽吸作用亦较强。还有学者认为低蛋白血症、膈肌上方压迫、巨大肿瘤压迫、心功能不全、奇静脉或半奇静脉受阻、淋巴管受压等均参与胸腔积液的形成。Meigs综合征的发病年龄以中老年为主，其中40~60岁多见，青春期罕见。患者一般情况好，多以胸、腹水为首发症状，伴有卵巢双侧或单侧的实性肿物，活动好，发展缓慢；其他盆腔检查无异常，无恶性肿瘤的证据。根据这些临床表现应考虑到Meigs综合征的可能，但确诊需手术后病理检查，术中最好做冷冻切片病理检查以除外卵巢恶性肿瘤。手术治疗预后良好。

（七）药物诱发胸腔积液

胺碘酮、博来霉素、丝裂霉素、呋喃妥因、二羟麦角新碱、溴隐亭、甲氧苄啶、米诺地尔、甲基麦角胺等药物均可引起胸腔积液，多为渗出性。

（八）其他

1. 黄甲综合征　本综合征特点为指（趾）甲黄色，肥厚，淋巴水肿，慢性胸腔积液三联症，又称之为慢性遗传性淋巴水肿，其病理本质为淋巴回流障碍，胸腔积液可反复发生，无特殊有效治疗方案，有个别报告用激素治疗可以好转。

2. 胆固醇性胸膜炎　指胸液中含有大量游离的胆固醇结晶，多见于右侧，胸液外观似乳糜状，发病可能与结核、类风湿关节炎、肿瘤有关，常伴有多年慢性胸膜炎及胸膜增厚。临床症状轻微，有轻咳、疲倦、胸痛、气促，多无明显中毒症状。脂肪染色阴性。排除风湿病可行胸膜活检及胸水检测，再排除肺癌可试用抗结核药治疗。若胸膜广泛增厚影响肺功能应行胸膜剥脱术。

3. 非特异性胸膜炎　部分病例渗出性胸腔积液系统检查性质不明，且符合以下临床特点：①一般状态较好，无明显不适症状；②无明显体重下降；③结核菌素试验阴性；④体温低于38℃；⑤胸腔积液中淋巴细胞<95%；⑥胸腔积液量小于单侧胸腔50%。可考虑非特异性胸膜炎，但也应进一步随诊，部分患者最终可明确诊断。

【诊断思路】

一、确定有无胸腔积液

存在胸闷、胸痛、心悸、呼吸困难症状，体检可无明显体征，或可触及胸膜摩擦感及闻及胸膜摩擦音，或患侧胸廓饱满，触觉语颤减弱，局部叩诊浊音，呼吸音减低或消失，可伴有气管、纵隔向健侧移位，考虑存在胸腔积液，胸腔积液超声或胸部CT检查可明确。

二、寻找胸腔积液的病因

（一）详细询问病史、体检

（1）有进食不佳、肝硬化或肝癌病史、处于营养消耗状态，应考虑低蛋白血症。

（2）有缺血性心脏病、心肌病、高血压、甲亢、心脏瓣膜病、缩窄性心包炎、肺源性心脏病、妊娠、贫血、劳累、静脉内迅速大量补液病史，有乏力、呼吸困难及水肿等左心衰及右心衰症状，考虑存在充血性心力衰竭。

（3）有胸部肿瘤病史，存在颜面肿胀、头晕、颈部以及胸部血管怒张等症状，应警惕上腔静脉或奇静脉阻塞。

（4）有甲状腺功能亢进症治疗史、甲状腺功能减退症病史，或存在淡漠、心功能下降、胫前黏液水肿症状。

（5）有肺移植或腹膜透析病史、特殊用药史、放疗、腹部手术病史应警惕医源性胸腔积液。

（6）有典型午后低热、盗汗、乏力、体重减轻等结核中毒症状，伴有胸痛，考虑结核性胸膜炎。

（7）有糖尿病、长期应用免疫抑制剂、支气管扩张症、慢性阻塞性肺疾病、肺结核、肺癌、口腔疾病等病史患者，突发高热、胸痛、纳差、呼吸急促、脉速等症状，甚至发绀及休克，应警惕脓胸。

（8）有疫区接触史，生吃腌豆、螃蟹和蝲蛄史，有巧克力样腹泻或脓痰，应警惕寄生虫感染。

（9）存在血栓性疾病高危因素等，突发呼吸困难、咯血、胸痛等症状，应警惕肺栓塞。

（10）有典型皮肤损害、关节肿痛、发热等症状，应警惕风湿性疾病。

（11）有腹痛、发热等症状，应警惕腹腔脓肿。

（12）有腹痛、食欲不振等胰腺外分泌功能不全症状，应警惕胰腺炎。

（13）有少尿、乏力等典型肾功能不全病史，应警惕肾功能不全存在。

（14）有腹部包块伴有胸水、腹水，应警惕Meigs综合征。

（15）有胺碘酮、博来霉素、丝裂霉素、呋喃妥因、二羟麦角新碱、溴隐亭、甲氧苄啶、米诺地尔、甲基麦角胺等药物应用史应警惕药物所致。

（16）有指（趾）甲黄色，肥厚，淋巴水肿，慢性胸腔积液，应警惕黄甲综合征。

（17）有原发肿瘤症状，应警惕恶性胸腔积液。

（二）行胸穿、胸水检测

行诊断性胸腔穿刺、胸水检测可区别积液的性质是渗出液还是漏出液。目前多根据Light标准，尤其对蛋白质浓度为25~35g/L者，符合以下任何一条可诊断为渗出液：①胸腔积液/血清蛋白比例>0.5；②胸腔积液/血清LDH比例>0.6；③胸腔积液LDH水平大于血清正常值高限的三分之二。此外，诊断渗出液的指标还有胸腔积液胆固醇浓度>1.56mmol/L，胸腔积液/血清胆红素比例>0.6，血清-胸腔积液清蛋白梯度<12g/L。

（1）漏出液常见于低蛋白血症、充血性心力衰竭、上腔静脉阻塞、肺不张、甲状腺功能减退症、腹膜透析、骨髓移植等。

（2）血性渗出液，胸水肿瘤标志物升高，胸水、胸膜活检组织病理学发现恶性细胞可明确恶性胸腔积液。

（3）胸水检查以淋巴细胞为主，间皮细胞<5%，蛋白质多大于40g/L，ADA及γ干扰素增高，沉渣找结核杆菌或培养可呈阳性，胸膜活检阳性，可明确结核性胸膜炎，试验性抗结核治疗有效进一步支持诊断。

（4）胸腔积液标本的涂片和培养检查查到真菌，胸水墨汁染色阳性可明确真菌感染诊断。

（5）胸腔积液外观呈脓性，细胞计数明显增高，以中性粒细胞为主，pH和糖含量降低，LDH水平增高，细菌涂片染色及细菌培养可明确脓胸诊断。

（6）胸腔积液中检测出抗原、涂片染色或培养出病原体可明确非典型病原体感染诊断。

（7）胸腔积液性质为渗出液，外观可为草黄色或血性，常规检查嗜酸性粒细胞增加，偶可查到夏科雷登结晶和虫卵、原虫可明确寄生虫感染。

（8）胸水中含有高浓度淀粉酶可明确胰腺炎所致胸腔积液。

（9）胸液中含有大量游离的胆固醇结晶，脂肪染色阴性，考虑胆固醇性胸膜炎。

（10）胸液呈乳白色的液体，静置可分层，上层为奶油层，苏丹Ⅲ染色阳性，考虑乳糜胸。

（三）根据病史及胸水检测结果针对可疑疾病行全身检查明确病因

（1）行肝功检查可明确低蛋白血症诊断。

（2）行心电图、胸片、心脏彩超、肺毛细血管楔压、心房钠尿肽等检查可明确充血性心力衰竭诊断。

（3）胸部CT及上腔静脉造影可明确上腔静脉及脐静脉阻塞诊断。

（4）行甲功检测可明确甲状腺功能减退症。

（5）行影像学及病理学检查明确肺部感染、肺结核、肺不张、全身恶性肿瘤对于胸水性质的明确有提示意义。

（6）行血浆D-二聚体、动脉血气分析、心电图、X线胸片、超声心动图检测对肺动脉栓塞诊断有提示意义，超声检查偶可因发现肺动脉近端的血栓而直接确诊。CT肺动脉造影（CTPA）、放射性核素肺通气/血流灌注扫描、磁共振显像（MRI）、MRI肺动脉造影（MRPA）、肺动脉造影检查可确诊肺栓塞。

（7）自身抗体检测、关节X线片、皮肤组织活检可明确风湿性疾病诊断。

（8）超声检查可明确腹腔脓肿部位，诊断性穿刺可确诊腹腔脓肿。

（9）胰腺外分泌功能测定、超声、CT、MRI、胰胆管影像学检查及病理学检查可明确胰腺炎。

（10）肾功检查可明确肾功能不全诊断。

（11）超声、胸片、消化道造影、CT、MRI、手术后病理检查可明确Meigs综合征诊断。

【治疗原则】

（1）病因治疗是关键。

（2）胸腔穿刺排液治疗可缓解呼吸困难症状。

（3）排液量较大患者应注意营养支持治疗。

（4）对于部分不明原因胸腔积液及恶性胸腔积液可行胸腔局部治疗，胸腔内注入药物抑制胸水生成或封闭胸膜腔。

（张　捷　苏振中）

第20章　心　悸

【定义】

心悸是一种自觉心脏跳动的不适感或心慌感。当心率加快时感到心脏跳动不适，心率缓慢时感到搏动有力，心悸时，心率可快，可慢，也可有心律失常，心率、心律正常者也可以有心悸。

【发生机制】

心悸发生机制尚不完全清楚，多认为与心脏过度活动有关，心率及心搏出量均可影响其变化。正常心律起源于窦房结，频率为60~100次/分，较规则。期前收缩时在一个较长的代偿期之后的心跳往往强而有力，会感觉心悸。突发的心动过速心悸症状较为明显。

【分类】

心悸是临床上常见的一种主观症状，并无特异性，可由心动过速、心动过缓等心律失常引起。其发生原因较多，如运动、情绪激动、体位变化、睡眠、吸烟、饮酒、咖啡、冷热刺激等生理因素及心血管疾病、内分泌疾病、代谢异常、药物影响、电解质紊乱、毒物或药物中毒、麻醉、手术或心导管手术、除颤、电击等病理因素。其机制为激动起源异常、激动传导异常或二者同时存在。

一、激动起源异常

1. **慢反应纤维自律性变化诱发的异位心律**

（1）被动性异位搏动和异位心律：如窦房结自律性减低或激动下传受阻，低位节律点被动地按其自律性发出激动，其特点为延迟出现。临床上多见的是交界性逸搏或心律、室性逸搏或心律。

（2）主动性异位心律：窦房结下的节律点自律性增高，赶在窦房结激动到达前发出激动，其特点是提早出现，多见的是期前收缩（早搏）、加速性自主心律等。临床上加速性交界性心律或加速性心室自主心律多见于急性心肌梗死、心肌炎或洋地黄中毒。

2. **快反应纤维转变成慢反应纤维引起的心律失常**　药物影响或心肌细胞缺血、乏氧状态下可使快反应纤维出现4相自动除极化，因而产生异位搏动或心动过速。

3. **触发自律性**　心肌细胞复极过程或结束时产生的后除极震荡电位达不到阈电位，因而不能引起激动。但病理或药物影响下促使其震荡电位达到阈电位，从而引起一个或多个激动。单个发生导致过早搏动，多个连续发生导致心动过速。目前触发自律性是引起快速性心律失常的重要机制。

二、激动传导异常

1. **传导障碍**　可发生在心脏任何部位，也可以发生于异位节律点外出传导。

2. **折返激动**　是一种不均质传导，可发生于心中任何部位，是目前公认的形成快速性心律失常的最重要的机制。绝大多数的室上性心动过速、多数的室性心动过速和过早搏动都是由于折返激动引起的。

生理性心脏搏动有力多见于健康人剧烈活动或压力过大精神紧张时；大量饮酒、喝浓茶或咖啡后；应用茶碱片、肾上腺素、甲状腺片等药物后。病理性心脏搏动有力见于心室肥大及心脏工作量增加或做功增多，如贫血、发热及甲状腺功能亢进症。心脏神经症：心脏本身并无器质性病变，由自主神经功能紊乱所致，青年女性多见。常伴疲乏、失眠、盗汗、记忆力减退等神经衰弱表现，焦虑及情绪激动时易诱发。心电图可表现为窦性心动过速、窦性心动过缓、ST段轻度下移、T波低平或倒置，与器质性心脏病鉴别时可进行药物负荷试验（普萘洛尔）。

【 常见临床类型 】

病因鉴别引起心悸的原因很多，大体可见于以下几类疾病。

一、心血管疾病引起的心悸

常见于各种类型的心脏病，如心肌炎、心肌病、心包炎、心律失常及高血压等。病毒性心肌炎是指由柯萨奇病毒，埃可（ECHO），脊髓灰质炎，腺病毒40、41，流感病毒感染引起的心肌局限性或弥漫性的急性或慢性炎症病变，属于感染性心肌疾病。应除外β受体功能亢进、甲状腺功能亢进、二尖瓣脱垂综合征及影响心肌的其他疾患，如风湿性心肌炎、中毒性心肌炎、冠心病、结缔组织病、代谢性疾病以及克山病（克山病地区）等。心肌疾病是指除外心脏瓣膜病、冠状动脉粥样硬化性心脏病、高血压心脏病、肺源性心脏病、先天性心血管病和甲状腺功能亢进性心脏病等以外的心肌病变为主要表现的一组疾病。注意与风源性心脏病、心包积液、高血压性心脏病、冠心病、先天性心脏病鉴别。

二、非心血管疾病引起的心悸

常见于贫血、低血糖、大量失血、高热、甲状腺功能亢进症等疾病以及胸腔积液、气胸、肺部炎症、肺不张、腹水、肠梗阻、肠胀气等；还可见于应用肾上腺素、异丙肾上腺素、氨茶碱、阿托品等药物后出现的心悸。甲状腺功能亢进症是由多种原因导致的甲状腺激素分泌过多引起的一组常见内分泌疾病，主要临床表现为：多食、消瘦、畏热、多汗、心悸、激动等高代谢证候群，神经和血管兴奋增强，以及不同程度的甲状腺肿大和突眼、手颤、颈部血管杂音等，严重的可出现甲亢危象、昏迷甚至危及生命。常与单纯性甲状腺肿、自主性高功能性甲状腺结节、心脏神经官能症及其他疾病相鉴别。低血糖症是指血糖水平低于4.0mmol/L而导致的一系列症状，主要表现为：出汗，神经质，颤抖，无力，眩晕，心悸，饥饿感，及意识混乱，行为异常，视力障碍，木僵，昏迷和癫痫等。常与精神病、酗酒、甲状腺功能亢进症、嗜铬细胞瘤、更年期综合征、癫痫或其他器质性脑病、中枢神经系统器质性病变等疾病相鉴别。

三、自主神经功能紊乱引起的心悸

最为常见，神经衰弱、更年期综合征、惊恐或过度兴奋、剧烈运动后均可出现心悸。

【 诊断思路 】

器械检查中最重要的是心电图检查，方便快捷，患者无痛苦。心电图检查，不仅可以发现有无心律失常，还可以鉴别心律失常的性质。若静息时心电图未发现异常可嘱患者适当运动或进行24小时动态心电图监测，对于怀疑有器质性心脏病的患者，为进一步明确病因，还可进行心脏多普勒超声检查以了解心脏病变的性质及严重程度。实验室检查辅助诊断若怀疑患者有甲状腺功能亢进、低血糖或嗜铬细胞瘤等疾病时可进行相关的实验室检查，如测定血清T3、T4 甲状腺吸碘率、血糖、血、尿儿茶酚胺等。怀疑贫血时，可查血常规，必要时可进行骨髓穿刺检查骨髓涂片以进一步明确病因。目前心电监护、心室晚电位、心率变异分析、心电生理检查等均可作为诊断心悸的手段。

【紧急对应】

对于影响血液动力学改变的恶性心律失常及时给予药物或电复律，甚至电除颤。同时应注意纠正原发病。心悸常伴随胸闷、心前区疼痛、发热、大汗、晕厥及抽搐、贫血、呼吸困难等，明确诊断时应详细询问病史及心悸发作时的情况，如发作诱因、次数、频率、历时、缓解方式及进程，同时要关注其发作时血压、心律（率）、晕厥、抽搐、气短、呼吸困难等情况。同时也不能忽视询问心血管系统以外的症状。

（王智慧　徐　妍）

第21章　心脏增大

【定义】

心脏增大是器质性心脏病的重要体征之一，可以由心脏扩张和（或）心脏肥厚所致。临床上单纯的心脏扩张或肥厚较少见，多数病例中二者常常同时存在。心脏增大可为单个心室或心房的增大，也可为局限性或普遍性增大。

【分类】

一、心室增大

1. 左心室增大　常见于：①风湿性二尖瓣关闭不全；②主动脉瓣关闭不全；③主动脉瓣狭窄；④高血压性心脏病；⑤冠状动脉粥样硬化性心脏病；⑥动脉导管未闭；⑦主动脉缩窄；⑧三尖瓣闭锁合并房间隔缺损；⑨结节性多动脉炎所致的心脏病变。

2. 右心室增大　常见于：①肺源性心脏病；②先天性肺动脉瓣狭窄；③室间隔缺损；④法洛综合征；⑤原发性肺动脉高压症；⑥艾森曼格病与艾森曼格综合征。

二、心房增大

1. 左心房增大　常见于：①二尖瓣狭窄；②二尖瓣关闭不全；③左心房黏液瘤。

2. 右心房增大　常见于：①房间隔缺损；②三尖瓣狭窄；③三尖瓣关闭不全；④右心房黏液瘤。

三、普遍性心脏增大

1. 双侧心力衰竭。

2. 心肌炎

（1）风湿性心肌炎；

（2）病毒性心肌炎；

（3）白喉性心肌炎；

（4）梅毒性心肌炎；

（5）特发性心肌炎；

（6）变态反应性心肌炎；

（7）其他感染性心肌炎。

3. 心肌病

（1）原发性心肌病

①扩张型心肌病；

②肥厚型心肌病；

③限制型心肌病；

④围产期心肌病；

⑤克山病。

（2）继发性心肌病

①贫血性心脏病；

②甲状腺功能亢进性心脏病；

③黏液性水肿性心脏病；

④系统性红斑狼疮性心脏病；

⑤系统性硬皮病所致的心脏病变；

⑥脚气病性心脏病；

⑦高山性心脏病变；

⑧心脏淀粉样变性。

4. 爱勃斯坦畸形。

5. 大血管错位。

四、局限性心脏增大

（1）心包囊肿与心包憩室。

（2）心室壁瘤。

（3）心脏肿瘤。

【发生机制】

心脏肥厚主要是由于心肌收缩期负荷（后负荷）过度引起，而心脏扩张则主要是由于心肌舒张期负荷（前负荷）过度所致。正常情况下，当前、后负荷增加时，心脏能够依靠其本身的某些储备机制在一定范围内满足机体的各种需要，但在病理情况下，心脏的储备能力下降，正常心脏能耐受的负荷限度也转为不能耐受，造成前负荷及（或）后负荷过度，从而导致心脏增大。

1. **前负荷过度**　前负荷即容量负荷，指静脉回心血量或心室舒张末期容量。根据 Starling 定律，在一定限度内，心搏出量随前负荷的增加而增多，超过此限度，前负荷增加后心搏出量反而减少，从而使心室舒张末期容积增大，引起心脏扩大。

2. **后负荷过度**　后负荷又称压力负荷，指心室收缩期的射血阻抗。它随外周阻力的增高而增加。当有半月瓣狭窄、体循环高压及肺动脉高压等情况存在时，外周阻力增加，造成心脏肥厚。

【常见临床类型与鉴别】

1. **慢性肺源性心脏病**　是由支气管 – 肺组织、肺动脉血管或胸廓的慢性病变引起肺组织结构和功能异常，产生肺血管阻力增加，肺动脉压力增高，使右心扩张、肥大，伴或不伴右心衰竭的心脏病，并排除先天性心脏病及左心病变引起者。

慢性肺源性心脏病大多是从慢性阻塞性肺疾病发展而来。在吸烟人群中它的发病率很高，且呈逐年增高的趋势。根据患者有慢性支气管炎、肺气肿、其他胸肺疾病或肺血管病变，并已引起肺动脉高压、右心室增大或右心功能不全，如 P2 >A2、颈静脉怒张、肝大压痛、肝颈静脉反征阳性、下肢水肿及体静脉压升高等，心电图、X线胸片、超声心动图有右心增大肥厚的征象，可以作出诊断。本病须与下列疾病相鉴别。

（1）冠状动脉粥样硬化性心脏病：慢性肺源性心脏病与冠心病均多见于老年人，有许多相似之处，而且常有两病共存。冠心病有典型的心绞痛、心肌梗死病史或心电图表现，若有左心衰竭的发作史、原发性高血压、高脂血症、糖尿病史，则更有助于鉴别。体检、X线、心电图、超声心动图检查呈左心室肥厚为主的征象，可资鉴别。慢性肺源性心脏病合并冠心病时鉴别有较多困难，应详细询问病史，并结合体格检查和有关的心、肺功能检查加以鉴别。如BNP正常，体格检查发现肺部啰音未闻及湿啰音而主要是干啰音，则高度提示肺源性心脏病。

（2）风湿性心瓣膜病：风湿性心脏病的三尖瓣疾患，应与慢性肺心病的相对三尖瓣关闭不全相鉴别。前者往往有风湿性关节炎和心肌炎病史，其他瓣膜如二尖瓣、主动脉瓣常有病变，超声心动图常常提示瓣膜有结构性改变，如粘连、钙化或腱索断裂等。

（3）原发性心肌病：本病多无慢性呼吸道疾病反复发作病史、无肺动脉高压的X线表现，常表现为全心增大。

2. 冠状动脉粥样硬化性心脏病 指冠状动脉粥样硬化使血管腔狭窄或阻塞，或（和）因冠状动脉功能性改变（痉挛）导致心肌缺血缺氧或坏死而引起的心脏病，统称冠状动脉性心脏病，简称冠心病，亦称缺血性心脏病。1979年WHO将冠心病分为5型：无症状性心肌缺血、心绞痛、心肌梗死、缺血性心肌病、猝死。心绞痛及心肌梗死型多需与肺梗死、反流性胃疾病、胆囊炎、胰腺炎、主动脉夹层、急性心包炎等进行鉴别。心绞痛及心肌梗死可以依据特异性心电图、心肌标志物明显增高与上述疾病加以区分，必要时可以行冠状动脉造影加以确诊。缺血性心肌病型多需与扩张性心肌病等原发性心肌病加以鉴别。二者在疾病的晚期很难鉴别，前者多有老年、高脂血症、高血压、高血糖等冠心病的易患因素，后者常常是中年发病。

3. 心脏瓣膜病 是由于炎症、黏液样变性、退行性改变、先天性畸形、缺血性坏死、创伤等原因引起的单个或多个瓣膜（包括瓣叶、瓣环、腱索或乳头肌）的功能或结构异常，导致瓣口狭窄及（或）关闭不全。心室和主、肺动脉根部严重扩张也可产生相应房室瓣和半月瓣的相对性关闭不全。二尖瓣最常受累，其次为主动脉瓣。风湿性心脏病简称风心病，是风湿性炎症过程所致瓣膜损害，主要累及40岁以下人群。瓣膜黏液样变性和老年人的瓣膜钙化在我国日渐增多。风湿性炎症导致瓣膜交界处粘连融合，瓣叶纤维化、僵硬、钙化和挛缩畸形。心脏彩超示瓣膜有上述损害时，多提示原发疾病为风湿性心脏病。退行性老年钙化性主动脉瓣狭窄多为65岁以上老年人，常为单纯性主动脉瓣狭窄。心脏超声示无交界处融合，瓣叶主动脉面有钙化结节限制瓣叶活动可资鉴别。

4. 心肌疾病与心肌病 心肌疾病是指除心脏瓣膜病、冠状动脉粥样硬化性心脏病、高血压心脏病、肺源性心脏病、先天性心血管病和甲状腺功能亢进性心脏病等以外的以心肌病变为主要表现的一组疾病，其中的心肌病以前被定义为"原因不明的心肌疾病"，以便与特异性心肌疾病（原因已知）相区别。近年来，随着对病因学和发生机制认识程度的增加，使心肌病与特异性心肌疾病之间的差别已变得不十分明确。

心肌病是指伴有心肌功能障碍的心肌疾病。1995年世界卫生组织和国际心脏病学会工作组根据病理生理学将心肌病分为四型即扩张型心肌病、肥厚型心肌病、限制型心肌病及致心律失常型右室心肌病。不定型的心肌病仍保留。近年来快速心律失常引发的心肌病即心动过速性心肌病已引起临床重视。

扩张型心肌病缺乏特异性诊断指标，临床上看到心脏增大、心排失常和充血性心力衰竭的患者时，如超声心动图证实有心腔扩大与心脏弥漫性搏动减弱，即应考虑有本病的可能，但应除外各种病因明确的器质性心脏病，如急性病毒性心肌炎、风湿性心脏病、冠心病、先天性心血管病及各种继发性心肌病等后方可确立诊断。

对临床或心电图表现类似冠心病的患者，女性患者较年轻，诊断冠心病依据不充分又不能用其他心脏病来解释，则应想到肥厚型心肌病的可能。结合心电图、超声心动图及心导管检查作出诊断。如有阳性家族史（猝死、心脏增大等）更有助于诊断。本病通过超声心动图、心血管造影及心内膜心肌活检可与高血压心脏病、冠心病、先天性心血管病、主动脉瓣狭窄等相鉴别。

5. **甲状腺功能亢进性心脏病**　是指在患有甲状腺功能亢进症的同时，甲状腺素对心脏的直接或间接作用所致的心脏扩大、心功能不全、心房纤颤等心律失常和心肌病等一系列心血管症状和体征的一种内分泌代谢紊乱性心脏病。

6. **先天性心血管病**　是心脏及大血管在胎儿期发育异常引起的。在出生时病变即已存在的疾病，简称先心病。它在住院的成人心脏病患者中约占10%，仅次于冠状动脉性心脏病、风湿性心脏病及肺源性心脏病而居第4位。房间隔缺损、室间隔缺损、动脉导管未闭、肺动脉瓣狭窄等是先心病中最常见的类型。多数可以凭借心脏超声即可明确诊断，少数病例可以凭借心导管及心血管造影等进一步检查方能确诊。

【诊断思路】

1. **病史**　病史对于疾病的诊断非常重要。发病前有感冒病史可提示病毒性心肌炎。以往或近期有关节酸痛、关节炎病史或皮疹多提示风湿性心脏病。小儿发现心脏增大时首先应考虑先天性心脏病的可能，老年人则多为冠状动脉粥样硬化性心脏病。有慢性咳嗽、咳痰病史的患者多为肺源性心脏病。营养不良者特别是维生素B_1缺乏时应怀疑脚气性心脏病。大量饮酒史（每日啤酒4瓶或白酒150g），持续10年以上应怀疑酒精性心肌病。妇女发生于妊娠期的心脏增大即应想到风湿性、贫血性、先天性心脏病。发病时伴有发热、血尿等应警惕心内膜炎。家族中有猝死、晕厥等病史应警惕肥厚型心肌病。疫区久居史有助于克山病的判断。高原居住史有助于高原性心脏病的判断。男性青少年伴有肩背痛警惕强直性脊柱炎。高代谢证候群的存在有助于判断甲状腺功能亢进。以上对于疾病病因的诊断十分必要，常能提供重要而有价值的线索，以便于我们确诊疾病。

2. **体格检查**　先天性心脏病的患者可有发育迟缓、杵状指（趾）、发绀等体征。发现心脏杂音或震颤时可根据其部位及性质判断疾病的种类。左心增大的患者心界向左侧扩大，右心增大时心界向左下扩大，而全心增大时心界则向两侧扩大。另外，各类疾病均有其原发病的表现，如有肺气肿体征者多为慢性肺源性心脏病，如患者表情紧张、突眼、甲状腺肿大、多汗或手指颤动应考虑甲状腺功能亢进性心脏病。此外，环形红斑、皮下结节等有助于诊断风湿热，两颧呈紫红色有助于诊断二尖瓣狭窄和肺动脉高压，皮肤黏膜的瘀点、Osler结节、脾大等有助于诊断感染性心内膜炎。

3. **实验室检查**　实验室检查除常规血、尿检查外，多种生化、微生物和免疫学检查有助于诊断。病毒性心肌炎患者病毒抗体阳性，风湿性心脏病患者血沉增快、抗链球菌溶血素"O"阳性、C反应蛋白阳性、血沉增高。冠心病患者可有血胆固醇增高等表现。急性心肌梗死时血肌钙蛋白、肌红蛋白和心肌酶的测定等这些表现均有辅助诊断价值。

4. **器械检查**　X线及超声心动图（经胸、经食管）可以帮助我们更直观地了解心脏增大的形态及类别，对疾病的诊断有较高的敏感性和特异性。心电图检查能够较客观地反映心脏增大的病理变化，但对于病因的诊断缺乏特异性。心导管、选择性血管造影、心内电生理检查、CT等可以提供更详细的信息。

（邢　玥）

第22章 吞咽困难

【定义】

吞咽困难是指食物由口腔经食管进入贲门感到阻碍的一种症状。吞咽是一种复杂的反射性动作，主要由来自软腭、咽后壁、会厌、食管等处传入神经，延髓的吞咽中枢及支配食管的传出神经传出神经-迷走神经等组成。这一反射动作上的任何环节病变均可引起吞咽动作不能完成，患者都可能出现吞咽功能障碍，即吞咽困难。

【发生机制】

吞咽困难的发生按病因有机械性吞咽困难及动力性吞咽困难。两者发生机制虽完全不同，但有时两种机制同时存在，而以其中某一机制为主。

1. **机械性吞咽困难**　主要是由食管管腔狭窄引起。正常食管有一定的弹性，管腔直径可扩张至4cm。当各种原因致食管扩张受限，食管扩张最大直径小于2.5cm时，即可感到吞咽困难；小于1.3cm时，必然存在吞咽困难。食管壁病变引起的整个食管狭窄所致的吞咽困难较局部病变引起的偏心性狭窄为重。

2. **动力性吞咽困难**　是指吞咽动作发生困难，使食物不能从口腔顺利地传递至胃，多由神经中枢、神经病变及肌肉病变引起的吞咽困难。从控制吞咽动作的延髓吞咽中枢到神经及神经支配的肌肉，任何环节有病变均可引起食物不能顺利地从口腔运递到胃。常见的神经疾病如各种原因引起的延髓麻痹、肠肌丛内神经节细胞减弱的贲门失弛缓症；肌肉病变如重症肌无力、皮肌炎、进行性系统硬化等。

【分类】

1. 根据吞咽困难的发生机制分类，见图22-1。

2. 根据吞咽困难发生的部位不同，可以分为口咽性吞咽困难和食管性吞咽困难（图22-2）。前者是指食物难以从咽部进入食管；后者是指涉及食管的病变，包括食管器质性的和动力性的疾病。

机械性吞咽困难
- 腔内因素：食团过大、食管异物
- 官腔狭窄
  - 炎症因素：咽炎、食管炎
  - 恶性肿瘤：食管癌、贲门癌、淋巴瘤
  - 食管良性狭窄：平滑肌瘤、息肉、腐蚀性食管炎、食管结核、反流性食管炎
  - 食管蹼：缺铁性吞咽困难 (Plummer-Vinson综合征)
  - 黏膜环：食管下端黏膜环 (Schatzki 环)
- 外压性狭窄
  - 咽后壁肿块或脓肿
  - 甲状腺重度肿大
  - 纵隔占位病变：纵隔肿瘤、纵隔脓肿、左心房增大、主动脉瘤
- 食管裂孔疝

动力性吞咽困难
- 吞咽启动困难：吞咽肌麻痹、口腔咽部炎症、唾液缺乏
- 咽部和食管的横纹肌功能障碍：运动神经元病变、肌无力、皮肌炎、肉毒碱中毒、有机磷中毒
- 食管平滑肌功能障碍：进行性系统性硬化、食管痉挛、贲门失弛缓症、糖尿病肌病

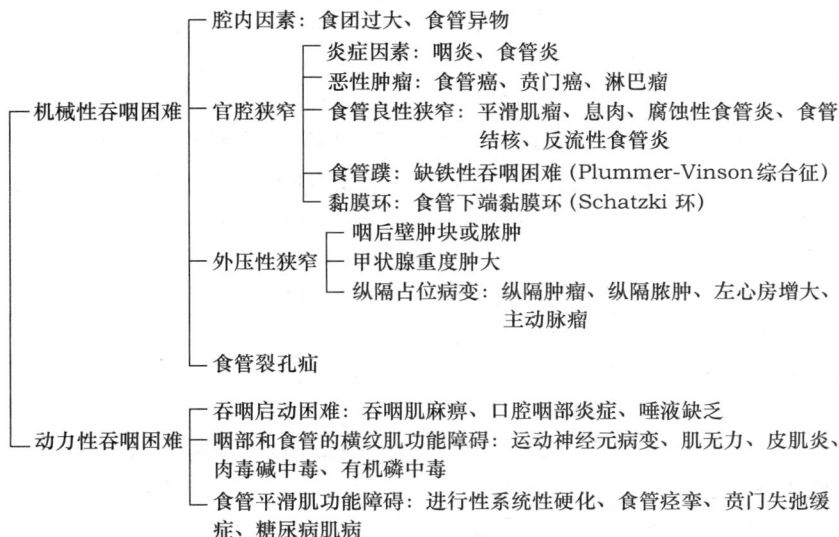

图22-1　吞咽困难的发生机制分类

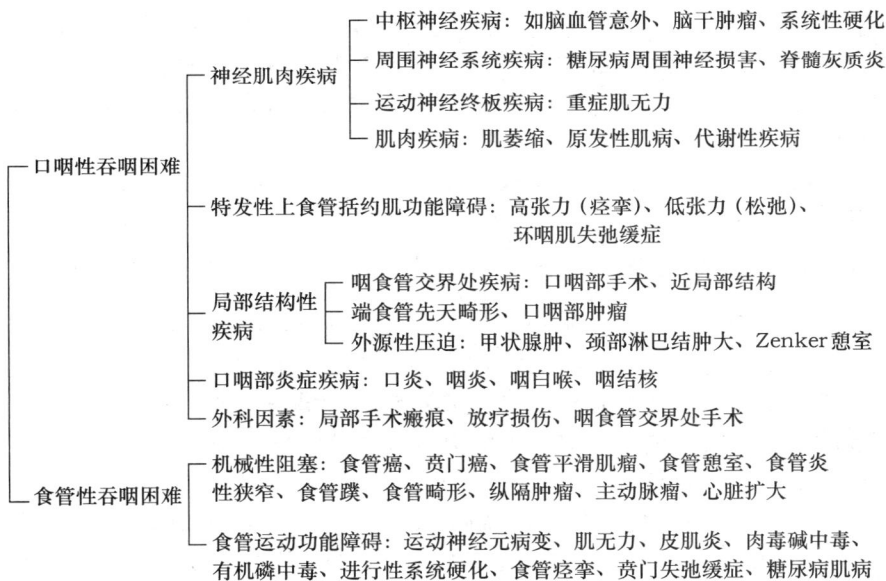

口咽性吞咽困难
- 神经肌肉疾病
  - 中枢神经疾病：如脑血管意外、脑干肿瘤、系统性硬化
  - 周围神经系统疾病：糖尿病周围神经损害、脊髓灰质炎
  - 运动神经终板疾病：重症肌无力
  - 肌肉疾病：肌萎缩、原发性肌病、代谢性疾病
- 特发性上食管括约肌功能障碍：高张力 (痉挛)、低张力 (松弛)、环咽肌失弛缓症
- 局部结构性疾病
  - 咽食管交界处疾病：口咽部手术、近局部结构
  - 端食管先天畸形、口咽部肿瘤
  - 外源性压迫：甲状腺肿、颈部淋巴结肿大、Zenker憩室
- 口咽部炎症疾病：口炎、咽炎、咽白喉、咽结核
- 外科因素：局部手术瘢痕、放疗损伤、咽食管交界处手术

食管性吞咽困难
- 机械性阻塞：食管癌、贲门癌、食管平滑肌瘤、食管憩室、食管炎性狭窄、食管蹼、食管畸形、纵隔肿瘤、主动脉瘤、心脏扩大
- 食管运动功能障碍：运动神经元病变、肌无力、皮肌炎、肉毒碱中毒、有机磷中毒、进行性系统硬化、食管痉挛、贲门失弛缓症、糖尿病肌病

图22-2　吞咽困难的发生部位分类

【常见临床类型】

一、机械性吞咽困难

1. **食管癌**　是引起吞咽困难的常见原因。随着肿瘤的增大，吞咽困难呈进行性加重，病程短，一般在半年内依次出现固体食物哽噎、半流食哽噎，最后流食、液体亦出现难以下咽，以致呕吐。多伴有胸骨后痒感、疼痛、针刺感。内镜下表现为不规则肿物、食管狭窄、溃疡。

2. **食管憩室**　食管憩室是指与食管相通的囊状突起。当憩室远端低于憩室开口时易出现食物残留。主要症状为吞咽困难和食物反流，是常见的食管良性疾病之一。病程较长，症状的轻

重与憩室类型及发展程度有关，初期多无症状，或有咽异物感及短暂的食物停滞感，口涎增多。随着憩室的扩展，可表现缓慢的进行性下咽困难、打嗝、反胃，反流出未经消化的食物及黏液，并与体位改变有一定关系。按常见发生部位分为咽食管憩室、食管中段憩室、膈上憩室。

（1）咽食管憩室：发生在咽下缩肌与环咽肌之间的薄弱区，随着憩室的增大，有咽部异物感、瞬间食物停滞感；巨大憩室可引起狭窄，出现明显的吞咽困难。伴有压迫症状，如声音嘶哑、呼吸困难。同时有反胃、呛咳、口臭，饮水时可发出含漱声响。

（2）食管中段憩室：在我国最常见，位于气管分叉处食管的前壁或前侧壁，主要由邻近的气管、淋巴结炎症、瘢痕牵拉食管壁引起。因食物很少残留，多数无症状，多在X线检查时偶然发现。少有吞咽困难，但夜间可出现反流症状。

（3）膈上憩室：因食物易潴留而不易排出，常有哽噎感、烧心、嗳气，体位改变时易出现呕吐，吐出未消化食物或隔餐食物。

3. 食管良性肿瘤 如食管平滑肌瘤、息肉、脂肪瘤、纤维脂肪瘤、乳头状瘤等，其中平滑肌瘤是食管最常见的良性肿瘤，起自食管肌层，生长缓慢，占食管良性肿瘤的70%；食管息肉起自黏膜下层，向管腔内凸起生长，进展缓慢，病史长，占食管良性肿瘤的25%。食管良性肿瘤引起的吞咽困难较轻，小的良性肿瘤无症状，肿块较大时出现进食不畅、胸骨后不适，一般无进行性加重过程，更无体重减轻、胸痛。

4. 食管裂孔疝 是指胃或其他腹腔内脏器通过膈食管裂孔进入胸腔、纵隔所引起的疾病。发生疝后由于食管壁长期炎症、纤维化、瘢痕形成食管狭窄，进而出现吞咽困难。伴有下胸部疼痛、烧心、打嗝。其中滑动型食管裂孔疝最常见。食管旁疝虽少见，但可发生出血、嵌顿、穿孔等严重后果。

5. 纵隔疾病 如肺癌、淋巴瘤、结核、左心耳的扩张、大血管病变，均可压迫食管而引起进食不适甚至吞咽困难。

二、动力性吞咽困难

1. 口咽型吞咽困难 主要由吞咽中枢至控制口咽部横纹肌的运动神经节病变引起的。对于年轻患者，口咽部吞咽困难主要是由肌炎引起；对于年龄较大的患者，主要原因是中枢神经系统障碍，包括中风、帕金森病和痴呆。通常主诉在吞咽开始时有困难，即食物难以向后送入食管。口咽型吞咽困难较易影响流质食物吞咽，其引起的吞咽困难多伴有神经系统症状，如呛咳、流涎、声嘶、构音障碍、偏瘫、震颤等。

2. 反流性食管炎 是下食管括约肌功能障碍，胃、十二指肠内容物反流入食管引起的食管炎症病变。其吞咽困难主要是动力性的，长期的食管下段病变狭窄可合并弥漫性食管痉挛，进一步加重咽下困难。吞咽困难表现不重，表现为进食时胸骨后不适、哽噎感，典型的多伴有反酸、烧心、胸痛，少数不典型的伴有由于反流引起的咽喉炎、哮喘症状。食管下段pH测定<4的总时间≥4.0%认为是酸反流的金指标。

但初诊反流性食管炎注意与心绞痛相鉴别，前者症状与体位有关，站立症状减轻或消失，而卧位时症状出现或加重，使用抑酸剂可减轻；而心绞痛与体力活动有关，症状向心前区、左臂放射，舌下含服硝酸甘油可减轻，发作时心电图有缺血表现。

3. 贲门失弛缓症 是食管运动障碍疾病，以食管下括约肌（LES）静息压增高、LES松弛障碍、食管体部失蠕动为特征。病因是食管神经肌肉功能受损，以神经损害为主，同时有食管平滑肌受损，是一种去神经性萎缩的结果，引起食管贲门失迟缓。吞咽困难是本病最常见，也是最早出现的症状。疾病早期呈间歇性发作；后期呈持续性发作，吞咽困难时需大量饮水帮助咽下食物，有的改变体位也可以缓解症状。此种疾病反复发生，病程相对长，与食物性状无关系。60%~90%患者有反食现象，1/3~1/2患者伴有胸痛，夜间反流可引起呛咳，导致惊醒，少数引起吸入性肺炎。

此病多见于20~50岁的中青年；发病多与精神因素或食物刺激有关。钡餐透视食管上段明显扩张，可见食物潴留，下端呈鸟嘴样狭窄是其特征性表现。

4. **弥漫性食管痉挛** 是以高压型食管蠕动异常为动力学特征的原发性食管运动障碍疾病。病变主要在食管中下段，表现为高幅的、为时甚长的、非推进性的重复性收缩，致使食管呈串珠状或螺旋状狭窄，而上段食管及食管下括约肌常不受累。大多数患者有轻重程度不等的咽下困难，呈慢性、反复发作的特点，病情非进行性加重，吞咽固体食物或液体食物均可感到困难，过冷或过热饮食更易诱发。有时食团停留在食管的"痉挛"段，吐出后才能缓解。

酷似心绞痛的胸痛是本病的另一个特点。患者往往不愿经口进食任何食品，包括治疗药物。体重减轻和吸入性肺炎甚为罕见。任何年龄均可发病，多见于50岁以上，无明显性别差异。

5. **胡桃夹食管** 是一种食管动力异常疾病，由于食管下段高幅蠕动收缩并伴有收缩时限的延长，患者突出表现为非心源性胸痛，吞咽困难约见于70%的胡桃夹食管患者。吞咽困难常与胸痛发作有关，用硝酸酯类制剂、钙离子通道阻断药可使其缓解。此病可发生于任何年龄，40~50岁以后多见，女性多于男性，有些患者有心理障碍，如抑郁、焦虑等。

6. **硬皮病** 硬皮病累及食管时，其特征为进行性的对固体和液体食物吞咽困难及慢性烧心感。其他表现可包括皮肤紧缩感和（或）雷诺症。在相当晚期的硬皮病中，70%~80%的病例累及食管。食管壁的结缔组织增殖取代平滑肌，食管下端括约肌张力和食管蠕动性收缩功能均丧失。

【诊断思路】

对于吞咽困难患者，细致的问诊对于我们以后疾病的诊断提供很大的帮助，一些问诊要点和伴随症状要尤为注意，决定我们开据哪种检查进一步确诊。虽然食管癌患者的颈/锁骨上淋巴结病也许可以触及，但是对食管部吞咽困难患者进行体格检查意义有限。

一、细致的问诊可以帮助我们大致判断出哪种疾病

1. **根据梗阻发生的部位判断是哪类吞咽困难** 很多患者能够清楚地说出梗阻发生的部位，而机械性吞咽困难者，梗阻的部位一般与病变部位相吻合。胸骨切迹以上多见于口咽部吞咽困难，反之见于食管性吞咽困难。

2. **依据咽下困难的食物种类来判别是动力性吞咽困难还是机械性吞咽困难** 食管动力性吞咽困难无固体及液体之分，吞咽反射运动障碍者吞咽液体比固体食物更困难；而固体食物吞咽困难主要见于食管性吞咽困难。

3. **根据疾病的发展过程鉴别疾病的性质** 病程长而疾病无进行性加重的多为良性疾病，病程短且进行性加重的多为恶性疾病。

二、依据伴随症状可进一步确定哪种疾病

机械性吞咽困难多伴有流涎、恶心、呕吐，呕吐物有发酵的臭味；梗阻明显的患者因反流物进入气管引起咳嗽，重者可伴有肺部感染，甚至脓肿。纵隔或食管受压所致者，多有呼吸困难、哮鸣音等，其中恶性肿瘤引起者伴有消瘦、贫血、乏力。大的咽食管憩室和进行性贲门失弛缓的患者由于管腔内分解的食物残渣长期存留，会伴有口臭。动力障碍性吞咽困难由延髓麻痹引起者，可伴有呛咳、声嘶、构音障碍、发音含糊等，亦常有呼吸道继发性感染；一些食管动力性障碍疾病与精神刺激有很大关系，如贲门失迟缓症、胡桃夹食管；缺铁性吞咽困难由钩

虫病引起者，常有异嗜症。

三、通过问诊选择合适的器械检查

通过问诊、体检，我们可以选择具有针对性检查，进而为作出正确的诊断提供强有力的依据。内镜检查和吞钡X线检查是诊断食管疾病的两种主要方法，但哪种检查更适合作为首选方法，要根据我们通过问诊、体检得到的信息。

1. **内镜检查** 直观而且准确，对于没有禁忌证的患者，内镜检查是诊断吞咽困难类疾病的主要方法。内镜检查可以观察病变的形态、大小、部位，以及病变的黏膜颜色、运动情况；对于可疑区域进行活检，其中超声胃镜还可以观察病变起自哪层组织，以及病变侵及的范围。

2. **X线检查** 钡剂造影对鉴别机械性或动力性梗阻很有帮助；可区分腔内梗阻还是腔外梗阻，并可发现有无食管病变的特征。吞钡时对口咽部和食管进行检测是最有用的初始检查手段。它同时有助于发现贲门失弛缓症和弥漫性食管痉挛。当然，通过食管测压能够更准确地诊断这些情况。失弛缓症时可见食管体部扩张、有食物、分泌液、钡剂潴留，并注意食管末端，失弛缓症可见光滑似圆锥样的鸟嘴样改变。对于鸟嘴有任何的不规则改变，都应检查是否有贲门癌的存在，两者在临床表现及钡剂造影上十分相似。对于咽部及食管上部病变，可连续地摄片或摄成录像，对了解食管运动紊乱的相对静态变化极有帮助，能清楚显示咽部和上食管括约肌及食管上部在吞咽过程中的运动是否正常。

3. **CT及MRI检查** 可以观察食管病变的大小、部位、形态。肿物性质的病变可以观察到侵及的范围、淋巴结转移情况，对治疗很有帮助。

4. **食管测压** 是直接检测食管下括约肌功能的唯一方法，并可长时间观察食管运动功能；食管测压能够诊断的三种主要的吞咽困难的病因是贲门失弛缓症、硬皮病（食管无效蠕动）和食管痉挛。

（段立伟　陈永胜）

第23章 反酸及嗳气

第一节 反 酸

【定义】

反酸是指胃或食管内容物不费力地反流达口咽部，口腔感觉到出现酸性物质，无恶心、干呕和腹肌收缩先兆。它与十二指肠内容物经胃、食管反流达口咽部，口腔感觉到出现苦味物质，统称为反流。反酸所致的症状和危害可有烧心、食管痛、吞咽痛、吞咽困难、呼吸道症状等。

【发生机制】

1. **抗反流屏障减弱**

（1）一过性食管下括约肌松弛（TLESR）：是与吞咽无关的食管下括约肌（LES）松弛，LES无解剖学异常。

（2）LES压力降低：正常人静息状态下的LES保持张力性收缩（高于胃内压），如LES压力降低（<6mmHg）造成胃内容物自由反流至食管。引起LES压力降低的因素有食物（高脂肪、巧克力、咖啡等）、药物（钙离子拮抗剂、地西泮、茶碱等）和某些激素（胆囊收缩素、促胰液素、胰高血糖素、血管活性肠肽等）。

（3）胃食管交界处异常：胃食管交界处的膈肌脚、膈食管韧带、食管和胃之间的His角等是抗反流功能的重要保证。最常见的异常为食管裂孔疝。

2. **食管廓清能力降低** 食管廓清能力是依靠食管的推进性蠕动、唾液的中和作用、食团的重力和食管黏膜下分泌的碳酸氢盐等多种因素发挥其对反流物的清除作用以缩短反流物和食管黏膜的接触时间。其中推进性蠕动最为重要，当食管蠕动振幅减弱或消失，或出现病理性蠕动时，食管通过蠕动清除反流物的能力下降，同时也延长了反流的有害物质在食管内的停留时间，增加了对黏膜的损伤；当蠕动强度降低30mmHg以下时反流物无法被排空。

3. **食管黏膜的屏障功能破坏** 食管黏膜防御屏障包括以下几个方面。

（1）上皮前因素：黏液层、黏膜表层的HCO_3^-浓度；

（2）上皮因素：上皮细胞间连接结构和上皮运输、细胞内缓冲系统、细胞代谢功能等；

（3）上皮后因素：组织的基础酸状态和血液供应情况。

任何导致食管黏膜屏障作用下降的因素，如长期吸烟、饮酒、抑郁等，将使食管黏膜不能抵御反流物的损害。

4. **胃、十二指肠功能失常**

（1）胃排空能力低下使胃内容物和压力增加，当胃内压力超过LES压力时可诱发LES开放；

胃内容物增加又导致胃扩张，致使贲门食管段缩短，使抗反流屏障功能降低。

（2）十二指肠病变时，十二指肠胃反流可增加胃容量，贲门括约肌关闭不全导致十二指肠胃反流。

5. 食管感觉异常 研究发现胃食管反流（GERD）患者对食管感觉过敏，特别是非糜烂性反流病（NERD）患者食管对球囊扩张感知阈和痛阈降低、酸敏感增加，抗酸治疗后食管对酸的敏感性恢复。

6. 其他 婴儿、妊娠、肥胖易发生胃食管反流，硬皮病、糖尿病、腹水、高胃酸分泌状态也常有胃食管反流。目前推测心理因素与反流之间亦有相关性，其机制可能存在两种原因，即内源性心身因素的影响，心理因素导致胃肠道的敏感性增加，食管内感觉神经末梢对酸的敏感性增加，以及免疫和内分泌系统异常激活。

【分类】

根据反酸的病因不同将其分为两大类，即食管源性反酸和非食管源性反酸。

1. 食管源性反酸 分类见图23-1。

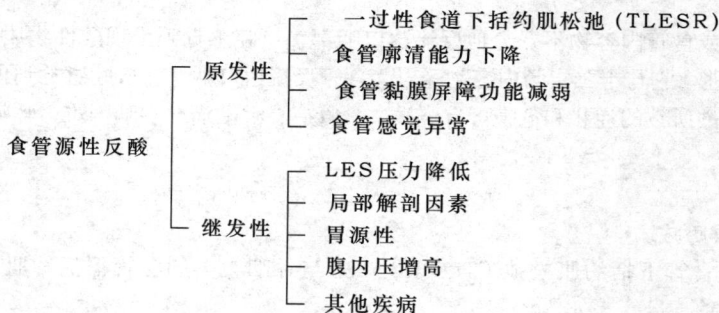

食管源性反酸
- 原发性
  - 一过性食道下括约肌松弛（TLESR）
  - 食管廓清能力下降
  - 食管黏膜屏障功能减弱
  - 食管感觉异常
- 继发性
  - LES压力降低
  - 局部解剖因素
  - 胃源性
  - 腹内压增高
  - 其他疾病

图23-1 食管源性反酸分类

2. 非食管源性反酸 非食管源性反酸最主要的是心源性，如不典型的心绞痛等。

【常见临床类型】

一、食管源性反酸

（一）原发性

1. 一过性食管下括约肌松弛（TLESR） 是与吞咽无关的LES松弛，胃扩张、腹内压增高可通过迷走神经反射诱发TLESR。

2. 食管廓清能力下降 食管廓清能力包括推进性蠕动、唾液的中和与食团的重力，其中推进性蠕动最为重要，当蠕动压力降至30mmHg以下时反流物无法被排空。如贲门失迟缓症、胡桃夹食管。

3. 食管黏膜屏障减弱 食管黏膜防御屏障包括以下几个方面。

（1）上皮前因素：黏液层、黏膜表层的HCO_3^-浓度。

（2）上皮因素：上皮细胞间连接结构和上皮运输、细胞内缓冲系统、细胞代谢功能等。

（3）上皮后因素：组织的基础酸状态和血液供应情况。

长期吸烟、饮酒、服用某些药物等均可破坏食管黏膜屏障，从而导致食管不能抵抗酸反流。

4. 食管感觉异常 有研究发现GERD患者对食管感觉过敏，特别是NERD患者食管对球囊扩张感知阈和痛阈降低、酸敏感增加，抗酸治疗后食管对酸的敏感性恢复。

（二）继发性

继发性病因很多，主要包括以下几个方面。

1. **LES压力降低** 引起LES压力降低的因素有食物（高脂肪、巧克力、咖啡等）、药物（钙离子拮抗剂、地西泮、茶碱等）、某些激素（胆囊收缩素、促胰液素、胰高血糖素、血管活性肠肽等）。

2. **局部解剖因素** 如缺少腹腔段食管，致使腹内压增高时不能传导腹内压至LES使之收缩达到抗反流的作用；小婴儿食管角（由食管和胃贲门形成的夹角，也叫His角）较大（正常为30°~50°）。

3. **胃源性** 慢性胃炎（浅表性、萎缩性）、十二指肠炎、消化性溃疡、胃瘫等，可致胃排空延缓或引起十二指肠胃反流，从而引起胃扩张，胃扩张后使得贲门食管段缩短，双重因素均可引起反酸。

4. **腹内压增高** 肠胀气、腹水等时可引起腹内压增高，从而引起胃内压力升高，如增高的胃内压大于LES压力，就会造成胃内容物反流至食管。

5. **继发于其他疾病** 包括中枢神经系统疾病、支气管哮喘、全身性疾病（系统性硬化症）等。

二、非食管源性反酸

非食管源性反酸主要是指心源性，如心绞痛患者可有胸骨后烧灼感，不尖锐，有时与反酸症状区别不明显，尤其是不稳定型心绞痛及下壁心肌梗死患者出现恶心、呕吐等消化道症状时，需注意相鉴别。

【诊断思路】

1. **问诊要点** 反酸的发生有无病因及诱因，如误服腐蚀物或药物；生活规律、饮食习惯（是否定时用餐，是否喜食辛辣食物，喝过多的汽水）、吸烟、酗酒史，精神紧张，服用某些对胃有损害的药物，如非甾体抗炎药（阿司匹林、吲哚美辛等）、抗胆碱能药物，外科手术史，严重烧伤等。

2. **伴随症状** 较严重的烧心、反酸、胸痛、吞咽困难、慢性咳嗽、喉炎、哮喘等症状，可能是胃食管反流病。

长期烧心反酸史、胃食管反流病史、误服或自杀服腐蚀性物质的病史，有烧心、胸骨后痛、反胃呕吐、吞咽困难、吞咽疼痛等症状，可能是食管炎。

早期表现为进硬食时产生症状（大口进硬食时有轻微的哽噎感；吞咽时食管内疼痛；吞咽时胸骨后闷胀、疼痛、不适感；吞咽后食管内异物感），中期发生进行性吞咽困难和呕吐（黏液和食物不含胃酸味和胆汁苦味），吞咽时胸背疼痛，警惕可能是食管癌。

早饱、餐后上腹部饱胀、恶心、厌食、发作性干呕或呕吐、体重减轻等表现，检查无明显的上消化道、肝胆胰及其他脏器疾病，无明确的感染、应激、代谢紊乱、服用药物等因素，可能是胃轻瘫综合征，简称胃轻瘫。

上腹部或胃部反复发作性或持续性的疼痛或不适，常伴胀气、早饱、腹胀、反酸、恶心、呕吐等症状，病程超过1个月以上可能是功能性消化不良。

以慢性病程、周期性发作（发作期与缓解期相互交替）节律性疼痛为特点，上腹部疼痛（钝痛、灼痛、胀痛或剧痛，可被制酸剂或进食缓解），并有上腹胀满、嗳气和反酸等症状，发作期可伴有上腹部局限性固定的压痛点，压痛较轻，腹壁柔软，可能是消化性溃疡。

食管癌、贲门癌等手术（胃食胃吻合术）后，在进食后出现反酸、烧心等症状可能是食管胃吻合术后遗症，进食后采取半卧位睡眠是预防反流的有效方法。

3. 辅助检查

（1）内镜检查：内镜检查直观而且准确，对于没有禁忌证的患者，内镜检查是诊断的主要方法。内镜检查可以直观地了解食管的形态、运动情况，病变所在部位及其形态、大小；对于可疑区域进行活检，其中超声胃镜还可以观察病变起自哪层组织，以及病变侵及的范围。内镜检查是诊断GERD的一线方法，发现糜烂性病灶的诊断特异性为90%~95%（虽然仅30%~40%的GERD有糜烂性食管炎）。

（2）B超检查：B超可以清晰地显示各脏器及周围器官的各种断面像，由于图像富于实体感，接近于解剖的真实结构，所以应用超声可以早期明确诊断。超声扫查可以连贯地、动态地观察脏器的运动和功能；可以追踪病变、显示立体变化，而不受其成像分层的限制。目前超声检查已被公认为胆道系统疾病首选的检查方法。

（3）X线检查：钡剂造影对食管动力障碍性疾病的诊断很有帮助，可连续地摄片或摄成录像，对了解食管运动紊乱的相对静态变化极有帮助，能清楚地显示上食管括约肌及食管上部在吞咽过程中的运动是否正常。贲门失弛缓症时可见食管体部扩张，有食物、分泌液、钡剂潴留，并注意食管末端，失弛缓症可见光滑似圆锥的鸟嘴改变。若鸟嘴样有任何的不规则改变，都应检查是否有贲门癌的存在，两者在临床表现及钡剂造影上十分相似。它同时有助于发现弥漫性食管痉挛。当然，通过食管测压能够更准确地诊断这些情况。

（4）CT检查：可以观察食管、胃占位性病变的侵及范围、淋巴结转移情况，以及病变的起源。

（5）24小时pH监测：是确诊酸反流的重要手段，能反映昼夜酸反流的情况。

（6）食管测压：是诊断食管动力异常的重要手段，是直接检测食管下括约肌功能的唯一方法。正常人LES静息压为10~30mmHg，如小于6mmHg易导致反流，当胃内压升高、LES压力不能相应升高（比值≤1）时反流发生。

（7）食管联合电阻抗–pH监测：阻抗技术是在监测导管上放置一些连续的金属环，相邻的金属环在有物质通过时形成电环路，通过测定电环路的电阻（即阻抗）可以测定通过物质的性质。阻抗技术可以鉴别反流物的成分：液体通过金属环时，由于液体导电性能较好，环路中呈现低阻抗现象，而气体通过金属环时，由于气体的导电性能较差，因此环路中呈现高阻抗现象。从阻抗导管中阻抗变化的方向（从远端到近端，抑或从近端到远端）可以区别反流和吞咽。阻抗导管可以放置pH通道，结合反流物的pH值，可鉴别酸和非酸反流，此即称为食管联合阻抗–pH监测。

（田月丽　王艳芬）

第二节　嗳　气

【定义】

嗳气，俗称"打嗝""饱嗝"，是充盈于胃内的气体由于胃逆蠕动、贲门开放，突然经口排出所致。

【发生机制】

嗳气是各种消化道疾病常见的症状之一，尤其是反流性食管炎、慢性胃炎、消化性溃疡和功能性消化不良，多伴有嗳气症状。

（1）食物未完全消化，发酵产生气体大量囤积。

（2）胃内气体压力过大，导致气体逆流而上。

（3）溃疡等刺激神经致胃逆运动。

嗳气在中医讲，属于"气机上逆"。一般分为以下三种情况。

（1）食滞停胃嗳气：嗳气伴有（不消化的）酸腐臭味，嗳声闷浊或恶心，嗳气不连续发作，胸脘痞闷，不思饮食，大便有（不消化的）酸腐臭味或便秘，舌苔厚腻，脉象滑实。

（2）肝气犯胃嗳气：嗳气频繁，嗳声响亮，胸闷不舒，胁肋隐痛，舌苔薄白，脉弦。

（3）脾胃虚弱嗳气：嗳气断续，嗳声低弱，呕泛清水，不思饮食，面色㿠白或萎黄，舌质淡，苔薄白，脉虚弱。

【分类】

按照嗳气的病因可将嗳气分类见图23-2。

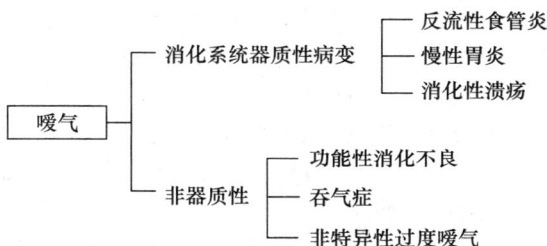

图23-2 嗳气的分类

【常见临床类型】

一、消化系统器质性病变

（一）反流性食管炎

反流性食管炎是指胃内容物反流入食管而引起的食管下段黏膜炎性病变。饱餐后易出现反酸、反食、嗳气等反流症状，有的在卧位时反流症状明显。

1. **食管下括约肌压力减低** 正常人食管下段括约肌有一个高压区，防止胃内容物反流至食管。许多原因（包括食管裂孔疝）可使食管下括约肌压力减弱，容易引起胃及肠内容物反流入食管，是造成食管黏膜炎性病变的主要原因。

2. **腹腔压力增高** 如大量腹水、妊娠，造成腹压升高，易引起反流。

3. **食管蠕动障碍** 正常情况下，胃内容物反流入食管时，由于张力的作用引起食管继发性蠕动波，将反流物送回胃内。食管炎可使食管蠕动减慢，使反流物在食管内停留时间延长，加重了原有的食管炎，食管炎又减弱了食管下段括约肌的功能，加重反流，形成恶性循环。

4. **吞咽热食、尖锐异物或咀嚼不充分的骨头，误食腐蚀剂等** 直接损伤食管黏膜引起炎症。

（二）慢性胃炎

慢性胃炎是由不同病因所致的胃黏膜慢性炎症，其最常见的是慢性浅表性胃炎和慢性萎缩性胃炎。大多无明显典型临床症状。最多见的临床表现是上腹部饱胀不适和无明显规律隐痛、嗳气、反酸、烧灼感、食欲不振、恶心、呕吐。病程缓慢，反复发作而难愈。常见于进食冷、硬、辛辣或其他刺激性食物时可诱发症状加重。

（三）消化性溃疡

消化性溃疡可发生于食管、胃或十二指肠，也可发生于胃-空肠吻合口附近或含有胃黏膜的Meckel憩室内。因为胃溃疡和十二指肠溃疡最常见，故一般所谓的消化性溃疡是指胃溃疡和十二指肠溃疡。幽门螺杆菌感染和非甾体抗炎药摄入，特别是前者，是消化性溃疡的最主要病因，导致对胃十二指肠黏膜有损害作用的侵袭因素与黏膜自身防御/修复因素之间失去平衡。

二、消化系统非器质性

（一）功能性胃肠病

临床上没有可以解释症状的病理解剖学或生物化学异常，表现为慢性持续性或复发性的胃肠道症状。

1. 功能性消化不良　功能性消化不良是临床最常见的一种功能性胃肠病。它无特征性的临床表现，主要有上腹痛、上腹饱胀、上腹胀感、早饱、嗳气、恶心、呕吐等症状。本病起病多缓慢，病程常经年累月，呈持续性或反复发作。上腹痛为常见症状，部分患者以上腹痛为主要症状，上腹痛多无规律性，部分患者与进食有关。上腹饱胀、上腹胀感、早饱、嗳气亦为常见症状，可单独或以一组症状出现，伴或不伴上腹痛。恶心、呕吐并不常见，往往发生在胃排空明显延迟的患者，呕吐可为干呕或呕吐当餐胃内容物。不少患者同时伴有失眠、焦虑、抑郁、头痛、注意力不集中等精神症状。这些症状在部分患者身上与"恐癌"心理有关。根据临床特点，可将本病分为：①溃疡型消化不良：上腹痛为主；②动力障碍型消化不良：其他上腹不适症状为主；③非特异型消化不良：无法确定上述哪类症状为主。

2. 肠易激综合征　肠易激综合征（IBS）是一种以腹痛或腹部不适伴排便习惯改变为特征的功能性肠病，是最常见的一种功能性肠道疾病、起病隐匿，症状反复发作或慢性迁延，病程可长达数年至数十年，精神、饮食等因素常可诱使症状复发或加重。腹痛或腹部不适是IBS必具的症状，程度不等，部位不定，以下腹和左下腹多见，多于排便或排气后缓解，极少有睡眠中痛醒者。可有腹泻，大便一般每日3~5次左右，多呈稀糊状，也可为成形软便或稀水样。可带有黏液，但绝无脓血。排便不干扰睡眠。部分患者腹泻与便秘交替发生。其他消化道症状可有胀气或腹胀感，排便急迫感或排便不净感。相当部分患者可有失眠、焦虑、抑郁、头晕、头痛等精神症状。IBS根据临床症状可分为腹泻为主型、便秘为主型和腹泻便秘交替型。

3. 功能性便秘　引起便秘的病因很多，如能排除引起便秘的器质性疾病，则这类便秘便称为功能性便秘。功能性便秘亦是一种常见的功能性胃肠病，多数调查显示女性多于男性，随年龄增加而患病增加。

（二）吞气症

患者有反复发作的连续性嗳气，致使不自觉地吞入大量空气而使症状更为明显，导致频频嗳气，有时气胀很明显，常有癔病色彩，当众发作更明显。胃镜可以表现有慢性胃炎，但其实胃炎与症状不一定有因果关系。本病起病多缓慢，病程多缠绵日久，症状复杂，呈持续性或反复发作性，病情轻重可因暗示而增减，临床表现以胃肠道症状为主，还可以伴有心悸、气短、胸闷、面红、失眠、焦虑、注意力涣散、健忘、神经过敏、手足多汗、多尿、头痛等非胃肠道症状和全身自主神经紊乱的表现。诊断吞气症必须包括以下所有条件：①每周至少发生数次反复嗳气；②可以客观地观察或检测到吞咽空气。诊断前症状出现至少6个月，近3个月满足以上标准。

（三）非特异性过度嗳气

诊断非特异性过度嗳气必须包括以下所有条件：①每周至少发生数次反复嗳气；②没有过度吞咽空气的证据。诊断前症状出现至少6个月，近3个月满足以上标准。

【诊断思路】

一、问诊要点

嗳气的发生有无病因及诱因，如误服腐蚀物或药物；生活规律、饮食习惯（是否定时用餐，是否喜食辛辣食物，喝过多的汽水）、吸烟、酗酒史，精神紧张，服用某些对胃有损害的药物（如非甾体抗炎药、抗胆碱能药物），外科手术史，严重烧伤等。伴随症状有哪些。

二、辅助检查

1. **超声检查**　超声内镜对于胃肠道隆起性病变的性质与起源，尤其是膜下病变诊断有很大帮助，还可了解病变侵袭管壁深度。配合经超声内镜细针穿刺，行病变部位活组织检查有确诊作用。

2. **X线检查**　X线钡餐检查对怀疑食管至回肠的消化道疾病或胰腺癌的病例有帮助，而对可疑的结、直肠病变则行钡剂灌肠检查。肠消化道双重X线造影技术能更清楚地显示黏膜表面的细小结构，提高胃、肠溃疡或癌瘤的确诊率。标准试餐加服固体小钡条可在X线下进行胃排空试验。

3. **CT**　应用螺旋CT导航三维腔内成像后处理的图像能进行仿真式胃镜、小肠镜、结肠镜的检查。

4. **内镜检查**　内镜检查直观而且准确，对于没有禁忌证的患者，内镜检查是诊断的主要方法。内镜检查可以直观地了解消化道各部位的形态、运动情况，病变所在部位及其形态、大小，并对于可疑区域进行活检。

5. **幽门螺旋杆菌（Hp）检查**　Hp的检查方法可分为侵入性和非侵入性两大类，前者需做内镜检查和胃黏膜活检，可同时确定是否存在胃十二指肠疾病，后者只提供有无Hp感染的信息。目前常用的侵入性试验包括快速尿激酶试验、组织学检查、黏膜涂片染色镜检、微需氧培养和PCR检测等；非侵入性试验主要有13c-尿素呼气试验或14c-尿素呼气试验、粪便Hp抗原检测和血清学试验等。

6. **自身抗体检测**　欧美的不少研究报道，血中外周型抗中性粒细胞胞浆抗体和抗酿酒酵母抗体分别为溃疡性结肠炎和克罗恩病的相对特异性抗体。

（田月丽　王艳芬）

第24章 恶心及呕吐

【定义】

恶心与呕吐是临床常见的症状。恶心为上腹不适、紧迫欲吐的感觉，常伴迷走神经兴奋的表现，如脸色苍白、流涎、出汗、头昏、血压下降及心动过缓等，常为呕吐的前奏，恶心后随之呕吐，但也有仅有恶心而不发生呕吐，或仅有呕吐而无恶心前奏。呕吐则是导致胃或小肠的内容物通过食管从口腔迅速排出体外的现象。呕吐过程可分为三个阶段：恶心、干呕、呕吐。恶心时，胃张力和蠕动减弱，十二指肠张力增强，可伴或不伴有十二指肠液反流；干呕时，胃上部放松而胃窦部短暂收缩；呕吐时，胃窦部持续收缩，贲门开放，腹肌收缩，膈肌下降，腹压增加，迫使胃内容物急速而强烈地从胃反流，经食管、口腔而排出体外。恶心与呕吐均为复杂的反射动作，可由多种原因引起。

【发生机制】

呕吐反射由三部分组成，即呕吐感受器、中枢整合和运动传出。

一、感受器

1. **腹腔内脏感受器及传入** 迷走神经为感受呕吐刺激的主要神经，电刺激腹腔迷走传入神经，在20秒内即能诱发呕吐。感受器主要分为两种：机械性刺激感受器和化学性刺激感受器。机械性刺激感受器主要位于胃、空肠、回肠壁的肌层，对胃肠受牵拉时的张力变化较敏感；化学性刺激的感受器分布与机械感受器相似，主要位于消化道黏膜内，感受消化道内环境的变化（如黏膜损伤、酸碱度变化、高张溶液、温度变化），也可感受到各种有害试剂（如硫酸铜）的刺激等。此外，舌根、咽、胆总管、腹膜以及泌尿生殖器等处受到机械或化学刺激，亦可兴奋相应的感受器，继而迷走和交感神经传入神经纤维将冲动传至延髓外侧网状结构背外侧缘的呕吐中枢，引起呕吐反射。

2. **前庭感受器及传入** 前庭迷路系统是运动刺激引起呕吐的基础。当前庭器官内的感受器受到异常刺激（如头部位置改变超过了正常经验的程度或机体处在微重力环境）时，感受器传入冲动作用到化学感受器触发区而引起恶心、呕吐。

3. **化学感受器触发区（chemoreceptor trigger zone，CTZ）及传入** 化学感受器触发区位于延髓背侧面、第四脑室底闩部水平、孤束联合核的背侧。该结构血液供应丰富，且缺乏血-脑屏障和脑脊液-脑屏障，对很多不能进入其他脑组织的大分子蛋白和多肽都有通透性。化学物质经血液循环至最后区可以刺激CTZ引起呕吐。如注射催吐药（如阿扑吗啡）可刺激延髓的CTZ，再兴奋呕吐中枢，引起呕吐。

4. **高级中枢的下行信号** 越来越多的研究发现，某些精神因素通过大脑皮质作用于呕吐中枢，可引起恶心、呕吐；电刺激大脑皮质、下丘脑和丘脑的特定区域也能引起呕吐反射；此外，低血压、疼痛、颅内压增高、颅脑损伤和脑膜炎等都可以通过大脑皮质的不同区域下行刺激呕吐反应区。高级中枢主要行使增强脑干呕吐机制的易化作用，而非真正的呕吐感受系统。

因此，引发呕吐的途径有：①痛觉、嗅觉、味觉通过感受器官传入大脑皮质；惊恐、敬畏等精神因素通过刺激大脑皮质将信息传递至延髓呕吐中枢，触发呕吐。②内耳前庭系统通过兴奋小脑H1、M受体，将信息传递至延髓呕吐中枢，触发呕吐反射。③血源性催吐剂、细胞毒药物、强心苷阿扑吗啡等透过血-脑屏障直接兴奋CTZ的5-HT3、D2、M受体，将信息传递至延髓呕吐中枢，触发呕吐反射。④局部刺激剂、细胞毒药物、放射线、微生物毒素可引起胃、小肠释放5-HT3，经由5-HT3受体激活迷走神经传入支，兴奋CTZ或孤束核5-HT3受体，将信息传入呕吐中枢，触发呕吐反射。迷走神经传入支的激动也可引起位于第四脑室底部postrema区的5-HT3释放，从而经过中枢机制而加强。⑤咽部刺激通过舌咽、三叉神经传入支激活孤束核（一般的内脏感觉纤维和味觉纤维的终止核，位于迷走神经背核的腹外侧，大部分在延髓，小部分延伸到脑桥下端）的5-HT3、D2、M、H1等受体，并将信息传递至延髓呕吐中枢，触发呕吐反射。

二、中枢整合

呕吐中枢是指脑干内控制呕吐的所有神经核团的总称。呕吐中枢位于延髓，它有两个功能不同的机构，一是神经反射中枢，即呕吐中枢，位于延髓外侧网状结构的背部，接受来自消化道、大脑皮质、内耳前庭、冠状动脉以及CTZ的传入冲动，直接支配呕吐动作；另一是化学感受器触发区，位于延髓第四脑室的底面，接受各种外来的化学物质或药物（如阿扑吗啡、洋地黄、吐根素等）与内生代谢产物（如感染、酮中毒、尿毒症等）的刺激，并引发出神经冲动，传至呕吐中枢，而引起呕吐。

三、运动传出

呕吐运动的传出信息是通过躯体和内脏两条途径传至平滑肌和骨骼肌的，两种肌肉的协调收缩完成呕吐过程。根据呕吐的发展过程将其分为两个阶段：呕吐前期和呕吐期。

1. **呕吐前期** 又称前驱期，以恶心感为主要特征，常伴有交感神经兴奋，表现为出冷汗、皮肤血管收缩引起的面色苍白、瞳孔散大、心动过速、胃分泌减少以及副交感神经兴奋引起的唾液分泌增加等。在即将开始呕吐期时，胃迷走神经的传出纤维激活胃壁内的节后神经元，释放血管活性肠肽和一氧化氮，使近胃端极度松弛，逆行强收缩自小肠向胃移动，将肠道内容物回送到胃内，为呕吐做准备。

2. **呕吐期** 呕吐过程是依靠众多平滑肌和躯体肌肉相互协调连续收缩完成的。呕吐活动可以分为3个步骤：胃肠运动的改变、干呕和呕吐。虽然胃肠道的活动（如胃体松弛，近小肠端的逆行巨大收缩）很重要，但不是呕吐产生的必要条件。如果切断胃肠道上段的神经，干呕和呕吐仍会发生；但如果呼吸肌的活动被抑制，干呕和呕吐可得以缓解。所以，呕吐的活动主要依赖于呼吸肌群产生的胸内压和腹内压的变化，以及与上呼吸道活动的相互协调。

干呕是由呼吸肌群（包括膈肌、胸壁和腹肌）阵发性、有节律地收缩产生的，不伴随胃肠内容物的喷出。呕吐则伴随着腹肌强有力的持续收缩，最终引起胃肠道内容物猛烈地喷出。在呕吐过程中，最先出现小肠逆蠕动，使一部分小肠内容物反流入胃；随后唾液分泌增多，用力吸气以关闭会厌；紧接着，胃幽门收缩，胃底部、贲门及食管扩张，同时膈肌和腹肌强烈收缩增加了腹内压，挤压胃及部分小肠内容物经食管进入口腔，排出体外，完成呕吐动作。

【分类】

引起恶心、呕吐的病因很多，宜按其发生机制加以归纳分类。但是，不少疾病引起恶心与呕吐的机制尚未完全阐明，或其机制是由综合因素所致，故至今未有满意的分类方法。以下主要从反射性、中枢性和前庭障碍性进行分类。

一、反射性呕吐

1. 咽部受到刺激 如吸烟、剧咳、鼻咽部炎症或溢脓、压舌板压迫舌根部等各种刺激均可引起反射性呕吐。

2. 胸部器官疾病 急性下壁心肌梗死、肺梗死、充血性心力衰竭、急性心包炎、夹层动脉瘤等可引起呕吐。

3. 腹部器官疾病

（1）胃、十二指肠疾病：急、慢性胃肠炎、消化性溃疡、功能性消化不良、急性胃扩张、幽门梗阻、十二指肠壅滞、胃黏膜脱垂、胃扭转、糖尿病神经病变、迷走神经切断后的胃潴留、Zollinger-Ellison综合征等。

（2）肠道疾病：急性阑尾炎、各型肠梗阻、急性出血坏死性肠炎、腹型过敏性紫癜、Crohn病、Meckel憩室炎、缺血性结肠炎、胃大部切除后倾倒综合征等。

（3）肝胆胰疾病：急性肝炎、肝硬化、肝淤血、肝脓肿、肝癌破裂、急慢性胆囊炎或胰腺炎、胆石症、胆道蛔虫病等。

（4）腹膜与肠系膜疾病：急性腹膜炎、膈下脓肿、大网膜扭转、急性肠系膜淋巴结炎、肠系膜动脉栓塞、腹型风湿病。

4. 泌尿生殖系统疾病 输尿管结石、急性肾盂肾炎、肾周围脓肿、肾破裂、急性盆腔炎、急性输卵管炎、卵巢囊肿扭转或破裂、异位妊娠破裂等。

5. 其他疾病 屈光不正、青光眼、令人嫌恶的景象与气味等。

二、中枢性呕吐

1. 神经系统疾病

（1）颅内感染：如各种脑炎、脑膜炎、脑脓肿。

（2）脑血管疾病：如脑出血、脑栓塞、脑血栓形成、高血压脑病、偏头痛等。

（3）颅脑损伤：如脑挫裂伤或颅内血肿。

（4）癫痫，特别是癫痫持续状态。

2. 全身性疾病

（1）感染：急性病毒、支原体、立克次体、细菌、螺旋体或寄生虫感染。

（2）内分泌与代谢紊乱：早期妊娠、尿毒症、肝性昏迷、低血糖症、糖尿病酮症、低钠血症、低血氯、代谢性酸中毒、甲状腺功能亢进危象、肾上腺皮质功能减退、稀释性低钠血症、甲状旁腺功能亢进、营养不良、维生素缺乏症等。

（3）休克与缺氧：出血性、中毒性、心源性、过敏性休克及高山病、急性溶血、紫质病、中暑高热、日射病、放射反应等。

3. 药物反应 多巴胺受体激动剂（溴隐亭、左旋多巴）、强心苷类药物、吗啡等麻醉剂、抗肿瘤化疗药物，口服某些抗生素及激素类药物、非甾体抗炎药、阿片肽受体激动剂、氨基吡林、溴化物、碘化物等。

4. 中毒 乙醇、重金属、一氧化碳、有机磷农药、鼠药、白果、棉子等。

5. 精神因素 胃神经症、癔症、神经性厌食等。

三、前庭障碍性呕吐

凡呕吐伴有听力障碍、眩晕等耳科症状者，需考虑前庭障碍性呕吐。常见临床类型有迷路炎，是化脓性中耳炎的常见并发症；梅尼埃病，为突发性的旋转性眩晕伴恶心、呕吐；晕动病，一般在航空、乘船和乘车时发生。

【鉴别诊断】

恶心与呕吐涉及各系统或全身多种疾病，应根据其临床特点进行鉴别。

一、与反胃鉴别

反胃是因为食管下端括约肌功能障碍，同时有胃及食管的逆蠕动，从而致胃内容物反流到口腔。发生反胃的原因多为功能性，但也可能由于消化系统器质性疾病引起，如幽门梗阻、贲门失缓症、食管癌、食管良性狭窄、食管巨大憩室、裂孔疝等，均可发生反胃症状。反胃时，毫不费力将胃内容物反流到口腔，并不伴恶心，亦无迷走神经兴奋现象，如流涎、出冷汗、脉缓等，而呕吐前伴有恶心，并有迷走神经兴奋现象。

二、与反刍鉴别

反刍是主动将胃内容物反流到口腔，经再次咀嚼后重新咽下，发生于饭后15~30分钟，持续半小时左右，次数不等，当胃内容物呈酸性时，反刍消失。反刍不伴有恶心，为功能性。

三、反射性呕吐常见的疾病

（一）胸部疾病

1. **急性心肌梗死**　常突然发生上腹部持续性疼痛，伴恶心、呕吐，有时伴有胸痛、胸闷、心悸、呼吸困难、出冷汗等。常见于老年人，有高血压、糖尿病、冠心病史，常有过度劳累、情绪紧张、饱餐等诱因，疼痛可向颈部、下颌放射，心电图检查可发现心肌梗死图形，测定肌红蛋白、肌钙蛋白和肌酸磷酸激酶均有明显升高。

2. **肺部疾病**　恶心、呕吐亦常见于呼吸衰竭、肺源性心脏病、心力衰竭及肺性脑病；肺梗死也可引起恶心、呕吐，但不常见，且多不严重。小儿患急性呼吸道传染病百日咳，在剧烈咳嗽时，可发生呕吐。

3. **食管癌**　当癌肿引起食管部分或完全梗阻时，导致食物、唾液、饮水及肿瘤引起的病理性分泌物不能顺利进入胃内，食管扩张引起的逆蠕动将食管内容物吐出。严重者呕吐可很频繁，但每次呕吐量不太大，呕吐物可呈泡沫状黏液，或混有食物残渣，或混有陈旧性血迹。本病多见于50岁以上患者，男性发病率约为女性的7倍。食管内镜下早期表现有局限性糜烂，局部黏膜充血，其边界不清楚，有粗糙小颗粒、小肿物、小溃疡、小斑块。中晚期食管癌的镜下表现为结节样或菜花样肿物，还可见溃疡、管腔狭窄。X线钡剂检查对早期病例多有漏诊，中晚期时可见食管局部有钡影不规则缺损、黏膜皱襞中断、管腔狭窄、管壁僵硬，梗阻近段常有轻度扩张。

4. **贲门失缓症**　发生的原因可能是支配食管的胆碱能神经缺陷使食管发生运动障碍。患者的食管可明显地扩张，亦可发生逆蠕动而呕吐。其与食管癌不同之处在于，病程长，且咽下困难可以缓解。

（二）腹部疾病

1. **胃肠道疾病**　多种胃肠疾患可引起恶心、呕吐。

（1）急性胃炎或急性胃肠炎：常有同餐多人发病，有不洁食物史；腹痛发生于上腹部或脐周，呈阵发性绞痛；呕吐及腹泻后腹痛可减轻，常伴有发热；血常规白细胞常升高；粪便检查常有异常，并可分离出病原体。

（2）消化性溃疡急性穿孔：有多年反复发作的消化性溃疡病史；突然剧烈的上腹痛、伴恶心、呕吐；腹部检查呈板状腹，腹肌紧张、全腹压痛、反跳痛及肝浊音界消失；X线腹部平片可见膈下游离气体。

（3）幽门梗阻：多见于幽门及十二指肠球部溃疡和胃癌。在幽门梗阻时，呕吐严重而且呕吐物量大，有隔日食物及酸臭味，常可看到胃型及胃蠕动波，胃镜可确诊病变的性质

（4）急性阑尾炎：有转移性右下腹痛；腹部检查右下腹有肌紧张、压痛、反跳痛；血常规白细胞计数及中性粒细胞比例常升高；重者B超和CT可见阑尾区脓肿等。

（5）急性肠梗阻：腹痛为阵发性剧烈的脐周绞痛，伴排便、排气停止。腹部检查可见腹胀、肠型和肠蠕动波，肠鸣音亢进呈高调金属音，如发生绞窄性肠梗阻则出现全腹压痛、肌紧张和反跳痛及肠鸣音减弱。X线腹部平片可见多个液气平面的肠梗阻征象。常有腹部疝、手术、肠蛔虫、先天性畸形、肿瘤和结核等病史。

（6）急性出血坏死性肠炎：突然发生脐周或中上腹剧烈、持续性疼痛，伴阵发性加剧，恶心、呕吐和发热，严重者有休克、肠麻痹等征象，有时需与急性坏死型胰腺炎进行鉴别。本病常有不洁饮食、受冷、劳累等病史，伴有明显腹泻症状，初为稀水样，后转为赤豆汤样，或粪量少，血便且恶臭，X线平片见肠麻痹、肠扩张征象，测定血清淀粉酶常正常。

（7）肠系膜上动脉综合征：任何原因导致肠系膜上动脉与腹主动脉之间的距离变小，使夹在其中的十二指肠受压，造成排空困难。发病以瘦长体形的女性多见，年龄多在20~40岁，主要表现为逐渐发生的上腹胀痛、恶心、呕吐，于进食数小时后发作，俯卧位可使症状缓解。X线钡餐透视检查可见十二指肠近段扩张，钡剂淤滞，胃、十二指肠排空延缓。

2. 肝脏疾病　急性、慢性肝炎及药物和酒精性肝损伤、肝硬化、肝癌等，均可有恶心、呕吐症状，但恶心、厌油明显，而呕吐多不严重。患者可有乏力、腹胀及黄疸，肝功能和肝炎病毒学检查有助诊断。肝破裂时，首先出现右上腹剧烈疼痛，然后扩散至全腹，呈持续性疼痛，腹部检查有全腹压痛、反跳痛。患者B超和CT检查，可发现肝肿瘤的征象和腹水，腹腔穿刺可抽出不凝血液。

3. 胆道疾病　急性胆囊炎、胆石症，可引起恶心、呕吐。本病常有饱餐、脂餐诱因，出现上腹部、右上腹剧烈而持续疼痛，伴阵发性绞痛，同时可伴有发热和黄疸，墨菲征（Murphy）阳性，B超、CT有助诊断。

4. 胰腺疾病　如急性胰腺炎时，可发生较严重的恶心、呕吐，同时伴有上腹部疼痛，向腰背部放射，弯腰屈膝或前倾坐位可减轻疼痛，呕吐后腹痛缓解不明显。常有饮酒、暴饮暴食或高脂饮食的诱因，或有胆囊炎、胆石症病史。急性重型胰腺炎患者的腹痛持续时间较长，亦可发生弥漫性腹膜炎，严重患者可出现低血压、休克、低钙、手足抽搐及糖尿病酮症酸中毒和高渗性昏迷、胰性脑病等多脏器功能损伤的症状。体格检查在中上腹部有深压痛，少数患者有黄疸；当发生腹膜炎时，有全腹肌紧张、压痛和反跳痛及腹水征，严重病例可有腹壁皮肤淤血、瘀斑，称Grey-Turner征和Cullen征。

5. 腹膜及腹腔血管疾病

（1）急性肠系膜动脉栓塞：突然发生剧烈持续性腹痛，初期腹痛症状严重而体征较轻，症状与体征不符。可伴有恶心、呕吐，随病情进展，可出现腹胀、弥漫性腹膜炎和休克等征象。本病常有心脏瓣膜病、换瓣术后、感染性心内膜炎、心房颤动、心肌梗死等基础疾病，常伴腹泻与血便，测定血清淀粉酶常正常，行彩色多普勒超声、腹腔动脉造影、MRI、CTA可发现肠系膜动脉栓塞，而获确诊。

（2）急性原发性腹膜炎：常突然起病，出现腹部持续性疼痛、寒战、高热、恶心、呕吐和腹膜炎征象。本病常见于营养不良和全身抵抗力较差的患者，如肝硬化、肾病综合征、晚期血吸虫病，往往是全身感染通过血行播散引起。血或腹水细菌培养可获阳性，血常规白细胞计数及中性粒细胞比例常升高，腹水呈渗出液。

6. 泌尿生殖系统疾病

（1）输尿管结石：突发性一侧腹部剧烈绞痛，疼痛向下腹和腹股沟区放射，可发生明显的恶心、呕吐，症状虽重但体征较轻微。一旦绞痛发作停止，恶心、呕吐亦随之消失，患者可有肉眼或镜下血尿，肾、输尿管、膀胱B超和腹部平片有助诊断。

（2）妊娠呕吐：已婚的育龄期女性，有停经史，多为清晨起床后呕吐，多发生在妊娠期第5~6周，但最早可见于妊娠第2周。尿液妊娠试验阳性和血的HCG升高，B超可确诊。妊娠高血压综合征发生于妊娠期第24周以后，多见于年轻初产妇，主要症状为血压高、蛋白尿、水肿与视力减退，恶心、呕吐常是先兆子痫的表现。

（3）宫外孕破裂：患者有月经过期史，最多见于1~2周。破裂前可有少量阴道流血，破裂时，突然发生下腹痛，可伴有恶心、呕吐，体格检查可有贫血、下腹压痛、腹水。下腹或阴道后穹窿穿刺可抽出不凝血液。如出血量大，可出现休克等。B超对诊断有帮助。

四、中枢性呕吐常见临床类型

（一）颅内压升高

颅内压升高见于颅内占位病变，如脑肿瘤、脑脓肿、脑血肿；颅内炎症病变，如各种病因引起的脑炎、脑膜炎；全身病变，如心跳骤停、肝昏迷、肺性脑病等。颅内压升高后可引起恶心、呕吐，呕吐的特点是喷射状，而且相当严重，呕吐物量大，多伴有较明显的头痛，但可无明显的恶心。呕吐与饮食无关，亦可伴有不同程度的意识障碍。多有阳性的病理体征及视乳头水肿，脑脊液检查及颅脑CT、MRI等有助于判断病变的性质。

（二）脑血管运动障碍——偏头痛

偏头痛是周期性发作的一种血管性头痛，发病年龄多在青春期，女性多见，多有家族史。多为单侧搏动性头痛，可伴恶心、呕吐、畏光、视觉改变等特点。偏头痛的诱发因素为饮用含有酪氨酸的啤酒，吃巧克力、乳酪等也可以诱发。精神紧张、月经期亦易诱发。偏头痛的临床表现可分为三种类型，即典型偏头痛、普通偏头痛及特殊型偏头痛。

1. 典型偏头痛 其发作过程如下。

（1）前驱期：疲乏无力、易激动或精神抑郁。

（2）先兆期：首先表现为视觉改变，如眼前闪光、冒金星、偏盲，甚至发生黑矇。肢体感觉异常、眩晕、耳鸣、失语、轻瘫，持续几分钟至半小时后消失，随之而来出现头痛。

（3）头痛：开始出现与额颞部、眶周、眼球后钝痛，可扩散至一侧头部或全脑。逐渐加重为剧烈的跳痛、胀痛，半小时达最高峰。此时可伴有恶心、呕吐、面色苍白、出冷汗、畏光、畏声，呕吐后可使头痛减轻，发作持续几小时。通常每年发作1~2次。

2. 普通型 较多见，占60%。发作时无先兆，临床表现与典型者相似，但持续时间久，多无家族史。

3. 特殊型 可分为3型。

（1）眼肌型：偏头痛同时有偏侧眼肌麻痹，但发作过后可恢复。

（2）腹型：发作时以腹部症状为主，如恶心、呕吐、面色苍白、出汗，而头痛不显著，持续几小时到1~2日。

（3）基底动脉型：发病与月经有关，表现为视觉及脑干功能障碍。可有肢体麻木、共济失调、晕厥及一侧剧烈跳动性头痛。

（三）化学感受器触发区受刺激

这种呕吐常伴有明显的恶心，多见于尿毒症、糖尿病酮症酸中毒、药物引起者。

1. 糖尿病酮症酸中毒　常有腹胀、腹痛、恶心、呕吐，患者有糖尿病病史，全身检查有明显的脱水，皮肤黏膜干燥，两颊红润，眼球下陷的体征，呼气可有烂苹果味，血糖、血酮明显增高，经补充水、电解质和胰岛素治疗后病情很快好转。

2. 尿毒症　患者多有高血压、糖尿病、肾病等病史；常伴有腹痛、恶心、呕吐、黑便、乏力、夜尿增多、少尿甚至无尿等；贫血、高血压、水肿（早期以早晨眼睑水肿多见）；测定BUN、Cr明显增高，可有高钾血症。

3. 甲状腺功能亢进危象　是甲状腺功能亢进的严重并发症，诱因为感染、创伤、未经充分准备而施行手术、精神刺激等，主要症状为高热或过高热、心动过速、不安或谵妄、大汗、呕吐与腹泻等，如不及时治疗，可因周围循环衰竭死亡。甲状腺功能（rT3、rT4、TSH）等检查可确诊。

4. 肾上腺危象　慢性肾上腺皮质功能减退（艾迪生病）或希恩综合征（Sheehan）可因感染、创伤、手术、过度劳累、中断糖皮质激素治疗等诱发危象。主要表现为体温降低、恶心、呕吐、失水、血压下降与周围循环衰竭，最后可陷入昏迷。患者可有分娩时大出血史，血皮质醇等内分泌检查有助诊断。

（四）精神性呕吐

精神性呕吐多发生于年轻女性，病程较久，反复发作。呕吐多在饭后立即发生，为小量多次，呕吐物为食物，常不伴恶心，呕吐也不费力，呕吐后即可进食。呕吐的发生和加重多与精神及情绪因素有关。患者同时有多种神经官能症状。虽有频繁的呕吐，但食欲及体重无改变，患者的一般情况好，体格检查和辅助检查均无阳性发现。

五、前庭障碍性呕吐

（一）迷路炎

是由于中耳炎或脑膜源性感染所致的内耳炎。临床主要表现是反复发作的眩晕、恶心、呕吐。眩晕常于快速转身、屈体、行车受震、挖耳、压迫耳屏时发作，可持续数分钟至数小时，视物旋转，平衡失调。可见自发性眼球水平性或旋转性震颤。听力明显减退，有耳内深部疼痛。前庭功能检查做旋转试验阳性，有传导性或混合性耳聋，结合临床表现一般诊断不难。

（二）梅尼埃病

本病病因未明，典型的临床表现有突然发作的旋转性眩晕，伴恶心、呕吐。出冷汗，持续10分钟至数小时，甚至长达4小时，神志清楚，听力下降，于发作缓解后听力可恢复。耳鸣早期常发生于眩晕前，随发作缓解而消失，反复发作者耳鸣可持续存在，如铃声、蝉鸣声、电机声、风吹电线声，少数可双侧耳鸣，或由一侧延及对侧，耳胀满或耳压迫感。检查听力下降，有水平性或水平旋转性眼球震颤，颞骨CT见乳突气化，前庭导水管变窄等征象。前庭功能检查冷热空气试验阳性、旋转试验阳性，可诊断为本病。

（三）晕动病

晕动病是一种受不适宜运动环境或运动环境中不习惯因素刺激所致的综合征，有晕机、晕船、晕车症状。临床表现有疲倦、淡漠、嗜睡、乏力、咽喉不适、唾液增多、恶心、头晕、面色苍白、出冷汗，进一步加重可出现呕吐、头痛、心慌、胸闷等症状，根据所处环境和典型症状一般诊断不难。

【诊断思路】

恶心与呕吐在临床上极为常见，可由功能性障碍或器质性疾病引起，多系消化系统本身病变所致，也可因消化系统外或全身疾病引起。因此，力求对恶心、呕吐尽早做出病因诊断尤为重要。

一、病史

1. 呕吐的时间 育龄妇女晨起呕吐见于早期妊娠，亦可见于尿毒症、慢性酒精中毒或功能性消化不良；鼻窦炎患者因起床后脓液经鼻后孔流出刺激咽部，亦可晨起恶心、干呕。晚上或夜间呕吐见于幽门梗阻，这是由于日间多次进餐，有大量胃液潴留，入夜时胃平滑肌已受明显牵伸而产生较强的传入神经冲动，兴奋呕吐中枢，引起呕吐。

2. 呕吐与进食的关系 进食过程中或餐后即刻呕吐，可能为幽门管溃疡或精神性呕吐；餐后1小时以上呕吐称延迟性呕吐，提示胃张力下降或胃排空延迟；餐后较久或数餐后呕吐，见于幽门梗阻，呕吐物可有隔夜宿食；餐后近期呕吐，特别是集体发病者，多由食物中毒所致。

3. 呕吐的特点 进食后立刻呕吐，恶心很轻或缺如，吐后又可进食，长期反复发作而营养状态不受影响，多为神经官能性呕吐。喷射状呕吐多为颅内高压性疾病。

4. 呕吐物的性状

（1）呕吐物量大，见于幽门梗阻、小肠上部梗阻。

（2）呕吐物为血性，见于上消化道出血，如食管下端黏膜撕裂症、溃疡病、出血性胃炎、胃癌、食管静脉曲张破裂、胆道出血。

（3）混有胆汁，提示梗阻的部位在十二指肠以下。

（4）混有隔餐食物或隔日食物，提示幽门梗阻。

（5）呕吐物有粪臭味，提示小肠低位梗阻、麻痹性肠梗阻、近段肠腔内有大量细菌繁殖、结肠梗阻或有回盲瓣关闭不全、胃结肠瘘或上段小肠结肠瘘。

（6）呕吐物中可见多量未消化食物，见于贲门失迟缓症等食管性呕吐。

（7）呕吐物中带有脓液者少见，须考虑化脓性胃炎或胃周围脓肿破入胃。还应注意呕吐物中有无蛔虫、胆石或吞入的异物。

5. 呕吐的伴随症状

（1）伴腹痛：常见于腹腔内炎症、梗阻、缺血、内脏充血、器官破裂等病变；有时腹痛可在呕吐之后获得暂时缓解，提示消化性溃疡、急性胃炎或高位肠梗阻；但在胆囊炎、胆石症、胆道蛔虫病、急性胰腺炎等，呕吐并不能使腹痛得到缓解。

（2）伴头痛：除应考虑到引起颅内压增高的疾病外，也应想到偏头痛、鼻窦炎、青光眼、屈光不正等。

（3）伴眩晕：常见于第Ⅷ对脑神经病变、椎-基底动脉供血不足、小脑后下动脉供血不足；还要考虑迷路病变，包括Meniere病、迷路炎等；还需了解是否由硫酸链霉素、卡那霉素、新霉素或偶由庆大霉素等药物引起。

（4）伴胸痛：常见于急性心肌梗死、肺梗死。

（5）伴黄疸：常见于肝炎、胆囊炎、胰腺炎。

（6）伴发热：考虑感染性疾病。

（7）伴腹胀：常见于幽门梗阻、肠梗阻。

（8）营养状况：呕吐频繁而持续时间较长者，常有脱水消瘦、营养不良，但精神性呕吐的全身情况可基本保持稳定。

二、体格检查

除做全面体格检查外，还应注意以下几项。

（1）精神及神志状态。

（2）有无水肿或脱水征及营养情况。

（3）有无发热、贫血、黄疸及酮味、尿味、肝臭。

（4）心脏检查有无心律失常、心率快、心力衰竭的体征。

（5）腹部检查腹壁有无手术瘢痕、肠型、胃型、胃肠蠕动波、压痛、反跳痛、振水音，肠鸣音是否正常，腹腔是否触到肿块，有无腹水。

（6）神经系统检查，应特别注意有无颈项强直、眼球震颤，瞳孔是否等大同圆，眼压是否升高，视乳头有无水肿。有无病理反射。

（7）必要时做妇科检查。

三、辅助检查

根据病情选择做下述检查。

（1）必须做的检查：①血常规、尿常规（包括酮体）检查；②粪便常规检查及粪隐血试验；③呕吐物隐血试验；④血钠、钾、氯、尿素氮、二氧化碳结合力。

（2）针对患者情况选做的检查：①胃液的毒物检查、血液培养；②胃肠道钡餐造影、胃镜检查；③腹部B型超声检查；④头颅X线检查、头颅CT、磁共振；⑤心电图；⑥肝、肾功能及心肌酶谱检查；⑦脑脊液检查；⑧尿妊娠试验。

（潘留兰）

第25章 呃 逆

【定义】

呃逆是不自主而且强有力的一侧或者两侧膈肌的阵发性痉挛，伴有吸气期声门突然关闭，发出短促而且特别的声音。持续时间不定，多可自行缓解；有持续数日甚至几周不愈者，称为顽固性呃逆。某些疾病晚期出现顽固性呃逆，往往提示预后不良。

【发生机制】

呃逆的产生无疑是一种神经反射活动，是受延髓呼吸中枢的控制，其反射弧向心路径是迷走神经、膈神经及第6~12胸交感神经向心纤维；中枢是第3颈至第5颈髓的膈神经、脑干的呼吸中枢、延髓网状结构和下视丘间相互作用；离心路径是膈神经、声门及呼吸辅助肌的离心纤维。当外周刺激经迷走神经或膈神经的感觉纤维传入中枢，或者中枢疾病使膈神经的运动纤维传出冲动增多，均可引起呃逆。呃逆的发生除了神经反射以外，还必须有呼吸肌的参与才能完成，膈肌、肋间肌等呼吸肌的阵发性痉挛、收缩是起协同作用的重要因素。健康者进食或饮水过快或过多使胃骤然扩张、大笑、饮酒或姿位改变时，肋间肌或隐肌所承受的压力骤然改变，都可导致呃逆。

【分类】

呃逆是由迷走神经、膈神经、交感神经、脑干呼吸中枢、延髓网状结构、膈肌与呼吸辅助肌等共同参与的神经肌肉反射动作，与暴饮暴食、酗酒、冷空气刺激、精神神经因素等有关系。可按病因分为以下几类。

一、中枢性呃逆

呃逆反射弧抑制功能丧失，器质性病变部位以延脑最重要。常见的原因有以下两种。

1. **神经性** 如脑炎、脑膜脑炎、脑部肿瘤、脑出血、脑血栓、癫痫早期等，一般有明确的原病病史或高危因素。

2. **中毒性** 可见于乙醇、环丙烷、铅、巴比妥类中毒，以及全身感染伴有毒血症者。

二、外周性呃逆

呃逆反射弧向心路径，即迷走神经、膈神经及第6~12胸交感神经受刺激。发生原因有以下四种。

1. **胸部疾患如使膈神经受到刺激的疾病** 如纵隔肿瘤，胸主动脉瘤，食管炎，食管肿瘤或者纵隔淋巴结肿大，胸部或纵隔的损伤或手术等。

2. **膈肌周围病变** 如肺炎合并膈胸膜炎，心包炎，心肌梗死，膈下脓肿，食管裂孔疝，膈疝，胃和食管的疾病，肠道疾病，胰腺炎，妊娠，膀胱刺激，肝转移癌和肝炎等。

3. **迷走神经刺激** 如胃扩张、胃炎、胃癌、胰腺炎等。

4. **腹腔内疾患** 可以使腹压增高或使膈肌受到刺激的任何原因都可以引起呃逆，包括胃扩张、饮食过饱、胃肠胀气。

三、其他

代谢障碍性呃逆见于各种原因引起的低钾、低镁、低钙、代谢性酸中毒等；精神性呃逆见于癔症或神经过敏等。

【鉴别诊断】

一、中枢性呃逆

1. 神经性呃逆诊断要点

（1）多见于颅内疾患，一般有明确的原发病病史或存在高血压、动脉硬化等脑血管病的危险因素，如脑炎、脑膜炎、脑肿瘤、脑血管病等。

（2）体检可有肢体活动受限，可引出病理反射，如Babinski征、Oppenheim征、Gordon征、Hoffmann征。

（3）脑脊液检查可发现异常，如蛋白质定量、葡萄糖、氯化物、细菌等。

（4）脑电图、CT、MRI或脑血管造影常可明确诊断。

2. 中毒性呃逆诊断要点

（1）常有毒物接触史。

（2）如系传染病性中毒可有发热等全身毒血症症状。

（3）实验室检查常规及生化检查可有相应改变。

二、外周性呃逆

1. 胸肺部疾患引起的呃逆诊断要点

（1）可有胸肺疾病的临床表现，如咳嗽、咳痰、胸痛等症状，体检可发现相应疾病的体征。

（2）X线胸片对肺部疾患、胸膜病变、纵隔病变的诊断有重要意义，还可以通过胸透观察膈肌的活动情况。

（3）必要时可做CT、MRI或气管镜检查来明确诊断。

2. 腹腔内疾患所致呃逆诊断要点

（1）消化道症状：如腹痛、腹胀、食欲缺乏、胃纳不佳等。如果系幽门梗阻引起者，患者可有上腹胀痛、恶心、呕吐，呕吐物中有宿食。

（2）腹部体征：如腹部压痛、肝脾肿大、腹部的肿块，如系消化穿孔可出现急腹症的体征，肝浊音界缩小或消失。

（3）B超、CT、MRI检查可发现肝胆胰腺的病变。

（4）X线、钡剂造影、内镜检查可发现胃肠道及胆道的疾患。

三、其他

1. 代谢障碍性呃逆诊断要点 实验室检查见低钾、低镁、低钙、代谢性酸中毒等。

2. 精神性呃逆诊断要点

（1）常有精神类疾病病史及神经过敏史。

（2）可因精神刺激而诱发。

（3）睡眠时呃逆不发作。

（4）实验室及影像学检查可无阳性结果。

【诊断思路】

一、确认是否存在呃逆

呃逆是不自主而且强有力的一侧或者两侧膈肌的阵发性痉挛，伴有吸气期声门突然关闭，发出短促而且特别的声音。观察患者有无因癔病而连续吞气现象。

二、判断引发呃逆的原因与诱因

对于存在呃逆的患者，细致的问诊及体格检查对于疾病的诊断提供很大的帮助，决定我们开具哪些检查以进一步确诊。

1. 问诊

（1）呃逆发生的频率、持续时间，有无诱因及缓解因素；尤其注意有无其他伴随症状，并针对伴随症状进行详细问诊。

（2）既往疾病史，是否存在某些疾病的高危因素，有无胸、腹部及纵隔手术及外伤可致膈神经、迷走神经、膈肌等损伤的病史。

2. 体格检查

（1）胸肺部检查：如胸部有无胸腔积液的体征，有无胸膜摩擦音，以便确定或除外胸肺疾患。

（2）腹部检查：注意有无胃肠型、蠕动波，肝脾是否肿大，有无腹膜刺激征，是否有腹部肿块，以便除外腹部疾患。

（3）神经系统检查：注意肢体活动情况及神经反射情况，有无病理反射出现。

3. 实验室检查

（1）常规检查：血常规检查了解有无感染，便隐血试验除外消化道出血。

（2）生化检查：有无电解质紊乱，肝、肾功能是否正常，检测血尿淀粉酶除外胰腺炎，必要时可做脑脊液检查。

（3）可疑为恶性肿瘤时可做相应的癌标本检查及相关标记物，如可疑肝癌可查甲胎蛋白。

4. 内镜检查　对除外胃肠道肿物有重要意义。

5. 影像学检查

（1）X线检查：胸部平片对肺炎、肺肿物、胸膜病变及纵隔肿物具很重要的意义，胸部透视可观察膈肌活动情况，腹透及平片对诊断肠梗阻、消化道穿孔及胃肠积气有重要意义。

（2）B超：对浆膜腔积液、积脓以及结石的检查有重要意义。

（3）CT、MRI：对神经系统疾病的诊断尤为重要，如脑出血、脑梗死等。

三、对因、对症治疗

对于呃逆患者首先可通过中医针灸疗法，服用或注射药物等方法缓解症状，同时应积极完善相关化验及检查，进一步明确呃逆的病因，针对病因进行治疗，避免延误病情。

（田月丽　王艳芬）

第26章 腹 胀

【定义】

腹胀是常见的消化系统症状，可以是一种主观上的感觉，感到腹部的一部分或全腹部胀满；也可以是一种客观上的检查所见，发现腹部一部分或全腹部膨隆。腹胀可为生理性，如中、晚期妊娠，肥胖者腹壁脂肪堆积；但临床上绝大多数为病理性，如腹水、胃肠胀气、腹腔内巨大占位性病变、肠梗阻、胃肠道功能紊乱等。研究发现，抑郁症、焦虑症患者腹胀的发生率较高，饮食习惯也可增加腹胀的发生。对于腹胀患者必须仔细询问病史，全面体检，并结合相应的实验室及影像学检查，进行综合分析，明确病因，以防误诊。

【发生机制】

一、胃肠道积气

胃肠内气体的来源有以下几个方面。

（1）空气吞入：每次吞咽动作或说话时均有几毫升空气（主要是氧气和氮气）经食管进入胃内。

（2）肠腔内产生：①二氧化碳：在消化道分泌的碳酸氢盐与胃酸起中和作用，产生 H_2CO_3，缓慢分解为 CO_2 和 H_2O。碳水化合物和氨基酸在结肠中被细菌酵解产生 CO_2。②氢气：食物中不被吸收的碳水化合物和蛋白质在结肠中受细菌发酵产生 H_2。③甲烷：是在结肠中由甲烷短杆菌代谢产生，文献报道，产甲烷多少有家族倾向，与甲烷短杆菌浓度有关。

（3）肠腔和血液间气体弥散：氧气、氮气、二氧化碳是根据肠腔和肠黏膜血液间气体分压差决定气体在肠腔和血液间的被动双向弥散。而氢气、甲烷等其他微量气体正常时不存在于血液中，故其在肠黏膜两侧的分压阶差大，会不断连续弥散进入血液。

胃肠道积气的原因有以下几个方面。

1. 吞咽入胃内的空气过多 食管上括约肌在吞咽动作时开放，空气进入食管然后通过食管蠕动将气体送入胃内。进餐时因讲话或饮食习惯不良、儿童哭闹等可吸入大量空气，进而引起肠胀气。常见于吞气症。

2. 胃肠道产气过多 有多种机制可使肠腔产生过多气体。

（1）细菌代谢产生相当量的氢气、甲烷和二氧化碳。如胃部疾患合并幽门螺杆菌感染时，幽门螺杆菌可产生尿素酶，分解产生大量气体；长期应用广谱抗生素可抑制正常肠道菌群生长，使厌氧菌生长过度而引起胃肠胀气。

（2）唾液、黏液、胰液中的碳酸氢盐和胃酸起反应，可产生 CO_2，如十二指肠溃疡或胃酸分泌亢进的患者可在餐后产生大量 CO_2。

（3）双糖酶缺乏症（绝大多数是乳糖不耐受症）的患者可将大量的双糖排入结肠，并发酵成 H_2。

（4）进食含有不能消化糖类的某些水果和蔬菜（例如烹煮过的豆类）之后，在胃肠道内发酵也会产生大量的气体。常见于短肠综合征。

3. 气体吸收障碍 正常情况下，腹腔内大部分气体经肠壁血管吸收后，由肺部呼吸排出体外。某些疾病状态下（如肿瘤、血栓形成、炎症等），肠壁血液循环发生障碍，影响肠腔内气体吸收，从而引起腹胀。

4. 肺排出CO_2障碍　正常肠道内的PCO_2大于静脉血中的PCO_2，故肠道中的CO_2可弥散到血液中而经肺排出。当呼吸衰竭时，若血中的PCO_2大于肠道内的PCO_2，此时不仅肠道内的PCO_2不能弥散到血中经肺排出，反而血中的CO_2可弥散到肠道中而发生腹胀。

5. 肠道气体不能经肛门排出体外　某些疾病因肠蠕动功能减弱或消失，肠腔内的气体排不出体外，因而引起腹胀，见于急性胃扩张、幽门梗阻、肠梗阻、肠麻痹、顽固性便秘、毒血症、败血症、心力衰竭。

二、腹腔积液

正常人腹腔内有少量的游离液体，一般不超过200ml，这些液体处于正常代谢的动态平衡中，起到润滑、保护腹腔脏器的作用。但在某些疾病如肝硬化、肝癌、肾病综合征、充血性心力衰竭等，使这种动态平衡失调，导致腹腔内的液体异常增多。过多的液体在腹腔内潴留就称为腹水。少量（300~500ml）腹水时，可无明显不适而不易察觉；中等量（500~3000ml）腹水时，自觉腹胀，呈膨隆的腹部外形，体检时可有移动性浊音；大量（3000ml以上）腹水时，可表现为呼吸困难及下肢水肿。不同疾病引起的腹水常表现出不同的伴随症状，如发热、黄疸、贫血、肝和脾脏肿大、心力衰竭等症状和体征。B超可提示少量腹水。低蛋白血症、感染、门静脉压力升高、水和钠代谢异常或肿瘤等各种原因造成腹腔内液体大量积聚形成腹水，可引起腹胀。引起腹水的机制包括以下几个方面。

1. 血浆胶体渗透压降低　血浆中胶体渗透压的作用是将组织间液中的水分吸收到血液中，对维持有效循环血量起关键作用，而蛋白的多少决定胶体渗透压。当白蛋白<25g/L时，血浆胶体渗透压降低，导致血浆外渗，产生腹水和水肿。

2. 门静脉高压　当各种原因使门静脉压增高时，腹腔内脏毛细血管的静水压增高，组织液回吸收减少，加之血管内液体外渗，形成腹水。门静脉高压按病因分为三类。

（1）肝前性：见于门静脉或脾静脉血栓形成、肿瘤压迫等，发病率低，约占5%。

（2）肝内性：见于各种原因引起的肝硬化、肝窦状核变性等，又可分为窦前性及窦后性。

（3）肝后性：见于Budd-Chiari综合征、缩窄性心包炎、右心功能衰竭等。

3. 淋巴液回流受阻或生成过多　因外伤引起腹腔淋巴管破裂，或因腹腔淋巴结核、恶性肿物使淋巴管梗阻，或因小肠梗阻引起大的淋巴管破裂，或因肝静脉流出道受阻，血浆从肝窦渗至窦旁间隙，致淋巴液生成过多，当超过经胸导管回流量时，迫使淋巴液自肝包膜及肝门淋巴管渗至腹腔内。

4. 毛细血管通透性增加　在急、慢性腹膜炎及肿瘤转移至腹膜时，腹膜毛细血管的通透性增加，液体外渗。常见于原发性腹膜炎、自发性腹膜炎、结核性腹膜炎、腹膜肿瘤等。

5. 血腹形成　肝、脾、宫外孕等破裂和巨块型肝癌破裂时，大量血液直接进入腹腔而出现血腹。

6. 其他　腹水形成除上述主要因素外，还有其他因素的参与，如抗利尿激素的分泌增多，使水重吸收增加；有效血容量的不足，可引起继发性肾素-血管紧张素-醛固酮系统兴奋，肾交感神经兴奋性增加，前列腺素分泌减少，肾血流量及尿钠排出减少。腹水出现或加重，进一步加重腹胀。

三、腹部肿块

当实质性脏器存在炎症、水肿或肿瘤时，被膜扩张，空腔脏器平滑肌痉挛或过度伸展及脏器的炎症或缺血时，感受器受到刺激便可发生腹胀、疼痛。

1. **细菌、寄生虫感染** 细菌感染如结核杆菌、放线菌可产生腹腔脏器或组织肿大、粘连形成炎性肿块。棘球蚴病、肠蛔虫症、阿米巴肝脓肿、血吸虫病、华支睾吸虫病等感染可形成寄生虫感染性肿块。

2. **肿瘤** 原发于腹腔脏器和腹膜后的良、恶性肿瘤或转移到腹部的恶性肿瘤可形成肿瘤性肿块。

3. **损伤** 腹内脏器损伤血液外渗可形成血肿或形成外伤性主动脉瘤等。

4. **梗阻** 因胃、肠道出口受阻产生腔内内容物和气体潴留产生胃、肠梗阻，因胆道梗阻胆汁淤积产生胆囊肿大和胆汁淤积性肝大，右心功能衰竭、静脉回流受阻产生淤血性肝脾大。

5. **先天性疾病** 先天性囊肿如先天性胆总管囊肿、先天性多囊肾等形成囊性肿块。

6. **脏器移位或下垂** 常见于游走肾、游走脾、肝下垂、肾下垂等，可在腹腔扪及异常肿块。

四、低钾血症

钾具有保持神经肌肉的应激性功能，神经肌肉系统只在血钾保持一定浓度时才能使其应激性正常。细胞外液中钾浓度降低时，神经肌肉应激性降低，而出现麻痹，故低钾血症时表现为肌肉无力及瘫痪。消化道平滑肌无力表现为肠麻痹甚至麻痹性肠梗阻，出现腹胀。各种原因引起的血钾降低均可引起腹胀。

五、其他

正常情况下，腹腔内无气体聚积，当腹腔与胃肠道或外界相通时，气体进入腹腔，可发生腹胀，如胃肠道穿孔。另外，心理应激时，如焦虑、抑郁症及创伤后自主神经功能失调，可出现腹胀。

【常见临床类型】

1. **胃肠道疾病**
（1）胃、十二指肠疾病：常见于急慢性胃炎、急性胃扩张、胃和十二指肠溃疡、胃癌、胃下垂、胃扩张、十二指肠壅滞症及幽门梗阻等。
（2）肠道疾病：急慢性肠炎，如细菌性或阿米巴痢疾、肠结核、痢疾、肠梗阻、肠道肿瘤、盲袢综合征、巨结肠、肠寄生虫等。
（3）胃肠功能障碍性疾病：非溃疡性消化不良、肠易激综合征、胃轻瘫、吞气症、结肠肝（脾）曲综合征、胃泡综合征、功能性便秘、结肠假性梗阻等。

2. **肝、胆与胰腺疾病**
（1）肝胆疾病：如急、慢性肝炎，脂肪肝，肝囊肿，肝脓肿，肝硬化，肝癌，慢性胆囊炎，胆石症，胆囊癌等。
（2）胰腺疾病：急、慢性胰腺炎及胰腺囊肿或假性囊肿、胰腺癌等。

3. **腹膜和腹膜后疾病** 急、慢性腹膜炎和结核性腹膜炎、腹膜癌、腹膜后肿瘤、腹膜后疝、腹膜结核性淋巴结炎、腹膜后腔隙性渗漏和出血、原发性腹膜后纤维化等。

4. **心血管疾病** 右心衰竭、心包炎、心绞痛、心律失常、肠系膜动脉硬化症、肠系膜动脉栓塞等。

5. **内分泌及代谢性疾病** 甲状腺功能减退症、糖尿病等。

6. **肾脏疾病** 先天性多囊肾、肾脏肿瘤、巨大肾积水等。

7. **急性感染性疾病** 各种严重感染引起的毒血症、败血症、中毒性肺炎、伤寒等。

8. **脊椎或脊髓病变** 硬皮病、低钾血症、肥胖、妊娠、脊髓病变、腹部手术后、肺气肿、哮喘病、吸收不良综合征、腹腔脏器穿孔、人工气腹、肝和脾破裂、卵巢肿瘤、膀胱肿瘤、尿潴留等。

【诊断思路】

一、临床表现

（一）病史

1. **年龄**　婴儿哺乳后出现腹胀、腹泻和排气等，停止哺乳代以无乳糖食物后腹胀、腹泻消失，应考虑乳糖酶缺乏症。儿童腹胀多见于营养不良、消化不良、肠道寄生虫病。青壮年胀气多见于肝炎、胃炎、脂肪肝、胃肠道梗阻等。此外，功能性胃肠胀气也常见。老年人则多见于顽固性便秘、胃肠道肿瘤等。

2. **营养成分**　了解饮食成分有助于判断胃肠胀气的原因，多食不易吸收的低聚糖食物，如豆类、薯类等易引起腹胀；多食乳制品引起腹胀者可能有小肠乳糖酶分泌不足。

3. **发病的缓急**　发病急者见于胃肠道穿孔、肠梗阻、急性胃扩张、腹腔内脏器破裂引起腹腔内出血；发病缓者见于幽门不全性梗阻、慢性胃炎、慢性胰腺炎、慢性胆囊炎。

4. **药物影响**　服用过量抗酸剂，如碳酸氢钠、碳酸钙等易引起腹胀；习惯性便秘患者长期应用泻剂可引起肠功能障碍，从而导致胃、肠胀气；广谱抗生素，特别是林可霉素、氯霉素、庆大霉素等，因能抑制肠道正常菌群生长而导致难辨梭状芽孢杆菌繁殖，其外毒素可使黏膜坏死，并形成假膜和中毒性结肠扩张及腹胀。

5. **既往史**　有无慢性胃肠病、慢性肝胆病、结核病、胃肠道手术史等。如幽门不全梗阻常由溃疡引起，患者多有长期溃疡病史，一旦发生幽门梗阻，腹痛较前加重且用药物不能缓解，同时伴有呕吐宿食。

（二）伴随症状

1. **腹胀部位**　全腹胀多为肠麻痹或肠梗阻、肝硬化腹水、结核性腹膜炎、心力衰竭、心包炎或腹腔肿瘤等所致腹水；上腹胀多为急性胃扩张、幽门梗阻或急性胰腺炎等。

2. **腹痛**　伴有急性腹痛者，见于胃肠穿孔、急性肠梗阻。伴有慢性腹痛者，见于结核性腹膜炎、慢性不全性肠梗阻、慢性胰腺炎、慢性胆囊炎。伴上腹痛者多为消化性溃疡、急性胃扩张、肝胆疾患等，其中腹胀伴左上腹痛，并可为嗳气所缓解，常见于胃泡综合征、急性胃扩张；能因肛门排气解除者，多为结肠脾曲积气等。腹胀伴右上腹疼痛者，除肝胆疾病外，还应考虑结肠肝曲积气、肠系膜上动脉压迫综合征。右下腹痛，常见于阑尾周围脓肿、肠结核、克罗恩病；左下腹痛常见于溃疡性结肠炎、结肠肿瘤等。对于女性患者的下腹胀痛，除以上情况外，应考虑附件炎症或卵巢肿瘤。伴有下腹疼痛者，应考虑为结肠疾患及肠系膜动脉栓塞；伴有全腹痛者，应考虑急性腹膜炎、肠梗阻等。麻痹性肠梗阻时，可出现严重的全腹胀满，而机械性肠梗阻时腹痛较重，为绞痛。

3. **腹泻**　见于各种原因引起的吸收不良、消化不良、肠道感染、慢性胆道、胰腺疾病、肝硬化、短肠综合征、肠易激综合征、肠道菌群失调等。伴有便秘，见于肠梗阻、顽固性便秘、先天性巨结肠、甲状腺功能减退、假性肠梗阻。

4. **嗳气**　腹胀伴嗳气者多为上消化道疾病，如消化性溃疡、慢性胃炎、胃下垂、幽门梗阻、胃神经官能症、慢性胆囊炎等。吞气症患者有频繁的吞气和嗳气，但须认真排除器质性疾病方可做出诊断。

5. **呕吐** 腹胀伴有呕吐者，常见于幽门梗阻、肠梗阻、输入袢综合征、腹膜炎及肝、胆、胰疾病。幽门梗阻时，呕吐物量大，多为酸臭味的胃内容物，因幽门狭窄、胆汁不反流入胃，故呕吐物中没有胆汁。高位肠梗阻者，呕吐频繁，呕吐物中有胆汁，呕吐量大；低位肠梗阻时，呕吐量较少，呕吐物有粪臭。

6. **腹水** 腹水引起腹胀为全腹胀，常见于肝硬化腹水、结核性腹膜炎、心力衰竭、心包炎或腹腔肿瘤等所致腹水。肝硬化引起的腹水量较多，同时伴有蜘蛛痣、黄疸、食管或腹壁静脉曲张等。结核性腹膜炎引起的腹水，多见于青年人，同时有低热、盗汗、消瘦、腹部柔韧感。右心功能衰竭、缩窄性心包炎除引起腹水外，主要有心悸、呼吸困难、颈静脉怒张、尿少等。肾病综合征可有大量腹水，还有全身水肿、尿中大量蛋白尿。胃肠道穿孔引起腹水的量不多，但腹痛较重。腹膜转移癌引起的腹水增长较快，呈血性。肝、脾、宫外孕等破裂可出现血腹，同时伴腹痛。

7. **腹部肿物** 腹腔内肿物引起的腹胀可为局限性，也可为全腹。常先从某一部分开始，然后扩展至全腹。开始发生于上腹部者，见于肝癌、胰腺假性囊肿、胃癌、脾肿大等，开始发生于下腹部者，见于卵巢、子宫肿瘤等。

8. **气腹** 常发生于腹腔脏器穿孔之后，如消化性溃疡穿孔、肠伤寒穿孔、阑尾穿孔等，结肠镜检查术中偶有结肠穿孔。当气体进入腹腔后可出现腹胀，常伴有明显的腹膜刺激症状。

（三）体征

体格检查的重点是腹部为局限性膨隆还是全腹膨隆，有无胃型、肠型及胃肠蠕动波，腹肌是否紧张，有无压痛、反跳痛及肿物、肝、脾的大小，有无振水音、波动感及腹部浊音界的分布，有无移动性浊音，肠鸣音有无改变。叩诊为鼓音，则为胃肠胀气或气腹，若有移动性浊音则提示腹水；如叩诊为实音则提示肿物。肝浊音界消失是诊断腹胀很重要的体征。但当高度肠管胀气时，肠管可延伸到肝脏与腹壁之间，甚至在肝脏与横膈之间，此时平卧位叩诊，肝浊音界消失，但在左侧位沿腋中线叩诊，若能叩出肝脏浊音界时，提示为高度胀气的肠管而不是气腹。移动性浊音是诊断有无腹水的重要体征，但腹水一般需在1000ml以上才能检查出来，不如B型超声检查敏感。在肥胖者，因大网膜脂肪的积聚，叩诊时由于大网膜随体位变动而移位，也可出现移动性浊音阳性，易误诊为腹水，需要注意鉴别。长期幽门梗阻、急性胃扩张，也可发生慢性扩张及胃内容物潴留，也可叩出移动性浊音。腹水因炎症引起，可伴有肌紧张、压痛、反跳痛，腹水呈渗出液或血性。肝硬化腹水可有黄疸、蜘蛛痣、腹壁静脉怒张、脾肿大、下肢水肿，但肝脏在肝炎、肝硬化时常缩小，而在胆汁性及淤血性肝硬化时常肿大。由缩窄性心包炎、右心功能衰竭引起的淤血性肝硬化一定有颈静脉怒张、静脉压升高，多无侧支循环。胆汁性肝硬化多有黄疸；Budd-Chiari综合征也可引起淤血性肝硬化，但不会发生上腔静脉压升高及颈静脉怒张。腹膜转移癌引起的腹水增加很快，80%以上为血性。腹腔占位性病变多为局限性隆起，腹部或盆腔可触及肿物；如肿物表面不光滑，有结节，不能移动，则恶性可能性大。炎性肿物压痛多较明显。幽门梗阻时可见胃型和胃蠕动。肠梗阻时可见肠型，肠鸣音亢进或可闻及气过水声、高调肠鸣音。若肠鸣音消失则为肠麻痹。腹胀伴有腹肌强直或板样腹，是急性腹膜炎的特征，若有肝浊音界缩小或消失，则提示有胃肠穿孔。

二、辅助检查

（一）实验室检查

1. **血、尿、粪便常规检查** 血中白细胞升高提示感染性疾病；嗜酸性粒细胞减少或消失，提示肠伤寒可能。粪便常规检查发现红细胞和脓细胞，提示肠道感染和炎性肠病，粪便培养有助于明确致病菌。如镜检发现中性脂肪颗粒及大量未消化横纹肌，粪脂测定发现含量增加多提示吸收不良综合征。尿蛋白阳性提示肾炎或肾病综合征，尿胆红素升高可能有肝脏疾病。

2. **血生化检查**　腹胀伴肝功能严重损伤、腹水、黄疸，多为肝硬化门静脉高压；腹胀伴低蛋白血症、腹水提示肝硬化或肾病综合征。

3. **胰腺功能试验**　腹胀疑为慢性胰腺疾病引起者，可做N–苯甲酰–L–酪氨酸–对氨基苯甲酸（BT-PABA）试验，或用胰泌素和促胰酶素做胰腺外分泌功能试验，常有助于诊断。血、尿淀粉酶、脂肪酶测定有助于诊断急性胰腺炎。

4. **小肠吸收功能试验**　用D–木糖醇吸收试验可鉴别小肠吸收不良和胰腺性腹泻；维生素B_{12}吸收试验对小肠壅积导致的回肠疾病或细菌过度生长尤其有帮助；乳糖耐量试验有助于诊断乳糖酶缺乏症。

5. **呼气试验**　为无创性检查方法，有助于诊断胃和小肠细菌的过度生长。^{14}C–尿素呼气实验已广泛用于幽门螺杆菌感染的诊断，并适用于流行病学研究、大规模普查，以及在临床上对Hp是否根除的判定和对疗效的随访评价，尤其适用于不能耐受胃镜检查的人。^{14}C–胆酸及–甘氨酸盐或右旋木糖呼气检测有助于诊断小肠细菌过度生长。如果呼出CO_2明显增高，见于盲袢综合征。葡萄糖和乳果糖呼气检测分析呼出的氢量，也常有助于诊断小肠细菌的过度生长。疑为乳果糖缺乏症，可用^{14}C–乳果糖呼气试验或乳糖氢呼气试验协助诊断，本症患者呼出的$^{14}CO_2$低于正常，较常用的乳糖耐量试验更敏感，但此法有放射性，不适用于儿童和孕妇检查。乳糖氢呼气试验时，如果呼气中氢浓度比空腹呼气中氢浓度高20×10^6以上，常提示存在乳糖酶缺乏，同时可有胃肠胀气的症状出现。

6. **肿瘤标记物检查**　对于腹胀、消瘦怀疑有肿瘤的患者，检测肿瘤标记物有助于发现原因。

7. **肝炎病毒的检查**　胃肠胀气疑为肝病的患者，均应做乙型、丙型等肝炎病毒的抗原、抗体和基因检查。

8. **腹水检查**　当患者腹胀考虑与腹水有关时，应进行腹腔穿刺抽腹水行常规、生化、细胞学检查，明确腹水性质。腹水性质分为漏出液、渗出液、乳糜样、血性腹水和血腹，其中临床上最主要的是漏出液和渗出液的鉴别。漏出液多见于心功能衰竭、缩窄性心包炎、肝硬化、肾病综合征等；渗出液见于各种原因引起的腹膜炎。

（二）影像学检查

1. **X线检查**　腹部平片可确定胃肠积气的部位和程度，对诊断胃肠梗阻或穿孔所致的气腹有较大价值。若发现巨大胃泡及液平面，可见于幽门梗阻、急性胃扩张。肠梗阻可见梯状液平面。空肠胀气，胀气的肠管有环形皱襞；回肠胀气，扩张的肠管平滑。结肠胀气，胀气的肠管在腹部的四周，若有梗阻，也可见液平面，肠腔极度扩大，可达6cm以上。肠麻痹时，小肠普遍胀气、扩张，但扩张的肠管都在6cm以下。机械性肠梗阻，在梗阻部位以上的肠管发生胀气，故为局限性。结肠梗阻时，一般小肠不发生胀气。大量腹水时，腹部密度普遍增加，肠内气体很少，肠管距离较远。立位时，肠管分布于上腹部。巨大囊肿时，肠管分布于致密阴影的周围。气腹时，膈下可见游离气体。

2. **X线钡剂造影**　对胃肠道病变有诊断意义，可发现胃幽门梗阻的致病因素。但小肠梗阻不宜做钡剂造影，可用碘油代替钡剂。如果有必要，结肠梗阻可做钡剂灌肠，以确定病变部位。腹水时，口服少量的钡剂做小肠造影，肠管有漂浮感，活动度很大，若几段小肠不易分开，说明已有肠管粘连。腹腔有巨大囊性肿物时，肠管则明显被推移，出现无肠管区。

3. **CT检查**　对确诊有无腹水有很大帮助。对腹部器官的病变、病变的性质也有确诊价值。

特别是对腹腔内实质性病变、占位性病变，如肝癌、肝囊肿、胰腺囊肿、肾实质病变及肾囊肿、脾脏及盆腔器官病变，有确诊价值。

4. B型超声检查 是目前诊断腹水最敏感且简单的方法，一般腹腔内有300ml以上的液体可查出，并可鉴别腹水是游离状还是分割状，其他含液体的结构如卵巢脓肿或血肿，通过B超检查也可发现和鉴别。特别是结合在超声指引下所做的活组织检查，其意义就更大。当腹腔高度胀气时，B超检查的应用受限。

5. MRI检查 能比较准确地判断腹水的存在部位，并区别液性、脓性、血性腹水，并能较好鉴别腹部实性或囊性肿物，并能发现实质脏器内有无病变及占位性肿物，判断腹膜后或腹腔内有无转移肿物。

（三）内镜检查

1. 腹腔镜检 对腹水的病因及腹腔内肿物的鉴别有帮助。

2. 内镜检查 包块胃镜、十二指肠镜、小肠镜与结肠镜等，对胃肠钡剂检查阴性的患者常有助于诊断，同时还可钳取组织标本做病理检查及幽门螺杆菌检查。此外，逆行胰胆管造影对胆、胰疾病的诊断和治疗有一定的帮助。

（四）胃肠道测压和动力检测

结肠传输试验是用影像学方法测定硫酸钡或放射性核素标记物通过结肠所需的时间，以反映结肠的运动功能。肛门直肠测压在诊断先天性巨结肠病和盆底功能障碍时有辅助意义。排粪造影是对一种不透过X线的排泄糊剂的动力过程的X线造影录影，一般采用避孕套送至直肠下三分之一，经相连导管注入稀钡剂100ml，轻拉该钡剂胶囊使其下端进入肛管。取坐姿，分别在静态与用力排便动作时摄侧位X线片。如排便时肛门直肠角度不变、骨盆底不降，说明耻骨直肠肌不能于排便时松弛，提示盆底功能障碍，如骨盆底下降过大，则提示会阴下垂综合征。此外，排粪造影对于诊断痔/直肠黏膜脱垂、阴道直肠突出也有一定意义。球囊排出试验则是将一个灌注了50ml水的球囊置于患者直肠，嘱患者努力排出球囊，如患者不能自己排出，则施加一定外力直至球囊排出。可用于定量评价盆底肌群和肛管的排便功能，并可与直肠测压同时进行。

【鉴别诊断】

一、胃肠道积气

1. 嗳气综合征 嗳气综合征是一种功能性胃、十二指肠疾病，多发生于慢性焦虑状态的女性患者。感觉上腹饱胀不适、连续嗳气，或餐后吞气过多，上腹饱胀加重，多在旁人面前发作，吞气多者可致胃扩张，出现上腹胀痛、呼吸困难和心悸等症状。

本病诊断根据罗马Ⅲ的标准：诊断前6个月开始出现症状，近3个月符合每周发生多次令人烦恼的反复嗳气，可有或无过度吞空气的证据，并且没有明显器质性病变者。

2. 胃轻瘫综合征 本病患者中30%发生糖尿病并发自主神经病变，常见于病程长、控制欠佳、胰岛素依赖型。其他还可见于硬皮病、多发性肌炎、皮肌炎、尿毒症等原因引起迷走神经传导障碍，神经脱髓鞘等病变。主要症状有恶心、呕吐、厌食、餐后上腹饱胀不适，上腹痛，呈慢性反复发作，测定胃内压和胃窦压力明显降低，放射性核素标记食物测定胃排空延迟有助于本病诊断。

3. 功能性消化不良 本病是一种功能性胃肠疾病，主要症状表现为：餐后位于胸骨下缘，脐水平以上，两侧锁骨中线之间部位的饱胀不适、早饱、上腹痛、上腹烧灼感等消化不良症状。

根据罗马Ⅲ诊断标准：诊断前症状至少存在6个月，过去3个月中，症状经常出现，经内镜及其他检查排除器质性、系统性和代谢性疾病者。

4. **肠易激综合征** 本病是一种功能性肠病，主要症状表现为腹痛、腹胀、排便习惯和粪便性状改变。根据罗马Ⅲ的诊断标准：症状出现于诊断前6个月，而且近3个月内每个月的症状持续时间≥3日，排除器质性病变者。根据粪便性状又可分为肠易激综合征便秘型、腹泻型、混合型和未分型。

5. **功能性便秘** 常表现为粪便干结，排便费力，排出羊粪状坚硬粪块。常2~3天或更长时间排便一次，可出现腹痛、腹胀、恶心、口臭、食欲减退、头昏、乏力等症状，有时可引起肛门疼痛、肛裂、痔疮、乳头炎和假性腹泻等表现。常在左下腹扪及痉挛肠段和粪块。根据罗马Ⅲ的诊断标准，诊断前症状出现至少6个月，近3个月中每个月发生≥3日，表现粪便质地坚硬、块状，每周排便<3次，并且排除器质性疾病者。

6. **巨结肠** 本病可是先天性或后天获得性引起一长段结肠或整个结肠发生持续性扩张。先天性巨结肠患者下段结肠无神经节细胞，肠腔呈持续性收缩，不能传递蠕动；表现为近端肠腔扩张，低位不完全性肠梗阻。多发于出生初期和婴儿期，少数发生于青少年或成年人。突出症状表现为便秘，出生后无胎粪排出或迟迟超出48小时，2~3天后出现肠梗阻，伴腹胀、呕吐胆汁和粪便液、腹痛、肛门指检或插入肛管可致"爆破样"排便，此时腹胀可暂时缓解。以后反复便秘，并持续腹胀和呕吐，易发生新生儿小肠结肠炎。腹部检查见腹胀、腹壁静脉曲张、肠型、左下腹可扪及充满粪便肠、全身营养不良、贫血、低蛋白血症。后天获得性巨结肠大多数患者在青少年发病，部分患者成年发病，表现为便秘、不同程度的腹胀、腹痛、直肠嵌顿、腹部包块，但一般情况较好。

7. **吸收不良综合征** 本病是指各种胃肠道疾病所致营养成分吸收不良造成的临床综合征。主要临床表现有体重减轻、消瘦、脂肪泻、疲劳、乏力、水肿、贫血、皮肤粗糙、出血、瘀斑、夜盲、周围神经炎、舌炎、口角炎等营养不良和维生素缺乏的征象。

8. **短肠综合征** 本病是由不同病因引起的小肠吸收面积大大减少，导致严重营养和代谢障碍的临床综合征。小肠大部分切除为其主要病因，其他有炎症性肠病，放射性肠炎等病因可致小肠功能严重缺陷而导致类似的营养障碍。正常小肠平均长度为600cm，如切除80%以上，仅余留100cm左右的小肠，即可出现严重的短肠综合征的症状。

本病的临床表现主要为大量腹泻、营养吸收不良、贫血、水肿、电解质紊乱、体重下降等征象，一般根据病史及典型症状表现诊断不难。

9. **全身性疾病和药物的影响** 全身性疾病的影响主要有甲状腺功能减退、肾上腺皮质功能减退、低钾血症、硬皮病及脊髓损伤等疾病，可引起胃肠蠕动功能障碍产生腹胀和排便习惯改变，均具有原发病的典型临床表现，一般诊断不难。

药物影响主要为抑制胃肠蠕动的抗胆碱能类、麻醉药和钙通道阻滞剂等药物，可诱发和加重腹胀，但一旦停药，大多数患者腹胀可逐渐缓解。

二、腹水

1. **肝硬化** 肝硬化是腹水最常见的病因之一，尤其是肝硬化失代偿期，几乎均有不同程度的腹水。引起肝硬化的病因很多，常由病毒性肝炎、慢性酒精中毒、胆汁淤积、药物中毒、循环障碍及长期营养不良疾病引起。

2. **肝豆状核变性** 肝豆状核变性是常染色体隐性遗传性铜代谢障碍性疾病，临床上主要有肝脏损害、锥体外系症状与角膜色素环等表现。初诊年龄多为儿童和青年，但是也可见于1岁以下，最大可为80岁以上。在成年人临床表现似慢性肝炎、肝硬化，出现腹水。

3. **Budd-Chiari综合征** Budd-Chiari综合征又称肝静脉血栓形成综合征，是由于肝静脉和（或）邻近的下腔静脉部分或完全性梗阻所致。发病的病因很多，分为原发性与继发性两种。原发性者常见于下腔静脉肝上段不全性梗阻；继发性者常见于真性红细胞增多症、真性血小板增多症、邻近组织肿物的压迫等。

4. **缩窄性心包炎** 缩窄性心包炎是指因致病因素使心包发生炎症性改变，导致粘连、增厚、纤维化，甚至发生钙化，从而引起心脏舒张功能受限，充盈不良，发生体静脉淤血。最常见的致病因素为结核。

5. **慢性心力衰竭** 慢性心力衰竭是各种病因所致的心脏疾病的终末阶段，多继发于左侧心力衰竭，或由急、慢性肺源性心脏病引起。其主要特点是呼吸困难、水肿和乏力。在以右侧心力衰竭为主时，由于慢性持续性淤血可引起各脏器功能改变而发生腹胀。

6. **结核性腹膜炎** 结核性腹膜炎多发于儿童和青少年，女性多于男性，绝大多数继发于其他部位的结核病灶，如肠结核、肠系膜淋巴结结核或女性内生殖器结核等，也可由结核杆菌播散引起。

7. **原发性腹膜炎** 原发性腹膜炎是指发生于腹膜的细菌性炎症，无腹腔感染的原发病。本病多见于儿童。细菌进入腹腔，可能为血源性，女孩也可能由生殖系统进入。

8. **自发性细菌性腹膜炎** 自发性细菌性腹膜炎是指发生于肝硬化有腹水形成及肾病综合征伴有大量腹水的患者。致病原菌以大肠埃希菌为主，少数为肺炎链球菌、链球菌、芽孢杆菌等。

9. **腹膜恶性肿瘤** 腹膜恶性肿瘤多为癌肿的腹膜转移，可由肝、胃、胰和卵巢等脏器的肿瘤转移引起。也可继发于恶性淋巴瘤。

10. **腹膜间皮细胞瘤** 本病临床较为少见，主要致病因素为石棉接触。许多从事运输、开采和绝缘业的人，接触到石棉纤维的机会多，该病发病概率明显高于一般人。可有血性腹水，腹水中可找到大量间皮细胞。

11. **腹膜脏器恶性淋巴瘤** 本病临床诊断比较困难，漏诊率和误诊率比较高，常被误诊为结核性腹膜炎、腹膜癌和腹膜间皮瘤等，应注意仔细鉴别。腹水可为乳糜性或淡血性。

12. **腹膜假性黏液瘤** 腹膜假性黏液瘤多发生于45~55岁的女性，肿瘤可来自卵巢黏液囊肿、卵巢或阑尾腺癌。腹腔中充满大量果冻样黏蛋白，量可达到10000ml。腹腔穿刺抽出黏液样液体对本病诊断很有帮助。

三、腹腔内肿块或脏器包膜牵张

1. **胃癌** 胃癌是临床最常见的恶性肿瘤之一，任何年龄均可发生，40~60岁多见。发生机制与环境、幽门螺杆菌感染、遗传等因素有关。胃镜检查和活组织病理检查可确诊。

2. **慢性胰腺炎** 部分慢性胰腺炎患者临床表现为与进餐有关的反复发作性上腹胀，伴腹痛，并可放射至背部、前胸和肩胛等处，多伴有脂肪泻、消化不良。

3. **胰腺囊肿** 胰腺囊肿分为真性及假性囊肿两种。真性胰腺囊肿体积较小，不会产生腹胀；假性胰腺囊肿继发于急性胰腺炎之后或外伤后，临床多见，有75%发生在急性胰腺炎之后，多发生于病后3~4周。胰液自坏死组织渗出到胰腺周围腹膜后间隙，引起炎症反应及纤维素沉着，最后形成假性胰腺囊肿的壁。假性胰腺囊肿常与胰管相通，因胰液分泌量大，故囊肿迅速增大。

4. **胰腺癌、壶腹部周围癌** 腹胀、腹痛常为胰腺癌、壶腹部周围癌的首发症状之一，多位于中上腹部，容易误诊和漏诊。

5. **慢性胆囊炎、胆石症、胆囊息肉** 右上腹胀痛为慢性胆囊炎、胆石症、胆囊息肉的主要症状，常伴有纳差、恶心、嗳气等症状，容易与消化性溃疡、慢性胃炎混淆，体检发现有右上腹压痛，鉴别主要依靠胃镜、B超检查。

6. **先天性肝囊肿** 先天性肝囊肿是因先天性肝内的小胆管发育障碍所致。在胚胎发育时期，多余的胆管随后自行退化，不与远端胆管接通。如果多余的未退化胆管未与远端胆管连接，则逐渐扩张而形成囊肿。可以呈单发，也可多发，大小不一，小的仅有几毫米，大的直径可达20cm以上，占据大半个腹腔，囊液可达1000ml。

7. **原发性肝癌** 原发性肝癌可分为弥漫型、块状型、结节型及小癌型。块状型癌肿直径超过5cm；若超过10cm则为巨块型。患者可因肿块对邻近器官的压迫及腹腔内占位，而发生明显的腹部胀满感。

8. **胆囊癌** 原发性胆囊癌为胆道系统常见的恶性肿瘤之一，占消化道癌肿的8.5%，女性远较男性多见，年龄多在45~75岁，以胆囊底部和颈部多见。病因仍不清楚，但相关因素较多，通常认为与慢性胆囊炎、胆石症、胆囊腺瘤、胆囊腺肌增生、胆汁淤积、性激素、遗传因素等有关。

9. **小肠肿瘤** 小肠肿瘤在临床并不常见，约占整个胃肠道肿瘤的5%~10%，占全身肿瘤的0.2%。小肠肿瘤的病因尚未明了，可能与食用过多的动物脂肪和蛋白或食用烟熏的食物有关。小肠肿瘤三分之二为恶性肿瘤，以腺癌最多见，占小肠恶性肿瘤的35%~50%；其次为类癌、淋巴瘤、肉瘤。小肠恶性肿瘤任何年龄均可发病，老年人居多，男性多于女性。多数早期无明显症状。

10. **卵巢单纯性浆液囊腺瘤** 肿瘤直径一般为5~10cm，个别可充满整个腹腔而使患者感到腹部不适，出现明显腹胀。肿瘤多呈球形、表面光滑，囊壁仅由能分泌浆液的柱状上皮构成。囊液呈浅黄色、透明。易与肝硬化混淆。

（金珍婧）

第27章 腹 泻

【定义】

　　腹泻指排便次数增多，粪质稀薄，或带有黏液、脓血或未消化的食物。如排便次数每日3次以上，或每天粪便总量大于200克，其中粪便含水量大于85%，则可认为是腹泻。腹泻可分为急性与慢性两种，超过两个月者属慢性腹泻。

【病因】

一、急性腹泻

　　1. **肠道疾病**　包括由病毒、细菌、真菌、原虫、蠕虫等感染所引起的肠炎及急性出血性坏死性肠炎、Crohn病或溃疡性结肠炎急性发作、急性肠道缺血等。此外，医院内感染可致腹泻，亦可因抗生素使用而发生抗生素相关性小肠、结肠炎。

　　2. **急性中毒**　服食毒蕈、河豚、鱼胆及化学药物如砷、磷、铅、汞等引起的腹泻。

　　3. **全身性感染**　如败血症、伤寒或副伤寒、钩端螺旋体病等。

　　4. **其他**　如变态反应性肠炎、过敏性紫癜、服用某些药物（如5-氟尿嘧啶、利血平及新斯的明等）引起腹泻。某些内分泌疾病，如肾上腺皮质功能减退危象、甲状腺功能亢进危象等也可致腹泻。

二、慢性腹泻

（一）消化系统疾病

　　1. **胃部疾病**　如慢性萎缩性胃炎、胃大部切除后胃酸缺乏等。

　　2. **肠道感染**　如肠结核、慢性细菌性痢疾、慢性阿米巴痢疾、血吸虫病、梨形鞭毛虫病、钩虫病、绦虫病等。

　　3. **肠道非感染性病变**　如Crohn病、溃疡性结肠炎、结肠多发性息肉、吸收不良综合征等。

　　4. **肠道肿瘤**　结肠绒毛状腺瘤及小肠、结肠恶性肿瘤，如癌肿、恶性淋巴瘤等。

　　5. **胰腺疾病**　慢性胰腺炎、胰腺癌、囊性纤维化、胰腺广泛切除等。

　　6. **肝胆疾病**　肝硬化、胆汁淤积性黄疸、慢性胆囊炎与胆石症等。

（二）全身性疾病

　　1. **内分泌及代谢障碍疾病**　如甲状腺功能亢进、肾上腺皮质功能减退、胃泌素瘤、血管活性肠肽（VIP）瘤、类癌综合征及糖尿病性肠病。

　　2. **其他系统疾病**　系统性红斑狼疮、硬皮病、尿毒症、放射性肠炎等。

　　3. **药物副作用**　如利血平、甲状腺素、洋地黄类药物、消胆胺等。此外，某些抗肿瘤药物和抗生素使用亦可致腹泻。

4. **神经功能紊乱** 如肠易激综合征、神经功能性腹泻。

【发生机制】

腹泻的发生机制相当复杂，有些因素又互为因果，从病理生理角度可归纳为下列几个方面。

1. **分泌性腹泻** 由胃肠黏膜分泌过多的液体所引起。霍乱弧菌外毒素引起的大量水样腹泻即属于典型的分泌性腹泻。霍乱弧菌外毒素刺激肠黏膜细胞内的腺苷酸环化酶，促使环磷酸腺苷（cAMP）含量增加，促使大量水与电解质分泌到肠腔而导致腹泻。产生毒素的大肠埃希菌感染、某些胃肠道内分泌肿瘤（如胃泌素瘤、VIP瘤）所致的腹泻也属于分泌性腹泻。

2. **渗透性腹泻** 是由肠内容物渗透压增高，阻碍肠内水分与电解质的吸收而引起，如乳糖酶缺乏，乳糖不能水解即形成肠内高渗，服用盐类泻剂或甘露醇等引起的腹泻亦属此型。

3. **渗出性腹泻** 是由黏膜炎症、溃疡、浸润性病变致血浆、黏液、脓血渗出，见于各种肠道炎症疾病。

4. **动力性腹泻** 由肠蠕动亢进致肠内食糜停留时间缩短，未被充分吸收所致的腹泻，如肠炎、胃肠功能紊乱及甲状腺功能亢进等。

5. **吸收不良性腹泻** 由肠黏膜的吸收面积减少或吸收障碍所引起，如小肠大部分切除、吸收不良综合征等。

这一分类对理解腹泻的发生机制甚为有用。不过具体病例往往不是单一的机制致病，而可能涉及多种原因，仅以其中之一占优势而已。

【临床表现】

了解临床表现，对明确病因和确定诊断有重要的意义。

1. **起病及病程** 急性腹泻起病骤然，病程较短，多为感染或食物中毒所致。慢性腹泻起病缓慢，病程较长，多见于慢性感染、非特异性炎症、吸收不良、肠道肿瘤或神经功能紊乱等。

2. **腹泻次数及粪便性质** 分泌性腹泻粪便量每日常超过1L。而渗出性腹泻粪便远少于此量。次数多而量少多为直肠激惹所致，反之病变部位较高。急性感染性腹泻，每天排便次数可多达10次以上，如为细菌感染，常有黏液血便或脓血便。阿米巴痢疾的粪便呈暗红色或果酱样。慢性腹泻常表现为每天排便次数增多，可为稀便，亦可带黏液、脓血，见于慢性痢疾，炎症性肠病及结肠、直肠癌等。粪便中带大量黏液而无病理成分者常见于肠易激综合征。

3. **腹泻与腹痛的关系** 急性腹泻常有腹痛，尤以感染性腹泻较为明显。小肠疾病的腹泻疼痛常在脐周，便后腹痛缓解不明显，而结肠疾病则疼痛多在下腹，且便后疼痛常可缓解。分泌性腹泻往往无明显腹痛。

【诊断和鉴别诊断】

1. 腹泻的原发疾病或病因诊断须从病史、症状、体征、实验室检查中获得依据；可从起病及病程、腹泻次数及粪便性质、腹泻与腹痛的关系、伴随症状和体征、缓解与加重的因素等方面收集临床资料。

针对腹泻本身的问诊至关重要。如有否进食不洁食物、外出旅行史、聚餐史等，腹泻是否与脂餐厚味摄入有关，或与紧张、焦虑有关；而腹泻的次数及大便量有助于诊断腹泻的类型及病变的部位，分泌性腹泻粪便量常超过每日1升，而渗出性腹泻粪便远少于此量。次数多而量少多与直肠激惹有关，反之病变部位较高；大便的性状及臭味对判断腹泻的类型亦十分有用，配合大便常规检查，可大致区分感染与非感染、炎症渗出性与分泌性、动力性腹泻。奇臭多提示消化吸收障碍，无臭多为分泌性水泻；了解同食者群集发病的历史、地区和家族中的发病情况，以便对流行病、地方病、遗传病及时作出判断。同桌进餐者的发病情况有助于诊断食物中毒；腹泻的加重或缓解是否与进食油腻食物以及禁食、抗生素的作用有关等；功能性腹泻、下段结肠病变对患者一般情况影响较小；而器质性疾病（如炎症、肿瘤、肝胆胰疾患）、小肠病变影响则较大。

2. 急性腹泻最常见的原因是细菌性食物中毒与肠道感染，应注意流行病学调查。粪便常规检查和致病菌培养在急性腹泻的诊断中具有重要的意义，可初步确定是否为感染性腹泻。急性腹泻患者一般不进行结肠镜检查，对疑有假膜性肠炎者，可行结肠镜检查以发现假膜。

3. 应鉴别功能性腹泻和器质性腹泻，一般而言，年轻患者（＜40岁）、病史长（＞1年）、症状为间歇性、一般状况良好、无消瘦、大便次数增加而总量增加不明显、粪便可带黏液而无脓血、多于清晨或餐后排便而无夜间或清晨为便意扰醒，多为功能性腹泻，如大便常规检查阴性，可作出初步临床诊断，必要时进行结肠镜检查则诊断基本确立。对于半夜或清晨为便意扰醒、体重下降、腹部压痛明显或有包块、粪便带血或大便隐血试验阳性者，提示器质性腹泻，应进行彻底检查以查明病因。对年龄超过40岁以上的慢性腹泻患者，应常规进行结肠镜检查以免漏诊大肠癌。

4. 应按发生机制对腹泻进行分类，详见本节"发生机制"所述。

5. 应对大肠性腹泻与小肠性腹泻进行鉴别（表27-1）。

表27-1 小肠性腹泻与大肠性腹泻的鉴别诊断

	小肠性腹泻	大肠性腹泻
粪便	量多，烂或稀薄，可含脂肪，黏液少，臭	量少，肉眼可见脓血，有黏液
排便次数	3~10次/天	次数可以更多
腹痛	脐周	下腹部或左下腹
里急后重	无	可有
体重减轻	常见	少见

6. 应详细询问相关伴随症状，了解腹泻伴随的症状，对了解腹泻的病因和机制、腹泻引起的病理生理改变，乃至作出临床诊断都有重要价值。

如伴发热者常见于急性细菌性痢疾、伤寒、肠结核、肠道恶性肿瘤、溃疡性结肠炎、Crohn病急性发作期等；伴里急后重者见于直肠病变为主者，如细菌性痢疾、直肠炎症或肿瘤等；伴明显消瘦者多见于小肠吸收不良综合征或晚期胃肠道恶性肿瘤；伴皮疹或皮下出血者见于急性胃肠炎、伤寒、过敏性紫癜等；伴腹部包块者见于胃肠恶性肿瘤、肠结核、Crohn病；伴重度失水者常见于分泌性腹泻，如霍乱、细菌性食物中毒等；伴关节肿痛者常见于Crohn病、溃疡性结肠炎、系统性红斑狼疮、肠结核等。

7. 腹泻也应与肠运动过快所致的排便次数增多和肛门括约肌松弛失禁相区别。

【应对处理】

一、病因治疗

1. **控制感染** 感染性腹泻需根据病原体进行治疗。如小肠细菌过度生长或肠道感染者给予抗生素治疗。

2. **其他** 如乳糖不耐受症患者饮食中避免乳制品，对乳糜泻患者给予无麦胶饮食，炎症性肠病患者应用糖皮质类固醇或氨基水杨酸制剂，胃泌素患者予以抑酸剂和手术切除肿瘤等。高渗性腹泻应停食高渗的食物或药物。胆盐重吸收障碍引起的结肠腹泻可用考来烯胺吸附胆汁酸而止泻。治疗胆汁酸缺乏所致的脂肪泻，可用中链脂肪代替日常食用的长链脂肪。

二、对症治疗

1. **一般治疗** 纠正腹泻所致的水、电解紊乱和酸碱平衡失调，积极补充各种营养素。

2. **微生态制剂** 长期腹泻易致菌群失调，可适当应用益生菌制剂。

3. **止泻剂** 腹泻主要应针对病因进行治疗，盲目给予止泻药非但无效，反而会影响腹泻对机体保护的一面（如感染性腹泻），甚至引起严重的并发症（如重症溃疡性结肠炎可致中毒性巨结肠）。轻症患者选用吸附药如药用炭、次碳酸铋、双八面体蒙脱石等。症状明显者，可使用复方地芬诺酯、洛哌丁胺和消旋卡多曲。

4. **其他药物** 如补充胰酶的替代疗法，抗胆碱能药或镇静药。

（王丽英）

第28章 便　秘

【定义】

便秘是指排便次数减少，粪便干结伴有排便困难，每2~3天或更长时间排便一次。便秘是多种疾病的一种症状，而不是一种独立的疾病。

便秘是临床上常见的症状之一，经常长久存在，影响正常生活。便秘有多种分类方式，主要是按照是否有器质性病变而分为器质性便秘及功能性便秘。

【病因】

一、继发性便秘

1. 一般病因

（1）不合理的饮食习惯：如低纤维素饮食、饮水不足，进食量少，对结肠的刺激作用减少。

（2）不良的排便习惯：如不定时排便、人为抑制便意。

（3）药物应用：一方面是指长期服用诱发便秘的药物，如镇痛药、抗惊厥药、抗酸药、抗胆碱能药、钙通道拮抗剂、阿片类、铁剂、利尿剂等；另一方面是滥用泻剂，以蒽醌类及其衍生物为代表。

（4）环境改变或排便方式改变。

（5）运动量减少。

2. 心理障碍

心理因素是影响肠道功能的重要因素。许多临床资料揭示了心理因素与肠道功能有关，性格外向的人大便频繁、量多。

3. 消化道疾病

（1）消化道器质性疾病：如肿瘤造成的狭窄和阻塞、憩室、炎症性肠病、局部缺血、肠扭转和术后狭窄等，由于影响了肛门、直肠和结肠的结构，会引起便秘。

（2）疼痛性病变：如肛裂、栓塞性内痔、黏膜脱垂、溃疡性直肠炎等都是便秘的原因。

（3）肠神经系统（ENS）的疾病：也会引起便秘，如先天性巨结肠，其肠神经系统的正常发育停滞并有一段长度不等的结肠缺少神经节细胞。由于肠肌间神经丛缺乏这些神经节细胞，阻碍了结肠的正常蠕动和肛门内括约肌对直肠扩张的反射性松弛。

4. 非消化道的疾病

（1）神经系统疾病：有关的中枢神经系统疾病包括脊柱损伤、马尾肿瘤、腰椎间盘疾病、脊柱结核、多发性硬化症、帕金森病、脑卒中和脑肿瘤。截瘫可以造成排空迟缓，尤其是左半结肠。帕金森病使肛门外括约肌矛盾性收缩，引起排便梗阻。多发性硬化症患者有便秘症状，周围神经系统疾病如自主神经疾病、神经纤维瘤、神经节瘤等都与便秘的发生有关。

（2）代谢性疾病和内分泌疾病：如糖尿病、高钙血症、低钾血症、卟啉病、甲状腺功能减退、全垂体功能减退、甲状旁腺功能亢进、假性甲状旁腺功能减退、嗜铬细胞瘤、胰高血糖素瘤，可影响平滑肌功能而引起继发性便秘。

（3）平滑肌病变：如平滑肌肌病、强直性肌营养不良和进行性系统性硬化症，则由于改变了结肠排空和直肠、肛门内外括约肌的功能而引起便秘。

5. 医源性病变　医源性便秘通常与药物有关，这些药物包括作用于中枢神经系统或肠神经系统的药物（如阿片类）、直接作用于平滑肌的药物（如钙通道阻滞剂）和改变肠腔内容物成分的药物。此外手术也可以引起或加重便秘。

二、原发性便秘

如果不存在上述引起便秘的原因，就认为是功能性便秘。根据功能性便秘的病理生理学机制将患者分为3种类型。

1. 慢传输型便秘　慢传输型便秘是指由于结肠的传输功能障碍致使肠内容物传输缓慢引起的便秘。其病因在于结肠运动障碍，结肠将内容物推进速度减慢或结肠收缩无力。本类型便秘无任何解剖学和器质性病变，动物实验和临床研究发现应用刺激泻药在治疗便秘的同时，尤其是长期大量应用时可造成结肠神经丛、间质细胞甚至平滑肌发生破坏甚至消失，最终导致结肠蠕动明显减弱或消失。

2. 功能性排出梗阻型便秘　功能性排出梗阻型便秘是指肠内容物在全结肠传输时间正常或轻度减慢，但残余物在直肠停留时间延长。患者常有排便费力、排便不尽或下坠感、便少等特点。常见原因：直肠平滑肌动力障碍、肛门内括约肌功能不良、会阴下降综合征等。

3. 混合型便秘　该型如字面意思所示，兼有上述二者的特点。

【发生机制】

食物在回肠经消化吸收后，余下的不能再度吸收的食糜残渣随肠蠕动由小肠排至结肠，结肠黏膜再进一步吸收水分及电解质，粪便一般在横结肠内逐步形成，最后运送达乙状结肠、直肠。直肠黏膜受到粪便充盈扩张的机械性刺激，产生感觉冲动，冲动经盆腔神经、腰骶脊髓传入大脑皮质，再经传出神经将冲动传至直肠，使直肠肌发生收缩，肛门括约肌松弛，紧接着腹肌与膈肌同时收缩使粪便从肛门排出体外。以上即是正常的排便反射过程。如果这一排便反射过程的任何一个环节出现障碍均可导致便秘。

从形成粪便到产生便意以及排便动作的各个环节，均可因神经系统活动异常、肠平滑肌病变、肛门括约肌功能异常或病变而发生便秘。

人体排便过程一般由结肠运动和排便动作两部分完成。

1. 粪便向直肠推进　即结肠运动将饮食残渣送入直肠：小肠内容物进入结肠后，由于结肠袋环行肌的不断反程收缩，形成分节运动，使肠腔内容物往返移动，有利于水、钠等电解质被大量吸收，通过结肠的间歇性前伸运动，使肠内容物逐渐向前推动。在进食后还有胃-回肠反射与胃-结肠反射，促使小肠内容物进入结肠，激发结肠的集团运动，加速粪便运送进入直肠。在正常情况下肠道总蠕动每天发生3~4次，使粪便迅速进入直肠，扩张并刺激直肠黏膜，引起排便反应。

2. 直肠的排空　即排便动作将直肠郁积的大便排出体外：排便动作受到大脑皮层和腰骶部脊髓内低级中枢的调节，正常情况下，直肠肠腔是空虚的，在结肠集团运动出现后，直肠被粪便突然充盈、膨胀，刺激直肠与骨盆底的压力感受器，产生神经传入冲动，引起便意与排便反射，使肛门内括约肌松弛，同时直肠收缩、腹肌及膈肌收缩，经闭口、鼻后用力呼气以腹腔压力压迫直肠促使排便而将粪便排出肛门。肠的总蠕动常常由胃-结肠反射引起，故排便常发生于进食之后。

在便秘的发生机制中，常见的因素有：①摄入食物过少特别是水分和纤维素摄入不足，以至于肠内的食糜和粪团的量不足以刺激肠道的正常蠕动。②各种原因引起的肠道内肌肉张力减退和蠕动减弱。③肠蠕动受阻碍导致肠内容物滞留而不能下排，如肠梗阻。④排便过程中神经及肌肉活动障碍，如排便反射减弱或消失、肛门括约肌痉挛、腹肌及膈肌收缩力减弱等。

【临床表现】

1. 导致便秘的原发病的相应表现　如大肠癌可有黏液血便、肿块；慢性肠套叠可有腹痛、包块；肛裂可有排便疼痛、鲜血便；结肠肿瘤、肠粘连等慢性肠梗阻者，起病较缓慢，便秘呈逐渐加重，少数左半结肠癌患者大便还可变细；急性肠梗阻者，则起病多较急骤，病情较重，腹痛、恶心、呕吐等症状较便秘更为严重；急性肠系膜血管梗死或血栓形成等缺血性肠病患者，也以剧烈腹痛为首发症状，可伴有恶心与呕吐及便秘等症状，但患者常有血便；肠易激综合征（便秘型）所产生的便秘常受到情绪紧张或忧虑等因素的影响。患者常有阶段性的腹泻史，仅少数患者只以便秘为主要表现，钡剂灌肠检查有时可发现部分肠段呈痉挛性改变，但肠壁光滑；脊髓肿瘤可有神经定位体征；甲状腺功能低下可有畏冷、黏液水肿等。

2. 排便障碍的表现

（1）自然便次少，少于每周3次，粪便量少，自然排便间隔时间延长，并可逐渐加重。

（2）排出困难。可分为两种情形：一种为粪便干硬，如板栗状，难以排出；另一种情形是粪便并不干硬，亦难以排出。

3. 伴发症状　除前述原发病的特征性表现外，对于那些常规检查未发现明显异常的患者，常见的伴发症状还有腹胀、腹痛、口渴、恶心、会阴胀痛。多数患者有心情烦躁，部分患者还有口苦、头痛、皮疹等。少数患者表现为神经质，个别有自杀倾向。

【诊断标准】

便秘及排便困难作为功能性胃肠病（FGID）常见的临床表现，在国外很早就受到重视。1994年国际上制定了FGID的罗马I标准。随着对FGID的解剖学、生理学、社会心理学等方面的深入了解，1999年又制定了罗马Ⅱ标准。目前国内的慢性便秘诊治指南是以罗马Ⅱ标准为基础，结合我国国情制定的。近年来随着FGID的发生机制、诊断和治疗等方面研究的进展，2005年制定了罗马Ⅲ标准（表28-1）。

表28-1　功能性便秘的罗马Ⅲ标准

1. 必须包括下列两项或多项：
a. 排便期间，排便费力至少占25%
b. 粪便中团块或硬粪至少占25%
c. 排便不尽感至少占25%
d. 肛门直肠的梗阻感至少占25%
e. 手工操作易于排便至少占25%
f. 每周排便<3次
2. 不用缓泻药，很少出现松软大便
3. IBS诊断依据不足
诊断前症状至少出现6个月，近3个月症状符合以上标准

【诊断思路】

一、我国便秘首诊遵循的原则

（1）提出分析便秘的病因和诱因、类型及严重程度，对便秘患者进行有效的分层（报警与否）、分级（程度）、分流诊治。

（2）对有报警征象或怀疑有器质性病因时，应进一步检查是否有器质性疾病，尤其是结、直肠肿瘤。

（3）对确定有器质性疾病者，除病因治疗外，也需根据便秘特点，判断便秘类型，行相应的治疗。

（4）对多数患者，尤其是较轻的患者，详细的病史和体检能帮助了解其病因、便秘的类型，可安排短程（1~2周）的经验治疗。

（5）如经验治疗无效，可进一步检查有无器质性疾病；如检查未证实有器质性病因，可根据便秘特点进入经验治疗；也可以进一步作有关的检查以确定便秘的类型，再进行相应的治疗。

（6）对少数难治性便秘患者，主张一开始就进行有关的便秘类型检查，甚至更详细的检查计划，以确定合理的治疗手段。

（7）提出经验治疗的依据是从慢性便秘的表现评判可能的类型。常见的4种表现是：第一便意少，便次也少；第二是排便艰难、费力；第三是排便不畅；第四是便秘伴有腹痛或腹部不适。注意这几类既可见于慢传输型，也可见于出口梗阻型便秘，但如仔细判别，有助于指导经验治疗。

二、具体诊治流程

（一）询问病史

详细了解病史，包括有关便秘的症状及病程、胃肠道症状、伴随症状和疾病以及用药情况等。要注意有无报警症状（如便血、贫血、消瘦、发热、黑便、腹痛等）；便秘症状特点（便次、便意、是否困难或不畅以及粪便的性状）；伴随的胃肠道症状和病因有关的病史、精神、心理状态及社会因素。

询问重点：①询问大便性状、频度、排便量、排便是否费力以确定是否便秘。②询问便秘的起病与病程，持续亦或是间歇发作，是否由精神紧张、工作压力诱发。③询问年龄、职业、生活习惯，饮食是否富含纤维素，水分是否充足，有无偏食。④询问是否长期服用泻药、药物种类、服用剂量，是否有伴随症状。⑤询问有无其他相关疾病。

（二）一般检查方法

肛门直肠指检常能帮助了解粪便嵌塞、肛门狭窄、痔或直肠脱垂、直肠肿块等症状，也可了解肛门直肠括约肌功能状况；血常规、便常规、粪便隐血试验是排除结肠、直肠、肛门器质性病变重要而又简易的常规实验室检查项目。必要时进行有关生化和代谢方面的检查，对可疑肛门、直肠病变者，直肠镜或乙状结肠镜及结肠镜检查，或钡剂灌肠等均能直视观察肠道或显示影像学资料。

（三）特殊检查方法

对慢性便秘患者，可以酌情选择以下有关检查。

1. 胃肠通过试验　建议在至少停用有关药物48小时及服用不透X线标志物20个小时后，

拍摄腹部X线平片1张（正常时多数标志物已经抵达直肠或已经排出），选择48小时摄片的目的是有可能观察到此时的标志物分布，如多数已经集中在乙状结肠和直肠区域之内或尚未到达此区域，则分别提示通过正常或过缓，如在72小时再摄片1张，则多数标志物仍未抵达乙状结肠或直肠或仍留在乙状结肠或直肠，则分别提示通过缓慢或出口梗阻型便秘。胃肠通过试验是一种简易方法，可以推广应用。如果延长到5~6天拍片1张，其准确性可能增高，但可行性较差，因多数患者难以坚持而自行用泻药。

2. **肛门直肠测压（ARM）** 常用灌注式测压（同食管测压法），分别检测肛门括约肌、肛门外括约肌的收缩压和用力排便时的松弛压以及直肠内注气后有无肛门直肠抑制反射出现，还可以测定直肠的感知功能和直肠壁的顺应性等，有助于评估肛门括约肌和直肠有无动力感觉障碍。

3. **结肠压力监测** 将传感器放置到结肠内，在相对生理的条件下连续24~48小时监测结肠压力的变化。确定有无结肠无力，对治疗有指导意义。

4. **气囊排出试验（BET）** 在直肠内放置气囊，充气或充水，并令受试者将其排出。可作为有无排出障碍的筛选试验，对阳性患者需要做进一步检查。

5. **排粪造影（BD）** 将模拟的粪便灌入直肠内，在放射线下动态观察排便过程中肛门和直肠的变化，可了解患者有无伴随的解剖学异常，如直肠前膨出、肠套叠等。

【治疗原则】

1. **一般治疗**

（1）调整饮食结构，增加纤维摄入。

（2）养成良好的生活习惯，生活起居要有规律，多参加体育活动；保持乐观、豁达的情绪，以减少心理因素对胃肠道功能造成的影响。

2. **便秘的药物治疗**

（1）刺激性泻剂，如番泻叶、蓖麻油等。

（2）机械性泻剂，如硫酸镁、石蜡油等。

3. **生物反馈疗法** 近年来，生物反馈疗法被广泛应用于耻骨直肠肌失弛缓所致便秘的治疗，并取得较好疗效。生物反馈治疗法以其无创性、无并发症、治愈率高等优点，已成为目前治疗耻骨直肠肌失弛缓症的首选方法。

4. **手术治疗**

对严重顽固性便秘上述所有治疗均无效，若为结肠传输功能障碍型便秘、病情严重者可考虑手术治疗，但手术的远期效果仍存在争议，病例选择一定要慎重。在便秘这个庞大的症群中，真正需要手术治疗的还是属于极少数。

（杨岚岚）

第29章 呕 血

【定义】

呕血是上消化道（指屈氏韧带以上的消化器官，包括食管、胃、十二指肠、肝、胆或胰腺）疾病、胃-空肠吻合术后的空肠出血或全身性疾病所致的急性上消化道出血，血液从口腔呕出的症状。

【发生机制】

1. **门脉高压** 任何原因引起的门静脉高压的发展结果必然导致门静脉与腔静脉之间的侧支循环的形成，主要表现为食管和胃底的静脉曲张，这些曲张静脉由不结实的黏膜下层组织所支持，曲张的静脉压力不断增加而使静脉壁变得菲薄，并且经常受到食物的摩擦和反流到食管的酸性胃液的侵蚀，这些都是引起静脉曲张破裂出血的原因。再者，食管静脉缺乏静脉瓣易受 Valsalva 的影响使胃冠状静脉的血不断被灌入食管静脉，故闭气、用力排便等任何原因引起腹压增高均可成为食管下段静脉曲张破裂出血的诱因。

2. **炎症与溃疡**

（1）炎症：急性糜烂性胃炎是引起呕血的常见病变，又称急性出血性胃炎。一般由酗酒、阿司匹林、保泰松、吲哚美辛等药物造成胃黏膜上皮细胞的脂蛋白层损害，胃腔内的氢离子得以反弥散至胃黏膜层内，引起炎症并刺激肥大细胞释放组胺等血管活性物质，以致有充血、水肿、糜烂、出血甚至出现溃疡。皮质激素可促使胃酸、胃蛋白酶的分泌，而抑制胃黏液的分泌，削弱了胃黏膜的屏障作用为氢离子反弥散提供了条件，加重了胃黏膜的损害，可引起上消化道大量出血。

（2）溃疡：胃、十二指肠局部黏膜损害因素和保护因素失衡，以及幽门螺杆菌（Hp）感染是溃疡病发生的基本因素。在黏膜损害因素中，胃酸-胃蛋白酶的侵袭作用尤为明显，尤其是十二指肠溃疡患者壁细胞数目明显高于正常人，分泌大量胃酸。胃窦部潴留时，G细胞大量分泌，促使胃泌素分泌，刺激胃壁细胞分泌胃酸，当胃酸pH＜4时，使胃腺主细胞分泌的胃蛋白酶原活化，可产生溃疡。当胃的黏液-黏膜屏障作用被乙醇、药物、炎症等多种因素破坏时为溃疡的形成创造了条件。幽门螺杆菌感染能减少胃黏液的分泌，其代谢产物对胃黏膜具有毒性，两者均能降低黏液-黏膜屏障的防御能力，为溃疡的形成及复发进一步创造了条件。当溃疡活动期侵蚀较大血管时，可引起大量呕血。

3. **肿瘤** 恶性肿瘤以胃癌最多见，其次也见于食管癌、平滑肌肉瘤等，常因糜烂、溃疡及坏死而出血。良性肿瘤常见于上消化道的血管瘤、平滑肌瘤、息肉，常常因感染、糜烂或血管破裂而出血。

4. **物理或化学损伤**

（1）物理损伤：如食管贲门黏膜撕裂症，由于剧烈呕吐致使腹内压或胃内压力突然升高，当压力超过13.3~20kPa（100~150mmHg）时导致食管与胃贲门连接处的黏膜和黏膜下层呈纵行撕裂，导致大量出血。其他机械损伤如内镜检查时操作不熟练或患者配合不好造成食管、胃或十二指肠的损伤引起出血。

（2）化学损伤：如吞服强酸、强碱导致黏膜出现充血、水肿、糜烂、溃疡致出血。

5. 全身疾病

（1）白血病、血小板减少性紫癜、再生障碍性贫血常因血小板数量少、质量差而导致出血。血友病患者常因凝血因子缺乏导致凝血活酶减少而引起凝血障碍出血。

（2）尿毒症患者由于胃肠分泌液中氮质代谢产物含量增高，其中尿素分解后所产生的氨与铵盐对黏膜有刺激与腐蚀作用，导致消化道黏膜有糜烂、溃疡而出血。

（3）结节性多动脉炎、系统性红斑狼疮等，可见广泛的中小动脉炎、血栓形成发生梗死出血和局部缺血，病变累及上消化道时可产生溃疡出血。

（4）黏膜缺血与胃酸的存在是本病发病的先决条件。在应激状态中，胃黏膜屏障对酸类常有较高的通透性，溃疡可发生在严重创伤或败血症发病几小时之内，但最常见的病证是大出血。

【分类】

一、按疾病分类

1. 上消化道疾病

（1）食管疾病：食管炎、食管憩室炎、食管癌、食管裂孔疝、食管损伤等。

（2）胃、十二指肠疾病：消化性溃疡、胃泌素瘤、急性糜烂出血性胃炎、胃癌、胃血管异常、胃黏膜脱垂、急性胃扩张、十二指肠憩室炎、急性糜烂性十二指肠炎等。

2. 门静脉高压引起的食管胃底静脉曲张破裂或门脉高压性胃病。

3. 上消化道邻近器官或组织的疾病

（1）胆道出血：胆管或胆囊结石、胆道蛔虫病、胆囊或胆管癌、胆道术后胆总管引流管造成的胆道受压坏死等。

（2）胰腺疾病累及十二指肠：胰腺癌、急性胰腺炎并发脓肿溃破。

（3）主动脉瘤破入食管、胃、十二指肠。

（4）纵隔肿瘤或脓肿破入食管。

4. 全身性疾病

（1）血管性疾病：过敏性紫癜、遗传性出血性毛细血管扩张症等。

（2）血液病：血友病，血小板减少性紫癜，急、慢性白血病，弥散性血管内凝血等。

（3）尿毒症。

（4）结缔组织病：结节性多动脉炎、系统性红斑狼疮等。

（5）急性感染：流行性出血热、钩端螺旋体病等。

（6）应激：相关胃黏膜损伤。

二、按病变的性质分类

1. 门脉高压导致血管破裂出血　常见于肝炎后肝硬化、酒精性肝硬化、血吸虫病性肝硬化、胆汁性肝硬化等导致食管和胃底静脉曲张破裂出血。此外，门静脉炎、静脉血栓形成、门静脉受邻近肿瘤压迫等引起的门静脉阻塞、肝静脉阻塞等导致的门静脉高压可导致血管破裂出血。

2. 炎症与溃疡

（1）炎症：反流性食管炎、急性糜烂出血性胃炎常因酗酒或口服吲哚美辛、泼尼松、水杨酸类药物导致急性胃黏膜损害。此外，也可见于慢性胃炎、十二指肠炎、胃大部切除术后胆汁反流引起的吻合口炎与残胃炎。

（2）溃疡：食管消化性溃疡、胃十二指肠溃疡、胃大部切除术后吻合口与残胃的溃疡、胃泌素瘤。

3. 肿瘤

（1）恶性肿瘤：食管癌、贲门癌、胃癌、胃恶性淋巴瘤、十二指肠癌、胆囊癌、胰腺癌、壶腹周围癌等。

（2）良性肿瘤：胃息肉、胃血管瘤、胃平滑肌瘤、神经纤维瘤等。

4. 物理或化学损伤

（1）物理损伤：剧烈呕吐引起的食管、贲门黏膜撕裂，器械检查或异物损伤，食管癌深部X线照射引起的放射性损伤。

（2）化学损伤：强酸、强碱及其他化学制剂引起的急性上消化道损伤。

5. 全身性疾病

（1）血液病：急慢性白血病、血友病、血小板减少性紫癜、弥散性血管内凝血等。

（2）血管性疾病：过敏性紫癜、遗传性出血性毛细血管扩张症。

（3）应激性溃疡：严重感染、严重脑外伤、脑出血、严重烧伤、败血症、休克、重症心力衰竭等引起的应激状态。

（4）其他：尿毒症、系统性红斑狼疮、流行性出血热、钩端螺旋体病等。

6. 其他 动脉瘤破入食管、胃、十二指肠，肝或脾动脉瘤破入上消化道，胃及十二指肠结核病。

【鉴别诊断】

1. 咯血 大量咯血时，可吞咽入消化道而引起呕血，与呕血鉴别见表29-1。

表29-1 咯血与呕血鉴别

	咯 血	呕 血
病史	肺结核、支气管扩张、肺癌、心脏病等	消化性溃疡、肝硬化等
出血前症状	喉部痒感、胸闷、咳嗽等	上腹部不适、恶心、呕吐等
出血方式	咯出	呕出，可为喷射状
出血颜色	鲜红	棕黑色或暗红色，有时红色
血内混有物	泡沫和/或痰	食物残渣、胃液
黑便	无，如咽下血液量较多时可有	有，在呕血停止后仍可持续数日
酸碱反应	碱性	酸性

2. 口、鼻、咽喉部的出血 注意询问病史和局部检查。

【诊断思路】

1. 推测引发呕血的诱因与病因

（1）起病诱因：是否有不洁饮食、大量饮酒、剧烈呕吐、毒物或特殊药物摄入。

（2）病因诊断：多数为上消化道病变所致，少数为胰胆疾病引起，其中以消化性溃疡，肝硬化门脉高压食管静脉曲张破裂出血，上消化道肿瘤，应激性溃疡，急、慢性上消化道黏膜炎症最为常见。少见病因包括贲门黏膜撕裂（Mallory-Weiss）综合征、上消化道血管畸形、

Dieulafoy病变、食管裂孔疝、胃黏膜脱垂或套叠、急性胃扩张或扭转、理化和放射损伤、壶腹周围肿瘤、胰腺肿瘤、胆管结石、胆管肿瘤等。某些全身性疾病如感染、肝肾功能障碍、凝血机制障碍和结缔组织病等也可引起本病。

2. **必要的化验检查** 常用检查项目包括胃液或呕吐物或粪隐血试验、外周血红细胞计数、血红蛋白、红细胞压积等。为明确病因、判断病情和指导治疗，尚须进行凝血功能试验（如凝血时间、凝血酶原时间）和血肌酐、尿素氮、肝功能、肿瘤标志物等检查。

3. **失血量的判断** 病情严重度与失血量呈正相关，因呕血混有胃内容物，而部分血液尚潴留在胃肠道内未排出，难以根据呕血判断出血量，故常根据临床综合指标判断失血量的多少。对出血量判断通常分为：大量出血（急性循环衰竭，需输血纠正者一般出血量在1000ml以上或血容量减少20%以上）、显性出血（呕血或黑粪，不伴循环衰竭）和隐性出血（粪隐血试验阳性）。临床可以根据血容量减少导致周围循环的改变（伴随症状、脉搏、血压和化验检查）来判断失血量。

4. **活动性出血的判断** 判断出血有无停止，对决定治疗措施极有帮助。如果患者症状好转、脉搏及血压稳定、尿量足（＞30ml/h），提示出血停止。

临床上，下述症状与化验提示有活动性出血：①呕血或黑便次数增多，呕吐物呈鲜红色或排出暗红色血便，或伴有肠鸣音活跃。②经快速输液、输血，周围循环衰竭的表现未见明显改善，或虽暂时好转而又恶化，中心静脉压仍有波动，稍稳定又再下降。③红细胞计数、血红蛋白与红细胞压积继续下降，网织红细胞计数持续增高。④补液与尿量足够的情况下，血尿素氮持续或再次增高。⑤胃管抽出物有较多新鲜血。

5. **根据呕血发生的原因与诱因，实施抢救措施** 迅速恢复有效循环血量；采取适当、有效的止血措施；根治病因以防再出血。

（太京华）

第30章　黑　便

【定义】

黑便是指大便呈黑色或棕黑色，又称为柏油样便，为上消化道出血最常见的症状之一。上消化道出血时主要表现为黑便，常伴有呕血、心悸、乏力、贫血等其他症状、体征。若出血量较少，而且速度较慢，血液在肠内停留时间较长，排出的大便即为黑色；若出血量较多，在肠内停留时间较短，则排出的血液呈暗红色；出血量特别大，而且很快排出时也可呈鲜红色。

【发生机制】

黑便呈柏油样，黏稠而发亮。这是由于消化道出血时，血液在肠内停留时间较长，红细胞破坏后，血红蛋白中的铁在胃酸和肠道细菌的作用下与硫化物结合形成硫化铁，使粪便呈黑色，并由于硫化铁使肠壁黏液分泌增多，附有黏液而发亮，类似柏油，故称为柏油样便。柏油样便不仅粪便的外观是黑色的，而且还有血腥味。

【分类】

一、按疾病分类

1. 上消化道疾病

（1）食管疾病：食管炎、食管憩室炎、食管癌、食管裂孔疝、食管损伤等。

（2）胃、十二指肠疾病：消化性溃疡、胃泌素瘤、急性糜烂出血性胃炎、胃癌、胃血管异常、胃黏膜脱垂、急性胃扩张、十二指肠憩室炎、急性糜烂性十二指肠炎等。

2. 门静脉高压引起的食管胃底静脉曲张破裂或门脉高压性胃病。

3. 上消化道邻近器官或组织的疾病

（1）胆道出血：胆管或胆囊结石、胆道蛔虫病、胆囊或胆管癌、术后胆总管引流管造成的胆道受压坏死等。

（2）胰腺疾病累及十二指肠：胰腺癌、急性胰腺炎并发脓肿溃破。

（3）主动脉瘤破入食管、胃、十二指肠。

（4）纵隔肿瘤或脓肿破入食管。

4. 下消化道疾病

（1）小肠疾病：常见于结核、肠伤寒、急性出血坏死性肠炎、钩虫病、Crohn病、小肠肿瘤及血管瘤、空肠憩室炎、溃疡、肠套叠等。

（2）结肠疾病：细菌性痢疾、阿米巴痢疾、血吸虫病、溃疡性结肠炎、结肠憩室炎、肿瘤、息肉、缺血性结肠炎等。

（3）直肠、肛管疾病：损伤、直肠炎、息肉、肿瘤、痔、肛裂等。

5. 全身性疾病

（1）血管性疾病：过敏性紫癜、遗传性出血性毛细血管扩张症等。

（2）血液病：血友病，血小板减少性紫癜，急、慢性白血病，弥散性血管内凝血等。

（3）尿毒症、败血症。

（4）结缔组织病：结节性多动脉炎、系统性红斑狼疮等。

（5）急性感染：流行性出血热、伤寒、钩端螺旋体病等。

（6）应激：相关胃黏膜损伤。

二、按病变的性质分类

1. 门脉高压导致血管破裂出血 常见于肝炎后肝硬化、酒精性肝硬化、血吸虫病性肝硬化、胆汁性肝硬化等导致食管和胃底静脉曲张破裂出血。此外，门静脉炎、静脉血栓形成、门静脉受邻近肿瘤压迫等引起的门静脉阻塞、肝静脉阻塞等导致的门静脉高压可导致血管破裂出血。

2. 炎症与溃疡

（1）炎症：反流性食管炎、急性糜烂出血性胃炎常因酗酒或口服吲哚美辛、泼尼松、水杨酸类药物导致急性胃黏膜损害。此外，也可见于慢性胃炎、十二指肠炎、胃大部切除术后胆汁反流引起的吻合口炎与残胃炎。

（2）溃疡：食管消化性溃疡、胃十二指肠溃疡、胃大部切除术后吻合口与残胃的溃疡、胃泌素瘤。

3. 肿瘤

（1）恶性肿瘤：食管癌、贲门癌、胃癌、胃恶性淋巴瘤、十二指肠癌、胆囊癌、胰腺癌、壶腹周围癌等。

（2）良性肿瘤：胃息肉、胃血管瘤、胃平滑肌瘤、神经纤维瘤等。

4. 物理或化学损伤

（1）物理损伤：剧烈呕吐引起的食管、贲门黏膜撕裂，器械检查或异物损伤，食管癌深部X线照射引起的放射性损伤。

（2）化学损伤：强酸、强碱及其他化学制剂引起的急性上消化道损伤。

5. 全身性疾病

（1）血液病：急、慢性白血病，血友病，血小板减少性紫癜，弥散性血管内凝血等。

（2）血管性疾病：过敏性紫癜、遗传性出血性毛细血管扩张症。

（3）应激性溃疡：严重感染、严重脑外伤、脑出血、严重烧伤、败血症、休克、重症心力衰竭等引起的应激状态。

（4）其他：尿毒症、系统性红斑狼疮、流行性出血热、钩端螺旋体病等。

6. 其他 动脉瘤破入食管、胃、十二指肠，肝或脾动脉瘤破入上消化道，胃及十二指肠结核病。

【鉴别诊断】

成人每日出血量达50~100ml以上时可出现黑便，黑便一般较黏稠，如柏油状，潜血试验呈阳性。黑便是提示消化道出血的最直接证据，患者和家属均能较准确地提供黑便的信息。如黑便次数多，每次的量亦多，则提示患者出血量大。需排除呼吸道出血吞咽入消化道而引起黑便；排除口、鼻、咽喉部出血；排除食入动物血、碳粉、铁剂、铋剂等引起的黑色粪便。黑便的病因很多，需鉴别的疾病亦多，故仅就引起黑便的常见临床类型进行鉴别。

1. 消化性溃疡 是引起黑便（柏油样便）的最常见原因。患者往往有溃疡病史或溃疡病出血史，多于冬、春季节发病。疼痛一般有节律性，多位于上腹部，十二指肠溃疡患者多有饥饿痛或夜间痛，服用抑酸药物可缓解。少数患者可无上腹痛、反酸、嗳气等症状，而以呕血或黑便为首发症状。胃镜结合活组织病理检查可明确诊断。

2. 急性胃黏膜病变 常有引起胃、十二指肠黏膜损害的诱因如服用药物（非甾体类抗炎药、肾上腺糖皮质激素等），酗酒，应激状态（脑血管意外、颅脑外伤、重度烧伤等），休克，败血症，严重肝、肾衰竭等。在出血后的24~48小时内作急诊胃镜检查是最有效的诊断思路，如发现胃、十二指肠黏膜弥漫性充血、水肿、出血糜烂灶即可确诊。

3. 肝硬化 常有病毒性肝炎史或长期大量饮酒史。失代偿期患者除有明显的消化道症状之外，还有腹壁静脉曲张、腹水、蜘蛛痣、肝掌、脾大、脾功能亢进等表现。肝功能异常如胆红素、转氨酶、碱性磷酸酶、转肽酶升高及白蛋白、胆碱酯酶降低等，严重者凝血酶原时间延长。超声、CT或MRI可发现肝硬化及门静脉高压的特征性改变。

4. 胃癌 多见于中老年患者。早期无特异性症状，多以食欲不振、上腹部不适或隐痛为主要表现。中、晚期有消瘦、贫血、上腹痛加重，少数患者于上腹部可扪及质硬且不易移动的包块，如发生远处转移，可于左锁骨上扪及肿大淋巴结。胃癌以缓慢、少量出血多见，大便潜血试验呈持续阳性，大出血较为少见。胃镜结合活组织病理检查可明确诊断，在直视下观察肿瘤病灶的大小、形态、部位及浸润程度等。

【诊断思路】

1. 推测引发黑便（柏油样便）的诱因与病因

（1）起病诱因：是否有不洁饮食、大量饮酒、剧烈呕吐、毒物或特殊药物摄入。

（2）病因诊断：多为上消化道病变所致，其中以消化性溃疡，肝硬化，上消化道肿瘤，应激性溃疡，急、慢性上消化道黏膜炎症最为常见。其他病因尚有胰胆疾病（壶腹周围肿瘤、胰腺肿瘤、胆管结石、胆管肿瘤）、下消化道疾病（多种小肠、结肠及直肠肛管病）、全身性疾病（感染、肝肾功能障碍、凝血机制障碍和结缔组织病）等。

2. 必要的化验检查 常用检查项目包括胃液、呕吐物或粪隐血试验，外周血红细胞计数，血红蛋白，红细胞压积等。为明确病因、判断病情和指导治疗，尚须进行凝血功能试验（如凝血时间、凝血酶原时间）、血肌酐和尿素氮、肝功能、肿瘤标志物等检查。

3. 失血量的判断 成人每日消化道出血＞5~10ml可出现大便隐血试验阳性。每日出血量达50~100ml以上可出现黑便。胃内储积血量为250~300ml可引起呕血。一次出血量不超过400ml时，由于机体的代偿，一般不引起全身症状。出血量超过400~500ml时，可出现全身症状，如头晕、心慌、乏力等。短时间内出血量超过1000ml，可出现出汗、四肢冷和脉搏快等周围循环衰竭表现。

病情严重度与失血量呈正相关，出血后因部分血液尚潴留在胃肠道内，难以准确判断出血量，故常根据临床综合指标判断失血量的多少。对出血量的判断通常分为：大量出血（急性循环衰竭，需输血纠正者一般出血量在1000ml以上或血容量减少20%以上）、显性出血（呕血或黑便，不伴循环衰竭）和隐性出血（粪隐血试验阳性）。临床上可以根据血容量减少导致周围循环的改变（伴随症状、脉搏、血压和化验检查）来判断失血量。

4. 活动性出血的判断 判断出血有无停止，对决定治疗措施极有帮助。如果患者症状好转、脉搏及血压稳定、尿量足（＞30ml/h），提示出血停止。

临床上，下述症状与化验提示有活动性出血：①呕血或黑便次数增多，呕吐物呈鲜红色或排出暗红色血便，或伴有肠鸣音活跃。②经快速输液输血，周围循环衰竭的表现未见明显改善，或虽暂时好转而又恶化，中心静脉压仍有波动，稍稳定又再下降。③红细胞计数、血红蛋白与红细胞压积继续下降，网织红细胞计数持续增高。④补液与尿量足够的情况下，血尿素氮持续或再次增高。⑤胃管抽出物有较多新鲜血。

5. 根据黑便（柏油样便）发生的原因与诱因，实施抢救措施　迅速恢复有效循环血量；采取适当有效的止血措施；根治病因以防再出血。

（太京华）

第31章 便 血

【定义】

便血是指消化道出血，血液由肛门排出。便血颜色可呈鲜红、暗红或黑色。少量出血不造成粪便颜色改变，须经隐血试验才能确定者，称为隐血。

【病因】

引起便血的原因很多，较常见于下列疾病。

1. 下消化道疾病

（1）小肠疾病：肠结核、肠伤寒、急性出血性坏死性肠炎、钩虫病、Crohn病、小肠肿瘤、小肠血管瘤、空肠憩室炎或溃疡、Meckel憩室炎或溃疡、肠套叠等。

（2）结肠疾病：急性细菌性痢疾、阿米巴痢疾、血吸虫病、溃疡性结肠炎、结肠憩室炎、结肠癌、结肠息肉病、缺血性结肠炎等。

（3）直肠肛管疾病：直肠肛管损伤、非特异性直肠炎、直肠息肉、直肠癌、痔、肛裂、肛瘘等。

（4）肠道血管畸形：近年报道增多，分为先天性血管畸形、血管退行性变、遗传性毛细血管扩张症三型。

2. 上消化道疾病 见呕血节，视出血的量和速度的不同，可表现为便血或可形成黑便。

3. 全身性疾病 白血病、血小板减少性紫癜、血友病、遗传性毛细血管扩张症、维生素C及K缺乏症、肝脏疾病、流行性出血热、败血症等。

【发生机制】

1. 下消化道疾病

（1）肛管疾病：痔出血是由于排便时腹内压增高，导致痔内静脉丛血压增高，加上硬粪块的直接擦损使痔破裂所致。肛裂发生在儿童身上可由蛲虫感染引起肛周瘙痒、抓破感染而形成，排便时剧烈疼痛伴有便血，量少而鲜红。肛瘘最常继发于肛管直肠周围脓肿，少数继发于肠结核。肛门附近，会阴部或骶尾部可见肛瘘外口，挤压周围可见脓液自瘘口流出。

（2）肠道炎症性疾病：如急性细菌性痢疾、急性出血坏死性肠炎、肠结核、溃疡性结肠炎等，均是由不同病因所引起的不同部位肠黏膜的充血、水肿、糜烂、溃疡出血甚至坏死。表现为脓血便、血水便甚至鲜血便。

（3）肠道肿瘤：结肠癌、直肠癌、小肠恶性淋巴瘤等主要因癌组织破溃或淋巴瘤组织破溃，而表现鲜红色血便或伴有黏液与脓液的血便。小肠良性肿瘤，如小肠神经纤维瘤、平滑肌瘤、腺瘤等出血较少，但瘤体较大可引起肠梗阻。小肠血管瘤感染、破裂可引起急性大出血。

2. 下消化道血管病变 肠系膜动脉栓塞或肠系膜动、静脉血栓形成，肠扭转、肠套叠等，因肠黏膜缺血、坏死、脱落，肠管发绀、水肿和大量浆液渗出，全层肠壁坏死，大量血性液体渗出，可出现腹泻，排出暗红色血便。

3. **全身性疾病** 发生机制参见上消化道出血（呕血与黑便）。

【 临床表现 】

　　血的颜色可因出血部位不同、出血量的多少，以及血液在肠腔内停留时间的长短而异。下消化道出血，如出血量多则呈鲜红；若停留时间较长，则可为暗红色。粪便可表现为全为血液或血液与粪便混合。血色鲜红不与粪便混合，仅黏附于粪便表现或于排便前后有鲜红滴出或喷射出者，提示为肛门或肛管疾病出血，如痔、肛裂或直肠肿瘤引起的出血；上消化道或小肠出血并在肠内停留时间较长，则因红细胞破坏后，血红蛋白在肠道内与硫化物结合形成硫化亚铁，使粪便呈黑色，更由于附有黏液而发亮，类似柏油，故又称柏油便。食用动物血或猪肝等也可使粪便呈黑色，应加以注意。服用铋剂、铁剂、炭粉及中药等药物也可使粪便变黑，但一般为灰黑色、无光泽，且隐血试验阴性，可资鉴别。阿米巴痢疾的粪便多为暗红色果酱样的脓血便，急性细菌性痢疾多为黏液脓性鲜血便，急性出血性坏死性肠炎可排出洗肉水样血便，并有特殊的腥臭味。细致观察血性粪便的颜色、性状及气味等对寻找病因及确立诊断有极大帮助。

　　每日 5ml 以下的少量消化道出血，无肉眼可见的粪便颜色改变者称为隐血便，隐血便须用隐血试验才能确定。一般的隐血试验虽敏感性高，但有一定的假阳性，故应结合临床其他表现如长期慢性贫血才能确定其意义。推荐使用抗人血红蛋白单克隆抗体的免疫学检测，可以避免隐血试验的假阳性。

【 诊断思路 】

一、病史采集

1. **现病史** 针对便血本身的问诊有以下几个方面。

（1）便血的病因和诱因：有否饮食不节，进食生冷、辛辣刺激等食物史；有否服药史或集体发病。

（2）便血的颜色及其与大便的关系：有助推测出血的部位、速度及可能的病因。

（3）便血的量：有助于推测出血。但由于粪便量的影响，需结合患者全身表现才能大致估计失血量。

（4）伴随的症状：如腹痛、里急后重、包块、梗阻、全身出血等。

（5）患者的一般情况：可以帮助判断血容量丢失情况。如有无口渴、黑矇、头晕、眼花、心悸、出汗等症状，以及卧位变坐位、立位时有否心悸、心率变化，有否晕厥或昏倒等。

（6）过去有否腹泻、腹痛、痔、肛裂病史，有否使用抗凝药物，有否胃肠手术史等。

2. **相关鉴别问诊**

（1）伴腹痛：慢性反复上腹痛，且有周期性与节律性，出血后疼痛减轻者，见于消化性溃疡；上腹绞痛或有黄疸伴便血者，应考虑肝、胆道出血；腹痛时排血便或脓血便，便后腹痛减轻，见于细菌性痢疾、阿米巴痢疾或溃疡性结肠炎；腹痛伴便血还见于急性出血性坏死性肠炎、肠套叠、肠系膜血栓形成或栓塞、膈疝等。

（2）伴里急后重：即肛门坠胀感。常觉排便未净，排便频繁，但每次排便量甚少，且排便后未见轻松，提示为肛门、直肠疾病，见于痢疾、直肠炎及直肠癌。

（3）伴发热：便血伴发热常见于传染性疾病，如败血症、流行性出血热、钩端螺旋体病或部分恶性肿瘤，如肠道淋巴瘤、白血病等。

（4）伴全身性出血倾向：便血伴皮肤黏膜出血者，可见于急性传染性疾病及血液疾病，如重症肝炎、流行性出血热、白血病、过敏性紫癜、血友病等。

（5）伴皮肤改变：皮肤有蜘蛛痣及肝掌者，便血可能与肝硬化门脉高压有关。皮肤与黏膜出现成簇的毛细血管扩张，提示便血可能由遗传性毛细血管扩张症所致。

（6）伴腹部肿块：便血伴腹部肿块者，应考虑肠道恶性淋巴瘤、结肠癌、肠结核、肠套叠及Crohn病等。

3. 诊疗经过问诊 患病以来是否到医院就诊？做过哪些检查？体格检查有哪些阳性发现？有否行血尿便常规、肝肾功能及生化检查、腹部超声或CT检查、内镜检查、病理检查等，结果如何？治疗和用药情况，结果如何（包括一般急救措施及补充血容量、各种止血药物等治疗的疗效）？

4. 患病以来一般情况问诊 包括饮食、睡眠、大便、小便和体重变化情况等，以了解全身一般情况。

5. 相关既往及其他病史的问诊

（1）既往史：有无结核、肝炎、糖尿病、肿瘤病史，有无传染病接触史，有无药物和食物过敏史，有无外伤手术史。尤其应注意过去是否有腹痛、腹泻、腹鸣、痔、肛裂病史，是否使用抗凝药物，有否胃肠手术史等。

（2）个人史：有无长期疫区居住史，有无烟酒嗜好，有无性病及冶游史，爱人健康状况，月经婚育情况等。

（3）有无相关遗传家族史。

二、体格检查

1. 腹部体检 特别注意腹部压痛及腹部包块。

2. 全身体检 皮肤黏膜有无皮疹、紫癜、毛细血管扩张；浅表淋巴结有无肿大，一定要常规检查肛门直肠，注意肛裂、痔、瘘管；直肠指检有无肿物。

三、辅助检查

1. 实验室检查 常规血、尿、粪便和生化检查。疑伤寒者作血培养及肥达试验。疑结核者作结核菌素试验。疑全身性疾病者作相应检查。

2. 内镜及影像学检查 除某些急性感染性肠炎如伤寒、痢疾、坏死性肠炎等之外，绝大多数下消化道出血的定位和病因需依靠内镜及影像学检查确诊。

（1）结肠镜检查：是诊断大肠及回肠末端病变的首选检查方法。其优点是诊断敏感性高、可以发现活动性出血、结合活检病理检查可判断病变性质。检查时应当注意，如有可能，无论在何处发现病灶均应将镜端送至回肠末段，称为全结肠检查。

（2）X线钡剂造影：X线钡剂灌肠多用于诊断大肠、回盲部及阑尾病变，一般主张进行双重气钡造影。它的优点是基层医院已普及，患者较易接受；缺点是对较平坦病变、广泛而较轻炎症性病变易漏诊，有时无法确定病变性质。因此对X线钡剂灌肠检查阴性的下消化道出血需进行结肠镜检查，已作结肠镜全结肠检查患者则不强调X线钡剂灌肠检查。

（3）小肠X线钡剂造影是诊断小肠病变的重要方法。小肠X线钡剂造影检查，敏感性低、漏诊率相当高。小肠气钡双重造影在一定程度上可提高诊断正确率，但有一定难度，要求进行经口插管法小肠钡剂灌肠。X线钡剂造影检查一般要求在大出血停止至少3天之后进行。

3. 放射性核素扫描或选择性腹部血管造影 必须在活动性出血时进行，适用于：内镜检查（特别是急诊内镜检查）及X线钡剂造影不能确定出血来源的不明原因出血；因为严重急性大量出血或其他原因不能进行内镜检查者。可根据情况选择放射性核素扫描或选择性血管造影检查，必要时亦可两种检查先后进行。放射性核素扫描检查创伤少，但存在假阳性和定位错误，可作为出血初步定位。本检查对Meckel憩室合并出血有重要诊断价值。对持续大出血患者宜及时作选择性腹腔动脉造影，有比较准确的定位价值。对于某些血管病变如血管畸形和血管瘤、血管丰富的肿瘤还有定性价值。

4. **胶囊内镜或小肠镜检查** 小肠镜可以直接观察各段小肠的出血病变。而近年发明的胶囊内镜，对小肠出血疾病诊断有价值，患者痛苦小。

5. **手术探查** 各种检查不能明确出血灶，而持续大出血危及患者生命，必须手术探查。有些微小病变特别是血管病变手术探查亦不易发现，此时可借助术中内镜检查帮助寻找出血灶。

【治疗原则】

1. **卧床休息，必要时吸氧** 活动性出血期间禁食。严密监测患者生命体征。定期复查HB浓度、红细胞计数、血细胞比容及血尿素氮。必要时行中心静脉压测定。

2. **抗休克、积极补充血容量** 紧急输血指征：①患者改变体位出现晕厥、血压下降和心率加快。②收缩压低于90mmHg（或较基础值下降25%）。③HB低于7g/L或血细胞比容低于25%。

3. **止血措施**

（1）药物止血：VP为常用药物。生长抑素近年来用于治疗食管胃底静脉曲张出血。

（2）三腔二囊管压迫止血：主要用于食管胃底静脉曲张出血，详见呕血节。

（3）内镜下止血、选择性血管造影及栓塞治疗。

（4）诊断明确、药物和介入治疗无效者及诊断不明确、但无禁忌证者，可考虑手术治疗。术中可以结合内镜检查。

（杨岚岚）

第32章　排尿异常

第一节　尿量异常

【定义】

尿在肾脏生成后经输尿管而暂潴于膀胱中，潴到一定量后，一次性地通过尿道排出体外的过程称生理性排尿。排尿是受中枢神经系统控制的复杂反射活动。当此生理性排尿现象发生任何障碍时，即称为排尿异常，包括少尿、无尿、多尿、尿频、尿急、尿痛、尿潴留及尿失禁等。

一、尿量异常

正常成人24小时尿量为1000~2000ml。24小时排尿多于2500ml称为多尿，尿量少于400ml或者每小时尿量少于17ml为少尿，见于心、肾疾病和休克患者。妊娠期高血压疾病及流行性出血热的少尿期等少尿标准为24小时尿量小于500ml。24小时尿量少于100ml叫做无尿或者闭尿，见于严重心、肾疾病和休克患者；流行性出血热的少尿期中无尿标准为24小时尿量小于50ml。

二、尿频、尿急和尿痛

尿频是指单位时间内排尿次数增多。正常成人白天排尿4~6次，夜间2次以内，次数明显增多称尿频。尿频是一种症状，并非疾病。由于多种原因可引起小便次数增多，但无疼痛，又称小便频数；尿急是指一有尿意即迫不及待需要排尿，难以控制；尿痛是指患者排尿时感觉耻骨上区、会阴部和尿道内疼痛或烧灼感。排尿时或排尿前尿道疼痛，提示前尿道有炎症，尿末痛提示病变发生在后尿道、膀胱颈或膀胱三角区。尿频、尿急和尿痛合称为膀胱刺激征或称尿道刺激征。

【发生机制】

一、尿量异常

1. **多尿**　正常情况下肾小球的滤过液24小时可达170L，其中99%以上的水分被肾小管重吸收。若肾小球和肾小管功能均正常，大量饮水超过肾小管重吸收能力时可导致多尿；若肾小球功能正常或相对正常而肾小管功能受损，再吸收功能下降，可导致多尿；若肾小球功能亢进滤过率增加，尽管肾小管功能正常，超过了肾小管工作负荷，从而引起多尿；第三个原因是内分泌激素缺乏，最常见的是抗利尿激素缺乏，或肾小管对抗利尿激素反应性降低或无反应，或肾小管对某些物质重吸收障碍。

2. **少尿和无尿**　两者形成的机制基本一致。某些原因引起肾血流量急剧下降，肾脏严重灌注不足；或肾脏本身病变累及肾小球、肾小管致肾小球滤过率下降、球管平衡失调；以及下尿路梗阻，三个环节只要存在之一即可引起少尿或无尿。临床上三个环节常互为因果关系，如血容量不足的早期，仅为肾灌注不足，若不能及时诊断治疗，进而可引起肾实质损害，此时即使补足血容量也不能使尿量立刻恢复。下尿路梗阻，早期肾脏的滤过功能尚属正常，若不能及时解除梗阻，肾盂大量积水，压迫肾实质引起皮质萎缩，严重影响肾小球滤过，此时解除尿路梗阻也不能使尿量立刻增加。肾实质性疾患，若不及时治疗，水肿逐渐加重，影响胃肠道功能，使血容量下降，此时加速肾功能损害，使尿量进一步减少。

二、尿频、尿急、尿痛

1. **炎症性与机械性刺激**　各种原因导致的泌尿系统炎症，最常见的为炎症性刺激，如肾盂肾炎、肾结石合并感染、肾结核、膀胱炎、尿道炎、前列腺炎、阴道炎。在急性炎症和活动性泌尿系结核时最为明显。再者为非炎症性刺激如膀胱结石、尿道结石、输尿管下1/3段结石等刺激出现尿频，和（或）尿急，和（或）尿痛。

2. **膀胱容量减少**　妊娠子宫、盆腔肿瘤压迫膀胱、膀胱内占位性病变、膀胱挛缩及膀胱部分切除术后，膀胱容量减少或有效容积减少而出现尿频和（或）尿急。

3. **排尿障碍**　尿道狭窄、结石、异物、肿瘤、前列腺增生及膀胱颈挛缩等导致膀胱颈部以下发生梗阻，继发膀胱肌肉肥厚，增加了膀胱的静止张力，膀胱在尚未扩展到正常容积以前，即产生尿意而排尿，形成尿频。

4. **膀胱神经功能调节失常**　原发或继发性控制排尿的中枢神经（脑或脊髓）或周围神经受到损害，可引起尿频、尿急，但不引起尿痛，尿液检查正常。

5. **精神神经因素**　精神紧张，与排尿有关的神经病变等均可引起排尿反射紊乱而出现尿频。

【分类】

一、尿量异常

（一）多尿

（1）内分泌与代谢疾病引起的多尿。

（2）肾脏疾病引起的多尿。

（3）溶质性多尿。

（4）其他：大量饮水、饮茶、进食过咸或过量食糖亦可多尿，或是用利尿剂后可出现多尿，上述多为短时间多尿亦或暂时性多尿。精神因素、季节因素如冬季多尿是正常现象。

（二）少尿与多尿

1. **肾前性**

（1）有效血容量减少：多种原因引起的休克、重度失水、大出血、肾病综合征和肝肾综合征等，大量水分渗入组织间隙和浆膜腔，血容量减少，肾血流减少。

（2）心脏排血功能下降：各种原因所致的心功能不全，严重的心律失常，心肺复苏后体循环功能不稳定，血压下降所致肾血流减少。

（3）肾血管病变：肾血管狭窄或炎症，肾病综合征，狼疮性肾炎，长期卧床不起所致的肾动脉栓塞血栓形成，高血压危象，妊娠高血压综合征等引起肾动脉持续痉挛，肾缺血导致急性肾衰。

2. **肾性**

（1）肾小球病变：重症急性肾炎，急进性肾炎和慢性肾炎因严重感染，血压持续增高或肾毒性药物作用引起肾功能急剧恶化。

（2）肾小管病变：急性间质性肾炎包括药物性和感染性间质性肾炎；生物毒或重金属及化学毒所致的急性肾小管坏死；严重的肾盂肾炎并发肾乳头坏死。

3. 肾后性

（1）各种原因引起的机械性尿路梗阻：如结石、血凝块、坏死组织等阻塞输尿管、膀胱进出口或后尿道导致梗阻。

（2）尿路的外压：如肿瘤、腹膜后淋巴癌、特发性腹膜后纤维化、前列腺肥大。

（3）其他：输尿管手术后，结核或溃疡愈合后瘢痕挛缩，肾严重下垂或游走肾所致的肾扭转，神经源性膀胱等。

二、尿频、尿急和尿痛

1. 生理性 饮水过多、天气寒冷、裤子不合身等生活因素及精神性尿频。

2. 病理性

（1）尿量增加：在病理情况下，排尿次数增多且每次尿量正常，因而全日总尿量增多，如部分糖尿病、尿崩症患者饮水多，尿量多，排尿次数也多。

（2）炎症刺激：急性膀胱炎、结核性膀胱炎、尿道炎、肾盂肾炎、外阴炎等都可出现尿频。在炎症刺激下，尿频、尿急、尿痛可能同时出现，被称为尿路刺激征。

（3）非炎症刺激：如尿路结石、异物、前列腺增生症、尿道狭窄等，通常有排尿困难，表现为排尿开始迟缓，排尿费力，射程缩短、射力减弱、尿线中断或不成线呈滴沥状。

（4）膀胱容量减少：见于膀胱内占位性病变、结核性挛缩膀胱或妊娠子宫、子宫肌瘤、子宫脱垂压迫膀胱等，可引起尿频、尿急。

（5）膀胱神经功能调节失常：由于神经系统疾病导致膀胱功能失常，可伴有尿频、尿急，但无尿痛。

（6）肾脏疾病。

（7）尿路器械检查或流产术，这些常为尿路感染的诱因，可引起尿频、尿急、尿痛。

【常见临床类型】

一、引起尿量异常的常见临床类型

（一）引起多尿的常见临床类型

1. 内分泌与代谢疾病

（1）尿崩症（DI）：是指精氨酸加压素（AVP）又称抗利尿激素（ADH）严重缺乏或部分缺乏（称中枢性尿崩症），或肾脏对AVP不敏感（肾性尿崩症），致肾小管吸收水的功能发生障碍，从而引起多尿、烦渴、多饮与低比重尿和低渗尿为特征的一组综合征。本病发生于任何年龄，但以青少年多见。男性较女性多见，男女之比约2：1。一般起病日期明确。大多数患者均有多饮、烦渴、多尿。夜尿显著，尿量比较固定，一般4L/日以上，最多不超过18L/日。尿比重比较固定，呈持续低比重尿，尿比重小于1.006，部分尿崩症在严重脱水时可达1.003。尿渗透压多数<200mOsm/（kg·H_2O），而尿液检验无其他病理成分。口渴常严重，渴觉中枢正常者入水量与出水量大致相等。烦渴、多尿往往在劳累、感染、月经周期和妊娠期加重。遗传性尿崩症幼年起病，因渴觉中枢发育不全可引起脱水热及高钠血症，肿瘤及颅脑外伤手术累及渴觉中枢时除定位症状外，也可出现高钠血症（谵妄、痉挛、呕吐等）。一旦尿崩症合并垂体前叶功能不全尿崩

症症状反而会减轻。肾性尿崩症发病情况遗传性者90％发生于男性伴性显性遗传，多为完全表现型，病情较重；女性较少，女性一般无症状，多为不完全表现型，病情较轻。多于出生后不久即发病，但也可推迟至10岁才出现症状。中枢性尿崩症除表现为多饮、多尿、大量低渗尿外，其血浆抗利尿激素即精氨酸加压素（AVP）水平降低，应用外源性AVP有效；而肾性尿崩症对外源性AVP缺乏反应，血浆AVP水平正常或升高。

（2）糖尿病是一组以慢性血葡萄糖（简称血糖）水平增高为特征的代谢疾病群。本病分为原发性糖尿病和各种病因引起的继发性糖尿病。临床上以高血糖为主要特点，典型病例可出现多尿、多饮、多食、消瘦等表现。因血糖过高尿中有大量糖排出，可引起溶质性利尿；由于血糖升高，机体为了代谢而增加饮水量以便稀释血液也是引起多尿的原因。其尿液特点是尿比重高，部分尿糖定量增高，伴有血糖增高，糖化血红蛋白、胰岛素释放和C肽检查异常。继发性糖尿病可有原发病的症状和体征。

（3）原发性醛固酮增多症（简称原醛症）：是由于肾上腺皮质病变致醛固酮分泌增多，引起潴钠排钾，体液容量扩张而抑制了肾素－血管紧张素系统，属于不依赖肾素－血管紧张素的盐皮质激素过多症。本病临床表现有三组特征：高血压综合征、神经肌肉功能障碍（以肌无力及周期性麻痹较常见）、失钾性肾病及血钾过低症。本病确切患病率不详。由于丘脑－神经垂体功能减退，抗利尿激素分泌过少，患者表现狂渴、多饮（每日饮水量在4升以上）。多尿失水，随着尿量增加，尿中钾丢失增加而引起顽固性低钾血症。本病大多数患者血钾低，血钠轻度高于正常，血镁常轻度降低；尿量增多，尿钾高，在低钾血症条件下，尿钾仍在25mmol/24小时以上；尿pH值为中性或偏碱性；尿比重偏低且较固定，常为1.010~1.018，少数患者呈低渗尿。本病可检测血浆醛固酮立位前后浓度变化，还可在低钠和高钠实验中观察醛固酮变化。证实醛固酮分泌增多和血浆肾素－血管紧张素活性降低可确诊。

（4）失钾性肾炎：继发于各种原因长期的低钾血症，可引起肾小管空泡变性甚至肾小管坏死，称失钾性肾炎。肾小管重吸收钾障碍，大量钾从尿中丢失，患者表现烦渴多尿。实验室检查除低钾血症外，肾小管功能受损是其特点。

（5）甲状旁腺功能亢进症（简称甲旁亢）：是指甲状旁腺分泌过多甲状旁腺素（PTH）导致骨质吸收及高钙血症，引起具有特殊症状和体征的临床综合征。分为原发、继发、三发性以及假性四种。本病主要表现为骨骼改变、泌尿系统结石、高钙血症和低磷血症等。继发性甲旁亢系各种原因引起的低钙血症长期刺激甲状旁腺所致。长期高钙血症可影响肾小管的浓缩功能，患者常诉多尿、口渴、多饮，肾结石发生率也较高，使肾小管功能进一步受损加重病情。本病特点为血钙高、甲状旁腺素高，如同时尚有尿钙、尿磷增多，血磷过低则更典型。

（6）多发性骨髓瘤（MM）：是浆细胞克隆性增生的恶性肿瘤。其特征为骨髓浆细胞瘤和一株完整性的单克隆免疫球蛋白（IgG、IgA、IgD或IgE）或Bence Jones蛋白质（游离的单克隆性κ或γ轻链）过度增生。本病起病徐缓，可有数月至十多年无症状期，早期易被误诊。本病的临床表现繁多，主要有贫血、骨痛、肾功能不全、感染、出血、神经症状、高钙血症、淀粉样变等。由于骨髓中有大量的异常浆细胞增殖，引起溶骨性破坏，又因血清中出现大量的异常单克隆免疫球蛋白，尿中出现本周蛋白，引起肾功能损害、贫血、免疫功能异常。

（7）干燥综合征：是一种主要累及外分泌腺体的慢性炎症性自身免疫病。本病女性多见，男女比为1∶（9~20），发病年龄多为40~50岁，亦见于儿童。起病多隐匿，临床表现多样。相当部分伴有其他免疫性疾病表现，如50％伴有类风湿关节炎，5％~8％伴有系统性硬化，5％伴有SLE。约50％的患者有肾脏损害，主要表现为肾小管功能障碍，以远端肾小管功能损害为显著。远端肾小管性酸中毒为其突出临床表现，半数以上伴有肾性尿崩症。部分病例可表现为不完全性肾小管酸中毒。近端肾小管酸中毒及范可尼综合征少见。

2. 肾脏疾病引起的多尿

（1）慢性肾衰竭（简称肾衰）：是常见的临床综合征。它发生在各种慢性肾脏病的基础上，缓慢地出现肾功能减退而至衰竭。肾衰的早期，往往表现为多尿，主要是夜尿量增加，代表肾小管浓缩功能障碍，此时尿相对比重低，常固定为1.010~1.012，尿渗透压低，放射性核素肾图表现低平曲线。

（2）急性肾衰竭：是由各种原因引起的肾功能在短时间内（几小时至几天）突然下降而出现的临床综合征。急性肾衰竭在临床上分为肾衰竭前期、少尿和无尿期、多尿期、恢复期四期，多尿期尿量逐渐增加是其特点，一般分三种形式：跳跃式，每日尿量的增加在100%以上，此型预后良好；阶梯式增加，每日尿量以50%~100%的量增加，此型预后亦佳；缓慢增加型，每日增加尿量50%以下，代表肾小管功能恢复不完全或有新的因素影响肾功能恢复，常见感染、肾毒性药物或电解质紊乱，应及时加以解决，此型少尿和无尿期一般比较长，往往超过半个月，部分患者可直接过渡到慢性肾衰竭，造成永久性肾损害。大约1/3的病例，急性肾衰竭从发病开始即表现多尿，称多尿型急性肾衰竭。多尿期或非少尿型的急性肾衰竭都可表现多尿，是肾小管浓缩功能障碍的表现。

（3）肾小管酸中毒（RTA）：是因远端肾小管管腔与管周液间氢离子（H^+）梯度建立障碍，或（和）近端肾小管对碳酸氢盐离子（HCO_3^-）重吸收障碍导致的酸中毒。各型肾小管性酸中毒一般都存在多尿。Ⅰ型肾小管酸中毒亦称远端型肾小管酸中毒，是由于远端肾小管泌氢、泌氨功能障碍，表现为顽固的代谢性酸中毒，碱性尿，尿的pH值一般在6以上，高氯血症，低钾血症、低钠血症、低钙血症。Ⅱ型肾小管酸中毒，是由于近端肾小管回吸收碳酸氢盐离子障碍而表现代谢性酸中毒。由于近端肾小管不能完全回吸收糖，因而尿糖排泄增加呈肾性糖尿是其特点。Ⅲ型肾小管性酸中毒是近端、远端肾小管同时受损，其临床特点具备Ⅰ型和Ⅱ型两者的特点。Ⅳ型肾小管性酸中毒是由于缺乏醛固酮或远端肾小管对醛固酮不敏感、反应低下引起多尿，代谢性酸中毒、高钾血症是其特点。各型肾小管酸中毒的共性是：烦渴多尿，代谢性酸中毒，碱性尿，尿的pH值在6以上，Ⅱ型、Ⅲ型可出现肾性糖尿，Ⅳ型表现高钾血症。

（4）梗阻性肾病：是指因为尿流障碍而导致肾脏功能和实质性损害的疾病。本病可以急性发生，也可慢性发生，病变常为单侧性，但不少情况也可以是双侧性。尿路梗阻通常是造成梗阻性肾病的重要原因，但如果该梗阻并未影响到肾实质时一般并不称为梗阻性肾病，而称为阻塞性尿路病。肾盂积水通常是梗阻性肾病的临床表现，但许多梗阻性肾病（例如肾内梗阻）并不一定有肾盂积水。同时许多情况特别是先天性输尿管畸形等，在检查时可以有肾盂扩张，但不一定有肾盂积水。大部分本病患者梗阻并不十分完全，如果梗阻仅是部分而非完全性，则主要有远端肾小管功能障碍异常出现。表现为肾脏对尿液常常浓缩功能障碍。少数病例浓缩功能障碍可以甚为明显，这主要由于部分梗阻后在未梗阻的髓质部位血流增加，将形成肾髓质的高渗透梯度和溶质带走；另外，过高的小管内压可以影响亨氏襻上升支厚段，特别是皮髓交界处肾单位的氯化钠转运，影响了逆流倍增效应的进行，再者由于集合小管受压力影响，该处细胞对血管加压素反应失常也是机制，部分病例还可以表现为钠盐重吸收障碍而表现为失盐，因此多呈多尿。在持续进展的梗阻病例有时可呈现出发作时无尿、发作间期多尿表现。尿常规、超声波、X线检查常不仅可以确立诊断，还可明确病因。

（5）慢性间质性肾炎（CIN）：是一组以肾间质（纤维化）及小管（萎缩）慢性病变为主要病理表现的疾病。本病常伴有消瘦、贫血貌及肾衰的体征。其发病缓慢，早期症状不明显，在出现肾功能衰竭前，患者的症状及体征较少，而在实验检查可发现一些异常。后期见肾衰的表现，如厌食、恶心、呕吐、疲乏、体重减轻及贫血等，慢性间质性肾炎后期常有高血压。其泌尿系统症状多表现为夜尿、多尿或遗尿，或尿频、尿急、尿痛，尿急伴腰痛，或腰部或上腹部绞痛，肉眼血尿，尿中可见坏死组织排出。

3. 精神性烦渴多饮症 系因过量摄水抑制了体内抗利尿激素分泌而导致低渗性多尿症。多见于中年及绝经期妇女，常有精神病病史。每日饮水量及尿量变化较大，应用镇静剂可改善症状。患者易同时有一系列神经官能症临床表现。水剥夺试验或高渗盐水试验可以与尿崩症鉴别。

（二）引起少尿或（和）无尿的疾病

1. 肾病综合征伴特发性急性肾衰竭 多见于大量蛋白尿、严重低白蛋白血症，高度水肿者。通常没有血尿、低血压和血液浓缩等伴随状态。部分患者年龄较大、血压较高和伴血管硬化。

2. 肝肾综合征（HRS） 是指在严重肝病时发生的功能性急性肾功能衰竭，临床上病情呈进行性发展。常发生于肝硬化并发食管静脉曲张破裂出血，重症病毒性肝炎或中毒性肝炎所致的急性或亚急性肝坏死，严重细菌感染，内毒素休克，严重肝胆道感染，肝胆道梗阻性疾病，也可见于肝硬化大量抽腹水后或合并低血糖等。发生机制未完全明了，可能由于肝功能不全引起有效肾循环障碍所致。该综合征临床特点为：①上述病因存在；②迅速发生少尿，氮质血症，类似急性肾衰；③多伴肝昏迷，腹水，黄疸加重，尿肌酐/血肌酐大于20∶1，这些可与急性肾衰相区别。

3. 急性肾小球肾炎（简称急性肾炎） 广义上系指一组发生机制不一，但临床上表现为急性起病，以血尿、蛋白尿、水肿、高血压和肾小球滤过率下降为特点的肾小球疾病，故也常称为急性肾炎综合征。临床上绝大多数属于急性链球菌感染后肾小球肾炎。本病主要病变位于肾小球。由于肾小球受累以致滤过率降低，而肾小管重吸收功能相对正常，故尿量减少，严重者可无尿。尿量少而比重高，尿钠含量常少于20~30mmol/L，尿肌酐/血肌酐比值常超过20∶1，可与急性肾衰相区别。根据蛋白尿、水肿、高血压等临床表现，一般诊断不难。

4. 急进性肾小球肾炎（RPGN） 是以急性肾炎综合征、肾功能急剧恶化、多早期出现少尿性急性肾衰竭为临床特征，病理类型为新月体肾小球肾炎的一组疾病。可由急性链球菌感染后肾小球肾炎、红斑狼疮性肾炎、结节性多动脉炎肾病、硬皮病肾病、Wegener肉芽肿、肺出血-肾炎综合征（Good-pasture综合征）、过敏性紫癜、急性间质性肾炎以及肾静脉血栓形成等所致。临床特征为：进行性少尿或无尿，常有血尿、高血压、水肿及蛋白尿，迅速出现肾衰竭，病情急剧恶化，常因肾功能衰竭而死亡。

5. 慢性肾炎急性发作 可引起少尿。根据过去肾炎史如水肿、高血压及蛋白尿等一般诊断不难。需与急性肾炎相鉴别。

6. 急性链球菌感染后肾小球肾炎 主要见于6~7岁儿童，但成人亦有发生，男性多发，大约为女性的2倍。典型症状为前驱感染后经1~3周无症状潜伏期而急性起病，表现为急性肾炎综合征，主要有血尿、蛋白尿、水肿、少尿、高血压及肾功能减退。本病70%~80%的患者出现水肿和少尿。大部分患者起病时尿量少于500ml，可产生一过性氮质血症，极少数由少尿发展为无尿。

7. 急性肾衰竭 是由于肾组织严重缺血及肾毒物质对肾组织损害所致，尤以前者更重要，引起急性肾衰竭的原因很多，一般划分为肾缺血及肾毒物质两大类。常见原因：①各种原因所致的休克；②各种严重创伤，如严重脱水、严重低钾血症、低钠血症等；③严重感染，如败血症、流行性出血热、中毒性肺炎等；④急性血管内溶血，如血型不合的输血；⑤各种肾毒物质中毒如汞、铋、砷、四氯化碳、铀、卡那霉素、多黏菌素、磺胺类等。本病临床过程大致分为：①早期（急性功能性肾衰竭）；②少尿期；③多尿期；④恢复期。少尿期引起不同程度的氮质血症、代谢性酸中毒和水、电解质平衡紊乱等表现。尿量呈高度减少，比重低，尿中含蛋白质，红、白细胞，大量肾上皮细胞或宽大的肾衰管型。有下列情况应考虑本病可能：①有引起急性肾衰竭的病因，如休克、肾毒物质中毒等；②尿量突然减少，24小时尿量少于400ml，纠正肾血容量不足后，尿量仍无增加；③尿比重低于1.014有诊断价值，常为1.010~1.012；④出现急性肾衰竭症状，如血生化学改变，二氧化碳结合力降低，尿肌酐迅速增加，血钾显著增加等；⑤本次发病前无慢性肾衰竭病史或泌尿系结石绞痛史。

8. 慢性肾病所致肾衰竭期 各种慢性肾病（如慢性肾炎、慢性肾盂肾炎、肾病综合征、肾结核、肾结石、高血压性肾病、肾肿瘤及先天肾畸形等）常发展至肾衰竭期，均可引起少尿，甚至无尿。尿比重低而固定（常在1.010左右），尿中可有蛋白质、各种管型、红细胞、白细胞等，尚有氮质血症和水、电解质及酸碱平衡紊乱所致尿毒症表现，如恶心、呕吐、头痛、昏迷、血钾改变及代谢性酸中毒。

9. 双侧肾皮质坏死 是一种少见的动脉梗死形式，以皮质组织坏死，继而钙化为特征。恰位于包膜下的区域，近髓区和髓质内无累及。可发生于任何年龄，多见于30岁以上妊娠后期妇女，尤其是合并胎盘早期剥离者，但50岁以上发病者少见。各种严重感染、大手术、大面积烧伤、胃肠道出血等也可引起。该病主要由反射性肾动脉收缩，造成严重肾皮质缺血、坏死所致。有以下情况者应怀疑本病：妊娠后期妇女无任何原因而发生少尿或无尿，尿中出现蛋白质、肉眼或镜下血尿，白细胞及管型。

10. 肾髓质坏死（坏死性肾乳头炎） 为糖尿病或尿路梗阻等严重泌尿系感染的并发症。主要临床特征为暴发型肾盂肾炎及菌血症表现，如高热、腰痛、大量脓尿、血尿、蛋白尿等。在尿沉渣中可发现坏死脱落的肾乳头或组织片块，在短期内迅速发展为尿毒症。

11. 溶血性尿毒症综合征（HUS） 是一种由于溶血性贫血而引发的急性肾损伤和血小板数量下降综合征。本综合征常引起急性肾衰竭，是致死的主要原因。约半数可有4天左右的无尿，而少尿时间很长。肾活检可发现肾皮质血栓性微血管病变，出现双侧对称性肾皮质坏死，有时也可为局灶性或伴肾锥体坏死。

12. 血栓性血小板减少性紫癜（TTP） 本病可引起肾功能障碍而引起少尿或无尿，临床表现与溶血性尿毒症综合征相类似，凡临床表现有溶血性贫血、血小板减少性紫癜及中枢神经系统症状和体征等三大特点，则提示本病可能性。本病主要表现为：①出血时间长，血块回缩不良；②急性溶血性贫血；③反复出现神经精神症状；④肾功能障碍；⑤高热，有时呈现败血性热型；⑥轻度黄疸，肝、脾大；⑦有些病例周围血液中出现暂时性类白血病反应，病者多在数周内死于惊厥、尿毒症或肺炎。

13. 系统性红斑狼疮（急性肾炎型/急进性肾炎型/急性肾衰型） 表现为血尿、少尿、水肿、蛋白尿、高血压及一过性氮质血症。典型狼疮表现（如盘形红斑、关节痛、浆膜腔积液等）及相关检查可明确。

14. 梗阻性肾病 尿路梗阻时，引起尿流不畅，致使梗阻上部尿路内压力增高，尿液逆流导致肾组织和功能损害，称为梗阻性肾病。双侧完全性梗阻可以造成无尿，但大部分本病患者梗阻并不十分完全，因此多呈多尿。继续发作的病例有时可呈现发作时无尿，发作间期多尿表现。感染原因所致的梗阻病例，可能出现膀胱刺激症状，由膀胱颈部阻塞引起者（例如前列腺肥大）则可有尿潴留表现。腹部超声及CT可明确病因。

二、引起尿频、尿急、尿痛的疾病

1. 膀胱炎 是临床最常见的引起膀胱刺激症状的疾患，其临床特点是尿频、尿急、尿痛显著，但全身感染中毒征象较轻；由于膀胱本身没有吸收功能，膀胱三角区炎症易出现肉眼血尿；实验室检查的特点是脓尿、菌尿；一般肾功能检查正常。

2. **肾盂肾炎** 膀胱刺激症状较膀胱炎轻，亦可无膀胱刺激症状；全身感染、中毒症状重，表现高热、恶心、呕吐、食欲缺乏、全身酸痛、肾区疼痛等；体格检查可出现肾区压痛，叩击痛，季肋点（季肋与锁骨中线交点处）有压痛，上输尿管（腹直肌外缘与脐水平处）压痛，中输尿管（髂间线和耻骨结节的垂直线的交叉点）压痛；实验室检查除脓尿菌尿外，尚有周围血常规白细胞升高、中胜粒细胞增高；急性肾盂肾炎可有一过性肾小管功能损害，一般1~3个月恢复；慢性肾盂肾炎可致永久性肾小管功能异常甚至肾小球功能亦受损。

3. **肾结核** 早期仅累及肾脏，晚期肾脏、输尿管、膀胱、尿道均受累，因此称泌尿系统结核。泌尿系统结核均为继发性泌尿系统以外可找到结核病灶，特别是活动性病变更重要；临床特点是经久不愈的膀胱刺激症状，一般抗生素治疗无效；体格检查腹部可触到肿大肾脏；尿液检查呈米汤样，混有血丝；镜下大量脓细胞、红细胞，可有不同程度的蛋白尿，尿液呈酸性；尿液中找到抗酸杆菌可确诊（留24小时尿液沉渣阳性率70%）；X线检查患侧肾轮廓失去常态，呈分叶状，晚期纤维化瘢痕形成，肾外形缩小；平片可发现肾钙化影，健侧肾盂常常有积水。

4. **泌尿系统结石** 肾结石在肾区突发肾绞痛，随后可出现肉眼血尿或镜下血尿；腹平片或静脉肾盂造影可发现结石部位。输尿管结石临床特点是绞痛沿输尿管走行方向放射至下腹部会阴区，沿大腿内侧方向放射，绞痛后出现肉眼血尿或镜下血尿，腹平片或静脉肾盂造影或逆行造影可发现结石的部位，结石活动时不但绞痛出现，同时易划破黏膜使泌尿系统屏障功能破坏，易同时合并感染。

5. **尿道综合征** 一般是指女性由于生理解剖异常所引起的反复下尿路感染，尿道旁腺囊肿、脓肿，尿道外口肉阜等。由于以上原因使下尿路感染反复出现不易根治，需经手术纠正方可使下尿路感染得以根治。引起尿道综合征的原因很多，最常见的有以下几种：经常用肥皂或消毒溶液洗下身；穿化纤内裤引起过敏；饮水不足，浓缩的尿液刺激尿道口；患有阴道炎、宫颈炎，白带刺激尿道口；绝经后期由于性腺功能减退，雌激素分泌减少，使尿道黏膜萎缩、变薄；也可能是病毒、支原体、霉菌侵入尿道。

6. **前列腺增生症** 老年男性由于女性激素分泌减少使体内性激素失去平衡，使前列腺增生肥大压迫后尿道，而引起膀胱刺激症状，在增生肥大的基础上易同时合并前列腺炎，使症状更加突出；肛门指诊可发现中央沟消失，前列腺肥大合并感染时尚可有触痛，B超和CT检查亦可发现肿大的前列腺。

7. **尿道炎** 主要表现是尿频、尿急、尿痛，也有伴尿黄、尿道口红肿、液脓或黏液样分泌物（内裤上有印迹），有的还伴会阴部胀痛及不舒服感，有的在排尿后或同房后特别痛等等。致病微生物入侵尿道是最根本的原因，这些微生物主要是淋球菌、类淋球菌、支原体、衣原体、白色念珠菌、毛滴虫以及部分人体内常驻细菌等。

【治疗原则】

1. 病因治疗。
2. 对症治疗。

【诊断思路】

一、尿量异常

（一）多尿

1. **鉴别持续性多尿与一过性多尿** 健康人饮水过多或进食含水过多的食物，大量输入葡萄糖，急性梗阻性肾病梗阻解除后大量肾积水排空，急性肾衰恢复期，应用利尿剂，应用甲状腺素治疗黏液性水肿，应用糖皮质激素治疗肾病综合征等会引起一过性多尿或称暂时性多尿。停用利尿剂3天以上，连续3天每天尿量超过2500ml，并除外饮水过多、进食含水量多的食物后可诊断为多尿。

2. **区分高渗性多尿或低渗性多尿** 高渗性多尿：尿比重大于1.020，尿渗透压大于800mOsm/L。为溶质性利尿的结果（尿中尿素、尿钠、尿糖等成分浓度增加）；低渗性多尿：尿比重小于1.005，尿渗透压小于200mOsm/L。为水利尿结果（肾小管损伤导致水重吸收障碍及尿崩症等）。

3. **确定多尿的具体病因**

（1）高渗性多尿

①尿中尿素浓度增高：高蛋白饮食、高热量鼻饲综合征；

②尿钠浓度增高：慢性肾上腺皮质功能减退症（排钠增加引起多尿、皮肤色素增加、低血糖、低血压等）。

③尿糖浓度增加：糖尿病、肾性糖尿、Fanconi综合征、妊娠性糖尿等。

（2）低渗性多尿：病因较多，临床上根据垂体加压素试验、高渗盐水或限水试验等分类。

①中枢性尿量增多：抗利尿激素相对或绝对缺乏所致，如垂体性尿崩症、头颅损伤、头颅手术、垂体切除等。垂体加压素试验敏感，最大渗透压可大于600~700mOsm/L；对高渗盐水或限水试验不敏感，最大尿渗透压小于300mOsm/L。

②肾源性多尿：慢性肾盂肾炎、慢性肾功能不全、慢性肾小管间质性肾炎、高钙性肾病、低钾性肾病、药物或重金属中毒引起的中毒性肾病等。由于药物、炎症、代谢等因素损伤了肾脏髓质的高渗状态或破坏了肾小管上皮细胞对抗利尿激素的反应。对垂体加压素试验、高渗盐水及限水试验均不敏感，最大尿渗透压小于300mOsm/L。

③精神性多尿：多见于20~50岁妇女，对高渗盐水或限水试验及垂体加压素试验均敏感，尿渗透压可达600~700mOsm/L以上。

（二）少尿、无尿

（1）排除下尿路梗阻或膀胱功能障碍所致的尿潴留（假性少尿）。

（2）确定患者的病变是急性因素还是慢性因素所致。

慢性肾衰引起的突然少尿或无尿较少见。患者既往有肾脏病史，常有明显贫血，血清肌酐上升与肌酐清除率下降相一致，B超或CT等影像学检查肾脏体积通常缩小。

急性肾衰引起的少尿、无尿特点是血清肌酐每日升高44~80 μmol/L，早期肌酐清除率的下降速度远较血清肌酐上升的速度大，早期无严重的贫血，肾脏体积偏大或正常。

（3）对疑为急性因素者，鉴别其病变的原因。

①肾前性：肾血流量不足。a. 急性血容量丧失：如大出血、体液丢失（呕吐、腹泻、中暑、烧伤等）、休克、过度利尿等。b. 全身或肾脏本身有效血容量不足：如急性心功能不全、急性心肌梗死、严重心律失常、急性肺梗死、肾动脉或静脉血栓或栓塞、肝肾综合征等。

②肾后性：尿路梗阻，临床上出现膀胱尿潴留（下尿路梗阻）及肾盂积水（上尿路梗阻）。a. 尿道梗阻：如前列腺肥大、前列腺肿瘤、膀胱颈梗阻、尿道狭窄等。b. 双侧输尿管梗阻：结石、血块、肿瘤、瘢痕；输尿管周围病变对输尿管的压迫、包裹和粘连，如肿瘤、腹膜后纤维化。c. 神经性膀胱。

（4）肾实质疾病导致的少尿、无尿应确定病变部位。

①急性肾小管坏死：大出血、烧伤、大手术、挤压综合征、抗生素、X线造影剂、重金属、

蛇毒、鱼胆等引起的中毒等。

②肾小球疾病：急性肾小球肾炎、急进性肾小球肾炎、恶性肾硬化等引起肾小球滤过率急骤下降。

③双侧肾皮质坏死或肾髓质坏死：严重感染如流行性出血热、钩体病、败血症及创伤、休克等。

④急性间质性肾炎：感染或药物过敏。临床上难以判断病变部位时，应积极肾活检。

二、尿频、尿急和尿痛

（1）了解尿频程度及单位时间排尿频率，如每天小便次数，每次排尿间隔。

（2）尿频是否伴有尿急和尿痛，三者皆有多为炎症，单纯尿频应逐一分析其原因。

（3）尿痛的部位和时间，排尿时耻骨上区痛多为膀胱炎。排尿毕时尿道内或尿道口痛多为尿道炎。

（4）是否伴有全身症状，如发热、畏寒、腹痛、腰痛、乏力、盗汗、精神抑郁、肢体麻木等，如有以上症状应作相应检查，排除相关疾病。

（5）出现尿频、尿急、尿痛前是否有明显诱因，如劳累、受凉或月经期，是否接受导尿、尿路器械检查或流产术。

（6）有无慢性病史，如结核病、糖尿病、肾炎和尿路结石，这些病本身可出现尿路刺激症状，也是尿路感染的易发和难治的因素。

（7）有无尿路感染的反复发作史，发作间隔有多长，是否做过尿培养，细菌种类及药物使用的种类和疗程。

（吴 曼）

第二节 尿失禁

【定义】

尿失禁是由于膀胱括约肌损伤、周围相关组织功能障碍或神经功能障碍造成患者丧失排尿的自控能力，以致患者不由自主地使尿液流出体外。

【病因】

引发尿失禁的原因很多，主要是控制尿意和主管排尿的神经与相关组织的功能障碍。具体原因分析如下。

（1）真性尿失禁：多为控制排尿的括约肌系统受损或因患神经源性膀胱所致。

（2）压力性尿失禁：多因阴道及尿道周围、膀胱颈部的骨盆底软组织及肌肉（如提肛肌、尿道外括约肌、盆底肌肉）张力减低，松弛，萎缩，支持力降低，致使膀胱底下垂，尿道倾斜角增大而引发，前列腺手术后也可能出现暂时的压力性尿失禁。

（3）急迫性尿失禁：多发生于膀胱炎、神经源性膀胱或严重的膀胱顺应性降低的患者。精神紧张、焦虑、抑郁等也可引起。

（4）充盈性尿失禁（也称假性尿失禁）：多因神经源性膀胱、下尿路梗阻等疾病引起。

【发生机制】

人体排尿过程分为两个阶段：储尿期和排尿期。前者尿道关闭，膀胱相对松弛，尿道阻力大于膀胱内压力，尿液得以潴存在膀胱内，并在膀胱内呈现为相对静止状态。后者膀胱开始收缩，膀胱内压力升高，尿道舒张，尿道阻力降低。膀胱内尿液由静止状态变为流动状态，致使尿液排出体外。可见，排尿与膀胱和尿道这两个器官的功能状态及其相互协同功能密切相关。膀胱和尿道这两个器官，任何一个发生功能障碍，都会引发排尿异常——尿潴留或尿失禁。

尿失禁的发生机制，可从以下4个方面进行简要的探讨。

1. 膀胱逼尿肌及其功能的维持 膀胱逼尿肌受交感神经和副交感神经的双重支配。副交感神经节前神经元的胞体位于脊髓第2~4骶段，节前纤维走行于盆神经中，在膀胱壁内换元后，节后纤维分布于逼尿肌，其末梢释放乙酰胆碱，能激活逼尿肌上的M受体，使逼尿肌收缩。支配膀胱的交感神经起自腰段脊髓，经腹下神经到达膀胱。刺激交感神经可使膀胱逼尿肌松弛。交感神经也含感觉传入纤维，可将引起痛觉的信号传入中枢。

2. 尿道括约肌及其功能的维持 尿道内括约肌（也称膀胱内括约肌）亦受交感神经和副交感神经的双重支配。副交感神经节前神经元的胞体位于脊髓第2~4骶段，节前纤维走行于盆神经中，在膀胱壁内换元后，节后纤维分布于内括约肌。盆神经、阴部神经支配尿道外括约肌。阴部神经为躯体运动神经，所以尿道外括约肌的活动可随意控制。阴部神经兴奋时，外括约肌收缩，反之，外括约肌舒张。支配膀胱逼尿肌和内括约肌的交感神经起自腰段脊髓，经腹下神经到达膀胱。刺激交感神经可使膀胱逼尿肌松弛、内括约肌收缩和血管收缩。

3. 排尿反射维持及障碍 正常排尿是一个反射过程，称为排尿反射。排尿反射是一种脊髓反射，但大脑的高级中枢可抑制或加强其反射过程。当膀胱内无尿时，膀胱内压为"0"；当膀胱内存有尿液30~50ml时，膀胱内压可升至5~10cmH$_2$O；膀胱内存尿液达到200~300ml时，膀胱内压仅稍升高；当膀胱内存尿液大于300~400ml时，膀胱内压才明显升高。在膀胱内存尿液达到一定充盈度（约400~500ml）时，膀胱壁上特别是后尿道的感受器受到牵张刺激而兴奋，冲动沿盆神经传入纤维到达脊髓骶段的排尿反射初级中枢；同时，冲动也上传到达脑干（脑桥）和大脑皮质的排尿反射高级中枢，并产生尿意。高级中枢可发出强烈抑制或兴奋冲动控制骶髓初级排尿中枢。

在发生排尿反射时，骶髓初级排尿中枢传出信号经盆神经传出，引起逼尿肌收缩，尿道内括约肌舒张，于是尿液被压向后尿道，进入后尿道的尿液再刺激尿道感受器，冲动再次传入骶髓初级排尿中枢，进一步加强其活动（此为正反馈过程），使逼尿肌收缩更强，尿道外括约肌开放，尿液被排出体外。

上述排尿反射过程中，任何一个环节受损，都会导致整体排尿功能障碍，出现"排尿异常"。其中关键的是支配逼尿肌和括约肌的神经传导（包括大脑高级中枢的过度兴奋或抑制）出现异常，其次是逼尿肌或括约肌的肌力（舒缩功能）异常。例如，高位脊髓受损，骶髓初级排尿中枢不能得到高级中枢的控制，即使脊髓排尿反射的反射弧完好，此时也容易出现尿失禁。

4. 骨盆底支持功能受损 女性（主要是经产妇）由于妊娠、分娩，造成会阴部位的软组织尤其是肌肉松弛，将直接影响到尿道的控尿能力。另外，妇女进入中年以后，雌激素水平下降，也会导致盆底肌肉松弛，尿道黏膜萎缩以及过度肥胖或长期便秘，腹压增加，都会造成对盆底支持结构的压力过大等，都会引发压力性尿失禁的出现。

老年人或身体衰弱者，同理也会出现骨盆底软组织对尿道及括约肌的支持力下降，如果是男性，加之存在不同程度的前列腺增生，引发排尿困难，会强化尿失禁的产生。

【分类】

1. 分类

（1）先天性疾患导致的尿失禁：如尿道上裂等。

（2）外伤导致的尿失禁：如妇女生产时的创伤、骨盆骨折等。

（3）手术导致的尿失禁：如成人前列腺手术、尿道狭窄修补术、后尿道瓣膜手术等。

（4）神经源性膀胱导致的尿失禁。

2. 症状分类

（1）真性尿失禁：也称为无阻力性尿失禁。患者无论出于何种状态、任何时间，尿液均呈现出不自主地持续从尿道流出。

（2）压力性尿失禁：患者平时尚能控制排尿，但在咳嗽、打喷嚏、大笑、抬举重物等腹压突然增加情况时，尿液突然自尿道溢出。严重时只有在坐位或卧位时才能控制尿液不外溢，站立时尿液即溢出。

（3）急迫性尿失禁：一旦产生急迫的排尿感后，尿液立即不由自主地从尿道溢出。

（4）充盈性尿失禁：也称为假性尿失禁。是因各种原因所致的膀胱内尿液充盈过多，达到一定程度时，部分尿液会呈点滴状从尿道溢出。

3. 病程分类

（1）暂时性尿失禁：①尿路感染；②急性精神错乱性疾病；③药物反应；④心理性忧郁症。

（2）长期性尿失禁：①中风、痴呆；②骨盆外伤，损伤尿道括约肌；③骨髓炎；④前列腺炎或前列腺增生；⑤膀胱炎。

【临床表现】

一、不同类型尿失禁的临床表现

1. 充溢性尿失禁　是由于下尿路有较严重的机械性（如前列腺增生）或功能性梗阻引起尿潴留，当膀胱内压上升到一定程度并超过尿道阻力时，尿液不断地自尿道中滴出。这类患者的膀胱呈膨胀状态。

2. 无阻力性尿失禁　是由于尿道阻力完全丧失，膀胱内不能储存尿液，患者在站立时尿液全部由尿道流出。

3. 反射性尿失禁　是由完全的上运动神经元病变引起，排尿依靠脊髓反射，患者不自主地间歇排尿（间歇性尿失禁），排尿没有感觉。

4. 急迫性尿失禁　可由部分性上运动神经元病变或急性膀胱炎等强烈的局部刺激引起，患者有十分严重的尿频、尿急症状。由于强烈的逼尿肌无抑制性收缩而发生尿失禁。

5. 压力性尿失禁　是当腹压增加（如咳嗽、打喷嚏、下楼梯或跑步）时即有尿液自尿道流出。典型症状是患者在站立时因咳嗽、大笑、打喷嚏、举重、跑跳、下楼梯及剧烈活动时使腹压突然增高而尿液不自主地由尿道流出。轻者只是偶尔流出数滴，重者则经常不断滴沥。压力性尿失禁根据临床表现可分为4度：①Ⅰ度：咳嗽、大笑、打喷嚏、用力、剧烈活动时，偶尔发生尿失禁；②Ⅱ度：任何屏气或用力（腹压增高）时均可发生尿失禁；③Ⅲ度：站立、行走或由坐位站起时即可发生尿失禁；④Ⅳ度：尿失禁与活动无关，卧位时也可发生尿失禁，即尿失禁随时随地均可发生。

二、女性尿失禁的临床表现

很多女性由于妊娠多产造成会阴肌肉松弛，影响尿道控尿能力；盆腔手术、阴道手术可能造成盆腔正常解剖结构的改变，导致尿道控尿能力减弱；中年以后妇女雌激素水平下降，盆底肌肉松弛，尿道黏膜萎缩以及过度肥胖或长期便秘，腹压增加，导致对盆底支持结构压力过大。上述原因都会造成压力性尿失禁。临床上一般将压力性尿失禁分为4度，中、老年妇女较多出现的是1度压力性尿失禁，表现为：当遇上腹腔压力突然增大的状态，比如大笑、打喷嚏、加速疾走、提重物，偶尔会不由自主地出现尿失禁。

目前，有很多女性认为出现压力性尿失禁是年龄增长的一种正常现象，或者羞于治疗，而选择一忍再忍，不来就医，严重影响身心健康。重度尿失禁患者还要会因佩戴尿布不当，引起会阴部发生湿疹、皮炎，严重影响生活及工作，甚至丧失劳动力，给精神上也带来创伤等等。

三、老年人尿失禁的临床表现

老年人常常会出现憋不住尿或者尿漏，这是老年人尿失禁的表现之一。由于老人本身功能衰老，肌肉松弛，盆腔组织紧张度降低等因素，导致膀胱颈与括约肌功能减弱，常常出现憋不住尿，以致尿失禁。特别是老年男性，常有不同程度的良性前列腺增生，同时伴有程度不同的排尿困难，甚至形成不完全性尿潴留。膀胱内压力逐渐增高，为产生压力性尿失禁创建了条件。每遇到膀胱内压力骤然升高机会，如咳嗽、打喷嚏、大笑或自觉憋尿之间过长等，尿液会不自主地流出，此为常见老年人尿失禁的特点。

【常见临床类型】

1. 一时性尿失禁的常见临床类型

（1）下尿路感染——急性膀胱炎：急性非特异性膀胱炎高发人群包括4种：学龄期少女、育龄妇女、男性前列腺增生者、老年人。可突然发生，也可缓慢发生。尿痛为主要症状，继而出现尿频，伴尿急，严重时类似尿失禁（急迫性尿失禁）。尿液浑浊，尿液中有脓细胞，有时出现血尿。全身症状多不明显。

（2）急性精神障碍疾病：癫痫为较常见的一过性意识障碍性疾病。在癫痫发作期间，意识消失，可并发短暂的真性尿失禁。癫痫过后发现因尿失禁而尿湿衣裤。这也是与假性癫痫（癔病发作）的重要区别点之一。

（3）心理性忧郁症：当遇到某些重大生活事件的强烈刺激之后，如果又难以较快地做出顺应性的反应，以致造成精神紧张、郁闷、焦虑、抑郁等心神异常时，常可并发短时间的急迫性尿失禁。

2. 长时性尿失禁的常见临床类型

（1）中风、痴呆：无论是中风还是痴呆，患者的大脑皮层功能均会遭受一定程度的病理性影响，常常造成中枢性神经系统某些领域的功能障碍，对泌尿系统功能的影响，主要是产生无抑制性神经源性膀胱，表现为真性尿失禁。

（2）骨盆外伤，损伤尿道括约肌：骨盆外伤，主要是骨盆骨折，常导致尿道损伤（最常见的是尿道膜部损伤），如果同时影响到尿道括约肌，甚至直接造成尿道括约肌遭受损伤，则容易导致真性尿失禁的发生。

（3）骨髓炎：可以造成周围神经纤维的传导功能障碍，引发神经源性膀胱，导致膀胱顺应性降低，容易表现出急迫性尿失禁。

（4）前列腺炎或前列腺增生：其共同表现出的临床症状有尿频、尿急和进行性排尿困难，病情发展会引发尿潴留。严重的排尿困难与尿潴留会伴发尿失禁，此时表现出的尿失禁多为充盈性尿失禁。

（5）糖尿病、恶性贫血和脊髓结核等：此类疾病严重时会促进或直接造成支配膀胱与尿道的神经纤维方式病变，以致出现神经纤维传导异常，其临床表现特点为：随意起始排尿功能存在，膀胱感觉早期存在，其后感觉迟钝以致丧失。膀胱容量极大，可大于1000ml，出现无抑制性逼尿肌收缩。可以形成无抑制性神经源性膀胱，表现出充盈性尿失禁。

（6）女性尿失禁：多见于经产妇或绝经后老年妇女，因为其阴道前壁的支撑力减弱；膀胱底下垂、提肛肌、尿道外括约肌及盆底肌肉张力减低；膀胱尿道后角消失，尿道倾斜角增大，所以极易形成尿失禁，其主要表现为压力性尿失禁。

（7）老年人尿失禁：老年人体质衰弱，肌张力慢性降低，将直接影响到尿道内、外括约肌甚至膀胱逼尿肌的紧张度。此外，老年男性都会存在有不同程度的前列腺增生，排尿不畅现象比较普遍，长时间的慢性尿潴留也是造成尿失禁的原因之一，多表现为压力性尿失禁。

【诊断思路】

1. **确认是尿失禁**　典型尿失禁的临床表现：尿液不自主地从尿道流出，可以在意识清楚状态下发生，也可以在无意识状态下发生。一般均有比较明确的原发疾病，很少无缘无故地发生。

2. **判定尿失禁属于哪种类型**　根据病史及临床表现，可以判定尿失禁的症状归类：①真性尿失禁；②压力性尿失禁；③急迫性尿失禁；④充盈性尿失禁。

3. **根据尿失禁的症状类型探究发病原因**　依据初步归类的尿失禁类型，粗略地推测可能是什么原发疾病导致的尿失禁。

4. **对女性及老年人的尿失禁再考虑**　对女性或年老体弱者发生的尿失禁，可以从特殊人群这一角度，再次地对尿失禁进行深入考虑其发生原因。

【治疗原则】

原则：解除病因，恢复正常排尿。

1. **解除病因**　一般难以立即实现。

2. **尿失禁的处理**

（1）安慰患者，稳定情绪；

（2）注意局部清洁、干爽；

（3）局部皮肤护理；

（4）压力性尿失禁可适当回避诱发原因；

（5）充盈性尿失禁应及时排尿。

（李春昌）

第三节　尿潴留

【定义】

尿潴留是指膀胱内充满大量尿液，且尿量超过膀胱正常容量，但由于某种原因不能将尿液完全排出体外或尿液长期不能安全排空。余尿过多，均称为尿潴留。正常成年男性的膀胱涨满时容积约为250ml；女性则约为300ml；排尿后余尿则应在10%以下。

【病因】

常见的引发尿潴留的病因如下。

1. **尿道因素**　主要是下尿道狭窄、梗阻。常见的有：尿道炎症水肿或结石、尿道狭窄、外伤、前列腺增生或肿瘤、急性前列腺炎或脓肿、膀胱肿瘤等阻塞尿道。

2. **膀胱因素**　膀胱疾病或功能障碍：膀胱结石、炎症疤痕、肿瘤、膀胱颈肥厚等使尿道开口变窄或梗阻。

3. **神经因素** 各种原因所致的中枢神经或周围神经疾患，以及某些感染性疾病均可导致神经源性膀胱，引发排尿功能障碍，出现尿潴留。

4. **药物因素** 各种松弛平滑肌药物如阿托品、普鲁本辛等。蛛网膜下腔阻滞麻醉后，常可并发急性尿潴留。

【发生机制】

完成正常排尿过程，必须具备两方面条件：尿路通畅、排尿功能正常。引起急性尿潴留的原因很多，概括而言，可将引发急性尿潴留的病因分为机械性和动力性梗阻两类。前者主要是排尿的通路（尿路）发生梗阻；后者是指膀胱出口、尿道无器质性梗阻病变，由排尿功能障碍引起的尿潴留。

一、机械性因素

直接影响排尿的机械性因素主要是指尿道是否通畅。解剖学定义为尿道是指膀胱与体外相通的一段管道，其中包括膀胱出口，也可称为尿道内口，即膀胱颈部。

尿道的解剖构成男、女差异很大。

1. **成年男性尿道** 长16~22cm，全长分两部分。

（1）后尿道：①前列腺部。为尿道贯穿前列腺的部分，长约2.5cm，管腔中部扩大呈梭形，其后壁有射精管和前列腺排泄管的开口。②膜部。为尿道贯穿尿生殖膈的部分，短而窄，长约1.2cm，其周围有尿道括约肌环绕，可控制排尿。

（2）前尿道（海绵体部）：为尿道贯穿尿道海绵体的部分，长约15cm。尿道球内的尿道较宽阔，称尿道球部。尿道球腺管开口于此，在阴茎头内尿道扩大成尿道舟状窝。

2. **成年女性尿道** 长约5cm。

女性尿道短、宽、直，起于膀胱的尿道内口，经阴道前方行向前下，穿过尿生殖膈，以尿道外口开口于阴道前庭。穿尿生殖膈时，周围有尿道、阴道括约肌环绕，可控制排尿。

从以上有关尿道的论述可见，由于男性尿道长，周围构造复杂，发生狭窄机会相对较多，容易造成排尿困难，严重时则为尿不能排出——急性尿潴留。相对来说，女性出现尿道狭窄的机会很少，因为尿道解剖通路不畅而导致急性尿潴留者十分少见。

因尿道病变引发急性尿潴留的常见临床类型有：良性前列腺增生、前列腺肿瘤；膀胱颈梗阻性病变如膀胱颈挛缩、膀胱颈部肿瘤；先天性后尿道瓣膜；各种原因引起的尿道狭窄如肿瘤、异物和尿道结石等。此外，盆腔肿瘤、处女膜闭锁的阴道积血、妊娠的子宫等，也可引发尿潴留。

机械性因素导致尿潴留的病因确定可以采用的泌尿外科影像学或器械操作辅助检查方法较多，其中尿动力学检查中的尿流率测定对于初诊患者较为简便、实用。所谓尿流率是指单位时间内通过尿道排出的尿量，单位为ml/s。最大尿流率（Q_{max}）指尿流率的最大测定值，尿量为150~400ml，成年男性$Q_{max} \geq 15ml/s$，成年女性$\geq 20ml/s$。Q_{max}是尿流率测定中最有意义的参数，可以初步诊断膀胱出口梗阻（BOO）。

二、动力性因素

人体尿的生成是一个连续不断的过程，而排尿是一个间歇过程。尿液在膀胱内贮存并达到一定量时，才能引起反射性排尿动作，将尿液经尿道排放于体外。

膀胱的排尿过程，是由受交感神经和副交感神经支配的排尿动力逼尿肌和控制排尿的内括约肌二者协调完成。由2~4骶髓发出的盆神经中含副交感神经纤维，其兴奋可使逼尿肌收缩、内括约肌弛缓，促进排尿。交感神经纤维是由腰髓发出，经腹下神经到达膀胱。它的兴奋可使逼尿肌松弛，内括约肌收缩，控制尿的排出。在整体排尿过程中，交感神经的作用不如副交感神经的作用大。

膀胱外括约肌受阴部神经（由骶髓发出的躯体神经）支配，其兴奋可使外括约肌收缩。这一作用受意识控制。至于外括约肌的弛缓，则是阴部神经活动的反射性抑制造成的。

上述三种神经中也含有传入神经。膀胱充盈感觉的传入神经纤维在盆神经中，传导膀胱痛觉的神经纤维在腹下神经中。传导尿道感觉的神经纤维在阴部神经中。

正常情况下，膀胱处于轻度收缩状态，内压保持在$10cmH_2O$以下。如果膀胱内潴存尿量增加到400~500ml时，膀胱内压超过$10cmH_2O$，且快速升高。一般膀胱内尿量达到700ml，膀胱内压超过$35cmH_2O$，排尿欲明显增高，但可有意识控制；膀胱内压超过$70cmH_2O$，出现痛感，不能控制，必须排尿。

从以上有关排尿功能的论述可见，维持正常排尿功能的重要因素在于神经调节与肌肉舒缩。由于各种原因造成的神经协调支配功能障碍，如各种原因引起的中枢和周围神经系统病变，如脊髓或马尾损伤、肿瘤、糖尿病等，造成神经性膀胱功能障碍引发尿潴留；直肠或妇科盆腔根治性手术损伤副交感神经分支；肛门手术或蛛网膜下腔麻醉后等，也可造成排尿反射初级中枢活动发生了障碍，均可发生急性尿潴留。此外，各种原因导致的膀胱逼尿肌或括约肌功能异常，同样也会导致尿潴留。

【分类】

一、机制分类

1. 阻塞性（机械性）尿潴留　尿道损伤，结石、异物的突然阻塞，前列腺增生，尿道狭窄，膀胱或尿道结石、肿瘤等疾病阻塞了膀胱颈或尿道而发生尿潴留。

2. 非阻塞性（动力性）尿潴留　即膀胱和尿道并无器质性病变，尿潴留是由排尿功能障碍引起的。动力性梗阻主要指中枢和周围神经损伤引起膀胱逼尿肌无力或尿道括约肌痉挛导致尿潴留，如脑肿瘤、脑外伤、脊髓肿瘤、脊髓损伤、周围神经疾病以及手术和麻醉等均可引起尿潴留。各种松弛平滑肌药物如阿托品、普鲁本辛等也可引起尿潴留。

二、程度分类

1. 完全性尿潴留　尿液完全潴留膀胱。

2. 不完全性尿潴留　排尿后仍有残留尿液。

三、病状分类

1. 急性尿潴留　急性尿潴留表现为突然发生的较短时间的膀胱内尿液充盈，膀胱迅速膨胀又无法将尿液排出体外，致使下腹膨隆和胀痛、尿意急迫，胀痛难忍，不能自行排尿者，十分痛苦。耻骨上区叩诊实音。在临床实践中，急性尿潴留较为多见，多见于下尿路机械性梗阻或药物所致的一过性尿潴留。常需治疗原则。

多数急性尿潴留为突然发生，也可以在慢性排尿困难的基础上突然加重而出现，如良性前列腺增生在慢性尿潴留基础上突然发生急性尿潴留。在泌尿外科患者中，以此种类型的急性尿潴留较为多见。

2. 慢性尿潴留　慢性尿潴留多见于神经源性膀胱或渐进性的机械性梗阻，起病缓慢。病程较长，慢性尿潴留多由膀胱颈以下梗阻性病变引起的排尿困难发展而来。由于持久而严重的梗阻，膀胱逼尿肌初期可增厚，后期可变薄，黏膜表面小梁增生，小室及假性憩室形成，膀胱代偿功能不全，残余尿量逐渐增加，排尿后膀胱内残余尿量超过50ml即算尿潴留（不完全性尿潴留），形成慢性不完全性尿潴留。在查残余尿时，患者膀胱不能过度充盈，否则测量的数字就欠妥。正常人过度充盈膀胱，有时排光膀胱后，仍有一定的残余尿。慢性完全性尿潴留，体检时可见下腹部膨隆，可扪及充满尿液的膀胱，患者知道有尿不能排除，但是并无明显痛苦。慢性尿潴留患者可出现充盈性尿失禁，并多以充盈性尿失禁就诊。

慢性尿潴留因为病程拖延、时间较长，可导致尿路扩张，肾盂积水，甚至会造成严重的肾脏功能损害。

【常见临床类型】

一、机械性尿潴留常见临床类型

（一）膀胱病变

1. **憩室** 膀胱憩室可分为先天性、后天性两种。憩室一般位于膀胱底部和两侧壁，少数位于膀胱颈后方的巨大憩室，可压迫膀胱出口产生尿潴留。

2. **肿瘤** 膀胱肿瘤的首发症状是无痛性血尿。若肿瘤发生在膀胱颈部或血尿严重者，可因血块或肿物阻塞尿道内口而影响尿液排出，引起排尿困难甚至急性尿潴留。

（二）良性前列腺增生

老年男性多见，目前公认其发病基础是年龄老化和睾丸功能正常。良性前列腺增生开始于围绕尿道精阜部位的腺体。这部分腺体称为移行带，占前列腺组织的5%，其余95%腺体由外周带（占3/4）和中央带（占1/4）组成良性前列腺增生。主要临床表现：尿频（夜尿增多尤为明显）、渐进性排尿困难；由尿踌躇逐渐发展至排尿终末滴沥状态。梗阻加重达到一定程度，排尿时不能排尽膀胱内全部尿液，出现膀胱残余尿。过多的残余尿可使膀胱失去收缩能力，逐渐发生尿潴留。体格检查：直肠指诊多数患者可触及到增大的前列腺，表面光滑，质韧，有弹性，边缘清楚，中间沟变浅或消失。前列腺增生的任何阶段都有发生急性尿潴留的可能，多因气候变化、着凉、饮酒、劳累、过食辛辣食物等为诱因，使前列腺突然充血、水肿，造成急性尿潴留。

（三）急性细菌性前列腺炎

急性细菌性前列腺炎大多由尿道上行感染所致。致病菌多为革兰阴性杆菌或假单胞菌，也有葡萄球菌、链球菌、淋球菌、支原体、衣原体等。临床表现为发病突然，有寒战、高热、尿频、尿急、排尿痛、会阴部坠胀痛等症状。可发生排尿困难或急性尿潴留。直肠指诊，前列腺肿胀、压痛、表面光滑。形成脓肿则有饱满感或波动感。尿沉渣检查有白细胞增多，血液和（或）尿细菌培养阳性。一般经休息、大量饮水、应用抗菌药物及对症治疗，1周左右即可好转，进而痊愈。少数并发前列腺脓肿，需切开引流。

（四）前列腺癌

前列腺癌是老年男性常见病，98%为腺癌，前列腺的外周带是癌最常见的发生部位。前列腺癌大多数为雄激素依赖型，多无明显临床症状，常在体检直肠指诊或检测血清前列腺特异性抗原（PSA）值升高，进一步检查被发现。前列腺癌可以表现为下尿路梗阻症状，如尿频、尿急、尿流缓慢、尿流中断、排尿不尽甚至尿潴留或尿失禁。

前列腺癌转移病灶可引起骨痛、病理性骨折，若压迫脊髓可出现相应神经症状。

目前，前列腺癌的确诊主要依靠经直肠针吸细胞学、穿刺或组织检查。

（五）尿道狭窄

1. 先天性尿道狭窄　系先天性畸形或发育障碍。如先天性尿道外口狭窄、尿道瓣膜、精阜肥大等。

2. 炎症性尿道狭窄　包括淋病和结核反复发炎所致的尿道外口及阴茎部尿道狭窄，尿道结石嵌顿、取石后或保留导尿管不当所致的炎症性尿道狭窄。

3. 外伤性尿道狭窄　在外伤性尿道狭窄中，主要由尿道严重损伤所致，其中突出的是尿道断裂。尿道断裂绝大多数是由外伤引起。尿道断裂后，主要表现为：尿道出血、疼痛、排尿困难和尿外渗。由于损伤部位不同，表现也略有差别。

（1）前尿道损伤：多有骑跨伤病史。表现为尿道出血、疼痛、局部血肿、尿外渗和排尿困难。如果为尿道完全断裂，则可发生急性尿潴留。

（2）后尿道损伤：多由骨盆骨折并发而来。表现为休克、疼痛、排尿困难、尿道出血、尿外渗和局部血肿。排尿困难严重者，出现急性尿潴留。

尿道狭窄最主要的临床表现为排尿困难，轻度排尿困难仅表现为尿线变细、排尿时间延长；重度排尿困难则表现为尿不成线，滴沥甚至不能排尿、尿潴留。其次表现为膀胱激惹及膀胱失代偿，膀胱激惹表现为尿急、尿频、尿不尽和遗尿，若膀胱的代偿功能丧失，则可出现残余尿，最终出现尿潴留，尿急症状逐渐消失，进而发生充盈性尿失禁。尿道狭窄常可并发尿道周围感染、上尿道感染及生殖系感染。长期排尿困难可并发腹股沟疝、肛门直肠脱垂。

尿道狭窄常采用的辅助检查方法是：尿道探杆行尿道扩张时不能顺利通过，严重时小型号的尿道探杆也不能通过。尿道造影可发现尿道狭窄的部位、长度和程度。

（六）尿道结石

临床上发生于尿道的结石多来自于其上的泌尿系统，特别是膀胱，也可发生在尿道憩室内。男性患者中结石主要嵌顿于前列腺部的尿道、尿道舟状窝部。

尿道结石的主要有如下表现。

1. 疼痛　原发性尿道结石常是逐渐长大，或位于憩室内，早期可无疼痛症状。继发性结石多系突然嵌入尿道内，常突感尿道疼痛和排尿痛。疼痛可向阴茎头、会阴部或直肠放射。

2. 排尿困难　结石引起尿道不全梗阻，可有尿线变细、分叉及射出无力，伴有尿频、尿急及尿滴沥。继发性尿道结石，由于结石突然嵌入尿道内，多骤然发生排尿中断，并有强烈尿意，多发生急性尿潴留。

3. 血尿及尿道分泌物　急诊患者常有终末血尿或尿初血尿，或排尿终末有少许鲜血滴出。伴有剧烈疼痛；慢性患者尿道常有黏液性或脓性分泌物。

4. 尿道压痛及硬结　绝大多数患者均能在尿道结石局部触到硬结并有压痛，后尿道结石可通过直肠指诊触及。尿道憩室内的多发性结石，可触到结石的沙石样摩擦感。

确认尿道结石，常无须辅助检查，关键是细致的体格检查。

男性前尿道结石在阴茎或会阴部可摸到结石或硬结并有压痛，后尿道结石可于会阴部或经直肠摸到。位于舟状窝及尿道口的结石甚至可以看到。用金属探条检查尿道时当探子接触到结石时能感到触及硬物及有摩擦音。

（七）尿道肿瘤

1. 男性尿道肿瘤　良性肿瘤如尿道息肉、尿道乳头状瘤多表现为排尿困难；而恶性肿瘤如尿道癌，特别是后尿道癌尿道梗阻症状严重，可引起尿潴留。常伴有阴茎异常痛性勃起。

2. 女性尿道肿瘤 良性多为尿道息肉、尿道平滑肌瘤及尿道肉阜等，可出现一定程度的排尿困难。恶性的尿道癌发病率女性高于男性（比男性高4~5倍），最常见的临床表现为尿道出血或血性分泌物，伴有尿频、尿痛、排尿困难，触及尿道肿物。肿瘤大者会形成梗阻，可表现为排尿费力、排尿严重困难、尿潴留甚至充盈性或急迫性尿失禁。

二、功能性尿潴留常见临床类型

（一）脊髓损伤

脊髓损伤是脊柱骨折的严重并发症，并非少见。脊髓损伤后不仅会出现相应神经支配区的感觉与运动障碍，表现出不同部位、不同程度的瘫痪，而且还会引发各种并发症。泌尿系统并发症较为多见，由于括约肌功能的丧失，伤员常常表现出尿潴留，甚至进一步导致尿路感染与尿路结石的发生。

各种类型的神经源性膀胱也可在不同程度和不同时期的脊髓损伤中见到。

（二）蛛网膜下隙阻滞麻醉（腰麻）术后

腰麻适用于2~3小时以内的下腹部、盆腔、下肢和肛门会阴部手术，操作简单、易行。麻醉后并发症中，较常见的为：腰麻后头痛、尿潴留、化脓性脑脊髓膜炎和神经并发症。其中，以前两者最多见。

腰麻后尿潴留的发生，主要因为：①支配膀胱的副交感神经纤维很细，对局麻药物很敏感，遭受麻醉阻滞后恢复较晚。即使皮肤感觉已经完全恢复正常，而支配膀胱的副交感神经仍处于麻醉状态，出现尿潴留。②下腹部或肛门、会阴部手术后，因切口疼痛不敢用力排尿。③患者不习惯卧床排尿，特别是男性患者。

（三）神经源性膀胱

神经源性膀胱是一类由于神经病变导致膀胱、尿道功能失常，由此而产生一系列并发症的疾病总称；也可以说是由于控制膀胱的中枢或周围神经疾病引起的排尿功能障碍，又称神经性膀胱功能失调。

1. 神经源性膀胱的发生原因

（1）中枢性神经系统疾病：几乎所有的中枢性神经系统疾病（如脑血管疾病、帕金森病、脑肿瘤、多发性硬化症、老年性痴呆症等）和脊髓病变（如脊髓肿瘤、脊髓血管病、脊髓病、脊髓损伤等）都可影响正常排尿生理过程，表现出各种类型的排尿功能障碍。

（2）周围性神经系统疾病：主要影响外周神经的传导功能，如糖尿病可导致末梢神经纤维营养障碍，盆腔手术可导致支配膀胱尿道功能的神经损伤等，常表现出以膀胱排空障碍为主要的功能障碍形式。

（3）感染性疾病：神经系统的感染性疾病，如带状疱疹、急性感染性多发性神经根炎等，若病变累及支配膀胱及尿道括约肌的神经中枢或神经纤维，可导致膀胱及尿道功能障碍。

2. 神经源性膀胱的临床表现

神经源性膀胱不是一种单一的疾病，不同类型、不同程度的神经病变可以导致膀胱、尿道功能的不同改变。按照1990年国际尿控学会将排尿功能分为充盈／储尿期、排尿／排空期两部分，可将神经源性膀胱的临床症状分为以下两种。

（1）储尿期症状：主要表现为尿频、尿急、尿失禁。伴有或不伴有膀胱感觉异常（感觉低下或感觉过敏）或膀胱疼痛。

（2）排尿期症状：主要表现为排尿前等待、尿线细、排尿费力、间断性排尿、腹压排尿、终末尿滴沥等。伴有或不伴有排尿感觉异常或排尿疼痛，可出现急性或慢性尿潴留。

3. 神经源性膀胱的临床分类

（1）无抑制性神经源性膀胱：是由于脑干排尿中枢脱离了大脑皮质中枢的抑制所造成。多由大脑皮质的病变引起。如脑血管疾病、脑肿瘤、多发性神经硬化症、无髓鞘神经纤维自主神经疾病等。临床表现为：随意起始的排尿功能存在，而抑制性排尿功能受损。可出现尿频、尿急、尿失禁。

（2）反射性神经源性膀胱：是由于骶上中枢的感觉和运动神经全部或部分受损所致。其损伤部位一般在腰2以上。表现为骶髓的低级排尿中枢反射正常，骶上中枢的抑制、调节功能丧失。这种病理改变常见于脊髓的外伤性损害，如脊髓横断性损伤、脊髓炎、无髓鞘神经疾患和脊髓肿瘤等。其临床表现为：缺少随意起始的排尿功能，膀胱感觉丧失，残余尿增加，逼尿肌出现无抑制性收缩同时伴有外括约肌协同失调，产生尿失禁。

（3）自主性神经源性膀胱：是由于腰2以下骶髓中枢受损害所致，造成膀胱的感觉和运动都脱离排尿中枢的控制，独立进行活动。其临床表现为：不能随意地起始和终止排尿活动，无抑制性逼尿肌收缩，膀胱感觉消失，出现排尿困难和尿失禁。

（4）无张力性神经源性膀胱：又称感觉麻痹性神经源性膀胱，是由于膀胱和脊髓之间的感觉神经纤维受损或是传入脑部的神经纤维损害所致，而运动神经纤维正常。此类损害常见于糖尿病，其次为恶性贫血和脊髓结核等。其临床表现特点为：随意起始排尿功能存在，膀胱感觉早期存在，其后感觉迟钝以致丧失。膀胱容量极大，可大于1000ml，出现无抑制性逼尿肌收缩。

（5）运动麻痹性神经源性膀胱：是由于支配膀胱的副交感神经中的运动神经纤维遭受损害所致，感觉神经纤维完好。这类损害常见于脊髓炎、带状疱疹、盆腔根治性手术以及外伤等。其临床表现特点为：膀胱容量明显增大，残余尿量大，不出现逼尿肌无抑制性收缩，产生尿潴留（慢性、完全性）。

在以上各类神经源性膀胱中，多数表现为排尿困难，尿失禁等，只有运动麻痹性神经源性膀胱，因逼尿肌无力，不能排尿而出现尿潴留。

【诊断思路】

一、急性尿潴留

1. **确认是否为急性尿潴留**　典型尿潴留的临床表现：突然发生的不能排尿，或在既往有排尿困难进行性加重的基础上出现的不能排尿。膀胱内充满尿液而不能排出。下腹部（耻骨联合上区）膨胀，疼痛，难以忍受。局部叩诊呈实音，压痛（＋）。

2. **引发急性尿潴留的原因是机械性还是功能性**　通过病史采集与初步体格检查，可以初步判定有无脊髓损伤、手术与麻醉等导致神经源性膀胱的原发病，排除功能性急性尿潴留。再简要回顾可能引起机械性急性尿潴留的常见临床类型，最后判定急性尿潴留的机制分类。

3. **机械性急性尿潴留的原发病的认定**　引发急性尿潴留的原发病以机械性为多见。一旦考虑为机械性急性尿潴留，应该依据膀胱—前列腺—尿道的顺序，逐一地考虑、排除常见的可能导致急性尿潴留的疾病。最后可以进一步借助必要的辅助检查，认定造成急性尿潴留的原发疾病。

4. **功能性急性尿潴留的原发病的认定**　如果初步考虑为功能性急性尿潴留，比较容易显示的原发疾病是脊髓损伤、手术与麻醉。如果可以初步排除以上两种原因，再想到神经源性膀胱。

同时按照中枢性神经系统疾病、周围性神经系统疾病、感染性疾病的顺序逐一地考虑，并通过病史与体格检查，可以初步判定原发疾病，必要时借助辅助检查进一步认定。

二、慢性尿潴留

因为慢性尿潴留多由膀胱颈以下梗阻性病变引起的排尿困难发展而来。多见于神经源性膀胱或渐进性的机械性尿道梗阻，起病缓慢。为此，临床表现突出，进行发生机制鉴别也比较容易。

1. **确认是否为慢性尿潴留**　虽然残余尿量超过50ml即为不完全性尿潴留，但是此时临床症状多不突出，出现完全性尿潴留，其表现与急性尿潴留相仿，只是有时患者的膀胱感觉迟钝，表现不如急性痛苦。而体格检查同样可以发现下腹部（耻骨联合上区）膨胀，局部叩诊呈实音，压痛（＋）。慢性尿潴留因为病程拖延、时间较长，可导致尿路扩张，肾盂积水，甚至会造成严重的肾脏功能损害。

2. **引发慢性尿潴留的原因是机械性还是功能性**　通过病史采集与初步体格检查，可以初步判定有无神经源性膀胱存在，排除功能性尿潴留。再简要回顾可能引起机械性慢性尿潴留的常见临床类型，最后判定慢性尿潴留的机制分类。

3. **机械性急性尿潴留的原发病的认定**　引发慢性尿潴留的机械性原发病以前列腺疾病尤其是良性前列腺增生最为常见。此病通过病史采集与肛门指诊多可明确。

4. **功能性急性尿潴留的原发病的认定**　引发慢性尿潴留的原因最多见的是神经源性膀胱。一旦考虑为神经源性，可按照中枢性神经系统疾病、周围性神经系统疾病、感染性疾病的顺序逐一地考虑，并通过病史与体格检查，必要时可借助于某些必要的辅助检查。

【治疗原则】

一、急性尿潴留

原则：解除病因，恢复排尿。

1. **解除病因**　有时难以立即实现，则应将恢复排尿放在首位。

2. **恢复排尿**

（1）安慰患者，稳定情绪；

（2）变换体位；

（3）水声诱导；

（4）局部热敷、按摩；

（5）针灸（中极、曲骨、阴陵泉、三阴交）；

（6）导尿（一次尿量超过500ml可考虑留置导尿管）；

（7）耻骨上膀胱穿刺。

二、慢性尿潴留

基本与急性尿潴留相同，不予赘述。

（李春昌）

第四节　排尿困难

【定义】

排尿困难，是指排尿不畅、排尿费力。排尿困难的程度与疾病的情况有关。轻者表现为排尿延迟、射程短；重者表现为尿线变细、尿流滴沥且不成线，排尿时甚至需要屏气用力，乃至需要用手压迫下腹部才能把尿排出。

【发生机制】

造成排尿困难的主要原因是由于排尿径路上有了阻塞，或者是膀胱缺乏收缩能力。排尿困难与尿潴留可以看成是排尿障碍性疾病的病情发展的两个阶段，排尿困难病情严重时膀胱内有尿而不能排出称尿潴留。因此，排尿困难的发生机制基本与尿潴留一致。

【分类】

一、分类

按照引发排尿困难的原因，可分为功能性和机械性（阻塞性）两种，在临床实践中分为三类。

1. **机械性梗阻所致排尿困难**　由各种原因造成的排尿径路（膀胱颈部以下部位至尿道外口）梗阻，构成机械性排尿困难。如：膀胱颈部梗阻，良性前列腺增生症，前列腺癌，膀胱、尿道结石及异物，膀胱及尿道的肿瘤，尿道狭窄，尿道瓣膜，膀胱邻近器官的肿瘤压迫引起的梗阻、尿道口狭窄，尿道外伤等。

2. **动力性梗阻所致排尿困难**　动力性原因可分为以下两部分。

（1）神经系统功能障碍：神经系统功能障碍的原因有神经性膀胱、麻醉后、脊髓疾病（包括畸形、损伤、肿瘤等）、晚期糖尿病的并发症等。

（2）膀胱逼尿肌功能障碍：常见于年老体弱导致的逼尿肌—括约肌功能失调等。

3. **混合性梗阻所致排尿困难**　早期可能以机械性原因为主，晚期则出现动力性障碍。如在前列腺增生症时，早期可因增生的前列腺造成梗阻而致排尿困难，如得不到及时的治疗，到后期可导致膀胱逼尿肌损伤，引起动力性排尿困难。

二、病情分类

1. **急性排尿困难**　是指平素没有排尿困难症状，因原发疾病而突然引发的排尿困难。

（1）主要见于外伤性原发病，如尿道损伤、脊髓损伤、蛛网膜下腔麻醉等。

（2）其次可见于尿路结石，特别是尿道结石，疼痛与排尿困难为主要症状。

（3）有时也可见于急性尿路感染性疾病，如膀胱炎、尿道炎等，伴随尿频、尿急、尿痛，出现程度不同的排尿困难。

2. **慢性（渐进性）排尿困难**　慢性排尿困难，是指平素就有排尿困难症状，而且症状不断加重，呈现出渐进性临床表现。此类慢性排尿困难最多见的是前列腺疾病，尤其是良性前列腺增生症，以渐进性排尿困难为主要临床表现，病情达到一定程度可出现慢性尿潴留，当然也会发生急性尿潴留。

某些中枢性或周围性神经系统病变引发的功能性排尿困难多数表现为慢性过程，且以严重程度的尿潴留或尿失禁表现为常见。

【常见临床类型的鉴别】

1. **膀胱憩室** 是由先天性膀胱壁肌层局限性薄弱而膨出，或下尿路梗阻后膀胱壁自分离的逼尿肌之间突出而形成的囊袋状结构。多见于男性，常为单发性。一般无特殊症状，若合并梗阻、感染，可出现尿频、尿急、尿痛、血尿等症状。

2. **膀胱颈硬化症**

（1）先天性病因：先天性膀胱颈部神经支配失调，即排尿时膀胱颈部括约肌不松弛，导致产生功能性梗阻。此外，先天性因素还包括由于胚胎发育障碍导致的膀胱颈部括约肌增生肥厚等。

（2）后天性病因：多为长期慢性炎症所致，造成膀胱颈部增生肥厚，妨碍膀胱颈部平滑肌的收缩与舒张，渐成纤维化，甚至引起膀胱颈挛缩，出现排尿困难症状，体检示前列腺体积不大，须经膀胱镜检查确诊。

3. **膀胱颈部结石** 在排尿困难出现前，下腹部有绞痛，疼痛向大腿会阴方向放射，疼痛时或疼痛后出现肉眼血尿或镜下血尿。

4. **膀胱肿瘤及膀胱内血块** 膀胱颈部肿瘤或出血严重形成血凝块可引起，膀胱内出血也可见于血液病，如血友病、白血病、再生障碍性贫血等。

5. **腺性膀胱炎** 腺性膀胱炎（CG）是一种特殊类型的膀胱移行上皮化生和（或）增殖性病变。本病好发于女性，成人和儿童均可发病。临床表现主要为尿频、尿痛，下腹部及会阴部痛，伴有排尿困难和肉眼（或镜下）血尿。本病容易误诊，需与慢性膀胱炎、膀胱软斑病、间质性膀胱炎、化学性膀胱炎等鉴别。

6. **良性前列腺增生** 老年男性多见，主要临床表现：尿频（夜尿增多尤为明显）、渐进性排尿困难。由尿踌躇逐渐发展至排尿终末滴沥状态。梗阻加重达一定程度，排尿时不能排尽膀胱内全部尿液，出现膀胱残余尿。过多的残余尿可使膀胱失去收缩能力，逐渐发生尿潴留。体格检查：直肠指诊多数患者可触及到增大的前列腺，表面光滑，质韧，有弹性，边缘清楚，中间沟变浅或消失。

7. **急性细菌性前列腺炎** 急性细菌性前列腺炎大多由尿道上行感染所致。临床表现为发病突然，有寒战、高热、尿频、尿急、排尿痛，会阴部坠胀痛。可发生排尿困难或急性尿潴留。直肠指诊，前列腺肿胀、压痛，表面光滑。形成脓肿则有饱满感或波动感。尿沉渣检查有白细胞增多，血液和（或）尿细菌培养阳性。

8. **前列腺癌** 前列腺癌多无明显临床症状，常在体检直肠指诊或检测血清前列腺特异性抗原（PSA）值升高时进一步检查被发现。前列腺癌可以表现为下尿路梗阻症状，如尿频、尿急、尿流缓慢、尿流中断、排尿不尽甚至尿潴留或尿失禁。

9. **尿道狭窄**

（1）先天性尿道狭窄：系先天性畸形或发育障碍。如先天性尿道外口狭窄、尿道瓣膜、精阜肥大等。其中以先天性尿道瓣膜相对较为多见。发生在前尿道的先天性尿道瓣膜，多位于阴茎、阴囊交界处的尿道，瓣膜似声带样；后尿道的先天性尿道瓣膜一般分为3型：Ⅰ型，瓣膜起于精阜远端，止于尿道侧壁上，瓣膜一般为2条，中间呈裂缝状；Ⅱ型，瓣膜起于精阜近端，向上、向外，止于膀胱颈部；Ⅲ型，环状瓣膜位于精阜的近端或远端，瓣膜呈膈膜样，中间有小孔。

（2）炎症性尿道狭窄：包括淋病和结核反复发炎所致的尿道外口及阴茎部尿道狭窄，尿道结石嵌顿、取石后或保留导尿管不当所致的炎症性尿道狭窄。

（3）外伤性尿道狭窄：此为最常见的后天性尿道狭窄，多因尿道损伤严重，初期处理不当或处理不及时所致。

10. **尿道结石** 临床上发生于尿道的结石多来自于其上的泌尿系统，尿道结石的主要表现为疼痛、排尿困难、血尿及尿道分泌物。检查可见尿道压痛及硬结。

11. **尿道肿瘤**

（1）男性尿道肿瘤：良性肿瘤，如尿道息肉、尿道乳头状瘤，均可表现出排尿困难和血尿；恶性肿瘤，如尿道癌（常见的为鳞状细胞癌）多生长在尿道球膜部，临床表现为尿道梗阻症状、尿道滴血、尿道血性或脓性分泌物。

（2）女性尿道肿瘤：良性以尿道息肉、平滑肌瘤及肉阜较多，可出现一定程度的排尿困难；恶性的尿道癌发病率女性高于男性，最常见的临床表现为尿道出血或血性分泌物。伴有尿频、尿痛、排尿困难，触及尿道肿物。

12. **下尿路感染**

（1）细菌性膀胱炎：主要表现为尿频、尿急、尿糖，严重时可伴有排尿困难。检查可见尿液浑浊。

（2）尿道炎

①淋菌性尿道炎：临床表现以尿道刺激症状为主，表现为尿频、尿急、尿痛、排尿不适或排尿困难，有时可出现血尿。检查可见尿道口黏膜红肿，两侧腹股沟淋巴结呈急性炎症反应。

②非淋菌性尿道炎（病原体以沙眼衣原体或支原体为主）：表现为尿道刺痒，尿痛和分泌少量白色稀薄液体。本病的发病率较淋菌性高，在性传播性疾病中占第一位。

13. **脊髓损伤** 脊髓损伤是脊柱骨折的严重并发症，并非少见。脊髓损伤后不仅会出现相应神经支配区的感觉与运动障碍，表现出不同部位、不同程度的瘫痪，而且还会引发出各种并发症。泌尿系统并发症较为多见，由于括约肌功能的丧失，患者常常表现出排尿困难及尿潴留，甚至进一步导致尿路感染与尿路结石的发生。

各种类型的神经源性膀胱也可在不同程度和不同时期的脊髓损伤中见到。

14. **神经源性膀胱** 有关神经源性膀胱内容请见尿潴留相关部分，在此不予赘述。

15. **药物** 见于阿托品中毒、麻醉药物等。

【诊断思路】

一、确认是否为排尿困难

1. 排尿困难的病史采集

（1）询问下腹、会阴区绞痛史，了解结石存在与否。

（2）询问排尿困难发生的速度和病程：前列腺疾患起病缓慢，病程长，而后尿道出血、脓肿则速度快、病程短。

（3）了解月经和妊娠情况，以便确定妇科和产科情况引起的排尿困难。

（4）询问糖尿病史、脊柱外伤史及神经精神疾病史等。

2. 排尿困难的临床表现 排尿困难是指排尿不畅、排尿费力。其临床表现除了相关的原发疾病的临床表现之外，就排尿困难而言，主要表现如下。

（1）早期（尿路梗阻轻度）：排尿迟缓（即排尿的开始时间延迟现象）称为尿踌躇，又称尿等待。正常情况下，排尿应在尿道括约肌松弛后1秒钟内即开始，若超过1秒钟即为尿踌躇。排尿困难者有时这段时间可延迟数秒甚至数分钟。这种尿踌躇的发生，除了因排尿困难之外，偶尔也会因情绪不稳定或外界环境的影响而出现。

（2）后期（尿路梗阻重度）：排尿费力加重，且排出的尿液射程短、尿线细，时有尿流中断；再严重时会出现尿后滴沥状态，造成内裤污染；最后则进入慢性尿潴留阶段。

（3）合并症：长期处于排尿困难状态，容易导致合并感染、结石形成、血尿等。另外由于长期排尿时需要增加负压，还可引发腹股沟疝、脱肛或内痔等与腹压增高相关的疾病。

3. **排尿困难的体格检查** 肛门指诊可确定前列腺的大小、质地、表面光滑度、触痛以及前列腺的肿瘤。

尿道外口视诊可观察尿道外口位置与大小有无异常。尿道触诊可发现尿道结石或异物。

4. **排尿困难的实验室检查** 尿常规检查对尿路感染的诊断及前列腺液常规检查对诊断前列腺炎十分重要。

5. **排尿困难的器械检查** 膀胱镜检查对膀胱颈部狭窄、结石、肿瘤诊断有帮助。

X线检查对隐性脊柱裂的发现和脊柱外伤有帮助。

超声检查对诊断前列腺疾患有帮助，亦可确定膀胱内尿潴留情况。

6. **尿动力学检查** 尿动力学检查是最有效、最精确也是最常用的手段。尿动力学检查通过检测尿路各部压力、流率及生物电活动，从而了解尿路排尿的功能、机制和引起排尿功能障碍的病理、生理学变化。

（1）尿流率测定：尿流率是指每秒钟排出的尿液流量。测定尿流率可以采用简便方法，以秒表计算时间，用容器计算排出尿量即可。测定尿流率时，排尿量必须超过150ml。一般认为，如果最大尿流率＜15ml/s，说明排尿不畅；若＜10ml/s，说明尿路梗阻严重，必须治疗。因为尿流率不恒定，切忌一次测定结果下结论，重复检查是必要的。

（2）NIDOC970C尿动力学检查分析仪：据了解，目前国内最先进的NIDOC970C尿动力学检查分析仪，可以用于膀胱及下尿路功能的诊断思路，明确尿频、尿急、尿失禁、排尿困难的确切病因。

二、引发排尿困难的原发病判定

排尿困难的常见原发病：①男性多见于前列腺增生症和尿道狭窄；②女性多见于膀胱颈硬化症或心理因素所致；③儿童则可能与神经源性膀胱和后尿道瓣膜有关。

【治疗原则】

原则：解除病因，恢复正常排尿。

1. **解除病因** 有时难以立即实现，则应将恢复正常排尿放在首位。
2. **恢复正常排尿多采用对症处理**
（1）因炎症引起者，给予抗炎治疗；
（2）因慢性尿道狭窄引起者，予以尿道扩张；
（3）因血尿凝血块引起者，予以尿道冲洗；
（4）因药物引起者，停止用药，必要时给予拮抗剂；
（5）因前列腺增生引起者，手术前可服用雌激素缓解症状。

（李春昌）

第33章　尿液异常

第一节　药物性尿色异常

【定义】

正常尿液的外观为淡黄色且是透明的。尿中成分异常时可出现尿色改变，服用药物引起尿液颜色发生变化，称为药物性尿色异常。

【常见药物性尿色异常】

1. **红色尿**　服用去铁胺、大黄可产生红色尿，服用磺胺类药物、苯可形成血红蛋白尿，服用利福平尿液可呈橘红色。
2. **紫质尿**　铅中毒。
3. **黑色尿**　又称暗褐色尿，常见于误服来苏儿发生酚中毒的人，也有少数服用左旋多巴、甲酚和苯肼等后发生黑尿的。
4. **绿色尿**　淡绿色尿见于大量服用消炎药后。
5. **蓝色尿**　淡蓝色尿可见于服用利尿剂氨苯喋啶后，蓝色尿也可由维生素D中毒、服用美蓝及水杨酸或者注射亚甲蓝针剂后出现。
6. **黄色尿**　服用B族维生素可造成亮黄色尿，服用呋喃唑酮（痢特灵）、盐酸小檗碱及核黄素尿呈深黄或者棕褐色。
7. **粉红色尿**　常见于注射酚红后及服用苯妥英钠后。
8. **棕色尿**　服用对氨基水杨酸、伯喹、氯喹、呋喃旦啶、硫酸亚铁、灭滴灵等药物后产生。

【诊断思路】

（1）祛除紧张情绪，回想最近是否服用特殊药品。
（2）停掉所用特殊药品，观察尿色是否恢复正常。
（3）建议尿色异常者做尿液检查，根据情况至泌尿科做进一步检查。

（孙广东）

第二节　血　尿

【定义】

血尿是指尿液中出现红细胞，分为镜下血尿和肉眼血尿。镜下血尿是指尿液在肉眼下呈正常颜色，尿液中红细胞≥3/HP，离心尿红细胞＞5/HP，或1小时尿红细胞计数超过10万，或者12小时计数超过50万，即可诊断为镜下血尿。尿液外观呈洗肉水、血样或血凝块时，称为肉眼血尿，1L尿中含有1ml血即呈现肉眼血尿。

【发生机制】

尿液中红细胞形态可用于区别血尿来源——肾小球性和非肾小球性。肾小球源性血尿的发生机制有三种假说：①肾小球机械挤压学说：血液流经断裂的肾小球基底膜时，由于血液压力作用致使红细胞从血管内经管壁挤压入Boman囊腔形成。②肾小管内环境对细胞内pH及膜成分的影响致红细胞出现多形性改变。③肾小管髓襻渗量梯度作用学说。

【分类】

一、肾小球源性血尿

1. 增生性肾小球病

（1）免疫球蛋白A肾病变。

（2）感染后肾小球肾炎。

（3）快速增生性肾小球肾炎。

（4）狼疮性肾炎。

（5）肺出血–肾炎综合征。

（6）全身性血管炎。

（7）冷凝蛋白血症。

（8）B型或C型肝炎所引起的肾炎。

（9）膜性增生性肾炎。

2. 非增生性肾小球病变

（1）微小变化肾病变。

（2）局部肾小球硬化。

（3）膜性肾病变。

3. 家族性肾小球疾病

（1）爱伯症候群。

（2）良性家族性血尿。

（3）指甲–膝证候群。

（4）菲比疾病。

二、非肾小球源性血尿

1. 肿瘤原因

（1）肾细胞瘤。

（2）威姆尔瘤。

（3）转移细胞瘤。

（4）前列腺癌。

（5）扁平细胞癌。

（6）多发性骨髓瘤。

（7）良性肿瘤－良性囊肿、前列腺肥大（BPH）、血管肌脂肪瘤。

2. 血管性原因

（1）肾动、静脉栓塞。

（2）恶性高血压。

（3）动、静脉畸形。

3. 代谢性原因

（1）高钙尿症：自发性和副甲状腺功能过高。

（2）高尿酸尿症。

（3）高草酸尿症。

（4）胱氨酸尿症。

4. 遗传性疾病

（1）多囊肾。

（2）髓质海绵肾。

（3）髓质囊肿疾病。

5. 水肾 任何原因引起的水肾。

6. 肾乳头坏死

（1）止痛药。

（2）糖尿病。

（3）酒瘾。

（4）肾结核。

（5）镰刀型细胞疾病。

7. 药物

（1）药物（如青霉素）引起的急性肾间质肾炎。

（2）环磷酰胺引起的出血性膀胱炎。

（3）抗凝血剂。

8. 结石 肾、输尿管、膀胱、前列腺。

9. 感染

（1）急性肾盂肾炎。

（2）急性膀胱炎、尿道炎、前列腺炎。

（3）结核病。

（4）血吸虫病。

10. 外伤

（1）肾挫伤或撕裂伤。

（2）运动。

（3）膀胱或尿道外物。

11. 其他

（1）膀胱导管或穿刺。

（2）假性血尿——如月经、阴道炎、肛门漏管或异物。

【 常见血尿病因 】

一、肾脏及尿路疾病

1. **炎症** 急、慢性肾小球肾炎，急、慢性肾盂肾炎，急性膀胱炎，尿道炎，泌尿系统结核，泌尿系统霉菌感染等。
2. **结石** 肾盂、输尿管、膀胱、尿道，任何部位结石，当结石移动时划破尿路上皮，即容易引起血尿并且继发感染。大块结石可引起尿路梗阻甚至引起肾功能损害。
3. **肿瘤** 泌尿系统任何部位或邻近器官的恶性肿瘤侵及泌尿道时均可引起血尿发生。
4. **外伤** 是指暴力伤及泌尿系统。
5. **药物刺激** 如磺胺、酚、汞、铅、砷中毒，大量输注甘露醇、甘油等。
6. **先天畸形** 多囊肾、先天性肾小球薄基底膜肾病、胡桃夹现象。

二、全身性疾病

1. **出血性疾病** 血小板减少性紫癜、过敏性紫癜、血友病、白血病、恶性组织细胞病、再生障碍性贫血等。
2. **结缔组织病** 系统性红斑狼疮、皮肌炎、结节性多动脉炎、硬皮病等。
3. **感染性疾患** 钩端螺旋体病、流行性出血热、丝虫病、感染性细菌性心内膜炎、猩红热等。
4. **心血管疾病** 充血性心力衰竭、肾栓塞、肾静脉血栓形成。
5. **内分泌代谢疾病** 痛风肾、糖尿病肾病、甲状旁腺功能亢进症等。

三、邻近器官疾病

子宫、阴道或直肠的肿瘤侵及尿路。

四、功能性血尿

如运动性血尿和直立性血尿。

【 鉴别诊断 】

1. **肾小球肾炎** 血尿伴有水肿、高血压；蛋白尿见于肾小球肾炎。
2. **尿路感染** 血尿伴尿频、尿急、尿痛，见于膀胱炎和尿道炎，同时伴有腰痛，高热、畏寒常为肾盂肾炎。
3. **肾结核** 肾结核血尿早期仅在尿中查到红细胞和脓细胞，随后出现尿频、尿急、尿痛和终末血尿，患者常有以往的结核史。
4. **肾结石** 血尿伴肾绞痛是肾或输尿管结石的特征。血尿伴尿流中断见于膀胱和尿道结石。
5. **肾肿瘤** 血尿伴肾肿块，单侧可见于肿瘤、肾积水和肾囊肿。双侧肿大见于先天性多囊肾，触及移动性肾脏见于肾下垂或游走肾。
6. **结缔组织病** 如系统性红斑狼疮、皮肌炎、结节性多动脉炎、硬皮病等。系统性红斑狼疮可侵犯多个器官，疲倦、乏力等全身症状比较常见，亦可引起骨关节和肌肉的疼痛，也可表现为皮肤损害，肾脏损害的患者早期多表现为无症状的尿异常，可出现大量蛋白尿、血尿、各种管型尿、氮质血症、水肿、高血压。

【诊断思路】

1. **确认是否存在血尿**　尿液沉渣显微镜检查红细胞＞3/HP，肉眼血尿可表现为红细胞满视野，即确定为存在血尿。肉眼血尿要与其他红色尿的情况鉴别，鉴别点：①肉眼血尿一般浑浊，如洗肉水样，可略呈云雾状；非血尿的红色尿多为透明的红色；②肉眼血尿离心后，上清液变为无色或者透明的淡黄色，其他原因的红色尿仍为红色。

2. **排除假性血尿**　询问病史以除外女性月经污染尿液和极为少见的伪造血尿的情况。

3. **应用尿三杯实验确定血尿的大致部位**

（1）初始血尿：血尿仅见于排尿的开始，病变多在尿道。

（2）终末血尿：排尿行将结束时出现血尿，病变多在膀胱三角区、膀胱颈部或后尿道。

（3）全程血尿：血尿出现在排尿的全过程，出血部位多在膀胱、输尿管或肾脏。

4. **鉴别是否为肾小球源性血尿**

（1）肾小球源性血尿为全程血尿。

（2）绝大多数肾小球源性血尿患者，尿中无血丝及血块，仅在IgA肾病、紫癜性肾炎、小血管炎、新月体肾炎等血尿特别突出的个别患者中出现。

（3）绝大多数肾小球源性血尿患者无尿痛。

（4）如果尿沉渣发现红细胞管型，几乎可以肯定是肾小球源性血尿。

（5）用相差显微镜及尿红细胞容积分布曲线确定红细胞是否变形，肾小球源性血尿多为变形红细胞尿。

（6）肾小球源性血尿患者还具有肾病的其他表现，如水肿及蛋白尿等。

5. **结合其他检查确定血尿的病因**　通过详细询问病史，并采用超声、血管Doppler、KUB+IVP、CT/MRI、膀胱镜检查及肾穿刺活检明确血尿的病因。

【治疗原则】

（1）消除恐惧心理。

（2）注意劳逸结合，避免剧烈运动。

（3）及早检查、确诊。

（孙广东）

第三节　脓　尿

【定义】

尿中含有脓液，或者新鲜清洁中段尿沉渣中每高倍视野超过5个中性粒细胞，称为脓尿。脓尿并非诊断，而是与泌尿系感染相关的实验室发现。

【发生机制】

脓尿的产生大多因普通细菌（如大肠埃希菌、副大肠埃希菌、变形杆菌、淋球菌等）、特异性致病菌（结核杆菌）、病毒、真菌、梅毒螺旋体、寄生虫等感染泌尿系统或邻近组织器官，导致尿路发生炎性细胞浸润、组织坏死所致。因白细胞的体积比较大，肾小球基底膜受损时亦不易漏出。另外，肿瘤、结石、肾小球肾炎、过度运动、发热性疾病等非感染性病变，也可使尿白细胞排泄过多而产生脓尿。

【常见脓尿及分类】

1. **泌尿系统疾病**

（1）感染性炎症：细菌、病毒、支原体、厌氧菌、真菌性泌尿系统炎症（肾盂肾炎、膀胱炎、尿道炎）、肾脓肿、肾结核、肾包虫病等；性传播疾病；衣原体感染或者淋病；前列腺炎。

（2）易继发尿路感染的疾病：泌尿系统结石、肿瘤、梗阻、外伤、畸形、异物等并发感染。

（3）免疫性疾病：原发性肾小球肾炎、狼疮性肾炎、过敏性间质性肾炎等。

2. **泌尿系邻近器官或组织感染** 肾周脓肿、肾周围炎、输尿管周围炎症、阑尾周围炎。

3. **应用糖皮质激素治疗的患者。**

4. **妊娠期妇女。**

【诊断思路】

1. **确认是否是脓尿** 新鲜清洁中段离心尿液中白细胞＞5个/HP，临床上即可诊断为脓尿；如以Addis计数12小时尿白细胞排出数＞100万、1小时尿白细胞排出数＞40万个的标准诊断脓尿更为可靠。

2. **排除"假性脓尿"** "假性脓尿"是指女性阴道分泌物混入尿中所致的脓尿，因此留取尿液标本时应注意外阴清洁，防止污染，取中段尿或导尿即可区别。"肉眼脓尿"呈浑浊乳白色时则须与乳糜尿相鉴别，乳糜尿加乙醚后即澄清；无机盐浑浊尿可用加热法鉴别：若加热后浑浊消失则为尿酸盐晶体尿；若加热后仍浑浊者，则再加入醋酸，若浑浊消失，有气泡自尿中溢出者为碳酸盐晶体尿，浑浊消失而无气泡则为磷酸盐晶体尿。只有在加热后和加酸后均不变者才是脓尿。

3. **尿细菌学培养检查** 确认为真性脓尿后，应进行尿细菌学培养检查，以及其他病原学检查，包括尿沉渣涂片直接找细菌、寄生虫或虫卵。其中，中段尿定量培养对确定病变性质有决定性意义。一般来说，在没有假阴性的前提下，如果连续3天尿定量培养均阴性，则可认为没有活动性尿路感染存在。此外，最近国外有人提示在中段尿培养的同时，可作纤维素试纸白细胞酯酶试验（LET），以提高诊断准确率。

【治疗原则】

根据各自的病因进行处理，对泌尿系统感染要进行抗炎治疗。

（孙广东）

第四节 乳糜尿

【定义】

乳糜尿是淋巴系统异常的泌尿系统表现，因乳糜液逆流进入尿中致小便浑浊，外观呈不同程度的乳白色或似泔水、豆浆，为富含蛋白、脂质、胆固醇和甘油三酯的乳白色尿液。作尿乳糜试验可阳性。如含有较多的血液则称为乳糜血尿。

【发生机制】

关于乳糜尿的发生机制，以前提出的分泌学说认为尿中脂肪滴系由肾脏特殊分泌所致。后来证明此种脂肪滴是淋巴液中的乳糜微粒，从而否定了分泌学说。

1862年Carter提出乳糜尿系因广泛曲张淋巴管破裂，淋巴液流入泌尿系所致。1863年Ackerman认为乳糜尿是由于淋巴主干特别是胸导管阻塞，肠干淋巴管内淋巴液反流，经破裂淋巴管进入泌尿道所致。Ackerman-Carter学说在20世纪70年代之前，一直占主导地位。我国许多学者自20世纪50年代初开始的基础与临床研究发现乳糜尿患者的胸导管是通畅的，从而否定了Ackerman-Carter的胸导管阻塞学说以及后期提出的膈下淋巴管广泛梗阻学说。

Ave与Aung在1975年提出了梗阻理论：由于寄生虫感染的炎症反应导致闭塞性淋巴管炎、瓣膜无能和乳糜逆行流动，最终产生淋巴管-肾脏分流，导致乳糜尿的生成。Ngan及Leong1977年提出了反流学说：寄生虫感染引起的有毒代谢产物或者免疫反应引起淋巴管扩张和静脉曲张、破裂，会造成乳糜从扩张的肠淋巴管释放进入泌尿系统，形成乳糜尿。

彭轼平等采用淋巴管造影术，发现乳糜尿患者存在肾实质淋巴逆流，且造影剂可跨越中线沿腰干上升而显示肾实质逆流。刘士怡等对乳糜尿患者行手术前、中、后腹膜后淋巴管造影术，认为乳糜尿系由于丝虫寄生于人体腹膜后淋巴系统内，引起机械性和炎症性损伤，造成淋巴管及其瓣膜的破坏，淋巴管广泛曲张、瓣膜相对闭锁不全，淋巴液引流迟滞、反流坠积，经肾乳头附近的破裂口流出与尿液混合，是淋巴液流体动力学改变的结果。谢桐等亦通过淋巴管造影的研究得出类似的结果。鲁功成等认为：乳糜尿发生机制中的关键因素可能不是单纯胸导管阻塞、单纯淋巴流量增加和淋巴管内压升高、单纯淋巴管扩张与增生，而是腹膜后淋巴管无张力性扩张的结果。

【分类】

乳糜尿按照病因有两大类。

1. **寄生虫性** 绝大多数由于丝虫病所致。现今认为乳糜尿系班氏丝虫常见并发症（90%），可发生于急性期及慢性期，带绦虫棘球蚴、疟疾寄生虫等均可造成乳糜尿；国内资料证明马来丝虫病亦可有乳糜尿与鞘膜积液、精索炎等阴囊内并发症，但为数极少。

2. **非寄生虫性** 较为罕见。①先天性；②泌尿系统淋巴管瘤；③尿道/膀胱瘘；④胸椎管狭窄；⑤结核、恶性肿瘤、主动脉瘤、肉芽肿等广泛侵犯腹膜后淋巴管、淋巴结，造成破坏或阻塞；⑥其他原因（如妊娠、糖尿病、脓肿）；⑦肾病综合征。

【鉴别诊断】

1. **丝虫病** 丝虫寄生于人体所致的疾病。在我国主要分布在长江流域和山东以南沿海地区，过去曾遍及15个省市。泌尿生殖系统丝虫病主要由班氏丝虫引起，因班氏丝虫多寄生在肾盂肾盏附近、腹膜后组织、腹股沟区及精囊、阴囊、门静脉等周围淋巴管及淋巴结中，临床上可表现为乳糜（血）尿、阴囊内丝虫病性结节和阴茎阴囊象皮肿；而马来丝虫常寄生于上、下肢浅淋巴管内，故常引起肢体象皮肿。

2. **膀胱结核** 膀胱结核常由肾结核演变而来。结核性膀胱炎多数患者的最初症状为尿频，以后尿频逐渐加重并伴有尿急、尿痛、血尿。中段尿细菌培养阴性，结核菌培养60%阳性。

3. **肿瘤** 泌尿系系统肿瘤表现为血尿，多为无痛性全程血尿，间歇出现，偶有尿频、尿急等症状。尿细胞学检查极重要。

4. **胸腹部外伤** 乳糜腹为少见病，与乳糜胸及纵隔乳糜肿、颈部乳糜肿、下肢乳糜漏等同属于乳糜回流障碍性疾病，是因胸导管堵塞、损伤、断裂或其他原因导致乳糜液漏出或积存至其他部位所引起的疾病。

5. **原发性淋巴管阻塞**　四肢淋巴管阻塞通常表现为淋巴水肿，躯干淋巴道阻塞尚可导致乳糜腹水、乳糜尿、乳糜胸水等临床征象。

【诊断思路】

（1）详询有无丝虫病流行区居住史或肿瘤、结核、胸腹部外伤等病史，有无反复发作的乳白色尿，是否在高脂肪餐或劳累后诱发或加重，有无其他丝虫病症状，经过何种治疗，疗效如何。

（2）尿常规检查及乳糜试验，以区别磷酸盐尿及脓尿，乳糜试验阴性者可服脂肪餐作诱发试验。

（3）应用以太测试、亚甲蓝试验、苏丹Ⅲ试验和免疫电泳来确定尿中是否含有乳糜颗粒。

（4）取血及尿检查微丝蚴。

（5）膀胱镜检查，观察输尿管口是否喷出乳糜尿，注意乳糜尿来自何侧。

（6）淋巴造影观察淋巴管与尿路的通道。

（7）应用超声、CT及MRI、逆行肾盂造影、静脉肾盂造影以及肾活检等来明确各种病因。

【治疗原则】

（1）药物治疗血液检查证明的丝虫病患者。

（2）发作期间给予低脂肪、高蛋白、高维生素饮食等支持治疗，并取头低脚高位卧床休息。

（3）乳糜块引起尿道梗阻时，可经膀胱镜冲洗。

（4）硬化治疗：1%~2%硝酸银溶液5ml灌洗肾盂，保留2~3分钟后再以生理盐水冲洗，间隔1~2周施行1次。

（5）反复发作病情严重且经上述治疗无效者，可施行手术治疗。

（孙广东）

第五节　蛋白尿

【定义】

多数健康成人正常生理情况下尿液中蛋白含量＜150mg/d，成分包括少于30mg的白蛋白，其他是来自肾小管分泌的糖蛋白、免疫球蛋白A、转铁蛋白和β_2微球蛋白。每日尿蛋白定性"+"以上，尿蛋白量持续超过150mg或者尿蛋白/肌酐比率（PCR）＞200mg/g称为蛋白尿，＞3.5g/d为大量蛋白尿；24小时尿白蛋白排泄在30~300mg的称为微量白蛋白尿。

【发生机制】

（1）肾小球毛细血管屏障泄漏，致通透性增加，造成白蛋白和其他球蛋白穿过鲍曼间隙而进入尿液。

（2）肾小管重吸收小分子量蛋白的功能丧失，致正常滤过到原尿的蛋白不能被病变的肾小管重吸收。

（3）"溢出"蛋白尿，过滤的蛋白质负荷超过肾小管重吸收能力，增加的血浆浓度和肾小球滤过率造成血浆蛋白生成过多。

【分类】

一、按照发生机制分类

1. **肾小球性蛋白尿** 各种原发性或者继发性肾小球疾病致肾小球滤过膜损伤或者通透性增加，造成原尿中滤出的蛋白量超过了肾小管的重吸收能力引起的蛋白尿。

2. **肾小管性蛋白尿** 由于肾小管重吸收功能受损，使原尿中的蛋白质不能被充分重吸收所致的蛋白尿，组成蛋白多为免疫球蛋白轻链、β_2^-微球蛋白和淀粉酶等小分子量蛋白，一般蛋白排泄量 < 2g/24h。

3. **溢出性蛋白尿** 多由血浆中某些异常小分子量蛋白产生过多所致，经肾小球滤过增加，超过肾小管重吸收能力而形成的蛋白尿。如免疫球蛋白轻链及血红蛋白等。常见于本周蛋白尿和血红蛋白尿。

4. **分泌性蛋白尿** 肾小管炎症或者药物刺激后分泌的IgA或者大分子的Tamm-Horsfall蛋白所致的蛋白尿。

5. **组织性蛋白尿** 肾组织被破坏后结构分解，胞质中的酶和蛋白质释出而形成的蛋白尿，以小分子蛋白质为主。

二、按分子量大小分类

按分子量大小的蛋白尿分类（见图33-1）。

表33-1 蛋白尿分类

类 别	分子量范围（万）	电泳染色后蛋白条带特征
低分子量蛋白尿	1~7	蛋白条带在白蛋白或以下蛋白，以小分子蛋白质条带为主
中分子量蛋白尿	5~9	蛋白条带在白蛋白附近，以白蛋白为主
高分子量蛋白尿	5~100	蛋白条带包括白蛋白及以上蛋白条带，以白蛋白为主
混合性蛋白尿	1~100	所有蛋白组分均可出现，蛋白条带明显，白蛋白约占1/3

三、选择性与非选择性蛋白尿

根据肾小球滤过膜屏障损伤的程度不同，若病变仅损害肾小球滤膜的电荷屏障，使负电荷减少，则仅有白蛋白的滤过增加，出现选择性蛋白尿，尿液中出现以白蛋白为主的中分子蛋白质；如滤过膜孔异常增大或断裂，机械屏障受损，可使血液中的不同分子量的蛋白质不加选择地滤出，称为非选择性蛋白尿，可出现大分子蛋白质如IgG、C3甚至巨球蛋白等。蛋白尿的选择指数（SI）可用于描述这种区别。选择指数（SI）=（尿液高分子蛋白 × 血浆白蛋白）/（血浆高分子量蛋白 × 尿白蛋白），选择性蛋白尿是指SI < 0.10，非选择性蛋白尿是指SI > 0.50。以α_2^-巨球蛋白或者IgM为基准的SI的预测效果要明显优于以IgG为基准的SI。

四、生理性与病理性蛋白尿

1. **生理性蛋白尿** ①功能性蛋白尿，由运动、发热、寒冷或者充血性心力衰竭等引起的肾血流动力学改变而出现的短暂性蛋白尿；②体位性蛋白尿，由于直立或脊柱前凸而影响血流动力学，肾静脉循环障碍产生的蛋白尿，多见于体型瘦长的青年男性。生理性蛋白尿一般程度较轻，最多 ≤ 1g/24h，为发作性，祛除诱因后蛋白尿可消失。

2. **病理性蛋白尿**　是指全身或者局部病变引起的蛋白尿，在病变未痊愈前持久存在，多 ≥ 1g/24h。

【发生原因】

一、肾小球疾病

（一）遗传性肾小球疾病

1. 先天性肾病综合征。
2. Alport综合征。

（二）非遗传性肾小球疾病

1. **急性肾小球肾炎**　链球菌感染后肾小球肾炎。
2. **慢性肾小球肾炎**

（1）原发性：①微小病变肾病；②局灶节段性肾病；③系膜增生性肾小球肾炎；④膜性肾病；⑤膜增殖性肾小球肾炎。

（2）继发性：①IgA肾病；②肺出血肾炎综合征；③系统性红斑狼疮性肾炎；④糖尿病肾病；⑤肾静脉血栓；⑥镰状细胞病；⑦韦格纳肾炎；⑧过敏性紫癜。

二、肾小管间质疾病

1. **遗传性**　①胱氨酸；②半乳糖；③脑–眼–肾（Lowe）综合征；④髓质囊性肾脏；⑤近端肾小管酸中毒；⑥Wilson病。
2. **非遗传性**　①急性肾小管坏死；②止痛药滥用；③抗生素；④囊性病变；⑤重金属中毒；⑥同种移植物排斥；⑦低钾血症；⑧间质性肾炎；⑨青霉胺；⑩反流性肾病。

三、超负荷的蛋白尿

1. **肿瘤**　①淀粉样变；②白血病；③多发性骨髓瘤。
2. **其他**　胰岛素依赖型糖尿病；横纹肌溶解症。

【鉴别诊断】

1. **急性肾小球肾炎**　链球菌感染后，通过免疫复合物引起急性肾小球肾炎，潜伏期1~2周，平均10天发病。上呼吸道感染后潜伏期6~12天，皮肤感染后潜伏期14~24天，当急性感染症状减轻或消失后出现水肿、高血压、血尿、蛋白尿和管型尿，24天尿蛋白定量1~3g，血总补体和补体C3降低。肾影像学检查肾脏增大，水肿从眼睑开始，以后从颜面部发展至全身、病程短，绝大多数（90%左右）可痊愈，区别于慢性肾小球肾炎。

2. **慢性肾小球肾炎**　临床分慢性肾炎急性发作型、普通型、高血压型、肾病型。慢性肾炎急性发作型的临床表现与急性肾炎相似，不同点是链球菌感染后潜伏期短，一般一周之内，最短5天。水肿从下肢开始，从下向上蔓延，病程长，易复发，晚期常有肾功能损害，以高血压型出现最早。眼底检查动脉变细，反光增强，眼底出血，渗出等改变与急性肾炎眼底小动脉痉挛不同。影像学检查肾脏缩小。

3. **肾盂肾炎**　是感染疾患，全身感染中毒症状，腰痛，膀胱刺激症状。实验室检查为脓尿、菌尿是其特点，24小时尿蛋白定量一般在1g之内，很少超过2g。一般无水肿，血压不高，只有慢性肾盂肾炎晚期肾功能损害时，才表现水肿、高血压。

4. **系统性红斑狼疮** 属于自身免疫性疾病，脱发，面部蝶形红斑，口腔溃疡，游走性关节炎，光过敏，雷诺现象，多脏器损害尤以心脏、肾脏系统最多见。其中，肾受损占第一位，其蛋白尿一般较多，部分患者以肾病综合征形式出现。实验室检查：自身抗体阳性，总补体和补体C3降低，约1/3病例血中可找到狼疮细胞，皮肤活检真皮变性萎缩。

5. **多发性骨髓瘤** 老年男性好发，贫血重且与肾脏受损不相称，病情进展快，易损害肾功能，骨质破坏，骨骼疼痛，病理性骨折，肝、脾肿大。骨髓检查大量骨髓瘤细胞存在可确诊。其尿蛋白属溢出性蛋白尿，本周尿蛋白阳性。

6. **其他** 剧烈运动出现微量蛋白尿，发热出现蛋白尿，心力衰竭、肾淤血引起蛋白尿，药物中毒引起蛋白尿，因有明确的病史和相应的体格检查，一般诊断不困难。

【诊断思路】

1. **确认尿蛋白定量是否异常** 应用丽春红S法或者考马斯亮兰法检测24小时尿蛋白量，如果＞150mg，则认为尿蛋白超量，可以进一步检查以明确蛋白尿的成因。

2. **判定是否为假性蛋白尿** 假性蛋白尿见于以下情况。

（1）尿中混入血液、脓液、炎症或肿瘤分泌物以及月经血、白带等，常规蛋白尿定性可阳性。尿沉渣中可见大量红细胞、白细胞和扁平上皮细胞。

（2）尿液长时间放置或冷却后，可析出盐类结晶，使尿呈白色浑浊，易误认为蛋白尿，但加温或加少许醋酸后能使浑浊尿转清，以助区别。

（3）尿中混入精液、前列腺液或下尿道炎症分泌物等，尿蛋白反应可呈阳性。此种情况下，患者有下尿路或前列腺疾病的表现，尿沉渣可找到精子、较多扁平上皮细胞等，可作区别。

（4）淋巴尿，可呈乳糜状，含蛋白较少。

（5）有些药物如利福平、山道年等从尿中排出时，可使尿色浑浊类似蛋白尿，但蛋白定性反应阴性。

3. **判定是功能性还是病理性蛋白尿**

功能性蛋白尿在原因祛除后，蛋白尿即可消失，常见于发热、激烈运动或体位改变等。

若蛋白尿是持续性，或伴有血尿、水肿或高血压等表现，则不论其尿蛋白量多少，均应视为病理性，须积极找出病因。

4. **确定产生蛋白尿的疾病** 引起蛋白尿的疾病很多，一般根据病史、体检及实验室检查等资料，进行综合分析，得出初步诊断。

伴有水肿、高血压、血尿的蛋白尿多为原发性或继发性肾小球疾病，后者常存在各种继发性疾病的特殊临床表现，如大量蛋白尿（＞3.5g/24h尿）伴有低蛋白血症、水肿或高脂血症，则为肾病综合征。

伴有高血压或其他器官动脉硬化表现的蛋白尿，多为肾小动脉硬化性肾病。伴有尿路刺激症状、脓尿、菌尿的蛋白尿，多为尿路感染所致。

应用过期的四环素、氨基苷类抗生素、两性霉素B或镇痛剂（长期）后产生的蛋白尿，多为药物引起肾小管–间质性肾炎所致。

伴有氨基酸尿、葡萄糖尿和大量磷酸盐尿的蛋白尿，则考虑为Fanconi综合征、脑–眼–肾（Lowe）综合征所致。

肾区接受过放射治疗后出现的蛋白尿，应考虑放射性肾炎。

若伴有不可解释的肾衰竭、贫血、高钙血症、体重下降或骨疼痛，尿蛋白以单克隆轻链免疫球蛋白为主，尿本周蛋白阳性，则考虑为多发性骨髓瘤。

溶血性贫血，可出现血红蛋白尿。

多发性肌炎或广泛挤压伤后，可出现肌红蛋白尿。

伴有神经性耳聋和眼部异常，考虑遗传性肾炎，有家族史多可助诊断。

5. 提检相应检查以协助明确诊断

血常规：包括血红蛋白，红、白细胞，血小板计数以及白细胞分类。

尿检查：包括蛋白尿定性、24小时尿蛋白定量。

尿蛋白圆盘电泳：分析尿蛋白成分是肾小球性还是肾小管性。

尿沉渣相差显微镜检查：对肾小球疾病诊断有重要价值。畸形红细胞为主者（＞8000个/ml）为肾小球性血尿；正常形态红细胞为非肾小球性血尿。

血、尿免疫固定电泳：对多发性骨髓瘤诊断有价值。

血生化：肝、肾功能，电解质，血脂等。

其他相应检查：免疫学、彩超、CT、X线、肾活检等。

【治疗原则】

（1）避免加重肾损害的因素：劳累、感染、妊娠及肾毒性药物（氨基糖苷类抗生素、含有马兜铃酸的中药）均可累及肾脏，导致肾功能进展，应尽量避免。

（2）控制食物中蛋白及磷摄入量。

（3）控制血压在130/80mmHg以下，首选ACEI/ARB类药物。

（4）减少蛋白尿治疗：应用中药黄葵、阿魏酸哌嗪、含有冬虫夏草的制剂及含有水蛭素等的活血化瘀药物。

（5）应用糖皮质激素及免疫抑制剂。

（孙广东）

第六节　血红蛋白尿

【定义】

血红蛋白尿是指尿内含有大量游离血红蛋白而无红细胞，或仅有少许红细胞的一种现象。

血红蛋白尿的外观颜色根据含有血红蛋白量的多寡而不同，可呈均匀的浓茶色、葡萄酒色、棕色及酱油色等。但仅凭尿的颜色来判断是否是血红蛋白尿，证据是不足的，因为肌红蛋白尿、紫质尿及黑酸尿的颜色也呈暗红色，要依据实验室尿化验等检查来判断。正常人尿液中不会出现血红蛋白，当发生急剧血管内溶血时，大量红细胞被破坏，血浆中游离血红蛋白超过结合珠蛋白结合能力时，未被结合的游离血红蛋白从肾小球滤出，形成不同程度的血红蛋白尿，此时尿液外观呈浓茶色或酱油色。

血红蛋白尿的出现是由于血管内溶血所致，因此一般临床上常出现寒战、高热、乏力、头痛、腰痛、腹痛、肢体酸痛、胸闷、呼吸急促、恶心、呕吐、腹泻等症状；随后尿液可呈现葡萄酒色、棕褐色甚至酱油色；发作之后巩膜可见黄染，中到重度贫血，心率加快或心律不齐；若在全身麻醉状态下发生急性溶血，表现为手术创面严重渗血、血压下降；上述出现的急性全身反应及血红蛋白尿可在几小时或几天内消失，但亦有持续更长时间者。

【发生机制】

正常情况下，血浆中含有的少量游离血红蛋白（常低于50mg/L）能与肝脏珠蛋白结合形成大分子化合物，不会从正常的肾小球滤过膜滤出，故正常人尿液中检测不出游离血红蛋白，不会出现血红蛋白尿。

当发生急剧血管内溶血时，大量红细胞被破坏，被破坏的红细胞释放出游离血红蛋白，当血浆中游离血红蛋白超过结合珠蛋白结合的能力时，未被结合的游离血红蛋白就从肾小球滤过膜滤出，形成不同程度的血红蛋白尿。

血红蛋白尿的出现反映了血管内有超出正常的溶血。

【分类】

按照引起血红蛋白尿的病因不同，分类如下。

1. 血液系统疾病所致血红蛋白尿

（1）阵发性睡眠性血红蛋白尿（PNH）。

（2）葡萄糖-6-磷酸脱氢酶缺乏症（G-6-PD）。

（3）遗传性球形红细胞增多症（HS）。

（4）冷抗体型自身免疫性溶血性贫血。

（5）血型不合的输血反应。

2. 感染性疾病所致血红蛋白尿

（1）感染所致弥散性血管内凝血。

（2）恶性疟疾（黑尿病）。

（3）伤寒。

（4）非典。

3. 药物、生物、理化因素所致血红蛋白尿

（1）毒蕈中毒。

（2）重度烧伤。

（3）毒蛇咬伤。

（4）心内直视手术后。

4. 其他 行军性血红蛋白尿。

【常见临床类型与鉴别】

1. 阵发性睡眠性血红蛋白尿症（PNH） 是一种获得性造血干细胞克隆缺陷性疾病。红细胞膜有缺陷，其血细胞膜对补体异常敏感而导致血循环内慢性血管内溶血。间歇发作，常与睡眠有关。可伴有全血细胞减少和反复血栓形成。患者常有反复的血红蛋白尿和持久的贫血。

PNH需要与再生障碍性贫血（AA）相鉴别。后者临床表现为发热、贫血、出血；外周血全血细胞减少；骨髓增生减低。

此外，应注意AA/PNH综合征：AA/PNH指在AA或PNH病程中先后或同时出现AA和PNH特征的病证。AA和PNH属造血干细胞病，可以相互转化。AA20%左右可进展为PNH，而PNH约30%向AA转化。①AA→PNH：起病时全血细胞减少，网织红细胞百分数<0.01，淋巴细胞比例增高，骨髓多部位增生减低，造血细胞减少，非造血细胞比例高，有关PNH临床及实验室检查阴性确诊AA。病程中AA特征仍存在或好转甚至缓解，出现PNH临床及实验室依据。

②PNH→AA：发病时为溶血性贫血、血红蛋白尿，PNH有关实验室阳性，骨髓增生性贫血常规，确诊为PNH。病程中全血细胞逐渐减少，骨髓增生减低，PNH相关实验逐渐转阴性。③兼有AA/PNH特征：发病时全血细胞减少，网织红细胞不高，骨髓增生减低，临床及实验室检查符合PNH。④亚临床型AA/PNH：发病时临床及实验室检查可以确诊AA，无PNH的临床表现，但针对PNH的特异性血清学试验、酸溶试验、蛇毒因子溶血试验、蔗糖溶血试验均阳性。流式细胞术检测PNH时各类细胞膜上的CD55、CD59表达下降。

2. 葡萄糖-6-磷酸脱氢酶缺乏症（G-6-PD） G-6-PD是指遗传性红细胞G-6-PD缺乏、活性降低和/或酶性质改变而引起的以溶血为主要表现的疾病。根据诱发溶血的原因，分为五种临床类型：①药物性溶血；②蚕豆病；③新生儿高胆红素血症；④先天性非球形红细胞溶血性贫血；⑤其他诱因：如感染等。

门诊需要依靠G-6-PD缺乏的实验室依据（高铁血红蛋白还原试验<75%、荧光斑点试验<10分钟或不出现荧光点、G-6-PD活性定量测定和变性珠蛋白小体生成试验）以及结合临床表现诊断本病。本病需与遗传性球形红细胞多症（HS）、阵发性睡眠性血红蛋白尿（PNH）以及地中海贫血相鉴别。

3. 遗传性球形红细胞增多症（HS） 是红细胞膜骨架蛋白先天性缺陷引起的溶血性贫血。临床特点为程度不一的溶血性贫血和脾肿大，外周血中可以见到许多小球形红细胞，红细胞渗透脆性增高，脾切除后能够显著改善症状。

HS可见于任何年龄，男女均可发病，在大多数患者家族中HS呈常染色体显性遗传，但约有20%左右无家族史，可能与基因突变有关。

HS的诊断需具备溶血性贫血的临床表现和遗传特点。近些年来既可用SDS聚丙烯酰胺凝胶电泳进行红细胞膜蛋白分析，又可采用放射免疫法或ELISA直接测定每个红细胞膜蛋白的含量，诊断并不困难。有些学者提出，用流式细胞仪检测经染料标记的红细胞荧光强度，可以反映红细胞膜蛋白的缺陷，该方法可以作为一线筛选试验。HS需与自身免疫性溶血性贫血（AIHA）相鉴别。AIHA抗人球蛋白试验（Coomb's）多数阳性（+），肾上腺皮质激素治疗有效，无家族史有助于鉴别，必要时可做红细胞膜蛋白分析。

4. 冷抗体型自身免疫溶血性贫血

冷抗体型自身免疫溶血性贫血是抗自身红细胞抗体引起红细胞寿命缩短导致的以血管内溶血为主的溶血性贫血。冷抗体主要是IgM，20℃时最活跃。主要有冷凝集素综合征和阵发性冷性血红蛋白尿。

（1）冷凝集素综合征：常继发于支原体肺炎及传染性单核细胞增多症。遇冷后冷凝集素性IgM可直接在血循环中发生红细胞凝集反应，导致血管内溶血。表现为：手指、足趾、鼻尖、耳廓等部位发绀，受暖后消失；伴贫血和血红蛋白尿等。血清中可以测到高滴度的冷凝集素。此病需与肢端动脉痉挛的Reynaud病相鉴别：其肢端发绀出现前先有苍白，且非寒冷时亦可出现症状，鼻尖和耳廓不发绀，冷凝集素试验阴性，抗人球蛋白阴性。另外，还应与冷球蛋白血症鉴别：该病也可引起指（趾）端发绀，与冷凝集素症相似，但冷球蛋白血症是冷球蛋白在低温时慢慢发生沉淀，血黏滞度增高，导致末梢血管阻塞。因此，引起红细胞凝集，一般无溶血，冷凝集试验阴性，抗人球蛋白（Coomb's）试验阴性有助于鉴别。

（2）阵发性冷性血红蛋白尿：患者另有一特殊冷抗体，称为D-L抗体（IgG），多继发于病毒或梅毒感染。患者遇冷可以引起血红蛋白尿，伴发热、腹痛、腰背痛、恶心、呕吐等，反复发作者可有脾大、黄疸、含铁血黄素尿等。其冷热溶血试验（D-L试验）阳性（即20℃以下时冷抗体吸附于红细胞上并激活补体，当温度达37℃时即发生溶血）。

5. **血型不合的输血反应** ABO血型不合输血主要引起急性血管内溶血性输血反应。其本质为抗原－抗体结合并激活补体系统从而导致的红细胞溶解破坏的Ⅱ型超敏反应。

（1）血型不合的供血者红细胞表面ABO血型抗原与受血者体内已有的IgM型ABO血型抗体结合形成免疫复合物后，通过经典途径直接激活补体系统，最终形成的膜攻击复合物发挥效应使红细胞迅速溶解破坏，释放出细胞内容物，导致血红蛋白血症和血红蛋白尿。

（2）在补体活化过程中产生的多种具有炎症介质作用的活化片段，如C3a和C5a等，其受体分布于多种细胞的表面，如肥大细胞、单核－巨噬细胞、嗜碱性粒细胞、中性粒细胞和血管内皮细胞等。这些活化片段具有血管活性，可引起5－羟色胺及组胺等的释放，最终可导致低血压的发生。

（3）抗原－抗体复合物激活凝血因子Ⅻ，引起缓激肽的释放从而导致血管收缩，尤其是肾脏血管的收缩。肾脏血管收缩、低血压造成肾脏血流灌注减少，导致急性肾衰竭。同时在抗原－抗体复合物激活凝血因子Ⅻ的情况下，红细胞基质内促凝物质的释放、血小板的激活以及低血压时组织缺氧释放的组织因子等，均是引起弥散性血管内凝血（DIC）的因素。

（4）补体系统激活的同时还会释放一些细胞因子如肿瘤坏死因子（TNF）、白介素（IL）、单核细胞趋化蛋白等，这些细胞因子会发挥多种生物学效应如发热、活化白细胞、促进炎症、促凝等。

ABO血型不合所致输血反应的临床表现与输血量、输入速度、抗体效价和溶血程度有关，可轻可重。轻者只有溶血的实验室证据而无临床症状，有时难与发热反应鉴别或有短暂血红蛋白尿；重则发生严重溶血反应，进展迅速，表现有寒战、高热、呼吸急促、血压下降甚至发生休克、DIC、急性肾衰竭等，处理不及时会危及生命。

一般输入10~15 ml血型不合的血即可出现相应症状，输入200 ml以上则会发生严重反应。

6. **感染所致血红蛋白尿**

（1）弥散性血管内凝血（DIC）：重症感染所致的DIC发生急性溶血的临床表现为发热、黄疸及皮肤黏膜苍白，伴有多发性出血倾向、微循环衰竭、休克、多发性微血管栓塞症状，并可有血红蛋白尿。实验室检查可出现：①血小板持续下降；②纤维蛋白原持续降低；③3P（＋）；④FDP升高；⑤D－二聚体增多；凝血酶原时间（PT）缩短或延长＞3秒；⑥部分凝血活酶时间（APTT）缩短或延长＞10秒。其原因为：①微血管中微血栓形成时纤维蛋白呈条索状沉积而使管腔变窄。红细胞通过困难，易受损伤；②DIC时形成凝血酶等物质可使血管收缩甚至痉挛，使管腔进一步狭窄；③DIC时组织缺氧及酸中毒使红细胞脆性增加，极易被破坏。

（2）原虫感染的恶性疟疾——黑尿热：我国南方多见，主要表现为寒战、高热、腹痛、呕吐等，肝迅速肿大、压痛、红细胞、血红蛋白迅速下降伴溶血性黄疸，重者可致急性肾衰竭。诊断依据除尿呈红色、茶色、黑色外，主要根据季节区域、有无疟疾患者接触史、输血史等；此外，发冷、发热期血涂片查找疟原虫也是确诊的主要手段。

7. **药物、化学制剂所致血红蛋白尿** 本身具有氧化作用的化学物质所致的溶血性贫血 如磺胺、呋喃西林、脂肪酸、芳香族化合物（苯、奈、酚、苯肼、苯胺、硝基苯等）是通过自身的氧化作用或通过产生氧自由基或过氧化物的活性氧导致溶血。当这些氧化剂摄入量较大或因肾功能不全等原因使其血浓度过高，细胞内产生的氧自由基或过氧化物量大，难以被细胞内的谷胱甘肽等还原系统及时、完全地清除，致使血红蛋白变性、红细胞膜损伤、导致溶血。

8. **动、植物因素引起血红蛋白尿** 蛇毒在体外即可引起溶血，蛇毒中含有的磷脂酰胆碱酶导致溶血。毒蛇咬伤后发生的溶血性贫血发生率并不高，国内报道发生溶血的分别为眼镜蛇、蝮蛇等咬伤后。一些植物也可引起溶血性贫血。如蓖麻豆及某些含有能引起溶血的毒素，这些毒素进入血循环中可导致溶血。毒蕈中毒亦可致溶血性贫血。大面积烧伤（达15%以上的Ⅱ度、Ⅲ度烧伤）即可发生溶血性贫血，热损伤可直接破坏红细胞。红细胞在体外加热到一定温度时出现不可逆的形态、功能改变并出现碎片，球形红细胞变形能力差，这与骨架蛋白如收缩蛋白热变形有关。另外，烧伤患者血浆脂质变化可能亦与溶血有关。

9. 心内直视手术后血红蛋白尿 体外循环心内直视手术后产生血红蛋白尿是一个较为复杂的问题，是体外循环各种因素对血液损伤的综合结果。

（1）转机时间为影响血液破坏程度的主要因素之一。体外循环时间越长，对红细胞的机械损伤越严重。

（2）负压吸收对血液的破坏。红细胞外形为双凹圆盘状，抗正压能力为3个大气压，而抗负压能力仅为1/3个大气压。体外循环中左、右心吸引均为负压，吸收流量大时负压大，红细胞被破坏加大，尤其是吸引头被心内膜或其他组织堵塞时，泵管变瘪，在强大负压下血液在管道内往返摔打更增加了破坏。

（3）主动脉插管内径的大小，插管位置是否正常，泵管压的松紧度，泵管内是否有异物存在等对产生红细胞的破坏有明显的影响。

（4）气血接触对红细胞的损伤。鼓泡肺氧合器氧气泡的形成和破灭产生的压力变化造成血液破坏。

（5）组织材料表面的相容性。相容性越低则溶血越严重。宿主自身的完整内皮是具有完全生物相容性的表面，当血液与破损异种内皮或人工材料接触后可引起一定程度的防御系统激活。

（6）其他因素：①血液在保存中红血球平均每日损坏1%，储存2~3周后游离血红蛋白可达500 mg/L。②有些手术术野出血较多，手术操作及负压吸引等造成红细胞伤害，使回收血中出现游离血红蛋白，达到一定浓度即可出现血红蛋白尿。③过滤器滤网堵塞可发生灌注压升高而致红细胞损伤破坏。

10. 行军性血红蛋白尿 行军性血红蛋白尿是一种很少见的、暂时性血管内溶血。一般没有全身症状，但可有腹痛、腰酸背痛、大腿酸痛、足底发热等轻微症状，偶尔有恶心、呕吐。由于溶血时间很短，一般很少发生贫血。即使在血红蛋白尿发作时，红细胞的形态仍属正常。

行军性血红蛋白尿主要发生于直立姿势的多种活动，如长途行军、正步训练、长距离跑步、竞走、在硬地面上打球、空手道比赛、连续击打沙袋或手鼓京剧武生演员连续小翻等。

发生溶血的原因与鞋底硬、脚步重、行程长、路面硬、足底温度太高等因素有关。由于足底表面毛细血管内的红细胞在行走时受到长时间强烈的撞击和挤压而发生破碎所致。红细胞破坏到一定程度，循环血液中的游离血红蛋白浓度超过肾脏调控血液中游离血红蛋白浓度的阈值时，游离血红蛋白就会从肾脏中排出，形成血红蛋白尿。

患者大多是健康的男性成年人，不少是士兵或运动员，多在长距离走路、行军或赛跑后发生血红蛋白尿，休息6~12小时后，尿液便正常。

【诊断思路】

（1）首先要判断是不是血红蛋白尿靠肉眼观察和实验室相关检查确定。

（2）如果是血红蛋白尿，就进一步寻找血管内溶血的证据。

（3）查找病因，确定血红蛋白尿的类型。根据相应实验检查做出诊断，选择恰当的治疗。

【症状紧急状态的处理】

（1）严重血红蛋白尿导致贫血者可输血作为对症治疗；但在阵发性睡眠性血红蛋白尿症患者中，输血也可诱发溶血，需谨慎。

（2）冷抗体型自身免疫性溶血性贫血可因输血（内有补体）导致溶血加速，若必须输血应输洗涤红细胞悬液（无条件者至少应用去血浆的红细胞）。

（3）肾上腺皮质激素的应用，可减少或减轻血红蛋白尿的发作，有适应证的病例，可以早期应用。

（4）一般对症治疗应补充体液以维持足够的尿量，对严重的血红蛋白尿，可应用碳酸氢钠使尿液保持碱性，注意电解质的平衡。

（李亚荣）

第七节　肌红蛋白尿

【定义】

正常人尿液中肌红蛋白含量为1.5mg/L以下，正常尿中阴性，定量测定值小于4mg/L。肌红蛋白尿是一临床综合征，由各种不同原因引起的急性肌肉组织破坏，造成横纹肌溶解症而致肌红蛋白自尿中排出，可伴有肌痛、肌肉肿胀、肌无力、棕色尿及血清肌酶升高等变化，严重者出现急性肾功能衰竭。

【发生机制】

1. **创伤性的肌红蛋白尿机制**　肌肉组织（主要为骨骼肌）受机械损伤致严重挫伤甚至坏死，肌肉组织结构破坏后，肌红蛋白释放进入血液循环。

2. **非创伤性的肌红蛋白尿机制**　因多种因素所致，机制错综复杂，至今尚未完全明了。一般概括为两类，即缺血性、中毒性。

【分类】

1. **遗传性疾病**　见于酶缺陷引起的代谢障碍：①McArdle综合征（肌磷酸化酶缺乏性糖原贮积病）；②卡尼汀棕榈酰基转移酶的缺陷，致长链脂肪酸氧化障碍，产生脂质沉积性肌病。

2. **手术麻醉后的恶性高热。**

3. **肌肉急性破坏**　见于肌肉挤压伤、高压电击伤、烧伤、冻伤。

4. **肌肉过度剧烈活动**　如超强体能训练、长跑、举重及在炎热潮湿的环境中进行高强体力劳动、蹲跳综合征、前胫骨综合征、抽搐、癫痫发作等。

5. **代谢性疾病**

（1）糖尿病酮症酸中毒：是糖尿病的一种急性并发症。是血糖急剧升高引起的胰岛素的严重不足激发的酸中毒。

（2）高血糖非酮症高渗昏迷：2型糖尿病的并发症，死亡率超过50%。往往发生在症状性高血糖持续一段时间之后，液体摄入不足以阻止高血糖诱导的渗透性利尿引起的严重脱水。

（3）低钾血症：通常以血清钾<3.5mmol/L时称低钾血症。

（4）高钠血症：指血钠过高（通常为>145mmol/L）并伴血渗透压过高的情况。

（5）毒蛇咬伤：毒蛇咬伤引起的中毒类疾病。

6. **感染**　包括病毒与细菌感染。

（1）病毒：流感病毒、单纯疱疹病毒、Epstein-Barr病毒、柯萨奇病毒、艾滋病病毒。

（2）细菌：军团菌、土拉伦斯杆菌、葡萄球菌、伤寒杆菌、破伤风杆菌、大肠埃希菌。

7. **酒精中毒。**

8. **毒物和药物**　甲苯、一氧化碳中毒；吗啡、依米丁、巴比妥类药物、他汀类药物、两性霉素B、硫唑嘌呤等。

9. **缺血性疾病**　急性心肌梗死、动脉阻塞。

10. **进行性肌肉疾病活动期**　皮肌炎、多发性肌炎、系统性红斑狼疮等。

【 鉴别诊断 】

1. **血尿**　外观如洗肉水或血样，放置或离心后红细胞沉于管底而上清红色呈阳性反应的，则称为显微镜血尿或镜下血尿。

2. **血红蛋白尿**　是指尿中游离的血红蛋白超过0.3mg/L，经尿隐血实验检查为阳性。常由于大量的红细胞被破坏，血红蛋白释放入血，并超过了肝脏的结合能力和肾脏的重吸收能力，而随尿液排出体外。外观清亮而不浑浊，放置后管底无红细胞沉淀。镜检尿渣没有或极少红细胞，联苯胺试验阳性反应。

3. **卟啉尿**　显深琥珀或葡萄酒色。镜检尿渣无红细胞。联苯胺试验呈阴性反应。尿液原样或经乙醚提取后，在紫外线照射下发红色荧光。确证应通过化学检验，测定卟啉衍生物的组分及其含量。

4. **药物红尿**　见于肌肉注射红色素或内服硫化二苯胺、山道年、大黄之后的碱性尿液。镜检尿渣无红细胞。联苯胺试验呈阴性反应。紫外线照射不发红色荧光，但尿样酸化后红色即行消退。

【 诊断思路 】

1. **确认是肌红蛋白尿**　急性起病的肌痛、肌无力、肿胀，排出棕红色尿液，血清CPK和肌红蛋白升高，尿中检出肌红蛋白，即可诊断为肌红蛋白尿。

2. **明确病因诊断**　详细收集病史、进行体格检查和相关的实验室检查，必要时进行肌肉活检以明确病因诊断。

【 治疗原则 】

（1）卧床休息。

（2）大量补充液体。

（3）碱化尿液。

（4）注意维持呼吸、循环功能，及时纠正水、电解质功能紊乱。

（5）伴急性肾衰竭时，尽早进行血液净化治疗。

（6）避免使用肾毒性药物。

（孙广东）

第34章 白细胞增多

【定义】

白细胞增多是指外周血中白细胞总数或某一类型的白细胞绝对数超过正常数值。单以白细胞总数增多作为异常指标的临床意义不大，必须明确系何种白细胞增多才具有协助疾病诊断的价值。各种白细胞增多中，以中性粒细胞增多最为常见，中性粒细胞增多是指年龄大于1个月的儿童和成人外周血中性杆状核粒细胞和分叶核粒细胞计数大于7.5×10^9/L和小于1个月的婴儿大于26×10^9/L。成人外周血白细胞参考值范围是（4~10）$\times 10^9$/L。分类计数：中性杆状核粒细胞占（1~5）%，中性分叶核粒细胞占（50~70）%，嗜酸粒细胞占（0.5~5）%，嗜碱粒细胞占（0~1）%，淋巴细胞占（20~40）%，单核细胞占（3~8）%。

【分类】

一、中性粒细胞增多

（1）感染：多种局部或全身的急、慢性感染如细菌感染尤其是球菌中的金黄色葡萄球菌、溶血性链球菌、肺炎双球菌、淋球菌、脑膜炎双球菌等所致者；杆菌感染中的大肠埃希菌、结核杆菌、白喉杆菌、铜绿假单胞菌等也是引起中性粒细胞增多的主要原因。病毒、真菌和寄生虫感染引起中性粒细胞增多远比细菌感染少见。隐袭性起病和引起脾大的细菌感染，如伤寒和布鲁杆菌感染常无中性粒细胞增多。中性粒细胞增多程度常与感染程度成正比，有化脓现象则增多更为明显，甚至会引起类白血病反应，其白细胞总数可达50×10^9/L，部分患者会出现幼稚细胞（以中晚幼粒细胞多见）。

（2）理化因素：化学品（铅、汞、砷、苯及其微生物中毒）、药物（肾上腺皮质激素、集落刺激因子、肾上腺素）、物理损伤（冷、热、运动、抽搐、烧伤、创伤、电休克、中暑等）。

（3）肿瘤：胰腺癌、胃癌、肺癌、肾癌、乳腺癌、黑色素瘤、恶性淋巴瘤等可有中性粒细胞增多。

（4）恶性血液系统疾病：骨髓增殖性疾病（慢性粒细胞白血病、特发性血小板增多症、真性红细胞增多症、骨髓纤维化）、急性粒细胞白血病、骨髓增生异常综合征都有不同程度的中性粒细胞增多，并因各自疾病性质的不同而出现不同阶段的幼稚细胞增多或病态造血。

（5）非恶性血液病：急性溶血性贫血、输血反应、脾切除术后、骨髓功能衰竭恢复期等。

（6）风湿病和免疫相关性疾病：类风湿关节炎、急性风湿热、血管炎、肌炎、结肠炎、胰腺炎、甲状腺炎、溃疡性结肠炎、过敏反应、Sweet综合征等。

（7）内分泌代谢紊乱性疾病：子痫、妊娠、甲状腺功能亢进症、甲状腺危象、尿毒症、肾上腺皮质功能亢进症、糖尿病酸中毒等。

（8）其他：痛风、组织坏死、心肌梗死、妊娠、剥脱性皮炎、严重缺氧、急性失血、慢性特发性中性粒细胞增多症。

二、嗜酸性粒细胞增加

（1）感染性疾病。

（2）寄生虫感染：如血吸虫病、肺吸虫病等。

（3）非寄生虫感染：球孢子菌病、婴儿衣原体肺炎等。

（4）变态反应性疾病：哮喘、荨麻疹、过敏性紫癜、药物过敏等。

（5）血液系统疾病：霍奇金、恶性贫血、CML、嗜酸性粒细胞增多症、脾切除术后。

（6）消化系统疾病：嗜酸细胞性胃肠炎、过敏性胃肠炎、溃疡性结肠炎等。

（7）过敏性肺炎，过敏性支气管肺曲霉菌病、肺嗜酸细胞增多症等。

（8）结缔组织病：类风湿关节炎、结节性动脉炎。

（9）皮肤病：皮炎、皮疹、牛皮癣等。

（10）细胞因子治疗反应：白细胞介素–2（IL–2）、集落细胞刺激因子（GM–CSF）等。

（11）其他：慢性活动性肝炎、慢性透析、急性胰腺炎、Addison病、垂体功能减退等。

三、嗜碱性粒细胞增多症

较少见，除嗜碱性粒细胞性病白血病时明显增多并可见幼稚嗜碱性粒细胞外，其他病因导致的多为轻、中度增多。

（1）过敏性疾病：过敏性鼻炎，过敏性哮喘，药物、食物及吸入性肺炎，红斑，荨麻疹。

（2）肿瘤性疾患：骨髓增殖性疾病（包括慢性粒细胞白血病，真性红细胞增多症，骨髓纤维化及原发性红细胞增多症），骨髓增生异常综合征，急性髓系白血病，急性嗜碱粒细胞白血病，恶性实体瘤。

（3）自身免疫性疾病：溃疡性结肠炎，类风湿关节炎。

（4）内分泌疾病：糖尿病，甲状腺功能低下症。

（5）感染性疾病：水痘，流感，天花，结核病。

（6）其他：铁缺乏症。

四、淋巴细胞增多

（1）引起淋巴细胞显著增多，常超过 $15 \times 10^9/L$ 的疾病有：传染性单核细胞增多、百日咳、急性传染性淋巴细胞增多症、急性淋巴细胞白血病、慢性淋巴细胞白血病。

（2）引起淋巴细胞轻、中度增多的疾病有以下几种。

①感染性疾病：病毒感染、布氏杆菌病；

②结核病、伤寒、梅毒；

③肿瘤：霍奇金病，急、慢性淋巴细胞白血病（早期），骨髓纤维化；

④其他：甲状腺功能亢进、自身免疫性疾病、传染病慢性期、过敏反应等。

五、单核细胞增多

（1）急性感染性疾病恢复期：此时白细胞总数及中性粒细胞下降，单核细胞可以增加。

（2）慢性感染性疾病：结核、布氏杆菌病、亚急性细菌性心内膜炎、伤寒等。

（3）寄生虫感染恢复期：如黑热病、疟疾等。

【发生机制】

1. **骨髓中性粒细胞过度增生与释放**　中性粒细胞源自骨髓多能造血干细胞，正常情况下，从祖细胞发育至成熟粒细胞的发育过程可以分为几个阶段或称为"池"。在骨髓内，包括增殖池

（含原始、早幼和中幼粒细胞）、成熟池（含已趋成熟而无增殖能力的晚幼及杆状核粒细胞）及储存池（含部分杆状核和全部分叶核粒细胞）。储存池的粒细胞一般仅约5%释放入外周血。外周血的成熟粒细胞约半数存在于血循环中，构成循环池。其余则附着于微血管内壁，构成边缘池。循环池和边缘池在数量上保持平衡并可以互换。另外，血液中少数粒细胞可以进入肺，口腔，胃，肠道，肝和脾等组织内，最终被吞噬细胞清除或经黏膜排除。粒细胞的生成与丧失维持着动态平衡，以使外周血粒细胞数基本稳定。一旦有某些病因促使粒细胞增多与成熟，贮存与释放，或促使由边缘池向循环池转移时，即可使外周血粒细胞增多：①急性感染、创伤、应激状态、急性中毒和组织坏死等，使粒细胞进入病变组织增多，可刺激贮存池内的粒细胞释放入血。处于应急状态的机体分泌肾上腺素增加，也加速骨髓粒细胞的释放。②上述因素和剧烈运动，还可以使边缘池中的粒细胞转移到循环池，引起粒细胞计数的暂时增加。③急性与慢性感染或其他炎症过程，肿瘤及骨髓增生性疾病等，可使巨噬细胞产生 $\mu-1$ 和肿瘤坏死因子，并活化T淋巴细胞，刺激基质细胞产生大量GM-CSF和G-CSF，促进粒细胞的增殖、分化和成熟，扩大了增殖池和贮存池，因而释入外周血液的粒细胞增加。④急性与慢性粒细胞白血病时，由于粒系恶性增生而致异常粒细胞增多。

2. **骨髓外造血可致粒细胞增多** 骨髓纤维化时，骨髓内纤维母细胞大量增生，胶原纤维沉淀，影响骨髓正常造血，致使肝、脾和淋巴组织替代性地恢复胎儿时期原有的造血功能。但由于髓外造血缺乏释放调节机制，因而在外周血成熟粒细胞轻度增多的同时，还可见到幼粒和幼红细胞。严重溶血时，因骨髓造血不足以代偿红细胞的过度破坏，也可以引起骨髓外造血。

3. **免疫反应致淋巴细胞或浆细胞增多** 机体受抗原刺激，免疫活性细胞被白介素-2（IL-2）及白介素-3（IL-3），以及B淋巴细胞刺激因子激活，促使T或B淋巴细胞增殖、分化。因而于免疫性疾病，病毒感染或器官移植的排斥反应时，外周血的淋巴细胞或浆细胞增多。

4. **过敏反应可见嗜碱性粒细胞增多** 嗜碱性粒细胞胞质内的颗粒富含组胺和慢反应物质，参与即刻过敏反应，并在细胞介导的过敏反应中也有一定作用。一旦与某些致敏原接触，嗜碱性粒细胞通过脱颗粒，可以见释放大量组胺，使机体发生即刻过敏反应。故在支气管哮喘、荨麻疹、过敏性鼻炎，或对某些药物、食物产生过敏反应时，可见外周血嗜碱性粒细胞增多。

5. **某些感染可致单核细胞增多** 骨髓中的单核系祖细胞经原始单核细胞、幼稚单核细胞发育成为成熟单核细胞。单核巨噬细胞有抗微生物作用，特别是对细胞内病原体，如分支杆菌、布氏杆菌、沙门菌、隐球菌、疟原虫等有吞噬、杀灭作用，还可清除破损细胞，并参与组织修复。在活动性结核病、亚急性感染性心内膜炎，多种急性感染的恢复期等，由于严重感染及抗原刺激，可以促使未成熟单核细胞和巨核细胞的分裂、增殖，因而临床上常见到单核细胞增多。

6. **白细胞恶性增生所致的白细胞增多** 多种类型的急性白血病，由于其白血病细胞的增殖不受正常造血机制的调控，致使其在造血器官内过度增殖并大量释放入血。加之该类细胞的分化成熟障碍，造成其在血液中滞留过久，可引起外周血白细胞增多并见幼稚细胞。

7. **骨髓增生性疾病和骨髓转移癌致白细胞增多** 真性红细胞增多症和原发性血小板增多症等，属于原因未明的克隆性骨髓增生性疾病。除分别有红细胞或血小板显著增多外，常同时伴有中性粒细胞等白细胞增多。部分病例还可见异常染色体核型，故又认为是多能干细胞性疾病。骨髓转移瘤时，骨髓的癌细胞浸润可将正常血细胞排挤入血，致外周血白细胞增多，甚至可见幼稚细胞。

【临床表现】

中性粒细胞增多症无特异性临床表现。中性粒细胞增多可暂时性阻塞毛细血管，减少局部血流量而引起局部缺血，如引起心肌的再灌注损伤和梗死等。嗜酸、嗜碱粒细胞，淋巴细胞，单核细胞增多亦无特征性临床表现，主要以原发病的临床表现为主。

【常见临床类型】

一、中性粒细胞增多

1. 生理性增多　在剧烈运动、高度紧张、过度激动等生理情况下，神经内分泌因素促使细胞重新分布，其中主要为神经递质单胺类的肾上腺素等分泌过多，促使边缘池白细胞向循环池转移，粒细胞进入组织也减少，致使外周血中中性粒细胞增多。生理因素所致中性粒细胞增多，常有诱发因素可寻而缺乏感染等病理原因，并且往往是暂时的一过性增高，程度也较轻。

2. 药源性增多　某些药物，如抗感染类（青霉素类、呋喃类等）、抗寄生虫类（枸橼酸哌吡嗪等）、抗精神病药（氯氮平、碳酸锂等）、儿茶酚胺类（肾上腺类、去甲肾上腺类等）和肾上腺皮质激素等，均可能引起中性粒细胞及白细胞总数增多，其所以增多，或由于变态反应，或促进了粒细胞的成熟与释放。粒细胞增多，一般无细胞形态改变，停药后白细胞数可以恢复正常。

3. 感染性增多　感染性疾病时，白细胞增多主要是由于贮存池甚或成熟池内的中性粒细胞加快释放入血，以适应抗感染所需。除中性粒细胞和白细胞总数增多外，常伴有中性粒细胞的核左移，并可有中毒颗粒、空泡性改变。感染的病原体可以为细菌、病毒、真菌、钩端螺旋体、立克次体、衣原体、支原体和寄生虫。具体的感染病种可以根据临床表现及其他辅助检查加以落实。

4. 非感染性疾病　此类中性粒细胞增多存在明确肺感染诱因，一旦该因素去除，血常规可恢复正常。

（1）严重组织损伤、出血、坏死、溶血：如大面积创伤、烧伤、急性心肌梗死、肺梗死、重症肝炎、出血坏死性胰腺炎、异位妊娠破裂、空腔脏器穿孔、消化道大出血、肝脾破裂、颅内出血、急性溶血等。

（2）各种中毒：如各类毒物或药物中毒及代谢产物体内蓄积中毒（如严重酸中毒、尿毒症、妊娠高血压和痛风等）。

（3）内环境紊乱：如严重脱水和低血糖反应等。单纯因此所致中性粒细胞增多，紊乱纠正后血常规迅速恢复正常。

（4）自身免疫性疾病：风湿性及结缔组织病、变态反应性疾病、青霉素过敏、器官移植排斥反应等。

5. 白血病及其他恶性血液病　急、慢性粒细胞性白血病时的中性粒细胞增多常伴有形态异常和幼稚细胞出现。晚期肝瘤除继发感染外，尚可有组织坏死、中性粒细胞增多、核左移、中毒颗粒及空泡变化。骨髓转移癌可因为造血组织占位性病变致外周血出现幼稚细胞。白血病的中性粒细胞增多应与可由多种原因引起的类白血病反应相鉴别（表34-1）。

表34-1　类白血病反应与白血病的鉴别

	类白血病反应	白血病
病史	多有原发病表现（感染、中毒、肿瘤等）	无
贫血	多无或轻微	多有，晚期更明显
出血	常无	多有
白细胞数	一般轻、中度增高	常增高显著
外周血幼稚细胞	较少，多为较晚期幼稚细胞	多
粒细胞毒性改变	常有	多无
骨髓象	有核细胞增多，核左移，红系、巨核系无受抑	极度增生，原始及（或）幼稚细胞占优势
血小板	一般不减少	急、慢性者晚期均减少

续表

	类白血病反应	白血病
NAP	明显增高	不增高或减低（急淋可以增高）
预后	多较好（因原发病而异）	差

6. 中性粒细胞增多的其他疾病

（1）Sweet 综合征（急性发热性中性粒细胞皮肤病）：颜面、颈部及四肢可见不对称的暗红色痛性红斑，隆起、质硬、有触痛，伴发热、乏力、关节酸痛。外周血白细胞增高至（15~20）× 10^9/L，中性粒细胞可占 80%~90%，应注意与急性粒细胞白血病相鉴别。本病约有 10% 发展为白血病。

（2）Down 综合征：又称先天愚型或 21 三体综合征，属常染色体畸变，是小儿染色体病中最常见的一种，患者白细胞计数正常，中性粒细胞相对增多，分叶少且呈核左移。新生儿在感染时易出现类白血病反应，常在 1~2 年后出现真正的白血病。

（3）良性特发性中性粒细胞增多：可见于各年龄组，仅少数病例有乏力、头晕。外周血白细胞轻、中度增高，以中性粒细胞为主，无异常形态和毒性改变，骨髓可能见到粒细胞系统增生。病程长但无明确病因可寻，也不转为白血病。应与有家族史的遗传性中性粒细胞增多症相鉴别。

（4）遗传性中性粒细胞增多：遗传性中性粒细胞增多症是一种少见的常染色体显性遗传性疾病，其粒细胞绝对值计数为（14~164）× 10^9/L。患者肝、脾肿大，碱性磷酸酶增高，有 Gaucher 样组织细胞。中性粒细胞有移动缺陷如肌动蛋白功能异常或表面糖蛋白缺乏。影响中性粒细胞黏附于血管内皮的功能时，均可有循环血液中中性粒细胞增多。本病无特殊临床表现，无须治疗。

二、嗜酸性粒细胞增多

1. 特发性嗜酸性粒细胞增多综合征　又称高嗜酸粒细胞综合征（HES），是一种原因不明，外周血嗜酸性粒细胞增多，多种脏器受累，预后较差的综合征。HES 患者外周血白细胞计数多为（10~30）× 10^9/L，经常低于 25 × 10^9/L，部分可高达 50 × 10^9/L，骨髓象示嗜酸性粒细胞增生伴核左移。本病预后差，平均生存期仅为 9 个月左右，3 年存活率为 12% 左右。

2. 克隆性嗜酸性粒细胞增多症　主要包括急性嗜酸粒细胞白血病、慢性嗜酸粒细胞白血病、慢性粒细胞白血病、真性红细胞增多症、原发性血细胞增多症、急性髓细胞白血病 M_2 型、M_4EO 型、骨髓增生异常综合征（MDS）、T 淋巴细胞淋巴瘤、急性淋巴细胞白血病等，这组疾病均为血液系统恶性疾病，主要靠细胞形态学、免疫学、细胞遗传学和分子遗传学分型来诊断。

3. 寄生虫病　是嗜酸粒细胞增多最常见的原因，常引起中至重度的嗜酸粒细胞增多。本病的诊断注意以下几点：① 原因不明的嗜酸粒细胞增多，伴哮喘发作、移位性肺炎、肝肿大等，应考虑蛔虫蚴移行症的可能；② 皮下结节或包块可能为肺吸虫的突出征象；③ 疫区生活史；④ 皮内试验和补体结合实验阳性，以上几点有助于本病的诊断。

4. 变态反应性疾病　包括枯草热、支气管哮喘、过敏性肺炎、血管神经性水肿、荨麻疹、血清病、变态反应性血管炎等为引起嗜酸粒细胞增多的常见原因。在这些疾病中嗜酸性粒细胞呈轻至重度增多，一般为（0.6~2.0）× 10^9/L，患者的痰、鼻黏膜的黏液中可见夏科–莱登晶体（是由大量的嗜酸性细胞脱颗粒结晶形成的一种嗜酸性的、双锥体晶体），有助于诊断。

5. 肺嗜酸粒细胞浸润症　这是一组并不少见的疾病，其发生机制常与异常的免疫反应有关，但病因尚不明确。临床特点是咳嗽、胸闷、气急。外周血中嗜酸粒细胞增多。X 线检查肺部有斑片云雾状的散在或游走性浸润灶和肺组织活检示嗜酸粒细胞增多为其诊断要点。

6. **其他**　胃肠道疾病、皮肤病、结缔组织病也会伴有一定程度的嗜酸粒细胞增多，诊断及治疗均以原发病为主。另外，慢性活动性肝炎患者有1/3可伴有嗜酸粒细胞增多。长期血液透析患者可初选原因不明的外周血和骨髓中嗜酸粒细胞增多。慢性肾上腺皮质功能减退、脑垂体功能减退症常出现嗜酸粒细胞增多。一些使用细胞因子治疗如IL-2、LAK细胞、DM-CSF后亦可引起嗜酸粒细胞增多，临床上应注意鉴别。

三、嗜碱性粒细胞增多

嗜碱性粒细胞为骨髓粒系定向干细胞分化成熟而来，正常人血片中通常见不到，一般在外周血中占白细胞总数的1%（0.1×10^9/L）以下。

1. **过敏性疾病**　其特点为有过敏史或过敏反应等临床表现，嗜碱性粒细胞数量增多，但形态正常。

2. **慢性粒细胞白血病**　以外周血中性粒细胞增多为主，嗜酸性和嗜碱性粒细胞增多。慢性粒细胞白血病急变时嗜碱性粒细胞增多较慢性期更明显，外周血和骨髓中嗜碱性粒细胞可占白细胞总数的20%。

3. **嗜碱性粒细胞白血病**　嗜碱性粒细胞白血病的嗜碱性粒细胞可占白细胞总数的三分之一以上，甚至超过60%，且骨髓中可见原始粒细胞与嗜碱性早幼粒细胞。嗜碱性粒细胞与早幼粒细胞白血病细胞的颗粒有时难以区别。前者用甲苯胺蓝或闪光蓝染色呈强阳性反应，可资鉴别。

四、淋巴细胞增多

成人外周血的淋巴细胞正常值为20%~40%，绝对值为（1.5~4.0）$\times 10^9$/L。其数目轻、中度增多见于病毒感染、结核病等过敏反应及自身免疫疾病、恶性肿瘤和肾上腺功能不全等病理情况。淋巴细胞显著增多伴有形态异常，则需考虑急性传染性淋巴细胞增多症，急性单核传染性单核细胞增多以及急、慢性淋巴细胞白血病，见表34-2。淋巴肉瘤细胞白血病则发生于淋巴瘤的基础之上，结合活体组织检查不难诊断。

表34-2　引起淋巴细胞增多的常见临床类型鉴别

	急性传染性单核细胞增多症	急性传染性淋巴细胞增多症	急性淋巴细胞白血病	慢性淋巴细胞白血病
年龄	婴幼儿及儿童多见	儿童及青年多见	儿童、青年多见	老年多见
流行病史	有	常散发	无	无
发热	常有	常持续1~3周	常有	常无
其他症状	上呼吸道、消化道症状多见	咽峡炎、肺炎、黄疸多见	贫血、出血较明显	晚期贫血，出血明显
淋巴结肿大	无或轻度	全身性、预后较明显	全身性，较明显	全身性，较明显
脾肿大	少见，轻度	半数有，轻度	轻或中度	常较明显
淋巴细胞	多为成熟小淋巴细胞	较多（>20%）异常淋巴细胞	以原始淋巴细胞为主	多为成熟淋巴，伴有幼稚淋巴
红细胞、血小板	正常	一般正常，可轻度较少	明显减少	晚期减少
骨髓象	成熟淋巴细胞增多，红系、粒系、巨核系正常	可见少量异形淋巴细胞，其他大致正常	大量原始淋巴细胞，其他系统受抑	成熟淋巴细胞明显增多，其他系统受抑
嗜异性凝集试验	阴性	阳性	阴性	阴性
预后	好	一般良好	差	差

五、浆细胞增多

浆细胞是骨髓依赖性B淋巴细胞的受体在抗原刺激后经增殖、成熟而形成的具有分泌免疫球蛋白能力的终末细胞。正常外周血中不能见到浆细胞。在正常骨髓穿刺标本中浆细胞占有核细胞的平均比例不超过2%；但在受抗原刺激后，外周血中则可见到不同数量的浆细胞。另外，浆细胞的恶性增生也可致外周血浆细胞或浆细胞样恶性细胞增多，主要为多发性骨髓瘤和浆细胞白血病。多发性骨髓瘤可有典型的多发性穿凿性骨损伤X线征象，尤以头颅、骨盆和肋骨最常见。血浆球蛋白增高，白蛋白和球蛋白比例倒置，免疫球蛋白异常，可有红细胞凝集，尿中本周蛋白阳性等，骨髓象可见骨髓瘤细胞，结合临床表现可资与少见浆细胞白血病鉴别。

六、单核细胞增多

正常人外周血单核细胞约占白细胞的3%~8%。单核细胞增多常见于慢性感染性疾病如结核、布氏杆菌病、亚急性感染性心内膜炎，伤寒及斑疹伤寒等细菌感染，疟疾、黑热病，以及急性感染的恢复期，且可有幼稚单核细胞出现，即伴随有单核细胞型类白血病反应。与急性单核细胞白血病的不同之处在于后者常伴有明显贫血、出血，外周血及骨髓中原始单核细胞增高达30%以上，红系、粒系受抑，抗结核治疗无效。单核细胞白血病和淋巴网状细胞瘤时，单核细胞显著增多，且有形态异常或幼稚单核细胞出现。急性单核细胞白血病的原始、幼稚单核细胞在形态上与急性早幼粒细胞白血病的早幼粒细胞相似，其鉴别主要依据非特异性酯酶染色和氟化钠抑制试验，或作特异性酯酶氯醋酸AS-D萘酚酯酶染色。急性单核细胞白血病的单核细胞非特异性酯酶染色呈强阳性反应，酶活性能被氟化钠抑制。氯醋酸AS-D萘酚染色呈阴性反应。而急性早有粒细胞白血病的粒细胞非特异性酯酶染色呈阳性或弱阳性反应，不被氟化钠抑制，氯醋酸AS-D萘酚染色呈强阳性反应。

【诊断思路】

引起白细胞增多的疾病众多，首先要根据本病史，确定是哪种病因后再确定白细胞种类，采取相应的检查手段，以明确诊断并进行恰当的治疗。

1. **感染性白细胞增多**　患者常有发热，部分有畏寒、寒战。化脓性细菌性感染时，NAP活性及积分值均显著升高，常见感染性疾病有化脓性扁桃体炎、化脓性中耳炎、化脓性脑膜炎、肺炎、胆囊炎、肝脓肿、肾盂肾炎、败血症及皮肤软组织感染等。通过体格检查、脑脊液检查、X线胸片、痰培养、肝胆B超检查、尿常规及尿培养、血培养可明确诊断，对部分患者可作出病原学诊断。

2. **组织损伤及坏死**　外伤、手术创伤、大面积烧伤诊断不难。急性心肌梗死根据心电图典型改变及心肌酶谱异常可作出定性和定位诊断。

3. **急性溶血**　参照本书相关章节。

4. **急性失血**　外出血（如上消化道大出血）诊断不难。内出血，如肝脾破裂、输卵管妊娠破裂，早期诊断困难，可根据外伤史、停经史、血压改变，必要时通过腹腔穿刺及后穹窿穿刺加以确诊。

5. **急性中毒**　药物中毒有服药史，必要时进行尿液毒物鉴定可明确诊断；毒蕈和有机磷中毒，常有食用野蘑菇或服毒史。有机磷农药中毒者，临床上有毒蕈碱和烟碱样症状，血清胆碱酯酶活力降低有助诊断，尿毒症酸中毒及糖尿病酮症酸中毒根据肾功能、血糖、血酮体测定及血气分析等，诊断并无困难。

6. **恶性肿瘤**　肿瘤标志物对恶性肿瘤的诊断有一定的提示作用，病理诊断仍是其确诊的金标准。对于血液系统恶性疾病的诊断则以MICM为主。

【治疗原则】

主要是针对引起白细胞增多的原发疾病进行治疗：①细菌性感染选择敏感抗菌药物，病毒感染主要是对症治疗，早期可加用抗病毒药物；②溶血处理参考本书相关章节；③消化道出血、内出血、急性心肌梗死、急性中毒及恶性肿瘤引起的白细胞升高，以治疗原发病为主。

（李小丰）

第35章 白细胞减少

【定义】

白细胞减少是指外周血白细胞总数持续低于 4×10^9/L。外周血中的五种白细胞均可减少，但临床上主要以中性粒细胞减少为主，其次为淋巴细胞减少。中性粒细胞减少是外周血中性粒细胞绝对值低于正常值下限（<10岁儿童低于 1.5×10^9/L，10~14岁儿童低于 1.8×10^9/L，成人低于 2.0×10^9/L），如中性粒细胞严重减少，低于 0.5×10^9/L 时，称为粒细胞缺乏症。外周血中淋巴细胞计数为（2~4）$\times 10^9$/L，约20%是B淋巴细胞，70%为T淋巴细胞。淋巴细胞减少的定义：末梢血中淋巴细胞计数 <1.5×10^9/L，如低于 0.7×10^9/L 则为严重的淋巴细胞减少。

【分类】

一、中性粒细胞减少

引起中性粒细胞减少的原因很多，根据各种原因作用部位的不同归纳为如下三个方面。

（一）作用于骨髓

1. 骨髓损伤

（1）药物：包括细胞毒和非细胞毒药物。

（2）放射线。

（3）化学物质：如DDT、二硝基苯酚、砷酸、铋、一氧化氮、苯等。

（4）某些先天性或异常性中性粒细胞减少：如Kostmann综合征、伴先天性白细胞缺乏的网状发育不全、伴粒细胞生成异常的中性粒细胞减少、周期性粒细胞减少症、胰腺功能不全粒细胞减少症等。

（5）免疫性疾病：如系统性红斑狼疮、类风湿关节炎、慢性活动性肝炎、Felty综合征、新生儿同种免疫粒细胞减少症等。

（6）感染：细菌感染，如粟粒性结核、败血症、腹膜炎、肺炎等；病毒感染：如肝炎、艾滋病等。

（7）传染病：如伤寒、副伤寒、布氏杆菌病、黑热病、慢性疟疾等。

（8）血液病：如骨髓转移瘤、骨髓纤维化、淋巴瘤、白细胞减少的白血病、再生障碍性贫血、多发性骨髓瘤、恶性组织细胞增生症、恶性肿瘤侵及骨髓等。

2. 成熟障碍

（1）获得性：如叶酸缺乏、维生素 B_{12} 缺乏、恶性贫血、严重的缺铁性贫血等。

（2）恶性或其他克隆性疾病：如骨髓增生异常综合征、阵发性睡眠性血红蛋白尿等。

（二）作用于外周血

1. 中性粒细胞外循环池转换至边缘池
（1）异常性良性假性中性粒细胞减少症。
（2）获得性：如严重的细菌感染、恶性营养不良病、疟疾等。
2. 血管内扣留 如补体介导的白细胞凝集素所致的肺内扣留、脾功能亢进所致的脾内扣留。

（三）作用于血管外

1. 利用增多 如严重的细菌、真菌、病毒、立克次体感染、过敏性疾病等。
2. 破坏增多 如脾功能亢进等。

二、淋巴细胞减少

淋巴细胞减少的原因有以下三个方面。

（一）淋巴细胞生成减少

导致淋巴细胞生成减少的疾病主要包括以下10种。
（1）蛋白-热量缺乏性营养不良。
（2）放射治疗。
（3）免疫抑制药物：①糖皮质激素；②环孢素。
（4）先天性免疫缺陷状态：①Wiskott-Aldrich综合征；②Nezelof综合征；③腺苷脱氢酶缺乏。
（5）病毒感染。
（6）Hodgkin病。
（7）多发性骨髓瘤。
（8）广泛性肉芽肿性感染（分枝杆菌性、霉菌性）。
（9）细胞毒性化学治疗：①直接剂量相关性效应（如氟达拉滨）；②长期效应（如环磷酰胺）。
（10）特应性药物反应（如奎宁）。

（二）淋巴细胞流通异常

淋巴细胞流通异常包括急性细菌/真菌感染、手术、外伤、出血、糖皮质激素治疗、病毒感染、广泛性肉芽肿性感染、Hodgkin病等均可导致淋巴细胞流通障碍，表现为末梢血中淋巴细胞计数减少。

（三）淋巴细胞破坏或丧失

导致淋巴细胞破坏或丧失过多的原因包括：病毒性感染、抗体性淋巴细胞破坏、失蛋白性肠病、慢性右心衰竭、胸导管引流或破裂、体外循环。

【发生机制】

一、中性粒细胞减少的机制

1. 中性粒细胞生成减少 大多由于骨髓多能干细胞缺陷及骨髓造血组织被破坏所致。再生障碍性贫血（AA）因骨髓多能干细胞数量减少或功能缺陷，或免疫因素使造血干细胞增殖分化受抑，使得骨髓造血功能减低。白血病、骨髓转移癌等使骨髓组织被大量细胞、纤维细胞浸润破坏，造成骨髓造血功能低下。另外X线、放射性核素、细胞毒药物、某些化学品及严重感染均可直接损伤骨髓造血干细胞，抑制细胞DNA和蛋白质合成，影响细胞的增殖成熟，导致骨髓有效储备能力下降。由于以上因素多累及多能造血干细胞及造血组织，因此外周血中除表现为白细胞减少外常合并贫血及血小板减少。

2. 粒细胞破坏或消耗过多　多次输血、某些药物（氨基比林、苯妥英钠、甲基多巴等）、自身免疫性疾病等可使机体产生抗中性粒细胞抗体和凝集素，通过免疫反应而破坏中性粒细胞；脾功能亢进时，脾脏储血过多，大量中性粒细胞在脾脏内被扣留、破坏。在细菌、病毒、疟原虫感染或慢性炎症时，中性粒细胞大量逸出血管壁，进入炎性组织，导致外周血中性粒细胞丧失过多。

3. 中性粒细胞的无效增生或成熟障碍　由于造血异常，早期幼稚中性粒细胞在骨髓内的发育成熟受阻，幼稚的粒细胞在骨髓内提前被破坏，使骨髓成熟池和储存池缩小，释放入血液的中性粒细胞减少，这种现象称为无效造血。例如叶酸和维生素 B_{12} 缺乏，不仅影响红细胞的DNA合成障碍，中性粒细胞的DNA合成也受到影响，使细胞分裂延缓，细胞大多停滞在早期幼稚阶段，这种不正常细胞易受破坏。骨髓增生异常综合征的无效造血是其引起血细胞减少的原因之一。

4. 白细胞分布异常　即大量粒细胞从循环池转移到边缘池，也称为假性粒细胞减少症或转移性中性粒细胞减少症，见于某些病毒感染及某些细菌性感染，如流感、麻疹、病毒性肝炎、水痘、风疹、伤寒、副伤寒、粟粒性肺结核等，骨髓检查基本正常。肾上腺素或伤寒杆菌脂多糖试验可使边缘池粒细胞向循环池转移，至白细胞计数增加甚至恢复正常。

5. 骨髓释放障碍　成熟粒细胞不能自骨髓向外周血释放，可能因为中性粒细胞对趋化因子无反应，如惰性白细胞综合征。实验室检查骨髓增生正常，对内毒素的储备池释放反应减弱或消失。

6. 综合因素　临床上的中性粒细胞减少常由多种机制综合所致，如淋巴瘤、白血病可因骨髓肿瘤细胞浸润、脾大、合并感染等因素导致中性粒细胞生成减少、破坏过多，使外周血中性粒细胞减少。感染可因骨髓造血抑制、免疫因素和分布异常等多种因素而引起中性粒细胞减少。

二、淋巴细胞减少的机制

1. 淋巴细胞生成减少　淋巴细胞生成减少的常见发生原因是蛋白-热量缺乏性营养不良。营养不良者感染的发生率较高，其原因可能与营养不良导致的免疫学麻痹有关。放射和免疫抑制剂包括烷化剂和抗胸腺细胞蛋白等。可因伤害祖细胞池、抑制细胞分化和复制而导致淋巴细胞减少。还有多种先天性淋巴细胞减少性免疫缺陷状态，其中有些可使B淋巴细胞选择性缺乏，有些为T细胞性，有些则为T细胞和B细胞联合缺乏。这些患者的B/T淋巴细胞产生和成熟障碍原因不一，有些仍不清楚；但很多则是由于淋巴细胞生成因子受体的灭活和突变所致。即使淋巴细胞并不减少，亦可由于淋巴细胞功能障碍或循环中淋巴细胞群体的某一组分选择性缺乏而发生免疫缺陷。

有些病毒能引起淋巴细胞减少，其中有些会感染淋巴细胞而使之破坏。这些病毒有麻疹、脊髓性灰质炎、带状疱疹病毒和HIV等。HIV虽不常引起淋巴细胞减少，但它能感染T细胞中的辅助性淋巴细胞（CD4$^+$）亚群，而使末梢循环中的辅助性（CD4$^+$）T细胞绝对数大为减少。未经治疗的Hodgkin病患者，有时亦有淋巴细胞减少，特别是该病晚期或病理类型较差的病例。

2. 淋巴细胞流通异常　淋巴细胞流通上的再分配比较常见，一般是针对各种应急事件而做出的暂时性反应，如细菌感染、手术、外伤、出血等情况。这些反应可能都是内源性糖皮质激素水平增高介导的，可使循环中的B和T淋巴细胞迅速减少。在住院患者中，糖皮质激素治疗是导致淋巴细胞减少的仅次于细菌/真菌感染及手术的第三位原因。

3. 淋巴细胞破坏增多　病毒感染和抗淋巴细胞抗体能使淋巴细胞的破坏增多，特别是对自身免疫和风湿病患者而言。淋巴细胞高密度流通区的结构缺陷（如胸导管漏）亦可造成活淋巴细胞的丧失，而使末梢血中T细胞和B细胞数减少。是蛋白性肠病、严重心力衰竭和原发肠或肠淋巴管病时，淋巴细胞亦可由肠淋巴管流失。

【临床表现】

中性粒细胞减少的临床表现常随其减少程度和发病原因而异。除原发病和感染的表现外，中性粒细胞减少本身的症状往往不具有特异性，可见头晕、乏力、食欲不振等。淋巴细胞减少本身没有特异性的临床综合征，是否有免疫学缺陷证候出现，决定于病理生理、病程长短、主要受累的淋巴细胞类型、淋巴结组织是否完好以及细胞/体液免疫功能所受干扰程度。

【常见临床类型】

一、中性粒细胞减少

（一）先天性中性粒细胞减少症

先天性中性粒细胞减少症的特征是显著的中性粒细胞减少，一般 $< 0.5 \times 10^9/L$，出生后1~3周就可出现严重的化脓性感染，常在出生后6个月内死亡，中位生存时间为3岁。白细胞计数正常，单核细胞数增多，血小板数正常，血红蛋白正常或有中度减低。骨髓可增生活跃或减低，髓系成熟停滞于早幼粒至晚幼粒细胞阶段，成熟粒细胞显著减少，单核细胞和嗜酸性粒细胞生成一般仍正常。体外骨髓细胞CFU-GM集落数正常或显著减少，且有成熟障碍，但加用超生理水平的重组人粒细胞集落刺激因子（rHuG-CSF），这些CFU-GM常可形成成熟中性粒细胞。染色体核型分析无异常。异常方式仍不清楚，可以呈常染色体显性、常染色体隐性和性连锁遗传，但一般认为是常染色体隐性遗传。最近研究表明其发病可能与G-CSF结合后的信号传导功能异常有关，因为在其中一些患者证实G-CSF受体基因的胞浆编码区有突变而这些突变导致生长和分化信号从G-CSF受体到粒细胞受体传导功能丧失或减低。

（二）伴免疫缺陷的中性粒细胞减少症

1. **网状发育不全** 有学者报道两个新生儿同胞兄弟，骨髓红系和巨核系发育正常，但无任何阶段的粒细胞，死后尸体解剖发现有胸腺发育不全，无淋巴结、扁桃体和小肠黏膜下淋巴组织集结，脾脏中无淋巴细胞、浆细胞和滤泡，作者称之为"伴先天性白细胞缺乏的网状发育不全综合征"。现已知该疾病是造血干细胞内在缺陷所致，已有骨髓移植治愈该病的报道。

2. **中性粒细胞减少伴免疫球蛋白异常** 中性粒细胞减少伴丙种球蛋白缺乏，同时伴或不伴IgM（和IgD）增高，已有呈X连锁隐性遗传的家族性发病或散发病例的报道。其淋巴结和胸腺正常。由于患者同时伴有中性粒细胞数量和免疫球蛋白合成异常，因而常发生感染，静脉免疫球蛋白输注治疗较为有效。

3. **转钴胺Ⅱ缺乏** 某些转钴胺Ⅱ缺乏的患者中可有免疫缺陷伴中性粒细胞减少，中性粒细胞减少是由于巨幼细胞性造血所致，给维生素 B_{12} 以后可以纠正。

（三）伴粒系生成异常的中性粒细胞减少症

一部分先天性中性粒细胞减少患者有无效粒细胞生成，同时有骨髓中性粒细胞生成减少及胞浆空泡、粒细胞的自身吞噬等异常，有些患者还可见多核粒细胞。外周血中性粒细胞数量轻度或严重减少，但常无形态学异常。主要临床表现是反复感染。

（四）伴先天畸形的中性粒细胞减少

1. 软骨－毛发发育不全　常为染色体隐性遗传性疾病。该综合征的特征为短肢矮小症、很细微的毛发、中性粒细胞减少、淋巴细胞减少和容易感染。中性粒细胞数为（0.1~2.0）× 10^9/L，由于伴细胞免疫缺陷，因此有些患者易有病毒特别是带状疱疹病毒感染。

2. Shwachmann-Diamond综合征　是一种以干骺端软骨发育不良、矮小症、胰腺外分泌缺陷和中性粒细胞减少为特征的常染色体隐性遗传性疾病，其他相关症状还有贫血、血小板减少、发育和精神滞缓、腹泻、体重下降、鱼鳞癣、中耳炎、肺炎和中性粒细胞缺陷。此外，这类患者还高危发生骨髓衰竭和白血病转化，中性粒细胞减少常为中至重度，平均ANC为（0.2~0.8）× 10^9/L，死亡率为15%~25%，主要死亡原因是感染、出血、骨髓衰竭或恶性病。

（五）慢性特发性中性粒细胞减少症

慢性特发性中性粒细胞减少症可见于儿童和成人，包括家族性（严重）中性粒细胞减少症（常染色体显性遗传）、家族性良性中性粒细胞减少症（常染色体显性遗传）、婴幼儿慢性良性中性粒细胞减少症（无家族史）、成人慢性特发性中性粒细胞减少症等。骨髓增生正常或有选择性中性粒细胞增生低下，大部分患者有幼稚细胞与成熟细胞比值增高，即无效粒细胞生成，CFU-GM培养集落正常或中度减低。红细胞、网织红细胞、淋巴细胞和血小板计数正常，单核细胞核免疫球蛋白水平正常或增高，常无染色体异常。感染较轻或不发生感染。本病为自限性，多数患者一年内自行缓解，少数可持续多年。

（六）骨髓内破坏过多性粒细胞减少症

骨髓内破坏过多性粒细胞减少症见于儿童，是一种严重的粒细胞减少症（< 0.5 × 10^9/L），放射性核素检查发现本病发生机制是粒细胞在骨髓内早期凋亡，释放障碍，但对致热源的释放反应正常。骨髓中粒细胞增生，但有退行性变和核分叶过多现象，外周血中性粒细胞有空泡和核染色质深等形态学异常。

（七）懒惰性白细胞综合征

懒惰性白细胞综合征是一种粒细胞功能障碍性疾病。患者的中性粒细胞对自身及外源性化学趋化因子无效应，对炎症刺激的效应极差，其运动速度仅为正常粒细胞的1/9~1/6，添加环磷酸腺苷后其趋化性不能改善，因此，认为本病是粒细胞缺乏趋化性所致，可能是细胞膜缺陷引起。骨髓中性粒细胞系统的形态和数量正常，外周血白细胞总数正常但中性粒细胞减少，严重时可低至0.2 × 10^9/L，主要临床表现有复发性口腔炎、齿龈炎、肾炎、中耳炎等。

（八）免疫性中性粒细胞减少症

1. 同种免疫新生儿中性粒细胞减少症　是由于胎儿携带从父亲遗传来的中性粒细胞特异性抗原的中性粒细胞进入母体内，由于其父母的不相容，因而致使其母体内产生抗中性粒细胞的IgG抗体，自母体通过胎盘再进入胎儿体内，从而引起胎儿或新生儿白细胞发生凝集，形成暂时性中性粒细胞减少症，其发生率为1/2000。骨髓增生活跃，伴有"成熟停滞"，主要是中幼、晚幼或杆状核粒细胞，中性粒细胞中度至重度减少，可降至1.0 × 10^9/L以下，30%患儿有单核细胞增多（可高达12.5 × 10^9/L），偶尔嗜酸性粒细胞轻度升高。由于外周血中母亲IgG的半衰期为7周，因此儿童中性粒细胞减少常常在2个月后恢复正常，有的无症状，有的可死于细菌感染或败血症。

2. 自身免疫性中性粒细胞减少症　是由于中性粒细胞自身抗体使中性粒细胞生成和破坏加

速所致。由于其血常规和骨髓象与慢性特发性中性粒细胞减少症极为相似，有时两者难以区分，因此，中性粒细胞抗体的检测成了两者鉴别的主要依据。

3. 自身免疫性疾患相关性中性粒细胞减少症

（1）系统性红斑狼疮（SLE）：约60%的系统性红斑狼疮患者白细胞总数为（2~5）×10^9/L，白细胞总数减少的患者中约50%患者白细胞分类计数正常，其余患者中性粒细胞百分率减低至10%~40%。中性粒细胞膜上的IgG总数增高，中性粒细胞内免疫复合物增高。骨髓增生程度和细胞分化成熟常常正常。由于中性粒细胞减少所致的感染发病率较低。

（2）Sjiogren综合征：约30%患者有中度白细胞减少，白细胞计数为（2~5）×10^9/L，分类计数正常。因严重的中性粒细胞减少所致的反复感染少见。

（3）类风湿关节炎：中性粒细胞减少的发生率<3%。

（4）Felty综合征：1924年报道5例类风湿关节炎、脾大和白细胞减少的患者，此后发现约1%的类风湿关节炎患者发展为该综合征。中性粒细胞减少中至重度，偶尔外周血中中性粒细胞完全缺如。脾脏大小与中性粒细胞计数之间无明显关系，骨髓增生程度正常或增高，偶可出现增生减低，粒系幼稚细胞比例正常，成熟中性粒细胞少见。细菌感染发病率低。

（5）其他伴有自身免疫紊乱的疾病：霍奇金病、免疫性肝炎、胸腺瘤、低丙种球蛋白血症等。

（九）原发性脾性中性粒细胞减少症

原发性脾性中性粒细胞减少症的特点是骨髓粒系高度增生，中性粒细胞减少至（1.0~2.0）×10^9/L或脾大。

（十）感染性中性粒细胞减少症

急性和慢性细菌、病毒、原虫、立克次体感染可导致中性粒细胞减少，其发生机制：①感染对骨髓的直接损害，引起造血组织不同程度被抑制；②免疫作用；③继发性脾大引起的脾功能亢进；④继发性肝脾功能损害不能对外来及内生的可能抑制骨髓的物质解毒或排泄；⑤粒细胞在外周循环分布或消耗增多等。

（十一）周期性中性粒细胞减少症

周期性中性粒细胞减少症是一种周期性发作以严重中性粒细胞减少为特征的良性血液病。其病因尚不清楚，约1/3的患者有家族史，呈常染色体显性遗传。成人常与大颗粒淋巴细胞克隆性增殖有关。其可能的发生机制有：①造血干细胞缺陷，因而对正常造血调控因子无反应；②调控干细胞增殖的体液或细胞调控机制缺陷；③干细胞增值抑制因子周期性堆积。可发生于任何年龄，但多见于儿童，病程较长，呈一定的规律性发作，每12~35天（平均21天）发作一次，发作期临床表现为发冷、发热、咽痛，部分患者有关节痛，脾及淋巴结肿大，持续3~6天。发作期间血常规示白细胞总数中度减少，一般为（2~4）×10^9/L；骨髓示粒细胞系统发育障碍，中性粒细胞以下之粒细胞缺少。间隙期一般情况良好，血常规和骨髓象可恢复至正常。

（十二）药物诱导的中性粒细胞减少症

1. 药物中毒性粒细胞减少症　可见于足量或长期应用各类抗癌药物、抗甲状腺药、氯霉素等，药物或其代谢产物直接损伤骨髓微环境或髓系祖细胞。

2. 药物过敏性粒细胞减少症　由于个体对药物感受性不同所致，常在出现粒细胞减少的同时，还伴有皮疹、风疹、哮喘、水肿等过敏现象，引起过敏性粒细胞减少的药物有抗甲状腺药、抗癫痫药、抗结核药、抗高血压药、抗糖尿病药、利尿药、某些抗生素等。

3. 药物免疫性粒细胞减少症　第一类是以氨基比林为代表的免疫介导的药物诱导的中性粒

细胞减少，该类药物被认为是一种半抗原，当进入人体后，首先与人体白细胞蛋白结合形成全抗原，进而使机体对这种抗原产生能引起粒细胞凝集的抗体IgG或IgM，对粒细胞的破坏常需该药的持续存在，这些患者只有在药物存在的情况下方可在体外检测到抗中性粒细胞抗体；另一种是以奎宁为代表的免疫介导的药物诱导的中性粒细胞减少，一旦免疫复合物形成后其对粒细胞的破坏就不再需要该药物的持续存在，因此即使药物不再存在仍然可以检测到抗体。

药物引起的中性粒细胞减少多发生在用药后5周，最长可达7周，但也可在数小时内发病。骨髓在病的极期红系和巨核系正常，粒系减少，浆细胞等非造血细胞多见。血常规特点是白细胞减少，粒细胞减少或缺乏，单核细胞、淋巴细胞、嗜酸性粒细胞增多，红细胞及血小板一般无明显改变。临床表现主要是乏力、疲劳，严重者可出现寒战、咽痛、肺炎、发热、骨痛等。

（十三）伴中性粒细胞减少的血液系统疾病

1. 巨幼细胞性贫血 是由于细胞DNA合成障碍引起骨髓和外周血细胞异常的贫血。其特点为细胞核发育障碍，细胞分裂减慢，与胞浆的发育不同步，即细胞的生长和分裂不平衡。细胞体积增大，呈现形态与功能不正常的巨型改变。这种改变可涉及红细胞、粒细胞及巨核细胞三系。这类细胞未发育到成熟就在骨髓内被破坏，无效生成。除造血细胞外，在更新较快的细胞如胃、肠道上皮细胞中也存在类似的改变，巨幼细胞贫血主要是由于叶酸和/或维生素B$_{12}$缺乏所致。临床上常表现为全血细胞减少及胃、肠道症状。维生素B$_{12}$缺乏时，除上述表现外，还可以出现神经系统的症状。

2. 阵发性睡眠型血红蛋白尿（PNH） 是一种后天获得性造血干细胞基因突变引起的溶血病。异常血细胞缺乏一组通过糖肌醇磷脂连接在细胞表面的膜蛋白（CD55、CD59），导致细胞性能发生变化。临床上常有慢性贫血及血管内溶血发作，溶血重时则有血红蛋白尿。由于该病累及的是造血干细胞，因此除红细胞减少及贫血外，还伴有白细胞及血小板减少，其中PNH最先累及的是粒细胞，其次为单核细胞和红细胞，最后为淋巴细胞。

3. 自身免疫性溶血性贫血 是一组B淋巴细胞功能异常亢进、产生抗自身红细胞抗体、使红细胞破坏增加而引起的贫血。当机体既产生抗自身红细胞抗体，又产生抗自身血小板抗体（甚至白细胞抗体），进而同时出现贫血和血小板减少（或全血细胞减少）时，称之为Evans综合征。

4. 再生障碍性贫血（AA） AA是由多种病因、多种发生机制引起的骨髓造血功能衰竭，主要临床表现为贫血、出血、感染。血常规表现为全血细胞减少，中性粒细胞、嗜酸性粒细胞、单核细胞、淋巴细胞绝对值减少，其中中性粒细胞减少尤明显，急性再生障碍性贫血均低于0.5×10^9/L。

5. 急性白血病 是一种恶性克隆性血液病，临床特征为发热、出血、贫血和白细胞脏器浸润。急性白血病常表现为白细胞数量增加，多在（30~50）$\times 10^9$/L，另有少部分患者表现为低增生性白血病，外周血呈全血细胞减少，可以见到或不能见到原始细胞或幼稚细胞。两次以上不同部位骨髓检查均增生减低，有核细胞少，但原始细胞在20%以上。

6. 骨髓增生异常综合征 是一组异质性后天性克隆性疾病。其基本病变是克隆性造血干、祖细胞发育异常，导致无效造血以及恶性转化危险性增高。其基本临床特征是骨髓中造血细胞有发育异常的形态学表现和外周血中三系血细胞减少，以及转变为急性髓系白血病的危险性很高。本病的粒细胞减少常伴有粒细胞发育异常或原始细胞比例增加（但＜20%）。

7. 骨髓纤维化 是一种原因不明的造血干细胞异常引起的慢性骨髓增殖性疾病，骨髓纤维组织显著增生及髓外造血是IMF的病理基础。起病缓慢，脾脏显著增大及幼粒、幼红血症为其临床特征。半数患者白细胞于病程早期轻度升高，但到晚期，特别是伴有巨脾者，白细胞有不同程度的减少，部分患者呈严重的全血细胞减少。

二、淋巴细胞减少常见临床类型

（一）传染性疾病

（1）AIDS：HIV-1或HIV-2感染，破坏CD4$^+$T细胞。

（2）其他病毒性疾病：如肝炎和流感。

（3）活动性结核：在开始治疗2周后淋巴细胞减少常恢复。

（二）医源性

（1）放疗、化疗、使用抗淋巴细胞球蛋白。

（2）糖皮质激素治疗：可能与细胞破坏和发生再分布有关。

（3）外科手术：可能与淋巴细胞再分布有关。

（4）胸腔导管引流：淋巴细胞从体内丢失。

（5）血小板单采术：淋巴细胞和血小板一同被移出，导致淋巴细胞一过性减少。

（三）与淋巴细胞减少相关的全身性疾病

（1）系统性红斑狼疮：可能为自身抗体导致的淋巴细胞减少。

（2）结节病、肾衰竭：可能由T细胞增生受损致淋巴细胞减少。

（3）失蛋白性肠病：淋巴细胞从体内丢失。

（4）烧伤：由血液至组织的再分布致T淋巴细胞减少。

（四）营养性/饮食性

（1）锌缺乏：锌对正常T细胞的发育形成及功能至关重要。

（2）摄入过量乙醇：可使淋巴细胞增生受损。

（五）特发性CD4$^+$T淋巴细胞减少症

【诊断思路】

1. 对于一个中性粒细胞减少的患者而言，首先确定中性粒细胞减少的严重程度及是否有发热、败血症等，如严重的中性粒细胞减少伴败血症者则应立即给予静脉经验性抗生素治疗，并进行细菌学检查。寻找病因是中性粒细胞减少症诊断和治疗的关键，包括以下几个方面。

（1）病史：① 询问患者是否有化学物质、放射物质接触史，服药史；② 有无规律性的中性粒细胞减少发作史；③ 有无中性粒细胞减少的家族史。

（2）临床特点：寒战、高热常提示有严重的感染；乏力、肋下痛、纳差、恶心时则应注意是否为慢性病毒性感染；而有头痛、头晕、精神萎靡、记忆力减退等症状时应警惕是否为慢性苯中毒所致。

（3）除外引起中性粒细胞减少的全身性疾病，如结缔组织病、免疫系统性疾病等。

（4）特殊检查：骨髓象检查、粒细胞储存池和边缘池测定、粒细胞动力学及寿命测定细胞遗传学检查、细胞免疫学检查等对于急性白血病及其他恶性血液病的诊断均有帮助。

2. 淋巴细胞减少通常都是在诊断其他疾病的过程中被发现的，特别是在那些反复发生病毒性、真菌性或原虫感染的病例。淋巴细胞计数可确定淋巴细胞减少。通过多参数流式细胞仪可测定淋巴细胞亚群，该测定是应用抗原型表达来进行细胞分类与定性。

【 治疗原则 】

1. **粒细胞减少症**　应以治疗原发病为主，如SLE等自身免疫性白细胞减少，可给予皮质激素治疗；脾功能亢进症，应行脾切除治疗等。此外，皮质激素还可促进骨髓粒细胞向外周血释放。促白细胞生成药物可以试用，但缺乏肯定和持久的疗效。

2. **粒细胞缺乏症**　常伴有严重感染及明显毒血症症状，应积极救治，常用措施包括广谱抗菌药物应用，皮下注射粒细胞集落刺激因子（如G-CSF），输注白细胞悬液，免疫因素引起者可给予肾上腺皮质激素。

3. **淋巴细胞减少的处理**　因为淋巴细胞减少都是由内在的基础疾病引起的，因此细胞减少患者如伴有低丙种球蛋白血症，则给予免疫球蛋白受益甚大，常可使感染的病情发生减少，但严重细胞免疫缺陷的治疗尚在实验阶段。因此，淋巴细胞减少的治疗应以治疗原发病为主。

（李小丰）

第36章 血小板增多

【定义】

血小板增多症是指血小板计数增多，超过同年龄、同性别和同地区的正常标准。一般认为血小板计数＞450×10^9/L，就可以诊断为血小板增多症。血小板增多症不是一个独立的疾病，而是一个症状。

【发生机制】

目前原发性血小板增多症（ET）的发生机制尚不明确，一些基因突变、miRNA、造血转录因子的表达异常或失调在ET的发病中起着一定的作用；多种细胞因子、白细胞分化抗原的表达异常也激活免疫应答而导致ET的发生；ET的发病与许多信号传导通路异常有关；多项研究表明，JAK2-46/1单型的遗传与ET的发病有关。

继发性血小板增多症是由于各种刺激因素导致血小板反应性生成增多，或血小板由脾池向外周血再分布引起的血小板计数增多，在儿童时期比较常见。

【分类】

血小板增多症可分原发性和继发性两类，原发性血小板增多症是一种以巨核细胞系增生为主的多能造血干细胞克隆性疾病。血小板计数多在（1000~3000）$\times 10^9$/L，且伴有形态、功能异常，其与真性红细胞增多症（PV）、特发性骨髓纤维化（MPN）均为Ph染色体阴性的骨髓增殖性疾病，可以相互转化。继发性血小板增多常见于感染性疾病、各种贫血、自身免疫病、新生儿疾病、药物引起的反跳性血小板增多。

【常见临床类型】

1. 原发性血小板增多症（ET） ET是一种慢性骨髓增殖性疾病，发病比较隐匿，进展缓慢，临床表现轻重不一。患者可能无任何自觉临床症状，仅在并发血栓形成、脾大或血小板计数升高时偶然发现。大多数患者仅有头昏、乏力等非特异症状，而本病主要临床表现为反复血栓形成及出血。血栓的发生常见于老年患者，动脉血栓较为常见。多见脑动脉栓塞，导致短暂性脑缺血发作、头晕、头痛、记忆力减退、失眠等症状；其次，肢体血管栓塞，引起手足麻木、疼痛、发绀、溃烂甚至坏疽。另外，Patel等报道，11例ET患者中有8例的起始表现为肝静脉血栓。出血现象相对少见，其可以为自发性，也可因外伤或手术引起，以口腔、鼻黏膜及胃、肠道出血常见，也可以为皮肤、黏膜出血点及瘀点、瘀斑、血尿等，严重者可以出现大脑出血，导致死亡。

世界卫生组织2008年诊断标准为：①血小板计数持续＞450×10^9/L；②骨髓活组织检查提示，主要为巨核系增生，且以成熟的大巨核细胞数量的增加为主，无明显红系和粒系增生；③无符合世界卫生组织诊断标准的慢性粒细胞白血病、真性红细胞增多症、原发性骨髓纤维化、骨髓增生异常综合征或其他骨髓增殖性疾病；④JAK2/V617F基因或其他克隆标记的表达，或无反应性血小板增多的证据。诊断要求符合以上所有4条标准。

2. 真性红细胞增多症（PV） PV是一种以红系细胞异常增殖为主的慢性进展性克隆性骨髓增生性疾病，其临床特点为皮肤、黏膜红紫，脾大，心血管及神经系统症状，以及红细胞与全血容量绝对增多，血液黏滞度增高，常有白细胞及血小板增多，晚期可发生骨髓纤维化、骨髓衰竭，亦可发展为白血病。

3. 慢性粒细胞白血病（CML） CML是一种以粒系增生为主、可伴有红系和巨核系增生的获得性造血干细胞恶性疾病，为最常见的骨髓增生性疾病。其临床特点为贫血、脾区不适、出血、乏力、体重减轻和低热等代谢增高的表现，多有脾肿大，90%以上患者骨髓细胞中存在特征性的t（9；22）（q34；q11）异常核型即费城染色体（ph染色体）和/或BCR/ABL融合基因。

4. 骨髓纤维化（MF） MF是一种原因不明的造血干细胞异常所致的慢性骨髓增生性疾病。以贫血与脾大为主要临床表现，早期多数无症状，体检发现脾大或血小板增多，红细胞形态有明显大小不一及畸形，可见泪滴样红细胞，常可见幼粒、幼红细胞，骨髓穿刺呈"干抽"现象，骨髓活检可见大量网状纤维组织，为本病的诊断依据。

5. 感染性疾病 当致病微生物引起炎症或器官功能障碍的症状时，就称为感染性疾病。血小板增多可见于病毒、细菌、支原体感染，以呼吸道感染最多，菌血症、毒血症可使血小板破坏增多，导致血小板产物的代偿性增加；另外，血小板增多与缺氧刺激巨核细胞增生性反应有关。一旦感染得到控制，血小板的寿命与血小板增多现象均可恢复正常，并不需要任何治疗。

6. 自身免疫病 自身免疫病是指机体对自身抗原发生重度反应而导致自身组织损害所引起的疾病。免疫支气管哮喘、过敏性皮炎、过敏性紫癜、川崎病等可导致血小板增高。目前多认为患者存在免疫异常，血管内皮损伤后内皮下胶原、血管性血友病因子暴露，血小板发生黏附而被激活，多无症状，无须特殊处理，有症状或血小板高于1000×10^9/L，应予以治疗。

7. 贫血 贫血是临床最常见的症状，指外周血单位容积内血红蛋白的浓度，红细胞计数或血细胞比容低于相同年龄、性别和地区的正常标准。其中，溶血性贫血、营养性贫血、失血性贫血等贫血，骨髓呈增生活跃，伴有血小板增高。常见症状包括乏力、不适、虚弱、劳累后呼吸困难、胸闷。患者也可表现出其他明显的体征，如苍白、心动过速、精神异常、高输出性充血性心力衰竭、休克甚至死亡。

8. 新生儿疾病 新生儿是指自脐带结扎至生后满28天。新生儿疾病初期症状常不典型，且变化快。新生儿高胆红素血症、早产儿、新生儿窒息、新生儿缺血缺氧性脑病等均可导致血小板增高。

9. 药物性血小板增多症 近年文献报道药物所致血小板增多症，包括头孢地嗪、左氧氟沙星、亚胺培南西司他丁钠、土霉素、甲硫咪唑、阿维A胶囊、吉西他滨等。

10. 脾切除术后 脾功能亢进是一组病理综合征，以脾明显肿大，单项或多项血细胞减少为主要特征。骨髓一系或多系造血相应增生，脾切除后血常规常迅速恢复，继而可达数十万，甚至超过百万，易有血栓形成。

11. 恶性肿瘤 当身体内细胞发生突变后，会不断地分裂，不受身体控制，最后形成恶性肿瘤。恶性肿瘤的细胞能侵犯、破坏邻近的组织和器官，而且可以从肿瘤中穿出，进入血液或淋巴系统，发生转移。血小板增多发生于多种恶性肿瘤，如肺癌、食管癌、乳腺癌、胃癌、肝癌、胰腺癌、结直肠癌、恶性胸膜间皮癌、口腔鳞状细胞癌和妇科恶性肿瘤等。血小板增多程度与肿瘤分期、淋巴结浸润与否有一定的关系。血小板计数价廉、快速、方便，可以作为额外的恶性肿瘤标志物来预测肿瘤的预后。

【诊断思路】

一、确定是否有血小板增多

外周血中血小板计数高于同年龄、同性别、同地区的正常标准，即可确定为血小板增多症。

二、确定是原发性血小板增多还是继发性血小板增多

原发性血小板增多症和继发性血小板增多症的鉴别见表36-1。

表36-1 原发性血小板增多症和继发性血小板增多症的鉴别

鉴别点	原发性血小板增多症	继发性血小板增多症
原发疾病	无	有
血小板数增加	缓慢，常 $> 600 \times 10^9$/L	快速，一过性，常 $< 600 \times 10^9$/L
血栓或出血	有	无
脾脏肿大	有	无
急性期反应蛋白	不增加	增加
血浆IL-6	降低	增加
骨髓网状纤维化	可能	无
骨髓巨核细胞集落	增加	正常
细胞遗传学异常	可能	无
自发性巨核系或红系克隆形成	有	无

三、明确继发性血小板增多的病因

1. **感染性疾病** 以呼吸道及消化道感染为最常见原因，其他系统如泌尿系统感染、皮肤黏膜感染及中枢神经系统感染、败血症等均可引起血小板增多症。病原体以病毒、细菌、支原体感染多见。

2. **各种贫血** 包括溶血性贫血、营养性贫血、失血性贫血等，以营养性缺铁性贫血较多见。

3. **自身免疫性疾病** 包括支气管哮喘、过敏性皮炎、过敏性紫癜、川崎病等。

4. **新生儿疾病** 包括新生儿高胆红素血症、早产儿、新生儿窒息、新生儿缺血缺氧性脑病等。

5. **其他因素** 包括药物引起的反跳性血小板增多症、癫痫、先天性心脏病、间质性肺炎、各种外伤、肿瘤等。

【治疗原则】

对于血小板计数过高伴有危及生命的出血或血栓并发症者，作为紧急治疗措施，可以应用血细胞分离机去除血小板，同时给予羟基尿等化疗药物，可迅速降低血小板数。一般在3~4小时连续分离相当于患者2倍的血容量可以使患者的血小板数快速降低到 500×10^9/L。不提倡长期用血细胞分离机降低血小板数，继续降低血小板数或维持血小板数在正常范围仍以羟基尿等药物为主。

（赵 岩）

第37章　血小板减少

【定义】

正常人体血液里的血小板计数大约为（100~300）×10⁹/L，血小板减少症是指由各种原因引起的外周血中血小板计数小于100×10⁹/L，伴有或不伴有皮肤黏膜及内脏出血的疾病，是临床常见的以出血为特点的一组疾病。临床上血小板计数大于50×10⁹/L或血小板计数为（30~50）×10⁹/L时，常常不伴有出血倾向，后者偶尔可见少许皮肤瘀点、瘀斑；但血小板小于30×10⁹/L时可伴有明显出血倾向，如鼻衄，齿龈出血，口腔血泡，皮肤黏膜瘀点、瘀斑等，严重者可导致内脏出血（最常见为颅内出血），直接威胁患者生命。故临床上及时明确是否有血小板减少及其减少程度至关重要。

【发生机制】

一、假性血小板减少

假性血小板减少是指检验结果显示血小板计数小于100×10⁹/L，实际上患者体内血小板正常，临床上无血小板减少相关的临床表现。其机制包括：①乙二胺四乙酸（EDTA）抗凝剂可诱导血小板特殊蛋白导致血小板在试管内聚集，导致假性血小板减少；②血样检测标本最好在采血后5~30分钟送检，最长不超过2小时，否则会引起假性血小板减少；③正常或病理情况下有些血小板体积增大，血细胞计数仪误将血小板计为白细胞或红细胞，导致假性血小板减少；④在低温条现下血样可发生冷凝集反应，血小板聚集，在0~4℃时最强，此时检测可导致假性血小板减少；⑤各种疾病如心绞痛、心肌梗死、高脂血症、静脉血栓、糖尿病等，另外口服避孕药，人工心脏，瓣膜移植等均可导致假性血小板减少。鉴别假性血小板减少可复查血常规或查外周血涂片。

二、先天性或遗传性血小板减少

遗传性血小板减少与遗传性缺陷有关，是由于血小板本身存在缺陷而被破坏。先天性巨核细胞增生不良是由于骨髓巨核细胞减少或缺如，导致血小板减少。

三、获得性血小板减少

（一）脾脏滞留导致血小板减少

各种原因导致的脾肿大、脾脏功能亢进引起的血小板减少机制尚不完全清楚，有以下学说：①过分滞留学说：脾脏增大时，血小板过多滞留在脾脏内，导致外周循环血中血小板减少；②体液学说：脾脏可产生体液因子，抑制骨髓造血功能及成熟血小板释放；③免疫学说：脾功能亢进导致免疫球蛋白M（IgM）分泌增多，造成血小板减少；④稀释学说：脾脏增大时全身血浆容量增加，血液稀释。

（二）血小板生成减少

1. **骨髓性疾病**　此情况往往不是单一血小板减少，常常伴有两系或者全血细胞减少。

（1）再生障碍性贫血（AA）引起血小板减少，是由于骨髓造血干细胞和/或造血微环境损伤引起巨核细胞及血小板生成减少，其机制尚不完全清楚，可能由于：①多种病因导致造血干细胞或基质细胞损伤；②造血调控因子产生或功能异常；③造血干细胞表面死亡受体表达增强或对致凋亡作用敏感性升高；④机体产生针对造血干细胞的异常自身免疫等。

（2）骨髓增生异常综合征（MDS）可引起血小板减少，MDS分为原发性和继发性两种，原发性即原因不明；继发性曾有化学致癌物质、烷化剂治疗或放射线接触史，目前认为本病是发生在较早期造血干细胞受到损害后出现克隆性变异的结果，MDS是由一个干细胞演变而来的克隆性疾病，因此可导致巨核系统受损，导致巨核细胞或血小板生成减少。

（3）骨髓纤维化（MF）可以引起血小板减少，发生机制目前认为是一种原因不明的累及具有多潜能分化能力的原始间质细胞的骨髓增生性疾病。最近发现，骨髓内纤维组织增多与血小板衍生生长因子（PDGF）、巨核细胞衍生生长因子（MKDGF）、表皮生长因子（EGF）、转化生长因子β（TGF-β）的释放有关。其中PDGF最重要，因此可以影响巨核系统，导致血小板减少。

2. **恶性肿瘤侵犯骨髓抑制骨髓正常造血**　血液系统肿瘤及转移到骨髓的恶性肿瘤，因广泛浸润骨髓，抑制骨髓正常造血，影响巨核系统，导致血小板减少。

3. **感染相关血小板减少**　病毒可侵犯巨核细胞，使血小板生成减少。病毒也可吸附于血小板，致血小板破坏增加；巨细胞病毒、肝炎病毒、单纯疱疹病毒等，可以通过抑制骨髓巨核细胞成熟，或诱导产生抗血小板抗体导致血小板减少；某些严重麻疹患者以及流行性出血热患者因弥散性血管内凝血消耗血小板。细菌毒素抑制血小板生成，或使血小板破坏增加，同时因毒素影响血管壁功能而增加血小板消耗。

4. **巨幼红细胞贫血**　由于造血原料叶酸及维生素B_{12}缺乏，影响巨核细胞发育成熟，导致血小板减少。

（三）血小板破坏增加或消耗过多

1. **免疫介导血小板减少**　抗体依赖与Fc受体介导的巨噬细胞吞噬破坏是经典的ITP发生机制，血小板抗原被抗原递呈细胞捕获后，经抗原递呈可活化Th细胞，产生细胞因子，促进特异性T、B淋巴细胞的寡克隆增生及血小板抗体产生，包被自身抗体的血小板，经Fc受体介导被巨噬细胞识别吞噬，另一个机制是由于直接的细胞毒作用或补体固定导致血小板破坏。

2. **非免疫介导血小板减少**　有些血小板减少并非由上述机制引起，某些病理状态下可导致大量血小板消耗引起血小板减低，如弥散性血管内凝血（DIC）、血栓性血小板减少性紫癜/溶血尿毒综合征（TTP/HUS）、HELLP综合征等。

（四）药物引起血小板减少机制

（1）某些药物具有抑制巨核细胞生成或对巨核细胞有直接毒性作用，大剂量应用可引起造血干细胞量的减少和质的缺陷，如抗肿瘤药、雌激素、苯妥英钠、吩噻嗪等。有些药物的骨髓抑制作用与剂量无关，所致骨髓抑制难以恢复，导致持续性血小板减少，如氯霉素、保泰松、磺胺、氯磺丙脲等。

（2）某些药物（如青霉素、头孢菌素类、磺胺类等）具有抗原性，进入人体后，人体可产生药物依赖性抗体，药物依赖性抗体作用于血小板致其破坏。

（3）免疫复合物型药物（如肝素、磺胺类、奎尼丁、利福平等）进入人体与抗体结合成牢固的复合物，然后附着于血小板膜上，形成药物-血小板-抗药物抗体三重复合物使血小板遭到破坏。

（4）血小板抑制剂引起血小板减少的机制多为免疫性。如阿昔单抗对血小板整合蛋白有特异性，与其结合使整合蛋白发生结构性改变，导致免疫系统将其识别为新抗原，导致用药患者产生抗血小板的抗体，进而造成血小板减少。同类的药物还有：氯吡格雷、噻氯匹定、西洛他唑、沙格雷酯、阿司匹林、曲克芦丁等。

（5）某些降血糖药、抗癫痫药、解热镇痛药、利尿药、雌激素、降血脂药等均有报道可引起血小板减少，但大多原因不明。

【分类】

1. **血小板生成减少** 常见于再生障碍性贫血和急性白血病等血液病，以及应用某些化疗药物后，此时常伴有贫血和白细胞减少。

2. **血小板破坏过多** 其中多数原因不明，部分继发于自身免疫病及应用某些药物后。

3. **血小板分布异常** 常见于各种原因脾肿大导致脾功能亢进。

表37-1 血小板减少分类

血小板生成减少	血小板破坏或消耗增多	血小板分布异常
急性白血病	免疫相关性血小板减少	脾功能亢进
慢性粒细胞白血病急变期	EVANS综合征	
骨髓增生异常综合征	血栓性血小板减少性紫癜	
再生障碍性贫血	弥散性血管内凝血	
先天或遗传性血小板减少	感染引起血小板减少	
巨幼细胞性贫血	脾功能亢进	
骨髓纤维化	先天性血小板减少	
多发性骨髓瘤	溶血尿毒综合征	
恶性肿瘤骨髓浸润	HELLP综合征	
感染引起血小板减少	自身免疫性疾病继发血小板减少	

【常见临床类型】

1. **免疫性血小板减少性紫癜（ITP）** ITP是一组免疫介导的血小板过度破坏所致的出血性疾病，以广泛皮肤黏膜及内脏出血，血小板减少，骨髓巨核细胞成熟障碍，血小板生存时间缩短及血小板膜糖蛋白特异性自身抗体出现等为特征。以往称为原发性血小板减少性紫癜，分为急性型和慢性型。急性型半数以上发生于儿童，多数患病者发病前1~2周有上呼吸道感染史，特别是病毒感染，部分患者可有发热、寒战，严重者可有血疱、血肿形成，当血小板小于20×10^9/L，可出现脑出血；慢性型多见于成人，起初隐匿，表现为皮肤黏膜出血，内脏出血少见，可因感染等骤然加重，广泛出血，严重出血。

2. **再生障碍性贫血（AA）** AA是多种病因引起的造血障碍，导致红骨髓总容量减少，代以脂肪髓，造血衰竭，以全血细胞减少为主要表现的一组综合征。主要表现为骨髓造血功能低下、全血细胞减少和贫血、出血、感染。根据患者的病情、血常规、骨髓象及预后，可分为重型（SAA）和非重型（NSAA）。曾有学者将非重型进一步分为中间型和轻型，从重型中分出极重型（VSAA）。国内学者曾将AA分为急性型（AAA）和慢性型（CAA）；1986年以后，又将AAA改称为重型再生障碍性贫血-I型（SAA-I），将CAA进展成的急性型称为重型再生障碍性贫血-Ⅱ型（SAA-Ⅱ）。

3. **药物性血小板减少**　患者有数日、数周或数月的用药史，发病时间因药物及其作用机制不同而异，时间短者用药后数小时发病，一般在用药后1~2周发病，时间长者数周甚至数月发病。骨髓抑制性药物多在用药1周后发病。药物免疫性血小板减少发生在用药24小时至7天以内，少数药物（如金盐）因可在体内长期滞留，可于数周至数月后引起血小板数减少。

4. **感染引起血小板减少**

（1）病毒感染：可致血小板减少的病毒感染包括麻疹、风疹、单纯疱疹、水痘、巨细胞病毒感染、病毒性肝炎、流感、腮腺炎、传染性单核细胞增多症、流行性出血热、猫爪热、登革热等。

（2）细菌感染：可致血小板减少的细菌感染包括革兰阳性及阴性细菌败血症，脑膜炎双球菌、菌血症、伤寒、结核病、细菌性心内膜炎、猩红热、布氏杆菌病。

单纯血小板减少患者，如有明确的感染征象，要考虑该病，原发感染控制后，则血小板恢复。

【诊断思路】

1. **确定是否真的有血小板减少**　临床上发现血小板减少，首先除外假性血小板减少，至少两次化验，且外周血涂片均证实血小板减少，方能确诊为血小板减少。

2. **明确血小板减少程度及出血倾向**　已经证实为血小板减少，应明确血小板减少及出血严重程度，主要根据化验结果具体数值结合临床上出血倾向，如皮肤黏膜出血点，口腔血疱，鼻衄，齿龈出血，女性月经增多等的出血的严重程度，明确血小板减少及出血倾向严重程度，决定是否急诊输血小板，以免发生脏器出血等严重后果。

3. **确定血小板减少原因**　血小板寿命短，输血小板仅短时间内缓解病情，因此确定血小板减少原因，针对血小板减少病因治疗，对缓解患者出血倾向意义重大。

【治疗原则】

对于除外假性血小板减少明确诊断为血小板减少的患者，需根据血小板减少程度，结合临床出血严重程度决定治疗方案。若血小板计数小于20×10^9/L且伴有明显出血倾向，如大面积的皮肤黏膜出血点、口腔血疱、鼻衄、齿龈出血、女性月经增多等，需输注新鲜即采血小板，结合病因考虑是否联合大剂量丙种球蛋白及激素冲击，并尽早明确血小板减少病因，积极治疗原发病。

（金立方）

第38章 血 肿

【定义】

血肿是出血性疾病的一种临床表现形式，是由止、凝血功能障碍引起的自发性或创伤后出血不止，血液分离周围组织，积聚其中形成的腔洞。依据出血部位不同可表现为皮下血肿、肌肉血肿、关节血肿、硬膜下血肿、颅内血肿等。本文不涉及机体止血功能正常而由于外伤等因素导致局部血管破裂所形成的血肿。血肿的出现往往提示患者存在较为严重的止、凝血功能障碍，需及早明确原因，以利于正确的治疗。

【正常止血机制】

正常人体具有复杂而完善的止血和凝血机制。血管损伤后的正常止血反应可分为两个阶段：初期止血为血小板黏附于暴露的内皮下纤维组织，形成血小板血栓，可有效地愈合一些小血管的破损；二期止血也称血液凝固过程，主要是血浆凝血因子的活化并形成纤维蛋白，加固初期止血，有助于防止较大血管破损引起的出血。

生理性止血机制主要包括血管收缩、血小板血栓形成及纤维蛋白凝块形成和维持三个时相。机体对损伤局部的即刻反应是局部血管收缩，在血管收缩的基础上血小板黏附和聚集在血管破损处形成血小板聚集体，以实现初步止血，几乎在同时，凝血系统启动，形成纤维蛋白网，从而加固血小板血栓。正常人体完善的止血功能是由血管、血小板和凝血系统三方面彼此协同完成的。

一、血管因素

生理状态下，血管是一种无渗漏的密闭环路。血管内膜的主要构成成分是血管内皮细胞单层。正常完整的血管内皮细胞既具有抗凝功能，也具有促凝活性。当内皮细胞（Ecs）受损后，损伤的血管内皮细胞表达其表面的黏附分子受体如E-选择素、P-选择素、血小板和血管内皮细胞黏附分子-1和血管性血友病因子（vWF）等，这些蛋白质可以"定位"和促进血小板黏附。暴露的内皮下基质不仅可结合vWF，而且自身会暴露一些促凝分子如凝血酶敏感蛋白、纤粘蛋白和胶原等。这些黏附分子既可作为"俘获"血小板的配基，又可作为血小板黏附的激活物。内皮下胶原不仅可使血小板内致密颗粒释放生物活性物质，还可使血小板膜糖蛋白Ⅱb/Ⅲa发生变构活化，促进血小板聚集。内皮下胶原暴露和血管内皮细胞释放组织因子，启动体内的内源性和外源性凝血系统。Ecs和内膜下基质的促凝特性使得在血管内膜损伤处形成血栓，从而达到止血的目的。与此同时，损伤周边的正常内膜发挥抗凝功能，以防止损伤区域血凝块向周边区域延伸扩大，从而避免血管内泛化的血栓形成。

二、血小板因素

正常状态下，血小板在血管内以单个形式循环存在，并不与其他类型细胞和其他血小板发生作用。当血管内皮细胞损伤，暴露出内膜下基质成分如胶原、vWF、纤黏蛋白、凝血酶敏感蛋白、层素、微纤维等，血小板即发生黏附和展开。血小板膜受体的结构和功能完整是血小板黏附和聚集所必需的，其中重要的血小板膜受体是整合素家族，主要包括血小板膜糖蛋白 Ib、Ⅱb/Ⅲa等。黏附反应发生后，局部微环境释出的一些活化物如凝血酶、ADP可促使血小板分泌，血小板源性ADP、5-HT、血小板活化因子等可诱导和强化血小板聚集反应，从而形成有效的血小板血栓来封闭损伤的血管壁，防止过量的血液流失。血小板也可释放黏附分子如纤维蛋白原、纤粘蛋白、vWF、凝血酶敏感蛋白等进一步提供血小板黏附聚集所必需的配基，强化血小板与内膜下基质和血小板与血小板之间的相互作用。血小板的黏附、聚集、释放等反应对血小板的止血功能十分重要。由遗传性血小板膜糖蛋白Ⅱb/Ⅲa缺陷（见于血小板无力症）或Ⅰb缺陷导致的巨大血小板综合征以及获得性原因引起的血小板黏附或聚集异常，均具有出血倾向。

三、血液凝固过程

血液凝固是一种宿主防御反应，可被看为以稳定的纤维蛋白凝块来快速补偿不稳定的血小板栓子。体外条件下，凝血酶和纤维蛋白凝块的形成通过内源性和外源性两种途径。内源性凝血途径通过因子Ⅻ接触带负电荷的胶原后启动，又称接触激活途径，包括因子Ⅻ、因子Ⅺ、激肽释放酶原（Prek）和高分子量激肽原（HMWK）。活化部分凝血活酶时间（APTT）可反映该途径障碍与否。外源性凝血途径通过细胞表面组织因子（TF）和因子Ⅶa之间形成的复合物所启动，凝血酶原时间（PT）可反映该途径障碍与否。两种途径的终产物均为纤维蛋白凝块。

凝血瀑布机制对于理解体外条件下血液凝固过程提供了合理的反应模型，尤其是对于凝血机制障碍性疾病的诊断和抗凝药物治疗的体外监测十分重要。但体内的血液凝固过程并不完全等同于体外瀑布机制。如因子Ⅻ、激肽释放酶原和高分子量激肽原缺乏可引起APTT明显延长，但无出血的临床表现，说明这类蛋白并非体内维持止血所必需；TF-Ⅶa复合物不仅激活因子Ⅹ，而且也激活因子Ⅸ，Ⅸa对因子Ⅶ也有激活作用，说明外源途径和内源途径不是截然分开的；血友病时外源途径不能起代偿作用；因子Ⅺ缺乏并不一定都具有出血表现。目前倾向于认为生理性和病理性凝血途径的关键是组织因子启动的凝血过程，而内源性凝血维持了凝血过程。

四、纤溶系统

体内的纤溶系统对于血凝块的溶解和维持血管通畅发挥了重要作用。该系统由纤溶酶原、纤溶酶原激活物（包括组织型纤溶酶原激活物t-PA和尿激酶型纤溶酶原激活物μ-PA）以及纤溶酶原激活物抑制物（PAI）组成。机体纤溶活性主要是通过纤溶系统中的蛋白质相互作用，以及控制纤溶酶原激活物和抑制物的释放和合成而得以调节。纤溶酶作为一种丝氨酸蛋白酶，作用于纤维蛋白（原），使之降解为小分子多肽A、B、C、D及一系列碎片，称之为纤维蛋白（原）降解产物（FDP）。纤溶系统的过度激活可引起出血。

【分类】

根据止、凝血机制障碍发生的环节，出血性疾病的原因可分为四大类，即血管异常、血小板异常、凝血因子异常、复合性止血机制异常，以上原因又可分为遗传性和获得性两大类。临床上将血管因素和血小板因素异常所致的出血，归之为血管性和血小板性出血性疾病（紫癜性疾病），皮肤瘀点和瘀斑是此类疾病常见和特征性的临床表现，引起深部血肿少见。深部血肿是凝血因子缺乏性疾病的特征性表现。

1. **血管异常**

（1）先天性：遗传性出血性毛细血管扩张症。

（2）获得性：过敏性紫癜、单纯性紫癜、机械性紫癜、老年性紫癜、感染相关性紫癜（如败血症）、药物性紫癜（如长期应用糖皮质激素、青霉素、磺胺药等）、高球蛋白血症、维生素C

缺乏症等。

2. 血小板异常 分为血小板量的异常和质的异常。

（1）血小板数量减少：①先天性：范可尼综合征、May/Hegglin异常、Alport综合征等；②获得性：见于再生障碍性贫血、骨髓增生异常综合征、恶性肿瘤骨髓浸润、药物性（包括细胞毒类药物、非甾体类抗炎药、肝素、磺胺类、甲基多巴、抗结核药等）、特发性血小板减少性紫癜、血栓性血小板减少性紫癜等。

（2）血小板数量增多：引起出血者主要见于原发性血小板增多症。

（3）血小板功能异常：①先天性：巨血小板综合征、血小板无力症、灰色血小板综合征、贮存池病等；②获得性：尿毒症、心肺旁路、肝脏疾病、抗血小板药物应用等。

3. 凝血因子异常

（1）遗传性：如血友病A、B，凝血因子Ⅰ、Ⅱ、Ⅴ、Ⅶ、Ⅹ、ⅪⅩ、ⅩⅢ，血管性血友病等。

（2）获得性：维生素K缺乏、严重肝病、抗凝药物（肝素、双香豆素类）、获得性凝血因子抑制物、弥散性血管内凝血（DIC）等。

4. 原发性或继发性纤维蛋白溶解亢进

（1）遗传性：遗传性纤溶酶原激活剂增多症、先天性纤溶酶原激活物抑制物缺乏症和遗传性α_2-抗纤溶酶缺乏症。

（2）获得性：急性白血病、恶性肿瘤、创伤或手术、产科意外、溶栓药物、严重肝脏疾病、淀粉样变性、蛇毒或毒虫咬伤等。

（3）继发性：弥散性血管内凝血（DIC）。

【 常见临床类型 】

引起血肿的出血性疾病主要见于凝血功能障碍性疾病。

1. 血友病 血友病是一组由于凝血因子Ⅷ（血友病A）和Ⅸ（血友病B）生成缺陷导致的先天性出血性疾病，是最为常见的遗传性凝血因子缺陷病。二者均为性联隐性遗传性疾病，常见于男性，女性为携带者。由于因子Ⅷ或Ⅸ缺陷，使得活化因子Ⅹ的生成障碍，大大影响了正常血液凝固的进行而导致出血。A型和B型血友病临床表现无区别，通常自婴幼儿时期即有出血倾向，关节、肌肉、深部组织血肿，是常见和特征性的表现，可自发。一般有行走过久、活动用力过强等诱因。关节出血局部表现为肿胀、疼痛、皮温增高、活动受限。血肿除引起局部疼痛外，可压迫局部重要结构如神经压迫、颈部、喉部血肿可引起呼吸道阻塞甚至窒息，腰部和腹膜后血肿可出现剧烈腰痛、腹痛甚或腹膜炎的症状与体征。关节反复出血引起关节畸形，深部组织反复出血引起假肿瘤（血囊肿）。根据凝血因子活性，国内将血友病A或B分为轻、中、重、亚临床型四型。初筛试验APTT延长，可被正常混合血浆纠正，PT正常，血小板计数正常或轻度增高，出血时间正常，凝血时间延长，凝血因子活性测定可确诊和进行分型。

2. 获得性血友病 获得性血友病是由于体内产生抑制因子Ⅷ的特异性自身抗体而引起的出血病。患者没有既往或家族出血史，绝大部分患者表现为突然发生的自发性出血，以软组织血肿、肌肉血肿、广泛皮下瘀斑、胃肠道和泌尿生殖道出血为主，与血友病不同，此类患者较少出现关节出血。该病可见于任何年龄段，但最多见于60~80岁老年人，其次是产后女性，儿童罕见。约一半患者既往身体健康，无任何病因可查，另一半继发于其他疾病，常见于自身免疫性疾病、围产期、恶性肿瘤、药物反应（青霉素及其衍生物）和皮肤疾病。初筛试验APTT延长，不被正常混合血浆纠正，提示存在抗因子抗体，可进行Bethesda试验进行抗体定量。

3. 血管性血友病 血管性血友病（vWD）是一种由于血浆vWF生成减少或生成有缺陷的蛋白导致的遗传性出血性疾病。为常染色体不完全显性遗传性疾病，少数为常染色体隐性遗传，主要临床表现为皮肤、黏膜出血。但在2N型vWD和Ⅲ型vWD，由于因子Ⅷ活性明显减低，可表现为关节及深部肌肉组织出血和血肿，类似血友病的表现。

4. 其他凝血因子缺陷 先天性低纤维蛋白原血症和无纤维蛋白原血症，遗传性因子Ⅱ、Ⅴ、Ⅶ、Ⅹ、Ⅺ、ⅩⅢ缺乏症等，发病率低，以皮肤黏膜出血、外伤和手术后出血不止、迟发性出血为主要临床表现，严重者也可有血肿表现，如皮下血肿、肌肉血肿等。

5. 原发性纤维蛋白溶解亢进症 原发性纤维蛋白溶解亢进症是指在某些原发病的病理过程中，纤溶酶原激活物进入血液循环或纤溶系统抑制物减少，引起纤溶亢进但不伴有血管内凝血的一组出血性综合征。典型表现为创伤、手术或拔牙后出血不止或迟发性出血，静脉穿刺处渗血，严重者可有胃肠道、泌尿生殖道出血。获得性原发性纤溶亢除上述出血表现外，尚存在原发病的表现，并可伴有原发疾病引起的血小板减少、凝血功能障碍等其他异常。实验室检查主要可见优球蛋白溶解时间显著缩短、纤维蛋白原含量减少，纤维蛋白原降解产物（FDP）增多，进一步检查可见纤溶酶原激活物水平增高或纤溶系统抑制物活性减低。

【诊断思路】

1. 确定一名血肿患者是否存在止、凝血功能障碍 支持的证据包括：多部位出血、自发性出血以及外伤、手术后出血过多。

2. 这种缺陷是遗传性的还是获得性的 进行出血性疾病家族史的调查。应追溯家族中1~2代所有成员中是否有出血病史，包括家族中死亡人员的致死疾病的详细资料。如血友病A和血友病B通常呈性联隐性遗传特征，应重点查询母系亲属中有无男性出血病患者。严重的先天性止血缺陷常在婴儿期即显现，而轻症患者可能年龄较大以后才引起注意，如在手术后、分娩、拔牙或外伤后出血过多，还有一些是在手术前常规进行出、凝血筛查时发现。是否存在伴发疾病，是否有鼠药、毒素等接触史，是否有华法林等抗凝药或阿司匹林等抗血小板药物应用史。

3. 出血提示的是血管/血小板缺陷还是凝血缺陷 血管/血小板性出血的特征是易发生瘀斑以及小血管的自发性出血，常表现为皮肤出血：瘀点和瘀斑。出血也可发生在黏膜，尤其是鼻黏膜和口腔黏膜。凝血异常以关节出血及肌肉血肿、外伤或手术后出血不止为典型表现，在导致出血事件与明显的出血和血肿形成之间常有短暂延迟。血肿常常提示患者存在凝血缺陷。

4. 进行哪些止、凝血初筛试验来评估一名血肿患者 这类试验包括：①血细胞计数和外周血涂片检查：可以发现血小板形态和数量以及其他如破碎红细胞、白血病细胞增多等血液学异常；②出血时间（BT）：检测体内血小板血栓形成的时间。BT延长见于血小板功能缺陷，当血小板少于80×10^9/L时，随血小板数目下降，BT进行性延长。血小板计数低的患者不应做此项检查。③凝血酶原时间（PT）：该试验对维生素K依赖性凝血因子缺乏敏感；④活化部分凝血活酶时间（APTT）：反映内源性凝血途径障碍；⑤凝血酶时间（TT）和纤维蛋白原水平测定：反映纤维蛋白原水平和功能活性。若初筛试验显示PT或APTT延长，应将患者血浆和正常混合血浆等量混合后进行纠正试验，如混合试验显示PT或APTT恢复到正常范围，提示相应凝血因子缺乏，如仍延长，提示存在凝血因子抑制物（抗体）。

5. 根据初筛试验结果进行确诊试验

（1）凝血因子活性分析：用于确认凝血因子缺陷，尤其是怀疑有遗传性单一凝血因子缺陷时。

（2）凝血因子抑制物分析：凝血因子抑制物不仅干扰内源、外源凝血途径，也可干扰内、外源共同途径，使得对APTT、PT的结果分析困难。体内常见的抑制物有FⅧ抑制物（FⅧ抗体）和抗磷脂抗体两类。FⅧ抑制物分析包括定性（体外条件下，FⅧ活性被患者血浆或血清进行性灭活）和定量（测定FⅧ抑制物滴度或单位）分析。存在FⅧ抑制物的患者因FⅧ活性明显减低，出血表现与血友病相似，临床上称之为获得性血友病。抗磷脂抗体包括狼疮抗凝物和抗心磷脂抗体，这类抗体尽管在体外可引起APTT延长或PT延长，或二者均延长，但临床以血栓形成为主要特征，无明显出血表现。

（3）纤溶途径的检查：包括纤维蛋白原和FDP的评估，优球蛋白溶解时间（ELT）以及纤溶酶原、t-PA和PAI-1的检测。

6. 怀疑存在获得性凝血功能障碍的基础疾病时进行相应原发疾病的检查如肝肾功能、抗核抗体、肿瘤标志物检测等。

【治疗原则】

（1）去除病因，停止接触毒物或可疑药物。

（2）避免活动，卧床休息，预防出血加重。

（3）局部冷敷，肢体置于功能位。

（4）补充缺乏的凝血因子。

（5）可全身和局部应用止血药物。

（6）对于存在凝血因子抑制物者可进行血浆置换和/或免疫抑制药物治疗。

（沈卫章　崔红花）

第39章 红细胞增多

【定义】

红细胞增多症是指单位体积的外周血中红细胞数量增多的一组症状，以红细胞计数、血红蛋白浓度（Hb）和血细胞压积（Hct）增高为特征。国内诊断标准为红细胞计数 $\geq 6.5 \times 10^{12}/L$（男性）或 $\geq 6.0 \times 10^{12}/L$（女性），血红蛋白 $\geq 180g/L$（男性）或 $\geq 170g/L$（女性），血细胞比容 ≥ 0.54（男性）或 ≥ 0.50（女性）。血浆量相对减少（血液浓缩）时上述指标相对升高，称相对红细胞增高，多见于脱水等情况。为鉴定是否存在血液浓缩，对于血细胞压积持续增高者，应进一步测量红细胞容量（RCM），如RCM高于正常预测值的25%以上，为绝对红细胞增多症，否则为相对红细胞增多症。随着Hct的增高，绝对红细胞增多症的可能性增大，当男性和女性Hct分别大于0.60和0.56时，则无须测RCM，直接认定存在绝对红细胞增多。

【发生机制】

一、红细胞生成素（EPO）对红细胞数量的调节

红细胞起源于共同的骨髓造血干细胞，干细胞的增殖和分化受微环境、细胞因子等多种因素的影响。细胞系特异性的造血因子可以诱导骨髓干细胞向各系祖细胞分化，对于红系而言，EPO就是这样的造血因子，它可以诱导骨髓干细胞向红系祖细胞分化，并能刺激红系祖细胞增殖分化、促进幼红细胞分化成熟和启动血红蛋白的合成。当缺氧时，红细胞生成素的产生会代偿性增加，以使红细胞数量增加，增加对组织的供氧。

1. **缺氧诱导的EPO合成增多的机制** 红细胞生成素由位于肾皮质的肾小管周围成纤维细胞合成，在成年人中EPO的基因表达受低氧调节因子-2诱导。低氧调节因子（HIFs）属于转录因子家族成员，由α和β亚单位组成，属于同源异构体，α亚单位分为三种类型，即1α、2α和3α，HIF-2α是HIF-2的功能性亚基，HIF-1β是HIF-2的结构性亚基，近年研究已经表明，HIF-2α与EPO生成的关系最为密切。在常氧条件下，HIF-2α中的氧依赖降解区域中的脯氨酸被脯氨酸羟化酶（PHD）羟化，羟化后的氧依赖降解区域才能与VHL基因（得名于Von Hippel-lindau病）的产物VHL-泛素-蛋白酶β复合体结合，引起HIF-2α迅速泛素化，导致其降解。但在缺氧时，HIF-2α降解减少、数量增多，进入细胞核内，使EPO合成增加。HIF-2α基因突变、PHD2基因突变时，就影响了PHD与脯氨酸的结合，脯氨酸不能被羟化，使HIF-2α的稳定性增强，导致VHL-泛素-蛋白酶复合体在常氧条件下不能及时降解HIF-2α，HIF-2α持续诱导EPO、EPO受体、血管内皮生长因子（VEGF）等靶基因表达，导致红细胞增多。在VHL基因突变时也可以使HIF-2α降解减弱而HIF-2含量增多。

2. **红细胞生成素的受体信号途径** 红系造血的主要调节因子EPO可通过与红系造血祖细胞表面的特异性受体结合，促进红系祖细胞的存活、增殖、分化和成熟，维持和增加循环中的红细胞数量。EPO与EPO受体结合后，亚单位发生重组，受体细胞浆侧激酶JAK2（Janus Kinase2）聚合后发生磷酸化，进一步激活转录蛋白STAT5，JAK/STAT信号传导激活转录因子、Ras/MAPK丝裂原激活蛋白激酶及磷脂酰肌醇等途径发生信号传导，调节红系祖细胞分化为成

熟的红细胞。约有90%的真性红细胞增高症的患者中由于获得性的JAK2基因突变（JAK2V617F点突变），导致JAK2/STAT5持续性被激活，红细胞生成增加。

二、血红蛋白氧亲和力对红细胞数量的调节

血红蛋白的主要功能是把氧气从肺带到组织，血红蛋白对氧的亲和力受几个因素的影响，包括血pH值、2，3-二磷酸甘油酸（2，3-BPG）、血红蛋白结构和温度等，氧饱和度50%时的氧分压称为P50，当P50降低、曲线左移代表血红蛋白分子对氧的亲和力增加，限制氧的释放。P50增高、曲线右移代表亲和力降低，有利于氧的释放。2，3-二磷酸甘油酸变位酶缺乏症、高氧亲和力血红蛋白和一氧化碳血红蛋白形成等因素均可使氧离曲线左移，限制氧释放，导致组织缺氧、红细胞数量增多。

【分类】

1. 相对红细胞增多症 因血浆量减少使血液浓缩所致单位体积外周血红细胞数量增多称为相对红细胞增多症。多数由体液丢失所致，称为暂时性红细胞增多症。少数可无体液丢失，但有肥胖、高血压、长期吸烟或精神紧张等特征，称为应激性红细胞增多症（Gaisbock综合征）。

2. 绝对红细胞增多症 据病因可分为原发性（骨髓自身的异常）和继发性（骨髓以外的因素异常），每种因素可再细分为先天性和获得性两种情况。排除其他已知原因的原发性和继发性红细胞增多症后，不能解释的红细胞增多症称为特发性红细胞增多症，分类见表39-1。

表39-1　绝对红细胞增多症的分类及代表疾病

原发性红细胞增多：
真性红细胞增多症
继发性红细胞增多：
先天性
高氧亲和力血红蛋白、2，3-二磷酸甘油酸变位酶缺乏症、VHL基因突变、
PHD2基因突变、HIF-2α基因突变、EPO受体突变等
获得性
EPO介导
缺氧所致
中心性缺氧：
慢性肺疾病、右向左心肺血管分流、一氧化碳中毒、吸烟者红细胞增多、
低通气综合征等
局部肾脏缺氧：
肾动脉狭窄、终末期肾脏疾病、肾盂积水、肾囊肿（多囊肾）等
病理性EPO产生增多
肿瘤：肝癌、肾癌、小脑血管母细胞瘤、甲状旁腺癌、腺瘤、
子宫平滑肌瘤、嗜铬细胞瘤、脑（脊）膜瘤等
外源性EPO
药物相关性：雄激素类药物、肾移植后红细胞增多等
特发性红细胞增多

【常见临床类型】

一、相对红细胞增多症

1. 暂时性红细胞增多症 引起体液丢失的原因在临床通常是明显的，例如高热、持续呕

吐、严重腹泻、大量出汗、严重烧伤等。在少数情况下，原因可能相对隐匿，例如甲状腺功能亢进、糖尿病酮症酸中毒、应用较大剂量利尿剂或长期服用小剂量利尿剂等。还有某些循环衰竭（如休克），血浆迁移至组织间隙，也可导致红细胞增多。暂时性红细胞增多症时间短暂，仅数小时或数天，补充适量的液体与电解质后即可恢复。

2. 应激性红细胞增多症（Gaisbock综合征）　肥胖、高血压、吸烟、情绪激动、饮酒等引起相对性血细胞增多，血浆容量减少，称为"应激性"红细胞增多症。其具体的发生机制不明。本综合征常见于男性，发病平均年龄为50岁。患者常较胖，大多有吸烟史，且每日吸烟量较大。常见症状有头痛、头晕、焦虑、神经衰弱等。面、唇及口腔黏膜呈红紫色，血压增高，无脾肿大。红细胞数、血红蛋白及血细胞压积增高有限，白细胞和血小板数量正常，骨髓象无明显异常。虽常有胆固醇异常，但红细胞生成素在正常范围。本病易并发血栓性疾病，常不需要静脉放血，也不需要化学治疗。但应停止吸烟、饮酒，控制饮食，增加运动，同时可服用降脂药物。

二、绝对红细胞增多症

（一）原发性红细胞增多症

代表疾病为真性红细胞增多症。PV是一种获得性、源于造血干细胞的克隆性疾病，其特征为红细胞造血异常增生，红系祖细胞对红细胞生成素具有非依赖性，红细胞生成素含量正常或低于正常。本病患者的骨髓及外周血单个核细胞进行红细胞集落生成单位培养，不加红细胞生成素也可形成红细胞集落，提示是一种非控制的肿瘤性或自主性增生。临床表现有皮肤红紫、脾大、高血压、血栓形成及出血倾向等。血液学特征为红细胞和全血容量绝对增多，血液黏稠度增高，常伴白细胞和血小板增多，晚期可伴有骨髓纤维化或转化为急性白血病。

（二）继发性红细胞增多症

继发性红细胞增多症是由骨髓外部原因引起的绝对红细胞增多症，分为先天性和获得性两种情况。

1. 先天性　国内尚未见此种病例报道。该疾病的缺陷基因源于家族遗传或基因突变，常于青年发病，代表疾病有高氧亲和力血红蛋白症、2，3-二磷酸甘油酸变位酶缺乏症、VHL基因突变、PHD2基因突变、HIF-2α基因突变及EPO受体基因突变等。

2. 获得性

（1）缺氧：是临床上最常见的引起继发性红细胞增多的原因，见于高原性红细胞增多症、肺部疾病、某些心脏疾病、血红蛋白携氧功能异常等。缺氧促使肾脏分泌EPO增多，EPO促进骨髓中红系祖细胞增生、分化、成熟，并释放至循环血液，导致红细胞增多。如：①高原性红细胞增多症（HAPC）：是指当机体暴露于高原缺氧环境时，红细胞代偿性过度增生，导致血液黏滞度增高、血流阻力增加，进而引起一系列症状和体征的临床综合征。最好的治疗方法是离开高原地区，移居低海拔地区。②缺氧性肺病（HPD）：慢性阻塞性肺病和阻塞性睡眠呼吸暂停等HPD可伴随红细胞增多，因发生肺心病的风险增加，其中位生存期仅2~3年。影响组织供氧的因素还包括吸烟、吸入一氧化碳、高碳酸血症的程度、肾血流量、酸碱平衡（pH值）、骨髓代偿能力、氧解离曲线的位置和外周血循环的改变等。③右向左心肺血管分流：先天性心脏病、大血管完全移位、法洛四联征等可继发红细胞增多。发病是由于血液循环发生短路，使动脉血氧饱和度降低，红细胞生成素增加，刺激红细胞生成。患者有明显发绀、心肺功能紊乱、杵状指，可有脾大。经手术后，血氧饱和度恢复正常，红细胞数即可降至正常。

（2）病理性EPO产生增多：其中以肝癌、肾癌、小脑血管母细胞瘤、甲状旁腺癌、腺瘤、子宫平滑肌瘤、嗜铬细胞瘤、脑（脊）膜瘤为常见。近年研究发现，肿瘤导致的红细胞增多主要是由于病理性EPO产生增多。

（3）外源性EPO：如应用雄激素类及肾移植后导致的红细胞增多。如：①应用雄激素类药物：雄激素类药物通过促进肾脏分泌EPO及直接刺激骨髓造血功能导致红细胞增多。②肾移植后红细胞增多（PTE）：大约有10%~15%的肾移植受者在8~24个月后会发生红细胞增多，称为肾移植后红细胞增多（PTE）。易患因素包括吸烟、糖尿病、移植肾动脉狭窄、肾移植物功能良好而无排斥反应和移植前有足够的红细胞生成。PTE的发生机制不清，可能涉及多种因素，如异常的红细胞前体细胞对EPO敏感或EPO产量变化等。PTE通常持续存在，只有25%的患者可以自发缓解，大多数患者临床表现为不适、头痛、嗜睡和眩晕。十分重要的是，PTE会导致高血压或使已存在的高血压恶化，并是血栓栓塞的严重危险因素。

（4）其他：甲状旁腺功能亢进可伴红细胞增多症。现认为甲状旁腺素可以直接刺激造血祖细胞，影响造血生成。患者除有甲状旁腺功能亢进的症状和体征外，还有真性红细胞增多症的临床表现。有的病例先有红细胞增多症，后有甲状旁腺功能亢进；也有的相反；也有的两者同时发现。患者经手术切除甲状旁腺瘤后，血常规可以恢复正常或保持稳定。

3. 特发性红细胞增多（IE） 为不能解释的红细胞增多症。IE患者常因血管并发症（如脑血管意外、脑血栓、缺血性心脏病或深静脉血栓等）而确诊，其他症状包括头痛、痛风和瘙痒。部分患者是通过血常规检查发现异常的。少数IE患者在随访中转化为PV。

【诊断思路】

1. 判断是否为红细胞增多症 国内标准需符合红细胞计数 $\geqslant 6.5 \times 10^{12}$/L（男性）或 $\geqslant 6.0 \times 10^{12}$/L（女性），血红蛋白 $\geqslant 180$g/L（男性）或 $\geqslant 170$g/L（女性），血细胞比容 $\geqslant 0.54$（男性）或 $\geqslant 0.50$（女性）。

2. 判断是相对红细胞增多症还是绝对红细胞增多症 测量红细胞容量（RCM）：RCM高于正常预测值的25%以上，或男性和女性红细胞比容（Hct）分别大于0.60和0.56时，为绝对红细胞增多症，否则为相对红细胞增多症。RCM的正常预测值：男性 $=(1486 \times S) - 825$ml；女性 $=(1106 \times$ 年龄$)+(822 \times S)$ ml（S：体表面积）。

3. 进一步明确病因 明确为相对红细胞增多症的患者需进一步考虑是否存在血液浓缩，如高热、持续呕吐、严重腹泻、大量出汗、严重烧伤、甲状腺功能亢进，糖尿病酸中毒、休克、应用较大剂量利尿剂或长期服用小剂量利尿剂等病因。另外，需注意是否有肥胖、高血压、吸烟、情绪激动、饮酒等应激性红细胞增多症的情况。

对于绝对红细胞增多症患者，应尽量搜寻基础病因。首先询问病史和体检（如是否脾大）、排除缺氧、EPO过多等明显的引起继发性红细胞增高的因素，并考虑是否符合PV的诊断标准（表39-2）。对于EPO低水平的红细胞增多症患者需常规检查全血细胞计数、JAK2基因突变、EPO水平、JAK2外显子12突变、骨髓细胞学和组织学、细胞遗传学、内源性红系克隆及EPO受体变异。对于正常或高EPO水平的红细胞增多症患者需检查血红蛋白电泳，P50，双磷酸甘油酸变位酶的水平，氧感应通路基因的变异（VHL、PHD2、HIF2A基因），血氧浓度测定，碳氧血红蛋白的水平，头、胸和腹部的影像学检查，睡眠检测。当难明确红细胞增多到底为原发性或继发性，尤其对老年患者，应考虑是否同时存在上述两种原因。

对于以上分析后均不能解释的红细胞增多症方可考虑为特发性红细胞增多。

表39-2　2007年WHO推荐的真性红细胞增多症的诊断标准

诊断要求
第1项主要标准+2项次要标准
或2项主要标准+1项次要标准

主要标准
1. Hb>185g/L（男）；Hb>165g/L（女）或其他红细胞容积增多的证据
2. 有JAK2V617F基因突变或其他类型JAK2基因突变

次要标准
1. 符合真性红细胞增多症骨髓象改变
2. 血清EPO水平降低
3. 体外培养有内源性红系集落形成

【治疗原则】

对于红细胞增多的急症，如即将出现血管栓塞或作为急症手术准备，可考虑静脉放血并同时输入血浆。静脉放血可在短时间内迅速有效地使红细胞容量和血容量减低并恢复正常，缓解症状。

（贾姣源　李景贺）

第40章 贫 血

【定义】

贫血是指外周血中血红蛋白浓度（Hb）、红细胞计数（RBC）和（或）红细胞比容（HCT）低于同年龄、同性别和同地区的正常标准。一般认为平原地区，成年男性 Hb < 120g/L，RBC < 4.5×10^{12}/L，及（或）HCT < 0.42；女性 Hb < 110g/L，RBC < 4.0×10^{12}/L，及（或）HCT < 0.37 就可以诊断为贫血。

在诊断贫血时，对下述因素应加以全面考虑，以免误诊，如：凡可导致血浆量相对减少（血液浓缩）的情况，均能造成上述指标的相对升高，反之，凡能引起血浆量相对增多（血液稀释）的情况均可造成上述指标的相对降低。此外，在急性失血，机体来不及代偿时，红细胞总量虽然明显减少，但因为构成血液的血浆和红细胞平行下降，故上述指标在一段时间内仍可在正常范围。

【发生机制】

在人体的造血组织中，红细胞的生成经历了增殖、分化、成熟和释放过程。正常人的外周血红细胞数量基本保持恒定，每天都有红细胞衰老、破坏，又有大致相同数量的新生红细胞补充，以保持红细胞的生成和破坏的动态平衡。如果红细胞的生成减少，或者破坏过多，或血液过多丢失，以至于红细胞的生成不足以代偿时，即产生贫血。

贫血并非是独立的疾病实体，而是继发于各种疾病的一种临床综合征。贫血的发生机制可概括为红细胞生成不足或减少，红细胞破坏过多和失血几个方面。

1. **红细胞生成不足或减少**　红细胞生成起源于多能造血干细胞。红细胞生成素（EPO）作用于红系定向祖细胞水平，促进红细胞生成。红细胞生成不足的常见机制有①骨髓衰竭：包括造血干细胞数量减少或质量缺陷，如再生障碍性贫血及范可尼贫血；②无效造血：包括获得性和遗传性无效造血，前者如骨髓增生异常综合征，后者如先天性红系造血异常性贫血；③骨髓受抑：如肿瘤的放、化疗造成造血干细胞和祖细胞的损伤；④骨髓浸润：如恶性肿瘤骨髓转移、血液恶性肿瘤、骨髓纤维化等，可直接造成骨髓有效造血组织的减少；⑤造血刺激因子减少：如慢性肾功能衰竭，肾脏合成 EPO 减少；⑥造血微环境异常：造血微环境是为造血干细胞分化、发育、增殖和成熟提供必需的条件和场所，是由多种基质细胞成分、非细胞性大分子生物活性物质、微循环、神经内分泌因子及其之间的复杂网络构成，其在某些贫血如再生障碍性贫血等的发病中有一定的作用；⑦造血物质缺乏：叶酸和（或）维生素 B12 缺乏导致细胞 DNA 合成障碍，引起巨幼细胞性贫血，合成血红蛋白的重要物质铁的缺乏可造成缺铁性贫血。

2. **红细胞破坏过多**　此类贫血的共同特点是红细胞寿命缩短，称为溶血性贫血，红细胞破坏主要涉及红细胞内在因素和外在因素两种机制：其一，红细胞内在缺陷：红细胞基本结构包括细胞膜、代谢酶类和血红蛋白，任何一项的异常或缺陷均可造成其寿命缩短；其二，红细胞外在因素：基本可分为免疫相关性和非免疫相关性。免疫相关性主要是通过体液免疫抗体介导红细胞破坏所致的一类溶血性贫血，非免疫相关性包括物理因素（机械、温度等），化学因素

（化学毒物、药物、代谢和生物毒素等）和生物因素（微生物感染）等所致的溶血性贫血。

3. 失血 包括急性失血和慢性失血。急性失血主要造成血流动力学变化，其形态特征为正常细胞性贫血。而慢性失血才是贫血最常见的发生原因。各种原因所致的长期、反复、小量失血，虽然对血容量无明显影响，但体内的铁却随着红细胞的不断丢失而耗竭，从而引起缺铁性贫血，缺铁影响血红蛋白的合成，其形态学改变属于小细胞低色素性贫血。

【分类】

贫血有多种分类方法，目前所用的分类方法各有其优、缺点，临床上常合并应用。

1. 按细胞计量学分类

人工检测原称为形态学分类，如用自动血细胞分析仪检测时，宜称为细胞计量学分类，包括红细胞平均体积（MCV）、红细胞平均血红蛋白含量（MCH）和红细胞平均血红蛋白浓度（MCHC）3项红细胞指数对贫血进行分类（表40-1）。

表40-1 贫血的细胞计量学分类

类型	MCV（fl）	MCH（pg）	MCHC（%）
大细胞性贫血	>100	>32	31~35
正常细胞性贫血	80~100	26~32	31~35
单纯小细胞性贫血	<80	<26	31~35
小细胞低色素性贫血	<80	<26	<31

二、按病因和发生机制分类

此种分类法属于病理生理学分类，可提示贫血的病因和发生机制，有助于指导临床治疗（表40-2）。

表40-2 贫血的病理生理学分类

红细胞生成减少	红细胞破坏增多	失血
骨髓衰竭	内源性异常	急性失血性贫血
再生障碍性贫血	先天性红细胞膜缺陷	慢性失血性贫血
范可尼贫血	遗传性球形细胞增多症	
红系祖细胞增殖分化障碍	遗传性椭圆形细胞增多症	
纯红细胞再生障碍性贫血	获得性红细胞膜缺陷	
慢性肾衰竭所致贫血	阵发性睡眠性血红蛋白尿症	
内分泌疾病所致贫血	红细胞酶异常	
先天性红系造血异常性贫血	葡萄糖-6-磷酸脱氢酶缺乏症	
无效造血	丙酮酸激酶缺乏症	
骨髓增生异常综合征	其他酶缺陷	
先天性红系造血异常性贫血	卟啉病	
营养性巨幼细胞性贫血	珠蛋白合成异常（血红蛋白病）	
造血功能受抑	血红蛋白病	
抗肿瘤化学治疗	珠蛋白生成障碍性贫血	
放射治疗	外在因素异常	

续表

红细胞生成减少	红细胞破坏增多	失血
骨髓浸润	免疫相关性（抗体介导性）	
白血病	温抗体型自身免疫性溶血性贫血	
其他血液恶性肿瘤	冷性溶血病	
实体瘤骨髓转移	药物相关抗体溶血性贫血	
DNA合成障碍（巨幼细胞性贫血）	新生儿同种免疫性溶血性贫血	
维生素B_{12}缺乏	非免疫相关性	
叶酸缺乏	机械性因素	
先天性或获得性嘌呤和嘧啶代谢异常	行军性血红蛋白尿症	
血红蛋白合成障碍	心血管创伤性溶血性贫血	
缺铁性贫血	微血管病性溶血性贫血	
先天性无转铁蛋白血症	其他物理和化学因素所致贫血	
原发性肺含铁血黄素沉着症	微生物感染所致贫血	
珠蛋白生成障碍性贫血	单核－吞噬细胞系统功能亢进	
红系造血调节异常	脾功能亢进	
低氧亲和力血红蛋白病		
原因不明或多重因素		
慢性病性贫血		
营养缺乏所致贫血		
铁粒幼细胞贫血		

三、按贫血程度分类

（1）轻度贫血：Hb>90g/L，但低于正常。

（2）中度贫血：Hb为60g/L~90g/L。

（3）重度贫血：Hb为30g/L~60g/L。

（4）极重度贫血：Hb < 30g/L。

四、根据贫血发生的进程分类

（1）急性贫血。

（2）慢性贫血。

五、根据骨髓红系增生程度分类

（1）增生性贫血：主要见于①缺铁性贫血；②巨幼细胞性贫血；③急、慢性失血性贫血；④溶血性贫血；⑤某些继发性贫血。

（2）增生不良性贫血：主要见于①再生障碍性贫血；②原发或继发性骨髓造血功能衰竭病。

【鉴别诊断】

一、小细胞低色素性贫血

小细胞低色素性贫血是由于铁缺乏和铁利用障碍引起的血红蛋白合成减少的一组贫血，包括缺铁性贫血、珠蛋白合成障碍性贫血、铁粒幼细胞贫血和感染性贫血。其中以缺铁性贫血最为常见。这几种贫血虽然都属于小细胞低色素性贫血，但治疗不同，疗效亦不同，故需鉴别（表40-3）。

表40-3　小细胞低色素性贫血的鉴别

	缺铁性贫血	感染性贫血	珠蛋白合成障碍性贫血	铁粒幼细胞贫血
病史	有缺铁病史	有慢性感染史	有家族史	有药物、毒物接触史
血清铁	明显减低	减低	正常或增高	明显增高
总铁结合力	明显增高	正常或减低	正常	减低
铁饱和度	明显减低	正常或减低	正常或增高	增高
血清铁蛋白	明显减低	正常或增高	正常或增高	增高
骨髓储存铁	消失	正常或增多	正常或增多	明显增多
骨髓铁粒幼细胞	明显减少	正常	正常或增多	明显增多，出现环形铁粒幼细胞
血红蛋白A_2	正常或减少	正常	增多	正常
血红蛋白F	正常	正常	增多	增多或正常

二、巨幼细胞贫血

巨幼细胞贫血主要是由于缺乏维生素B_{12}和叶酸所致。这两类物质的缺乏或代谢紊乱，主要引起骨髓幼红细胞核的发育障碍而胞浆中的血红蛋白合成正常，因而产生骨髓红系为主的巨幼细胞改变和大红细胞。此类贫血的特征：①缓慢进行的大细胞性贫血，外周血红细胞MCV及MCH均高于正常，白细胞和血小板均可能减少；②骨髓幼红细胞有巨幼变，PAS呈阴性反应；③常有口腔、胃肠道及神经系统损害；④有维生素B_{12}和叶酸缺乏病因；⑤维生素B_{12}和叶酸治疗，大多数病例有效，但其确切诊断需要叶酸和维生素B_{12}浓度测定加以认定。巨幼细胞性贫血需与下列疾病鉴别。

1. 红白血病

（1）两者骨髓幼红细胞均有巨幼变表现。

（2）两者外周血均可呈三系减少。

（3）红白血病临床上有出血、发热和脾肿大，而巨幼细胞性贫血则无。

（4）红白血病骨髓异常，原粒细胞和早幼粒细胞明显增多，原粒细胞＞30%（非红系），幼红细胞PAS染色呈阳性反应；而巨幼细胞性贫血，原幼细胞不会明显增多，PAS呈阴性反应。

（5）红白血病对维生素B_{12}治疗无效，而巨幼细胞性贫血则有效。

2. 骨髓增生异常综合征（MDS）

（1）两者均可有外周血三系减少。

（2）两者骨髓幼红细胞均可有巨幼变。

（3）MDS骨髓造血三系细胞有明显的病态造血，幼红细胞PAS染色呈阳性反应；而巨幼细胞性贫血则相反。

（4）MDS对维生素B_{12}和叶酸治疗无效而巨幼细胞贫血有效。

3. 其他原因所致的巨幼细胞贫血　如抗代谢药（甲氨蝶呤、6-巯基嘌呤、阿糖胞苷等）的应用。慢性溶血、肝病等也可出现骨髓幼红细胞巨幼样变，但可根据病史和原发病临床表现及相应检查而得到确定。

三、再生障碍性贫血（AA）

AA是一组由化学、物理、生物因素及不明原因引起的骨髓造血功能衰竭疾病，表现为全血细胞减少，骨髓有核细胞增生明显减低，进行性贫血可伴有出血和感染。其诊断标准：①外周血全血细胞减少；②网织红细胞绝对数减少；③一般无脾大；④骨髓至少一个部位增生减低或重度减低，如骨髓增生活跃，需有巨核细胞明显减少。骨髓小粒中非造血细胞增多，骨髓活检有造血面积减少；⑤能排除引起全血细胞减少的其他疾病，如PNH、MDS、骨髓纤维化、急性白血病、恶性组织细胞病等；⑥一般抗贫血药物治疗无效。再生障碍性贫血需与下列疾病鉴别。

1. 再生障碍性贫血与PNH鉴别

（1）PNH酸化血清溶血试验（Ham）、糖水溶血试验及含铁血黄素尿试验（Rous）均为阳性。②PNH常有反复发作的血红蛋白尿（酱油色尿）及黄疸和脾大。

（2）CD55、CD59减低亦是PNH的一个指标。

2. 再生障碍性贫血与MDS鉴别

（1）再生障碍性贫血全血细胞减少，而MDS可一系、二系或三系减少。

（2）再生障碍性贫血为骨髓增生低下而MDS骨髓多数增生活跃。

（3）再生障碍性贫血骨髓非造血细胞增多而MDS骨髓有病态造血表现。

（4）MDS可有染色体异常。

3. 再生障碍性贫血与白血病鉴别

1. 两者均可有全血细胞减少，但白血病多数情况下白细胞数增高。

2. 两者临床表现均可有贫血、出血和感染发热。

3. 再生障碍性贫血外周血无幼稚细胞而白血病有幼稚细胞。

4. 再生障碍性贫血骨髓增生减低而白血病骨髓增生极度活跃，且有大量原始和幼稚细胞。

四、纯红细胞再生障碍性贫血（PRCA）

纯红细胞再生障碍性贫血是一种较少见的异质性骨髓单纯红系造血障碍综合征。粒系和巨核细胞系无明显受累。任何年龄组和性别均可发病。其特点为：①外周血红细胞和血红蛋白明显减少而白细胞和血小板大致正常，呈正细胞正色素性贫血；②网织红细胞明显减少或缺乏；③骨髓红系细胞明显减少或缺乏，其他系细胞大致正常。临床上分为急性和慢性两型：急性型又称急性造血停滞，多数患者发病前有病毒感染史或服药史，常有轻度发热，伴有不同程度的白细胞和血小板减少，骨髓红系细胞极度减少或缺乏，并可见少量巨大原红细胞。此细胞对诊断有重要价值。本病绝大多数可在一个月左右自行恢复。慢性型病因较多，多数继发于胸腺瘤，因此对患者进行胸部透视、拍片及CT检查很有必要。

五、溶血性贫血

溶血性贫血是由于红细胞破坏速率增加（寿命缩短）超过骨髓造血的代偿能力而发生的贫血。病因分为先天和后天两大类。本病的诊断主要靠实验室检查。

（一）溶血性贫血的诊断

1. 红细胞破坏的证据

（1）血清间接胆红素增高，尿胆原增多。

（2）血浆游离血红蛋白增加，血浆结合珠蛋白明显减少。

（3）尿含铁血黄素（+）。

（4）红细胞寿命缩短。

2. 骨髓红系代偿性增高表现

（1）网织红细胞明显增高。

（2）末梢血出现有核红细胞。

（3）骨髓象中红系明显增生。

（4）临床表现可有黄疸和（或）脾肿大。

（二）溶血场所诊断

按红细胞破坏场所不同分为血管内溶血和血管外溶血。前者多由外来因素引起，如血型不合输血，PNH和G6PD缺乏等。血管外溶血多见于先天性溶血性贫血和自身免疫性溶血性贫血（温抗体型）。两类溶血的临床表现和实验室检查有明显不同（表40-4）。

表40-4 血管内溶血和血管外溶血鉴别

鉴别点	血管内溶血	血管外溶血
病因	后天获得性多见	遗传性多见
经过	一般为急性，也可慢性	一般为慢性，也可呈急性
黄疸	较明显	较轻
肝脾肿大	无或轻度	轻、中度
红细胞形态改变	破碎红细胞及碎片	多有特异性形态改变
血浆游离血红蛋白	明显增高	无或轻度增高
血浆结合珠蛋白	明显减少	无或轻度减少
含铁血黄素尿	慢性常见	阴性
血红蛋白尿	可有	无

（三）溶血病因及鉴别

1. 遗传性球形细胞增多症（HS） 是一种由红细胞膜先天性缺陷所致的溶血性贫血。其特点为：

（1）贫血常幼年发生，有阳性家族史，为常染色体显性遗传。

（2）间歇性黄疸和脾肿大。

（3）外周血出现球形红细胞，多在20%~30%以上。

（4）红细胞渗透脆性试验（OF）明显增高。

（5）自溶试验（+）。

本病需与自身免疫性溶血性贫血、先天性非球形溶血性贫血鉴别（表40-5）。

表40-5 遗传性球形细胞增多症鉴别诊断

试验	遗传性球形细胞增多症	自身免疫性溶血性贫血	先天性非球形溶血性贫血	
			Ⅰ型	Ⅱ型
红细胞形态	球形明显增多	球形数不多	可见椭圆形	偶见球形
红细胞渗透脆性试验（OF）	增高	可增高	正常	正常
室温温育后	明显增高	增高	偏高	明显增高
自溶试验纠正				

续表

试验	遗传性球形细胞增多症	自身免疫性溶血性贫血	先天性非球形溶血性贫血	
			Ⅰ型	Ⅱ型
加葡萄糖	纠正	纠正	纠正	不纠正
加ATP	纠正	纠正	纠正	纠正
Coomb's	–	+	–	–

2. 葡萄糖–6–磷酸脱氢酶（G–6–PD）缺乏症　是指红细胞G–6–PD活性降低和（或）酶性质改变导致以溶血为主要表现的疾病，是遗传性红细胞酶病中最常见的一种。在我国广西、海南和云南最为常见。

临床上根据G–6–PD活性减低程度，可表现为轻度减低而临床无症状，重度减低出现持续贫血，中度减低常由蚕豆、药物或感染诱发，或表现为新生儿黄疸。本病诊断主要依靠G–6–PD活性定性和定量测定（表40–6）。

表40–6　G–6–PD活性筛选试验和定量测定结果

测定方法	正常人	中间缺乏值	严重缺乏值
高铁血红蛋白还原试验	还原率>75%	30%~74%	<30%
荧光斑点试验	10分钟	10~30分钟	30分钟还不出现
硝基四氮唑蓝纸片法	呈紫蓝色	淡蓝色	仍为红色
G–6–PD定量测定	6.7~20.5U	1.7~6.6U	<1.7U

3. 珠蛋白生成障碍性贫血

原称地中海贫血或海洋性贫血。本病呈世界性分布，最多见于地中海区域、中东地区、印度及东南亚，是最常见的人类遗传性疾病。我国以西南和华南一带为高发区。

临床上按珠蛋白肽链减少或缺乏，本病可分为α珠蛋白生成障碍性贫血和β珠蛋白生成障碍性贫血两类。按贫血程度和肽链合成减少程度，α珠蛋白生成障碍性贫血可分为胎儿水肿综合征、血红蛋白H病、标准型和静止型；β珠蛋白生成障碍性贫血分为重型、中间型和轻型。各型的诊断与鉴别诊断见表40–7、表40–8。

表40–7　α珠蛋白生成障碍性贫血各型诊断

	Hb Barts胎儿水肿型	Hb H病	标准型和静止型
临床表现	发育差，全身水肿，皮肤剥脱，黄疸，肝脾肿大	轻中度贫血，可有肝脾大，黄疸	无症状或轻度贫血
血常规	Hb明显减低，有核红细胞多，靶形红细胞多	Hb中度减低，红细胞包涵体（+）	可正常
Hb电泳			
Hb Barts	>80%	逐渐减少	出生后数月消失
抗碱Hb	增加	增加	增加或正常
Hb H	少量	明显增多	无
Hb A2	降低	降低	正常或减少

表40-8 β珠蛋白生成障碍性贫血各型诊断

	重型	中间型	轻型
临床表现	出生后即出现贫血，珠蛋白生成障碍性贫血面容	介于重和轻型之间	轻度贫血，肝脾轻度肿大
血常规	Hb<60g/L，外周血靶形红细胞多（>10%）	介于重和轻型之间	Hb稍低，有少量靶形红细胞
Hb电泳			
Hb A2	正常或增高	介于重和轻型之间	>3.5
Hb F	>30%	介于重和轻型之间	轻度增高，5%或正常
遗传形式	纯合子	同重型	杂合子

该病尚需与其他血红蛋白病、缺铁性贫血及慢性感染性贫血鉴别，因其都属于小细胞低色素性贫血。

4. 阵发性睡眠性血红蛋白尿（PNH） 是一种后天获得性红细胞膜缺陷引起的溶血病，临床上以间歇发作的睡眠后血红蛋白尿为特征。分为血红蛋白尿型和无血红蛋白尿型。后者与慢性再生障碍性贫血相似，易误诊。PNH在临床上可转变成再生障碍性贫血，再生障碍性贫血也可转变成PNH，说明两者发生机制有内在联系。两者疾病亦可交叉存在，临床上称其为PNH-AA综合征。

5. 自身免疫性溶血性贫血（AIHA） 是因患者自身产生病理性抗红细胞抗体并造成其免疫破坏的一种获得性溶血性贫血。AIHA可见于各个年龄组，但以成人为多。临床上分温抗体型和冷抗体型两种，温抗体型多见。诊断依据为：①近数月内无输血或服用特殊药物史；②有溶血的直接或间接证据；③Coomb's试验（+）；④如Coomb's试验（-），肾上腺皮质激素治疗有效；⑤排除其他溶血性贫血。

六、失血性贫血

失血是最常见的贫血原因，临床上将短时间内大量出血后所致的贫血称为急性失血性贫血，而将长期小量出血后所致的贫血称为慢性失血性贫血。急性失血性贫血的诊断依据：①急性大量失血史，常伴有血压骤降甚至休克；②出血当时RBC及Hb浓度暂不减低，出血后3~24小时逐渐显现数值下降，为正细胞正色素性贫血；③出血后24~48小时，网织红细胞增多，可达0.05~0.15；④白细胞计数在出血数小时后可上升至（10~20）×10^9/L。

急性脏器内或体腔内大出血，可出现黄疸，易误为急性溶血，但其黄疸一般较溶血轻，也无血红蛋白尿可资鉴别。急性出血后可有中度发热及白细胞增高，应与急性感染鉴别，贫血的逐渐显现，感染灶的缺如，均有助于鉴别。

慢性失血性贫血属于缺铁性贫血。慢性失血是缺铁性贫血最常见的病因。需与其他小细胞低色素性贫血鉴别。

七、继发性贫血

继发性贫血又称症状性贫血，常继发于多种慢性疾病，如慢性感染、慢性肾病、慢性肝病、结缔组织病和恶性肿瘤、内分泌疾病、胃肠道疾病及寄生虫病等。其发生机制复杂，临床表现多样，贫血程度轻重不一，血液学异常也不尽一致。若原发病表现不突出极易误诊。因此当贫血原因不明时，应详细询问病史，仔细体格检查，反复追踪研究相关实验室检查结果，积极寻找可能存在的原发疾病，以确定诊断。

【诊断思路】

一、确定是否有贫血

外周血中血红蛋白浓度、红细胞计数和红细胞比容低于同年龄、同性别、同地区的正常标准，即可确定为贫血。

二、明确贫血病因

1. 失血

（1）皮肤、黏膜出血：如鼻出血、牙出血、口腔黏膜出血、紫癜、瘀斑等。

（2）消化道出血：如呕血、便血、痔疮出血等。

（3）呼吸道出血：如咳血、痰中带血等。

（4）泌尿道出血：如血尿、酱油色尿、月经量过多等。

2. 理、化、毒物接触史

（1）苯及其衍生物、砷、杀虫剂可致白血病、再生障碍性贫血。

（2）铅中毒引起铁粒幼细胞贫血。

（3）慢性砷中毒、柳氮磺胺吡啶等均可致巨幼细胞贫血。

（4）苯、苯肼、磺胺、非那西丁等可致溶血性贫血。

3. 家族史

（1）遗传性球形细胞增多症。

（2）葡萄糖6-磷酸脱氢酶缺乏症。

（3）海洋性贫血、血红蛋白病。

（4）血友病。

4. 营养不良 偏食、食欲不振、少食、吸收障碍所致巨幼细胞性贫血、缺铁性贫血。

5. 继发性贫血 如慢性炎症、感染、慢性肝病、慢性肾病、内分泌疾病、胃肠道疾病、风湿病、恶性肿瘤等均可致贫血。

三、体检重点

1. 贫血伴皮肤、黏膜黄疸 是溶血性贫血的典型表现。

2. 贫血伴皮肤瘀斑、紫癜、出血点 提示再生障碍性贫血、免疫性血小板减少性紫癜、白血病。

3. 指甲扁平、凹陷 常为缺铁性贫血特征之一。

4. 舌质绛红，舌乳头萎缩 见于巨幼细胞贫血。

5. 贫血伴肝掌、蜘蛛痣 提示慢性肝病所致贫血。

6. 特殊面容（颅骨增厚、颊骨隆起、鼻梁塌陷） 提示海洋性贫血。

7. 贫血伴多处骨痛，病理性骨折 提示MM、骨转移癌。贫血伴胸骨痛、发热提示白血病。

8. 淋巴结、脾肿大

（1）贫血伴明显局部或全身淋巴结肿大提示恶性淋巴瘤、淋巴细胞白血病、恶组。

（2）贫血伴轻度脾大，提示溶血性贫血、恶性淋巴瘤。

（3）血伴巨脾，提示慢性粒细胞白血病、骨髓纤维化。

9. **神经系统表现** 维生素B_{12}缺乏引起的巨幼细胞贫血可有末梢神经炎和脊髓后束、侧索联合变性，出现触觉位置和震颤感觉减退或消失，行动困难。

四、实验室检查确定诊断

1. **贫血伴白细胞和血小板正常** 可能为缺铁性贫血、纯红细胞再生障碍性贫血、继发性贫血。

2. **贫血伴白细胞或血小板减少** 可能为PNH、巨幼细胞贫血、继发性血小板减少性紫癜并发失血性贫血。

3. **贫血伴白细胞增多** 可能为白血病、骨髓纤维化、类白血病反应或急性失血性贫血。

4. **全血细胞减少** 提示再生障碍性贫血、白血病、PNH、恶性组织细胞病、MDS、脾功能亢进、巨幼细胞贫血骨髓转移癌和急性造血停滞。

5. **网织红细胞计数** 能反映骨髓造血盛衰，对贫血性质的判断有一定价值。正常值$0.5\%\sim1.5\%$，绝对值为（$24\sim84$）$\times10^9$/L。

（1）网织红细胞明显升高见于溶血性贫血、急性大失血及营养性贫血治疗后。

（2）网织红细胞明显降低见于再生障碍性贫血、纯红细胞再生障碍性贫血和急性造血停滞。

（3）未经治疗的IDA，巨幼细胞贫血和继发性贫血，网织红细胞可正常。

6. **血涂片观察红细胞形态** 对贫血性质诊断有重要价值。

（1）红细胞大小不等，有异形，提示造血紊乱，严重贫血。

（2）红细胞大小不等，以小为主，中心淡染区扩大提示缺铁性贫血，海洋性贫血，铁粒幼细胞贫血。

（3）红细胞明显增大，$MCV > 100fl$，提示巨幼细胞贫血、MDS、某些溶血。

（4）小球形红细胞增多 > 20%，提示遗球、自身免疫性溶贫。

（5）椭圆形红细胞增多 > 15%，提示遗传性椭圆形红细胞增多症。

（6）口形红细胞增多，提示遗传性口形红细胞增多症。

（7）棘形红细胞增多，提示遗传性棘形红细胞增多症、尿毒症。

（8）靶形红细胞增多，提示海洋性贫血、铁粒幼细胞贫血。

（9）镰状红细胞增多，提示镰状细胞性贫血。

（10）泪滴样红细胞增多，提示骨髓纤维化、海洋性贫血、白血病。

（11）破碎红细胞，外形不规则，盔形，三角形，提示溶血性贫血。微血管病性溶血性贫血，DIC、TTP、溶血性尿毒症。

（12）红细胞呈缗钱状，提示多发性骨髓瘤，巨球蛋白血症。

（13）红细胞内嗜碱性点彩，提示增生性贫血、巨幼细胞性贫血、铅中毒。

（14）血片中幼稚细胞增多提示白血病、急性溶血。血片中有外来细胞提示骨髓转移癌。血片中异常组织细胞增多考虑恶性组织细胞增生症。血片中见到巨核细胞考虑巨核细胞白血病。

7. **骨髓检查** 骨髓是红细胞、粒细胞和血小板生成的唯一场所，同时也是产生淋巴细胞和单核细胞的场所，因此骨髓中细胞数量和质量的变化对造血系统疾病诊断有重要意义。

【治疗原则】

（1）病因治疗是关键。

（2）控制出血和感染，改善一般状态。

（3）成分输血，用于慢性贫血Hb < 60g/L的患者。

（4）溶血发作时应用肾上腺糖皮质激素。

（5）补充造血所需的元素和因子。

（6）应用造血生长因子和造血刺激药物。

（7）脾切除：用于遗传性球形细胞增多症、遗传性椭圆形细胞增多症和内科治疗无效的AIHA。

（姜玉珍　姚　娟）

第41章　全血细胞减少

【定义】

全血细胞减少是指外周血中红细胞、白细胞及血小板计数减少，是由多种疾病累及骨髓造血或外周血液成分所致，病因复杂。

【发生机制】

全血细胞的减少可以作为疾病唯一表现出来的临床症状，有时亦可以作为某种疾病的伴随症状，随病程进展而出现于疾病的某个阶段。发生机制大致有以下几种情况。

1. **骨髓造血功能衰竭**　例如再生障碍性贫血（AA），现在多数学者趋于认为再生障碍性贫血中的造血干祖细胞"质"无异常，只是数量下降，功能受到抑制，是T细胞功能亢进介导的对造血器官异常免疫作用的后果。另外，恶性肿瘤细胞对骨髓造血组织的破坏及其释放的各种细胞因子对造血的抑制也可造成骨髓造血功能减退或衰竭。

2. **骨髓无效造血**　如骨髓增生异常综合征（MDS），RaZa等对MDS进行动力学研究，发现MDS呈高增殖性特征，但这种高细胞生成率被凋亡所造成的高死亡率所抵消，进而导致"功能性再生障碍性贫血"或"无效造血"；高凋亡可能发生在细胞分裂的S期，且与周围的一些细胞因子水平增高有关，与凋亡相关基因表达异常有关。

3. **骨髓基质异常**　使干细胞不能增殖分化，如骨髓纤维化。

4. **造血原料不足和利用障碍**　由于营养不良，缺乏铁、叶酸、维生素B_{12}导致全血细胞减少。

5. **某种原因导致的血细胞破坏**　按其被破坏的场所可分为髓内和髓外。①发生于髓内的血细胞破坏。破坏活动机制与免疫调节的失控相关。特别是免疫相关性全血细胞减少，其主要特点是大部分全血细胞减少；绝大部分患者骨髓增生良好，少部分增生减低，但红系比例不低或增高；常规溶血试验阴性；无造血原料缺乏的证据；无异常克隆造血的证据；骨髓单个核细胞抗人球蛋白实验（Coombs）阳性；对肾上腺皮质激素为主的试验性治疗反应良好。发病原因是机体产生了针对骨髓造血细胞的自身抗体，自身抗体或（和）补体结合在骨髓单个核细胞膜上，而引起骨髓内造血细胞破坏或功能（如分化、释放等）异常。在感染性疾病中由于病原体对淋巴细胞的过度激活，从而导致免疫损伤，使得炎症性细胞因子释放，刺激组织细胞和吞噬细胞增多，导致骨髓内造血细胞被破坏，最终出现外周全血细胞减少。②发生于髓外的血细胞破坏。多见于非造血系统疾病，如急、慢性肝病，感染，结缔组织病，恶性肿瘤等。其中最常见的为肝硬化，主要原因为脾功能亢进。多数学者认为脾亢使血细胞过分阻留、过分筛选及吞噬、过多的体液因素以及自身免疫作用是全血细胞减少的原因。但近年来对骨髓血细胞的超微结构研究，发现脾亢者骨髓有造血功能障碍，即存在无效血细胞生成。感染性疾病所致全血细胞减少机制可能与脾功能亢进、感染毒素对骨髓功能的抑制或感染时免疫功能紊乱对血细胞破坏增加等有关。结缔组织病所致全血细胞减少可能与机体产生多种自身抗体，抑制骨髓造血细胞相关。恶性肿瘤引起的全血细胞减少也可能与肿瘤骨髓转移破坏了骨髓造血功能、肿瘤毒素作用、营养吸收不良或免疫功能紊乱等有关。它们的共同特点是：治疗和控制原发病，多数可以改善外周血全血细胞减少的症状。

【分类】

全血细胞减少不是一个独立的疾病，它是一组高度异质性疾病在某一侧面的共同表现。引起全血细胞减少的病因主要包括两大类。

1. 造血系统疾病

由造血系统疾病引起的全血细胞减少占70%。

（1）再生障碍性贫血（AA）：典型的AA具备外周血三系（红系、粒系及血小板）减少、网织红细胞减少、骨髓增生低下、非造血细胞增多等特点，诊断不难，但需与引起全血细胞减少的其他疾病鉴别。

（2）骨髓增生异常综合征（MDS）：MDS所致的全血细胞减少是由骨髓无效造血，使外周血细胞一系、两系或三系减少，以MDS-RA型最多见，骨髓增生活跃或明显活跃，少部分增生低下，一系以上病态造血是其特征。

（3）阵发性睡眠性血红蛋白尿（PNH）：PNH是一种获得性的造血干细胞疾病，是一种由获得性红细胞膜缺陷所致的血管内溶血性疾病，部分病例全血细胞减少，骨髓增生低下，与AA相似。

（4）急性白血病（AL）：AL引起的全血细胞减少，主要是由于异常克隆增生，抑制了骨髓正常造血，以早幼粒细胞白血病（M3）最为典型，由于外周血三系减少，呈非白血病型白血病表现，极易误诊。

（5）多发性骨髓瘤（MM）：是由浆细胞异常增生的恶性肿瘤，老年多发，全血细胞减少，伴有骨痛及反复感染、高钙血症、高黏滞综合征、肾功能不全等表现，骨髓异常浆细胞大于15%，X线有溶骨性损害，血尿M蛋白阳性即可诊断。

（6）恶性组织细胞增多症（MH）：临床上以持续高热、肝脾淋巴结肿大、全血细胞减少，病情急剧恶化为特点，骨髓中发现异常的组织细胞及多核巨细胞为诊断依据。

（7）巨幼细胞性贫血（MA）：常见于老年人，以贫血为主要表现，部分患者表现全血细胞减少，常出现消化道黏膜萎缩及神经、精神症状。骨髓增生明显活跃，各系均有巨幼变，以红系最为显著，同时进行叶酸及VB$_{12}$测定，可做出诊断，但有时要注意与MDS相鉴别。

（8）缺铁性贫血（IDA）：重症IDA患者可伴白细胞及血小板减少，诊断并不困难，但应积极寻找缺铁的原因。

（9）免疫性血小板减少性紫癜（ITP）、自身免疫性溶血性贫血（AIHA）及（ITP合并AIHA）Evans综合征是由于自身抗体破坏了血细胞而导致全血细胞减少，血常规、骨髓象结合溶血及其他相关检查可作出诊断。

2. 非造血系统疾病

由非造血系统疾病引起的全血细胞减少占20%~30%。

（1）急、慢性肝炎：急、慢性肝病患者在病程中常出现全血细胞减少，一方面与脾功能亢进，脾脏对血细胞破坏增多有关；另一方面与肝炎病毒对造血干细胞的抑制作用，病毒介导的自身免疫常产生抗干细胞抗体，病毒损伤骨髓的微环境有关。

（2）感染性疾病：其机制可能与脾功能亢进、感染毒素对骨髓功能的抑制或感染时免疫功能紊乱对血细胞破坏增加等有关。

（3）恶性肿瘤：恶性肿瘤引起全血细胞减少，可由肿瘤细胞转移至骨髓使造血面积减少所致，而无骨髓转移的恶性肿瘤，可能与肿瘤介导的免疫反应、骨髓营养不良或中毒等因素有关。

（4）结缔组织病：其原因可能是产生自身抗体破坏了相应的血细胞。

（5）药物：包括化疗药物、止痛药、抗生素等，多为可逆性，停用药物后可自行恢复。

【常见临床类型】

1. **再生障碍性贫血** 各种因素导致的骨髓造血功能衰竭，表现为外周血三系减少，网织红细胞绝对值明显降低，骨髓增生低下，红系、粒系、巨核细胞均明显低下，淋巴细胞比值相对增高，非造血细胞易见，骨髓造血面积明显减少。

2. **急性白血病** 是全血细胞减少的常见原因之一，主要是由于异常克隆抑制了骨髓正常造血，部分患者仅表现为三系细胞减少，如不及时外周涂片及骨穿检查极易漏诊，在全血细胞减少的急性白细胞中以急非淋M3最为常见。其中老年人急性白血病临床表现不典型，所以为早期明确诊断应积极地进行骨髓穿刺。

3. **巨幼红细胞性贫血** 在临床上此病较为多见，偏食、挑食、食物烹制时间过长，或有消化道疾病，因叶酸、维生素B_{12}缺乏，造成DNA合成受阻，细胞生成、发育、成熟、功能均异常，对骨髓红系、粒系、巨核系均有影响，当叶酸、维生素B_{12}缺乏到一定程度时即表现为全血细胞减少。

4. **低增生性骨髓增生异常综合征** 由于症状表现不典型，典型的MDS诊断不十分困难，但10%左右MDS就诊时仅表现为外周三系细胞减少，骨髓增生低下，血常规分类中难见原始和幼稚细胞，所以依靠症状、体征和血常规难以明确诊断，尤其是和慢性再生障碍性贫血不易鉴别。临床有条件的要进行骨髓活检、染色体核型检查，骨髓小粒内细胞所占面积慢性再生障碍性贫血明显减少可以作为两者的一个参考依据。

5. **阵发性睡眠性血红蛋白尿（PNH）** 由于红细胞膜的获得性缺陷，因而对补体介导的溶血作用异常敏感，类似的缺陷亦存在于血小板及粒细胞膜上。主要表现为慢性贫血，有的病例全血细胞减少，如无血红蛋白尿发作，则易与再生障碍性贫血混淆，尤其是有些病例造血功能减低，骨髓增生低下，与再生障碍性贫血相似。PNH Ham试验阳性，糖水试验、尿含铁血黄素试验均阳性，流式细胞仪检测CD55、CD59缺乏可资鉴别，临床上PNH患者中约有30%与AA相互转化，兼有两病称AA-PNH综合征。

6. **免疫相关性全血细胞减少（IRP/IRH）** 是由于T淋巴细胞调控失衡导致B淋巴细胞数量、亚群、功能异常，进而产生抗骨髓未成熟造血细胞自身抗体并破坏或抑制之，最终导致外周血细胞减少的一类疾病。诊断IRP/IRH的关键依据是测得骨髓造血细胞膜结合自身抗体，或经足量肾上腺皮质激素或（和）大剂量静脉丙种球蛋白治疗有效，以及一些排除性检查如染色体等。

7. **Evans综合征** 是ITP伴免疫性溶血性贫血的一种综合征，由于自身抗体破坏了血细胞而致血细胞减少，骨髓象巨核系统成熟障碍及Coombs试验阳性可明确诊断。

8. **恶性组织细胞增生症** 因异常组织细胞吞噬血细胞而使血细胞减少，早期诊断困难，持续高热，明显消瘦，进行性衰竭、肝脾淋巴结肿大、全血细胞减少，应反复多部位骨髓穿刺，若骨髓中发现异常组织细胞或多核巨组织细胞，对恶组诊断有重要价值。

9. **多发性骨髓瘤** 是浆细胞异常增生的恶性肿瘤。若老年患者出现全血细胞减少，伴骨痛、持续蛋白尿、肾功能损害、高球蛋白血症、高钙血症或反复感染，应想到MM可能性。骨髓瘤细胞>15%，X线检查有溶骨性损害，血清及尿M蛋白阳性，即可诊断本病。

10. **骨髓纤维化** 是一种骨髓增生性疾病，20%患者可演变为急性白血病。因此全血细胞减少伴巨脾，幼红、幼粒细胞性贫血，外周血有泪滴形红细胞，多次骨髓穿刺干抽，要考虑本病。

11. **缺铁性贫血** 极严重时呈小细胞低色素性贫血，可伴有轻度中性粒细胞减少，儿童患者血小板减少也较常见。

12. 急性造血功能停滞 是一组由多种因素引起的骨髓造血功能停滞，临床上较为少见。感染与药物为发生原因，发生 AAH 前短期内常有感染史或曾使用过某些药物如氯霉素、苯妥英钠、磺胺类药物、秋水仙碱、巯甲丙脯酸、他巴唑及解热镇痛药等。本病较多累及粒系及红系，其临床特点是发病急，常伴有高热、面色苍白、头晕乏力及皮肤黏膜出血等症状；血常规中一系、二系或三系血细胞减少，经积极治疗可在短期内恢复。

13. 淋巴瘤 可因淋巴瘤本身引起的自身免疫功能亢进导致血细胞免疫性破坏，也可能因淋巴瘤的骨髓浸润所致，骨髓象可以鉴别。

14. 脾功能亢进 最常见为肝硬化，脾亢患者骨髓一般呈代偿性增生，部分有成熟障碍。近年研究有部分脾亢患者骨髓增生低下提示这也是全血细胞减少的原因，并非全由脾脏破坏血细胞所致。

15. 恶性肿瘤 引起全血细胞减少，主要与肿瘤转移有关，也与肿瘤毒素、胃肠功能紊乱、营养不良或免疫功能紊乱有关。

16. 结缔组织性疾病 引起血液系统异常，可能与产生自身抗体破坏了相应的血细胞有关。

17. 感染 引起全血细胞减少，通过病毒与造血衰竭关系的研究，已证实 EB 病毒、微小病毒、乙肝病毒与造血衰竭有关。细菌病毒感染后是否对患者的造血系统有抑制作用或阻碍细胞释放，尚有待进一步的研究。

18. 甲状腺疾病 甲状腺功能降低时可表现全血细胞减少，骨髓象表现多种多样，可为再生障碍性贫血、巨幼细胞性贫血、缺铁性贫血及 Evans 综合征等，临床上极易误诊为血液系统疾病。对这类患者积极治疗甲状腺功能减退即可使血常规、骨髓象恢复正常。甲状腺功能亢进时血液造血系统的改变为外周血白细胞总数偏低，淋巴细胞百分比和绝对值及单核细胞增多，血小板寿命缩短，有时可出现紫癜症。由于机体消耗增加，营养不良和铁的利用障碍偶可引起贫血。临床上白细胞减少多见，血小板减少较少见。临床上因抗甲状腺药物包括他巴唑等引起的全血细胞减少较常见。

【诊断思路】

一、确定是否有全血细胞减少

外周血中白细胞、血红蛋白浓度，红细胞计数和红细胞比容、血小板计数低于同年龄、同性别、同地区的正常标准，即可确定为全血细胞减少。

二、明确全血细胞减少的病因

（一）血液系统疾病

1. 理、化、毒物接触史

（1）苯及其衍生物、砷、杀虫剂可致白血病、再生障碍性贫血。

（2）铅中毒引起铁粒幼细胞贫血。

（3）慢性砷中毒、柳氮磺胺吡啶等均可致巨幼细胞贫血。

2. 造血原料缺乏 素食、吸收障碍等所致巨幼细胞性贫血、缺铁性贫血。

（二）继发性全血细胞减少

如甲状腺疾病、脾功能亢进、骨髓转移癌、结缔组织性疾病等。

三、体检重点

1. **全血细胞减少伴皮肤、黏膜黄疸** 是溶血性贫血（如PNH）的表现。
2. **伴舌质绛红，舌乳头萎缩** 见于巨幼细胞贫血。
3. **伴肝掌、蜘蛛痣、脾大** 提示慢性肝病脾功能亢进。
4. **伴多处骨痛、病理性骨折** 提示MM，骨转移癌。伴胸骨叩击痛，提示白血病。
5. **淋巴结、脾肿大**
（1）伴明显局部或全身淋巴结肿大提示恶性淋巴瘤、淋巴细胞白血病、恶组。
（2）伴轻度脾大，提示恶性淋巴瘤。
（3）伴巨脾，提示骨髓纤维化。

四、实验室检查确定诊断

1. **网织红细胞计数** 能反应骨髓造血的代偿能力，正常值0.5%~1.5%，绝对值为（24~84）$\times 10^9$/L。
（1）网织红细胞正常见于白血病、巨幼细胞性贫血、恶性组织增生症。
（2）网织红细胞明显减低见于再生障碍性贫血、纯红细胞再生障碍性贫血和急性造血停滞。
2. **血涂片** 红细胞形态有重要的提示意义。
（1）红细胞明显增大，平均红细胞体积 > 100fl，提示巨幼细胞贫血、MDS。
（2）泪滴样红细胞增多，提示骨髓纤维化、海洋性贫血，白血病。
（3）红细胞呈缗钱状，提示多发性骨髓瘤、巨球蛋白血症。
（4）幼稚细胞增多提示白血病、MDS。血片中有外来细胞提示骨髓转移癌。血片中异常组织细胞增多考虑恶性组织细胞增生症。血片中见到巨核细胞考虑巨核细胞白血病。
3. **骨髓检查** 骨髓检查对全血细胞减少的患者非常重要，对于鉴别诊断意义重大。
（1）多部位骨髓增生低下，非造血细胞增多提示再生障碍性贫血。
（2）原始细胞增多大于20%，提示急性白血病。
（3）粒系、红系、巨核系巨幼改变，提示巨幼细胞性贫血或MDS。
（4）见特征性的异型组织细胞等提示恶性组织细胞增多症。
（5）转移癌细胞或淋巴瘤细胞提示骨髓转移癌或淋巴瘤骨髓浸润。
4. **骨髓活检** 纤维组织的明显增多对诊断骨髓纤维化意义明确；转移癌细胞可提示骨髓转移癌。
5. **染色体检查** 伴有克隆性的染色体异常提示MDS或白血病。
6. **外周血红系，粒系CD55、CD59的检测** CD55与CD59的缺乏是诊断PNH的特异性指标。
7. **其他方面的检查** 有关急、慢性肝病，感染性疾病，恶性肿瘤及结缔组织病的相关临床及实验室检查。

总之，在临床工作中，各科医生均可能遇到全血细胞减少的患者，应详细询问病史，仔细体检，并结合有关实验室检查明确诊断。对于全血细胞减少的患者诊断时先考虑造血系统疾病，再考虑非造血系统疾病，做出正确诊断，针对病因进行治疗，避免盲目治疗给患者带来更大的伤害。只有这样才能减少漏诊、误诊，提高诊断的准确率，以便及时治疗。

【治疗原则】

全血细胞减少的患者因白细胞的减少临床可有感染的相应表现，需积极地抗感染治疗，留取相应的病原学检查后需经验性地应用广谱抗生素，中性粒细胞低于1.5×10^9/L伴有发热的患者在除外急性髓系白血病后需及时给予粒细胞集落刺激因子治疗；贫血严重的患者，急性贫血血红蛋白低于80g/L，慢性贫血血红蛋白低于60g/L，需输注红细胞悬液纠正贫血；血小板低于20×10^9/L，伴有明显出血倾向需输注机采血小板，低于10×10^9/L必须输注血小板，并预防性地止血治疗。

（刘秋菊　顾发卉）

第42章　眩　晕

【定义】

眩晕是主观症状,因半规管壶腹嵴至大脑前庭神经系统不同部位受损伤,导致其功能下降、过强或两侧失对称,所引起的一种发作性的客观不存在而主观坚信自身或(和)外物按一定方向旋转、翻滚、飘浮、升降感的运动幻觉。在临床上要与头晕及头昏鉴别,头晕是因视觉、深感觉、小脑系统等部位受损伤,导致外周感觉信息传入失真,和(或)大脑平衡调节功能失控,所引起的一种在行走、坐立和起卧等运动中或(和)视物中,引起自感身体摇晃和不稳的一种感觉。头昏是由多种器质性、功能性疾病或长期脑力过劳等导致大脑皮质功能弱化,所引起的一种持续性的头脑昏昏沉沉或迷迷糊糊不清醒感。由上可知,眩晕、头晕和头昏的受损靶器官、发生机制、临床表现是截然不同的。

【解剖及发生机制】

眩晕的解剖结构较为复杂,主要涉及神经系统及耳部解剖,神经科医生对耳的解剖不够了解,耳科医生对神经系统又感觉陌生,导致很多医生对眩晕认识不够深入,难于诊断。下面介绍一下与眩晕相关的解剖结构。

人体在空间的动态及静态平衡是在视觉、本体感觉、前庭系统的参与和大脑皮质的协调下完成的,我们把视觉、本体感觉、前庭系统称为平衡三联。其中前庭系统尤为重要,其某一部分病变超过机体代偿时则产生眩晕,如某些老年患者,双侧前庭功能减退不平衡时,可出现眩晕感,尤其在活动后加重。如一侧前庭功能正常,另一侧前庭功能减退,眩晕可持续一段时间后得到代偿,双侧前庭功能减退相同时,可以不产生眩晕症状;而深感觉和视觉系统其中一个系统病变,另外一个系统可代偿,比如患者出现深感觉障碍时,在白天走路由于视觉代偿,可正常走路,但夜间或黑暗处,则出现走路不稳、踩棉花感等。

视觉系统包括三对眼外肌及眼球运动神经核,本体感觉系统包括皮肤、肌肉和关节的感受器,刺激经脊髓的传导束最后到达脑干的网络结构,本体感觉系统间接和前庭神经核相连。

与眩晕相关的前庭结构:①内耳:又称迷路,包括(a)骨迷路:耳蜗、前庭、骨半规管;(b)膜迷路:椭圆囊、球囊、膜半规管、膜蜗管;②位听神经:蜗神经、前庭神经;③脑干的前庭神经核团:前庭神经核(上、下、内、外四个核团组成),前庭小脑下核(绳状体);④小脑;⑤大脑皮层(颞上回为眩晕感觉中枢)。

半规管每一侧为3个,即外(水平)半规管、上(垂直)半规管、后(垂直)半规管,彼此相互垂直,各半规管前端膨大部分称为壶腹嵴,由支柱细胞和感觉细胞的神经上皮组成,主要为转体(成角)运动及其加速运动时的平衡外周感受器;椭圆囊和球囊由支柱细胞和感觉(毛)细胞的神经上皮所组成,主要为重力静态、直线运动及其加速运动时的平衡外周感受器,毛细胞的纤毛上覆盖有一层含有石灰质的胶质体,称为耳石膜,膜中的石灰质颗粒名为耳石,为良性发作性位置性眩晕的解剖基础。

前庭神经的传导通路，前庭神经首先进入桥脑延髓，大部分神经纤维终止于前庭神经核区，小部分入小脑。当一侧前庭神经损害时，引起两侧传入不平衡，在大脑皮层产生眩晕感觉。由前庭神经核发出的第2级神经元有下列通路：①经内侧纵束到脊髓，所有前庭脊髓纤维与前角相连，因此来自内耳前庭的冲动可引起颈、躯干及四肢肌肉的反射性反应，受损出现平衡障碍、共济失调、头重脚轻、姿态感觉性眩晕；②经内侧纵束到达同侧和对侧的眼动神经诸核，因此头位改变可引起两侧眼球的反射，这与维持眼肌张力的平衡密切相关，受损出现眼震。当眼动神经受损时，双侧前庭功能不平衡以至产生眩晕。③由前庭神经内核发出的纤维通过网状结构与自主神经相连，故可引起面色苍白、出汗、恶心、呕吐等自主神经症状。这些组成了眩晕综合征。④前庭神经下核大部分纤维经绳状体上行到达同侧小脑绒球、小结叶皮质，经顶核、齿状核，于同侧小脑上脚（结合臂），在中脑后部经白核交叉至对侧红核，经丘脑至大脑皮层的前庭中枢在颞上回后上部、颞顶交界区和岛叶上部。因此前庭病变或小脑病变时导致同侧肢体共济失调。

【分类】

眩晕的分类有很多种，但目前尚无某一个分类能比较完善、比较系统，都存在不足。如有的学者将眩晕分为系统性眩晕和非系统性眩晕。系统性眩晕系由前庭系统（包括内耳前庭感受器、前庭神经及核、内侧纵束、小脑、大脑的前庭中枢）病变引起，表现为旋转性眩晕，耳鸣及听力障碍，眼球震颤，并伴有恶心、呕吐、面色苍白、出汗、血压下降等自主神经症状。非系统性眩晕是前庭系统以外的全身各系统疾病引起的症状，一般无旋转感，只是头昏眼花或轻度站立不稳，很少伴有恶心、呕吐、出汗等自主神经症状，也无典型的眼震。其实此种分类说的就是眩晕、头晕与头昏的区别，并没有实际的临床意义。同样有的学者将眩晕分为真性及假性眩晕。由内耳半规管或/和前庭神经、前庭神经核和小脑等处病变，所引起的具有明确旋转感的眩晕发作，特定称为真性眩晕；由脑干和大脑等中枢神经系统或由视力、深感觉、耳石等障碍，引起无明确旋转感的"眩晕"（其实大多是头晕）则统称为假性眩晕，甚至将头昏也归类于假性眩晕，上述临床表现实质上是因受损伤的解剖部位或系统不同，甚至病理机制上的差异所致，而并不存在真性和假性之分。不如直接分清眩晕、头晕、头昏可能更为客观和较为实用。

长期以来大多数人从临床应用方便出发，将由内耳半规管和前庭神经等病变，所引起的具有明确旋转感的眩晕，由于其致病病灶主要在外周前庭神经系统，而称为周围性眩晕；由前庭神经核、脑干、小脑和大脑等中枢前庭神经系统等损伤，所引起的眩晕，包括不具有明确旋转感的头晕（由于低级中枢前庭神经核的代偿所致），则称为中枢性眩晕。中枢性眩晕及周围性眩晕当然也存在不足，但是可以是定位诊断的前提，最好尽可能明确其病变的解剖部位，如迷路性或耳性（应精确到哪一个或哪几个半规管受损）、前庭神经性和脑性（脑干、大脑和小脑，应精确到其各自的具体结构）。关于周围性眩晕与中枢性眩晕的鉴别详见表42-1。

根据病因，可将眩晕分为：①耳源性眩晕；②脑血管疾病性眩晕；③颈性眩晕；④脑肿瘤性眩晕；⑤颅脑外伤；⑥癫痫性眩晕；⑦变性、代谢性疾病；⑧感染；⑨药物中毒；⑩全身疾病性眩晕；⑪先天性疾病。很多病因既可产生周围性眩晕的症状，又可产生中枢性眩晕的症状，在临床过程中需仔细加以辨别。

表42-1　周围性眩晕和中枢性眩晕的鉴别诊断

	前庭周围性眩晕	前庭中枢性眩晕
病变部位	内耳半规管和前庭神经	前庭神经核、脑干、小脑和大脑
眩晕的性质	旋转、上下、左右摇晃	旋转或固定物体向一侧运动感
持续时间	发作性，时间短，数分钟、数小时至数天	持续性，时间久，可数月以上
程度	较重	较轻
自发性眼震	振幅小、方向固定	振幅大，方向多变
眼震与眩晕程度	一致	可不一致
闭目难立征	向眼震慢相侧可与头位相关	方向不定，与头位无一定关系
听觉障碍	常有耳鸣或耳聋	不明显
中枢神经系统症状和体征	无	常有脑干损害症状，也可有晕厥
前庭功能试验	无反应或反应减弱	不一定，正常或异常反应
自主神经症状	常有，明显	较少，不明显

【常见眩晕】

一、中枢性眩晕

对于引起中枢性眩晕的疾病，部分可引起周围性眩晕，只是累及病变部位不同，但以中枢性眩晕为主。

1. **血管源性**　发病急骤，多是椎-基底动脉系统血管病变的结果。诊断及治疗均需遵照脑血管病诊治指南。

（1）椎-基底动脉系统的TIA：症状刻板样反复发作，表现为：持续数分钟的眩晕，脑神经、脑干、小脑或枕叶损害的症状全部或部分出现，发作间期无神经系统损害体征，磁共振弥散加权像扫描（DWI）无新鲜梗死病灶。超声、TCD、CT血管成像（CTA）、磁共振血管成像（MRA）和数字减影血管造影（DSA）等检查可确定椎-基底动脉有无狭窄。

（2）椎-基底动脉供血不足（VBI）：目前VBI诊断过于泛滥，但是否因此就能完全否定VBI这一名称，尚存在争论。有些学者否认后颅窝脑组织的缺血状态并主张取消VBI，而部分学者却持相反意见。否定和肯定双方都缺少证据。

（3）锁骨下动脉盗血综合征：临床表现往往为两种情况：一种为眩晕、视力障碍或小脑性共济失调；另一种为患侧上肢无力、桡动脉搏动减弱和收缩压较健侧下降20mmHg以上。超声、TCD、CTA、MRA和DSA可明确诊断。治疗主要是介入或手术重建锁骨下动脉的正常血流。

（4）小脑或脑干梗死：病初可出现发作性眩晕，常合并延髓性麻痹、复视、面瘫、面部感觉障碍等脑神经损害的现象，有时合并霍纳征。影像学检查，尤其是发病早期DWI扫描证实脑组织梗死。可见于椎-基底动脉系统的大血管重度狭窄或闭塞，包括小脑后下动脉、椎动脉、基底动脉和小脑前下动脉；有时也见于基底动脉的深穿支病变。需要影像学检查确定。

（5）小脑或脑干出血：轻症表现为突发性头晕或眩晕，体检可见小脑性共济失调，大量出血的恢复期可出现头晕；需颅脑CT等影像学确诊。内科对症治疗为主，必要时需外科手术。

2. **肿瘤**　往往是亚急性或慢性起病，出现典型症状和体征时影像学多能明确诊断，治疗主要是外科手术。

（1）小脑或脑干肿瘤：主要表现为小脑性共济失调、脑神经交叉性锥体损害，有时合并眩晕或头晕发作。

（2）桥小脑角肿瘤：常见头晕发作，可见小脑性共济失调、侧面部感觉障碍和外展神经麻痹、面瘫等体征。病理上常为听神经瘤、脑膜瘤和胆脂瘤。

3. 脑干或小脑感染　急性起病，伴有发热等全身炎症反应，常有上呼吸道感染或腹泻等前驱感染史。除小脑和脑干损害的临床表现外，有时出现眩晕。脑脊液学检查是主要的确诊依据；根据病原学结果，分别应用抗病毒剂、抗生素或激素等。

4. 多发性硬化　病灶累及脑干和小脑时可出现眩晕；眩晕表现没有特异性，可为位置性，可持续数天甚至数周。诊断和治疗参考 NICE 标准。

5. 颅颈交界区畸形　常见 Chari 畸形、颅底凹陷、齿状突半脱位等，可出现锥体束损害、小脑症状、后组脑神经和高颈髓损害的表现，有时合并眩晕；瓦氏呼气动作有时可诱发眩晕。影像检查是确诊依据；需外科手术治疗。

6. 药物源性　有些药物可损害前庭末梢感受器或前庭通路而出现眩晕。卡马西平能造成可逆性小脑损害，长期应用苯妥英钠可致小脑变性，长期接触汞、铅、砷等重金属可损害耳蜗、前庭器和小脑，有机溶剂甲醛、二甲苯、苯乙烯、三氯甲烷等可损害小脑。急性酒精中毒出现的姿势不稳和共济失调是半规管和小脑的可逆性损害结果。

常见的耳毒性药物有：氨基糖苷类、万古霉素、紫霉素和磺胺类等抗生素；顺铂、氮芥和长春新碱等抗肿瘤药；奎宁，大剂量水杨酸盐，速尿和利尿酸等利尿剂；部分中耳内应用的局部麻醉药，如利多卡因等。二甲胺四环素仅损害前庭，庆大霉素和链霉素的前庭毒性远大于其耳蜗毒性。眼震电图描记法（ENG）和旋转试验有时可发现双侧前庭功能下降；听力检查发现感音性耳聋。

7. 其他少见的中枢性眩晕

（1）偏头痛性眩晕（MV）：发生机制与偏头痛相同，文献中相关的名称有前庭偏头痛、偏头痛相关性眩晕、良性复发性眩晕、偏头痛相关性前庭病等。确定的 MV 标准包括：①中度或重度的发作性前庭症，包括旋转性眩晕、位置性眩晕、其他自身运动错觉和头动耐受不良（由于头动引起的不平衡感或自身、周围物体运动错觉）等。前庭症状的严重程度分为Ⅲ级：轻度为不干扰日常活动，中度为干扰但不限制日常活动，重度为限制日常活动。②符合国际头痛分类（HIS）标准的偏头痛。③至少2次眩晕发作时出现下列1项偏头痛症状：搏动样头痛、畏光、畏声、视觉或其他先兆。④排除其他疾病。可能的 MV 标准是：①中度或重度的发作性前庭症状。②至少下列1项症状：符合 HIS 标准的偏头痛，眩晕发作时的偏头痛性伴随症状，偏头痛特异性的诱发因素（例如特定的食物、睡眠不规律、内分泌失调）、抗偏头痛药物治疗有效。③排除其他病因。

（2）癫痫性眩晕：临床少见，国际分类属于灶性癫痫，通常持续数秒或数十秒，发作与姿势改变无关。能产生眩晕性癫痫的部位包括：顶内沟、颞叶后上回、顶中后回、左侧额中回、颞顶叶交界区等。临床上以眩晕为或仅仅表现为眩晕的癫痫实属罕见；眩晕可是部分性癫痫特别是颞叶癫痫的先兆症状。确诊需要脑电图在导联显示痫样波放电。

（3）颈性眩晕：目前尚没有统一标准，倾向于采取排除法。至少应有以下特征：①头晕或眩晕伴随颈部疼痛；②头晕或眩晕多出现在颈部活动后；③部分患者颈扭转试验阳性；④颈部影像学检查异常，如颈椎反屈、椎体不稳、椎间盘突出等；⑤多有颈部外伤史；⑥排除了其他原因。

（4）外伤后眩晕：头部外伤后出现的一过性自身旋转感，有时为持久性的自身不稳感。包括：①颞骨骨折和内耳贯通伤：部分累及颞骨的刀伤、枪伤同时损伤内耳，如果患者能有幸从外伤中恢复，常遗留听力损害和眩晕。有些患者苏醒后，可能仅有自身不稳感和听力下降而无眩晕发作，对症治疗为主，遗留永久性前庭功能损伤者，需试用前庭康复训练。②迷路震荡：属于周围性眩晕。发生于内耳受到暴力或振动波冲击后，表现为持续数天的眩晕，有时可持续数周或更长时间，常伴有听力下降和耳鸣，ENG检查有位置性眼震、少数患者半规管麻痹，颞骨和耳部影像学检查无异常；治疗主要是对症和休息。

二、周围性眩晕

脑干神经核以下的病变，绝大多数系耳部疾患引起，除眼震和有时可能伴听力障碍之外，患者没有相关的神经系统损害的症状和体征。

1. 无听力障碍的周围性眩晕

（1）良性发作性位置性眩晕（BPPV）：由椭圆囊耳石膜上的碳酸钙颗粒脱落并进入半规管所致。85%~90%的异位耳石发生于后半规管，5%~15%见于水平半规管。临床上绝大多数BPPV属于"管结石型"，其特点为：①发作性眩晕出现于头位变动过程中；②Dix-Hallpike或Roll test等检查可同时诱发眩晕和眼震，头位变动与眩晕发作及眼震之间存在5~20秒的潜伏期，诱发的眩晕和眼震一般持续在1分钟之内，表现为"由弱渐强——再逐渐弱"；患者由卧位坐起时，常出现"反向震"。极少部分BPPV属于"嵴帽结石型"，与"管结石型"区别在于：前者Dix-Hallpike等检查时眼震无潜伏期、持续时间。少数后颅窝和高颈段病变造成的所谓中枢性位置性眩晕，与"壶腹嵴耳石"症类似，需仔细询问病史、认真体检、必要时行神经影像检查。

（2）前庭神经炎：也称为前庭神经元炎，是病毒感染前庭神经或前庭神经元的结果。多数患者在病前数天或数周内有上呼吸道感或腹泻史。剧烈的外界旋转感常持续24小时以上，有时可数天；伴随剧烈的呕吐、心悸、出汗等自主神经反应。ENG检查可见病耳前庭功能低下。大多在数周后自愈，少见复发，有半数以上患者可在病后1年内出现瞬时不稳感，部分患者日后出现BPPV表现，冷热试验异常可能持续更长时间。

2. 伴听力障碍的周围性眩晕

（1）梅尼埃病：病因未完全明确，病理机制多与内淋巴积水有关。无性别差异，首次发病小于20岁或大于70岁者少见。中华医学会耳鼻咽喉头颈外科分会2006年提出了该病的诊断标准：①发作性眩晕2次或2次以上，持续20分钟至数小时。常伴自主神经功能紊乱和平衡障碍。无意识丧失。②波动性听力损失，早期多为低频听力损失，随病情进展听力损失逐渐加重。至少1次纯音测听为感音神经性听力损失，可出现重振现象。③可伴有耳鸣和（或）耳胀满感。④前庭功能检查：可有自发性眼震和（或）前庭功能异常。⑤排除其他疾病引起的眩晕。临床早期为间歇期听力正常或有轻度低频听力损失；中期低、高频率均有听力损失；晚期为全频听力损失达中重度以上，无听力波动。

（2）迷路炎：骨迷路或膜迷路感染后可造成眩晕，一般分为3类迷路炎。①局限性迷路炎：多由慢性化脓性中耳炎或乳突炎侵蚀骨迷路所致，病变局限于骨迷路。眩晕多在体位变动、头部受到震荡、压迫耳屏或挖掏耳道内耵聍时出现，持续数分钟到数小时；瘘管试验多为阳性，前庭功能正常或亢进；听力损害多为传导性，少数严重者为混合性。②浆液性迷路炎：以浆液或浆液纤维素渗出为主，可以是局限性迷路炎未治疗的结果。眩晕程度较重、持续时间较长，患者喜卧向患侧；瘘管试验可为阳性；耳蜗损害较前庭损害的程度重，听力损害常为感音性。③急性化脓性迷路炎：化脓菌破坏骨迷路和膜迷路。在急性化脓期，患者因重度眩晕而卧床不起；患耳听力急剧下降；体温一般不高；但若有发热、头痛，需警惕感染向颅内蔓延。急性期症状消失后2~6周进入代偿期，眩晕消失，患耳全聋，冷、热刺激试验无反应。以上3种情况均需在感染控制后及早手术。

三、精神疾患及其他全身疾患相关性头晕

主要表现为自身不稳感，有时甚至是担心平衡障碍的恐怖感，患者通常伴有头脑不清晰感；

出现入睡困难、易激惹等焦虑症状，易早醒、易疲劳、兴趣下降等抑郁表现，心悸、纳差、疼痛等躯体化症状，可伴有多汗、畏寒等表现。问诊如能全面，一般可以确诊；需要排除器质性病变时，适当的针对性辅助检查是必要的。焦虑抑郁患者出现头晕的比率较高，而头晕和眩晕患者伴发精神障碍的比率也较高，两者是否共病，目前还有些争论。治疗主要为抗焦虑、抑郁和心理干预。

其他全身疾病相关性头晕也主要表现为自身不稳感，当病变损伤前庭系统时可引发眩晕。见于：血液病（白血病、贫血等），内分泌疾病（包括低血糖、甲状腺功能低下或亢进等），心脏疾病时的射血减少，低血压性，各种原因造成的体液离子、酸碱度紊乱，眼部疾患（眼肌麻痹、眼球阵挛、双眼视力显著不一致性等）。

【诊断思路】

对于眩晕的诊断应在四个层次上，首先是症状诊断，确定患者是眩晕、头晕还是头昏；其次是定位诊断，也就是患者病变的部位；再者是定性诊断，根据相关病史、体检及辅助检查明确是什么病因；最后通过总结，明确是哪一种疾病。这其中病史的询问很重要，主要包括发病时间、起病形式、眩晕的性质和方向、持续时间、发病频率、原因、诱因、病情演变、加重缓解因素、治疗经过及疗效；同时我们要注意伴随的症状和体征，如头痛、恶心、呕吐、耳鸣、耳聋、面瘫、饮水呛咳、吞咽困难、呃逆、言语障碍、感觉障碍、视物不清或视物双影、肢体瘫痪等等，有助于眩晕的定位及定性，如急性起病的多为血管性、中毒及外伤等，慢性起病，进展性加重的多见于肿瘤或变性疾病，站立头晕，多见于体位性低血压、药物中毒、脑室内站位或内耳疾病，向固定的方向转头时出现眩晕，应注意耳石症，如伴有耳鸣、耳聋，则考虑耳源性疾病，伴有头痛，注意蛛网膜下腔出血，伴有视物不清，注意枕叶病变，伴有饮水呛咳、吞咽困难、呃逆、言语障碍，应注意脑干病变。所以详细地询问病史，是对眩晕患者做出正确诊断的前提。另外，我们还应注意询问既往病史及家族史，是否有心血管疾病、耳部疾病、手术、颅脑外伤、近期感染病史、中毒和耳毒性药物病史。首诊思维路径图为2010年眩晕诊断流程的专家共识，该共识为眩晕的标准化治疗有着重要的指导意义。

（张　雷）

第43章 晕 厥

【定义】

晕厥，又名昏厥，是由于脑血流量减少导致的一时性、广泛性脑供血不足，引发的一过性意识丧失状态。意识丧失的时间和程度不一，可持续数秒或数分钟。因为发作时患者肌肉张力消失，不能保持正常姿势而倒地。脉搏细数、血压下降、呼吸微弱。一旦处于水平位，患者的状态可很快恢复，其后很少留有后遗症。

晕厥患者几乎都是以"人事不省"为由被送来医院。

【发生机制】

晕厥最基本的病理生理现象是突发的脑血流急剧减少或中断（当脑血流量低于正常的一半时，将导致晕厥）从而使保持觉醒状态的脑干网状结构上行激动系统的神经元生理活动突然停顿，导致意识丧失，引起晕厥。因为时短暂，不会造成不可逆的神经系统损伤，因而晕厥患者清醒后大多不遗有神经症状。

【分类】

按照晕厥的病因可将晕厥分类如图43-1。

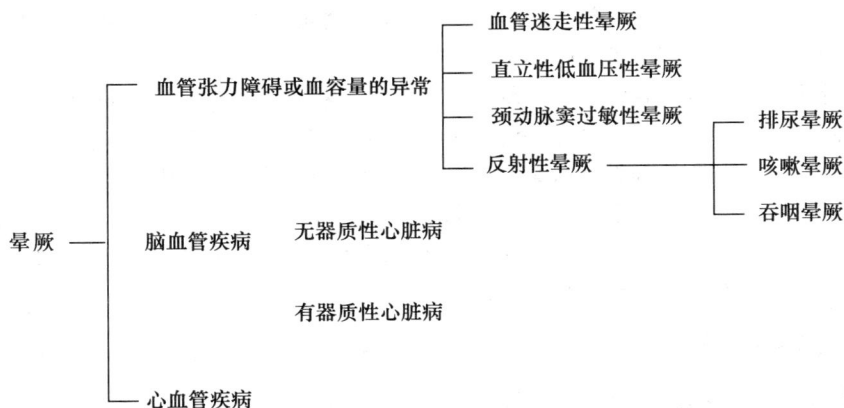

图43-1 晕厥的病因分类

【常见临床类型】

一、血管张力障碍或血容量异常

（一）血管迷走性晕厥

此类最常见，大约占总数的1/2。有些正常人发生晕厥多属此类。常表现为反复发作，多见的诱因为：环境燥热、拥挤、饮酒、过劳、严重疼痛、饥饿、长时间站立、情绪紧张、激动等。在晕厥发作前常有短暂的先兆，感觉无力、恶心、出汗、头重脚轻、视物模糊等。

此类晕厥属于良性。在交感神经兴奋性增高，静脉血流瘀滞时发生。此时中枢神经系统的变化尚不十分清楚，可能与血清素（5-羟色胺）参与调节血压和交感神经传出纤维抑制有关。

（二）直立性低血压性晕厥

此类晕厥的发生与血管运动反射缺陷有关。自蹲位、卧位猛然起立时，正常情况下，通过容量静脉反射性收缩（血管舒缩机制），将内脏和下肢血液迅速驱向脑部以代偿，若此机制失调，则因脑组织血液突然灌流不足而致晕厥。此类晕厥可能占老年人晕厥的30%，这种患者中可有抗高血压或抗抑郁剂多种药物的使用史。

患者发生晕厥后，可因头部位置降低，脑供血恢复正常，而迅即醒转。如长时间不恢复意识，则应检查有无颅脑损伤。

（三）颈动脉窦过敏性晕厥

此类晕厥的发生与颈动脉窦受压有关。包围颈动脉窦的迷走神经末梢受刺激，将冲动沿舌咽神经的分支Hering神经传至延髓，兴奋支配心脏和血管的交感神经、迷走神经传出纤维，引起心跳突然转慢，导致脑缺血，发生晕厥。发生诱因常为衣领口较紧、扭头、剃须等。

（四）反射性晕厥

1. 排尿晕厥 并不少见，多发生于男性直立位排尿将尽时。倒地后，立即恢复意识。其机制是膀胱收缩时刺激其壁上的副交感神经末梢，冲动传到延脑的血管运动中枢，导致脑血管收缩和心搏减慢；排尿中，因膀胱收缩，其周围原被胀大膀胱挤压的血管再度充盈，也占去一部分循环血液；排尿将尽时，膀胱壁的张力逐渐减低，原被挤压的血管又恢复充盈，也是使循环血量减少的一个因素。这些因素综合作用，导致脑血流突减，以致晕厥。倒地后，因体位关系，流经脑部的血液增多，患者意识迅速恢复。

2. 咳嗽晕厥 咳嗽时胸廓变窄，膈肌上升，以致胸腔内压增高，使回心血量减少，从而令心脏排血量降低。长时间连续不断咳嗽，可使此情况加重，同时，呼出的二氧化碳过多，产生呼吸性碱中毒，影响氧合血红蛋白解离，向组织供氧；长时间呼吸性碱中毒还可使血钙降低，影响心肌的收缩能力。这些因素综合起来，可以在不断咳嗽中产生晕厥。

3. 吞咽晕厥 是由于吞咽时，冲动经舌咽神经的分支兴奋迷走神经，反射性地引起心动过缓或暂停，以致脑部供血突然减少而发生晕厥。

二、心血管疾病

心血管疾病晕厥多是由心律失常引起。

1. 无器质性心脏病 此类"心脏病"多数为心血管神经症，属于功能性神经症的一种类型。以20~50岁较多见，女性多于男性。发生晕厥多由阵发性室上性心动过速所致。

患者平素可表现出心悸、失眠、多梦、焦虑、头晕多汗等不适症状。

2. 有器质性心脏病 这是真正的心脏病患者，具有心脏病的某些特有症状与体征。发生晕厥者多为室性心动过速所致。常见的疾病如心肌传导阻滞：心搏间歇超过4秒以上时，或室性自搏与室颤交替发作时。这种现象称为阿-斯氏（Adams-Stoke's）综合征，患者常因脑缺血缺氧而表现为急起而短暂的意识丧失——晕厥，并伴有抽搐、面色苍白、发绀。随心律复常而恢复。

另外一类特殊的器质性心脏病引发晕厥的是——左心房黏液瘤：常可随不经意的体位变动而堵塞二尖瓣口，左室舒张时，无血液充盈，以致左心室收缩时无血液搏出，导致脑组织缺血，引起晕厥。再一次不经意的体位变动，患者可迅速恢复。此症的特点是，平时无心律失常，体位变动是其诱发或缓解因素。在心尖部可听到扑噜音。

三、脑血管疾病

由脑血管直接导致大脑一时性缺血——晕厥的疾病大致可分为颅内血管供血不足和颅外血管供血不足两大类。前者见于脑动脉硬化、腔隙梗死等；后者多见于脑供养动脉狭窄、压闭等疾病。常见的如颈椎骨质增生：增生的骨质压迫由锁骨下动脉分出，穿过上位6个颈椎的横突孔，供给脑部血流的椎动脉，一般情况下，虽可使脑组织供血减少，但仍可维持脑神经的正常活动；但若突然向后转头或仰头时，因颈椎转动使椎动脉受到牵扯挤压，以致供给脑部的血流突然减少，导致晕厥。发生于直立位时，患者可突然倒地，若未引起颅脑损伤，患者可迅即清醒。这类晕厥多见于动脉粥样硬化的老年人。

【诊断思路】

1. **确认是否是晕厥** 我们一旦遇到意识不清的患者，首先要判定是不是晕厥。

简单病史与扼要体检具有重要的现场判定价值。因为一般的晕厥持续时间都不会很长，企图采用某些繁琐、全面、深入的体格检查或辅助检查来鉴别是否为昏迷或癫痫，几乎都会丧失临床实践的现实意义。因为有限的时间不允许我们去那样做！

①昏迷多数都有明显的阳性病史（含外伤史），如高血压、心绞痛、呼吸困难、呕血、头痛等呼吸、循环、消化、神经系统疾病之病史。

②脑性昏迷多数有脑部病变的定位症状，可出现瞳孔变化和病理反射。

③一般昏迷的意识丧失时间较长。

在此应该说明的是——与癔病性晕厥样表现的鉴别：后者多发生于精神受到强烈刺激时，患者表现为闭目不语，对外来刺激亦可无反应，但不会突然摔倒。瞳孔、面色、血压、脉搏皆无变化。呼吸浅短，甚至不易看出，但不发绀。四肢可呈木僵状态，神经反射可呈对称性的减弱或增强。无尿、便失禁。癔病性晕厥发作长短不一，有的很快，恢复后活动如常。此种状态极易与反应性晕厥和昏迷相混，必须细心作神经系统检查，以免漏诊该系统疾病。

典型晕厥的临床表现：

晕厥发作前，常有比较明显的诱因和短暂的前驱症状，随即意识丧失。

发作中患者脉搏细弱、血压降低、面色苍白、冷汗，瞳孔对光反应多无异常，肌张力减弱，心源性的晕厥可听到心律不齐。晕厥短期内连续发作，患者可出现抽搐、发绀、阿−斯综合征。

晕厥患者神志多较快地恢复，清醒后不易留有脑部病变定位症状。

2. **判定是否为心源性晕厥** 相对而言，有人称心血管疾病特别是有器质性心脏病患者所发生的晕厥为"恶性"晕厥，要防止出现严重并发症，甚至危险后果。

判定心源性晕厥的重要依据是心律不齐。可触及脉搏加快，有脱落脉出现；较为准确的是现场进行心脏听诊，可听到心律不齐。

3. **推测引发晕厥的原因与诱因是什么** 在临床比较多见的是：血管张力障碍或血容量的异常所指的晕厥，常见的类型为血管迷走性晕厥、直立性低血压性晕厥、颈动脉窦过敏性晕厥和反射性晕厥。这些类型的晕厥后果较好，一般视为"良性"晕厥。

4. **现场处理** 根据晕厥发生的原因与诱因，实施必要的现场处理。

【治疗原则】

（1）立即平卧。

（2）脱离诱因现场。

（3）解开衣领，通畅气道。

（4）热饮。

（宋　怡）

第44章 惊 厥

【定义】

惊厥是突然发作的全身性或局限性肌肉不可控制的强直性和阵挛性抽动。惊厥时受累的肌肉重复地收缩和放松，形成我们所见的抽动，多数伴有意识障碍。惊厥一词常常被用在儿科，在成人常常被描述为抽搐或抽搐发作。小儿惊厥发病率为成人的10倍，尤以婴幼儿多见。

【分类】

惊厥可分为两型：感染性（热性惊厥）及非感染性（无热惊厥）。按病变累及的部位不同每型又可分为颅内与颅外两类疾病。

1. 感染性惊厥（热性惊厥）

（1）颅内疾病：病毒感染如病毒性脑炎、乙型脑炎。细菌感染如化脓性脑膜炎、结核性脑膜炎、脑脓肿、由炎症所致的颅内静脉血栓形成。真菌感染如新型隐球菌脑膜炎等。寄生虫感染如脑囊虫病、脑型疟疾、脑型血吸虫病、脑型肺吸虫病、弓形虫病。

（2）颅外疾病：高热惊厥、中毒性脑病（重症肺炎、百日咳、中毒性痢疾、败血症为原发病）、破伤风等。

2. 非感染性惊厥（无热惊厥）

（1）颅内疾病：颅脑损伤如产伤、脑外伤、新生儿窒息、颅内出血；脑发育异常如先天性脑积水、脑皮质发育不良、脑血管畸形、头大（小）畸形、脑性瘫痪及神经皮肤综合征等；脑血管病；颅内占位性疾病如脑肿瘤、脑囊肿等；癫痫发作或癫痫综合征如全面强直阵挛发作、婴儿痉挛症、偏侧惊厥-偏瘫综合征；脱髓鞘病；脑退行性病变如脑黄斑变性、阿尔茨海默病、帕金森病等。

（2）颅外疾病：代谢性疾病如低钙血症、低血糖、低镁血症、低钠血症、高钠血症、维生素 B_1 或 B_6 缺乏症等；遗传代谢性病如糖原累积病、半乳糖血症、苯丙酮尿症、肝豆状核变性、黏多糖病；全身性疾病如高血压脑病、尿毒症、心律失常、严重贫血、药物滥用、食物或药物及农药中毒、酒精中毒；与妊娠有关的妊娠子痫等。

【发生机制】

1. 解剖及生理因素　婴幼儿易发生惊厥是因大脑发育尚未成熟，皮层神经细胞分化不全，因而皮层的分析鉴别及抑制功能较弱，其次神经元的树突发育不全，轴突髓鞘未完全形成，兴奋性冲动易于泛化而产生惊厥，当各种刺激因素作用于神经系统时，使神经细胞过度兴奋而发生过度的反复放电活动。这种电活动可为局限性或全身性，临床即表现为局限性或全身性惊厥。

2. 生化因素

（1）血中钙离子正常浓度可维持神经肌肉兴奋性，当浓度降低或细胞内钙离子超载时，使神经与肌膜对钠离子通透性增高，容易发生除极化，导致惊厥发作。

（2）γ氨基丁酸（GABA）是神经抑制性介质，当维生素 B_6 缺乏时，妨碍GABA的合成，脑内GABA浓度降低后发生惊厥。

（3）脑神经细胞能量代谢障碍，可引起神经元功能紊乱，当缺氧时可产生大量自由基，作用神经细胞膜磷脂不饱和脂肪酸，产生过氧化脂质，使神经细胞破坏变性，通透性增高产生癫痫样放电。过氧化脂质又能抑制突触膜钠、钾ATP酶，使之失活引起突触膜除极化致惊厥发作。低血糖最常引起神经元能量代谢障碍，所以低血糖是惊厥的常见原因。

（4）细胞内外钠离子的相对浓度可影响大脑的功能与惊厥阈值。血清钠降低时，水由细胞外进入细胞内，使神经细胞水肿，颅内压增高，重者可致惊厥。血清钠增高时，钠的浓度与神经肌肉应激性成正比，超过一定浓度易致惊厥。此外，高热使中枢神经过度兴奋，对内、外环境刺激的应激性增高，或者使神经元代谢率增高，氧及葡萄糖消耗增多而含量降低，使神经元功能紊乱，而引起惊厥。

【临床表现】

1. 惊厥发作

（1）先兆：惊厥发作前少数可有先兆。见到下列临床征象的任何一项，应注意惊厥的发作：极度烦躁或不时"惊跳"，精神紧张；神情惊恐，四肢肌张力突然增加；呼吸突然急促、暂停或不规律（新生儿尤须注意）；体温骤升，面色剧变；瞳孔大小不等；边缘不齐。

（2）惊厥发作期：典型者为突然意识丧失或跌倒，两眼上翻或凝视、斜视，头向后仰或转向一侧，口吐白沫，牙关紧闭，面部、四肢呈强直性或阵挛性抽搐伴有呼吸屏气，发绀，大、小便失禁，经数秒、数分或十数分钟后惊厥停止，进入昏睡状态。在发作时或发作后不久检查，可见血压升高、心率加快、瞳孔散大、对光反应迟钝，病理反射阳性等体征。

（3）发作后期：发作停止后不久意识恢复或出现意识朦胧或精神症状。低钙血症时，患者可意识清楚。部分病例，仅有口角、眼角轻微抽动，或一侧肢体抽动或两侧肢体交替抽动。新生儿惊厥表现为全身性抽动者不多，常表现为呼吸节律不整或暂停，阵发性青紫或苍白，两眼凝视，眼球震颤，眨眼动作或吸吮、咀嚼动作等。发作持续时间不一，有时很短暂，须仔细观察才能做出正确诊断。

2. 惊厥持续状态

目前缺乏令人满意的定义。以往指惊厥持续30分钟以上，或两次发作间歇期意识不能完全恢复者。最近的观点把惊厥的持续时间缩短为5~10分钟。为惊厥的危重型。由于惊厥时间过长可引起高热、缺氧性脑损害、脑水肿甚至脑疝，可因脑水肿、呼吸衰竭而死亡，故惊厥持续状态已经不是一种简单并且持续较长时间的发作或短期的重复发作，而是一种具有不同病理生理特征的状态。

【常见临床类型】

一、热性惊厥

热性惊厥具有年龄依赖性和显著的遗传易感性。至少发热在38℃以上时诱发的发作，由上呼吸道感染、急性扁桃体炎、肺炎及传染病早期等急性感染性疾病所致。其发生率很高，据调查5%~8%的小儿曾发生过热性惊厥，占儿童期惊厥原因的30%。其特点是：①好发年龄为6个月至6岁，高峰年龄在18~20个月，6个月以下、6岁以上极少发生；②上呼吸道感染引起者占60%，常在病初体温急剧升高时发生，体温常达39~40℃以上，体温愈高惊厥的机会愈多；③全身性惊厥伴有意识障碍，但发作后，意识很快恢复；④在一次发热性疾病中，一般只发作1次，很少发作2次以上；⑤抽搐时间短暂，数秒至数分钟，一般不超过5~10分钟；⑥神经系统检查为阴性，脑脊液检查除压力增高，无异常发现；⑦发作后1~2周做脑电图检查为正常；⑧可追询到既往热性惊厥史和家族遗传史；⑨预后多良好，少数（1%~3%）可转变为癫痫。以上为简单热性惊厥，此外尚有复杂热性惊厥。复杂热性惊厥发生于任何年龄，可有外伤、窒息、中毒等病史，低热也可发生惊厥，惊厥可为一侧性、局灶性，持续时间较长，可超过10~20分钟，发作次数多，可反复发生，可有局灶性神经系统阳性体征等，脑电图在热退1~2周后仍可异常，预后差，反复发作后可出现癫痫、智能或行为异常等。

二、婴儿痉挛症

婴儿痉挛症是小儿癫痫全身性发作的一种特殊类型。病因复杂，部分病例可以是由产伤、脑缺氧、苯丙酮尿症、各种颅内炎症以及先天性代谢或发育异常等引起。临床特点：①典型发作为头与躯干急骤前屈，上肢前伸，然后屈曲内收，下肢屈曲偶或直伸，伴短暂意识丧失。少数为突然点头样抽搐，或头向后仰，身体后曲呈角弓反张状；②每次抽搐持续1~2秒钟，经数秒缓解期，再次抽搐，往往呈一连串发作；③常在入睡前或刚睡醒时发病，每日可达数次、数十次甚至上百次，亦可数日发作1次，发作停止时往往喊叫一声；④多在1岁以内发病，3~7个月发病最多，随着年龄增长，发作渐减少；⑤多数病例伴有明显的智能迟缓，发育落后；⑥脑电图示高峰节律失常，棘波、慢波混杂出现，波幅高；⑦使用ACTH或肾上腺皮质激素治疗，可控制或减轻发作，脑电图恢复正常。

三、癫痫全面性强直阵挛发作

以前称为癫痫大发作，它以意识丧失和全身抽搐为特征，按其发展过程可分为三期。

1. **先兆期** 约半数患者发作前有先兆，即在意识丧失前的一瞬间所出现的各种体验。常见的先兆可为特殊感觉性的幻视、幻嗅、眩晕，一般感觉性的肢体麻痹、触电感。内脏感觉性的如腹内气体上升或热血上涌感，运动性的如头眼向一侧斜视，精神性的如恐怖感、奇异感等。一般持续数秒钟。同一患者其先兆症状多固定不变，常表明大脑皮质有局限性损害，故可根据先兆症状协助定位。这种类型多为继发性全身强直-阵挛性发作。

2. **惊厥期** 首先为强直性发作（强直期），表现为全身骨骼肌持续性收缩，上肢伸直或屈曲，手握拳，下肢伸直，头转向一侧或后仰，眼球向上注视。呼吸肌强直致呼吸暂停，面唇发绀，瞳孔散大，对光反应消失。呼吸肌强烈地强直收缩将肺内空气用力压出，气流通过喉头，喉部痉挛，发出一声尖锐的大叫，由于呼吸肌强直收缩，呼吸暂时停止，以致全身缺氧，表现为面部、口唇青紫，牙关紧闭，忽然意识丧失，跌倒在地，约持续10~20秒，其后进入阵挛期。

3. **阵挛期** 表现为全身肌肉呈连续、短促、猛烈、节律性的全身屈曲性抽搐，频率由快至慢，随最后一次痉挛后抽搐停止。此期自动呼吸恢复，面唇发绀逐渐减轻，口腔内分泌物增多，口吐白沫或血沫，还可伴尿失禁，全身大汗，持续约30~60秒。在惊厥发作期尚可出现心跳加快，血压升高等，且由于意识障碍，忽然跌倒，可致外伤、溺毙、触电、烧伤或引起火灾及各种安全事故。恢复期：抽搐停止后进入昏睡期，然后逐渐清醒，部分患者在清醒过程中有精神行为异常，表现为挣扎、抗拒、躁动不安，醒后除先兆外，对发作过程不能回忆，并可感到头痛、全身乏力、疼痛、呕吐等。

【诊断思路】

1. **首选确定是不是惊厥发作** 注意区别儿童不良习惯、抽动症、肌痉挛、肌张力障碍、伴有阵挛的晕厥等。

2. **如是惊厥发作，其原因是什么？是不是特殊的癫痫综合征** 寻找病因是惊厥诊断的关键。根据病史、体检及其他线索，选择性地进行实验室及其他辅助检查。血尿便常规，怀疑苯丙酮尿症时做尿三氯化铁实验或血苯丙氨酸含量测定。血液生化检查，脑脊液检查，疑颅内感染者可作常规、生化，必要时作涂片染色和培养。怀疑心源性者可选做心电图，疑有婴儿痉挛症及其他型癫痫或脑占位性病变可作脑电图，有助于诊断。其他检查　疑颅内出血、占位性病变和颅脑畸形者，可行脑血管造影、头颅CT或MRI等检查。

【治疗原则】

（1）发作时保持呼吸道通畅；做好保护，防止摔伤或坠床；

（2）去除可治病因（如低血糖、电解质紊乱等）；

（3）控制惊厥发作；

（4）预防复发。

（韩艳秋）

第45章 语言障碍

【定义】

脑是语言的重要物质基础,大脑损伤必然影响语言功能。语言功能障碍包括失语症和构音障碍两部分,失语症和构音障碍均为神经系统疾病出现的症状,可以是疾病唯一的或首发的症状,也可以是多种症状和体征的组成部分。失语症指在意识清楚情况下,由优势侧大脑半球语言中枢的病变导致的后天性或获得性语言障碍,包括语言表达或理解障碍。构音障碍是单纯的言语障碍,是由发音相关的中枢神经、周围神经、肌肉病变导致发音异常或构音不清的总称。

【发生机制】

1. **失语症** 是大脑局灶性病变导致的后天性或者获得性语言障碍。患者在无意识障碍的情况下,对语言交流符号的运用和认识发生障碍,语言表达及理解能力受损或丧失。患者无感觉缺损,能听到声音或看见文字,但不能理解语言和文字的意义,患者无口咽部肌肉瘫痪、共济失调或不自主运动,但不能清晰地说话或说出的话不能表达意思,使听者难于理解。

2. **构音障碍** 是单纯的言语障碍,因发音所需的神经、肌肉病变导致发音异常或构音不清。构音障碍分为下运动神经元性、痉挛性、运动过少性、运动过多性。以上类型构音障碍虽吐字不清,但听理解正常。

【分类】

一、失语症的分类

1. **运动性失语(Broca失语)** 由优势侧半球额下回后部的运动性语言中枢(Broca区)病变引起,又称表达性失语或Broca失语。患者能够理解他人言语,能够发音,但言语产生困难,或不能言语,或用词错误,或不能说出连贯的句子而呈电报式语言,能够理解书面文字,但不能读出或读错。

2. **感觉性失语(Wernicke失语)** 由优势侧半球颞上回后部听性语言中枢(Wernicke区)病变引起,又称听感觉性失语或Wernicke失语。患者听力正常,但不能理解他人和自己的言语,不能对他人提问或指令做出正确反应。自己的言语尽量流利,但用词错误或零乱,缺乏逻辑,让人难以理解。

3. **命名性失语** 由优势侧半球颞中回后部病变引起。患者对语言的理解正常,自发言语和言语的复述较流利,但对物体的命名发生障碍。表现能够叙述某物的性状和用途,也能对他人称呼该物名称的对错做出正确判断,但自己不能正确说出该物名称。

4. **失写症** 由优势侧半球额中回后部病变引起,又称书写不能。患者手部运动功能正常,但丧失书写的能力,或写出的内容存在词汇、语义和语法方面的错误。抄写能力保留,多合并运动性和感觉性失语。

5. **失读症** 由优势侧半球顶叶角回病变引起。患者并无失明,但不能辨识书面文字,不能理解文字意义。轻者能够朗读文字材料，但常出现语义错误；重者将口头念的文字与书写的文字匹配的能力也丧失。

6. **全失语症** 由额叶、颞叶同时有病变时引起。对语言的表达和理解两方面均有障碍。

7. **传导性失语** 指复述不能进行的失语。言语的表达和理解是可能的，为颞叶和额叶的语言中枢连接纤维损害所致。责任病灶在优势大脑半球岛叶皮质下。

二、构音障碍分类

1. **上运动神经元损伤** 单侧皮质延髓束病变造成对侧中枢性面瘫和舌瘫，主要表现为双唇和舌承担的辅音部分不清晰，发音和语音共鸣正常。双侧皮质延髓束损害导致咽喉部肌肉和声带的麻痹（假性球麻痹），表现说话带鼻音、声音嘶哑和言语缓慢。由于唇、舌、齿功能受到影响，以及发音时鼻腔漏气，致使辅音发音明显不清晰。伴有吞咽困难、饮水呛咳、咽反射亢进和强迫性哭笑等。

2. **基底节病变** 由于舌、唇肌张力增高以及声带不能完全张开，导致构音缓慢而含糊，声调低沉，发音单调，音节颤抖样融合，言语断节，口吃样重复言语。

3. **小脑病变** 小脑蚓部或脑干内与小脑联系的神经通路病变，导致发音和构音器官肌肉运动不协调。表现为构音含糊，音节缓慢拖长，声音强弱不等甚至呈爆发样，言语不连贯，呈吟诗样或分节样。又称共济失调性构音障碍。

4. **下运动神经元损害** 支配发音和构音器官肌肉的脑神经核和（或）脑神经以及司呼吸肌的脊神经病变，可造成弛缓性构音障碍，共同特点为发音费力和声音强度减弱。

舌下神经病变时所有舌音不清晰，语音含糊，可伴有舌肌萎缩和舌肌纤颤。迷走神经喉返支单侧损害时表现为声音嘶哑和复音现象，双侧病变时无明显发音障碍，但可影响气道通畅而造成吸气性喘鸣。迷走神经咽支和舌咽神经损害时引起软腭麻痹，说话带鼻音并影响声音共鸣。膈神经损害时造成膈肌麻痹，使声音强度减弱，发音费力，语句变短。

5. **肌肉病变** 重症肌无力、进行性肌营养不良症或强直性肌病等累及发音和构音相关的肌肉时可造成构音障碍，表现类似下运动神经元损害，按原发病不同伴随其他相应的临床症状。

【常见临床类型】

1. **失语症** 常见于脑血管病破坏皮层语言中枢。例如：大脑中动脉主干闭塞破坏皮层语言中枢出现运动性失语，而患者与发音有关的神经及肌肉无病变。

2. **构音障碍** 常见于脑血管病破坏内囊区引起偏侧面舌瘫及肢体瘫。例如：大脑中动脉深穿支闭塞累及内囊，患者出现病灶对侧面舌瘫，导致与发音相关的神经肌肉功能障碍，出现说话含糊不清，而患者对于语言的听说读写等功能无影响。

【检查方法】

正确的语言障碍检查法对准确查出不同的语言功能障碍、做出正确的分类诊断和制定针对性的康复训练具有极大的临床意义。主要包括以下六方面。

1. **自发谈话** 通过与患者交谈，注意患者谈话的语量、语调和发音，说话是否费力，是否有语法词或结构，有无实质词或错语，能否达意。根据这些特点区分患者口语为流利型或非流利型。严重的口语表达障碍限于刻板语言或强迫模仿，可具体描述。

2. **听理解** 要求患者执行口头指令。从简单的"闭眼"到含语法的复合多步骤词。词听辨认要求患者从几种物品、图画或身体部分中指出检查者说的词，患者因肢体瘫痪不能执行命令时，可用是/否题检查。患者对检查者说的一句话表示是或者不是、对或者不对。

3. **复述** 要求患者复述检查者所说的话，从常用的词汇到低频词，从实质词到抽象词，从短语、短句到长复合句，还应包括无意义词组。注意患者能否准确复述，一字不错或不漏。

4. **命名** 要求患者说出检查者所指的物体、图画、身体部分或者颜色名称，包括常用名和不常用名。

5. **阅读** 包括朗读和对文字理解，可先朗读后解释，或朗读文字指令而后执行。

6. **书写** 要求患者写姓名、地址等，还应包括听写、抄写和自发写句。

【诊断思路】

面对有语言障碍的患者，首先要确定是失语症还是构音障碍，其中关键是看有无听理解障碍，如患者不仅口语表达障碍，且有听理解障碍，可确定为失语症；而对语言的表达及理解（听和说）均无障碍，仅在发音方面表现异常则考虑为构音障碍。

（王　鹏）

第46章 肌肉萎缩

【定义】

肌肉萎缩是指骨骼肌营养不良，肌纤维变细甚至消失导致的肌肉体积缩小，是神经、肌肉疾患的主要症状之一。肌肉萎缩造成肌力减退和腱反射降低或消失，并与肌肉萎缩程度平行。肌肉的营养状况是否正常不仅取决于肌肉组织本身的病理变化，更与神经系统有密切关系。根据产生肌肉萎缩的原发病变不同，临床上将肌肉萎缩分为三大类：即神经源性肌肉萎缩、肌源性肌肉萎缩和其他原因性肌肉萎缩。

【发生机制】

运动单位包括周围神经的运动神经以及其支配的肌纤维。生理状态下肌纤维直径受多种因素的调节和影响，如神经支配状态、糖皮质激素浓度、神经生长因子、胰岛素样生长因子以及其他转化生长因子等，同时也与肌肉活动量多少有关。运动单位任何部位的损害均可导致肌肉萎缩，神经源性病变导致的神经源性肌肉萎缩及骨骼肌本身病变导致的肌源性肌肉萎缩。这两种因素可以对肌肉萎缩单独发挥作用，在少数疾病可以同时发挥作用，如危重疾病性神经肌肉病可以同时出现骨骼肌和周围神经损害而发生肌肉萎缩，慢性酒精中毒也可以同时损害神经和肌肉，导致肌肉萎缩。

【分类】

肌肉萎缩的病因分类如下。

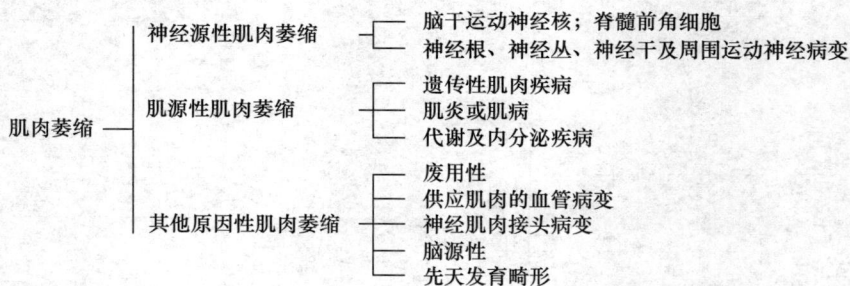

```
                   ┌─ 神经源性肌肉萎缩 ──┬─ 脑干运动神经核；脊髓前角细胞
                   │                    └─ 神经根、神经丛、神经干及周围运动神经病变
                   │                    ┌─ 遗传性肌肉疾病
          肌肉萎缩 ─┼─ 肌源性肌肉萎缩 ───┼─ 肌炎或肌病
                   │                    └─ 代谢及内分泌疾病
                   │                    ┌─ 废用性
                   │                    ├─ 供应肌肉的血管病变
                   └─ 其他原因性肌肉萎缩 ─┼─ 神经肌肉接头病变
                                        ├─ 脑源性
                                        └─ 先天发育畸形
```

【常见临床类型】

一、神经源性肌肉萎缩下运动神经元病变所致

1. **脑干运动神经核和脊髓前角细胞病变**　脑干运动神经核病变引起球麻痹、舌肌肉萎缩与震颤；脊髓前角细胞病变可引起肢体节段性分布的肌肉萎缩，可对称或不对称，伴肌力减低、腱反射减弱和肌束震颤，无感觉障碍。肌电图可见纤颤电位或高大运动单位电位；肌肉活检可见肌纤维数目减少、变细部分变性，细胞核集中，间质结缔组织增生。例如，脊髓灰质炎、脊

髓空洞症、进行性脊髓肌肉萎缩、脊髓侧索硬化症和腰骶髓外伤等。

2. **神经根、神经丛、神经干及周围运动神经病变** 表现为受累神经支配的肌群弥漫性肌肉萎缩，常伴支配区腱反射减弱、感觉障碍和自主神经功能障碍。损伤部位不同，其表现亦不同：神经根损害表现为节段性肌肉萎缩；神经丛损害表现为一组肌肉萎缩；神经干或末梢神经损害表现为局部范围或个别肌肉萎缩；周围神经损伤表现为受累神经支配的肌群弥漫性萎缩，常伴有感觉障碍和自主神经功能障碍。肌电图和神经传导速度有相应改变。

二、肌源性肌肉萎缩

肌源性肌肉萎缩由肌肉本身病变所致。萎缩肌肉的分布一般不能用神经解剖来解释，常呈对称性，并以近端为主，常累及肩胛带、骨盆带，伴肌无力，无肌束震颤、感觉障碍及其他神经系统阳性体征，少数为远端型。

1. **遗传性肌肉疾病** 由遗传基因异常所引起，如各种肌营养不良症（进行性肌营养不良症、强直性肌营养不良症）等。肌电图呈肌源性损害；肌肉活检表现不一，可出现肌纤维肿胀破坏，横纹消失，空泡形成，核聚集中央，间质结缔组织增生等。

2. **肌炎或肌病** 表现为肌肉疼痛和肌无力。肌电图可见自发性纤维电位和正相尖波，大量短时的低波幅多相运动单位电位。肌肉活检可见肌纤维坏死，细胞核内移，空泡形成，肌纤维大小不等，巨噬细胞和淋巴细胞浸润，肌纤维纤维化及血管内皮细胞增生等。如化脓性肌肉感染、不明原因的多发性肌炎——皮肌炎、病毒性肌炎、细菌性肌炎、寄生虫性肌炎等。

3. **代谢性及内分泌性疾病** 如线粒体性肌病、骨化性肌炎、甲状腺性肌病。

三、其他原因性肌肉萎缩

（1）废用性肌肉萎缩：与长期卧床，石膏固定、关节病、癔症性卧床、老年性活动减少等肌肉的长期不运动密切相关。这类病变去除病因后，一般情况好转，并积极参加运动锻炼，常可在短期内恢复原来的肌肉体积和肌力。

（2）供应肌肉的血管病变：供应肌肉的血管因炎症、损伤、空气栓塞、脂肪栓塞等导致肌肉无菌性坏死而萎缩，如肢体的深静脉血栓形成，长骨骨折时空气或脂肪栓塞，心源性栓子脱落、结节性多动脉炎，闭塞性脉管炎等。

（3）神经肌肉接头的病变：此种病变较为少见，系由运动终极的神经末梢变性引起神经肌肉传递障碍而致肌肉萎缩，如重症肌无力的眼肌，颈肌萎缩，癌性肌病，有机磷中毒常出现肌束颤动和肌病变等。

（4）脑源性：比较少见。常见大脑皮质的萎缩性病变，特别是儿童时期的大脑半球顶叶病变，先天性运动区发育不全或大脑半球深部（丘脑）占位性病变，炎症等，引起对侧躯体相应部位的肌肉萎缩。

（5）先天发育畸形所致继发性神经源性肌肉萎缩，如先天性颅神经核发育不全综合征，脊髓积水，脑脊髓膨出，脊管闭合不全，脊髓发育不全，脊髓空洞症等。

【诊断思路】

1. **确认是否为躯体性疾病所致肌肉萎缩** 临床检查首先应当排除各种原因导致的皮肤和皮下脂肪萎缩形成的局部凹陷，如局部或偏身性皮下脂肪萎缩症、线性硬皮病等，这些疾病可出现肢体萎缩，但无相应部位的肌肉萎缩，也无肌无力。躯体性疾病所致肌肉萎缩，除肌肉萎缩外往往有躯体疾病的症状和体征。故应详细了解有关疾病史如饮酒、营养状况、结缔组织病、肿瘤、慢性消耗性疾病、糖尿病、甲状腺疾病、关节痛等。根据病史和检查而确诊。

2. **鉴别神经源性和肌源性肌肉萎缩**　神经源性肌肉萎缩符合神经解剖分布，累及前角细胞可有肌束震颤，常有萎缩肌肉感觉减退或反射下降。肌源性肌肉萎缩不按神经分布，无肌束震颤，不伴有其他神经功能障碍，实验室检查：血清肌酶学发现磷酸肌酶升高提示骨骼肌存在肌源性损害，偶尔也出现在神经源性损害伴随肌源性损害，注意肌酶检查应当在肌电图检查之前进行。肌电图检查可区分神经源性与肌源性损害。超声检查协助判断骨骼肌肉萎缩的分布规律，骨骼肌的密度改变、回声改变。MRI检查也可以协助判断萎缩肌肉的分布。肌肉活检主要判断肌肉萎缩的程度和原因，肌纤维数量和直径的改变成组分布累及两个类型的角状肌纤维，没有明显的间质增生，提示神经源性肌肉萎缩；肌纤维数量和直径的改变仅分散出现小圆状肌纤维伴随肌纤维肥大和明显的间质增生，多提示肌源性肌肉萎缩。此外，肌肉活检可以确定骨骼肌病变的性质，如肌纤维内出现杆状体提示杆状体肌病；细胞浸润应当考虑炎性肌肉病；炎性改变伴随镶边空泡多出现在包涵体肌炎；肌纤维出现肥大和发育不良伴随间质增生提示肌营养不良；肌纤维内出现大量肌原纤维相关的蛋白提示肌原纤维肌病。基因检查也可以进一步协助查找导致的肌肉萎缩的遗传性因素。

（毛西京）

第47章　步态异常

【定义】

步态是指步行时的姿势，步态异常是指肌力或肌张力异常、共济失调、不自主运动等导致行走过程中起步、抬足、落足、步幅、步基、方向、节律、停步及协调动作异于平常。神经系统参与维持机体的运动、感觉、步态和姿势的协调等任一部分病变，均可导致步态异常，因此步态异常是神经内科疾病最常见的症状、体征之一。

【发生机制】

神经系统中参与维持机体的运动、感觉、步态和姿势的协调等任一部分病变，均可导致步态异常。涉及内容广泛，内容繁多，将在具体疾病中详细阐述。

【分类】

（1）肌无力：①偏瘫步态；②截瘫步态（痉挛步态）；③肌营养不良（鸭步）；④多发性肌炎（类似鸭步）；⑤周围神经病（跨阈步态）。

（2）共济失调或平衡障碍：①小脑性共济失调步态；②感觉性共济失调步态；③前庭性共济失调步态；④额叶性共济失调步态。

（3）锥体外系疾病：①Parkinson病（慌张步态）；②舞蹈样步态；③肌张力障碍；④其他锥体外系疾病。

（4）正常颅压脑积水（NPH）。

（5）癔病性步态。

（6）衰老。

（7）其他。

【常见临床类型】

一、肌无力

1. **偏瘫步态**　偏瘫时患侧下肢因伸肌肌张力高而显得较长，并且屈曲困难。患者行走时偏瘫侧上肢的协同摆动动作消失，呈内收、旋前屈曲姿势，下肢伸直并外旋，举步时将骨盆抬高，为避免足尖拖地而向外旋转后移向前方，故又称"划圈样步态"。是由一侧锥体束损害引起，多见于脑血管疾病。

2. **截瘫步态（痉挛步态）**　双下肢痉挛，因下肢内收肌群张力增高致使步行时两腿向内侧交叉，形如剪刀，故又称"剪刀步态"。见于横贯性脊髓损害、脑性瘫痪、运动神经元病等。

3. **肌营养不良（鸭步）**　突出症状为骨盆带肌肉无力，由于髂腰肌和股四头肌无力而上楼、下蹲站起困难。背部伸肌无力使站立时腰椎过度前凸，臀中肌无力导致步行时骨盆向两侧上下摆动，呈典型的"鸭步"。

4. **多发性肌炎（类似鸭步）** 常从骨盆带肌开始，逐渐累及肩带肌肉，表现为上楼、起蹲困难，类似"鸭步"。

5. **周围神经病（跨阈步态）** 由于病足下垂，为了使患足尖离开地面，患肢抬的很高，如跨越门槛的姿势，称跨域步态。见于腓总神经麻痹等。

二、共济失调或平衡障碍

1. **小脑性共济失调步态** 小脑性共济失调由小脑病变或者小脑脚、红核、桥脑或脊髓的传入、传出纤维联系的病变引起。小脑性共济失调的临床表现包括随意运动的速度、节律、幅度和力量的不规则。影响到下肢即出现小脑性共济失调步态，表现为阔基步态，蹒跚如醉酒状，又称"醉汉步态"。可见头部及躯干摇摆不稳，一侧小脑半球病变，当患者试图沿直线行走时倾向于患侧偏离。病因包括：椎基底动脉缺血或梗死、小脑出血、炎性疾病、多发性硬化、药物及酒精中毒以及一些遗传代谢性疾病。

2. **感觉性共济失调步态** 感觉障碍，尤其是本体感觉受损，可导致患者步态不稳，尤其是在黑暗中或闭目时缺少了视觉传入的代偿作用，症状会更加明显。由于位置觉减退或缺失，患者走路时抬足过高，动作幅度增大。病因包括：脊髓痨、感觉性神经病、维生素B_{12}缺乏以及某些遗传性疾病。

3. **前庭性共济失调步态** 能够引起眩晕的中枢性或周围性病变均可导致前庭性共济失调，常出现眼震，典型表现为单向型眼震，而且在凝视病灶对侧时最明显。前庭性共济失调是重力依赖性的，肢体运动的不协调在平卧时表现不出来，而在患者试图站立或行走时就变得非常明显。无论前庭周围还是前庭中枢性疾病，均可出现前庭性共济失调步态。病因包括：良性位置性眩晕、梅尼埃病、桥小脑脚肿瘤、中毒性前庭神经病等。

4. **额叶性共济失调步态** 见于额叶或白质病变时，患者走路拖行，步伐细碎，起步或转向困难，步态不稳，步基宽大或细小。有时被称为"小步步态"，易与帕金森病步态相混淆。但本病患者步基宽，上肢摆动保留且没有其他震颤、肌张力增高等症状，可伴有认知功能障碍、额叶释放症状、假性球麻痹、锥体束受损以及括约肌功能障碍。病因包括：额叶的梗死、出血、一氧化碳中毒、弥漫性大脑皮质损伤（额叶受损为主时）。

三、锥体外系疾病

锥体外系统与锥体系统在调节运动功能方面是互相影响、密不可分的整体，只有在锥体外系统使肌张力保持稳定协调的基础上，锥体系统才能完成精确的随意运动。因此，锥体外系在调节肌张力、协调运动和维持身体姿势方面发挥重要作用。当锥体外系统发生损害时，产生不自主运动和肌张力障碍两大类症状。锥体外系疾病的代表病种为帕金森病、舞蹈症和肌张力障碍。

1. **帕金森病** 姿势步态障碍是帕金森病的运动症状之一，主要因患者平衡功能减退而出现姿势步态不稳，容易跌倒，甚至发生骨折，严重影响日常生活，是重要致残原因之一。轻症患者走路时患侧上肢自动摆臂动作减少，行走时患侧下肢拖曳。病情加重时双上肢伴随动作消失，双足擦地行走，步幅变小、变慢，遇障碍物不敢跨越。由于全身肌张力增高，起步时缓慢，走路时步伐细小，双足擦地而行，两上肢前后摆动的联带动作丧失，躯干前倾，重心前移，故以小步急速前冲而行，如追逐重心且不能立即停步，状似慌张，称"慌张步态"，为帕金森病特有体征。

2. **舞蹈症** 舞蹈症时舞蹈样运动一般上肢较重，但如果影响到下肢也可出现步态异常，表现为步态不稳且不规则，步行时肢体有大幅度的、不规则的、不自主运动。下肢突然外甩，上肢扭曲，行路不稳，重时可出现从一侧向另一侧快速、粗大的跳跃动作，称舞蹈样步态。常见病因：小舞蹈病、Huntington舞蹈病及药物如神经安定剂（吩噻嗪类、氟哌啶醇）诱发的舞蹈症。

3. **肌张力障碍** 肌张力障碍是一种主动肌与拮抗肌收缩不协调或过度收缩引起的以异常动作和姿势性障碍为特征的锥体外系疾病，由多种原因引起，可累及躯体任何部分，如发生在颈、胸、腰、下肢、手足等。严重的全身性的肌张力障碍可出现姿势及步态的异常。最常见者如扭转痉挛，亦称变形性肌张力障碍。起病时先表现为局限性的肌张力障碍，以后可波及全身。儿童起病者多有阳性家族史，症状多起自一侧或双侧下肢，因下肢的牵拉或僵硬行走不便，逐渐进展至广泛不自主扭动和姿势异常，出现严重的运动障碍，如病足内旋似"马蹄内翻"样，行走时足跟不着地。病程较长时，患者常呈现异常的姿势如腰椎过度前凸、骨盆倾斜、脊柱侧弯等畸形。

4. **其他锥体外系疾病** 肝豆状核变性：早期累及基底神经节可出现舞蹈样步态，疾病进展还可有广泛的神经系统损害，出现小脑性共济失调步态，损伤锥体束尚可出现痉挛步态。

四、正常颅压脑积水（NPH）

患者无肢体瘫痪或共济失调，但却不能独自站立或行走——双足似乎粘在地上。如患者能行走，可表现出步态不稳、步距缩短，起脚落脚显得非常犹豫，并且下肢移动方向偏离重心。常见于脑外伤或蛛网膜下腔出血后。

五、癔病性步态

可表现为各种奇特步态，如蹲行步态，拖拉步态，程度可轻可重，可出现偏瘫、截瘫，动作多夸张，常伴有其他功能性疾患。

六、衰老

许多老年人常诉说走路不稳及担心摔倒，但神经系统检查并无异常。其症状是由于各种传入系统的感觉传入减少，以及传入的整合功能受损引起的，前庭功能损害也占很大比例。

七、其他

下肢动脉粥样硬化性闭塞症、脊髓动脉内膜炎、腰椎管狭窄、膝关节病变、肾脏疾病、盆腔疾病等，亦可导致步态异常。事实上步态异常只是上述疾病的一个伴随症状，同时还有相应的症状、体征。

间歇性跛行：表现为开始步行无症状，行至一定距离（约1～5分钟）出现一侧或两侧下肢无力，休息后好转。见于下肢动脉硬化性闭塞症、椎管狭窄等。

【诊断思路】

在步态异常的诊断中，详细的病史和针对性的体格检查是极为关键的环节，相应的辅助检查也有助于疾病的诊断。

1. **病史** 对于步态异常的不同病因，可在病史询问中得到线索。应注意步态异常的时间、诱因、患者的年龄，步态异常是持续性还是间歇性，有无并发其他症状如肢体疼痛、感染、炎症、肿瘤、营养缺乏，肌肉注射史，外伤史，家族史，脑血管病史以及梅毒感染史等。按起病的形式，急性疾病的步态异常多见于脑血管病、急性外伤，亚急性起病考虑感染、脱髓鞘的可能性大，而缓慢起病者以变性疾病、遗传代谢性疾病、慢性中毒、肿瘤等较为多见。所以详尽的病史询问是诊断步态异常必不可少的一部分。

2. **体征**

（1）一般检查：主要注意下肢颜色、皮温，有无棘突压痛，有静脉曲张、无关节畸形、关节活动受限等。

（2）神经系统检查：对步态异常的患者应进行详细的神经系统体检，可请患者普通行走，必要时也可闭眼检查。进一步检查时，可令患者突然转弯、停步等。注意观察起步和停止的情况、伸足和落下的姿势、步伐的大小、节律及方向有无偏斜。对于肌容积、肌张力、肌力、共济功能、深感觉均应详细逐项检查。

3. **辅助检查**　根据具体情况选择合适的检查，包括一般常规检查，头部CT、MRI，脊椎CT、MRI，四肢X线摄影及肌电图等，脑脊液检查、代谢相关酶学检查、肌肉组织活检以及基因筛查有助于为一些疑难疾病的诊断。

（1）醉汉步态：以小脑病变多见，临床上多选择脑CT或MRI，如果考虑为脑干受累应选择脑MRI，也可以辅以脑电图。

（2）感觉性共济失调步态：脊髓病变的可能性较大，应选择脊髓MRI、脑脊液检查、肌电图及体感诱发电位等。

（3）偏瘫步态：以脑血管病后遗症多见，可选择脑CT或MRI检查。

（4）截瘫步态：根据情况可选择脊髓或脑CT或MRI检查。

（5）慌张步态：可选择脑CT或MRI检查。

（6）跨阈步态：可做肌电图检查。

（7）摇摆步态：可做肌电图、髋关节X线片。

（8）舞蹈步态：可做脑CT或MRI、血沉、血常规、抗链"O"、自身抗体检查。

（9）脊髓性间歇破行：应作脊髓CT或MRI、脊髓血管造影、下肢动脉超声。

【治疗原则】

步态异常的治疗主要根据病因行相应的治疗，配合适当的康复训练，同时做好护理，防止并发症的发生。

（张医芝）

第48章 瘫 痪

【定义】

瘫痪指骨骼肌的收缩能力减弱或消失，造成正常随意运动的完成障碍，是神经内科疾病最常见的症状之一。

【发生机制】

完成随意运动的过程中，需要完整的运动锥体系统和骨骼肌的参与，因此神经纤维病变、神经肌肉传导障碍和肌肉病变均可以导致瘫痪的发生。

1. **运动神经纤维及髓鞘病变** 当脑与脊髓的供血障碍（脑梗死、脑出血、缺血性脊髓血管病、脊髓内出血、蛛网膜下腔出血）、外伤、压迫（颅内占位、脊髓肿瘤、椎间盘突出）、脊髓空洞、感染（脑炎、脑脓肿、脊髓炎、脊髓灰质炎、脑寄生虫病）、变性（运动神经元病）等疾病损伤运动神经元时，可导致瘫痪的发生。而感染、中毒及代谢性疾病（糖尿病、铅中毒）、自身免疫性疾病等导致神经纤维脱髓鞘（如吉兰－巴雷综合征、多发硬化）及神经传导障碍时，也可出现相应肢体的瘫痪。

2. **神经肌肉接头处病变** 氨基糖苷类药物、癌性毒素使突触前膜的乙酰胆碱合成和释放障碍；有机磷中毒等可致突触间隙中乙酰胆碱含量异常；自身免疫性疾病可致突触后膜的乙酰胆碱受体数量减少或结构破坏。上述情况均可出现神经肌肉接头间的传递障碍而引起瘫痪的发生。

3. **肌肉病变** 肌细胞能量代谢障碍、膜电位的异常及肌细胞膜内的各种病变均可以引起肌肉病变而出现瘫痪。

【分类】

根据病变的部位、程度、性质及瘫痪形式将瘫痪进行以下分类。

一、按瘫痪程度分类

1. **完全性瘫痪** 肌力按0~5级分类。完全性瘫痪指肌力的完全丧失，肌力0级，肌肉无任何收缩现象。

2. **不完全性瘫痪** 除肌力0级及5级外，均属于不完全性瘫痪。

二、按瘫痪性质分类

1. **上运动神经元瘫痪** 上运动神经元起自额叶中央前回，其轴突形成锥体束（皮质脊髓束和皮质脑干束），经放射冠分别通过内囊后肢和膝部下行，最后分别终止于脊髓前角和脑干神经核，其功能是发放和传递随意运动冲动至下运动神经元，控制和支配下运动神经元的活动。该通路中任何部位的损伤均可出现上运动神经元瘫痪。

2. **下运动神经元瘫痪** 下运动神经元包括脊髓前角细胞、脑神经运动核及其发出的神经轴突。接受锥体系统、锥体外系统和小脑系统的神经冲动，并加以整合而通过前根、神经丛、周围神经传递至运动终板产生肌肉活动（表48-1）。

表48-1 上、下运动神经元瘫痪的特点

	上运动神经元瘫痪	下运动神经元瘫痪
瘫痪范围	广泛，整个肢体为主	局限，肌群为主
肌张力	痉挛性瘫痪，肌张力增高（折刀样）	迟缓性瘫痪，肌张力降低
腱反射	亢进	减弱或消失
病理反射	存在	无
肌肉萎缩	不明显或轻度废用性萎缩	明显
肌束颤动	无	可有
神经传导	正常	异常
失神经电位	无	有

三、按瘫痪形式分类

1. **单瘫** 四肢中的一肢出现瘫痪叫作单瘫。由周围神经病变或中枢神经病变引起。损伤部位位于皮质运动区、脊髓前角、前根、神经丛和周围神经。如病灶位于皮质运动区，则称为中枢性瘫痪；如病灶位于脊髓前角、前根、神经丛和周围神经，则称为周围性瘫痪。

2. **偏瘫** 同一侧上肢及下肢肌肉瘫痪称为偏瘫，有时伴有同侧中枢性面瘫和舌瘫。损伤部位为自大脑皮质运动区开始经内囊、脑干至脊髓前角细胞之间的神经径路的任何部位。

3. **截瘫** 两下肢的瘫痪称为截瘫。绝大部分是由颈膨大以下的脊髓损害引起。按瘫痪时肌张力状态分弛缓性截瘫与痉挛性截瘫。

4. **四肢瘫** 四肢均出现瘫痪为四肢瘫，病变位于双侧大脑或双侧脑干，颈髓病变及周围神经病变。

5. **交叉瘫痪** 为同侧脑神经麻痹和对侧肢体瘫痪，损伤部位在脑干。

【常见临床类型】

一、颅内病变

颅内病变影响锥体束，是临床上最常见的引起瘫痪的疾病。

（一）定位

1. **皮质运动区** 位于中央前回，呈一条带状，以局限性病变较为常见，当损伤此区域时可以出现对侧肢体的瘫痪，或对侧上肢瘫伴有中枢性面瘫。

2. **皮质下区** 为皮质投射至内囊的纤维走行区域，此处病变由于纤维分布分散，以对侧肢体的单瘫多见，如病灶面积较大时，也可导致对侧肢体不均等性偏瘫。

3. **内囊** 是神经传导的汇集区，感觉、运动、视觉纤维传导束均经过内囊进行传导。所以即使很小的病灶也可能出现严重的瘫痪。常见的症状为"三偏"综合征，表现为对侧偏瘫、偏身感觉障碍及同向性偏盲。

4. **脑干** 为运动纤维交叉至对侧的部位，一侧脑干病变在累及同侧脑神经运动核的同时，也可累及未交叉至对侧的皮质脊髓束和皮质延髓束，产生交叉性瘫痪，出现病变侧脑神经麻痹及对侧肢体中枢性瘫及病变水平以下脑神经上运动神经元瘫。

（二）常见病变性质

1. **短暂脑缺血发作** 指一过性脑动脉及视网膜供血障碍引起的一种短暂的局灶性神经功能缺损或视网膜功能障碍。一般持续数分钟至数小时，并在24小时内缓解，不留任何神经功能缺损的症状及体征，可反复发作。临床表现为一过性肢体活动障碍、言语障碍、感觉障碍、视力障碍等。

2. **脑梗死** 包括脑血栓形成及脑栓塞，病前常有高血压、糖尿病、房颤、动脉硬化、吸烟、饮酒、肥胖、长期服用避孕药物史等脑血管病危险因素，呈急性发病，栓塞可在活动过程中出现，在数秒钟或数分钟达到高峰，病情相对较重。而脑血栓形成常在清晨醒后发现，可在数秒钟至1周内达到高峰。根据堵塞部位不同，可能出现言语障碍、瘫痪，病灶较大或邻近脑干等部位时可出现意识障碍。

3. **脑出血** 多发生在50岁以上的中老年人，病前有高血压和动脉粥样硬化病史，多在情绪激动、活动和用力状态下发病，发病前一般无前驱症状。起病急骤，进展快，常在数分钟至数小时内达到高峰，常出现意识障碍、偏瘫、言语障碍和其他神经系统局灶症状。

4. **单纯疱疹病毒性脑炎** 急性起病，病前常有上呼吸道感染的前驱症状，如咳嗽、流涕、头痛及发热等。临床表现为精神行为异常、肢体瘫痪、视力障碍、意识障碍、癫痫发作和颅内压增高等。脑脊液检查可见颅内压轻度增高、白细胞轻度增高、糖和氯正常。抗病毒治疗多有效。

5. **颅内肿瘤** 多见于中老年人，可分为颅内原发性肿瘤及转移瘤。起病多缓慢，常常在出现头痛、呕吐等颅内压增高的表现或视力障碍等局灶性神经系统症状时才发现，转移瘤可有原发部位肿瘤的临床证据，如肺癌、肝癌等，但一部分转移瘤并不能寻找到原发病灶。

二、脊髓病变

1. **急性脊髓炎** 是各种感染后变态反应引起的急性横贯性脊髓炎性病变。多见于青壮年，急性起病，详细追问病史多有病前半个月内上呼吸道感染或胃肠道感染、疫苗接种等诱因，常累及胸段脊髓，早期出现脊髓休克，表现为四肢瘫痪或双下肢迟缓性瘫痪，肌张力减低，腱反射消失，病理反射阴性。持续数周后休克期消失，肌力逐渐恢复，肌张力及腱反射增高，病理反射出现。损害平面以下任何深、浅感觉均消失，平面上缘常有感觉过敏带。

2. **脊髓灰质炎** 是由脊髓灰质炎病毒引起的一种急性传染病。病变累及脊髓前角细胞，临床表现主要有发热、咽痛和肢体疼痛，数日热退后出现肢体瘫痪。瘫痪多见于一侧下肢，亦有双侧下肢或四肢受累，呈不对称性弛缓性瘫痪，肌张力松弛，腱反射减弱或消失。感觉存在。部分患者可发生弛缓性麻痹。以婴幼儿患病为多，故又称小儿麻痹症。

三、周围神经病变

1. **吉兰-巴雷综合征** 又称为急性炎症性脱髓鞘性多发性神经病，以周围神经炎症性脱髓鞘为特征，任何年龄均可发病，病前1~3周内常有呼吸道或胃肠道感染的症状。呈急性或亚急性起病，表现为四肢远端对称性无力，并向近端发展，瘫痪呈弛缓性，腱反射减弱或消失，病理反射阴性。后期可出现肌肉萎缩。严重时可累及呼吸肌，也是致死的原因。可出现四肢手套袜套样感觉障碍及自主神经功能障碍。发病2周后脑脊液呈蛋白增高而细胞数正常或接近正常的蛋白-细胞分离现象是本病的特征。

2. **尺神经麻痹** 尺神经在肱骨内上髁后方及尺骨鹰嘴之间处最为浅表，外力易损伤此处，损伤时表现为屈腕，手指向桡侧偏斜，各指不能分开或合并，小指不能运动，拇指不能内收，手部精细动作障碍，小鱼际肌及骨间肌萎缩。手掌及手背的尺侧及整个小指和环指的尺侧半部感觉障碍。

3. 腓总神经麻痹 腓总神经分布表浅，撞击、压迫等各种外界因素可造成其损伤，受伤后产生腓骨肌及胫骨前肌群的瘫痪。表现为足下垂内翻，患足不能背屈及外展，步行时，必须抬高足部，足尖下垂，落地时足尖先着地，似涉水步态，称为跨阈步态。伴小腿前外侧和足背感觉障碍。

四、神经肌肉接头及肌肉病变

1. 重症肌无力 是一种神经肌肉接头传递障碍的获得性自身免疫性疾病。表现为骨骼肌的病态易疲劳，短期收缩后肌力减退，休息后症状减轻或好转，症状波动，多在晨起时轻，下午或傍晚加重，称为"晨轻暮重"，临床受累肌肉包括眼外肌、延髓肌及四肢肌，可出现视物双影、吞咽困难及肢体瘫痪等，肢体瘫痪以近端为重，感觉正常，当呼吸肌受累时可以出现重症肌无力危象，是致死的主要原因。新斯的明试验可诊断，部分患者可见胸腺增大。

2. 低钾性周期性瘫痪 属于常染色体显性遗传病。以发作性肌无力伴血清钾离子降低为特点，补钾后症状可迅速缓解。多见于中青年男性，多有疲劳、饱餐、寒冷、酗酒和精神刺激等诱因。肢体呈对称性瘫痪，下肢重于上肢，近端重于远端。瘫痪肢体肌张力减低，腱反射降低或消失，肌容积正常。少数可出现呼吸肌麻痹、心律失常等。血清钾离子降低，心电图有时可见U波。

五、癔症性瘫痪

任何年龄均可发病，多见于中青年女性，发病前常有情绪异常、不良的暗示等，临床表现多样，如抽搐，呼吸困难等。瘫痪可以为单瘫、偏瘫、四肢瘫等，部分患者可出现感觉障碍，但多与正常解剖结构不符且易变化，多在他人不注意、注意力转移、言语暗示等情况下肢体瘫痪好转。神经系统体检无明确的定位体征，但需除外器质性疾病。

【诊断思路】

详细的体格检查是诊断瘫痪极为关键的环节，除此以外必要的病史询问及相应的辅助检查有助于疾病的诊断及鉴别。

一、病史

对于不同瘫痪类型，可在病史询问中得到提示。按起病的形式，急性起病的瘫痪多见于脑血管病、急性外伤，亚急性起病考虑感染的可能性大，而缓慢起病的瘫痪以颅内肿瘤较为多见。按瘫痪部位，偏瘫常见于脑血管疾病，而截瘫多为脊髓损伤所致。同时应注意询问发病前有无外伤及外伤的部位、形式，有无感染、药物及毒物接触史、肿瘤病史，病前有无高血压、房颤、糖尿病病史等。所以详尽的病史询问是诊断瘫痪必不可少的一部分。

二、体征

1. 一般检查 注意有无瘫痪的伴发症状，如体温增高可能是感染的征象；血压增高可能与脑血管病相关；而头颅的检查为外伤所致瘫痪提供了依据。

2. 神经系统检查 对瘫痪患者应进行详细的神经系统体检，注意瘫痪的范围、肢体肌力、肌张力、腱反射、病理反射的情况及伴发的脑神经损害。

（1）肌容积及外观：观察对称肢体肌肉有无萎缩或肥大，明确分布及范围；注意有无肌肉束颤。

（2）肌力：观察患者随意运动时的肌力，注意瘫痪的部位及程度。因昏迷不能配合检查的患者，可观察有无下肢外旋征、扬鞭征、压眶后健侧肢体保护性活动等来进行判断。

（3）肌张力：是肌肉在静息松弛状态下的紧张程度。通过触摸肌肉的硬度、被动活动肢体时的阻力及关节活动范围来判断肌张力有无减低或增高，如为增高，还应判断增高的类型，如折刀样肌张力增高见于脑血管病。

（4）步态：如患者可自行行走，可以行步态检查，如痉挛性偏瘫步态见于一侧锥体束病变；痉挛性剪式步态见于脊髓横贯性损害或两侧大脑半球病变；跨阈步态见于腓总神经麻痹；摇摆步态见于肌营养不良症等。

（5）腱反射及病理反射：腱反射增高见于上运动神经元瘫痪，减低见于下运动神经元瘫痪。病理反射出现提示锥体束损伤。

3. 辅助检查　根据病史及瘫痪的特点选择合适的检查。

（1）常规的实验室检查：血糖、血常规、电解质、脑脊液等。

（2）常规检查：心电图等。

（3）影像学检查：头部CT、MRI，脊髓CT、MRI，四肢X线摄影及肌电图等。

【治疗原则】

瘫痪的治疗主要根据病因行相应的治疗，如外伤、颅内占位所致的瘫痪需手术或物理疗法治疗，而脑血管病所致的瘫痪则通过药物及康复治疗。同时加强心理疏导，加强瘫痪患者的护理，防止并发症的发生。

（齐晶晶）

第49章 痴 呆

【定义】

痴呆是指获得性脑器质性损害所致的持续性智能障碍的一种综合征，即在无意识障碍的情况下，在记忆、认知、语言、视空间认识功能、情感或人格等5项心理活动领域中，至少存在3项障碍，影响患者的正常生活、工作及社会活动等。此种状态持续6个月以上并排除其他疾病。

【发生机制】

痴呆是一种多病因、异质性疾病，可能有多种因素参与，如遗传、环境、老龄、代谢、感染、头部外伤史、中毒等。不同病因导致的痴呆有不同的发病机制。

【分类】

痴呆可由不同病因引起，常见的病因包括以下几个方面。

（1）神经系统变性疾病：阿尔茨海默病、路易体痴呆、额颞叶痴呆、帕金森病、Huntington舞蹈病、进行性核上性麻痹等。

（2）脑血管病：多梗死性痴呆、关键部位梗死性痴呆、皮质下血管性痴呆等。

（3）遗传代谢性疾病：肝豆状核变性、肾上腺脑白质营养不良、脂质褐质沉积病、异染性白质营养不良。

（4）代谢障碍性疾病：甲状腺功能减退、甲状旁腺功能减退、维生素B_{12}缺乏病、烟酸缺乏病、低血糖、高钠或低钠血症、肝性脑病、肺性脑病、肾性脑病等。

（5）中枢神经系统感染：脑炎、克-雅病、神经梅毒、艾滋病、多灶性白质脑病、脑囊虫病、亚急性硬化性全脑炎等。

（6）中毒：CO中毒、药物中毒、酒精中毒、重金属中毒等。

（7）其他：脑肿瘤、脑积水、头部外伤、硬膜下血肿等。

【临床表现】

导致痴呆的病因很多，不同病因的痴呆其临床表现也有很大的差异，痴呆常见的表现如下。

（1）记忆障碍：是指认识、记忆、保持、再认和回忆能力的减退，此为痴呆疾病的核心症状。

（2）认知障碍：认知能力包括学习新知识以及运用获得的知识和经验的能力，如计算力、理解力、分析和概括能力、创造力等。

（3）语言障碍：不同病因的痴呆会出现不同类型的失语。

（4）视空间障碍：①患者不能找到自己住的房间，不认识非常熟悉的路，分不清衣服的上下、左右。②对立体物体丧失立体感，画图时不能准确临摹简单的图形。③对于远处的两个物体，不能判断哪个物体距自己更近。

（5）定向力障碍：定向力是指人对时间、地点、人物以及对自身状态的认识能力。痴呆患者不知道何年、何月、何日、自己所处的地点、周围人的身份以及与自己的关系等。

（6）失用和失认：失用是指在没有严重的瘫痪、感觉障碍和共济失调的情况下，患者不能执行有目的的动作，如不能完成伸舌、吞咽、洗脸、刷牙、划火柴、开锁等简单动作。常见的失认是视觉失认，看到过去熟悉的物品不能正确识别、描述和命名，包括物品、颜色、面孔失认等。

（7）情感和人格改变：注意力不集中、淡漠、主动性减少、抑郁、焦虑、欣快、易激惹、妄想、攻击行为等。

【诊断标准】

目前无统一的痴呆诊断标准，常用的为国际疾病分类第10版（ICD-10）。

1. 痴呆的证据及严重程度

（1）学习新事物发生障碍，严重者对以往的事情回忆有障碍，损害的内容可以是词语或非词语部分。不仅可根据患者的主诉，而且可通过客观检查作出评价。根据下列标准分为轻、中和重度损害。

①轻度：记忆障碍涉及日常生活，但仍能独立生活，主要影响近记忆，而远记忆可以受或不受影响。

②中度：较严重的记忆障碍，已影响到患者的独立生活，可伴有括约肌功能障碍。

③重度：严重的记忆障碍，需他人照顾，有明显的括约肌功能障碍。

（2）通过病史及神经心理检查证实智能减退，思维和判断受到影响。

①轻度：智能障碍影响到患者的日常生活，但患者仍能独立生活，完成复杂任务有明显障碍。

②中度：智能障碍影响到患者独立生活能力，需他人照顾，对任何事情完全缺乏兴趣。

③重度：完全依赖他人照顾。

2. 在出现上述功能障碍过程中，不伴意识障碍或谵妄。

3. 可伴有情感、社会行为和主动性障碍。

4. 临床诊断出现记忆和（或）智能障碍至少持续6个月以上。出现下列皮层损害体征时更支持诊断，如失语、失用、失认。影像学出现相应改变。

【鉴别诊断】

1. 老年人良性健忘症　健忘是老年人的常见主诉。健忘表现为有时一件事情想不起来，事后又能想起来或经过有效的暗示而想起来。而痴呆者是遗忘，忘记的事情根本想不起来。

2. 抑郁症　抑郁症起病较急，既往有人格或情感障碍或类似家族史，回答问题有情感性症状，用抗抑郁药治疗可显效，甚至不治亦可出现与心理因素有关的病情波动。

3. 其他　临床中有时可以遇到一些与痴呆类似的表现，这类智能障碍由于强烈的精神因素造成，发病急，有痴呆的临床表现，但是体格检查无任何异常，其智能障碍通过适当的治疗，可在短期内完全恢复正常，见于癔症、反应性精神病等。

【常见临床类型】

一、阿尔茨海默病

阿尔茨海默病（AD）是痴呆最常见的病因，65岁以上患病率约为5%，85岁以上为20%或更高，女性多于男性。

1. 病因与病理　阿尔茨海默病的病因至今仍不清楚，目前有多种学说，认为与遗传、免疫功能缺陷、神经递质障碍、脑外伤、环境因素等均有关。流行病学调查发现患者的一级亲属有较高患病风险，部分患者呈家族性发病的特点，家族性AD为常染色体显性遗传，为多基因遗传病，具有遗传异质性。

大体病理呈弥漫性脑萎缩，脑回变窄，脑沟变宽，第三脑室和侧脑室异常扩大。镜下病理以老年斑、神经元纤维缠结、神经元减少为主要特征。

2. 临床表现 AD起病隐匿，出现持续进行性的智能衰退。

（1）记忆障碍：AD首发症状为记忆障碍，早期以近记忆受损为主。

（2）认知障碍：表现为学习新知识、运用知识及社交能力下降，逐渐加重。严重时出现定向力障碍，经常迷路。

（3）精神症状：疾病早期可出现抑郁倾向，随后逐渐出现人格障碍和精神症状，如妄想、幻觉、错觉等。

（4）其他：患者还可能出现失语、失认、姿势步态异常等表现。

3. 辅助检查

（1）影像学检查：可见脑萎缩改变，脑沟增宽、加深，三脑室、侧脑室扩大，额颞叶萎缩尤为明显，海马萎缩等。

（2）神经心理学检查：判断认知功能损害程度，常用量表有简易精神状态量表（MMSE）、韦氏成人智力量表（WAIS-RC）、临床痴呆评定量表（CDR）等。

（3）脑电图：早期α节律电位降低或丧失，常见弥漫性慢波。

4. 诊断 AD的临床诊断一般依据老年发病，隐匿起病，进行性智能减退（记忆障碍、认知障碍和精神症状明显），神经功能缺失轻微和影像学的改变。确诊依据特征性的病理改变。

5. 鉴别诊断 AD需与血管性痴呆、路易体痴呆、额颞叶痴呆、帕金森病等其他痴呆临床类型相鉴别。

二、血管性痴呆

血管性痴呆（VD）是指脑血管病变引起脑损害所致的痴呆。VD是在阿尔茨海默病（AD）之后的第二常见痴呆类型。

1. 病因及发病机制 血管性痴呆的病因主要是各种原因引起的脑梗死、脑出血、脑静脉病变等。危险因素包括脑血管病的危险因素、卒中、高龄等。

2. 临床表现 VD的临床表现包括智能障碍和脑血管病所致的神经功能障碍两方面，除了记忆力减退、计算力和定向力等认知功能减退外，可有不同部位血管损害出现的定位症状和体征。VD的临床特点是有卒中病史、痴呆可突然发生、波动性或慢性病程、阶梯式进展。

3. 辅助检查

（1）影像学检查：可见脑血管病变的征象，不同部位的血管病病灶，病灶周围可见局限性脑萎缩。还可见脑白质疏松改变。

（2）神经心理学检查：判断认知功能损害程度，常用量表有简易精神状态量表（MMSE）、韦氏成人智力量表（WAIS-RC）、临床痴呆评定量表（CDR）等。

4. 诊断 先确定有无痴呆，再确定脑血管病尤其是卒中是否存在，最后确定痴呆与脑血管病是否有关。

5. 鉴别诊断 VD需与AD、路易体痴呆、额颞叶痴呆、帕金森病等其他痴呆临床类型相鉴别。

三、路易体痴呆

路易体痴呆（DLB）是以神经元胞浆内路易小体（Lewy body，LB）为病理特征的神经系统变性疾病，是变性疾病中仅次于AD的第二位常见痴呆。

1. **病因与病理** 该病的病因及发病机制尚不清楚，很少有家族遗传倾向。Lewy体影响皮层神经元的信息处理和传递可能与痴呆发生有关。

Lewy体由α-共核蛋白异常聚集形成，是该病特征性病理改变。典型的Lewy体是神经元胞浆内球形、嗜伊红包涵体，直径约15~25μm，有球形玻璃样致密的核心，环绕苍白"晕环"；电镜显示嗜铖颗粒。

2. **临床表现** 本病多在中年后期、老年期发病。主要表现为进行性痴呆、波动性认知功能障碍和锥体外系运动障碍。波动性认知功能障碍表现为突然出现认知障碍，包括注意力、记忆力，也可出现失语、失用、失认等，可持续数小时或数天。锥体外系运动障碍表现为帕金森样症状、肌张力增高、运动迟缓、姿势步态异常等，而静止性震颤较少见。患者还可出现精神症状，以视幻觉最为突出，视幻觉内容生动、具体，还可出现妄想、谵妄等精神症状。患者在快动眼睡眠相常有不自主运动、梦呓。此外，患者常对镇静药异常敏感。

3. **辅助检查**

（1）影像学检查：头MRI可见全脑萎缩，脑室扩大，白质疏松；海马和颞叶萎缩没有AD明显。

（2）神经心理学检查：判断认知功能损害程度，常用量表有简易精神状态量表（MMSE）、韦氏成人智力量表（WAIS-RC）、临床痴呆评定量表（CDR）等。

（3）脑电图：早期脑电图多正常，少数背景波幅降低、颞叶α波减少和阵发性慢波。颞叶阵发性慢波活动是DLB一种有价值的诊断特征，可能与症状呈波动性有关。另外，睡眠脑电图出现快动眼睡眠相异常也有一定的诊断价值。

4. **诊断** 进行性痴呆是DLB诊断的必备条件，同时具备以下3项中的2项：①波动性认知功能障碍；②反复发作的视幻觉；③锥体外系障碍。

5. **鉴别诊断** DLB需与AD、VD、额颞叶痴呆、帕金森病等其他痴呆临床类型相鉴别。

四、其他常见痴呆类型

1. **额颞叶痴呆** 是以额颞叶萎缩为特征的痴呆综合征，发病高峰为60岁，女性较多。隐袭起病，缓慢进展，表现突出的额叶症状，早期出现人格和情感改变，如淡漠、抑郁、欣快、易激惹等，逐渐出现行为异常，如举止不当、冲动行为等，随后出现智能、记忆、语言等障碍。神经系统体征可出现强握反射、吸吮反射、肌阵挛、锥体束征等。影像学检查显示额叶、前颞叶皮质变薄，颞角扩大，侧裂池增宽。

2. **帕金森病性痴呆** 除了具有帕金森病的临床表现外，尚有全面精神活动减退（记忆力减退、认知功能障碍等）。

【诊断思路】

（1）根据患者的临床表现和神经心理学检查，应用痴呆诊断标准判断是否为痴呆。

（2）若确定为痴呆，则需进一步判断痴呆的程度，常应用临床痴呆量表（CDR）、大体衰退度量表（GDS）等，进行痴呆程度诊断。

（3）进行各种检查，寻找痴呆可能病因，包括详细的体格检查（一般状态检查、神经系统体检、精神状态检查）和各种辅助检查（头部CT或MRI、腰穿、脑电图、实验室检查等）。

（姚　刚）

第50章　声音嘶哑

【定义】

声音嘶哑简称声嘶，是喉部疾病最常见的症状，可由不同原因引起的声带增厚、僵硬程度增加以及关闭相声门裂隙增大所致。因病变的不同而出现相应的粗糙声、气息声、耳语声甚至完全失声。

【发生机制】

声音嘶哑症状的出现，无论是由于喉部疾病或全身性疾病都提示声带组织形态或运动功能存在异常。正常发声时，由于环杓后肌及甲杓肌等喉内肌肉的收缩，使双侧声带内收并保持一定的张力，来自肺部的气流由声门下方向上冲击声带，使其振动发出声音。声音音调的高低与声带振动的频率密切相关，声带薄、短而紧张者，振动频率高，声调高，声带厚而松弛者，振动频率低，声调低；声音的强度与声带振幅的大小和呼出气流的强弱有关，而声带本身的厚度、质量、弹性又可以影响声带的振动幅度。另外，两侧声带发音时的互相协调，喉内肌与喉外肌在活动时的相互配合，声带边缘是否光滑、发音时两侧声带的闭合程度等都与发音的质量有关。而这些过程都是在神经肌肉的支配、协调运动中完成的。因此，必须具备以下条件才能发出正常的声音，否则就会出现声音嘶哑：①在喉内肌群的协调作用下，声带具有一定的紧张度，可以随意调节；②声带具有一定弹性，随呼吸动作而自由颤动；③声带边缘光滑齐平，发音时两侧声带向中线靠拢，能密切闭合。喉的发音结构协调精密，如果声带黏膜或神经肌肉发生轻微病变或功能失调，都会影响声带的紧张性、弹性、活动性及边缘的光洁度从而引起不同程度的声音嘶哑。

【病因分类与鉴别】

声音嘶哑病因分类如下。

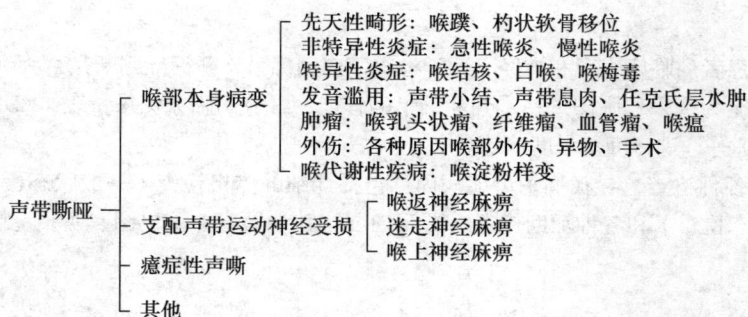

声带嘶哑
- 喉部本身病变
  - 先天性畸形：喉蹼、杓状软骨移位
  - 非特异性炎症：急性喉炎、慢性喉炎
  - 特异性炎症：喉结核、白喉、喉梅毒
  - 发音滥用：声带小结、声带息肉、任克氏层水肿
  - 肿瘤：喉乳头状瘤、纤维瘤、血管瘤、喉癌
  - 外伤：各种原因喉部外伤、异物、手术
  - 喉代谢性疾病：喉淀粉样变
- 支配声带运动神经受损
  - 喉返神经麻痹
  - 迷走神经麻痹
  - 喉上神经麻痹
- 癔症性声嘶
- 其他

一、喉部本身病变

1. **先天性畸形** 喉蹼、声带发育不良（声带沟）、杓状软骨移位等引起的声音嘶哑，出生后即出现。

2. **炎症** 包括非特异性炎症和特异性炎症，如急性喉炎、慢性喉炎、喉结核、白喉、喉梅毒。急性喉炎：发病急，轻者声音粗糙、发音费力；重者由于喉部分泌物较多且黏稠，声带充血肿胀，声门闭合不良，声音嘶哑明显，可出现失声，并伴有全身不适的症状。喉镜检查可见喉部黏膜呈弥漫性充血，尤其是声带充血，有时可见声带黏膜下出血，声带因肿胀而变厚。在幼儿，可并发气管、支气管炎，造成喉阻塞甚至危及生命。慢性喉炎：缓慢发病，初为间断性，用声过度后声嘶加重，后逐渐发展为持续性声音嘶哑。有职业性用声过度史，长期吸入有害气体或粉尘史或有邻近器官炎症病史，病程较长，进展缓慢。喉镜检查见喉部黏膜暗红而肿胀，声带肥厚或附有黏丝状分泌物，由于声带边缘肥厚或声带张力减弱，可出现声门闭合不良。喉结核：声嘶的特点是弱而无力，常喉痛，开始较轻，以后逐渐加重甚至可完全失声。喉镜检查可见喉部黏膜苍白，杓间区或一侧声带局部性充血，有时可见边缘不整齐的浅溃疡，底部为肉芽组织，痰中可查到结核杆菌，X线肺部检查可见活动性肺结核。白喉：发音嘶哑无力，咽部或喉部检查见黏膜肿胀，伴灰白色伪膜形成，伪膜坚固，不易剥脱，脱落时易出血，行伪膜涂片或培养可找到白喉杆菌。喉梅毒：有梅毒病史，声音粗而有力，喉痛较轻。喉镜检查，喉部黏膜呈暗红色，会厌、声带可见弥漫性或结节样浸润性病变，其边缘为陡锐的溃疡，若软骨环坏死出现会厌缺损，最终因疤痕收缩而至喉畸形。血清梅毒反应阳性。

3. **发音滥用** 用声不当所致慢性机械性损伤、声带磨损、上皮增厚。可见于声带小结、声带息肉、任克层水肿等。声音嘶哑的程度与病变部位、大小有关。

4. **肿瘤** 良性肿瘤声音嘶哑发展缓慢，如乳头状瘤、儿童期乳头状瘤、内翻性乳头状瘤、纤维瘤、血管瘤、神经鞘膜瘤、软骨瘤、肌瘤等。恶性肿瘤声音嘶哑可在短期内进行性加重，最后完全失声。包括喉癌前病变如黏膜白斑、喉角化症、喉扁平厚皮病等。喉恶性肿瘤以鳞癌最常见，包括原位癌。腺癌及肉瘤少见。

5. **外伤** 各种原因外伤、异物、手术等原因致局部形成瘢痕。

6. **喉的代谢性疾病** 喉淀粉样变。

二、支配声带的运动神经受损

1. **喉返神经受损** 最为常见，如颈部外伤、甲状腺手术、甲状腺恶性肿瘤、颈段食管恶性肿瘤均可引起该神经损伤。单侧喉返神经麻痹表现为不同程度的声门关闭不全，发音嘶哑易疲劳，伴有误吸或气息声，但经对侧代偿后也可无症状。双侧喉返神经瘫痪引起声带麻痹，双侧声带均固定在中间位，发音低哑、无力，不能持久，可出现耳语声并伴有不同程度的呼吸困难。

2. **迷走神经受损** 喉返神经是迷走神经的分支，当迷走神经在发出喉返神经这一分支前如受损，也会同时损伤其内的喉返神经束，如颈部外伤、迷走神经鞘膜瘤，鼻咽癌扩展到咽旁间隙侵犯迷走神经等。

3. **喉上神经受损** 在临床上少见，偶有外伤等原因引起该神经受损，使声带张力减弱，引起音调变低，双侧麻痹可伴有饮食、唾液误吸入呼吸道引起呛咳。

三、癔症性声嘶

喉本身正常，多表现为突发声音嘶哑，自耳语至完全失声程度不同，但咳嗽、哭笑声正常。声嘶恢复快，可再发。

四、其他

由于年龄、性别及激素水平的变化导致在变声期、女性月经期及老年阶段可出现不同程度的声音嘶哑。

【常见临床类型】

1. **急性喉炎** 起病急，有发热、咳嗽、喉痛等症状，声嘶呈渐进性。喉镜检查可见喉部黏膜呈弥漫性充血，尤其是声带充血，声带由白色变为粉红色或红色。有时可见声带黏膜下出血，声带因肿胀而变厚，但两侧声带运动正常。在幼儿，可并发气管、支气管炎，造成喉阻塞甚至危及生命。

2. **慢性喉炎** 常有职业性用声过度史，长期吸入有害气体或粉尘史或有邻近器官炎症病史，病程较长，进展缓慢。喉镜检查见喉部黏膜暗红而肿胀，声带肥厚或附有黏丝状分泌物，由于声带边缘肥厚或声带张力减弱，可出现声门闭合不良。

3. **声带息肉** 多为发声不当或过度发声所致，主要表现是较长时间的声音嘶哑，其程度和息肉大小及部位有关，通常息肉大者声嘶重，反之声嘶小。息肉长在声带游离缘处声嘶明显，长在声带上表面对发声的影响小，广基大息肉可引起失声。声带息肉大者可以堵塞声门引起吸气性喉喘鸣和呼吸困难。喉镜检查可见一侧声带前、中 1/3 附近有半透明、白色或粉红色的肿物，表面光滑可带蒂，也可广基，带蒂的息肉有时随呼吸上下运动。少数患者可出现整个声带弥漫性息肉样变。

4. **声带小结** 早期主要症状是发声易疲倦和间歇性声嘶，声嘶每当发高音时出现。病情发展时声嘶加重，由沙变哑，由间歇性变为持续性，在发较低调音时也出现。喉镜检查见双侧声带前、中 1/3 交界处有对称性结节状隆起，病程短的早期小结呈粉红色息肉状，病程长者则呈白色结节状小的隆起，表面光滑。发声时两侧的小结互相靠在一起使声门不能完全闭合。诊断主要根据症状，即较长时间的声嘶，喉镜检查见双侧声带前、中 1/3 交界处有对称性结节状隆起。

5. **喉乳头状瘤** 是喉部常见的良性肿瘤，可发生于任何年龄，但以 10 岁以下儿童多见。儿童的乳头状瘤生长较快，易复发。成人喉乳头状瘤多为单发，有恶变倾向。常见症状为进行性声嘶，肿瘤较大者甚至失声，也可出现喉喘鸣及呼吸困难。由于儿童喉腔较小，肿瘤生长亦较快，且倾向于多发性，故易发生喉阻塞。间接喉镜及纤维喉镜检查可见肿瘤呈苍白、淡红或暗红色，表面不平，呈乳头状增生。儿童患者的基底甚广，成人者以单个带蒂较为常见，可发生于声带、室带及声门下区。亦可蔓延到下咽及气管。喉乳头状瘤的诊断需行肿物活检，依据病理学检查确诊。

6. **喉结核** 常有身体其他部位如肺结核病史，主要症状为喉部疼痛和声嘶。发声低弱，甚至失声。喉痛剧烈，常妨碍进食。喉镜检查见喉黏膜苍白水肿，有浅溃疡，上覆有黏脓性分泌物，病变多位于喉的后部。胸部 X 线检查，部分有进行性肺结核。喉部活检通过病理可确诊。

7. **喉癌** 是头颈部常见的恶性肿瘤之一，以 40~60 岁多见。喉癌主要分为三种类型，即声门上型、声门型和声门下型。其中声门型喉癌的癌肿发生于声带，早期即出现声嘶，随着肿瘤增大，声嘶逐渐加重，可出现发声粗哑，甚至失声。呼吸困难是声门癌的另一常见症状，常为声带运动受限或固定，加上肿瘤组织堵塞声门所致。肿瘤组织表面糜烂可出现痰中带血。晚期，肿瘤向声门上区或声门下区发展，除严重声嘶或失声外，尚可出现反射性耳痛、呼吸困难、咽下困难、频繁咳嗽、咳痰困难及口臭等症状。纤维喉镜检查可见喉部有菜花样、结节样或溃疡性新生物。诊断需要依靠症状、体征、纤维喉镜检查及病理等。凡年龄超过 40 岁，有声嘶或咽喉部不适、异物感者，均须用喉镜仔细检查，以免漏诊。对可疑病变，应在间接喉镜、直接喉镜或纤维喉镜下进行活检，病理结果明确后确定诊断。

8. **声带麻痹** 各种原因所致喉返神经、迷走神经、喉上神经损伤引起一侧或双侧声带运动障碍均可出现声音嘶哑。由于神经受损伤程度不同，临床表现有所区别，可表现为声音嘶哑、说话费力、呼吸困难、进食呛咳等。喉镜下可见一侧声带或两侧声带运动受限、双侧不对称或固定，表面无异常新生物，较易鉴别。

【诊断思路】

以声音嘶哑为主要症状的首诊患者，通过询问病史，可以判断患者是否为先天性畸形。根据患者病程，是否伴有发热、咳嗽、咳痰，可以初步判断患者是否为急性炎症所致，进一步行间接喉镜检查，即可确诊急性喉炎。

对于声音嘶哑病程较长，有职业性用声过度史的患者，应进一步行喉镜检查，根据喉镜检查结果可以确定慢性喉炎、声带息肉或声带小结的临床诊断。对于无发声不当或过度发声病史的患者，尤其是儿童患者，应警惕喉乳头状瘤，需要进一步行纤维喉镜检查，确诊需行肿物病理活检。对于中老年患者，有大量吸烟史，声嘶进行性加重，应警惕喉恶性肿瘤的发生，纤维喉镜检查可见喉部有菜花样、结节样或溃疡性新生物，肿物活检病理检查可以确诊。

对于有颈部外伤，甲状腺手术后出现声音嘶哑患者，行纤维喉镜检查见一侧声带或两侧声带运动受限、双侧不对称或固定，表面无异常新生物，可以确诊为声带麻痹。

患者喉痛明显，无发热等急性喉炎症状者，尤其有结核病史者，应警惕喉结核。喉镜可见喉黏膜苍白水肿，有浅溃疡，病变多位于喉的后部。胸部X线检查，部分患者有进行性肺结核表现。

此外，对于声音嘶哑突然发生，但咳嗽、哭笑声正常，应考虑为癔症性声嘶。喉镜检查示喉部本身正常。本病声嘶恢复快，可再发。

【治疗原则】

喉具有呼吸功能，是呼吸道的门户，喉部病变可引起呼吸困难，在紧急情况下，可立即采取气管切开或气管插管以挽救生命。

1. **先天性喉蹼** 有呼吸困难者应用喉刀或喉剪在直接喉镜下切除喉蹼，术后再行喉扩张术，防止复发。

2. **急性喉炎** 及早使用足量广谱抗生素，充血肿胀显著者加用糖皮质激素。给氧、解痉、化痰，保持呼吸道通畅。并嘱患者禁声休息。小儿急性喉炎，如有重度喉阻塞，药物治疗无好转，则应及时行气管切开术。

3. **喉良性肿瘤** 首选手术治疗。根据肿瘤大小、肿瘤性质选择不同手术方式。小儿有呼吸困难者，应先行气管切开术。

4. **喉恶性肿瘤** 目前多主张手术加放疗的综合治疗。当癌肿的范围较广，有呼吸困难者，应先行气管切开术，以保持呼吸道通畅。

5. **双侧声带麻痹** 声带固定于正中位，有呼吸困难者，需行气管切开术。

（姜晓丹 李光宇）

第51章 鼻出血

【定义】

鼻出血一般是指血从前鼻孔或后鼻孔流出，多则血流不止，少则涕中带血，是鼻部疾病的常见症状。可分为狭义和广义上的鼻出血。狭义是指各种原因引起的鼻腔鼻窦病变，血液从血管内流至血管外经前或后鼻孔流出。广义是指除上述包含的范围外，还包含邻近部位出血后流入鼻腔后从前、后鼻孔流出者。

【发生机制】

鼻腔与外界直接接触，鼻黏膜内有丰富的血管床，当各种不良因素如外界气候干热、患者情绪变化、体质虚弱、长期用药等很多原因都可引发鼻出血。

【分类】

1. **局部原因**　是指由鼻或鼻窦病变而引发的鼻出血，常见原因有以下几种。

（1）外伤：头面部及鼻部外伤可直接导致鼻出血。

（2）气压性损伤：高空飞行或潜水致鼻腔受压损伤而出血。

（3）鼻中隔偏曲及鼻中隔穿孔也常有鼻衄症状。

（4）炎症

①非特异性炎症：干燥性鼻炎、萎缩性鼻炎、急性鼻炎、急性上颌窦炎等，常为鼻出血的局部原因。

②特异性感染：如鼻结核、鼻白喉、鼻梅毒、鼻硬结病等，因黏膜溃烂易致鼻出血。

（5）肿瘤：发生在鼻腔和（或）鼻窦内的良、恶性肿瘤以及鼻咽部的纤维血管瘤和鼻咽癌均可引起鼻出血。

（6）其他：鼻腔异物、鼻腔水蛭，可引起反复的大量出血。在高原地区，因相对湿度过低，可引发干燥性鼻炎，为地区性鼻出血的重要原因。

2. **全身原因**　是指全身性疾病导致的鼻出血，常见原因有以下几种。

（1）血液疾病：①血小板量或质的异常；②凝血机制的异常。这两方面的病变常导致鼻出血且不易自止。

（2）急性发热性传染病：如流感、麻疹、出血热、鼻白喉、伤寒、疟疾、猩红热等也常导致鼻出血。

（3）心血管疾病

①动脉压过高：如高血压、动脉硬化症、肾炎、伴有高血压的子痫等。

②静脉压增高：如二尖瓣狭窄、胸腔或纵隔和颈部巨大肿块、肺气肿、肺水肿及支气管肺炎等。

（4）维生素缺乏：维生素C、维生素K、维生素P及微量元素钙等缺乏时，可导致鼻出血。

（5）化学药品及药物中毒：磷、汞、砷、苯等中毒，可破坏造血系统的功能引起鼻衄。长期服用水杨酸类药物如阿司匹林肠溶片，可致凝血酶原减少而易发生鼻出血。

（6）内分泌失调：代偿性月经、先兆性鼻出血常发生于青春发育期，可能为血中雌激素含量减少，鼻黏膜血管扩张所致。

（7）遗传性出血性毛细血管扩张症，肝、肾慢性疾病以及风湿热等，均可伴发鼻出血。

【诊断思路】

1. **确定是否为鼻出血** 患者在就诊时常表述不清自己是否为鼻出血。前鼻孔出血较易判断，而后鼻孔在大量出血时常易与咳血或呕血相混淆而不易区分。鉴别要点是鼻出血多为鲜血而呕血常带有胃内容物，颜色较深，咳（咯）血时多伴有咳嗽。

2. **根据病史特点初步判断是局部病因或全身原因** 患者常可自述是否为自发出血，有时为外伤后所致，高血压患者常提醒有高血压病史，肝、肾等慢性疾病者有反复出血史，鼻腔感染性病证者有鼻塞病史。

3. **常规体检项目及意义**

（1）血常规：用以鉴别血液疾病——白血病、再生障碍性贫血、血小板减少等疾病。

（2）血压：用以排除高血压病。

（3）血生化：明确是否存在肝、肾疾病。

（4）肝功：了解是否伴有肝硬化。

（5）血浆凝血激活酶：是否有维生素K缺乏。

（6）部分促凝血酶原激酶时间：用以排除DIC。

（7）鼻内镜：可明确是否存在炎症、肿瘤、息肉、异物。

（8）鼻窦CT：明确是否存在鼻窦炎症及息肉。

（9）动脉血气分析：明确是否存在肺疾病。

（10）凝血功能：明确是否存在凝血障碍性疾病。

（安立峰　李光宇）

第52章 鼻 塞

【定义】

鼻塞即经鼻通气不畅，有单侧、双侧之分。视原因不同可表现为持续性、间歇性、交替性或进行性加重。

【发生机制】

鼻塞是耳鼻咽喉科常见的症状之一，单侧鼻塞进行性加重与鼻内或临近部位新生物有关，如鼻息肉、鼻及鼻窦肿瘤、鼻咽部肿瘤等；若为双侧常由慢性炎症引起的黏膜增生性病变所致。

【常见临床类型】

最常见的原因包括鼻炎，鼻中隔偏曲、鼻息肉、鼻窦炎、鼻及鼻窦肿瘤、鼻咽部肿瘤等。

（1）急性鼻炎：鼻塞发展很快，通常在1日内即达到高潮，1周左右可自行消退，可伴有发热、头昏等全身症状。急性鼻炎即我们平时所说的感冒，为常见的上呼吸道感染。

（2）慢性单纯性鼻炎：多呈阵发性或者交替性，日轻夜重，常受体位影响，卧位时，居下方的鼻腔鼻塞较重。点药后鼻塞可以好转较长一段时间。

（3）慢性肥厚性鼻炎：多为持续性鼻塞，药物使用后鼻塞好转仅数分钟，很快又出现鼻塞。肥厚性鼻炎必要时可以考虑手术治疗，或者使用微波、激光等来缩小鼻甲，使鼻腔拓宽，以改善通气。

（4）药物性鼻炎：为一般鼻炎经常鼻喷麻黄素引起，表现为对滴鼻药物的不敏感，或者鼻塞好转的持续时间较短。此时应尽快停止使用此类药物。

（5）过敏性鼻炎：多伴有打喷嚏、流清水涕、鼻痒感，可常年性发作，也可以季节性发作。过敏性鼻炎的患者可以伴有哮喘，尤其是小儿。

（6）萎缩性鼻炎：可以伴有鼻腔黏膜干燥、鼻涕带血，鼻腔内堆积大量黄绿色恶臭结痂。

（7）慢性鼻窦炎：鼻塞可以出现鼻腔流黄脓鼻涕，可伴有头痛、头昏、记忆力下降等，可以在感冒后出现长时间鼻腔流脓涕不好转。鼻窦炎可以和鼻息肉并存。

（8）鼻息肉：鼻塞多为持续性进行性加重，可以单侧也可以双侧。可以有过敏性鼻炎的症状出现。

（9）鼻窦囊肿引起的鼻塞：多为进行性加重，可以出现鼻腔流黄水样分泌物的症状。也可以出现头昏等。

（10）鼻窦肿瘤：鼻塞多为进行性，单侧或者双侧，可以出现其他并发症状，如同时有鼻出血需要警惕恶性肿瘤的可能，如同时有耳闷，颈部包块，鼻涕中带血还要注意鼻咽癌的可能，但要到医院检查后才能确定。

（11）鼻中隔偏曲：鼻塞多为单侧，也可以为双侧，年轻人多见。多表现为持续性鼻塞，可有鼻窦炎的症状，也可与过敏性鼻炎等其他鼻病伴随出现。

（12）鼻瓣区狭窄：有的患者鼻塞还可能为鼻瓣区狭窄、鼻翼下塌引起。

（13）先天性鼻塞：考虑后鼻孔闭锁，小儿张口呼吸，睡眠打鼾可能为腺样体肥大，单侧鼻塞或者伴有流脓涕要注意是否为鼻腔内有异物存在。

【诊断思路】

以鼻塞为主要症状的首诊患者，通过详细询问病史及伴随症状，结合体检，可初步判断患者的疾病性质。

对于主诉鼻塞的患者，应详细询问鼻塞是单侧还是双侧，程度（轻度——仅在有意识吸气时感到呼吸不畅；中度——感觉明显有时需张口呼吸配合，鼻音较重；重度——完全需张口呼吸）表现特点及病程时间、伴随症状、近日用药史等。

【治疗原则】

除炎症性因素导致鼻塞可以抗炎及局部治疗以外，大部分疾病需要手术治疗。但其中鼻咽癌的首选治疗为放射治疗，在临床工作中一定要注意。

（安立峰　李光宇）

第53章 耳 聋

【定义】

耳聋是听觉系统中传音、感音及其听觉传导通路中听神经和各级中枢发生病变。

按WHO 1997年耳聋分级标准，以500Hz、1000Hz、2000Hz和4000Hz的平均听阈为分级标准，听阈在26~40dB（听力级）者为轻度聋，41~55dB者为中度聋，56~70dB者为中重度聋，71~90dB者为重度聋，91dB以上者为极重度聋。近年，世界卫生组织又提出用于儿童的分级方法，被许多听力专业机构采用。它根据500Hz、1000Hz、2000Hz和4000Hz的平均听阈，将耳聋分成4个等级：26~40dB为轻度聋，41~60dB为中度聋，61~80dB为重度聋，大于80dB为极重度聋。

【发生机制】

发生于外耳道、中耳的传导声音部分的耳聋是传导性聋。发生于内耳、听神经和听觉中枢的感音和神经部分的耳聋是感音神经性聋。在传导部分和感觉神经部分都有异常的耳聋是混合性聋。

（1）传导性聋：由外耳或中耳传音结构病变所致，如先天外耳或中耳畸形、耵聍栓塞、中耳炎、鼓膜及听骨链外伤、耳硬化症、中耳肿瘤等。

（2）感音神经性聋：内耳疾患所致者为感音性聋或耳蜗聋，如先天内耳畸形。迷路炎、梅尼埃病、突发性耳聋、药物中毒性耳聋、噪声聋、老年聋等。听神经中枢通路病变所致者称神经性聋或蜗后聋，如听神经瘤以及其他高超脑干或听觉中枢病变、多发硬化症等。全身疾患如甲状腺功能低下、糖尿病、尿毒症、自身免疫性疾病等亦可致感音神经聋。

（3）混合性聋：指前两种致聋因素同时存在所致的耳聋。

【分类】

根据耳聋发生时间，可分为先天性耳聋和后天性耳聋两种。

根据耳聋发病机制，可分为传导性聋、感音神经性聋和混合性聋3大类。

根据是否存在器质性病变，分为器质性聋和功能性聋，器质性聋见于有明确的器质性病变，如创伤、肿瘤和中耳炎等；功能性聋属于非器质性疾患，包括癔病性聋及伪聋。

【常见临床类型】

一、传导性聋

（1）先天性：常见的有先天性畸形，包括外耳、中耳的畸形，例如先天性外耳道闭锁或鼓膜、听骨、蜗窗、前庭窗发育不全等。

（2）后天性：外耳道发生阻塞，如耵聍栓塞、骨疣、异物、肿瘤、炎症等。中耳化脓或非化脓性炎症使中耳传音机构障碍，或耳部外伤使听骨链受损，中耳良性、恶性肿瘤或耳硬化症等。

二、感音神经性聋

1. **先天性** 常由于内耳听神经发育不全、妊娠期受病毒感染或服用耳毒性药物引起，分娩时受伤亦可引起。

2. **后天性** 有下列几种原因。

（1）传染病源性聋：各种急性传染病、细菌性或病毒性感染，如流行性乙型脑炎、流行性腮腺炎、化脓性脑膜炎、麻疹、猩红热、流行性感冒、耳带状疱疹、伤寒等均可损伤内耳而引起轻重不同的感音神经性聋。

（2）药物中毒性聋：多见于氨基糖苷类抗生素，如庆大霉素、卡那霉素、多黏菌素、双氢链霉素、新霉素等，其他药物如奎宁、水杨酸、顺氯氨铂等都可导致感音神经性聋，耳药物中毒与机体的易感性密切相关。药物中毒性聋为双侧性，多伴有耳鸣，前庭功能也可损害。中耳长期滴用此类药物亦可通过蜗窗膜渗入内耳，应予注意。

（3）老年性聋：多因老年血管硬化、骨质增生，使螺旋器毛细胞和螺旋神经节供血不足，发生退行性病变，或中枢神经系统衰退，导致听力减退。

（4）外伤性聋：颅脑外伤及颞骨骨折损伤内耳结构，导致内耳出血，或因强烈震荡引起内耳损伤，均可导致感音神经性聋，有时伴耳鸣、眩晕。轻者可以恢复。耳部手术误伤内耳结构也可导致耳聋。

（5）突发性聋：是一种突然发生而原因不明的感音神经性聋。目前多认为急性血管阻塞和病毒感染是引起本病的常见原因。病变可累及螺旋器，甚至可致前庭膜、蜗窗膜破裂。耳聋可在瞬间显现，也可在数小时、数天内迅速达到高峰，多为单侧，亦有双耳患病，伴耳鸣，有的可伴眩晕。早期治疗可获得较好效果。

（6）爆震性聋：是由于突然发生的强大压力波和强脉冲噪声引起的听器急性损伤。鼓膜和耳蜗是听器最易受损伤的部位。当人员暴露于90dB（A）以上噪声，即可发生耳蜗损伤，若强度超过120dB以上，则可引起永久性聋。鼓膜损伤与压力波强度有关，表现为鼓膜充血或鼓膜穿孔。耳聋的程度与噪声强度、暴露次数以及压力波的峰值、脉宽、频谱、个体差异等因素有关，耳聋性质多为感音神经性聋或混合性聋。

（7）噪声性聋：是由于长期遭受85dB（A）以上噪声刺激所引起的一种缓慢进行的感音神经性聋。主要表现为耳鸣、耳聋，纯音测听表现为4000Hz谷形切迹或高频衰减型。亦可出现头痛、失眠、易烦躁和记忆力减退等症状。其耳聋程度主要与噪声强度、暴露时间有关，其次与噪声频谱、个体差异亦有一定关系，有人发现2000~4000Hz的噪声最易导致耳蜗损害。

【诊断思路】

以耳聋为主要症状的首诊患者，通过询问病史，可以初步判断：患者是器质性耳聋还是功能性。如果考虑患者是功能性耳聋，则应该检查声阻抗和听性脑干诱发电位，以排除器质性病变。如果患者系器质性耳聋，音叉检查、声阻抗和电测听检查可以明确患者是传导性聋、感音神经性聋还是混合性聋。

（1）耳部检查：局部视诊，电子耳镜，耳内镜等检查。

（2）听力学检查：音叉试验，声阻抗，电测听，听性脑干诱发电位等检查。

（3）影像学检查：颞骨CT，中耳CT，中耳MRI，桥小脑角MRI等检查。

（4）明确耳聋性质，对症、对因治疗。

（陈玮仑 李光宇）

第54章 干 眼

【定义】

干眼是指泪液的量或质的异常引起的泪膜不稳定和眼表面损害，从而导致眼部的一种不适症状。干眼的症状包括：烧灼感、瘙痒感、异物感，视疲劳、畏光、黏丝状分泌物等。本病多见于女性，发生在40岁左右。早期表现为泪液减少，结膜轻度充血，结膜失去光泽，角膜表面粗糙无光，有浅层点状上皮脱失，丝状角膜炎。病变进一步发展，角膜干燥，角化，浑浊，视力严重受损。

【发生机制】

泪腺、睑板腺、泪液流出通道和眼表形成一个完整的功能单位，共同发挥对泪液分泌和泪膜形成的调控作用，维护眼表的健康，其中任一环节的损害均可导致泪膜完整性和正常功能的破坏。

1. **免疫因素**　刺激因素可以介导炎症细胞因子和其他多种介质的表达，从而改变了眼表的微环境。有研究指出，长期持续的慢性眼表的刺激性炎症，使得CD4 T细胞增多，并伴随着IFN-γ增多。干眼患者的泪液和结膜上皮中，细胞因子如IL-1、IL-6、TNF-A的浓度有所增加，它们介导了干眼患者眼表炎症的维持。泪腺分泌功能下降很可能是炎症导致的功能阻滞。不可否认，炎症是引起干眼的重要原因。

2. **神经调节**　角膜具有大量的感觉神经末梢，敏锐地感觉各种刺激，并将神经冲动向中枢传导，产生的信号通过传出神经到达泪腺。副交感神经释放的介质是乙酰胆碱和血管活性肠肽，乙酰胆碱刺激泪腺分泌水、蛋白质和电解质；血管活性肠肽，刺激杯状细胞合成和分泌黏液。神经调节的任何一个环节出现问题，都会导致干眼。

3. **内分泌激素调节**　激素对泪腺分泌调节的机制还不是很清楚，但性激素对泪腺分泌确有重要影响，特别是雄激素，它可以调节睑板腺向泪膜分泌油脂，控制泪腺退行性变及炎症反应。此外，黄体生成素、卵泡刺激素、泌乳素、甲状腺刺激素、孕激素、雌激素对泪腺的分泌也具有一定的调节作用。

虽然干眼症的临床表现类型不同，但其病理生理改变是相似的，炎症是干眼症发病机制中最关键的病理生理改变，而神经调节及性激素等也共同参与了干眼症的发病过程。

【分类】

2007年由国际干眼研究组提出的分类法，分为泪液生成部分不足型和蒸发过强型两类。

一、泪液生成部分不足型

分为干燥综合征和非干燥综合征的泪液缺乏型，前者是一种慢性自身免疫性疾病。后者由于泪腺疾病或功能不良引起泪液生成不足。

（一）干燥综合征干眼

（1）原发性Sjogren's 综合征。

（2）继发性Sjogren's 综合征：风湿相关疾病如类风湿关节炎（RA），系统性红斑狼疮（SLE），进行性系统性硬化症等。

（二）非干燥综合征干眼

1. 先天性　家族自主神经功能异常、泪腺发育不全、三叉神经发育不全、外胚叶发育异常。

2. 获得性

（1）损伤：外伤、泪腺切除、辐射、化学伤等。

（2）感染：沙眼、腮腺炎等。

（3）药物：抗组胺药、抗抑郁药等。

（4）反射型低分泌：神经性神经麻痹、面神经麻痹、糖尿病、角膜手术、疱疹病毒性角膜炎等。

（5）泪腺障碍：瘢痕性类天疱疮、烧伤、Stevens-Johoson综合征等。

（6）淋巴增殖：淋巴瘤、白血病等。

（7）渗透性：淀粉样变性、色素沉着症等。

二、蒸发过强型

蒸发过强型是泪液分泌正常而蒸发过强引起的干眼。

（一）内在型

（1）睑板腺功能不全。

（2）睑缘瘢痕、睑缘炎。

（3）眼睑闭合障碍：眼球突出，甲亢、麻风等。

（二）外在型

（1）维生素 A 缺乏。

（2）局部药物潴留如苯扎溴铵、局部麻醉药物等。

（3）佩戴隐形眼镜。

（4）眼表疾病如过敏等。

【 常见临床类型 】

1. **睑缘炎**　睑缘炎是睑缘的一种慢性炎症，可因细菌、脂溢性皮炎或局部的过敏反应所引起，且常合并存在。导致睑缘表面、睫毛、毛囊及其腺组织的亚急性或慢性炎症。泪液中IgA、乳铁蛋白等的水平缺乏可能会导致菌群的增加而引起睑缘炎。睑缘炎若引起睑板腺的功能不全，阻塞睑板腺导管开口，睑板腺分泌脂质层减少则导致干眼。应用人工泪液等眼表润滑剂作用甚微。

2. **毒性或刺激性角膜炎**　患者的症状包括烧灼感、异物感、畏光。应注意询问患者是否有应用一些药物，或是因为面部或是眼睑的化妆品而造成的眼部不适症状。

3. **过敏性角结膜炎**　是由于接触过敏性抗原而引发的角膜结膜过敏反应，它的主要症状是痒，体征为眼红，分泌物多为白色丝状物，常伴有过敏性鼻炎。很多抗过敏的药物可以加重眼部干燥，过敏所释放的炎症因子和一些分泌物加重眼表的摩擦，从而加重眼部不适感。

4. 眼睑关闭不全　上下眼睑不能完全闭合，导致部分眼球暴露，又称兔眼。最常见的原因为面神经麻痹，其次为瘢痕性睑外翻。患者出现眼部干燥、烧灼感，晨起时较重。全身麻醉或重度昏迷时可发生暂时性功能性眼睑闭合不全。少数正常人睡眠时，睑裂也有一缝隙，但角膜不会暴露，称为生理性兔眼。

【诊断思路】

1. 确定患者是否有干眼的症状　干眼患者对气流和风极度敏感，开空调或开窗时，冷空气来袭时干眼症状更加明显；在早晨或者晚间症状最明显；阅读时也会感到不适；在受到刺激时流泪，提示泪腺仍存在一定的功能。

2. 询问病史　询问患者是否有风湿相关疾病如类风湿关节炎（RA）、系统性红斑狼疮（SLE）、进行性系统性硬化症；家族自主神经功能异常、泪腺发育不全、三叉神经发育不全、外胚叶发育异常；淋巴瘤、白血病；面神经麻痹、糖尿病等及用药史。

3. 全身检查

（1）非眼科检查：检查皮肤是否有红斑、皮疹，考虑是否有系统性红斑狼疮（SLE）；唾液腺增大，是否有Sjogren's综合征；甲状腺肿大，提示Graves眼病；检查手指，是否有关节炎、类风湿关节炎和硬皮病的指征等。

（2）眼科检查

①眼睑的功能：眼睑是否有闭合不全；瞬目的频率是否正常；泪腺是否肿大，Sjogren's综合征，白血病患者常伴有泪腺增大。

②裂隙灯检查：下泪湖的高度，正常为0.2~0.3mm；睑板腺的健康状况，是否存在油脂缺乏；是否为双行睫毛，腺体缺少；睑缘是否红肿，是否存在睑缘炎，阻塞性睑板腺功能障碍；冲洗泪道检查是否存在泪道阻塞；是否存在沙眼、瘢痕性天疱疮、眼烧伤；是否有翼状胬肉、睑球粘连等。

4. 实验室检查　泪膜破裂时间，一般3次取平均值，正常的BUT ≥ 10秒；Schirmer试验，5分钟后纸条湿润度少于10mm，提示泪液分泌不足；角膜荧光素染色角膜是否着染；记录以上结果，作为复查时比较的客观指标。

【治疗原则】

（1）病因治疗是关键。

（2）泪液替代治疗。

（3）抗炎治疗：非甾体消炎眼液。

（4）严重者可行泪小点栓塞治疗、湿房、室内加湿器，亲水型角膜等。

（白淑玮）

第55章 眼 红

【定义】

眼红是指各种原因（包括外伤、感染、过敏等）引起的结膜血管扩张或结膜下出血，使眼的外观呈红色，俗称"眼红"。

【发生机制】

眼红主要分为两种情况：充血和出血。充血指各种原因引起的结膜后动脉、角膜缘血管网及巩膜表层血管充血。出血指结膜下出血。

【分类】

按照眼红的病因可将眼红分类如下。

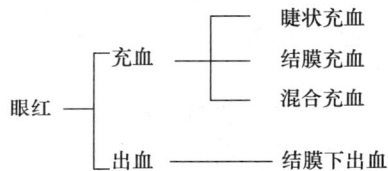

```
                          ┌──── 睫状充血
              ┌── 充血 ───┼──── 结膜充血
   眼红 ──────┤           └──── 混合充血
              └── 出血 ────────  结膜下出血
```

【常见临床类型】

1. **睫状充血**　各种原因引起的角膜缘血管网充血，称为睫状充血。出现睫状充血，往往提示炎症波及角膜或睫状体。常见的疾病有急性前葡萄膜炎、急性闭角型青光眼、角膜炎等疾病。睫状充血尤其是急性前葡萄膜炎的重要体征，与角膜后沉着物、房水闪辉、瞳孔缩小等同时构成急性前葡萄膜炎诊断的依据。也是急性前葡萄膜炎与急性结膜炎、急性闭角型青光眼鉴别的依据。

2. **结膜充血**　结膜受外界因素或感染等刺激后引起结膜后动脉充血，称为结膜充血，结膜充血表现为充血较鲜红，越靠近穹窿部结膜充血越明显，靠近角膜缘方向充血减轻。推动结膜时，充血的血管可随之移动，局部点用肾上腺素后结膜充血可消失。结膜充血常见的疾病有各种原因引起的结膜炎，包括细菌性结膜炎、病毒性结膜炎、过敏性结膜炎等，干眼症、眼外伤、睑缘炎、倒睫、睑内翻、睑外翻、泪囊炎、泪小管炎、睑腺炎、各种原因引起的角膜炎、眼内炎、葡萄膜炎、眼部手术后、颈动脉海绵窦漏综合征等，另外巩膜炎患者也会同时存在结膜充血和表层巩膜血管充血。

3. **混合充血**　结膜充血和睫状充血同时存在，称为混合充血。常见的疾病有角膜炎累及结膜、急性闭角型青光眼、巩膜炎、葡萄膜炎等。

4. **结膜下出血**　外伤等各种因素引起的结膜血管破裂，引起结膜下片状出血。出血往往呈鲜红色，边界清晰，不伴有其他不适（外伤引起的结膜等组织裂伤时可有疼痛），偶尔有异物感。一般在1周左右可自行吸收。可见于以下疾病：急性结膜炎、全身性血管性疾病、全身血液病、眼外伤、眶壁或颅底骨折、局部血管异常等。

【鉴别诊断】

眼红常见的疾病主要有结膜炎、角膜炎、巩膜炎、急性虹膜睫状体炎、急性闭角型青光眼。现将其本身特点及鉴别要点做一简单介绍。

（1）结膜炎：眼红主要表现为结膜充血。眼红的原因是各种细菌、病毒或其他因素引起的结膜后动脉充血。其最大的特点是眼红伴有分泌物增多。裂隙灯检查可见结膜充血的同时，睑结膜面出现乳头、滤泡等改变。另外在病毒性结膜炎时可出现耳前淋巴结肿大，触痛等改变。局部点用抗生素眼液可好转。

（2）角膜炎：角膜炎的患者早期可出现睫状充血，如果炎症得不到控制，病程继续进展，可逐渐出现混合充血。角膜炎最大的特点是角膜有浸润灶。当角膜炎症较轻时需与结膜炎并发角膜浸润灶相鉴别。结膜炎并发角膜浸润灶是先有结膜炎症，后出现畏光、流泪等改变。而角膜炎患者早期的症状就可表现为畏光、流泪、异物感等。局部点用相应的抗感染药物可治疗，必要时需要行角膜移植术。与结膜炎相比，角膜炎病程较长，易引起角膜白翳等瘢痕性改变。

（3）巩膜炎：主要表现为结膜局限性充血，伴或不伴局限性结节样隆起，伴明显触痛。巩膜炎易与结膜炎相混淆，但巩膜炎明显的触痛可将其与结膜炎相鉴别。

（4）急性虹膜睫状体炎：是一类易与结膜炎相混淆的疾病。急性虹膜睫状体炎的特征是眼红的同时伴有角膜后沉着物、房水闪辉。临床上往往典型地表现为睫状充血。但有时可表现为结膜混合充血。如果不仔细检查角膜和前房，极易误诊为结膜炎。急性虹膜睫状体炎的治疗主要是局部散瞳、点用糖皮质激素及非甾体消炎药。

（5）急性闭角型青光眼：急性闭角型青光眼患者眼红的同时常伴有角膜水肿、前房浅、瞳孔呈竖椭圆形，对光反应迟钝或消失。急性闭角型青光眼有时可伴有虹膜反应，出现角膜后色素性沉着物及房水闪辉，易与急性虹膜睫状体炎相混淆，但眼压明显升高和瞳孔的特殊改变可鉴别。

【诊断思路】

1. 询问眼红的情况及伴随症状

（1）眼红：首先询问患者眼红的时间，是否逐渐加重等，是否伴有其他症状。结膜下出血患者往往不伴有其他不适，多是被别人发现眼红或偶然照镜发现眼红。充血的患者多数伴有其他症状。

（2）视力下降：对于视力下降的患者，要详细询问视力下降的程度，有无逐渐加重和其他不适。一般角膜中周区的病变、虹膜睫状体炎症、青光眼等疾病常伴有较明显的视力下降，而结膜炎、干眼等疾病视力一般不受影响。

（3）分泌物增多：对于分泌物增多的患者，要详细询问分泌物的性质，黄白色分泌物多是细菌性结膜炎，水样或浆液性分泌物多为病毒感染引起。

（4）眼痛：眼睛局部充血伴有眼球压痛者多为巩膜炎；睫状充血伴有眼痛者应首先检查角膜后房水的情况，鉴别是角膜炎或急性虹膜睫状体炎。

（5）眼痒：眼痒明显的患者多数为慢性结膜炎或过敏性结膜炎。

（6）流泪：泪小点位置异常或者睫毛位置异常、睑内翻、睑外翻患者多伴有流泪。

2. 确认是充血或出血，是何种充血　眼红的患者首先要确认是充血或出血。

（1）结膜下出血：一般较局限，可看到局限的、边界较清楚的结膜下出血灶。

（2）睫状充血：主要局限于角膜缘周围，大部分球结膜及穹窿结膜无充血。

（3）结膜充血：往往是整个球结膜和穹窿结膜的充血，越靠近穹窿部结膜充血越重。推动球结膜，结膜充血可随之移动，点用肾上腺素后结膜充血可消失。这点也是鉴别结膜充血和巩膜深层血管充血的重要依据。在巩膜炎、外伤等疾病中也可表现为局限性结膜充血，但多伴有结膜裂伤或巩膜表层血管充血。

（4）混合充血：同时存在睫状充血和结膜充血的特点。多见于严重的结膜炎、角膜炎等疾病。

3. 判定相邻组织的情况　在确定充血或出血的同时，应检查相邻组织的情况。

（1）眼睑：睑内翻患者由于睑缘和睫状摩擦角结膜，可引起睫状充血或结膜充血，睑外翻患者因外界因素刺激结膜也可引起结膜充血。睑缘的炎症可累及结膜，引起结膜轻度充血。

（2）睫毛：倒睫时睫毛生长角度发生改变，摩擦角膜，可引起角膜上皮损伤，出现结膜充血。

（3）泪小点：泪小点异常，泪液流出不畅，长期的流泪也可出现结膜轻度充血。

（4）结膜：睑结膜面有大量滤泡，伴耳前淋巴结肿大，水样或浆液性分泌物时多为病毒性结膜炎；睑结膜面有乳头、滤泡，伴黏性分泌物，眼痒，无耳前淋巴结肿大多为过敏性结膜炎。如上述症状不伴眼痒时可能为睑板腺功能不良。球结膜局限性充血，伴有局部泡样隆起，无触痛，应考虑泡性结膜炎的诊断。内侧球结膜对称性充血，伴结膜下翼状纤维血管组织增生者为翼状胬肉。

（5）角膜：角膜溃疡可以伴有睫状充血或结膜充血。角膜后沉着物伴房水浑浊、瞳孔变小、睫状充血，提示患者可能为急性虹膜睫状体炎或葡萄膜炎。

（6）巩膜：巩膜炎时充血多较深，可伴有局部泡样隆起，同时触痛为阳性。

【治疗原则】

根据结膜充血的情况、伴随症状及附近组织的情况，可做出初步的诊断。对于眼睑位置异常、睫毛位置异常等可根据情况行手术治疗。对于角膜溃疡及高度怀疑感染性结膜炎的患者，可行结膜囊分泌物或角膜刮片细菌培养及药敏试验，根据结果给予相应的治疗。伴耳前淋巴结肿大的病毒性结膜炎，可给予全身和局部抗病毒治疗。对于急性虹膜睫状体炎，首先给予散瞳治疗，同时局部给予糖皮质激素及非甾体消炎药。急性青光眼患者需快速降低眼压，必要时可静脉滴注甘露醇。干眼症的患者可局部给予人工泪液对症治疗，但要详细询问患者的全身情况，排除干燥综合征。巩膜炎患者也需要局部给予糖皮质激素治疗。反复结膜下出血患者，应检查血常规及凝血时间是否正常。以及是否伴有血液性疾病或其他全身性疾病。另外需详细询问是否有外伤史及近期鼻腔镜手术史。

（柳小丽）

第56章 眼 痛

【定义】

眼痛是指眼球或其周围附属组织异常引起的眼睛疼痛。

【发生机制】

眼神经是三叉神经分支中的一支，它发出泪腺神经、额神经和鼻睫神经，分布于眼睑、眼球、泪腺等部位，司一般感觉。因此由于炎症反应释放炎症介质刺激这些神经末梢，或其他原因使神经纤维受到牵拉、挤压以及由于存在一些机械刺激，即引起眼球或其周围组织的疼痛。

【分类】

1. 按眼痛部位及痛觉分类

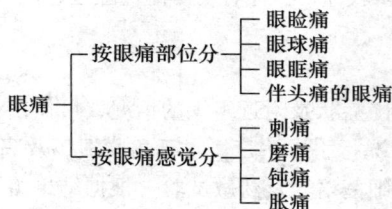

$$
眼痛 \begin{cases} 按眼痛部位分 \begin{cases} 眼睑痛 \\ 眼球痛 \\ 眼眶痛 \\ 伴头痛的眼痛 \end{cases} \\ 按眼痛感觉分 \begin{cases} 刺痛 \\ 磨痛 \\ 钝痛 \\ 胀痛 \end{cases} \end{cases}
$$

2. 按病因分类

（1）机械摩擦引起的眼痛。

（2）视疲劳引起的眼痛。

（3）感染或非感染因素刺激眼神经引起眼痛。

【常见临床类型】

1. 眼睑痛 睑腺炎是眼睑痛最常见的情况，也称麦粒肿，是化脓性细菌侵入眼睑腺体而引起的一种急性炎症。患部有红、肿、热、痛典型急性炎症表现。红、肿主要位于皮肤面，脓肿在皮肤面穿破为外睑腺炎。红、肿主要位于结膜面或脓肿穿破结膜为内睑腺炎。多数在1周左右痊愈。

2. 眼球痛

（1）结膜炎：结膜炎是眼科最常见的疾病，常见的体征有结膜充血、水肿、分泌物增多、乳头增生、滤泡形成、膜或假膜形成。引起的痛觉通常表现为磨痛或刺痛。引起疼痛的原因主要为两个方面，一是由于炎症反应刺激末梢神经引起疼痛，二是由于炎症引起的乳头及滤泡存在机械刺激而引起磨痛。

（2）角膜炎：感染性角膜炎在我国仍是常见致盲眼病。角膜神经上皮神经末梢丰富，感觉十分敏感。致病因子侵袭角膜，炎症渗出液及炎症细胞侵入病变区，形成角膜炎症浸润灶，释放的炎症因子刺激角膜神经末梢，引起疼痛。病变进一步发展形成角膜溃疡，炎症浸润区角膜组织变性、坏死、组织脱落，疼痛加重。瞬目运动时因上睑摩擦角膜，眼痛剧烈。

（3）虹膜睫状体炎：虹膜睫状体炎大多数为内源性，与风湿性疾病、结核病及溃疡性结肠炎有关，部分与外伤、手术等因素有关。虹膜睫状体的三叉神经末梢受到炎症渗出液刺激、睫状肌的收缩和肿胀组织的压迫产生疼痛，可反射到眉弓及颊部。检查时嘱患者下视，以手指于上睑触压眼球，有疼痛时即为睫状体压痛阳性，是睫状体部炎症的表现。夜间疼痛加剧。

（4）巩膜炎：大多数巩膜炎与自身免疫反应相关。巩膜的神经纤维是由三叉神经的眼支发出的睫状长神经，因此巩膜出现炎症，释放的炎症因子刺激其神经末梢引起疼痛。巩膜炎患者有剧烈的眼痛，有时晚上加重，可向病变同侧头部放射。后部巩膜炎因炎症刺激眼外肌常导致眼球运动时的明显疼痛。

（5）视神经炎：视神经炎是指能够阻碍视神经传导，引起视功能一系列改变的视神经病变，如炎症、退变及脱髓鞘疾病等。90%以上的急性视神经炎患者存在眼痛或眶周疼痛，疼痛一般很轻微，但有时可能非常剧烈。眼痛可先于或与视力下降同时发生。由于视神经的炎性肿胀，致使视神经外周的硬脑膜鞘也发生肿胀，进而影响到眶尖部肌肉圆锥处的总腱环，尤其是上直肌及内直肌的肌鞘，因此患者常感有眼球后部的胀痛，眼球转动时，由于邻近的三叉神经末梢受刺激会引起眼球疼痛，特别是在向上及内侧看时更为明显。有时用手压迫眼球也可引起轻微疼痛。

（6）视疲劳：视疲劳主要与屈光不正有关。低度近视调节与集合不协调及经常用眼的近视眼特别是伴有散光、屈光参差时易导致视疲劳。对于远视眼与散光为了视清物体均需要增加调节，因此亦导致视疲劳。患者主要表现为眼球酸胀、眼痛，严重者可致头痛等。

3. 眼眶痛 眼眶痛可以是由于眼球组织某一部位病变引起，也可以是由于眼眶病变引起如眼眶炎性假瘤、眶蜂窝织炎，眼眶血管性病变等，但后者常同时伴有其他体征。临床上比较常见的不伴有眼球及其附属器器质性病变的眼眶痛即为眶上神经痛。眶上神经是眼神经的末梢，眶上神经痛通常为间断性一侧或双侧球周、眶周不明原因钝痛，眶上切迹处压痛明显。

4. 伴头痛的眼痛 急性闭角型青光眼是临床上最常见的眼痛伴同侧头痛的眼病。眼压是眼内容物对眼球壁的压力，眼压升高，眼球壁承受的压力增加，睫状短神经在视神经周围及眼球后极部穿入巩膜，神经末梢受增加的眼内压的刺激而引起眼痛，急性闭角型青光眼大发作，由于眼压急剧上升，通常在50mmHg以上，则出现明显的眼痛伴患侧头痛。

【诊断思路】

首先详细询问患者病史，是否有外伤史，以前是否有过类似情况，是哪一种疼痛，比如是磨痛还是胀痛等，眼痛是否频繁，通常在什么情况下出现眼痛，眼痛时眼睛红不红，视物是否模糊，是否伴有眼球运动痛等。然后按照以下情况再进一步进行判断病变情况。

1. 确定疼痛部位 患者是眼球痛还是眼球周围组织痛，若是眼球痛，是浅表痛还是深部痛，若是浅表痛则应注意检查结膜、角膜是否有异物，结膜、角膜、前部巩膜是否有炎症改变及是否有虹膜睫状体炎。若深部痛则除检眼镜检查眼底以外，还需要其他辅助检查判断是否有后巩膜炎及视神经炎。若眼球胀痛还应排除是否是由屈光不正所导致的。若为眼球周围组织疼痛，眼睑的病变外观即可看到，若为眼眶痛除神经痛外常是眼球组织某一部位病变伴发症状，或通过眼眶CT以排除眼眶部位的炎症或血管性病变。

2. 疼痛是否伴视力下降 若眼痛伴视力下降，首先裂隙灯显微镜详细检查角膜是否有角膜炎、角膜溃疡，虹膜睫状体炎。若为突发眼痛伴视力下降应注意是否是急性闭角型青光眼发作期，若通过裂隙灯显微镜及检眼镜检查不能明确诊断，则需要视野及视觉电生理来排除视神经炎。后部巩膜炎伴或不伴视力下降，需要通过眼部超声排除。

3. 眼痛是否伴头痛　患者若明确的突发的眼痛伴同侧头痛，首先考虑的即应是闭角型青光眼发作期，通过裂隙灯显微镜及眼压检查可明确诊断。部分眼部炎症疼痛可放射至头部如虹膜睫状体炎、巩膜炎。

【治疗原则】

（1）急性闭角型青光眼发作期，立即给予降眼压药，争取尽快降眼压至正常，以减少视神经损害，从而保护视力。

（2）非感染性炎症给予糖皮质激素或非甾体抗炎药。

（3）感染性炎症给予相应的抗生素治疗。

（杨　波）

第57章 眼球突出

【定义】

眼球突出是眼球位置前移的临床征象。眼球突出度是指眶外缘至角膜顶点的垂直距离。眼球突出度超过22mm，两眼差值大于2mm，或在观察过程中，眼球突出度不断增大均视为病理性眼球突出。眼球突出可为眼病征象，也可为全身病的病证（如内科、耳鼻喉科、神经外科、内分泌科、肿瘤科的疾病）。

【发生机制】

1. 眼眶炎症

（1）眼眶感染、急性炎症：细菌、真菌、寄生虫等侵犯眼眶组织，所产生的炎性反应，和坏死组织聚积于眼眶中，导致眼球突出。

（2）特发性眼眶炎性综合征：至今为止原因不明，可能与发生在眼眶的自身免疫和细胞介导的病变有关。病变产生的炎症肿块可产生突眼。

（3）眼眶慢性炎症：是一组眼眶组织的慢性炎性病变，大多数机制不清，与全身病密切相关。根据组织病理学特点可分为慢性非肉芽肿性炎症、慢性肉芽肿性炎症和眼眶血管炎伴肉芽组织形成。

2. 眼眶肿瘤

（1）间叶组织肿瘤：来源于胚胎性间叶组织。包括纤维组织、脂肪组织、血管淋巴管、黏液组织、肌组织、骨和软骨组织，眶内组织多来源于间叶组织。

（2）上皮组织肿瘤：来源于外胚层被覆上皮和内胚层的腺上皮。

（3）淋巴网状组织肿瘤：淋巴网状组织属于中胚层组织。包括淋巴细胞、网状细胞及骨髓造血细胞，霍奇金病、非霍奇金病等可在眼眶发现。

（4）外胚层组织肿瘤：在眼眶比较多见，神经组织属外胚层组织。视神经胶质瘤，神经鞘瘤、神经母细胞瘤均属神经来源肿瘤。

3. 内分泌性眼球突出
甲状腺相关眼病是一种器官特异性自身免疫性疾病，免疫学机制尚不清楚。目前认为和遗传，细胞免疫、体液免疫及吸烟等因素有关。

【分类】

1. 全身疾病所致的眼球突出
甲状腺功能亢进或功能正常而有眼部表现的称甲状腺相关眼病，是一种器官特异性自身免疫性疾病，其特异性组织学变化是淋巴细胞和巨噬细胞浸润，糖胺多糖堆集，眼外肌肿胀、球后脂肪细胞增加，后期结缔组织增生并发生纤维化。

2. 鼻窦疾病的发展常可导致眼球突出和移位
以鼻窦黏液囊肿最多，其次为鼻窦恶性肿瘤，炎症较少见。

3. 眶内占位

（1）眼眶肿瘤：多见于单眼突出，包括原发于眶内肿瘤，继发于眶周结构肿瘤和转移瘤，表现为进行性眼球突出。

（2）眼眶炎症：包括急性、慢性炎性肉芽肿，其中炎性假瘤最多见。

（3）血管畸形：包括眶静脉曲张、动静脉交通、动脉瘤引起的眼球突出，可表现为间歇性或搏动性眼球突出。

（4）眼眶外伤：骨折、眶内出血、水肿、气肿、伤后眼球突出。

4. 假性眼球突出 眼球、眼眶体积比例失调和两侧眼球、眼眶不对称所引起的眼球突出。

（1）眼眶容积小：眼球大小正常，两侧眶容积不等。

（2）眼球体积增大：牛眼、水眼、高度近视眼。

（3）眼外肌松弛：眼球运动神经麻痹或眼外肌过度后徙；眼睑退缩或面神经麻痹等睑裂不对称。

【 常见临床类型 】

1. 眼眶炎症 包括眼眶感染性疾病和非感染性疾病。

（1）感染性疾病：常见的是眶蜂窝织炎。它是由眼眶组织感染引起，可产生发热、白细胞升高、结膜充血水肿。眼眶深部蜂窝织炎可眼痛、瞳孔传入神经障碍，视力下降；视乳头水肿；眼外肌运动障碍等。

（2）非感染性疾病：常见的是特发性眼眶炎性假瘤。它是仅次于甲状腺相关眼病的常见突眼病，好发于青壮年，机制不明，根据临床表现分为急性、亚急性、慢性和复发性四期。可表现为肌炎、泪腺炎、巩膜周围炎、视神经周围炎和炎性肿块。

2. 眼眶肿瘤

（1）海绵状血管瘤，是成年人最常见的原发于眼眶内的肿瘤。多引起缓慢地、渐进性眼球突出，多为一侧性，眼球突出方向多为轴性向前。

（2）静脉性血管瘤，病变多位于眼眶内上象限，眼球突出并向下方移位。眼球突出有一定体位性，低头或压迫颈内静脉时眼球突出加重，站立时眼球突出程度减轻。

3. 内分泌性眼球突出 甲状腺相关眼病，是眼眶最常见的疾病，其眼部体征可表现为：眼睑退缩、上睑迟落，眼球运动障碍、复视，眼球突出，视神经病变等。

【 诊断思路 】

一、病史

对病史的了解不但要包括患病的时间，而且要了解患者的家族史、患病史。明确外伤史所致的眼球突出通常由于眶内血肿和眶内软组织的挫伤；眶蜂窝织炎所致的眼球突出通常伴有全身感染；甲状腺相关眼病患者通常伴有或曾经伴有甲状腺功能的异常；神经纤维瘤病有遗传性；通常来说，眼眶肿瘤中恶性肿瘤病程较短，良性肿瘤病程较长。

二、体检

体检包括常规检查视力、眼球突出度、眼球位置、运动情况、眼压、眼前段及眼底脉络膜视网膜情况。

（1）眼球突出：良性肿瘤病程较长，常引起缓慢的、渐进性的眼球突出。恶性肿瘤病程较短，眼球短期内突出。

（2）疼痛是恶性肿瘤的一大特点，可能与肿瘤早期侵犯神经和邻近骨膜、骨壁有关。恶性肿瘤病程短，肿瘤呈浸润性生长；因该肿瘤易侵犯神经，所以患者常出现疼痛症状，包括眼部、眶部疼痛以及肿块局部压痛，疼痛是这类肿瘤的特征性表现。

（3）视力下降主要原因与肿瘤多次复发、肿瘤侵及颅内和角膜溃疡等有关。肿物对视神经的挤压，侵犯可能导致视力下降。肿物压迫眼球致眼球缩短引起远视和散光也可致视力下降。恶性肿瘤对视力的损害程度较良性肿瘤严重。

（4）眼球运动障碍与肿瘤的机械阻碍和压迫眼外肌的支配神经有关，眼球向上转动受限多见。复视作为一种主观检查，复视程度与眼球运动程度并没有很明显的关系，相反，与眼球运动受限的时间关系很密切，通常病程较短的恶性上皮性肿瘤复视比较严重，良性肿瘤病程较长者，虽眼球运动受限，但并无明显复视。

（5）部分病例眼底检查可见眼底压迫征，包括视网膜水肿、皱褶，视盘水肿，脉络膜皱褶，后极部隆起等，而影响视力。

（6）观察眼球外观，测量眼球突出度及突出方向，单眼球突出常见于眼眶肿瘤，双眼对称的眼球突出则常见于全身疾病所导致的眼球突出。眼球向外下方移位，常见于泪腺部位的肿瘤；向外上方的移位则常见于眼眶的淋巴瘤。观察结膜血管，结膜内出现迂曲扩展的血管，则是颈内血管海绵窦瘘的特征性表现。观察眼睑情况，眼睑退缩和眼睑迟落是甲状腺相关眼病的特征性表现，上睑下垂则表明提上睑肌被浸润或挤压，或者是动眼神经受到了损伤。观察眼球运动情况，眼球的运动障碍可由眼外肌的损伤和动眼神经、滑车神经及外展神经受损造成；眼球运动的障碍可造成复视，可分为眼肌麻痹性或限制性，可通过同视机及牵拉试验鉴别。观察眼球有无搏动，眼球的搏动可能是眶上壁缺损，眼球随脑组织搏动而波动。

三、影像学检查

1. **超声检查** 超声是以超声为能量，通过声束导入和声阻界面反射形成图像。主要有A超、B超及CDFI三种形式。

（1）A超：通过一束声波，可以定量的反应肿瘤对超声的衰减作用。通过肿瘤对超声的衰减可以判断出肿物的大致组织学特性，而且A超定量的特点使得在某一方向上所获得的信息量多于B超。但目前A超已不单独作为肿瘤超声的诊断。

（2）B超：通过扇形探头在二维空间上产生更为直观的图像。B超可发现病变，但对其生长方式和范围判定不满意，可作为筛选检查方法。另外，B超可以在术前对肿瘤压迫、眼底网膜等情况做出客观的评价。

（3）CDFI：通过多普勒效应原理分析超声移频的一种方法。CDFI可以动态地显示肿物内血流情况，对于与其他肿瘤的鉴别有重要意义。

2. **CT** 即电子计算机断层扫描，是一种由不同组织对X线吸收不同，经计算机处理后的重建图像。CT可较准确地显示病变的生长方式、范围以及特征性骨质改变，是诊断和鉴别诊断的最佳方法，但对眶外蔓延显示不理想。

3. **MRI** 是以射频脉冲为能量，激发人体中含有奇数核子的原子核释放脉冲信号而形成图像。在人体中主要是通过对氢原子及铁离子的脉冲信号来判断组织内的情况。MRI可以通过肿瘤组织内蛋白质所吸附的结合水、水肿组织的结合水与自由水自由运动幅度不同而产生不同的脉冲信号，更能反映肿瘤内部情况。钆苯酸葡胺作为MRI的增强剂，注射后不透过正常血管壁，且可以缩短T_1及T_2，故对肿瘤的显示效果更明显。

4. **影像学检查的分析** 首先要选择合适的检查方法，超声检查适用于眼球及眶内病变情况的初步判断，CT对骨及肿瘤定位的显示清楚，MRI对软组织有较强的分辨能力。读片时要首先找出眼球突出的原因，明确是眶腔异常还是占位效应导致了眼球突出。其次，要分析占位的组织构成，弄清是眶内自身结构的肿大还是由于肿瘤所致，眶内一些自身结构可以因某种原因增粗或肿大，如眼外肌、视神经、眼上静脉、球后脂肪等，眼内结构的肿大常与某些疾病相关，眼外肌肥厚主要病因为甲状腺相关眼病、炎性假瘤、眼外伤等情况，视神经可因肿瘤、炎症、压迫而增粗；眼上静脉增粗常见于颈动脉–海绵窦瘘；球后脂肪垫增厚虽无特殊意义，但常见于甲状腺相关眼病、眶内轻度慢性炎症等病变。眶内肿瘤的分析则较复杂，首先要了解肿瘤的位置、边界、大小、形状。根据肿瘤影像学特征测断肿瘤的组织成分及良恶性，为药物或手术方案的制定提供依据。

【 治疗原则 】

尽快明确病因，积极、及时治疗原发病，保护角膜及视神经，抢救视力，挽救生命。治疗取决于病因学，治疗动静脉瘤应结扎受累的颈总动脉；甲状腺功能亢进引起的眼球突出可能在甲状腺功能亢进控制后消退，偶有顽固病例需施行眼眶减压手术；当眼球突出时必须保护暴露的角膜。肿瘤则须切除。恶性肿瘤根据需要行放疗或化疗。

（骆立夫）

第58章 斜 视

【定义】

斜视是指双眼不能协同运动，当一眼注视目标，另一眼偏离目标的状态。

斜视是眼科常见病、多发病，其发病率约为3%。斜视不仅仅影响人们的外观，增加了心理负担，更重要的是破坏了双眼单视功能，从而干扰了立体视觉的形成，使人们从事某些职业以及日常生活受到影响。

1. 相关解剖知识 眼有6条眼外肌，其中4条直肌（上、下、内、外直肌），2条斜肌（上、下斜肌）。每条眼外肌在第一眼位时有其主要作用，也有其次要作用。当眼球离开第一眼位，向第二、三眼位运动时，其主要作用和次要作用也发生变化。

眼外肌	主要作用	次要作用
内直肌	内转	—
外直肌	外转	—
上直肌	上转	内转、内旋
下直肌	下转	内转、外旋
上斜肌	内转	下转、外旋
下斜肌	外转	上转、外旋

2. 相关概念

（1）正位眼：双眼向正前方注视，破坏融合（如交替遮盖）后眼位无偏斜，称正位眼。

（2）隐斜视：能够被双眼融合机制控制的潜在眼位偏斜。

（3）显斜：不能够被双眼融合机制控制的眼位偏斜。

（4）主导眼：当双眼同时注视物体时，起主导作用的眼称为主导眼。

（5）第一斜视角：在麻痹性斜视中，以正常眼做注视眼，麻痹眼所偏斜的角度，称为第一斜视角。

（6）第二斜视角：在麻痹性斜视中，以麻痹眼做注视眼，正常眼所偏斜的角度，称为第二斜视角。

（7）第一眼位：双眼向正前方注视时的眼位。

（8）第二眼位：双眼向正上、正下、右侧、左侧注视时的眼位。

（9）第三眼位：双眼向右上、右下、左上、左下方注视时的眼位。

（10）诊断眼位：第二、第三眼位时判定双眼是否协同运动的眼位，称为诊断眼位。

（11）双眼单视：外界物体在双眼视网膜对应点所成的像，经视觉中枢融合成为一个单一的具有立体感的物象，这种功能称为双眼单视。

3. 检查方法

（1）眼部常规检查

询问病史

①发病的年龄和形式：发病年龄对预后有直接影响，通常发病年龄越早，对双眼视觉的破坏程度就越重。斜视出现是突然的，还是逐渐的；是间歇性，还是恒定性。

②斜视的类型：斜视眼位的偏斜方向，是否能被控制，不同眼别注视时斜视角是否有变化。

③个人史及家族史：个人是否有外伤史及其他相关疾病，是否有产伤史，家族中是否有相

同疾病。

　　④治疗史：是否做过弱视治疗，是否有单眼遮盖及戴镜史，是否有斜视手术史。

　　视诊　颜面是否对称，有无代偿头位，儿童注意是否有内眦赘皮造成的假性内斜，是否有眼球震颤。

　　视力检查　婴幼儿视力很难判定，通常只能做定性检查，如是否能跟踪运动视标、是否有厌恶反应等。年幼儿童可用图形视力表、PL视力等做粗略检查。一般3周岁以上儿童可用标准视力表检查视力。戴镜者应检查裸眼视力与矫正视力；眼球震颤者应查代偿头位时的视力；阴性眼球震颤患者应测双眼同时注视时视力，因遮盖一眼后诱发另一眼震颤而影响视力检测。

　　屈光检查　斜视患者均应进行屈光检查。通常12岁以下儿童用1%阿托品膏每日涂眼3次，共3天，然后进行检查。12岁以上至18岁以下可用快速散瞳剂如托吡卡胺散瞳验光。

　　（2）遮盖检查

　　检查的前提条件是双眼均有注视功能。

　　①交替遮盖试验：令被检者注视眼前33cm处视标，用挡板遮盖住一眼，然后快速移向另一眼，可反复多次进行，观察眼球是否有移动，如果在交替遮盖过程中出现眼球转动，说明眼位略有偏斜的趋势。

　　②遮盖–去遮盖试验：用挡板遮住一眼的瞬间，观察对侧眼是否有移动，如果有说明该眼有显斜，如果没有移动说明该眼为注视眼；此时去除挡板观察被遮眼是否有移动，如果有说明被遮盖眼有隐斜或显斜且为主导眼，如无移动且停留在偏斜位上，说明有显斜。

　　（3）斜视角的定量检查

　　①角膜映光法：是测定斜视最常用、最便捷的方法。被检者注视眼前33cm处点光源，观察角膜上反光点的位置。正常情况下反光点位于角膜中央，如有眼位偏斜则反光点位置发生改变。光点偏离角膜中央1mm，约为7.5°角膜反光点位于瞳孔缘者，偏斜约10°～15°；发光点位于瞳孔缘与角膜缘之间，约25°～30°；反光点位于角膜缘，约45°该检查受许多因素如瞳孔大小、Kappa角等影响。

　　②三棱镜法：是一种精确的斜视定量检查法。将三棱镜置于一眼前，其尖端指向斜视方向，注视前方光源，交替遮盖双眼，不断增加三棱镜度数，直到眼球不转动为止，此时三棱镜的度数即为眼位偏斜度数。可分别检查33cm及5m远的斜视度数。

　　③同视机法：用同时知觉画片检查斜视角度。将画片（如一侧为笼子，另一侧为狮子），分别置入两侧画片夹中，注视眼镜筒置于"0"位，转动另一眼镜筒，使两画片重合（狮子进入笼子中央），此时同视机上所示刻度即为自觉斜视度数。交替点灭两侧画片的灯光，转动镜筒位置，直至双眼不移动，此时同视机所示刻度为他觉斜角。用同视机可检查9个诊断眼位的斜视度，以便对麻痹性斜视所累及的肌肉进行判断。

【分类】

　　目前斜视尚无统一的分类标准，常常根据不同因素做如下分类。

　　1. 根据眼位是否能被融合机制控制分类

　　（1）隐斜。

　　（2）间歇性外斜：能部分时间被融合机制控制的眼位偏斜。

　　（3）显斜。

　　2. 根据方便年龄分类

　　（1）先天性斜视：生后早期（一般为生后6个月内）发现的斜视。

（2）后天性斜视：生后较晚发现的斜视。

3. 根据斜视角是否有变化分类

（1）共同性斜视。

（2）非共同性斜视。

4. 根据眼位偏斜的方向分类

（1）水平斜视：包括内斜视和外斜视。

（2）垂直斜视。

（3）旋转斜视。

【常见临床类型】

一、共同性内斜视

1. 先天性内斜视 又称婴儿性内斜视，其临床特点为：①生后6个月内发病；②无明显屈光不正或仅有轻、中度远视；③斜视角度往往较大，多大于40△；④单眼恒定性内斜常合并弱视；⑤双眼能交替注视者常有假性外展麻痹，需要做娃娃头试验；⑥有时可合并下斜肌亢进，D、V、D以及眼球震颤等。

治疗：有单眼弱视需先行弱视治疗，直至双眼视力大致平衡（可交替注视）时再行手术治疗。手术时机一般为2岁至2岁半，患儿能配合一些简单检查为宜。对合并有明显下斜肌亢进和D、V、D的患儿可适当考虑同期手术解决，术后应留+10△以内的小度数内斜，以利于融合和立体视觉的建立，避免过矫。

2. 调节性内斜视

（1）屈光性调节性内斜视，其临床特点为：①发病年龄多在2岁至2岁半；②有中度或高度远视性屈光不正；③用睫状肌麻痹剂散瞳或配镜全矫眼镜后可以正位；④可合并或不合并弱视。

治疗：睫状肌麻痹剂散瞳验光，给予全矫配镜。有弱视者行弱视治疗。每年应散瞳检查，根据视力及眼位的情况进行综合判定，适当调整眼镜度数。此类斜视禁忌手术治疗。

（2）部分调节性内斜视，其临床特点为：①发病年龄2岁半左右；②有中、高度远视性屈光不正；③用睫状肌麻痹剂散瞳或配镜全矫眼镜后可使斜视度数变小，但不能消失；④可合并或不合并弱视。

治疗：睫状肌麻痹剂散瞳验光，戴全矫眼镜半年，有弱视者同时行弱视治疗，待双眼视力平衡后可对戴镜后剩余部分斜视度数进行手术矫正。术后仍需戴镜，适当调整眼镜度数。

（3）高AC/A型调节性内斜视，其临床特点为：①此类型内斜视看近斜视角大于看远斜视度，通常≥15△，视远时可以为正位；②可以有远视性屈光不正，多为低、中度；③随年龄增加有自愈趋势。

治疗：配戴双光眼镜，即在全矫眼镜下加+1.5～+3.0D球镜。可局部点缩瞳剂，以减少中枢性调节，但临床很少应用。部分患者可行双眼内直肌后徙术。

3. 非调节性内斜视 其临床特点为：①与调节因素无明显关系；②多在2岁以后发病；③斜视角可随年龄增加而变大，但比先天性内斜视要小；④可有弱视存在。

治疗：有弱视者先行弱视治疗，待双眼视力平衡后再行手术矫正。

二、共同性外斜视

1. 间歇性外斜视 其临床特点为：①发病于儿童的早期，部分病例发病年龄较早；②在强光下喜闭一眼；③眼位偏斜是可出现单眼抑制，控制正位时有一定的双眼视觉。疲劳、视远物时外斜出现频率增高；④无明显屈光不正或者近视，一般无弱视存在。

治疗：以手术治疗为主。根据眼位偏斜频率及双眼视觉受损情况决定手术时机。儿童多在学龄前手术。术前不宜进行集合训练，以免出现术后过矫。

2. 恒定性外斜视　其临床特点为：①可以在生后早期出现或由间歇性外斜发展而来；②斜视角可大可小，单眼视力差者往往外斜程度更大；③与屈光无明确相关性，双眼交替注视者无弱视，有屈光参差者可出现弱视；④通常无双眼视觉及复视；⑤常合并有垂直斜视。

治疗：治疗以手术为主。单眼视力差者术后眼位随年龄增加可能有变化。合并垂直斜视者可以考虑相应手术治疗。

三、AV型斜视

有些水平位的偏斜程度在垂直方向上发生变化，即在向上方注视时的水平偏斜角度较向下方注视时的水平偏斜角度有明显变化，呈现英文字母"A"或"V"状，被称为A或V型斜视（或A、V征）。AV型斜视既可以是内斜也可以是外斜。

1. 临床特点　①A型内斜表现为上方注视时内斜角度较下方增大；A型外斜向上注视时外斜角度较下方变小；②V型内斜表现为上方注视时内斜角度较下方小；V型外斜向上方注视时外斜角度较下方增大；③A型斜视常合并有上斜肌功能亢进；V型斜视常合并有下斜肌功能亢进。

2. 治疗　①有明显上、下斜肌亢进的AV型斜视，一般要先行斜肌减弱术，然后再行水平斜视矫正术。②无明显上、下斜肌亢进的AV型斜视，在进行水平斜视矫正的同时，行水平肌的上、下移位术。原则为：外直肌向A或V的开口方向移位，内直肌向A或V的尖端方向移位。可根据上、下转相差的三棱镜度，水平肌移位二分之一或全肌腹宽度。③A型斜视有明显的上斜肌亢进，但同时有一定的双眼视功能，应禁行上斜肌减弱术。

四、非共同性斜视

非共同性斜视在临床上有两种表现形式。一种为麻痹性斜视，是由于支配眼肌运动的神经核、神经或眼外肌本身病变所引起，如先天性异常、血管性疾病、占位性病变、炎症、外伤等；另一种为限制因素引起斜视，如眼眶外伤后组织嵌顿、手术后局部粘连、甲状腺相关眼病等。

非共同性斜视的特点：①眼球运动不同程度受限；②不同方向注视时斜视角不变；③第二斜视角大于第一斜视角；④多有代偿头位；⑤可有复视、眩晕。

1. 先天性麻痹性斜视

（1）先天性上斜肌不全麻痹，其临床特点为：①麻痹眼呈上斜视。如果双侧发病，双眼可呈交替上斜，或较重一眼上斜，另一眼呈隐蔽状态。②单眼运动可以正常，双眼运动时表现为麻痹眼上斜肌运动落后，而下斜肌则呈现亢进状态。③有代偿头位，头向健眼侧倾斜。常有面部发育不对称。

诊断：麻痹眼上斜视，眼球运动表现为上斜肌落后、下斜肌亢进，有代偿头位，歪头试验阳性。

治疗以手术治疗为主。儿童患者如能配合检查应尽早手术。手术多行减弱亢进的肌肉，如麻痹眼的下斜肌或健眼的下直肌减弱术，较少行麻痹肌的加强术。

（2）先天性动眼神经麻痹，其临床特点为：①麻痹眼上睑下垂，大角度外斜；②眼球向内、上、下、内上转均受限；③如眼内肌受累可有瞳孔散大，对光反射消失。

诊断：根据以上临床特点可明确诊断。

治疗：可行手术矫正眼位，但效果不确定。对于上睑下垂，由于上直肌麻痹而影响Bell现象，术后易出现暴露性角膜炎，因此应慎重。

2. 后天性麻痹性斜视

（1）外展神经麻痹，其临床特点为：①麻痹眼呈内斜位；②外转明显受限；③有代偿头位。

诊断：可有外伤史，但大部分患者无明确原因。大角度内斜及外转受限。

治疗：首先进行病因学检查，请神经内科、耳鼻喉科及相关科室会诊。病因明确者先行原发病治疗。病因不明确者先行针灸及神经营养治疗，待病情稳定半年后仍有斜视者，可行手术矫正。早期内直肌肉毒素注射可暂时缓解复视症状，但不能根本治疗外直肌麻痹，临床慎用。

（2）后天性上斜肌麻痹，其临床特点为：①麻痹眼呈上斜视或上斜不明显；②麻痹眼向鼻下方运动不同程度受限；③有代偿头位；④患者复视及眩晕症状明显。

诊断：相关科室会诊明确病因。同视机复视像、Hess屏等检查确定哪一注视方向的垂直分离最大，明确代偿头位方向及歪头试验是否阳性。

治疗：病因明确者先行原发病治疗。病因不明确者先行针灸及神经营养治疗，待病情稳定半年后仍有复视者，可行手术矫正，垂直斜度小于10△者可配戴压贴式三棱镜。

（3）后天性动眼神经麻痹，其临床特点为：①麻痹眼上睑下垂，大角度外斜视；②麻痹眼向内、上、下及内上运动受限；③眼内肌受累时，瞳孔可成散大状；④患者有复视症状。

诊断：首先行病因学检查，排除颅内疾病及重症肌无力。上睑下垂及眼球向内、上、下及内上运动受限。

治疗：同其他后天性麻痹性斜视。手术只能矫正眼位但不能改善眼球运动，且动眼神经麻痹累及多条眼外肌，手术效果差。因上直肌受累，Bell现象较差或消失，上睑下垂矫正术应慎重。

（杨隆艳）

第59章　角膜浑浊

【定义】

角膜的透明性主要依靠其组织结构的光学一致性。因此具备上皮和内皮的完整、角膜基质板片的排列整齐、角膜组织恰当的含水量以及角膜组织无血管等条件，才能维持角膜的透明性。任何因素破坏了上述的基本条件，均可以造成角膜浑浊。角膜浑浊一般通过视诊即可以被看到。轻者似蒙着薄纱略呈云雾样，重者呈磁白色。然而有些轻微的浑浊则需要经过裂隙灯或者共聚焦显微镜等特殊的仪器检查才能发现。角膜浑浊可以是全部的，也可以是局部的。只要发现浑浊，应进一步判断其性质，才能明确诊断和治疗方针。

【发生机制】

角膜在组织学上分为5层，即上皮细胞层、前弹力层（Bowman膜）、基质层、后弹力层（Descemet膜）和内皮细胞层。构成角膜主要的细胞有上皮细胞、基质细胞、内皮细胞。这些细胞和其相邻组织（即上皮细胞与Bowman膜，基质细胞与基质组织，内皮细胞与Descemet膜）之间紧密连接是构成防止病原微生物侵入的屏障，并维持角膜的透明性。任何感染或创伤等致病因素破坏了角膜内稳定的环境都能够导致角膜不同形态的浑浊。

（1）上皮层浑浊：角膜上皮通过基底细胞与Descemet膜紧密连接，如果连接功能障碍，角膜上皮层迁延性缺损而导致角膜上皮剥脱。Descemet膜受损后不能再生，由上皮细胞或瘢痕组织填充，而至上皮层浑浊。

（2）基质层浑浊：角膜基质约占角膜厚度的90%，在维持角膜的透明性及形状中起着重要的作用。当角膜基质受到侵袭后，基质缺损部位由纤维蛋白和纤维连接蛋白覆盖，并伴有中性粒等炎性细胞浸润。创伤缘的角膜基质细胞早期开始凋零，周边基质细胞活化成为纤维芽细胞，随着分裂的同时产生胶原蛋白等细胞外基质。由于这些沉着在基质层的细胞外基质排列杂乱，纤维间隔扩大导致基质层的浑浊。

（3）内皮层浑浊：角膜内皮通过紧密连接及特有的离子泵功能来维持角膜基质的含水量，保持角膜的透明性。角膜的紧密连接能有效地防止病原微生物的入侵。离子泵功能主动将基质层内的水运输到前房内，保持基质层的含水量及角膜厚度。角膜内皮不能再生，受伤后靠邻近的内皮细胞扩大及移行来填补死亡细胞的空缺，损伤超过一定的程度，引起角膜内皮失代偿，导致角膜水肿浑浊。

【分类】

角膜浑浊根据角膜病态可以分为瘢痕，沉积，浸润，水肿，肿瘤，结膜侵入。

（1）瘢痕：角膜基质如果受到外界因素破坏，包括感染性疾病（如沙眼）、穿透性角膜损伤以及其他瘢痕组织性疾病（如类天疱疮），基质中的成纤维细胞可以产生胶原和硫酸软骨素蛋白多糖来维持角膜的透明。如果创伤严重，那么胶原的异常纤维结构及受蛋白多糖影响的空间构型变化都会导致角膜浑浊瘢痕化。裂隙灯显微镜下可以观察到在基质层中灰白色浑浊，由于瘢痕收缩，角膜可以变薄。

（2）沉积：异常的代谢产物在角膜内的蓄积都可以引起角膜不同程度的浑浊。常见的有角膜营养不良中淀粉样物质的沉积，角膜变性中钙质沉积，老年环中的脂质沉积，圆锥角膜中含铁血黄素（Fleischer's环）的沉积等。由于沉积的原因不同，裂隙灯显微镜下可以观察到各种特征性的浑浊。

（3）浸润：感染、异物、热化学腐蚀、免疫反应等引起的中性粒细胞、淋巴细胞、巨噬细胞等炎症细胞在角膜组织中的积聚。裂隙灯显微镜下可以观察到境界不清的浑浊，常合并周围水肿和新生血管。通常由感染引起的浑浊常在角膜中央，免疫反应引起的浑浊常在角膜周边。

（4）水肿：主要是由于角膜内皮功能失调或眼压增高而引起的角膜内含水量增加的状态。主要分为上皮水肿和基质水肿。裂隙灯显微镜下上皮水肿可以观察到角膜表面呈毛玻璃样，微囊样水疱。基质水肿时可以观察到角膜变厚后弹力层呈条纹样皱褶。

（5）肿瘤：所谓的角膜肿瘤是由角膜缘或者结膜由来的肿瘤向角膜的侵入。常见的有先天性结膜皮样囊肿、良性的结膜乳头状瘤、恶性的结膜鳞状细胞癌和黑色素细胞瘤等。

（6）结膜侵入：伴有结膜上皮、血管及上皮下增生的纤维组织向角膜侵入。多由于某种原因破坏了角膜缘或角膜缘干细胞，角膜表面会被结膜来源的上皮细胞覆盖。临床上比较常见的是翼状胬肉。

【 常见临床类型 】

1. 感染性角膜疾病

（1）细菌性角膜炎：常见的致病菌有葡萄球菌、肺炎球菌、淋球菌。角膜表现为局限性脓性溃疡，并快速向基质深部发展造成角膜穿孔、前房积脓。

（2）病毒性角膜炎：常见的病毒有疱疹病毒、腺病毒。早期表现为点状角膜上皮浸润，逐渐融合形成伴有圆形分支末端的树枝样溃疡，进一步发展为地图状溃疡。

（3）真菌性角膜炎：与植物有关的外伤是真菌性角膜炎的主要危险因素。角膜表现为羽毛状、菌丝状的基质浸润，或者干燥的灰白色而且高出角膜表面的浸润，或者角膜上皮完整的基质浸润。

（4）寄生虫性角膜炎：最常见的寄生虫是棘阿米巴。大多数病例与佩戴软性接触镜有关。早期表现为角膜上皮不规则的浑浊或微囊样水肿。进展期表现为角膜基质环状浸润。晚期表现为角膜基质环状或圆板样溃疡。

2. 角膜营养不良

角膜营养不良是一组少见的遗传性、双眼性、原发性的具有特征病理组织改变的疾病，与原来的角膜组织炎症或系统性疾病无关。此类疾病进展缓慢或静止不变。在患者出生后或青春期确诊。按照解剖部位可以分为角膜前部、实质部及后部角膜营养不良三类。

（1）上皮基底膜营养不良：主要有Meesmann角膜营养不良和map-dot-finger print角膜营养不良。角膜中央的上皮层及基底膜内可见灰白色小点或斑片、地图样和指纹状细小线条。病理组织学可见上皮层有细胞和细胞核碎屑的微小囊肿，基底膜增厚，并向上皮内延伸。

（2）角膜基质营养不良：主要有颗粒状角膜营养不良、格子状角膜营养不良和Avellino角膜营养不良。角膜中央前弹力层下可见灰白点状浑浊，合成大小不等界限清楚的圆形或不规则团块，形态各异，逐步向角膜实质深层发展，病灶之间角膜完全正常透明。病理组织学可见角膜颗粒为玻璃样物质等细胞膜蛋白或磷脂异常合成或代谢的产物。

（3）角膜内皮营养不良：主要有 Fuch 角膜内皮营养不良和角膜滴状变性。角膜的后弹力层出现滴状赘疣，推压内皮突出于前房。当角膜内皮功能失代偿时，基质和上皮出现水肿。病理组织学显示角膜后弹力层散在灶性增厚，形成角膜小滴，凸向前房。

3. 角膜变性　一般是指由外伤、感染或其他的眼部疾病引起的角膜组织退行性的改变。

（1）角膜老年环：类脂质沉着所致。常见于老年人，双眼角膜周边部可见约 1mm 宽的白色环形带，外侧边界清楚，内侧边界稍模糊，与角膜缘之间有透明角膜带相隔。

（2）带状角膜变性：钙沉着所致。初期角膜 3 点或 9 点位角膜缘可见灰白色浑浊，逐渐向角膜中央进展形成奶酪样带状浑浊。

（3）Terrien 边缘变性：周边部角膜实质层菲薄化。初期上方角膜周边部出现与角膜缘平行的 2~3mm 宽灰白色浑浊带，伴有新生血管长入；进而基质层组织发生变性而变薄呈弧形钩状，凹陷带内有脂质沉着；角膜继续变薄，出现菲薄囊泡样膨隆区，呈小囊肿样外观；晚期可呈现圆锥角膜样外观。

（4）圆锥角膜：中央部角膜实质层菲薄化。表现为角膜中央区进行性变薄、膨隆，呈圆锥状突出，到晚期会突然发生急性角膜水肿、浑浊。

4. 免疫反应性角膜疾病

（1）Mooren 溃疡：又称蚕食性角膜溃疡。是一种兼具有细胞免疫和体液免疫的自身免疫性的疾病。初期表现为睑裂区周边部角膜浅基质层的浸润，逐渐形成角膜基质溃疡，溃疡向后（越来越深到达后弹力层）和向中心环形扩散形成半具有诊断意义的鼠啮样溃疡。

（2）泡性角膜结膜炎：金黄色葡萄球菌、衣原体或结核杆菌等微生物感染所致的迟发型免疫反应。角膜缘附近结膜可以看到无定形的粉红色的结节，成三角形，尖端角膜缘处容易溃烂形成溃疡，形成浅淡的瘢痕。

5. 角膜色素沉着

（1）角膜血染：前房积血在伴有眼压升高和角膜内皮损害的情况下，血红蛋白向角膜基质层浸润，形成盘状棕黄色浑浊，渐变为黄白色，长期不消退。

（2）Kayser-Fleischer 环：在铜代谢障碍所致的 Wilson 病中，角膜缘可见 1~3mm 宽的色素颗粒组成的环，呈绿色或棕黄色，位于角膜后弹力层及附近组织内，色素环与角膜缘间有透明带。

（3）角膜铁锈症：铁质异物长期嵌入角膜后，角膜实质层形成的棕褐色的沉着。

6. 肿瘤

（1）角膜皮样囊肿：先天性的良性肿瘤。好发于角膜巩膜缘，也可以覆盖角膜，多成黄白色，其中包含脂肪组织、毛发、毛囊等。

（2）上皮内上皮癌：上皮样良性肿瘤。好发于角结膜交界处，胶冻样或半透明样粉红色隆起，表面有新生血管，界限清楚。

7. 角膜外伤及化学伤

（1）角膜挫伤：角膜在受到机械性钝力的作用后，轻微的可以引起角膜上皮的缺损，剧烈的外伤可以使角膜急剧内陷，内皮层和后弹力层破裂所致角膜水肿、增厚及浑浊。

（2）酸碱化学伤：酸对蛋白质有凝固作用，碱能溶解蛋白质使细胞分解坏死。角膜遇到酸或碱性化学物质后，可以导致上皮脱落、角膜水肿，重症可以出现角膜基质溶解坏死，形成角膜穿孔。

【治疗原则】

裂隙灯下观察到的角膜浑浊，一定要明确浑浊的病态，这样即使不能立即明确诊断，也可以依据治疗原则来处理，不会出现误诊，见下表。

	病因	治疗原则
瘢痕	创伤治愈	观察或择期处置
沉积	代谢异常	观察或择期处置
浸润	免疫反应	立即使用皮质类固醇类或免疫抑制剂
水肿	感染 缺氧 实质层的炎症 内皮层功能障碍 高眼压 低眼压	需要立即治疗，根据病因选择药物
肿瘤	角膜缘或结膜由来	立即治疗或观察
结膜侵入	眼表疾病引起	择期处置

（潘　昕）

第60章 视力障碍

【定义】

视力障碍是指视力低于正常水平的情况。一般而言，正常成年人视力应为1.0以上。儿童视力随年龄的增长而变化，根据中华医学会眼科学分会斜视与小儿眼科学组2011年专家共识的意见，3~5岁儿童视力的正常值下限为0.5，6岁以上儿童视力正常值的下限为0.7。

需要指出的是，视力的检查是心理物理学检查。检查结果受检查方法、检查条件、受检者合作程度、精神状态等多种因素影响，因此，对视力检查结果的分析要充分考虑这些影响因素，客观评价检查结果。

【发生机制】

外界光线通过眼的屈光系统聚焦到视网膜光感受器细胞，后者进行光电转换后经视路传导至视皮层，再通过中枢整合形成视觉。因此，视觉形成过程中的任何环节发生异常均可导致视力障碍的发生。

严格意义上讲，视力障碍并非一种特异的眼科症状，而是继发于多种疾病的视觉表现。其病因几乎涵盖所有的眼科疾病，同时也包括部分神经系统疾病及心理疾病。

【分类】

1. **屈光不正** 正常情况下，当眼调节静止时，外界的平行光线经眼的屈光系统后恰好在视网膜黄斑中心凹聚焦，这种屈光状态称为正视。若外界的平行光线不能聚焦在黄斑中心凹，则不能形成清晰的物像，称为屈光不正。

2. **屈光系统异常** 眼的屈光系统由角膜、房水、晶状体、玻璃体构成，是外界光线进入眼内到达视网膜的通路。屈光系统各部分形态改变、位置异常或透明度下降均可导致视力障碍。

3. **视网膜异常** 视网膜在视觉形成过程中起到接受外界光线并把光能转换为电信号的功能。视网膜结构和功能的异常直接导致视功能的异常。

4. **视路异常** 从视网膜光感受器起，到大脑枕叶视觉中枢为止的视觉冲动传递的径路统称为视路。视路包括视神经、视交叉、视束、外侧膝状体、视放射和视皮层。视路中任何部位的疾病均可导致视力或视野的改变

需要指出，虽然视力障碍的病因可概括为以上几种，但一种疾病可通过多个机制共同作用导致视力障碍。如：葡萄膜炎可因为房水浑浊、并发白内障等影响屈光间质的透明性，同时也可因视网膜血管炎症，黄斑水肿等影响视网膜功能。青光眼可因眼压升高导致角膜水肿，也可因视神经萎缩导致视路异常。

【常见临床类型】

1. **屈光不正** 屈光不正是导致视力障碍的最常见原因。临床上，对任何裸眼视力低于正常的患者均应首先进行矫正视力检查或针孔镜检查以除外屈光不正。

根据光线聚焦部位的不同，屈光不正可分为①近视：在调节放松的状态下，平行光线经眼球屈光系统后聚焦在视网膜之前。②远视：在调节放松的状态下，平行光线经眼球屈光系统后聚焦在视网膜之后。③散光：由于眼球不同子午线屈光力不同，形成两条焦线和最小弥散斑的屈光状态称为散光。

2. **屈光系统异常**

（1）角膜：角膜是眼屈光系统中屈光力最强的部分。因此，角膜屈光力和透明度的改变是导致视力障碍的重要原因。常见的角膜病变主要有：角膜水肿、角膜上皮剥脱、角膜溃疡、角膜瘢痕、圆锥角膜、角膜营养不良及变性等。另外，随着近年来眼科对干眼症的认识逐渐深入，角膜表面泪膜成分及稳定性的改变成为影响角膜屈光或透明性的重要原因。

（2）房水：多种眼科疾病可导致房水内细胞及蛋白成分的变化，进而导致房水透明度的降低。常见的疾病有虹膜睫状体炎所致房水闪辉、前房积脓；眼外伤导致前房积血等。

（3）晶状体：常见的疾病为白内障所致晶状体透明度下降。另外，晶状体形态及位置的异常也可因屈光力的改变导致视力下降，如球形晶状体、晶状体脱位等。

（4）玻璃体：玻璃体透光度下降可导致视力障碍。常见的疾病有炎症或变性导致的玻璃体浑浊，外伤或视网膜疾病导致的玻璃体积血等。需要指出的是，玻璃体本身无血管，玻璃体积血往往来源于相邻组织。

3. **视网膜异常** 由于视网膜黄斑区承担人眼精细视觉功能，一般而言，视网膜疾病只有在累及黄斑区的情况下才能导致视力障碍。视网膜疾病种类繁多。

（1）视网膜变性类疾病：如视网膜色素变性、老年性黄斑变性。

（2）视网膜血管性疾病：如视网膜中央动脉栓塞、视网膜静脉阻塞、Coat's病。

（3）视网膜解剖结构改变：如视网膜脱离、黄斑裂孔。

（4）继发于系统性疾病的视网膜病变：如高血压视网膜病变、糖尿病性视网膜病变。

（5）先天发育异常：如先天性黄斑缺损、视乳头小凹。

（6）继发于相邻组织的病变：如后巩膜炎、葡萄膜炎。

4. **视路异常**

（1）炎症性疾病：如视神经炎。

（2）血管性疾病：如缺血性视神经病变、枕叶梗死。

（3）肿瘤：如视神经鞘脑膜瘤、垂体瘤。

（4）外伤：如外伤性视神经病变。

【诊断思路】

一、病史采集

虽然大部分视力障碍可通过常规的眼科检查做出诊断，但是，详尽的病史采集对疾病的定位、性质及鉴别诊断具有重要的提示作用。病史采集应着重关注症状的发病特点、伴随症状、系统性疾病及既往治疗情况。

1. **症状特点** 视力障碍的发病情况、持续时间、是否有进展或缓解、进展或缓解的诱因等。如：视网膜中央动脉栓塞及视神经炎等疾病表现为急性视力障碍，而慢性青光眼、白内障等往往表现为缓慢进行性视力障碍。眼缺血综合征早期表现为一过性黑矇。视神经炎患者可在环境温度升高或热水浴后视力障碍加重，而后极白内障患者则可因在暗环境下瞳孔散大使视力障碍症状减轻。

2. 伴随症状 伴随症状对疾病的诊断具有重要的提示作用。如：青光眼发作的患者常伴有眼痛、头痛、呕吐等症状；视神经炎或后巩膜炎患者常伴有眼眶深部疼痛及眼球转动疼痛；角膜炎通常伴有流泪、畏光、异物感等症状。

3. 系统性疾病 眼科许多疾病与全身系统性疾病相关，通常是系统性疾病的一部分或相应的并发症。因此，对患者系统性疾病病史的询问对正确诊断和治疗至关重要。应重点询问高血压、糖尿病等疾病病史。对葡萄膜炎、巩膜炎等自体免疫性疾病应询问全身其他自体免疫疾病病史，如类风湿关节炎、系统性红斑狼疮、强直性脊柱炎等。对眼部感染性疾病应询问艾滋病、梅毒、结核等疾病病史。

4. 既往用药情况 许多药物长期或不正确的应用可导致视力障碍，了解药物长期或不正确应用的毒副作用对诊断许多临床常规检查难以解释的视力障碍具有重要的作用。如：长期应用乙胺丁醇、胺碘酮等可导致视神经病变，长期应用氯喹导致视网膜病变，眼局部不正确应用庆大霉素可导致黄斑区视网膜梗死等。

二、眼科常规检查

眼科常规检查是眼科诊断最重要的部分。对视力障碍的检查主要包括：视光学检查、瞳孔检查、眼压检查、裂隙灯生物显微镜检查及眼底检查。

1. 视光学检查 视光学检查是对视力障碍患者检查的第一步，通过视光学检查诊断屈光不正导致的视力障碍，进而确定患者的矫正视力，避免更多不必要的检查。

2. 眼压检查 青光眼是导致视力障碍的常见且不可逆的眼病，因此，常规的眼压检查是筛查临床症状不明显的青光眼患者的重要手段。

3. 瞳孔检查 瞳孔对光反射异常及相对性瞳孔传入障碍是诊断视神经疾病的重要体征。

4. 裂隙灯生物显微镜检查 可直观细致的完成角膜至前段玻璃体的检查，结合前置镜可完成眼底的检查。对视力障碍的患者主要检查以下几项。

（1）角膜及泪膜：重点检查泪膜的稳定性、泪河高度、角膜的形态、透明度、角膜后沉着物等。

（2）前房：前房的深度变化、前房水细胞、前房积脓、前房积血等。

（3）虹膜及瞳孔：虹膜纹理、结界、新生血管，瞳孔形态、大小、位置及瞳孔残膜等。

（4）晶状体：晶状体位置、形态、透明度等。

（5）玻璃体：玻璃体浑浊程度、性质等。

5. 眼底检查 眼底检查主要包括对后端玻璃体及视网膜的检查，通常眼底检查应在散大瞳孔的情况下应用直接或间接检眼镜完成。眼底检查主要包括以下几项。

（1）玻璃体的浑浊情况、性质：是否存在玻璃体后脱离及玻璃体增殖牵引。

（2）视神经乳头的大小、形态：是否存在视乳头充血、水肿，杯/盘比大小及盘沿完整性等。

（3）视网膜形态结构是否完整：是否存在视网膜脱离及视网膜裂孔、视网膜血管形态、视网膜出血、水肿、渗出等。

三、眼科辅助检查

1. 形态学检查 主要包括超声、超声生物显微镜（UBM）、光学相干断层扫描（OCT）等。用于检查常规检查不能发现或不能分辨的形态学变化。

2. **功能学检查**　主要包括视野、色觉、对比敏感度、视觉电生理等。用于评价视功能的变化及病变定位。

3. **眼底荧光血管造影（FFA）及吲哚氰绿脉络膜造影（ICGA）**　主要用于评价视网膜及脉络膜循环状态、视网膜脉络膜血管改变及色素上皮改变。

【治疗原则】

常见引起视力障碍的眼科急症主要包括：视网膜中央动脉栓塞、青光眼急性发作、眼外伤等。

（1）视网膜中央动脉栓塞诊断后应立即应用扩血管药物、眼球按摩、前方穿刺、溶栓及介入等治疗。

（2）青光眼急性发作患者应尽快应用缩瞳药、降眼压药物等降低眼压，阻止高眼压对视神经的损害。

（3）眼外伤的患者需根据眼外伤的治疗原则治疗。

（肖　骏）

第61章 复视

【定义】

复视是将一个目标看成两个或两个以上分离物体的现象。分为单眼复视和双眼复视。单眼复视是指当遮盖一眼时复视并不消失。双眼复视则是双眼同时睁开时存在复视，任何一只眼睛闭上后复视消失。需要注意的是有时单眼性复视是一侧的，因此遮盖患眼时复视也可以消失，但遮盖健眼时复视并不消失。

【发生机制】

复视分为单眼复视和双眼复视两类，两者的产生机制完全不同。

1. **单眼复视**　光线从角膜到达视网膜过程中，任何原因导致光线扭曲时，都可能引起单眼复视。单眼复视可能不仅仅看到2个物体，有时可能是 > 2个。其中一个物象是正常的（亮度、对比度以及清晰度等），另一个物象（或其他更多物象）是相对模糊的。

2. **双眼复视**　大脑在计算注视物体的位置时，根据的是该物体在视网膜上成像与黄斑中心凹的关系。物象正好成像于黄斑中心凹时，认为物体在正前方；如果成像于黄斑中心凹以外的视网膜时，根据物象在视网膜成像的具体部位，就可能被看成在正前方的上面、下面或左面、右面。当两只眼睛不能协调时，针对同一物体，大脑就会感知到两个图像。这样同一个物体同时刺激了双眼不相对应的视网膜区域，就导致了双眼复视。在这种情况下，一只眼睛的影像落在黄斑中心凹，而另一眼的影像却不落在中心凹上。落在中心凹上的影像永远比不落在中心凹上的影像清晰，于是形成清晰程度不等的两个影像。

【分类】

1. **单眼复视**　单眼复视最常见的原因有白内障、角膜形态改变如圆锥角膜、角膜表面不规则，未矫正的屈光不正，通常是散光。其他原因还包括角膜斑痕、晶状体半脱位、虹膜根部离断、多瞳、异常视网膜对应等，也有可能是无器质性病变或诈病。

2. **双眼复视**

（1）支配眼外肌运动的脑神经功能障碍（第Ⅲ脑神经——动眼神经、第Ⅳ脑神经——滑车神经、第Ⅵ脑神经——外展神经）导致的复视：如老年人易患动脉粥样硬化、高血压、糖尿病及其他血管性疾病，如果在此基础上发生血管狭窄、血栓形成、出血而引起供血障碍，往往引起复视。其他颅内肿瘤、血管瘤或脓肿、海绵窦血栓等也可以导致相应脑神经功能障碍。

（2）机械性干涉影响眼球运动导致的复视：眼眶骨折直肌嵌顿、眶内肿瘤或血肿、眼眶肌炎、格雷夫斯症等。

（3）神经肌肉传递障碍导致的复视：重症肌无力、格林-巴利综合征、肉毒杆菌中毒等。

【常见临床类型】

1. **单眼复视** 临床中常见的引起单眼复视的疾病很多，基本都属于眼科范畴，如白内障、角膜炎、屈光不正、晶状体半脱位等。该类患者需要眼科就诊，详细检查眼部情况。

2. **双眼复视** 能够引起双眼复视的疾病非常多，涉及到眼科学的、感染性的、自身免疫性的、神经学上的和肿瘤等很多方面。临床上最常见的导致双眼视物不能重合的原因是支配眼外肌运动的脑神经功能障碍。这些神经麻痹可能是孤立特发的，也可能是其他病变累及这些脑神经造成的。其他原因包括机械性干涉眼球运动或神经肌肉传导障碍等。

（1）颅内出血或血栓：任何原因导致的颅内出血或血栓引起支配眼外肌运动的脑神经功能障碍时，都可能导致双眼复视。多见于老年人，追问病史往往患有高血压、动脉硬化或糖尿病等基础病。该类疾病引起的复视不伴有疼痛，根据病变部位不同有时还合并其他神经功能障碍的表现。

（2）颅内占位性病变：当颅内占位性病变压迫引起支配眼外肌运动的脑神经功能障碍时，就会导致双眼复视。患者主述经常疼痛不适，同时还会合并其他神经系统功能障碍。需要注意的是如果患者主述为突发性的疼痛并伴有双眼复视，需要考虑动脉瘤的可能性，立即行头部CT或MRI检查，以明确病因。

（3）眼眶肌炎：该类疾病在出现复视症状的同时还表现为眼球持续性疼痛，转动时疼痛加剧，有时可以伴有结膜充血，眼球突出等症状。需要行眶部CT或MRI进行进一步确诊。

（4）眼眶及周围组织占位性病变：当眼眶部位发生占位性病变直接压迫眼外肌，影响眼外肌正常运动时也会导致不同程度的复视。患者除了复视，还表现为眶部疼痛，但疼痛与眼球运动无直接关系，并且往往出现单侧眼球突出。当鼻窦或颅底部位肿瘤累及眼眶时也会引起上述症状。进一步确诊检查需要CT或MRI。

（5）眼眶及周围组织炎症性病变：当炎症或感染性侵犯眼眶及周围组织如眶蜂窝织炎、鼻窦炎、脓肿、海绵窦血栓等时也会表现为复视。同时病灶部位出现持续性疼痛，有时会伴有眼球突出、颜面部知觉异常以及全身症状如发热等。CT或MRI检查是非常必要的。

（6）眶部外伤（骨折、血肿等）创伤引起的外部改变：眼眶部外伤也会经常导致复视发生。眶壁骨折造成眼外肌嵌顿、粘连，或者眶内血肿直接压迫眼外肌时，都会产生明显的复视。该类患者存在明确的外伤史，一般行眶壁CT检查即可明确诊断。

（7）格雷夫斯症：格雷夫斯症也叫甲状腺功能亢进导致渗出性眼病，病变累及眼外肌，导致眼球运动障碍，从而引起复视。患者往往合并眼球突出，眼痛或刺激症状如畏光、流泪等。需要进行甲状腺功能检测，但有时眼部症状先于甲状腺功能异常。

（8）肉毒杆菌中毒：肉毒杆菌是一种只能在无氧条件下生长的细菌，存在于土壤、鱼、家畜的肠内及粪便中，亦可附着在水果、蔬菜、罐头、火腿、膜肠肉里而大量繁殖外毒素。此菌主要侵犯神经系统，引起复视、肌肉麻痹、呼吸困难等症，并有脑水肿和脑充血。该类患者感觉系统正常。肉毒杆菌中毒有时首先表现为胃肠道症状逐渐加重的肌无力。根据患者的典型症状及血清、粪便检查毒素即可确诊。

（9）重症肌无力：重症肌无力是一种自身免疫系统的紊乱，它会阻碍抗体的循环，阻塞乙酰胆素受体在突触后神经肌肉的接合点。临床主要特征是局部或全身横纹肌于活动时易于疲劳无力，经休息或用抗胆碱酯酶药物后可以缓解。因此，该病引起的复视间歇发作，通常伴有上睑下垂；有时还伴有语言不利、伸舌不灵、进食困难、饮食呛咳、四肢肌无力等症状。

另外需要考虑的疾病还有多发性硬化，这一病变可以影响从脑部到脊髓任何部位的神经，如果支配眼外肌的神经受到损害，就会出现复视。

其他需要特别注意的还有一过性的复视，它可以由酒精中毒或头部损伤如脑震荡引起。如果这种复视不能很快自行消失，需要进一步眼科医生会诊。它也可能是服用某些药物的副作用，如抗癫痫类药物苯妥英钠和唑尼沙胺，抗惊厥类药物拉莫三嗪，以及催眠类药物佐尔吡啶和诱导麻醉的药物氯胺酮和右美拉芬。疲劳和/或眼外肌疲劳也可以引起一过性的复视。如果复视出现时伴随其他症状如疲劳或急性、慢性疼痛，需要立即就医。

【诊断思路】

1. **现病史** 现病史包括复视是单眼复视或双眼复视，复视间歇发作还是持续存在，分离的物象是垂直排列还是水平排列亦或两者都有，是否存在疼痛，疼痛与眼球运动有无关系等。

2. **既往病史** 需要明确是否患有高血压、糖尿病，或两者都有，动脉硬化、显著的脑血管疾病和酗酒史。

3. **眼部检查**

（1）视力：需要检查单眼视力和双眼视力，这也有助于明确是单眼复视还是双眼复视。

（2）眼部检查：需要注意是否存在眼位异常、单眼或双眼球突出、眼睑下垂、瞳孔异常和双眼球转动不同步、眼球能动性测试中是否震颤。

其中检查双眼球运动时需要握住患者头部以保持稳定，眼前移动手指直到凝视达到的最远处，分别向左、右、上、下和四个对角线方向，最后指向鼻子部位（辐辏）。需要指出的是一些较轻的眼肌麻痹虽然已经引起了复视，但该项检查可以是正常的。这时进一步的复像检查是必要的，复像检查可以使用红玻璃片检查，有条件时也可以使用同视机检查。

（3）裂隙灯和眼底镜检查：需要记录晶状体（白内障、晶状体脱位等）和视网膜（视网膜脱离等）的任何异常。

4. **系统检查** 需要寻找其他脑神经功能异常的表现症状，比如视力异常（视神经）；额头或脸颊感觉异常（三叉神经）；面神经无力（面神经）；眩晕、听力缺失或步履艰难（位听神经）；吞咽或语言障碍（舌咽神经，舌下神经）。还需要寻找其他神经系统症状，如知觉减退，要注意是间断性还是持续性的。

5. **其他** 明确一些可能是潜在原因的非神经系统症状，如果同时存在恶心、呕吐、腹泻，则提示肉毒杆菌中毒，需进一步血清、粪便检查毒素。出现心悸、热敏感和体重减退的患者，提示格雷夫斯症，需进一步进行颈部触诊甲状腺和检查是否存在胫骨前黏液性水肿，并进行甲状腺功能检测；如果存在排尿控制困难，应考虑多发性硬化，进一步进行MRI检查。

【治疗原则】

治疗单眼复视的时候，需要找出导致复视的原发病，治愈原发病后单眼复视症状就会减轻或消除。

对于双眼复视，关键的是诊断和治疗引起复视的原因。在一些情况下，复视可以通过对因治疗得到改善。

1. **药物治疗** 颅内出血或血栓、炎症性疾病以及中毒性疾病可以通过药物治疗痊愈或得到一定程度的缓解。

2. **手术治疗** 如果复视是由于某一条眼外肌功能减退或者眼眶外伤直肌嵌顿导致的，可以手术治疗；颅内占位或血肿也可以通过手术治疗；其他格雷夫斯症也可以通过手术治疗得到改善。

3. **其他治疗** 如果双眼复视不能够恢复，可以指导患者单眼覆盖眼罩，或者佩戴特殊的角膜接触镜以缓解或减轻复视症状。

（邹 贺）

第62章 口 干

【定义】

口干是由于涎腺分泌唾液减少或蒸发过度引起的口腔湿润度降低或干涸感。它可原发于涎腺本身的疾患，也可继发于涎腺以外的情况，如药物影响或脱水。它可以是病理性的，也可以是生理性的，如习惯于张口呼吸者所致之口干。口干症状虽轻且多见，但病因并不简单，需仔细分析。

【发生机制】

1. 唾液分泌减少 唾液由涎腺分泌的含有黏液、淀粉酶和盐类的液体组成，起清洁口腔、滑润口腔黏膜及舌面，以及初步分解消化淀粉的作用。

（1）涎腺损伤：涎腺包括位于耳前区的腮腺、位于下颌区的颌下腺和位于舌系带两旁的舌下腺，除以上三对有管腺以外，还有遍布于颊黏膜和唇黏膜的黏膜腺和唇腺等无管腺。这些腺体大部分遭到破坏时，可使唾液分泌量减少，导致口干。

（2）胆碱能神经受到抑制：涎腺由胆碱能神经支配，一切能抑制胆碱能神经的药物都可使唾液分泌减少，引起口干，待停药后即可缓解。

（3）水缺失：因体液减少，组成唾液所需的水分供应不足，以致唾液分泌减少引起口干，多伴有口渴。

2. 唾液蒸发过快 唾液分泌量不少，但由于体温升高、习惯性张口呼吸或鼻通气不良等原因，腺体分泌量不足以补充迅速蒸发掉的唾液，引起口干。

【诊断思路】

通过询问病史，了解是持久性口干还是一时性口干。持久性口干的患者常需频繁啜水，湿润口腔；一时性口干常因某些因素（如脱水）所诱发，去除诱因后口干缓解。

如系持久性的口干，必有不可逆转的涎腺损伤，如免疫损伤或面颌部放疗损伤。

如为一时性口干，可按下列程序思考。

（1）是否正在使用导致涎腺分泌减少的药物，如阿托品、三环类抗抑郁药等。倘若如此，当为药物是口干，停药后即可缓解。

（2）是否水缺失后补液量不足，这种原因引起者，患者先有大量排尿、大汗或排放胸、腹水的继后口渴，然后才因补液不足出现口干。此种口干的特点是先有口渴，摄入足量水分后口干感即消失。

（3）既非药物、亦非缺水引起的口干，或许是由于鼻塞或睡眠时习惯性的张口呼吸等原因，令涎腺分泌的唾液量不足以补偿口腔内唾液蒸发量所致。由鼻塞引起者，在鼻腔通气恢复以前，虽可较长时间存在，但因唾液的基本分泌量没有减少，故口干症状较轻。

【治疗原则】

（1）涎腺放疗损伤：根据病史、颌面部放疗区的色素沉着以及体检发现的舌面和口腔黏膜干燥，即可明确此病因。患者无口渴感，习惯于频繁啜饮少量液体，以缓解口干。临诊处理：可含用浓度为1g/L的维生素C溶液。

（2）干燥综合征：又称舍格伦综合征，是一种损伤外分泌腺的自身免疫病，40岁以后的成年女性居多。同时有眼干、多个牙齿碎裂掉碴（猖獗龋）者，应想到此病。严重者进干食必须用流质送下。此病可与红斑狼疮或类风湿关节炎相伴出现，应予注意。此病确诊需进行抗核抗体检查，泪腺、唇腺和涎腺检查。在未见结果前，可临时对症处理。

（3）米古力兹病：即淋巴上皮病损。现认为是一种免疫性疾病，青壮年多发，表现为泪腺、腮腺肿大柔软，病理可见腺体被淋巴细胞所取代。因腮腺和泪腺分泌减少，有口干和眼干的症状。如合并血液、肿瘤、结核或结缔组织病者，称米古力兹综合征。临诊处理：可用糖皮质激素。

（4）药物性口干：能引起口干的常用药物包括抗胆碱能神经用药，如阿托品、颠茄类药物；抗组胺药物，如苯海拉明、扑尔敏、非那根；止咳药，如咳必清；抗病毒药，如利巴韦林；抗高血压药，如可乐定、美加明；三环类抗抑郁药，如丙米嗪、阿米替林等。

（5）水缺失：机体水缺乏时，血浆的渗透压升高，刺激下丘脑的口渴中枢，产生渴感。如不及时补足水份，则产生口腔干涸感。表现为急于大口饮水，不像涎腺实体细胞受损所致之口干那样，频繁啜水润口，而且即使大量饮水也不能缓解其持久性口干。此原因所致的口干多见于大汗（如甲亢）、呕吐、腹泄、大量利尿（如频繁使用强力利尿剂、尿崩症、糖尿病所致之高渗性利尿）、大量排放胸、腹水等情况。

（6）唾液蒸发过快：涎腺既无器质性又无功能性改变，只是由于唾液蒸发量超过正常分泌量所致。

①高热：由于体温升高，呼吸增快，唾液蒸发过多而导致口干。补充水分可有利于口干的缓解，但不如水缺失需要水分那样迫切。

②鼻腔通气障碍：患者常张口呼吸，导致唾液蒸发过快，引起口干。有时需啜水润口，口渴感不明显。临诊处理：畅通鼻腔，蒸汽吸入。

（7）老年性口腔干燥：在门诊时而遇到以此症状就诊的老年人。老年人涎腺分泌能力随机体的衰退逐渐减弱，颞颌关节韧带松弛，嚼肌张力减弱，仰睡时下颌下坠，导致张口呼吸，气流往返通过口腔，使唾液过度蒸发，引起口干，夜间常需用水润口，不胜其烦，但昼间生活如常。老年人泪腺功能减退、牙齿脱落，勿与干燥综合征的眼干和多数牙齿碎裂掉碴相混淆。

（宋 怡）

第63章 口腔溃疡

【定义】

口腔溃疡是口腔黏膜上皮全层的完整性发生持续性缺损或破坏，因其表层坏死脱落而形成凹陷，浅层溃疡只破坏上皮层，而深层溃疡可累及黏膜下层，可发生在口腔黏膜的任何部位。

【发生机制】

目前口腔溃疡的病因及发病机制可能与局部的炎症、免疫、感染、系统性疾病及机械、物理、化学刺激因素有关。口腔溃疡的早期黏膜上皮细胞水肿，随后炎症细胞大量浸润，上皮溶解破溃脱落，形成溃疡。

【常见临床类型】

1. **复发性阿弗他溃疡** 阿弗他一词来自希腊文，是灼痛之意。复发性阿弗他溃疡是指溃疡具有复发性、烧灼样疼痛、具有明显凹陷的一种溃疡性疾病。主要发生于唇、颊和舌缘黏膜，在角化完全的附着龈和硬腭中很少发生。阿弗他溃疡的特点是溃疡表面可见黄白色的伪膜，溃疡周围黏膜呈晕状充血，溃疡中央凹陷，患者有烧灼样疼痛，简称"黄、红、凹、痛"。复发性阿弗他溃疡临床上分三型。

（1）轻型阿弗他溃疡：表现为溃疡数目较少，一般是5个以下，并且溃疡的直径也较小，一般直径不超过5mm。

（2）疱疹样阿弗他溃疡：表现为溃疡数目较多，一般是5个以上，常为十几个或数十个，呈"满天星"样分布，并且溃疡的直径较小，一般直径不超过2mm。

（3）重型阿弗他溃疡：表现为溃疡深大，呈弹坑状，直径可达10~30mm，或更大，溃疡较深可达到黏液腺周围的黏膜下层，因溃疡较深，破坏较大，愈合后常留有瘢痕，溃疡数目一般为1~2个。

2. **白塞病** 白塞病是一种以血管炎为病理基础的累及多系统的疾病，以反复的口腔黏膜溃疡、外阴溃疡、皮肤损害和眼病变为主要特征，并可累及关节、肺、中枢神经系统、心血管系统和消化系统，近年来被认为是一种免疫异常疾病。

（1）口腔黏膜溃疡：各型复发性阿弗他溃疡都可能出现在白塞病患者的口腔黏膜上，但多为轻型的小溃疡。大约70%的白塞病患者以口腔溃疡为首先出现的体征，约95%的患者在整个病程中出现口腔溃疡，溃疡好发于舌尖、舌缘、唇、颊、口底等黏膜角化较差区域，一般直径为2~5mm，呈圆或椭圆形，表面有黄色假膜，周围充血，灼痛，7~14天可自愈，经一段间歇期后可又复发。

（2）眼部病变：约80%患者有眼疾，男性发生率高且严重。眼病按病变部位可分为眼球前段病变和后段病变。前段病变主要是虹膜睫状体炎、前房积脓、结膜炎和角膜炎。后段病变主要为脉络膜炎、视神经乳头炎、视神经萎缩、玻璃体病变、视网膜剥离、黄斑区病变、甚至导致失明。病变开始往往是单眼、眼球前部的病变，以后发展为双眼、眼球后段病变。

（3）皮肤病损：主要病变可表现为以下三型：结节性红斑、皮肤针刺反应、毛囊炎。

①结节性红斑：多在四肢发生，尤其以下肢多见。开始鲜红色后呈暗红色，红斑直径可达1~2cm，稍高出于皮肤表面，板样硬，有触痛，一周后痊愈，无瘢痕，但留有色素沉着。

②皮肤针刺反应：亦称针刺反应或科布内现象（Koebner's phenomenon）即在注射或针刺部位的皮肤进针点，经24~48小时后出现红色丘疹或脓疱疹。把这一现象称之为科布内现象，或皮肤针刺反应。这是由于中性粒细胞趋化性明显增强所致。

③毛囊炎：主要分布于头面部和胸背上部，常见脓疱性结节，顶端有小脓疱，但无毛发穿过，基底部为浸润性硬结，周围也可出现红晕现象。

（4）生殖器溃疡：该处溃疡与口腔溃疡相似，但由于该处易感染，故愈合慢且疼痛较剧。女性的生殖器溃疡绝大多数都发生于大阴唇和小阴唇处，溃疡边缘清楚其上有灰白色渗出物，严重者愈合后形成瘢痕或组织缺损。阴道、子宫颈亦能发生。男性的溃疡发生率较低，好发于阴囊、龟头或有睾丸炎。区域淋巴结肿大。

除上述体征外，也可常有不对称的关节肿痛。偶见有中枢神经系统、消化系统和心血管系统的病变，此外还有血管炎、脂肪肝以及头晕、发热、食欲下降等症状。

3. 创伤性溃疡 创伤性溃疡是由物理性、机械性或化学性刺激引起的病因明确的黏膜病损，长期慢性刺激可引起溃疡。本病的特点为有创伤因子，且溃疡与创伤因子的位置、形态相吻合，去除创伤因子后溃疡迅速缩小、愈合。

（1）褥疮性溃疡：多见于残根残冠的锐缘，不良修复体，过长的义齿基托边缘等长期损伤黏膜，溃疡深及黏膜下层，在溃疡的同时又出现组织增生，疼痛不明显。

（2）Bednar溃疡：在婴儿上腭翼钩处双侧黏膜，有时因过硬的橡皮奶头人工喂养，经常在该处摩擦，易发生溃疡。

（3）Riga-Fede溃疡：若在乳牙萌出后吸奶时间长，舌系带、舌腹与牙切嵴摩擦，也会发生溃疡。

（4）自伤性溃疡：发生于有咬唇咬颊不良习惯者，又称习惯性咬唇、咬颊、咬舌症。溃疡好发于下唇内侧或两颊、口角区，溃疡长期不愈，疼痛不明显。

（5）化学灼伤性溃疡：组织坏死表面有易碎的白色薄膜，溃疡表浅，有明显疼痛，因治牙引起者，常发生于治疗过程中患牙的附近黏膜。

（6）热灼伤性溃疡：有明确的热灼伤史，初期为疱，疱壁破溃后形成糜烂面或浅表溃疡，疼痛明显。

4. 结核性溃疡 是口腔黏膜结核的一种临床损害，溃疡深凹，边缘呈鼠啮状，基底高低不平，呈栗粒状小结节，有红色肉芽组织，伴低热、盗汗、淋巴结肿大，结核菌素实验阳性，一般无理化因素刺激存在。

结核性溃疡可发生在口腔黏膜任何部位，多见于龈、腭、舌尖及舌边缘处。溃疡边界清楚，形态不规则，边缘微隆，呈鼠啮状，并向中央卷曲，形成潜掘状边缘，可见桑葚状肉芽肿。在溃疡边缘处可见黄褐色粟粒大小结节，小结节破溃后成为暗红色的桑葚状肉芽肿，溃疡也随之扩大。疼痛程度不等，舌部较明显。溃疡可发生肉芽肿性增殖性病变，当溃疡继发感染时，局部充血、肿胀、疼痛加剧，淋巴结肿大，可掩盖结核特征。

口腔结核性溃疡为结核分枝杆菌所致，其病理切片检查可见朗罕细胞，干酪样坏死，淋巴细胞浸润。

5. 癌性溃疡 常为鳞状细胞癌的一种临床损害，溃疡深大，底部有菜花状细小颗粒突起，边缘隆起翻卷，扪诊有基底硬结，疼痛不明显。

癌性溃疡常有以下几种。

（1）裂沟状溃疡：多发生在舌背部，裂沟深、周围浸润、表面色泽正常。

（2）盘状溃疡：多见于舌腹、口底、软腭、舌腭弓，在原有的红斑基础上呈圆、椭圆形，边缘突起，基底呈暗红色细绒状或一般肉芽创面，无假膜，指诊为似软橡皮样质地。

（3）火山口样溃疡：多见于颊膜、舌背，溃疡较小而深，边缘突起，基底及边缘有浸润。

癌性溃疡期一般常在3周以上，对于任何治疗均无效。

【诊断思路】

1. **确认是否是溃疡**　口腔黏膜疾病表现出多种多样的临床病损形态，如：溃疡、糜烂、疱、丘疹、斑、肿瘤、萎缩、皲裂、假膜、坏死和坏疽等。不同形态的病损往往是不同疾病的表现，因此，首先要确认病损是否是溃疡，才能进行明确诊断。

2. **有无自限性**　自限性是指疾病在发生发展到一定程度后能自动停止，并逐渐恢复痊愈，并不需特殊治疗，只需对症治疗或不治疗，靠自身免疫就可痊愈的疾病。复发性阿弗他溃疡和白塞病发病后在一段时间内可自行愈合，具有自限性；而创伤性溃疡、结核性溃疡及癌性溃疡由于创伤因子或结核杆菌感染引起或由于细胞异常增殖恶变而致，故溃疡在一段时间内不能自行愈合，因此无自限性。

3. **是否复发**　口腔溃疡因其不同类型的疾病表现也不同，复发性阿弗他溃疡和白塞病与机体的免疫系统有关，一般溃疡出现半月内自愈，经过一个周期后会再次出现，具有复发性；而创伤性溃疡、结核性溃疡和癌性溃疡与创伤因子和感染有关或原因不明，诱因未去除不自愈，因此无复发性。

4. **发病的位置**　口腔溃疡性疾病中，复发性阿弗他溃疡和白塞病的溃疡在复发时发病位置每次不固定在一处，且不发生在黏膜角化较好的硬腭和附着龈，多发生在口腔黏膜的非角化部位；而创伤性溃疡、结核溃疡和癌性溃疡可发生在口腔黏膜的任何部位，包括硬腭和附着龈。由于无自限性，发病后的位置固定在一处。

5. **有无眼、皮肤、生殖器的损害**　在口腔溃疡疾病中唯有白塞病是以小血管炎为病理基础的系统损害性疾病，它可引起眼、皮肤、生殖器的损害，表现为虹膜睫状体炎、角膜溃疡、脉络膜炎、视力下降甚至失明、皮肤结节性红斑、皮肤针刺反应阳性、生殖器溃疡等，而其他类型溃疡疾病未见此损害。

6. **溃疡的形态、大小、质地如何**　复发性阿弗他溃疡和白塞病的口腔溃疡表现为"黄、红、凹、痛"。轻型阿弗他溃疡为圆形或椭圆形浅表溃疡，直径 <5mm，质地较软；重型阿弗他溃疡大而深，似"弹坑"，直径可大于1cm，基底微硬溃疡周围炎症浸润；疱疹样阿弗他溃疡直径约2mm，溃疡数目多，散在分布似"满天星"，质地软；白塞病口腔溃疡呈圆或椭圆形，同复发性阿弗他性溃疡；创伤性溃疡呈椭圆形、圆形或不规则形态，常与创伤因子的形态相吻合，边缘整齐，质地较韧；结核性溃疡边界清楚，为浅表、微凹而平坦的溃疡，边缘微隆，呈鼠啮状，并向中央卷曲，形成潜掘状边缘。癌性溃疡呈菜花状，溃疡较深，边缘隆起，基底及边缘有浸润，质硬。

【治疗原则】

1. **复发性阿弗他溃疡和白塞病**　局部治疗原则为消炎、止痛、防止继发感染和促进愈合。

（1）对症治疗：对于较小的轻型溃疡，因溃疡面积小、溃疡数目少，可局部外用消炎止痛的外用药及漱口药物治疗；对于较大的重型溃疡可用曲安奈德混悬液1ml加等量2%利多卡因，每1~2周局部注射一次。

（2）雾化吸入：对于溃疡数目较多的疱疹样阿弗他溃疡，可用庆大霉素8万单位、地塞米松注射液5mg，每日一次雾化吸入，3~5天为一疗程，有减少渗出和促进溃疡愈合作用。

2. 创伤性溃疡 尽快去除刺激因素是首要措施，包括拔除残冠，磨改过锐牙尖和边缘嵴，修改不良修复体，纠正咬唇咬颊不良习惯，用奶瓶喂养造成的溃疡要改变婴儿喂养方式，手术矫正舌系带过短。其次含漱氯己定液，以防继发感染，对有全身感染者应服用抗生素。

3. 结核性溃疡

（1）局部封闭：可采用链霉素每日0.5g，或异烟肼每日0.1g局部注射，每日或间日一次，可增强疗效，缩短疗程

（2）抗结核治疗：可采用异烟肼口服，每日0.3~0.5g，疗程2~6个月，严重者配合链霉素肌注，每日0.5~1.0g，疗程2~3个月。

（3）对症治疗：消除感染，增加机体抵抗力和修复能力。

4. 癌性溃疡 尽快手术切除治疗，同时辅以化疗、放疗、免疫疗法。

（魏秀峰）

第64章　牙龈出血

【定义】

牙龈出血即血液从牙龈毛细血管溢出，包括牙龈表面、牙龈沟内出血，常为渗出性，是牙周疾病最常见的症状之一，属于病理性出血。一般情况下，见于牙龈炎（牙周组织炎症）或系统性疾病的牙龈表现，也常见于全身系统性疾病和传染性疾病，如再生障碍性贫血、白血病、糖尿病等。

牙龈出血指数的分级：0：牙龈健康，无炎症及出血；1：牙龈颜色有炎症性改变，探针不出血；2：探诊后有点状出血；3：探诊出血沿牙龈缘扩散；4：出血流满并溢出龈沟；5：自动出血。

龈沟出血指数分级：0：牙龈健康，探诊无出血；1：探诊出血，龈乳头和边缘龈无水肿及颜色改变；2：探诊出血，龈乳头和边缘龈有颜色改变，无水肿；3：探诊出血，龈乳头和边缘龈颜色改变、轻度水肿；4：探诊后出血，龈乳头和边缘龈颜色改变，明显水肿；5：探诊出血，有自发出血和颜色改变及水肿。

【发生机制】

牙龈出现炎症时，牙龈结缔组织中毛细血管扩张、充血，沟（袋）内上皮增生，同时上皮发生溃疡和坏死而变薄，连续性中断，以致上皮保护作用减弱，微小刺激即可引起毛细血管破裂，致使血液从毛细血管中溢出。

【分类】

1. **局部因素引起的牙龈出血**　多见于牙龈炎和牙周炎，主要由近牙龈缘的龈上或龈下菌斑和牙石所引起，也可见于外源性机械刺激，如不良修复体悬突，固定义齿的金属边缘，异物的刺入等均可引起牙龈出血。由于牙龈组织长期受到刺激，从而发生了免疫反应，在保护牙龈的同时也发生了破坏。

2. **全身因素引起的牙龈出血**　许多全身性疾病可以引起牙龈出血，如白血病、血小板减少性紫癜、再生障碍性贫血、糖尿病、肝硬化等。常表现为牙龈出血或拔牙后出血不止，使用压迫等止血方法不易止住，需要做血液学检查，并给予止血药物治疗，才可止血。所以在进行拔牙、黏液腺囊肿等门诊手术时，一定要做口腔系统性检查和病史的询问。

【常见临床类型】

1. **牙龈炎症**　慢性龈炎，龈乳头炎和青春期龈炎等，是牙龈出血的常见原因。常在刷牙、咬硬食物、剔牙或其他刺激时发生出血，一般均能自行停止。

2. **坏死性龈炎**　为梭形杆菌和口腔螺旋体的混合感染。主要表现为牙间乳头的溃疡、坏死、腐臭、疼痛和牙龈出血。

3. **妊娠期龈炎和妊娠期龈瘤** 妊娠期间，牙龈充血、水肿，触之易出血。妊娠3~4个月后，妊娠期龈瘤易发生在牙龈乳头上，呈肿瘤样增生，触之易出血。妊娠期龈炎在分娩后多能自愈，妊娠期龈瘤在妊娠期后可缩小或停止生长。

4. **牙周炎** 牙周炎患者的牙龈易出血，牙龈水肿明显，此外，还有牙周袋形成并溢脓，牙槽骨吸收，牙齿松动移位等症状，且患者常伴有口臭。

5. **其他局部刺激因素** 牙齿排列不齐、咬𬌗创伤、食物嵌塞和不良修复体等局部刺激或选择使用的牙刷不正确，对牙龈的机械性刺激过大，造成牙龈出血。

6. **肝脏疾病** 肝硬化等可使凝血酶原或纤维蛋白原减少，以致血液凝固不佳，当口腔受到损害时，可发生持续性出血。检查时可见脾肿大，肝功异常，凝血时间和凝血酶原时间过长。

7. **血小板减少性紫癜病** 在口腔黏膜或牙龈受到损害后，可出血不止；也可发生牙龈广泛的自发性出血。除口腔外，皮肤和内脏也可出现瘀斑，出血程度与血小板减少程度和口腔局部病变相关，化验时血小板计数减少，出血时间明显延长。

8. **白血病** 口腔牙龈常表现为带污秽样的肿胀、溃烂，并可突然发生大出血或长期少量渗出。此外，常出现全身性贫血，白细胞和不成熟白细胞增多等。治疗时，应采取输血、应用可的松、强的松等全身治疗，侧重治疗原发病。

9. **血友病** 仅见于男性，多在拔牙或口腔轻微损伤后发生持续性渗血，常因缺乏凝血活素而致血液凝固延长。

10. **再生障碍性贫血** 也可表现为牙龈广泛出血，是由于红骨髓明显减少，造血功能低下而引起的一组综合征，主要表现为全血细胞减少，常以出血和发热为主要表现。

11. **肿瘤** 有些生长在牙龈上的肿瘤如血管瘤，牙龈瘤等，较易出血，有些从身体其他部位转移到牙龈的肿瘤，也可能引起牙龈大出血，如绒毛膜上皮癌等。

12. **其他** 有些女性在经期表现为牙龈充血和自发性出血现象，通常在经期过后可缓解。

【诊断思路】

（1）问诊：部位、症状、时间、加重减轻情况、既往史、系统性疾病史等。

（2）视诊：部位、牙龈的颜色、形态，黏膜、牙体情况等。

（3）触诊：牙龈质地、牙齿松动度等。

（4）探诊：龈沟出血情况、是否溢脓、牙周袋、牙石等。

（5）确定病因：局部因素、全身因素。

（6）治疗：局部因素去除诱因，对症治疗。

（7）全身因素控制诱因，局部治疗。

【治疗原则】

一、因口腔疾病引发的牙龈出血

1. 牙龈炎

（1）去除病因：通过洁治术彻底清除菌斑、牙石，消除造成的菌斑滞留和局部刺激牙龈的因素，对于牙龈炎症较重者可配合药物治疗，但对于伴有全身疾病的慢性龈炎患者不应全身使用抗菌药物。

（2）手术治疗：少数患者牙龈纤维增生明显，炎症消退后牙龈形态仍不能恢复正常，可施行牙龈成形术，以恢复牙龈的生理外形。

（3）口腔卫生宣教：患者治疗完成后应积极展开口腔卫生宣教工作。指导并教会患者控制菌斑的方法，保持好口腔卫生，并进行定期的口腔健康检查。

2. 妊娠期龈炎和妊娠期龈瘤

（1）去除病因：去除一切局部刺激因素，如牙石、菌斑、不良修复体等。因患者处于妊娠期，所以操作过程中工作应轻柔，尽量减少出血和疼痛。

（2）药物治疗：对于处于妊娠期并未病情炎症的患者，需要药物治疗，用药选择时前提应保证不影响胎儿的生长发育，如1%过氧化氢溶液。

（3）手术治疗：对于一些体积较大的妊娠期龈瘤，若已妨碍进食，在基础治疗后可考虑手术切除，但尽量选择妊娠期的4~6个月内，以免引起流产或早产。手术中应避免流血过多。

3. 急性坏死性溃疡性龈炎

（1）去除局部坏死组织：急性期应首先去除牙龈乳头及龈缘的坏死组织，并初步去除大块的龈上牙石。

（2）局部使用过氧化氢剂：1%~3%过氧化氢溶液局部擦拭、冲洗和反复含漱，有助于去除残余的坏死组织。

（3）全身药物治疗：全身给予维生素C，蛋白质等支持疗法。重症患者可口服甲硝唑等抗菌厌氧药物2~3天，有助于疾病的控制。

（4）及时的口腔卫生宣教：应立即更换牙刷，保持口腔卫生，建立良好的口腔卫生习惯。

（5）对全身性因素进行矫正和治疗。

（6）急性期过后，对于已存在的牙龈炎或牙周炎进行及时的治疗，通过洁治去除局部刺激因素。

4. 牙龈瘤

（1）去除病因：通过洁治术彻底清除菌斑、牙石，消除造成的菌斑滞留和局部刺激牙龈的因素。

（2）手术治疗：基础治疗后，牙龈炎症消退后应进行手术治疗，手术过程中，牙龈瘤的切除必须彻底，否则易复发。如龈瘤旁的牙已松动，则应将牙同时拔出。

5. 牙周炎

（1）去除病因：彻底清除龈上和龈下牙石，通过龈下刮治刮出牙周袋内的炎性肉芽组织。

（2）手术治疗：基础治疗后6~8周，仍有5mm以上的牙周袋且探诊仍有出血，或某些部位的牙石难以彻底清除，可考虑行牙周手术治疗，手术治疗可直视下彻底刮除根面或根分叉处的牙石及炎性肉芽组织。

（3）建立平衡的颌关系：可通过松牙固定、调𬌗等治疗使患牙消除继发性或原发性咬合创伤而减少动度，改善咀嚼功能。

（4）拔出患牙：对于有深牙周袋、过于松动的严重患牙，如已确定无保留价值，应尽早拔出。

（5）定期维护：对于炎症消退，病情得到控制的患者，仍需定期维护，否则容易复发或加重。

6. 其他局部刺激因素　局部刺激因素如牙石、咬𬌗创伤和不良修复体等，应及时清除牙石和菌斑，调整咬合，去除不良修复体，减少局部刺激对牙龈的影响。

二、因全身疾病引发的牙龈出血

对于因全身性疾病引发的牙龈出血，应引起高度重视，及时地做相关检查，早期明确病因，并及时转到相关科室进行专业有效的治疗。

（马　宁　金明光　姚　望）

第65章　牙本质敏感症

【定义】

牙本质过敏症不是一种独立疾病，而是一种牙齿遇温度（冷、热）、化学性（酸、甜、高渗物质）、机械性的刺激时，产生针刺样尖锐而短暂的疼痛或酸软感，并且无法用其他形式的牙体缺损加以解释的症状，发病的高峰年龄在40岁左右。

牙本质过敏症的特点是发作迅速、疼痛尖锐、时间短促。这种典型的症状主要是由于磨耗、酸蚀、楔形缺损、釉质发育不全、牙颈部无釉质和牙骨质覆盖，使牙本质小管直接开放于口腔环境中所致，凡能使釉质完整性受到破坏，牙本质暴露的各种疾病，如：酸蚀、磨耗、牙龈退缩、牙周治疗、修复体无法覆盖牙颈部、咬合创伤、神经源性炎、全身因素（精神、心理状态）、楔状缺损、牙折以及牙周萎缩致牙颈部暴露等均可发生牙本质敏感症，其主要病因为牙本质暴露和牙髓神经敏感性提高，个别釉质完整的牙也能产生敏感。据不同研究报道，牙本质过敏症的发病率在8%~57%，亦有报道为4%~69%，我国44%的人口患不同程度的牙本质过敏，牙本质过敏症发病率因工作环境、生活状态不同而差异较大。此外，环境气候、健康状况、机体反应性及心理状态都对此症的发生有一定的影响。

【鉴别诊断】

临床上常见的各种疾病如磨耗、楔状缺损、龋病、牙折、牙龈萎缩、牙周治疗、刷牙方法不当等均可引起牙本质过敏症。在进行诊断时，必须明确，牙本质敏感症是一种急性的尖锐的一过性的酸痛感，在刺激因素去除后症状马上消失。

1. **磨损**　一般发生在咬合面或切缘，开始在牙尖或嵴上出现光滑的小平面，切嵴稍扁平，牙高度降低，殆斜面扁平，牙本质暴露导致牙本质过敏症。

2. **酸蚀症**　指由生活或工作环境中酸雾或酸酐直接作用于牙齿而造成的牙齿硬组织损害。最初仅有感觉过敏，以后逐渐产生实质缺损。食物酸常引起上前牙唇面表面光滑的大而浅的凹陷，胃酸常引起前牙腭舌面及后牙的殆面和舌面酸蚀。由盐酸所致常表现自切缘向唇面形成刀削状硬无色的光滑面。由硝酸所致常表现在牙颈部或口唇与牙齿接触易于形成滞留的地方呈白垩状。

3. **龋病**　早期龋常无临床症状，发展到中龋时有遇酸、甜、冷、热刺激痛。肉眼可见龋洞，刺激去除后疼痛可立即消失。

4. **牙隐裂**　指牙冠表面的非生理性细小裂纹，常渗入到牙本质结构。多发生于上颌磨牙，隐裂位置多于牙合面窝沟位置重叠并向一侧或两侧边缘嵴伸延。表浅的隐裂常无症状，较深的隐裂则遇冷热刺激敏感或咬合不适感，因咀嚼压力加大而加重疼痛。达牙本质深层时，多伴有牙髓炎症状。

5. **楔状缺损**　是唇、颊侧颈部硬组织发生缓慢消耗所致的缺损，好发于前磨牙，尤其是第一前磨牙，一般有牙龈退缩。组织缺损少时一般无牙本质敏感症。缺损较大者，常伴有牙本质敏感症。露髓者有牙髓、根尖周感染。

6. **牙龈萎缩及牙周治疗**　随着年龄的增长，牙龈逐渐出现萎缩，牙间乳头的退缩可导致牙间隙显露，引起食物嵌塞，边缘龈的退缩则可导致牙根的外露，使牙本质暴露，另外，牙龈萎缩可使食物嵌塞的发病率增加，将严重危害人牙周组织的健康。人牙周组织的这些改变，使根面龋、牙周创伤、食物嵌塞的发生率增加，临床上会出现遇冷热、酸甜刺激的牙齿敏感的症状。这就要求口腔医师在临床上更加重视牙周疾病的防治。

7. **牙本质敏感症**　一般刺激产生的牙本质敏感症状持续时间短暂，且不随时间延长而加重，也不会因咀嚼压力而激发。

【诊断思路】

牙本质敏感症的诊断是建立在病史的收集及患者的主观症状。通常在寒冷、机械与化学刺激或渗透压变化下出现的短暂而尖锐的疼痛。诊断牙本质过敏时的有效手段包括：叩诊、咬合分析、咬合力测试、温度刺激、探针接触等方法。其他的诊断方法有选择性麻醉。如果没有发现确切的疼痛和过敏部位，则没有治疗的必要。如果有，就需要进一步了解患者的病史，并进行认真的检查以排除某些病理性改变。

对患者的病史，需要了解以下情况：疼痛的性质和持续时间；是否有诱发因素（如温度变化、某些食物等）；患者是否有强烈的诊治欲望；患者的饮食习惯；患者是否有反胃、频繁呕吐等病征。需要排除的病理性改变有牙齿隐裂或折裂、龋病、牙髓炎、牙龈炎症、充填体边缘不密合或折裂等。这些因素导致的疼痛与牙本质过敏症疼痛可能十分相似或同时存在。牙本质过敏症可能只对一种刺激敏感，也有可能对多种刺激均敏感。因此，多数学者认为在临床中要使用多种手段来测定，其中至少要有一种可定量的试验。确定患者的病史和症状是否与牙本质过敏相符，如果不相符，则继续寻找其他原因，并有针对性地治疗。如果可以确诊，就要进行治疗。

【治疗原则】

很多方法用于治疗牙本质过敏症，但总的来说，临床上牙本质过敏的治疗主要有两种针对性：①化学性或物理性的脱敏剂用于降低神经兴奋或封闭暴露的牙本质小管；②镇静牙髓神经。常用的治疗方法有以下几种。

1. **硝酸银**　用于牙本质脱敏的药物中，最早使用比较有效药物的是硝酸银，硝酸银能与牙本质小管内蛋白质结合使其凝固成蛋白银沉淀，堵塞牙本质小管，阻断牙本质小管体液的流动，从而起到脱敏效果，但硝酸银因具有腐蚀性可对周围软组织存在损伤作用，对牙体硬组织具有脱矿作用，并且使牙色变黑，使用时药量不可过多，也不可连续使用，并且也要考虑到美观方面，使用范围非常有限。

2. **神经脱敏**　钾离子能降低神经纤维的兴奋性，同时能阻塞牙本质小管。常用的有草酸钾、硝酸钾，氯化钾，氟化钾及柠檬酸钾，其脱敏机制是增加牙髓感觉神经感受器周围的钾离子浓度，产生去极化现象而降低神经兴奋性，产生不溶性物质堵塞牙本质小管。

3. **氟化物**　氟化物涂膜为临床上常见的以生物作用为主的脱敏剂。多种氟化物涂膜应用于防龋、脱敏在国外已有大量的试验和临床研究，且效果肯定。

氟离子可与牙体中的钙离子形成氟磷灰石，阻塞牙本质小管。很多临床研究表明用含氟牙膏和氟浓缩剂涂在暴露的牙根表面，能有效地治疗牙本质敏感。氟化钠的可能脱敏机制是氟化合物的沉淀机械性堵塞了暴露的牙本质小管或在牙本质小管内的氟阻滞了刺激的传导。单氟磷酸钠牙膏也能有效治疗牙本质敏感，氟化亚锡能在牙本质表面形成沉淀物从而堵塞牙本质小管。氟离子导入对于治疗牙本质敏感症有较显著的即刻效果，且在1个月内的疗效仍可保持较高水平。

氟化铵银中的银离子可与牙本质小管中的蛋白质形成蛋白银沉淀，更加增进了堵塞作用，脱敏效果优于氟化钠。10%的氟化钼酸铵的堵塞效果与38%的氟化铵银无异，并且无牙龈染色，无气味，不具有腐蚀性的优点，但需要长时间反复涂布。

氟保护漆是近年来应用较多较广的一种，氟保护漆中所含的乙酸乙酯和丙酸异戊脂基质在涂布后可迅速形成透明薄膜覆盖于牙本质表面，起到初期封闭和保护作用，以待氟化硅颗粒深入牙本质小管发挥抗过敏的作用，使用比较方便，仅需常规清洁干燥，以适量涂布于牙本质过敏处即可，且脱敏效果稳定，不受菌斑的影响。

近来有研究者将氟/钾纳米羟磷灰石涂膜应用于脱敏，取得了比原有的氟脱敏剂更好的效果。

4. 盐类脱敏剂 极固宁使目前临床最为常用的盐类脱敏剂，其产品分为A、B两液，使用时分别涂布与过敏牙本质上，所含的磷酸钾、碳酸钾、羟苯甲脂、氟化钙、氟化锶、苯甲酸钠混合之后可以形成四种不溶的钙盐、锶盐和一种钾盐，既可以堵塞牙本质小管又具降低神经纤维兴奋性的双重脱敏效果，治疗牙本质过敏的总有效率为92.59%。

5. 牙本质封闭剂

（1）黏接剂：作为治疗牙本质过敏症的方法，由于光固化黏接系统中的牙本质黏接剂可渗入牙本质小管5~30μm形成树脂突，机械性阻塞牙本质小管口，因此，牙本质黏接剂近年来越来越多地应用于牙本质过敏症的治疗，且效果较好，主要用于封闭牙本质小管达到脱敏。Gluma脱敏剂是牙本质黏接剂，其主要成分为36.1%的2-羟乙基甲基丙烯酸酯（HENA）和5%的戊二醛。

（2）Nd：YAG激光治疗牙齿敏感症的可能机制是激光聚集的光斑处产生高温，使牙本质小管表面的无机物熔融、有机物变性、凝固后，在牙本质表面形成一层玻璃样物质，封闭了牙本质小管，从而达到隔断外界刺激经牙本质小管传入牙髓，刺激神经末梢产生疼痛的目的。使用时，功率15W，照射过敏区每次0.5秒，10~20次为一疗程，是治疗牙本质过敏的安全阈值。

6. 酚类脱敏 酚类可使牙本质小管内的蛋白质凝固，阻塞牙本质小管，从而减轻过敏症状。临床上常用的有碘粉，麝香草酚及酚醛树脂。酚可使牙本质小管内的蛋白凝固，形成一层保护膜，阻断外界对牙髓的刺激，阻塞牙本质小管，减轻过敏症状。使用时用小棉球蘸取药液置于敏感点上，用烧热的器熨烫，以增强脱敏效果，临床有效率可达80%。同时，甲醛可以抑制牙菌斑形成，从而有效减轻过敏症状。但由于酚类较强的毒性和刺激性会加重对周围组织的刺激损伤，该脱敏剂适用范围较窄，对重度磨耗且Ⅲ度敏感者应慎用。

7. 调磨充填，修复脱敏

8. 中医中药脱敏

（张颖丽　柏祥娥　张影杰）

第66章　脊柱畸形

第一节　脊柱侧凸

【定义】

脊柱侧凸是指脊柱在冠状面上偏离身体中线向侧方弯曲所形成的脊柱畸形。

国际脊柱侧凸研究学会（SRS）规定脊柱侧凸的诊断标准是脊柱在冠状面上Cobb角大于10°。研究表明脊柱侧凸并非单纯冠状面上的畸形，通常还伴有脊柱的旋转和矢状面上后突或前突的增加或减少，故脊柱侧凸属脊柱三维畸形。

【发生机制】

一、先天性脊柱侧凸

先天性脊柱侧凸是指由于胎儿脊柱的发育异常引起出生时即出现的脊柱畸形。在胚胎期，脊柱发育的关键时期是妊娠第5~6周，这是脊柱进行分节的时间，脊柱畸形发生于妊娠的前6周。只有在放射线片上观察到脊柱存在某种先天性异常，才能做出先天性脊柱侧凸的诊断。

Wynne-Davies发现单纯的先天性脊柱异常如半脊椎畸形无遗传性。Winter考查了1250例先天性脊柱侧凸患者的家族史，发现仅13例患者的一级或二级亲属有先天性脊柱畸形。一般认为，大多数先天性脊柱侧凸是非遗传性的，是由胚胎发育过程中的环境因素引起的，但这些因素从病史上往往很难确定。

二、特发性脊柱侧凸（AIS）

特发性脊柱侧凸的发病机制尚不完全明确。该类患者除脊柱侧凸表现外，找不到明确致病原因，影像学检查上无椎体的异常。

1. **遗传因素**　特发性脊柱侧凸的流行病研究表明，其发生存在着明显遗传因素的影响。Filho报道脊柱侧凸在患者的第一代旁系亲属的发生率高达7%，Riseberough的报道更高，可达12%。临床还能遇到双胞胎女性同患特发性脊柱侧凸或祖宗孙三代同患特发性脊柱侧凸的病例。目前虽有不少资料证明遗传因素在特发性脊柱侧凸发生发展中的作用，但对其具体遗传模式尚不明了。

2. **激素影响**　特发性脊柱侧凸女孩的身高比同龄对照组高，使人们想到生长激素可能为病因学之一，有人发现生长激素和促生长因子的释放在特发性脊柱侧凸患者中有明显的增高，但目前还未明确生长激素在AIS中升高的原因，亦不明确生长激素是如何致病的。

3. **生长发育不对称因素**

（1）脊柱前后柱生长不对称。Dickson认为青春发育期的脊柱前柱生长快于后柱为侧凸发生的始动因素。脊柱前柱的长度相对过长于后柱，可导致脊柱旋转侧移而造成脊柱侧凸。临床上，大部分特发性胸椎侧凸为前突型和脊柱（前柱）向凸侧旋转的特征也支持该论点。

（2）肋骨生长不对称和肋骨血供不对称。Pal 等在对家兔的实验中发现，切除横突和小关节突可产生脊柱侧凸和前突；临床上发现特发性胸椎侧凸的女性常有乳房不对称，使人们想到侧凸的发生可能与肋骨血供和发育不对称有关。

（3）侧凸主弧的凹侧椎板、关节突和椎体发育异常。梁本东等在33例特发性脊柱侧凸患者的手术中发现，侧凸主弧凹侧脊椎椎体及附件有明显的发育异常。但也有人认为可能此为侧凸的继发改变，并非特发性脊柱侧凸的原发因素。

4. **结缔组织发育异常**　在特发性脊柱侧凸的患者中可以发现结缔组织有胶原和蛋白多糖的质与量的异常。这究竟是侧凸的原发因素，还是继发因素尚未定论，但Venn 自特发性侧凸患者和正常人脊柱韧带取样，对其胶原成分进行生化分析，结果并未发现明显代谢异常。而结缔组织发育异常可致脊柱侧凸的概念，又非常受到临床观察的支持，如 Marfan 病可发生脊柱侧凸。

5. **神经-平衡系统功能障碍**　人体平衡系统的功能是控制作用于人体上的各种重力和维持在各种不同状态下的平衡，在这个平衡系统反射弧中的某个反射环节上出现功能障碍，脊柱就有可能发生侧凸来调整或建立新的平衡，Yamada 研究了150 例特发性脊柱侧凸，发现79%的病例有躯体本体感觉和眼反射异常，而正常人群只有5%显示异常。Sahlstrand的前庭刺激试验表明，特发性脊柱侧凸患者的姿态摆动控制能力在矢状面和额状面均明显低于对照组。

6. **神经内分泌系统异常**　有人发现鸡的松果体切除可诱发脊柱侧凸，这种侧凸可用褪黑素来预防。神经内分泌学说提出血清褪黑素的降低可能是发生脊柱侧凸的重要起动因素，并与脊柱侧凸的进展相关。在人类也发现特发性脊柱侧凸的患者有促黑色素细胞昼夜分泌异常，这表明神经内分泌系统异常也可能与特发性脊柱侧凸的发生有关。

7. **其他**　一些临床观察发现，特发性脊柱侧凸人群的母亲年龄大于对照组，即高龄母亲的后代易患特发性脊柱侧凸，且进展也快。另外，铜代谢异常在特发性脊柱侧凸的发生中也可能起着某种作用（因为研究表明铜是机体胶原成熟过程中所必需的一种元素）。

三、神经肌肉性脊柱侧凸

神经肌肉性脊柱侧凸的具体病因尚不完全清楚。神经肌肉性脊柱侧凸可分为神经性和肌源性两种，前者包括上运动神经元病变的脑瘫、脊髓空洞等和下运动神经元病变的小儿麻痹等。后者包括肌营养不良，脊髓病性肌萎缩等。一般认为这类侧凸的发病机制可能是由于神经系统和肌肉失去了对脊柱躯干平衡的控制调节作用所致。在脊柱柔软且发育很快的儿童患者中，肌肉力量的丧失或对随意肌失去控制、丧失感觉功能，如本体感觉，都可能是这类脊柱侧凸的病因。随着脊柱变得弯曲，增加了侧凸凹侧的压力，最终导致凹侧椎体发育抑制和椎体本身楔形改变。此外，发育不良和废用性骨质减少也能导致脊椎结构性改变。其病因常需仔细的临床体检才能发现，有时需用神经-肌电生理甚至神经-肌肉活检才能明确诊断。

四、神经纤维瘤病性脊柱侧凸

神经纤维瘤病是一种涉及人体多个系统的常染色体显性遗传疾病。其以神经嵴细胞的异常增生为特征。通常神经纤维瘤病分为两型，周围型（NF-1）和中枢型（NF-2）。后者极少有骨骼变化，90%以上表现为双侧第Ⅷ对脑神经的神经纤维细胞瘤，故又称为双侧听神经瘤。前者即NF-1又称为 Von Tecklinghausen 病，常伴有皮肤症状及骨骼系统畸形，文献报道NF-1脊柱畸形发病率为10%至60%。神经纤维瘤病导致脊柱侧凸的发病机制迄今仍不完全清楚。但近年研究表明NF-1是由于17号染色体上NF-1基因表达异常而导致的神经纤维素的缺乏所致。

【分类】

脊柱侧凸有多种分类方法，但目前国际上应用最广泛的是国际脊柱侧凸研究学会（SRS）的分类方法：即将脊柱侧凸分为非结构性脊柱侧凸和结构性脊柱侧凸两大类。非结构性脊柱侧凸即：脊柱本身不存在结构性异常，即脊柱不存在固定的结构性旋转异常，所表现出的侧弯是由其他外因所致，当外因去除，脊柱侧凸即可消失。结构性脊柱侧凸是指：脊柱本身存在固有结构异常，即脊柱存在固定的结构性旋转，当外因去除后，脊柱侧凸不能消失，见下表。此外，临床上最常见三种类型：先天性脊柱侧凸、特发性脊柱侧凸以及神经肌肉性脊柱侧凸尚有各自的分类。

脊柱侧凸SRS分类

非结构性脊柱侧凸	结构性脊柱侧凸
姿势性脊柱侧凸	特发性脊柱侧凸 ①幼儿型（0~3岁）；②儿童型（4~9岁）；③青少年型（10~20岁）
癔症性脊柱侧凸	先天性脊柱侧凸（先天性骨病理性脊柱侧凸）（①椎体形成障碍：半椎体，1/4椎体，楔状椎等；②椎体分节障碍：单侧，双侧；③混合型）
神经根受刺激（①椎间盘突出；②肿瘤）	神经肌肉性脊柱侧凸（先天性神经病理性脊柱侧凸） ①神经疾病性，如脑瘫，脊髓空洞，脊髓灰质炎等；②肌肉疾病性，如关节挛缩症，肌营养不良症等
炎症	神经纤维瘤病性脊柱侧凸（NF-1）
下肢不等长	结缔组织异常性脊柱侧凸
髋关节挛缩	风湿病 创伤性 脊柱外结构挛缩（如瘢痕挛缩） 骨软骨发育不良 骨感染 代谢性疾病（①佝偻病；②幼年性骨质疏松症；③成骨不全） 腰骶关节异常 肿瘤

【常见临床类型】

1. **先天性脊柱侧凸** ①发病年龄小，严重者出生时即有明显外观畸形；②影像学检查可见明显椎体结构异常（如单侧或双侧骨桥，半椎体、1/4椎体等）；③侧凸进展与发病年龄密切相关：低于10岁发病者，侧凸进展迅速；④侧凸进展与侧凸类型密切相关：在各类型中，进展最快、畸形最严重者为凸侧存在半椎体，伴凹侧分节不全，其次为凹侧分节不全或凸侧半椎体，再次为两侧均存在半椎体，进展最慢或不进展者为双侧分节不全（"块状"脊椎）者；⑤侧凸进展与病变发生部位及数目密切相关。

2. **青少年特发性脊柱侧凸** ①女性多见（在青少年期男女比例为1：6）；②多数侧凸发生在胸椎，并多凸向右侧（右：左=6：1）；③多伴胸椎生理性后凸减小（平背畸形）；④侧凸进展相对较慢，多数（1°~2°）/年，最终较少有超过90°者。

3. **神经肌肉性脊柱侧凸** 神经肌肉性疾病功能障碍最后共同累及的部位是肌肉细胞，此类型脊柱侧凸的特点有以下几个方面。

（1）神经肌肉性侧凸比特发性侧凸发病更早，如脊肌萎缩症患者侧凸发病年龄通常小于6岁，痉挛性脑瘫患者大多在10岁前发生脊柱侧凸。

（2）此型脊柱侧凸大多数是进展性的，即使很小的神经肌肉性脊柱侧凸在骨骼成熟后还会持续进展，其快速进展期通常不局限在青春期。

（3）多数神经肌肉性脊柱侧凸是较长的C形侧凸，且多包括6个以上椎体，并常累及骶骨，故存在骨盆倾斜，导致明显躯干失平衡。

临床常见的神经肌肉性脊柱侧凸以脊髓空洞伴发的脊柱侧凸为代表，常需与特发性脊柱侧凸相鉴别，脊髓空洞伴发的脊柱侧凸影像学表现特点为：①多位于胸椎，少发于腰椎；②胸弯多凸向左侧。

（4）侧位X线片表现为胸椎后凸角度正常或过度后凸。

应注意的是：神经肌肉性脊柱侧凸患者也可能有由其他原因引起骨盆倾斜，如髋关节和下肢其他挛缩，都可以影响到腰椎。

进行性神经或肌肉疾病还可影响躯干的稳定性，这些患者一般不如特发性脊柱侧凸患者能耐受矫形支具治疗。对这类患者进行手术治疗时，失血量会增加，自体骨源通常不足，而且必须融合至骨盆。

4. 神经纤维瘤病性脊柱侧凸　神经纤维瘤病的脊柱畸形主要有两种基本类型：非营养不良性和营养不良性。非营养不良性畸形与特发性脊柱侧凸类似。

营养不良性脊柱侧凸的特点是：①节段短；②椎体严重楔形变导致明显的成角畸形；③椎体严重旋转；④常见扇贝型椎体、纺锤形横突、椎间孔扩大和肋骨前后向旋转达90°等特殊畸形；⑤营养不良性脊柱侧凸患者常同时有严重的后凸畸形，即此类患者常有明显矢状面畸形及失平衡；⑥可因锐利的脊柱侧凸或肋骨脱位等因素导致脊髓损伤而出现瘫痪等表现；⑦通常这类患者看起来异常瘦小。

5. 结缔组织异常性脊柱侧凸

（1）马方综合征与类马方综合征（MFS）：马方综合征是一种遗传性结缔组织病，由一法国儿科医生Antoine Marfan命名而得名。这主要累及中胚叶起源的各组织器官，其临床表现复杂多样，可累及骨骼、心血管、视觉系统、肺、皮肤及中枢神经系统等。类马方综合征是指临床有一两项马方综合征的表现但未达马方综合征的诊断标准者。

（2）Ehlers-Danlos综合征：简称EDS，又称为皮肤弹性过度症。是一组以胶原代谢异常为特征的遗传性疾病，主要导致结缔组织松弛，常累及骨骼、心血管、眼等多个系统，临床表现为关节松弛及过度活动、皮肤弹性增大、萎缩性瘢痕、结缔组织脆性增加及反复血肿形成。其中部分可表现出脊柱畸形，主要为脊柱侧后凸或胸椎前凸，常见于胸腰椎交界处，也可见扁平椎。

（3）进行性骨化性纤维发育不良：又称为进行性骨化性肌炎。是一种罕见的常染色体显性遗传疾病，主要特征为先天性拇指畸形、进行性全身软组织异位骨化、疾病发展遵循特定的规律（从背侧到腹侧，从躯干中轴到四肢，从头到足，从四肢近端到远端）。脊柱畸形多表现为不典型侧凸，可出现后凸畸形，一般伴有骨盆倾斜。

6. 骨软骨发育不良合并脊柱侧凸　骨软骨发育不良是一类骨或软骨发育障碍疾病的总称。其中最为多见的是软骨发育不全，属于短肢型侏儒，为常染色体显性遗传病，累及全身骨骼。脊柱方面影像学特征：椎弓根发育差，椎弓根短小，椎体扁平（在婴儿及儿童期呈"子弹"状），胸腰段后凸，腰椎前凸增加，骶骨前倾，椎管狭窄，特别是腰椎管狭窄常见，枕骨大孔狭窄，延-颈髓交界区受压，蛛网膜下腔在枕骨大孔处明显狭窄。

7. 成骨不全合并脊柱侧凸　成骨不全（OI），又称脆骨病，脆骨-蓝巩膜-耳聋综合征。成骨不全是由于胶原代谢紊乱导致结缔组织广泛异常的遗传性疾病。主要累及骨骼系统，韧带、皮肤、巩膜、牙齿也可受累。表现为全身骨骼的脆性增加，易发生骨折，身材矮小，独特的三角形脸，巩膜常呈蓝色，牙齿异常，常有耳聋，韧带松弛。由于遗传上存在异源性，因此每一个患者遗传特征与严重性都不相同。成骨不全患者多数伴有脊柱侧后凸畸形，脊柱椎体上下终板凹陷成"鱼尾"状，或呈扁平椎，或存在压缩性骨折。

8. 肿瘤或肿瘤样病变合并脊柱侧凸

（1）脊柱肿瘤：包括：①骨结构肿瘤，如骨样骨瘤、成骨细胞瘤、动脉瘤性骨囊肿；②硬膜外肿瘤，如神经母细胞瘤，尤文肉瘤，淋巴瘤，白血病；③髓外硬膜内肿瘤，如皮样囊肿、表皮样囊肿、神经鞘瘤、神经纤维瘤；④髓内肿瘤，如星形细胞瘤、室管膜瘤、神经胶质瘤、脂肪瘤等。

（2）脊柱周围肿瘤：包括：①软组织肿瘤，如血管瘤、血管纤维脂肪瘤；②纵隔或腹膜后肿瘤，如畸胎瘤、神经节细胞瘤；③肋骨肿瘤，如肋骨骨软骨瘤、成骨细胞瘤、骨样骨瘤。

（3）脊柱肿瘤样病变。

【诊断思路】

一、症状

1. 首诊症状 初诊的脊柱侧凸患者多以背部畸形为主要症状，包括脊柱冠状面上异常弯曲，胸、腰背部不对称性的异常隆起，严重者似"驼峰"样隆起，还常表现为站立时姿态异常，如双肩不等高、一侧肩胛骨向后突出（与脊柱侧凸一起构成典型的"剃刀背"样畸形）、骨盆倾斜、双下肢不等长等，另外脊柱侧凸患者常伴有胸廓畸形，如胸廓发育不对称，严重者可表现为胸廓旋转畸形、上身倾斜、胸廓下沉、躯干缩短等。而部分患者的脊柱侧凸是无意中发现的，如在洗澡时由亲人朋友发现，临床畸形可以不明显。

2. 中晚期症状

（1）腰背痛：疼痛常见于胸腰段、腰椎及腰骶结合部棘突旁。疼痛是由于脊柱侧凸导致患者躯干失平衡，脊柱周围尤其腰骶部肌肉为尽量维持躯干平衡必须更多做功，从而易出现劳累、损伤所致。通常腰背痛的发生与脊柱侧凸的角度及出现区域存在明显关系。

（2）颈痛：疼痛是由于脊柱侧凸导致躯干失平衡后，患者为维持头颅中立、双眼可平视而颈椎旁肌肉必须更做功，从而易致劳损、疼痛。

（3）躯干及下肢感觉、运动障碍：严重脊柱侧凸畸形可压迫椎管内脊髓、神经根而出现相应神经损害症状，如脊髓损伤平面以下感觉及肌力减退，损伤神经根支配区域感觉及肌力异常等。

（4）胸闷、气短、缺氧：严重的脊柱侧凸畸形，尤其胸段角状侧凸者，由于一侧胸胸腔明显受压变形，肺活动度明显受限，从而导致通气障碍，而出现气短、呼吸急促、甚至呼吸困难。若受压变形严重之胸腔为左侧，则可出现心脏受压表现：胸闷、气短等。严重者可危及生命。

（5）吞咽困难：严重的脊柱侧凸畸形可导致胸腹腔严重畸形，胸腔纵隔移位，食管受压，贲门压力增高，吞咽困难。

（6）烧心、反酸：严重的脊柱侧凸畸形可导致胸腹腔严重畸形，腹腔脏器位置改变，形成胃食管反流，而出现烧心、反酸表现。

二、体格检查

1. 一般检查 测量身高、坐高。良好地暴露全身皮肤，明确有无皮肤异常色素沉积、雀斑，牛奶咖啡斑，皮下肿物，丛状神经纤维瘤。注意乳房是否对称，有无漏斗胸、鸡胸、肋骨隆起及手术瘢痕。

2. 直立位检查 正常人直立位，所有棘突都能在中线上连成一条直线，且不偏离。若自C7棘突或枕后隆凸处挂一铅锤，铅垂线与各棘突和和臀裂应相重合，胸廓对称，两侧肩胛骨等高，两肩、两肘及两髂嵴连线都与水平线保持平行。而当出现脊柱侧凸时，棘突、臀裂偏离此铅垂线，棘突连线可形成"C"形或"S"形曲线。凸侧肩胛骨和后方胸廓隆起成嵴，凹侧的后方胸廓凹陷，凸侧肩关节升高，凹侧腰部出现加深的皮肤皱褶及凹陷。

3. **脊柱前屈伴检查** 患者站立，两足并拢，两膝完全伸直，脊椎向前屈90°，两上肢自然下垂，检查者在患者身后，从水平位观察背部，凸侧背部高于凹侧，而呈"驼峰"表现，严重者凸侧后方胸廓肩胛骨连续形成特征性的"剃刀背"畸形。这种方法可显露在直立位不能检查出来的轻微畸形。

4. **脊柱侧屈检查** 患者向两侧屈曲时，观察棘突连线的变化。正常时两侧"C"形曲线相等，而在侧凸时，弯向凸侧时角度可减少，弯向凹侧时角度将增加。如果在侧向弯曲时侧凸畸形不能消失或无改变，多提示患者可能为结构性脊柱侧凸畸形。

5. **骨盆检查** 用手触摸两髂嵴，检查两髂嵴是否在同一水平上，骨盆是否倾斜。需注意的是，如果下肢不等长，也可引起骨盆倾斜，此时可以在短侧足底垫相应高度的木块，使两髂嵴恢复至同一水平位，若这时侧凸消失，说明这种侧凸是下肢不等长引起的非结构性侧凸。

三、影像学评估

1. **X-线检查** 通常应拍摄患者站立时的脊柱全长正位（前后位）和侧位X线片。包括头端的颈椎和远端的髂嵴，通常需要用长片（14×36英寸的片盒）。如果站立位X线片不能很好地观察到腰骶关节，则应该拍摄腰骶关节侧位点片，以排除脊柱滑脱症的存在。

2. **电子计算机断层X线扫描（CT）** CT扫描在脊椎、脊髓、神经根病变的诊断上具有明显的优越性，尤其对普通X线片显示不清的部位（枕颈，颈胸段等）更为突出。由于它比普通X线密度分辨高20倍，故能清晰地显示椎骨、椎管内、椎旁组织的细微结构。特别是作脊髓造影CT扫描，对了解椎管内的真实情况，了解骨与神经成分的关系，尤其三维CT技术应用于临床，更加直观地、全面地反映脊柱畸形的实际情况，为手术治疗策略制定，提供宝贵资料。CT和MRI检查：对合并有脊髓病变的患者很有帮助。如脊髓纵裂、脊髓空洞症等。了解骨嵴的平面和范围，对手术矫形、切除骨嵴及预防截瘫非常重要。对于脊柱畸形矫正策略的制定，意义重大，应作为常规检查。

3. **核磁共振成像（MRI）** 是一种无损伤性多平面成像检查，对椎管内病变分辨力强，不仅提供病变部位，范围，对其性质如水肿、压迫、血肿、脊髓变性等分辨力优于CT。

4. **电生理检查** 电生理检查，对了解脊柱侧凸患者有无并存的神经、肌肉系统障碍有着重要意义。

5. **肺功能测定** 脊柱侧凸由于椎体旋转，引起胸廓畸形及呼吸肌疲劳，同时肺的扩张也相应受限。因此脊柱侧凸常并有肺功能障碍，侧凸愈重，肺功能障碍愈重。对于肺活量低于40%的严重脊柱畸形患者，术前应先行扩大肺功能练习，待肺功能改善后再进行脊柱矫形手术。

【治疗原则】

脊柱侧凸治疗的目的在于：矫正畸形、稳定脊柱、恢复平衡及防止畸形进展而引起的各种并发症。

结构性脊柱侧凸的治疗多需首先区分是特发性，还是非特发生脊柱侧凸。因二者治疗原则存在差异。

1. **特发性脊柱侧凸** 非手术治疗是治疗脊柱侧弯的早期手段，目的是防止脊柱侧弯加重，避免胸廓畸形发育，避免出现心肺胃肠泌尿生殖系统等严重的内脏刺激症状。其方法有很多种，如观察、按摩、理疗、悬吊牵引、支具等。

手术治疗是针对非手术治疗效果不好、脊柱侧弯度数过大出现明显内脏刺激症状的患者，多以Cobb角大于等于40度或45度作为选择手术治疗的标准。但实际上，医生是否决定选择手术及采用何种手术方案，还要考虑患者的骨龄、生长发育状态、弯曲的类型、结构特征、脊柱的旋转、累及的脊柱数、顶椎与中线的距离，特别是外观畸形和躯干平衡等因素。

2. **非特发性脊柱侧凸**

（1）非手术治疗：非手术治疗的最重要的原则是预防和控制畸形进展。要想得到治疗效果就必须能改变疾病的自然病程，不少文献报道有关支具和电刺激治疗特发性脊柱侧凸的资料，证实了在改变特发性侧凸的自然病程的有效性。而单纯的锻炼、脊柱按摩、特殊饮食方法及鞋的垫高对非特发性脊柱侧凸治疗无效。

支具对有柔软性的长节段畸形，可暂时地控制侧凸并使脊柱继续生长，但不能控制一个短节段成角的非特发性脊柱侧凸。研究表明支具对非特发性脊柱侧凸上、下端出现的结构性代偿性侧凸是有效的，但如果弯曲发展应停用支具治疗。因为在侧凸上下所发生的代偿性弯曲是要保持脊柱在骨盆上的平衡，为了避免其代偿性侧凸加重，必须阻滞非特发性脊柱侧凸的发展，有时在手术矫正后可用支具治疗代偿性结构性侧凸。

（2）手术治疗　对于非特发性脊柱侧凸而言，最终多需手术治疗来控制病情进展、矫正畸形。对于40度以上的非特发性脊柱侧凸，多应尽早手术，对节段短而角度锐、进展迅速的非特发性脊柱侧凸，小于40度亦可考虑手术治疗。目前常用的手术方法包括：①原位融合，指不使用器械的后路融合术，后路融合的目的不是对弯曲的矫形，而是稳定弯曲以防止其进一步发展。②凸侧骨骺阻滞术。前路半侧椎骨骺固定术合并后路单侧关节突关节固定术，可用于轻度到中度脊柱形成不良的侧凸。③后路椎弓根钉棒系统矫形技术：目前脊柱侧凸矫形的主流技术。又可分为截骨矫形与非截骨矫形技术。

（刘　一　汪振宇）

第二节　脊柱后凸

【定义】

在矢状面上，正常脊柱存在有三个生理弯曲：$20°\sim40°$的颈椎前凸，$20°\sim40°$的胸椎后凸及$30°\sim50°$的腰椎前凸。如颈、腰段向后凸出，则视为异常，胸、骶段后凸过度亦视为异常，如脊柱胸段后凸超过$50°$即认为存在异常。故目前通用的对脊柱后凸的定义为：脊柱在矢状面上发生了超过后凸正常范围的脊柱畸形。

【发生机制】

1. **先天性脊柱后凸**　此类畸形源于胚胎期椎体生成过程发生异常，对于脊柱后凸而言，后凸的发生主要由脊柱前后柱生长不平衡所致，脊柱部分或全部分节障碍或形成障碍或二者并存均可导致畸形的发生。

2. **发育性脊柱后凸（原发性脊柱后凸）**　以休门病（Scheuermann病）为代表。与先天性脊柱后凸不同，此类畸形一般在出生时椎体发育正常，畸形多发生在青少年时期，因此归类于发育性。Scheuermann病的病因还不是很清楚。但已观察到此病通过常染色体遗传，且组织学研究表明，椎体终板内软骨骨化障碍同时伴有其纵向生长的改变而导致Scheuermann病的发生。故Scheuermann病可认为是由于"生长缺失"，而非"生长过程的破坏"。

3. 继发性 脊柱后凸是因其他疾病所致，包括感染性、创伤性、医源性、炎症性、退行性，伴随于其他综合征。

【常见临床类型】

1. 先天性脊柱后凸 此类畸形源于胚胎期椎体生成过程发生异常。脊柱部分或全部分节不良或形成障碍均可导致畸形的发生。此类后凸畸形通常伴有侧凸畸形。

先天性脊柱后凸畸形患者常合并其他方面畸形，如神经缺陷、心脏畸形、泌尿生殖系统畸形、Klippel-Feil综合征等，故在此类患者检查时应注意全面系统的评估。

临床特点：①发病年龄小；②后凸进展较快；③影像学检查可见明显椎体形成障碍和/或分节不全畸形存在，这种畸形，通常伴有不同程度的侧弯畸形而表现为侧后凸畸形；④严重者（尤其I型）可导致脊髓损伤而致截瘫发生。

2. 发育性脊柱后凸（原发性脊柱后凸） 发育性脊柱后凸畸形亦称为原发性脊柱后凸，以Scheuermann病（休门病）为代表。Scheuermann病又称为休门后凸畸形、脊椎骨软骨炎、脊柱软骨病等。此类后凸畸形，一般在出生时椎体发育正常，畸形多发生在青少年期。多见于12~14岁的青少年，但其真正发病时间可能比此更早（常在10~12岁出现）。男女性别比例为1：1.5，发生率占总人口的0.4%~8.3%。

大多数研究人员认为未经治疗的Scheuermann病在整个青春发育期持续加重。在青少年时期，背痛和疲劳是青春期常见的主诉，骨骼成熟后通常消失。脊柱后凸加重的危险因素包括继续生长发育的时间和楔形变椎体的数目。由于胸椎间盘突出、硬膜外囊肿或单纯的严重脊柱后凸畸形都可以造成脊髓压迫，所以青少年神经损伤偶有报告。

成人未经治疗的Scheuermann病的自然病程还不完全明了。Travaglini和Conte发现其患者中80%的脊柱后凸在成年后继续加重，但严重畸形的较少。到中年，退变性椎弓崩裂常见，放射线检查结果并不能总与是否存在背痛相关。如果脊柱后凸小于60°，成年时通常不会出现这些变化。

在脊柱后凸低于100°的患者中，肺功能正常或甚至高于正常。而Murray等的结论是Scheuermann病脊柱后凸患者可能有一些未明显影响生活的功能受限。未行手术治疗的脊柱后凸患者多能很好地适应他们的状况。

诊断标准：①胸椎后凸超过45°；②后凸顶端至少3个相邻椎体的楔形变超过5°；③椎体终板不规则；④出现Schmorl结节。有学者认为符合前两项即可做出临床诊断。

临床特点：①患者胸段或胸腰段"圆背"后凸畸形，为绝大多数患者就诊原因，少见于腰椎；②少数患者因腰背痛症状就诊，多见于发生于胸腰段脊柱后凸患者；③一般无神经症状，很少累及肺功能。

3. 结核性后凸畸形 这可能是脊柱后凸畸形最为常见的原因。而结核是引起脊柱感染的主要原因。结核性脊柱后凸畸形，并非感染仅累及脊柱前部结构，亦可前后方结构均累及，只是多数前方结构破坏重于后方结构。

结核的病理特点是抗酸染色阳性，有或无脓的干酪性肉芽肿。结核结节由单核细胞和上皮样细胞组成，中心干酪化并有郎罕巨细胞形成小的结节，此结节是显微镜下的典型表现。

脓肿沿着阻力较小的路径扩散，可为椎旁脓肿，亦可形成远处流注脓肿，其内可有死骨碎片。皮肤窦道形成后引流通畅，病灶可以自行愈合。骨对于感染的反应各不相同，有的极强，有的无反应。脓肿可沿前纵韧带和后纵韧带之下漫延。硬膜外感染更易引起永久性神经损伤。

慢性进展的全身症状是发病的早期阶段的主要表现，包括乏力、周身不适、夜汗、发热和体重下降。晚期则有疼痛伴骨质塌陷和瘫痪。颈椎受累时，由于颈前脓肿压迫导致喉返神经麻痹，可以引起声音嘶哑、吞咽困难和喘鸣（被称为 Milar 哮喘）。这些症状可由于颈前部脓肿形成所致。颈部疾患如果侵蚀大血管可发生突发性死亡。神经体征通常发生于晚期，并可以时轻时重。

实验室检查为慢性病表现，如贫血、低蛋白血症和轻度血沉增高。皮肤试验可能有用，但无诊断意义。

早期X线片可见1个或多个椎间隙轻度变窄和局限性骨质疏松。晚期可见椎体塌陷，Seddon因其形似手风琴而称之为"手风琴样塌陷"。X线检查发现软组织肿胀，及其晚期的钙化是有诊断意义的。使用或不使用造影剂的CT扫描可更好地显示病变的病理过程和神经受压程度。MRI可以进一步地显示其病理改变过程。Gupta等报道脓肿形成和碎骨块出现可能是MRI的唯一发现，但有助于脊柱结核与肿瘤的鉴别。然而，这些检查没有一个能确诊结核。确诊有赖于培养出结核菌和对病变组织的活检。在CT和X线透视下行经皮穿刺活检是最恰当的方法。

临床特点：①慢性起病，结核中毒症状；②实验室检查示血沉增快，以及贫血、低蛋白血症等慢性病表现；③影像学检查示常见椎间隙狭窄。

4. 炎症性脊柱后凸畸形　以强直性脊柱炎为代表。其主要表现为肌腱或韧带与骨连接处的炎症。由于疾病的自然过程的慢性特征，发病多较缓慢，早期可有厌食、低热、乏力、消瘦和贫血等症状，但除儿童外一般多不严重，个别病例起病证状酷似结核病，但经抗结核治疗无效，而非甾体类抗炎药治疗多可明显缓解症状。另外本病有明显的家族聚集性。

典型临床表现：随着病情进展，脊柱可发生自下而上或自上而下的强直，称为"上行型"或"下行型"。"下行型"患者的疾病于颈椎，逐渐向下至胸腰椎，骶髂关节及髋关节亦可累及，周围关节多不受累，可以有神经根性疼痛，此型较少见。"上行型"最多见，症状从骶髂关节和腰部开始，腰椎前凸曲线消失，进而胸椎后凸增加而呈驼背畸形，若颈椎受累，颈椎活动可受限，此时患者体态变为向前俯、胸廓变平、呼吸靠膈肌运动，最后脊柱各方向活动完全受限，患者行走时只能看见前面有限的一段距离。此阶段疼痛、晨僵均不明显，只会在某些仍存在活动性炎症病变的部分出现疼痛症状。但此于整个脊柱发生强直，患者改变姿势时自我平衡十分困难而容易发生外伤，且外伤很可能成为此阶段疼痛加重的原因。但总体而言完全强直的病例较少，80%左右患者可以胜任一般工作和生活自理，病变只限于部分脊柱，甚至终生限于骶髂关节。

临床特点：①晨僵、骶髂关节、腰骶部、髋关节疼痛常为早期主要临床表现，晨僵常为首发症状；②矢状面失平衡，导致水平视角减小，为晚期患者就诊的主要原因；③HLA–B27筛选试验阳性；④常有家族聚集性表现。

5. 外伤性脊柱后凸畸形（创伤性脊柱后凸畸形）　多种脊柱损伤均可导致脊柱后凸畸形：椎体骨折、骨折脱位、医源性（如椎板切除术）等均有可能导致脊柱后凸畸形，此类患者多有明显外伤或手术史。其中以脊柱骨折最常见，而脊柱骨折最常见的部位在胸腰段（T11–L2），这主要取决于胸腰段脊柱的解剖部位和生物力学特点。当脊柱受到过屈或垂直压缩暴力时，很容易造成该节段椎体的压缩或爆裂骨折，由于后方韧带复合结构相对完整，故伤后常出现以骨折椎体为中心的局部后凸畸形。

Krompinger等报道了胸腰椎骨折中36%的患者后凸畸形增加10°以上，最初后凸角度<10°的患者，随访时无1例>10°。此结果提示对急性胸腰不稳定骨折后凸角>10°的患者进行纠正，能预防骨折后晚期脊柱后凸畸形。

外伤性脊柱后凸畸形所致的病理改变及临床表现，主要因畸形结构压迫并影响胸腹腔脏器功能及畸形局部结构不稳定以及可能发生的椎管狭窄、脊髓和/或神经根等受压损害等引起。

6. 退行性脊柱后凸畸形　此类后凸畸形主要发生于存在生理前凸的脊柱节段，即：颈椎及腰椎。多因椎间盘退变，椎间隙高度减小、变窄。通常当退变发生于多个节段时，前凸首先会变小，进而逐步发展为后凸畸形。若出现不对称性的椎间盘高度变窄，则还会合并侧凸畸形。

由于此型患者多为老年患者，脊柱退变较重，常合并椎管狭窄、间盘突出、退变性滑脱性疾病，故常同时伴有脊髓或神经根受压表现。

【诊断思路】

脊柱后凸畸形患者评估的基本原则与脊柱侧凸患者类似。在这里主要强调脊柱后凸患者评估需格外注意之处。

1. 体格检查 体检中胸椎畸形较易发现，胸腰段脊柱后凸多不明显，需特别注意，而前屈弯腰试验多可发现胸腰段脊柱后凸。此椎旁肌压痛和腘绳肌腱紧张是Scheuerman病患者常见的临床表现。

2. 影像学检查

（1）与侧凸患者一样均应拍摄全长站立位脊柱X线侧位片，拍摄时患者应双臂向前平伸，挺胸抬头。过伸位X线片拍摄时，可在其脊柱后凸的顶点部位放置一可透X线小枕作为支撑，以推测畸形的柔软性。在脊柱全长正侧位X线片上测量侧凸及后凸Cobb角度，后凸脊柱的半径。了解椎体的楔变情况、是否存在分节不全或开成障碍等情况，以及不规则的椎体终板和Schmorl结节。还应了解骨骼成熟度及剩余发育时间。并可拍摄站立位X线正位相，以明确是否同时存在额状面的畸形（侧凸畸形）。询问有无家族史，有无外伤、感染、肿瘤及代谢病史，有无晨起后腰背部僵硬感、呼吸困难感及髋部疼痛，发现后凸畸形的时间、程度和发展情况。

（2）检查脊柱后凸畸形的程度、脊柱活动受限情况及心肺功能。双侧髋关节有无压痛及活动受限。

（3）化验室检查主要包括：红细胞沉降率、抗链球菌溶血素O、类风湿因子、血清HLA-B27检查。

（4）X线检查还应包括骨盆平片，以进一步明确骶髂关节及髋关节是否存在病变，有助于做出诊断，并明确分类。

【治疗原则】

脊柱后凸治疗的目的与侧凸类似，亦在于：矫正畸形、稳定脊柱、恢复平衡及防止畸形进展而引起的各种并发症。脊柱后凸畸形的治疗亦包括非手术治疗及手术治疗两种方式。

一、非手术治疗

主要包括对原发病的治疗、观察随访及支具治疗。

对脊柱结核等原因所致的脊柱后凸，治疗原发病的同时，早期还应平卧硬板床，局部症状减轻后开始腰背肌功能锻炼，再根据椎体破坏和骨愈合的程度，决定手术或3个月后下床活动等。

对急性脊柱损伤所致的椎体压缩或楔变引起的脊柱后凸，在无严重复合伤情况下，可给予适当的脊椎牵引，同时以骨折部分为中心加垫软枕，使脊柱过伸，在前纵韧带和椎间盘的牵引力作用下，使压缩或楔变椎体逐渐复位，纠正局部畸形。

对允许下床活动的脊柱结核或外伤患者，应及时佩戴胸腰背支具，以限制脊柱的屈曲、伸展和旋转活动，利于局部的骨愈合。支具佩戴时间至少在6个月以上，并每隔3个月复查一次脊柱X线片，明确畸形进展及病情变化，以便决定继续佩戴支具亦或是行手术治疗。但总体而言，支具治疗对于预防和治疗结构性脊柱后凸畸形的进展方面作用有限。如对Scheuerman病引起的后凸畸形，若在椎体骨化中心完全骨化之前，后伸支具可缓解其疼痛，偶尔可以恢复椎体前缘的高度，有一定预防进展的治疗作用。但对于其他类型的脊柱后凸而言，支具治疗除在病变活动期通过一定程度稳定脊柱而缓解疼痛外，无明显预防及矫正畸形作用。

二、手术治疗

手术治疗适用于那些保守治疗无效、畸形继续进展、严重影响脊柱及躯干平衡、并发脏器功能障碍、神经损害或存在有明显外观畸形的患者。手术治疗包括器械固定和融合。根据脊柱后凸畸形的类型和程度，手术操作可经后方入路，前方入路或联合入路实施。对脊柱进行有效的植骨融合有助于矫正畸形和控制畸形的发展。脊柱后凸畸形手术策略的制定，主要考虑以下几方面因素：①脊柱后凸所属分类；②脊柱后凸角度及半径；③脊柱平衡情况；④脊柱柔韧性；⑤患者骨骼发育程度。

通常脊柱后凸患者出现下列情况之一时，应考虑手术治疗：①畸形进展较快，经非手术治疗3~6个月无效率；②胸椎后凸Cobb角>75°，胸腰段脊柱后凸超过60°~70°，且继续进展；③胸腰段后凸Cobb角>30°或腰椎前凸角小于10°的外伤性后凸畸形；④因结核导致明显椎旁脓肿、骨破坏严重、并有明确死骨形成，脊柱畸形导致脊髓受压出现神经系统损害表现；⑤出现因畸形导致的严重神经系统症状或严重影响胸腹腔脏器功能者。

总之脊柱后凸手术治疗的主要目的在于：①通过椎管减压，改善和恢复神经系统功能；②尽可能对畸形进行矫正，最大限度的恢复脊柱的生理曲度，改善躯干外观，提高生活质量；③通过局部固定融合，控制畸形进展；④改善心、肺及消化系统功能；⑤针对脊柱结核患者，应在椎体病灶清除基础之上，达到椎管减压、畸形矫正和植骨融合固定稳定的目的。

对于不同类型的脊柱后凸畸形，根据其分类、畸形部位、畸形特点、进展情况等因素决定手术方案，以下是临床常用手术方案。

1. 单纯后路矫形、植骨整合、椎弓根螺钉系统内固定术　经后路，通过椎弓根螺钉系统完成矫形，主要适用于后凸角度较小，脊柱柔韧性良好，椎体无明显严重畸形及破坏者。

2. 前路病灶清除、植骨融合内固定术　主要适用于结核性脊柱后凸畸形。通过前路手术进行病灶彻底清除，并可于直视下进行植骨融合，具有良好的支撑功能，利于椎体高度恢复，及后凸畸形的矫正。

3. 截骨矫形术

（1）SPO Smith-Peterson 截骨术　主要是脊柱后部成分V型截骨→后伸→合拢截骨处→内固定。术中注意V型椎板内板需修薄，预防合拢时内板压迫脊髓。缺点：术者并发症较多，有前纵韧带钙化者不能用此法；老年人有动脉硬化者谨防撕裂腹腔动脉。主要适用于后凸形态较圆滑，椎间盘未钙化，脊柱柔韧性较差的后凸畸形。

（2）PSO经椎弓根截骨术　经脊柱后方结构、椎弓根至椎体进行"V"形截骨术，铰链位于椎体前缘，截骨后闭合，以实现脊柱前、中、后三柱的骨性接触。适用于脊柱柔韧性差，椎间盘钙化，椎间隙不能张开、小关节骨化严重无活动度（如强直性脊柱炎晚期患者）的脊柱后凸畸形。

（3）VCR全脊椎截骨术　完全截除一个或多个脊椎节段（包括椎体后方结构、椎弓根、整个椎体及相邻椎间盘）。通常需前后柱同时重建。适用于脊柱僵硬、角状后凸、伴侧凸畸形等严重的脊柱后凸畸形。

术前截骨策略的制定需综合考虑畸形的分类、发生的部位、柔韧性、脊柱平衡情况、患者身体耐受能力等因素。

（刘　一　汪振宇）

第67章　四肢畸形

【定义】

四肢畸形是由于遗传、创伤、炎症、代谢障碍、肿瘤或神经肌肉病变等因素引起骨、关节或软组织形成、发育、修复异常或破坏，以致四肢的某一或某些组成部分（包括形态、大小、数目及位置等）、力线及功能的异常改变的一类疾病。

【发生机制】

1. **先天性畸形**　先天性四肢畸形往往在胎儿期已存在，出生即可被发现或随着肢体生长发育及功能障碍逐渐显现。目前认为大多数的先天性四肢畸形发生具有一定的家族聚集性及遗传倾向，遗传方式包括显性遗传、隐性遗传、X性连锁遗传和多基因遗传。先天性四肢畸形表现为肢体某一或某些组成部分缺如或增多、分化不良、分节缺欠、假关节形成、脱位或异常连接等，可以一个独立的畸形存在，或者伴有其他部位或器官的先天性畸形，有些即以综合征存在，如Apert综合征、Carpenter综合征和Marfan's综合征等。

2. **创伤性畸形**　四肢骨关节的骨折造成骨的连续性中断，可出现成角、侧方、短缩、分离或旋转移位畸形；关节脱位或关节内损伤可造成关节畸形和功能障碍。同时骨折的并发症如缺血性肌挛缩、骨化性肌炎、神经血管或肌腱损伤等亦可造成四肢畸形。此外，骨折、医源性创伤或治疗不当可能导致骨骺的生长停滞、骺板早闭、骨骺发育不对称、骨缺血性坏死以及骨折畸形愈合，表现为四肢力线改变、肢体不等长或功能障碍等。

3. **神经肌肉源性畸形**　神经肌肉源性疾病如脑瘫、小儿麻痹和脊髓灰质炎等，可造成肢体肌张力和肌力的改变。最初可表现为动态畸形，此时肌肉并无结构性短缩，如内收肌痉挛表现的剪刀步态和小腿三头肌痉挛表现足下垂。多数动态性畸形经过数月或数年最终转变为固定性畸形，造成肌肉和肌腱短缩、关节囊和韧带的挛缩固定，表现为肢体的多发关节畸形。

4. **肿瘤所致畸形**　肿瘤及肿瘤样病变生长可引起肢体畸形如肢体力线改变、形态异常和局部包块，若肿瘤累及骨骺或骺板可引起骨骼的不对称生长出现肢体不等长、关节内翻或外翻等畸形。

5. **感染性疾病所致畸形**　骨关节感染性疾病如急性化脓性关节炎、骨关节结核可造成不同程度的关节软骨、骨骺、骺板、滑膜、关节囊或韧带破坏，早期由于疼痛反射表现为屈肌痉挛畸形，晚期可表现为关节间隙不规则且变窄、关节内翻或外翻畸形、关节周围软组织挛缩、骨骺或干骺部分缺如或肢体短缩等。

6. **代谢性骨病所致畸形**　代谢性骨病是钙、磷、维生素D或激素不足或代谢障碍导致骨基质矿化不足或骨生长障碍。如佝偻病引起骨质减少及长骨的逐渐弯曲，出现不同程度的髋内翻、膝内、外翻，同时伴有方颅、牙齿发育异常、珠状肋骨、手镯样关节、鸡胸和脊柱畸形等。

7. **多因素性畸形**　有些肢体畸形如Blount病（胫骨内翻）、Legg-Calve-Perthes病（扁平髋）和类风湿性关节炎，确切的病因和发病机制尚不清楚，可能的致病原因包括遗传因素、感染、创伤、缺血性坏死等上述因素。

【分类】

按照病因将四肢畸形分为七大类型：先天性畸形、创伤性畸形、神经肌肉源性畸形、肿瘤性畸形、感染性疾病所致畸形、代谢性骨病所致畸形、多因素性畸形。

1. 先天性畸形

（1）先天性肱内翻 是一种先天性遗传因素所致的骨发育缺陷的畸形。临床上往往表现为在出生时或出生不久后患肩关节外观瘦削，活动受限，且逐年加重，尤以外展上举及旋转受限为著。患肩关节正位X线片和CT三维重建可见肱骨头扁平且宽，内翻靠近肩峰；大结节位置明显升高，肱骨外科颈细短；干骺端内侧可见"C"形低密度压迹影，外侧骺板正常，骺线旋转，骺板与肱骨干平行，颈干角变小（正常肱骨的肱骨颈干角度为130°~140°）。此外先天性肱内翻畸形还可能合并心脏畸形、手指畸形或内脏畸形，结合病史、临床表现及影像学特征，对其诊断并不困难。

（2）先天性尺桡骨连接 多为常染色体显性遗传，系胚胎早期尺桡骨软骨内化骨异常致尺桡骨近端部分或完全连接，同时常存在旋后肌发育不良或缺如、纤维走向异常等改变。可出现在一些综合征中如Apert综合征，Carpenter综合征和关节挛缩症等。双侧较单侧多见，临床表现为前臂固定于旋前位，前臂旋转受限。Tachdjian依据X线片表现将其分为三型：Ⅰ型 桡骨头缺如，桡尺骨间骨性融合；Ⅱ型 桡骨头畸形且向后脱位，桡骨近端与尺骨融合；Ⅲ型 桡尺骨间由厚的骨间韧带连接。

（3）发育性髋关节脱位 1992年北美小儿矫形外科学会将先天性髋关节脱位（CDH）改名为发育性髋关节脱位或发育性髋关节发育不良（DDH）。发病率约占存活新生儿的0.1%，女男比例约6∶1。发病可能与遗传因素、人种、胎位及环境等有关。临床表现中患儿在站立期单侧脱位时跛行步态，若双侧为"鸭步"，臀部明显后突。体检：患侧大转子位于Nelaton线之上；单侧脱位时特殊检查如Allis征、外展试验和Trendelenbury试验可为阳性。骨盆正位X线片示髋臼发育不良、平坦且变浅，股骨头失去球形而变得不规则，股骨头骨骺出现晚于健侧，股骨头向外上方移位，Shenton线不连续；股骨颈变短变粗，前倾角加大。

（4）先天性胫骨假关节 是胫骨发育异常导致局部胫骨不连接、假关节形成、病理性骨折及成角畸形。X线表现胫骨骨质连续性中断，断端硬化，两断端变尖或远侧断端变尖陷入杯口状增宽的近侧断端内，形成假关节。临床上分为三型：弯曲型、囊肿型和假关节型。

（5）先天性马蹄内翻足 是一种最常见的足部畸形，多有家族遗传倾向，属常染色体显性遗传伴不完全外显率。发病率占存活新生儿的0.1%，女男比例约1∶3，双侧同时发病占50%。出生时即可表现患足呈马蹄状，患足内翻，足内侧缘向上，外侧缘向下；前足内收及外旋呈跖内翻；后足跖屈。

（6）成骨不全（OI） 又称脆骨病、玻璃娃娃，是一种先天遗传性缺陷疾病（ICD-10-Q），约90%的OI是由于Ⅰ型胶原α1链（COL1A1）和α2链（COL1A2）基因突变所致，多呈常染色体显性遗传，少数为隐性遗传。患者Ⅰ型胶原蛋白纤维病变造成骨骼强度耐受力差而容易骨折。临床上以全身性骨质疏松易多发骨折、蓝色巩膜和牙齿发育不良为其三大特点。X线基本征象为全身骨质疏松，骨皮质菲薄和骨密度减低，长骨弓状畸形；多发骨折，常可见新旧相间的骨折愈合骨痂。

（7）多发性骨骺发育不良（MED） 是一种由于软骨细胞外基质结构蛋白及细胞膜转运蛋白等缺陷引起的全身性的骨软骨发育异常的遗传性疾病，又称Cate病，约50%为家族性发病，多为常染色体显性遗传，目前发现致病基因有COMP基因、COL9A1基因、COL9A2基因、COL9A3

基因、MATN3 基因、DTDST 基因。MED 临床表现因具有明显的遗传异质性而多变，主要表现为多发性对称性早发骨关节炎（关节畸形、疼痛、僵硬及活动受限）、身材矮小和智力正常。

（8）马凡综合征　马凡综合征又名蜘蛛指（趾）综合征，属于一种先天性常染色体显性遗传的累及中胚叶骨骼、心脏、肌肉、韧带的结缔组织疾病。骨骼畸形表现为所有管状骨骨干细长，以短管骨为著，手指和脚趾细长呈蜘蛛脚样，双臂平伸指距大于身长，双手下垂过膝，下半身比上半身长。此外还可伴有脊柱侧凸、心血管畸形（主动脉瓣关闭不全、主动脉夹层等）和眼部疾患（晶状体脱位、视网膜剥离等）。

2. 创伤性畸形　创伤性畸形包括的病种繁多，按照创伤部位和时间可分为六个类型：①骨折移位畸形：四肢骨干、关节骨折。②关节脱位：外伤性肩、肘、腕、髋、膝、踝关节脱位。③骨折畸形愈合：四肢骨折畸形愈合。④神经、肌肉、肌腱、软组织损伤：桡神经、尺神经、正中神经、腓总神经损伤、四肢肌腱和肌肉断裂、瘢痕引起畸形。⑤骨折的并发症：缺血性肌挛缩、骨化性肌炎、骨骺或骺板损伤等。⑥医源性损伤或治疗不当。

3. 神经肌肉源性畸形

（1）大脑瘫痪　又称静止性脑病，指产前或婴儿期非进行性中枢神经系统损伤疾患，主要表现为运动障碍、姿势异常或感觉异常，常可伴有智力障碍、癫痫及精神发育迟缓等异常。按照临床表现可分为五型：痉挛型、肌张力不全型、手足徐动型、共济失调型及混合型，其中以痉挛型最为典型和常见，主要表现以双下肢为主的痉挛性瘫痪，剪刀步态，肌张力增高，腱反射亢进，可有病理反射。晚期可表现四肢畸形如马蹄畸形、髋内收、屈曲和内旋畸形、膝关节屈曲或伸直畸形。若上肢痉挛性麻痹时可出现拇指内收，手指和腕关节屈曲畸形等。

（2）脊髓灰质炎　又称小儿麻痹症，是由脊髓灰质炎病毒感染引起的急性传染病，波及脊髓前角细胞和脑干的运动核可致进行性麻痹但无感觉障碍，后期可出现以肢体萎缩和短缩为特征的肢体畸形。

（3）夏科关节病　指四肢关节在无痛觉下过度活动、撞击破坏，关节逐渐变大且不稳，甚至病理性骨折、脱位和畸形形成。该病可继发于脊髓空洞症、脊髓膜膨出、中枢神经系统梅毒、糖尿病性神经病与先天性痛觉缺如等。X 线检查早期表现为软组织肿胀，骨端致密；晚期关节增大，关节间隙狭窄，可见病理骨折及骨痂形成，严重时出现关节脱位与畸形。

4. 代谢骨病性畸形

（1）佝偻病　是小儿生长过程中钙、磷和维生素 D 代谢障碍导致骨基质矿化不足、骨质减少及长骨的逐渐弯曲，出现不同程度的髋内翻、膝关节内、外翻，同时伴有方颅、牙齿发育异常、珠状肋骨、手镯样关节、鸡胸和脊柱畸形等其他体征。按照其发病原因可分为：维生素 D 缺乏型、肾曲管功能不良型、慢性肾功能衰竭型和低磷酸酶血症型。X 线检查表现为骺板变厚，钙化带模糊，干骺端的骺缘呈毛刷样；严重时可出现关节和脊柱畸形。

（2）垂体性侏儒　由于垂体前叶腺功能减退造成生长激素缺乏，引起异常的生长缓慢或停止以致身材矮小，但四肢长度和头、躯干比例以及智力正常的。病因可分为遗传性和非遗传性，后者可包括垂体肿瘤（最常见的是颅咽管瘤）、嗜伊红肉芽肿或类肉瘤病等。

5. 肿瘤性畸形

（1）纤维异样增殖症　又称骨纤维结构不良，是一种以骨内纤维组织异常增殖代替正常骨组织为特点的非遗传性良性骨肿瘤。本病多发于青少年。好发部位长骨，以胫骨、股骨、颌骨多见，脊柱少见。临床上表现以骨隆起、长骨弯曲畸形、轻度疼痛和病理骨折为特点。临床上分三型：单发型、多发型和内分泌紊乱型，后者即为 McCune-Albright 综合征（包括多发性骨折、性早熟和皮肤色素斑）。典型 X 线表现：多累及长骨干及干骺端，骨质不同程度膨胀变粗及弯曲畸形，骨皮质变薄，无骨膜反应，多房性囊状破坏可伴骨硬化呈"磨砂玻璃样变"，若病变累及股骨近端可呈"牧羊杖"畸形。

（2）多发性内生软骨瘤病 是Ollier于1899年首先描述并命名，是一种由于软骨化骨障碍引起的多发性不对称性分布的骨内软骨性非遗传性良性肿瘤。发病年龄多小于10岁，男性多于女性。长、短管状骨和扁平骨均可发病。X线表现为多发，骨干膨胀变粗，病灶呈分叶外形的椭圆形透明阴影，常为中心位，骨皮质变薄，肿瘤周围有一薄层的增生硬化，在阴影内可见散在的沙粒样致密影，若病变累及骺板可表现干骺端增宽和肢体短缩弯曲畸形。

（3）遗传性多发性骨软骨瘤（HME） 是一种累及软骨化骨的以骨骼系统多发性外生骨疣为特征的常染色体显性遗传病。依据：①大多有明确家族遗传史，20岁之前；②可累及股骨、胫骨、腓骨、尺骨、肩胛骨、指骨和肋骨，瘤体数目可达上百个；③影像学表现：骨软骨瘤改变和骨塑性缺陷所致骨畸形，后者常表现为髋膝外翻畸形、干骺端增宽、尺骨远端缺如和腕关节尺偏等。

6. 多因素性畸形

（1）Legg-Calve-Perthes病 最早于1910年由Legg（美国）、Calve（法国）和Perthes（德国）相继发现并描述，简称Perthes病，又称"扁平髋"畸形。是指儿童原发性股骨头缺血坏死自限性、自愈性、非系统性疾病，最终股骨头呈扁平畸形，临床上主要表现跛行、患髋疼痛和活动受限。病因可能是多因素的，包括遗传、环境、外伤、滑膜炎、静脉回流障碍和凝血异常等。扁平髋畸形典型的X线和CT表现为股骨头囊变、碎裂、塌陷且不同程度的变扁平，短股骨颈，大粗隆高位和髋臼继发性覆盖不良。

（2）类风湿关节炎 是一种以关节滑膜炎和关节破坏为特征的慢性全身性自身免疫性疾病，此外病变可累及浆膜、心、肺及眼等结缔组织。好发中年女性。病因可能包括遗传、环境、微生物、性激素及神经精神状态等。关节内软骨和骨的破坏引起肢体严重畸形，其X线可表现为软组织肿胀，骨质疏松，软骨和骨的破坏、关节间隙变窄或消失，关节变形（如半脱位、尺侧偏斜或关节过伸等）。

（3）大骨节病 是一种可能与低硒环境、水中有机物、真菌毒素等因素有关的地方性骨关节病，我国从东北到西南的广大地区均有分布。好发于儿童和青少年，男女无差异。本病常常多发性、对称性侵犯关节软骨，导致关节变形和功能障碍。临床特征表现有：①多发性、对称性关节疼痛；②指末节弯曲和弓状指；③关节增粗变形、活动障碍和关节摩擦感；④骨骼肌萎缩、运动障碍；⑤短肢畸形，身材矮小，大骨节病性侏儒。

【诊断思路】

1. 先天性畸形

（1）家族遗传史。

（2）出生时或出生不久发病。

（3）否认创伤史、产伤史、感染史。

（4）影像学和体格检查证实肢体组成缺如或增多、发育不良、假关节形成、脱位或异常连接。

2. 创伤性畸形

（1）外伤史：摔伤、车祸伤、砸伤、高处坠落伤等。

（2）骨折移位所致肢体畸形的临床表现：畸形、反常活动、骨擦音或骨擦感，此外还有局部肿胀瘀斑、疼痛与压痛和功能障碍等。

（3）骨折畸形愈合所致肢体畸形：骨折病史，表现为肢体畸形、力线异常、肢体不等长或功能障碍。

3. 神经肌肉源性畸形

（1）有上运动神经元发育不良或受损病史，如早产、难产、高热、脑缺血、脑缺氧、颅脑损伤、脑感染等。脊髓灰质炎病毒感染史。

（2）畸形：动态畸形和固定畸形。

（3）肌张力改变和肌力的不平衡。

（4）感觉异常，如脊髓发育不良、感觉性神经病等。

（5）影像学、脑电图、肌电图、组织活检等辅助检查提示脑、脊髓、神经或肌肉病变、发育不良或受损。

4. 肿瘤性畸形

（1）否认创伤史、感染史。

（2）临床表现：肢体局部包块（骨性或软组织性）、疼痛和压痛、肢体畸形、病理性骨折或浅表静脉怒张。

（3）影像学表现符合肿瘤改变：骨质破坏、骨硬化、骨膜反应和病理性骨折等。

（4）病理检查诊断肢体肿瘤病变。

5. 感染性畸形

（1）感染史，否认创伤史和家族遗传史。

（2）临床表现：畸形，中毒症状，局部红、肿、热、痛，功能障碍。

（3）实验室检查：CRP、血沉、白细胞数目升高、细菌培养。

（4）影像学表现符合感染性改变：骨质破坏、渗出、死骨形成和脓肿等。

（5）病理检查诊断肢体感染性病变。

6. 代谢性骨病所致畸形

（1）否认家族遗传病史、创伤史、感染史。

（2）好发于小儿生长期。

（3）实验室检查：钙、磷、维生素、生长激素或甲状腺激素等水平异常。

（4）影像学符合代谢性骨病改变。

7. 多因素性畸形

（1）病因不明，可能致病原因包括遗传因素、感染、创伤等。

（2）临床检查和辅助检查符合多因素性畸形：如Perthes病表现跛行、患髋疼痛、活动受限和X线表现为股骨头囊变、碎裂、塌陷且不同程度的变扁平。

（3）通过逐个排除先天性畸形、创伤性畸形、神经肌肉源性畸形、肿瘤性畸形、感染性疾病所致畸形、代谢性骨病所致畸形至确诊多因素性畸形。

（唐成林　柳万国　孙　莉）

第68章 皮 疹

第一节 斑 疹

【定义】

斑疹是皮肤黏膜的局限性颜色改变，与周围皮肤平齐，无隆起或凹陷，大小可不一，形状可不规则，直径一般小于1cm。直径达到或超过1cm时，称为斑片。

【常见临床类型】

一、红斑

1. **丹毒** 多由乙型溶血型链球菌感染引起。细菌可通过皮肤或黏膜细微损伤侵入，机体抵抗力低下可成为促发因素。典型皮损为水肿性红斑，界限清楚，表面紧张发亮。好发于面部、足背、小腿等处。多为单侧发生。自觉疼痛，可有不同程度的全身中毒症状和附近淋巴结肿大。

2. **接触性皮炎** 是由于接触某些外源性物质后，在接触部位发生的急性或慢性炎症反应。典型皮损为接触部位出现境界清楚的红斑，自觉瘙痒或灼痛。皮损多局限接触部位，少数可蔓延或累及周边部位。

3. **湿疹** 是由多种内、外因素引起的真皮浅层及表皮炎症。临床表现为对称性红斑，常在红斑基础上出现丘疹、丘疱疹、水疱，自觉剧烈瘙痒。常反复发作。

4. **特应性皮炎** 是一种与遗传过敏体质有关的慢性炎症性皮肤病。多在1岁以内发病，初发皮损为面颊部瘙痒性红斑，继而在红斑基础上出现丘疹、丘疱疹、糜烂、渗出和结痂。常伴发哮喘、过敏性鼻炎、湿疹的家族性倾向。

5. **药疹** 发疹前有明确的服药史和潜伏期。皮损为圆形或类圆形境界清楚的水肿性暗紫红色斑，常在皮肤黏膜交界处发生，因每次发病几乎均在同一部位，故命名为固定型药疹。皮损也可呈弥漫性鲜红斑或呈米粒大红斑，密集对称分布，遍布全身，名为猩红热型药疹。皮损也可为水肿性红斑，边缘潮红，中心呈暗紫色，形如虹膜状，名为多形红斑型药疹。

6. **日光性皮肤病** 日晒后数小时，暴露部位出现弥漫性红斑，边界清楚，自觉灼痛，为日晒伤。也可于春夏季节，曝光部位出现水肿性红斑，可有丘疹、丘疱疹，自觉瘙痒显著，易反复发作，名为多形日光疹。

7. **多形红斑** 是由感染、药物、食物及物理因素引起的急性炎症性皮肤病，常伴发黏膜损害，易复发。某些自身免疫性疾病也可出现多形红斑样皮损。皮损为虹膜样水肿性红斑，自觉瘙痒或轻度疼痛和灼热感，好发于面、耳、四肢远端伸侧、手足，春秋季节易发，多累及儿童、青年女性。

8. **红斑狼疮** 是一种自身免疫性结缔组织病，可分为盘状红斑狼疮、亚急性皮肤型红斑狼疮及系统性红斑狼疮。典型皮损为面颊和鼻梁部水肿性的蝶形红斑，日晒后常加重。同时伴有发热、关节疼痛、全身多器官受累。

9. 皮肌炎 是一种主要累及皮肤和横纹肌的自身免疫性结缔组织病，以亚急性和慢性发病为主。特征性皮损为眶周紫红色斑，以双上眼睑为中心的水肿性紫红色斑片，可累及面颊和头皮。还可有前胸V字区红斑，甲周红斑等。

10. 鲜红斑痣 皮损为淡红或暗红色斑片，形状不规则，压之部分或完全褪色，好发于颜面、颈部，也可发生于其他任何部位。出生时即可存在。

二、出血性斑

发病可能与毛细血管壁病变有关，体位的重力作用和静脉压升高是重要的局部诱发因素，某些药物也可引起发病。

1. 色素性紫癜性皮肤病

（1）进行性色素性紫癜性皮病：皮损初起为群集性针尖红色瘀点，后密集成片并逐渐向外扩展，中心部转变为棕褐色。常对称发生于成年男性胫前区。

（2）毛细血管扩张性环状紫癜：皮损初起为紫红色环状斑疹，边缘毛细血管扩张明显，逐渐扩大呈环状，颜色转为棕褐或黄褐色，常对称发生于女性小腿，大腿、臀部、躯干与上肢亦可累及。

（3）色素性紫癜性苔藓样皮炎：皮损为铁锈色苔藓样境界不清的斑片，常对称发生于40~60岁男性胫前区，亦可累及大腿、躯干及上肢。

2. 血小板减少性紫癜 皮损为泛发性不可触及的瘀点、瘀斑，患者有出血倾向，血小板显著减少。

三、色素沉着斑

1. 黄褐斑 是由多种原因引起的面部色素沉着性皮肤病，紫外线照射、化妆品、妊娠、内分泌紊乱、过度疲劳及遗传均为诱发因素。皮损常对称分布于颧部及颊部呈蝴蝶形，亦可累及前额、鼻、口周。皮损为大小不一、边缘清楚的黄褐色或深褐色斑片。常在春夏季加重，秋冬季减轻。

2. 黑变病 多数患者有光敏性物质接触史，日光照射后可在暴露部位发生，有些患者与内分泌功能紊乱有关。典型皮损为网状排列的色素沉着斑，灰紫色到紫褐色，境界不清。好发于面部，常开始于颧颞部并逐渐波及前额、颊、耳后和颈部。

四、色素脱失斑

色素脱失斑又称白癜风，是一种常见的后天性色素脱失性皮肤黏膜病，该病的发生是具有遗传素质的个体在多种内外因素的激发下，出现免疫功能、神经精神及内分泌、代谢等多方面的功能紊乱，导致酪氨酸酶系统的抑制或黑素细胞的破坏，最终使患病处色素脱失。皮损为境界清楚的色素脱失斑，呈乳白色，白斑中可出现散在的毛孔周围岛状色素区。任何部位均可发生，但好发于暴露及摩擦部位，如颜面部、颈部、手背、腕部、前臂及腰骶部，口唇、阴唇、龟头、包皮内侧黏膜亦可累及。一般春末夏初病情发展加重，冬季缓解。

五、色素减退斑

1. 贫血痣 是一种先天性色素减退斑，一般单侧分布，摩擦或加热后白斑周围皮肤充血，而白斑本身不发红。

2. **无色素痣** 出生时或生后不久即有局限性浅色斑，往往沿神经节段分布，境界模糊，一般单发。

3. **炎症后色素减退** 有原发病史，如银屑病、玫瑰糠疹、湿疹等，色素减退局限在原发疾病皮损部位，一般为暂时性的，能自行恢复。

【鉴别诊断】

斑疹应与以下皮损相鉴别。

1. **丘疹** 为局限性、实质性、直径小于1cm的表浅隆起性皮损，常见疾病有扁平疣，银屑病，扁平苔藓等。

2. **斑块** 为丘疹扩大或较多丘疹融合而成、直径大于1cm的隆起性扁平皮损，常见于银屑病等。

3. **风团** 为真皮浅层水肿引起的暂时性、隆起性皮损。见于荨麻疹。

【诊断思路】

1. **确认皮损是否为斑** 对患者进行皮肤科情况检查时，首先要判定皮损是否为斑。需要与风团相鉴别，以风团为皮损表现的疾病是荨麻疹，因为急性荨麻疹有时伴有休克症状，必须立即抢救。

2. **判定是什么性质的斑**

（1）如果是红斑，要判定是炎症性的，还是过敏性的或是结缔组织疾病。如患者是急性发病，皮损红肿热痛，需提检血常规。如考虑为过敏性疾病，应详细询问病史，必要时提检过敏原。如考虑为结缔组织疾病应提检一系列实验室检查，包括抗核抗体系列。

（2）如果是出血性斑，要提检血小板及凝血功能。

（3）如果是色素减退或脱失斑，需做WOOD灯检查。

3. **做出正确的临床诊断** 根据皮损的性质、好发部位及实验室检查做出临床诊断。

4. **制定治疗方案。**

（姜　萍）

第二节　丘　疹

【定义】

丘疹是常见的皮肤损害，为高出皮肤表面的局限性隆起的充实性损害，皮疹的直径小于1cm，颜色可以是红色、白色、黄色、紫色或与皮肤相同的颜色，数目可数个或很多，散在或群集分布，可伴有明显的自觉症状。在丘疹上又发生水疱或脓疱的叫做丘疱疹或丘脓疱疹。

【发生机制】

（1）代谢产物的沉积。

（2）表皮或真皮细胞成分的局限性增殖。

（3）真皮局限性细胞浸润而形成。

【常见临床类型】

一、感染性炎症性丘疹

（一）病毒感染性丘疹

1. 寻常疣 好发于手背、手指、足缘等处，也可发生于身体其他部位。发生在甲周者称甲周疣，发生在甲床者称甲下疣，疣体呈细长状突起，顶端角化者，称丝状疣，疣体表面呈参差不齐的指状突起者，称指状疣，好发于头皮及趾间，皮疹为黄豆大或更大的灰褐色、棕色或正常皮色的丘疹，表面粗糙，角化过度，坚硬，呈乳头状。

2. 扁平疣 好发于青少年，多分布于面部、手背、颈、胸部和前臂的屈侧，皮疹为冒针头至黄豆大小扁平光滑丘疹，呈圆形、椭圆形，正常肤色或淡褐色，如经搔抓，则可沿抓痕呈串珠状排列，即Koebner现象。皮疹数目较多，散在或密集分布。自觉症状轻微或无。病程呈慢性经过，多数患者在1~2年或更久自行消退，但可复发。

3. 尖锐湿疣 又称生殖器疣，主要通过性接触传染，少数通过间接接触传染，是我国目前常见的性传播疾病之一，与生殖器癌的发生密切相关。好发于外生殖器及肛门附近的皮肤黏膜湿润区，皮疹初起为小而柔软淡红色顶端稍尖的赘生物，逐渐增大增多，互相融合成各种不同的形态，表面凹凸不平，湿润柔软呈乳突状、菜花状及鸡冠状，根部易发生糜烂、渗液，其间有脓性分泌物淤积，有恶臭，由于分泌物浸渍，疣体表面呈白色、暗灰色或红色，易出血，位于干燥部位的尖锐湿疣较小，呈扁平疣状。大多数尖锐湿疣患者无任何自觉症状，少部分有瘙痒、灼痛、白带增多。

4. 水痘 好发于儿童。发疹前可有轻度乏力低热等前驱症状，皮疹初起为小的红色斑丘疹1~2日内变成疱疹，疱液初为澄清透明，疱周红晕，3~5日后疱疹呈脐样凹陷，逐渐干涸结痂，数日后结痂脱落，常有瘙痒。皮疹分批出现，故同时可见红斑、丘疹、水疱、结痂等不同时期的皮疹，常始于头皮、躯干部位，呈向心性分布，口咽部及阴部黏膜也可发生损害，病程约2周。如发生于成人，症状重，皮疹数目多。

5. 带状疱疹 由带状疱疹病毒引起。发疹前可有乏力低热等全身症状，患处皮肤自觉灼热或灼痛，且可有痛觉敏感，此为前驱症状。好发于肋间神经、颈神经、三叉神经和腰骶神经支配区域。患处首先出现潮红斑，很快出现粟粒至黄豆大小丘疹，簇状分布而不融合，继之迅速变为水疱，疱壁紧张发亮，疱液澄清，外周绕以红晕，各簇水疱间皮肤正常，皮损沿某一周围神经呈带状排列，多发生在身体一侧，一般不超过正中线。神经痛为本病特征之一，可在发病前或伴随皮损出现，老年患者常较剧烈，病程一般2~3周。水疱干涸结痂脱落后留有暂时性淡红斑或色素沉着。

6. 单纯疱疹 好发于口鼻腔周围。发作早期局部常自觉灼热，随后出现红斑，簇集状小丘疹和水疱，可互相融合，数天后水疱破溃形成糜烂、结痂，继而愈合，病程1~2周。

7. 传染性软疣 常见于手背、四肢、躯干及面部。皮疹为粟粒至黄豆大的半球形丘疹，呈灰白或珍珠色，表面有蜡样光泽，中央有脐凹，可以从中排出或压出乳白色干酪样物质，称为软疣小体，本病一般无自觉症状。

8. 鲍温病样丘疹病 皮损为多个或单个色素性丘疹，其大小不等，直径约2~10mm，呈圆形、椭圆形或不规则形，界清，丘疹表面可光亮呈天鹅绒外观，或轻度角化呈疣状皮损，好发于腹股沟、外生殖器及肛周的皮肤黏膜，一般无自觉症状。

（二）细菌感染性丘疹

1. 毛囊炎 好发于头面部、颈部、臀部和外阴。皮损初起为红色毛囊性丘疹，数天内中央出现脓疱，周围有红晕，脓疱干涸或破溃后形成黄痂，痂皮脱落后一般不留疤痕。发生于头皮且愈后留有脱发和瘢痕者称为秃发性毛囊炎；发生于须部称为须疮；发生于颈项部，呈乳头状增生或形成瘢痕硬结者称为瘢痕性毛囊炎。

2. 脓疱疮 是由金黄色葡萄球菌和（或）乙型溶血性链球菌引起的一种急性皮肤化脓性炎症。通常指的是寻常性脓疱疮，有较强的传染性，常在托儿所、幼儿园发生流行。好发于面部等暴露部位。皮损初起为红色斑点或小丘疹，迅速转变成脓疱，周围有明显红晕，疱壁薄，易破溃糜烂，脓液干燥后形成蜜黄色结痂，常因搔抓使相邻脓疱向周围扩散或融合。病情严重者可有全身中毒症状伴淋巴结炎，甚至引起败血症或急性肾小球肾炎。陈旧的痂一般于6~10天后脱落，不留瘢痕。

3. 疖 是毛囊深部及周围组织的化脓性炎症。好发于头面部颈部和臀部。皮损初起为毛囊性炎性丘疹，基底浸润明显，以后炎症向周围扩展，形成坚硬结节，伴红肿热痛，数天后中央变软，有波动感，顶部出现黄白色点状脓栓，脓栓脱落后有脓血和坏死组织排出，以后炎症逐渐消退而愈合。疖多单发，若数目较多且反复发生，经久不愈称为疖病。多见于免疫力低下患者。

4. 疣状皮肤结核 结核杆菌感染所致的慢性皮肤病。多累积成年男性的手背指、足、臀小腿等暴露部位。皮损初起为黄豆大小的紫红色质硬丘疹，单侧分布，丘疹逐渐扩大可形成斑块，表面增厚，粗糙不平可呈疣状增生，皮损表面有较深沟纹相隔，挤压时可有脓液从裂隙中渗出。皮损中央逐渐结痂脱落，留有萎缩性网状瘢痕，边缘的痂或鳞屑逐渐向外扩展形成环状或弧形边缘，外周绕以暗红色晕，中央网状瘢痕、疣状边缘和四周红晕成为"三廓征"。病程可达数年至数十年。

（三）螺旋体感染性丘疹

1. 硬下疳 一期梅毒的主要症状，是梅毒螺旋体侵入部位发生的无痛性炎症反应，无全身症状和发热。①潜伏期1周~2月，平均2~4周。②好发部位：90％在外生殖器，生殖器外的有肛门、直肠、唇、舌、面部、乳房、手指等处。③形态：初起为一小红斑，触之有软骨样感觉，典型硬下疳为一圆形或椭圆形边缘清楚、周边隆起、基底平坦、肉红色、表面有少量浆液分泌物、内含大量梅毒螺旋体、直径约1~2cm的无痛性溃疡。④常为单发，个别有1~10个。⑤非典型原发病灶为丘疹样下疳。⑥约3~8周硬下疳可不治自愈，遗留暗红色表浅性瘢痕或色素沉着。硬下疳出现后1~2周，腹股沟或患处附近淋巴结可肿大，常为数个、大小不等、质硬、不粘连、不破溃、无疼痛。穿刺淋巴结检查有大量的梅毒螺旋体。硬下疳发生后1~2周梅毒血清试验开始转阳。7~8周全部阳性。

2. 梅毒二期 一期梅毒未经治疗或治疗不彻底，螺旋体由淋巴系统进入血液循环形成螺旋体菌血症，引起皮肤、黏膜、骨骼、内脏、心血管及神经损害。常发生在下疳消退后3~4周，偶可与下疳同时出现。

皮疹种类甚多，最常见的是斑疹和丘疹，常为一种或多种类型同时存在。

（1）斑疹性梅毒疹：为最早出现的二期梅毒疹，圆形或椭圆形，直径1~2cm。玫瑰色或褐红色，压之褪色，互不融合。皮疹数目多，分布对称，好发于躯干及四肢近端。

（2）丘疹性梅毒疹：较斑疹出现稍晚，直径约2~5mm或略大，为肉红色或铜红色、略高出皮面坚实的丘疹，表面光滑或被覆有粘连性鳞屑。皮疹好发于颜面、躯干、四肢屈侧尤其是掌跖部位，暗铜红色、深在的浸润斑具有特征性。

（3）掌跖梅毒疹：常见，为质硬、污黄色、中央角质剥脱、边缘覆黏着性鳞屑。似领圈样皮损，散在，对称而不融合。

（4）扁平湿疣：是特殊的丘疹性梅毒疹，好发于肛周、生殖器、腹股沟、指趾间等多汗部位，初起为表面湿润的扁平丘疹，随后扩大或融合成扁平分叶状的疣状损害，直径1~3cm，基底宽而无蒂、呈暗红色炎性浸润，表面糜烂、渗液，内含大量螺旋体，极强传染性。

（四）真菌感染性丘疹

1. 体股癣　皮损初起为红色丘疹丘疱疹或小水疱，很快形成有鳞屑的红色斑片，境界清楚，皮损边缘不断向外扩展，中央趋于消退，形成境界清楚的环状或多环状，边缘常分布丘疹、丘疱疹和水疱，中央色素沉着。自觉瘙痒。

2. 癣菌疹　是皮肤癣菌感染灶出现明显炎症时，远隔部位发生的多形性皮损，可以为丘疹、红斑、渗出、糜烂、水疱或大疱。

3. 着色真菌病　是由一组暗色真菌引起的皮肤和皮下组织的慢性感染。好发于中青年人，皮损好发于四肢远端及暴露部位。初起为真菌侵入处的单个炎性丘疹，逐渐扩大并形成暗红色结节或斑块，表面呈疣状、菜花状或覆盖污褐色痂，痂上有散在的帽针大小黑褐色小点，痂下常有脓液溢出，揭开痂后可见颗粒状或乳头状肉芽，肉芽之间多有脓栓，在斑块或结节周围呈暗红色炎性浸润带。自觉瘙痒。

（五）寄生虫感染性丘疹

1. 螨皮炎　在被螨叮咬的部位出现水肿性丘疹、丘疱疹或风团样丘疹、瘀斑、其上有小水疱，偶尔为大疱。中央有针头大小的"咬痕"。自觉奇痒难忍。常伴有抓痕与结痂，继发感染出现脓疱。严重者可出现头痛、关节痛、发热、乏力、恶心等全身症状。数日后，可自行消退，遗留暂时性色素沉着。个别患者可发生哮喘、蛋白尿，或血中嗜酸性粒细胞增高。在接触物上可找到螨虫而确诊。

2. 虱病

（1）头虱病：头虱多寄生于头部耳后发根上，多见于卫生条件差的妇女与儿童。在头发处易发现头虱及虱卵。虱叮咬处有红斑、丘疹。瘙痒剧烈，搔抓后引起头皮抓痕和血痂。检查可见头虱在头皮上爬行。

（2）体虱病：在内衣的衣领、裤腰、裤裆的衣缝等处易发现体虱及虱卵。躯干部皮肤可见因体虱叮咬而引起的红斑、丘疹或风团块，常伴有线状抓痕及血痂。

（3）阴虱病：大多数患者或其配偶近期有不洁性关系史，或近期曾在外住宿。瘙痒以晚间为甚．主要的限于耻骨部，其配偶或性伴可有类似症状。可见阴毛上黏附灰白色砂粒样颗粒的阴虱卵，及缓慢移动的阴虱，或见一半钻入皮内，一半露于皮外的阴虱，伴抓痕血痂，或散在片状蓝色出血瘀斑。

3. 疥疮　疥螨常侵犯皮肤薄嫩部位，皮疹为小米粒大丘疹或丘疱疹。多见于指缝、腕部、肘窝、腋窝、乳房下、脐周、腰部、下腹部、股内侧、外生殖器等处。成人头、面、掌跖等处不易受累。有时可见隧道。在阴囊、阴茎、龟头等处发生豌豆大小的结节，为疥螨引起的异物反应。自觉剧痒，尤以夜间为甚。

二、非感染性炎症性丘疹

（一）变态反应性皮肤病的丘疹

1. 湿疹

（1）急性湿疹：表现为多形性皮疹，常在红斑基础上有针头到粟粒大小的丘疹、丘疱疹。

严重时有小水疱，常融合成片，境界不清，在损害周边，丘疱疹逐渐稀疏。皮疹分布对称。多见于面、耳、手、足、前臂、小腿外露部位。严重者可弥漫全身。自觉瘙痒较重。常因搔抓形成点状糜烂面，有明显浆液性渗出。如继发感染，则形成脓疱、脓液、脓痂、淋巴结肿大，甚至有发热等全身症状。

（2）亚急性湿疹：经急性发作后，红肿及渗出减轻。但仍可有丘疹及少量丘疱疹，皮疹呈暗红色，可有少许鳞屑及轻度浸润。有时可因再次暴露于致敏原、新的刺激或处理不当，而导致急性发作或加重。如经久不愈，则发展为慢性湿疹。

（3）慢性湿疹：由急性及亚急性湿疹迁延而成。或开始炎症不重，暗红斑上有丘疹、抓痕及鳞屑。患部皮肤肥厚，表面粗糙。呈苔藓样变，有色素沉着或色素减退。病情时轻时重，延续数月或更久。好发部位于手、足、小腿、肘窝、股部、外阴、肛门等处。多对称发病。

2. **异位性皮炎** 临床表现多种多样，其炎症由急性到慢性，反复发作，剧烈瘙痒。不同年龄阶段有不同表现，通常分婴儿期、儿童期、青年成人期，常见的皮疹为丘疹、丘疱疹、红斑、苔藓样变、糜烂渗出。

3. **药物性皮炎** 药物通过内服、注射等途径进入人体，引起的炎症性皮疹，重者可累及其他系统。皮疹常见类型，如固定型、麻疹样型、湿疹样型、紫癜型、多形红斑型等。

4. **接触性皮炎** 皮损发生于接触部位，在接触的部位发生境界清楚的红斑、丘疹、丘疱疹，严重时红肿明显，并出现水疱和大疱，疱壁紧张、内容清亮，水疱破后呈糜烂面，偶尔发生组织坏死。患部常有灼痒或灼痛感，搔抓后可将致病物带到远隔皮损部位，产生性质类似的病变，少数严重病例可有全身反应。

5. **丘疹性荨麻疹** 常分批发生于腰、背、腹、臀及小腿等部位。皮疹为红色的风团样丘疹，呈纺锤形或圆形，中央常有丘疱疹、水疱或大疱。自觉瘙痒。

（二）丘疹鳞屑性皮肤病的丘疹

1. **银屑病** 病程经过缓慢、反复发作。患者自觉有不同程度瘙痒，大部分患者冬重夏轻。分四型。

（1）寻常型银屑病：临床多见，皮损初起为冒针头至绿豆大小红色丘疹、斑丘疹，渐融成片，表面被覆多层银白色鳞屑，有蜡滴现象、薄膜现象、点状出血现象。按病程分三期，进行期：皮疹不断增多、扩大，色鲜红，周围有红晕，常有Koebner现象（同形反应）。即指外观正常的皮肤在各种刮伤、抓伤、针刺、注射、涂抹性质强烈的药物等刺激后，发生与原发皮疹相同的皮损。稳定期：病情保持相对稳定、基本无新疹出现，旧皮疹渐扩大，有较多较厚鳞屑。消退期：皮损炎性浸润渐消退，颜色变淡，数目减少，部分皮损中央消退呈环状，愈后局部留下色素沉着斑或色素减退斑。

（2）脓疱型银屑病：分为泛发性和局限性两型：①泛发性：临床上最重的一型，外用刺激性药物、感染、应用糖皮质激素或免疫抑制剂过程中骤然停药等均为促发因素。发病急骤，可持续数日弛张性高热，伴全身不适、乏力及关节肿胀，红斑上突然出现泛发浅在的黄白色无菌小脓疱，针头至粟粒大小，初为小片，以后融合成"脓湖"，数周内可弥漫性分布全身，舌面常有较深沟纹，称沟纹舌。病程较长者可伴发指尖萎缩、肌无力、白细胞总数增高、低钙血症、血沉增快，甚至可出现严重的系统性病变及继发感染。短期发热、脓疱常呈周期性复发，持续数日至数周后自行缓解，全身泛发红斑脱屑，成为红皮病。如此反复发作，造成患者低蛋白血症，全身情况差，预后不良。②局限性脓疱型银屑病：皮疹限于掌及足跖，对称分布。掌部皮损初发于大小鱼际，以后皮损渐扩展到掌心、手背及手指，足部好发于跖中部及内侧，皮疹为对称性红斑上成群淡黄色针头至粟粒大小脓疱，不易破裂。约1~2周后脓疱干涸、结痂及脱屑，鳞屑下反复出现成群新疱，反复发作，经久不愈。患者常伴甲的病变，甲上有点状凹陷、横沟、纵嵴、甲浑浊、甲剥离及甲下积脓。

（3）关节病型银屑病：有银屑病皮损，同时出现关节病症状，男性多见。损害为非对称性外周多关节炎，远端指趾间关节红肿、疼痛、畸形。常从足部开始，渐累及其他关节，重者膝、踝、肩、髋、脊柱等大关节也可累及，功能受限，关节变形，病程慢性，呈进行性发展。患者伴有发热、贫血、肝、脾及淋巴结肿大等全身症状，类风湿因子常阴性，血钙低。X线示软骨消失，关节边缘被侵蚀，甚至有溶骨及关节腔变窄及肥大性关节炎表现。

（4）红皮病型银屑病：为全身皮肤迅速出现弥漫性潮红浸润。表面有大量麸皮样鳞屑，在弥漫潮红浸润脱屑损害间可出现片状正常"皮岛"，甲浑浊变厚、变形及脱落，口鼻黏膜充血发红，伴畏寒、发热、关节痛、头痛等全身不适症状。浅表淋巴结肿大。大量脱屑引起蛋白质丢失，导致低蛋白血症，血白细胞及中性粒细胞计数增高。

2. 扁平苔藓　典型损害为多角形扁平丘疹，呈紫红色或紫蓝色，直径约3~5mm，丘疹中央轻度凹陷或有角栓，边缘与正常皮嵴一致。境界清晰，表面光滑发亮，有蜡样光泽。液体石蜡涂拭表面后，用放大镜观察可见灰白色具有光泽的小点及浅细的网状条纹，称Wickham纹，为特征性损害。皮疹好发于四肢，多呈散在或局限分布，也可泛发，发生在头部可致永久脱发。在急性期搔抓后可在抓破部位出现线状或串珠状排列的扁平苔藓损害，即同形现象。患者瘙痒程度不同，全身症状不重。

约半数患者可有黏膜损害，多发生在口腔，尤以颊黏膜、舌、牙龈、唇多见，为树枝状或网状白色细纹或白色斑点、丘疹、斑块，可伴发水疱、糜烂、溃疡，引起严重不适。男性龟头黏膜可出现紫红色环状损害，伴有糜烂、溃疡、疼痛，女性多见于大小阴唇内侧。

甲损害见于部分患者，可累及少数甲板及全部甲板，表现为甲凹凸不平或有纵嵴、沟纹，严重时甲板破坏、脱落可出现不可恢复的特征性甲翼状胬肉样改变。

本病多见于中年人，为慢性经过，病程数月至数年，2/3患者在1~2年内自行消退，皮疹消退后可遗留淡褐色色素沉着。

3. 硬化性萎缩性苔藓　皮损为瓷白色的扁平丘疹，表面有小的黑头粉刺样毛囊性角质栓，四周绕以红晕。丘疹开始为绿豆大，圆形、卵圆形或不规则形，界清，有光泽，紧密排列而不融合，部分损害中心轻度凹陷，触诊较硬。后期，皮损出现羊皮纸样萎缩，且可融合成界限清楚的白色斑片。其表面皱缩，白斑中央可起大疱或血疱。剧痒或无自觉症状。本病好发于男女生殖器官。

4. 光泽苔藓　皮损多呈一致性，为针头至粟粒大小的丘疹，圆形或多角形，呈半球状隆起，正常皮色、淡白色或淡黄色，闪烁发光，坚实，散在不融合。好发于下腹部、胸部、肩胛部、前臂及大腿内侧。

5. 小棘苔藓　皮损为针头大的毛囊性丘疹，中央有一根丝状干燥性角质小棘突出，呈灰白色或正常皮色，触之坚硬。丘疹大都群集成片不融合。好发于颈部、躯干及上臂伸侧。无自觉症状。

（三）神经功能障碍性皮肤病的丘疹

1. 神经性皮炎　病程呈慢性经过，易于复发，没有渗出倾向。依据受累范围，可分为局限型及播散型。

（1）局限型：中青年多见。表现为局部皮肤阵发性瘙痒。皮损初为成群粟粒至米粒大小的扁平丘疹，圆形或多角形，渐融合形成境界清楚的损害，呈皮纹加深、皮嵴隆起的苔藓样变，表面光滑或有不易刮除的鳞屑，伴有抓痕、血痂及色素沉着。好发于小腿、踝、颈后侧、肘部、腰骶、会阴等部位。

（2）播散型：成年人及老年人多见，皮肤肥厚粗糙，呈苔藓样变及色素沉着。皮损广泛分布全身多处，奇痒难忍。

2. 单纯性痒疹 原发疹较小较多，如帽针头大小至扁豆大小风团样斑块及丘疱疹。继以坚实丘疹，间有小水疱及结痂，瘙痒剧烈。多见于中青年，好发于躯干及四肢伸侧。

（四）血管炎性丘疹

变应性血管炎皮损初为粟粒至绿豆大小的红色丘疹，逐渐增大，呈结节、溃疡，也可发生水疱、血疱，常对称分布，多种损害同时存在，以下肢和臀部为主。自觉疼痛和烧灼感。可伴发热、关节痛等全身症状。

（五）物理因素的丘疹

1. 多形性日光疹 常在春季初次受到较强日晒后，暴晒部位出现红斑、丘疹、丘疱疹、风团、糜烂、结痂、水疱、苔藓样变等多形性皮疹。患者常以某一类型皮疹为上，如红斑型、湿疹型等。皮损好发于面部、颈部、胸前V形区、前臂伸侧等暴光部位，好发于女性，反复发作。

2. 鸡眼 为倒圆锥状嵌入真皮的淡黄色角质栓，豆大或更大、境界清楚，好发于足跖前中部，小趾外侧或踇趾内侧缘，行走时发生顶撞样痛。

3. 摩擦性苔藓样疹 皮疹为针头到米粒大圆形、扁平或丘状隆起的丘疹，正常皮色、灰白色或淡红色。呈轻度苔藓样变好发于手背、手腕及前臂，一般无自觉症状愈后良好。

4. 粟丘疹 皮损好发于颜面，为黄白色、坚实性球状丘疹，表面光滑，顶尖圆，无融合，大小1~2mm，可挤出的角质样球状颗粒。皮疹发展缓慢，偶可自然脱落。

（六）皮脂腺分泌因素的丘疹

1. 寻常痤疮 多发于15~30岁的青年男女。损害主要发生于面部，常伴有皮脂溢出。

皮损初始为粉刺，粉刺可发展为炎性丘疹或脓疱、结节及囊肿等。炎性丘疹一般为米粒至绿豆大小，可因炎症较重或人为地抠剥继发化脓感染，中心有脓头或脓疱。深在损害则形成结节，紫红或暗红色。结节性痤疮不易消退。继发细菌感染时皮损红肿明显，有压痛，愈后遗留萎缩性或增生性的瘢痕。临床上常以炎性丘疹最多见，病程慢性。时轻时重。

2. 酒渣鼻 可分为三期。

（1）红斑期：先为鼻部潮红。以后累及额部、颊部等颜面部位，对称发生，红斑初为暂时性，以后逐渐转为持久性浅表毛细血管扩张、毛囊扩大、皮脂溢出等。持续数月至数年后向第二期发展。自觉灼热。

（2）丘疹脓疱期：在第一期基础上成批发生针头至绿豆大小的红色丘疹、脓疱、结节，鼻部、面颊部的毛囊口扩大明显，皮疹时轻时重、此伏彼起，可数年或更久。

（3）鼻赘期：鼻部皮脂腺及结缔组织增生，形成紫红色结节状突起，皮肤凹凸不平，毛细血管显著扩张，致使鼻尖、鼻翼肥大，形成鼻赘。从红斑期发展至鼻赘期需要数十年。

3. 脂溢性皮炎 皮损发生于皮脂溢出部位，以头、面、胸、背、脐窝、腋窝等部位多见。开始在毛囊周围有红丘疹，渐发展融合成暗红或黄红色斑，被覆油腻鳞屑或痂皮。发生在面部常与痤疮伴发；发生在头部可见较多头屑；发生在躯干、腋窝、腹股沟皱襞处常可糜烂而似湿疹。皮损可扩展至全身，由头部向下蔓延，甚至发展成红皮病。患者有程度不等的瘙痒。

三、非炎症性丘疹

（一）代谢因素的丘疹

1. 黏液水肿性苔癣　好发于30~50岁的成人。皮损为软的、淡红或黄色的苔癣样丘疹。好发于前臂伸侧、腋窝处。部分呈现弥漫性浸润增厚，本病愈后不良，常死于非特异性并发症，如支气管肺炎。

2. 皮肤淀粉样变性　常见二型。

（1）苔癣样淀粉样变：多见于中年男性，皮损多对称分布在两小腿胫前，其次在臂外侧、腰，背和大腿。早期为针头大小褐色斑点，后变成尖头丘疹，渐增大，直径达2mm左右，扁平隆起，半球形、圆锥形或多角形，质硬；棕色、褐色、黄色、淡红色或似正常肤色。光滑发亮呈蜡样或表面有少许鳞屑、角化过度和粗糙，顶端有黑色角质栓，剥离后顶端留脐凹。皮疹散在或密集成片，但常不融合，小腿和上背部皮疹沿皮纹呈念珠状排列，具特征性。成片皮损的边缘仍可见到一些散在的褐色丘疹。自觉瘙痒剧烈，长期搔抓，损害处皮纹加深、皮野明显，或丘疹融合成斑片，表面呈疣状，似慢性单纯性苔癣或肥厚性扁平苔癣。皮损处往往有色素沉着，或有色素减退。损害发展缓慢，皮疹一旦出现，极难消失，但患者的一般健康不受影响。

（2）斑状淀粉样变：好发于中年以上妇女，好发于背部、肩胛间区，皮疹为褐色或紫褐色色素沉着斑。皮疹多不痒，痒者则有角化性小丘疹及表面粗糙。若不留心，本病易误诊为炎症后色素沉着。

3. 类脂质渐进性坏死　最早的皮损为境界清楚，隆起的红色丘疹，直径2mm，上有轻度鳞屑，压之不褪色，以后皮损发展形成不规则圆形或卵圆形硬皮病样斑块，边缘清楚，表面光滑呈釉状，中央凹陷呈硫黄色，构成硬的黄色斑块，外围紫红或淡红边缘，在黄色部位有无数毛细血管扩张和小而深色的斑，常有鳞屑或结痂。约有1/3病例可发生溃疡，溃疡呈穿凿性，易复发，常被误认为梅毒树胶肿。深部皮损可与脂膜炎相混淆。若皮损伴有显著的脂肪浸润，尤其不在腿部的损害，易被误认为黄瘤。本病皮损常为1个或数个，好发于两侧胫前，大腿、踝部、足部。

4. 维生素A缺乏　本病儿童和青年多见。男多于女。初起皮肤较正常干燥，以后粗糙伴脱屑，色素加深，渐形成毛囊性角化过度丘疹，主要在大腿前外侧，上臂后侧，并扩展到上下肢伸侧、项、背、臀等处。丘疹针头大，坚实而干燥，色暗棕，圆锥形或半球形，丘疹中央有棘刺状角质栓。去除角质栓后留有凹陷坑，无炎症和自觉症状。丘疹密集时似蟾皮。其他有暗适应减退和夜盲症。泪腺分泌停止，上皮细胞脱落阻塞泪腺排泄管，产生干眼病，结膜和角膜干燥，严重者角膜软化，甚至穿孔。本病病程长，预后大多良好，治疗不及时，可造成角膜穿孔和失明。

（二）遗传角化性丘疹

1. 毛囊角化病　起病于任何年龄。皮损初起呈细小、固实、正常肤色的毛囊性小丘疹，渐增大成疣状，色棕黄、污灰或暗褐，顶端覆以油腻状黏着性痂或糠样鳞屑，去除后丘疹顶端暴露漏斗状小凹。丘疹常群集并趋于融合，形成不规则的疣状斑块，位于屈侧、腋下及股内侧等多汗、摩擦处的损害增殖尤其显著，常呈乳头瘤样，有发臭的脓性分泌物。

2. 汗管角化病　皮损初起呈火山口型角质性小丘疹，缓慢扩大成环形、地图型或不规则形损害边缘为堤状、有沟槽的角质性隆起，色灰黄、浅褐或肤色，中央常轻度萎缩，皮损形态不一可从细小的角化性丘疹直至巨大的疣状隆起。损害多见于面部、颈肩、四肢。本病一般无主观症状。

（三）皮肤肿瘤表现的丘疹

1. **汗管瘤** 呈肤色、淡黄色或褐黄色半球形或扁平丘疹，大小1~3mm常对称分布于下眼睑。慢性病程，很少自行消退。

2. **脂溢性角化** 本病最常见于面、头皮、手背、躯干。早期损害为一个或多个淡黄或浅褐色的扁平丘疹，圆形、卵圆形或不规则形，界限清楚，表面呈颗粒状，以后缓慢增大、变厚，数目增多，颜色变深，呈褐色，甚至黑色疣状丘疹或斑块，表面常覆有油腻性鳞屑。通常难以自行消退，恶变者少。

【鉴别诊断】

1. **斑疹** 局限性皮肤颜色改变，损害与周围皮肤平齐，大小不一，形状不定，直径小于2cm，可分为红斑、色素沉着斑、色素减退斑及出血斑。

2. **斑块** 直径大于1cm的扁平、隆起性的浅表性损害，多为丘疹扩大或融合而成。

【诊断思路】

1. **确定是否是丘疹** 简单的病史与扼要体检，具有重要的判断价值。典型的丘疹之临床表现：为高出皮肤表面的局限性隆起的充实性损害，皮疹的直径小于1cm，颜色可以是红色、白色、黄色、紫色或与皮肤相同的颜色，数目可数个或很多，散在或群集分布，可伴有明显的自觉症状。

2. **推测引发丘疹的原因和诱因** 在临床上比较多见的是非感染性丘疹，如最常见于湿疹、药物性皮炎、接触性皮炎等变态反应性皮肤病的丘疹等。

3. **根据丘疹发生的原因和诱因，实施诊治** 必要时可以辅以组织病理、血常规等检查。

【治疗原则】

（1）脱离诱因现场。

（2）给予相应的治疗，如变态反应性皮肤病的丘疹可内服抗组织胺药、皮质类固醇激素，外用药–雷夫奴尔湿敷、某些软膏等。

（姜兰香）

第三节　水疱、大疱、脓疱

【定义】

水疱为限局性空腔含液体的高起损害，孤立或群集性分布。水疱直径一般小于0.5cm，超过0.5cm者为大疱，若内含脓液称脓疱。疱内可含血液（红色）、血清（淡黄色）、淋巴液（澄清透明）或脓液（黄色或黄绿色），形状可呈圆形、球形、半圆形、圆锥形、不规则形或中央有脐窝，疱周可有或无红晕。疱壁可以紧张或松弛。

根据水疱、大疱或脓疱发生部位分为角层下疱：如白痱、角层下脓疱性皮病；表皮内疱：如天疱疮、疱疹样天疱疮、家族性慢性良性天疱疮、脓疱疮；表皮下疱：如类天疱疮、疱疹样皮炎、线状IgA大疱性皮病、获得性大疱表皮松解症、妊娠疱疹；脓疱：如发生于真皮内的深脓疱疮。

【发生机制】

水疱、大疱性皮肤病的发病机制多种多样，多数发病机制尚不完全明确，归纳起来可能因素有：免疫性因素：自身免疫性疾病；感染性因素：包括细菌感染、真菌感染、病毒感染；变态反应性因素：接触致敏物质、药物因素等；物理化学性因素：电热源、化学物质引起的烧伤，寒冷因素引起的冻疮，日晒因素等；家族遗传性及先天性因素；其他：血管炎及无菌性脓疱病等。

【常见临床类型】

一、免疫性皮肤病

1. 天疱疮　是一种自身免疫性疾病，是一组慢性、复发性、严重的表皮内棘刺松解性大疱性皮肤病。可分为以下几个类型：寻常型天疱疮、增值型天疱疮、落叶型天疱疮、红斑型天疱疮等。寻常型占所有类型天疱疮的70%，中年人发病较多，常有口腔黏膜损害，在易擦伤部位可出现黄豆至核桃大小水疱，呈圆形或不规则形，疱壁多松弛，尼氏征阳性。疱壁薄极易破裂形成烂面，形成黄褐色痂，水疱可发生于全身，本病很少自愈。以上几型天疱疮病理下可见表皮内水疱及棘刺松解细胞，真皮内可见嗜酸性粒细胞，免疫荧光染色可见表皮细胞间有IgG和补体C3沉积。血液检查可见血清中有天疱疮抗体。

2. 类天疱疮　主要临床表现为表皮下疱，常见疾病为大疱性类天疱疮：好发于老年人，以紧张性大疱为特征，疱壁厚不易破，尼氏征阴性，多无黏膜损害。病理见表皮下水疱，无棘刺松解细胞。真皮内可见嗜酸性粒细胞浸润。免疫病理下基底膜带有IgG和补体C3沉积。

3. 妊娠疱疹　发生在妊娠或产褥期，以水疱为主的剧烈瘙痒性大疱性自身免疫性皮肤病。分娩后期可自行缓解，再次妊娠可复发。少数伴滋养层肿瘤如葡萄胎、绒毛膜癌。

4. 疱疹样皮炎　是一种慢性复发性丘疹水疱性皮肤病，皮疹对称性多形化，以厚壁、尼氏征阴性的水疱多见，剧烈瘙痒。

5. 线状IgA大疱性皮病　发生于成人或儿童的慢性获得性表皮下水疱病，以IgA基底膜带抗体为特征，有自行缓解倾向。皮损为水肿型红斑、丘疹，呈环形或多环形，周围绕以水疱，像"珍珠链"。黏膜受累常见。

6. 获得性大疱表皮松解症　是一种自身免疫性慢性大疱性皮病，血循环中有抗Ⅶ型胶原的IgG抗体。

7. 暂时性和持久性棘层松解性皮病　多见于中老年人，特别是皮肤白皙者，好发于锁骨附近。为棕红色、皮色，直径1~3mm水肿性丘疹或疱疹，有时中心有角栓。病理表现为表皮内不同水平发生局灶性棘刺松解，可见棘刺松解细胞及角化不良细胞。

二、无菌性脓疱性皮肤病

1. 脓疱型银屑病　大多急性发病，常伴高热、关节痛和肿胀，全身不适等全身症状。在银屑病基本损害上出现密集的针头至粟粒大小的浅在性无菌性小脓疱，表面覆盖鳞屑。多发生于四肢屈侧及皱褶部位，可相互融合呈片状脓湖。数日后脓疱干燥形成痂皮，周围又有新疱。血液、脓液培养一般阴性。

2. 连续性肢端皮炎　初发于指趾远端，多有局部轻度外伤史或趾尖感染史。远端指骨（趾骨）处皮肤变红、脱屑、出现脓疱，边界不规则，触痛、自发痛明显，边缘见新发脓疱。伴有甲营养不良、皮下组织萎缩、指趾变尖细等改变。

3. 掌跖脓疱病　好发于50~60岁，最常见部位在掌跖，受累区为灰红色，常有脱屑，鳞屑去除后留下光滑暗红色表面，其中出现多数小脓疱，反复发作，缓解期长短不一。病理表现为表皮下的单房脓疱。

4. 角层下脓疱性皮病 好发于40~50岁之间的中年女性，主要侵犯腋下、腹股沟、乳房下、躯干和四肢近侧屈面，不侵犯颜面。在正常皮肤或轻度红斑基础上出现豌豆大小脓疱，脓疱常呈卵圆形、疱壁松弛，脓疱吸收或破裂留下浅表薄痂、叶状鳞屑。病理表现为位于表皮角层下的脓疱、水疱。

5. 嗜酸性脓疱性毛囊炎 好发于成人，20~30岁间，皮损为瘙痒性的旋涡状或匐行性斑块，点缀有毛囊性丘疹和脓疱。皮损向四周扩散而中心消退。主要局限于面部、躯干、上肢伸侧。

6. 婴儿肢端脓疱病 大多数患儿在出生1年出现皮疹，每批损害持续约7~14天，皮损为直径1~4mm水疱、脓疱，主要发生在跖、足侧、掌等处。开始为细小红色丘疹，24小时内由水疱发展成小脓疱。愈合后留有炎症后色素沉着。可痒剧烈。病理表现为角层下或表皮内脓疱。

三、病毒感染性皮肤病

1. 水痘－带状疱疹病毒（HZV）

（1）水痘：潜伏期14~17天，起病急，可有发热、倦怠等全身症状，皮疹呈向心性分布，躯干受累多，起初为针尖大小红色斑疹，迅速变为丘疹、水疱、脓疱，中央有凹脐，周围绕以红晕，发病2~4天内皮损陆续分批发生，可同时见到丘疹、水疱、结痂等不同时期皮损，病程约2周。

（2）带状疱疹：一般先有轻度发热、疲倦、食欲不振等前驱症状，1~3天后，在某一神经分布区域发生不规则红斑、群集性粟粒至绿豆大小丘疱疹、水疱，呈线状分布，一般不超过身体正中线，神经痛为本病的重要特征。

2. 人类单纯疱疹病毒（HSV）

（1）单纯疱疹：以复发性口唇疱疹、颜面疱疹最常见，通常由HSV-Ⅰ引起，初起局部可有灼热、瘙痒及潮红，之后出现密集成群或数群针头大小水疱，破溃后糜烂、渗液，逐渐干燥结痂。好发于皮肤黏膜交界部位，一般无全身症状，病程约7~10天。

（2）生殖器疱疹：通常由HSV-Ⅱ引起，属于STD，男性初起局部表现为红肿，继而出现小水疱并转变成溃疡。好发于龟头、包皮，自觉肿胀、疼痛，不治疗持续2~3周。女性感染后症状基本与男性相同，可伴有阴道分泌物增多。

（3）疱疹性瘭疽：属于接种性单纯疱疹，表现为指尖部位深在性水疱，呈蜂窝状外观或融合成大疱。

（4）Kaposi水痘样疹：严重的广泛性皮肤损害病例感染病毒后出现，HSV-Ⅰ感染最常见，通常命名为疱疹性湿疹。潜伏期5~19天，可出现高热、全身不适等中毒症状，皮损表现为突然发生的大量群集性水疱，迅速变为脓疱，部分疱有凹脐，基底明显红肿。一般发生于原有皮损部位，少数可发生于正常皮肤甚至全身泛发。

3. 痘病毒

（1）天花：由天花病毒感染引起，现已基本消失。

（2）牛痘：由牛痘病毒感染引起，潜伏期2~14天，在被感染部位初起丘疹，很快转为水疱、脓疱，中有凹脐，周围绕以红晕。2周内表现为溃疡，然后结硬质黑痂，3~4周痊愈。多发生于身体暴露部位，可有发热、肌痛、不适等症状，局部淋巴结炎等，偶见脑膜炎、结膜炎。

（3）羊痘：由羊痘病毒感染引起，潜伏期5~6天，起初皮损为红色或紫红色小丘疹，后扩大呈扁平出血性脓疱或水疱，中央有凹脐并结痂，痂皮黑色，痂周有特征性灰白色或紫色晕，在绕以红晕。发生于手指等易接触部位。

4. 手足口病　主要由柯萨奇病毒A16引起,多发于学龄前儿童。潜伏期4~7天,全身症状轻微,发疹前可有低热、食欲不振等症状,在口腔硬腭、颊部、齿龈及舌出现疼痛性小水疱,很快破溃形成溃疡,手、足可发生米粒至豌豆大小丘疹及水疱,半球状或椭圆形,呈珍珠白色,主要发生于指趾的背面或侧缘,且与皮纹走行一致。病程1周,很少复发。

5. 传染性水疱病　与科萨奇病毒B6型有关,初起有发热,热程1~7天,常伴全身乏力、四肢酸痛等症状。起病1天内于口腔、手足等部位发生大小不等水疱,周围绕以红晕,部分可见于皮肤黏膜处,此处易形成浅表溃疡,病程2周左右。

四、球菌感染性皮肤病

1. 脓疱疮　致病菌绝大多数为金黄色葡萄球菌,其次为白色葡萄球菌。初起为散在水疱,1~2天后疱液由澄清转为浑浊,疱壁薄而松弛,干燥后结成蜜黄色厚痂。好发于面部、四肢等暴露部位。

2. 臁疮　又称深脓疱疮,病原菌多为B型溶血性链球菌,少数为金黄色葡萄球菌。初起为高粱米到豌豆大小水疱或脓疱,基底有炎症浸润,炎症不断扩大及向深部发展,中心坏死,形成黑褐色污秽痂皮。

3. 蜂窝织炎　为广泛的皮肤及皮下组织弥漫性化脓性炎症。病原菌多为溶血性链球菌。初起局部呈弥漫性浸润性红肿,境界不清,并有显著凹陷性水肿,严重者其上可发生水疱、血疱,局部疼痛显著,有恶寒、发热等全身症状。蜂窝织炎得不到有效治疗可产生筋膜炎、肌炎、皮下脓肿、败血症等,甚至导致死亡。

4. 丹毒　病原菌为A组或B组溶血性链球菌,多由皮肤或黏膜破坏而侵入,多发小腿及面部丹毒,发病急剧,常有恶寒、发热等前驱症状,继而在患部出现境界清楚的水肿型红斑,表面紧张灼热,皮损处可出现水疱及脓疱,血白细胞计数常增高。

5. 下疳样脓皮病　一般发生于成人,常好发于面部,亦可发生于生殖器部位,起初为丘疹、脓疱,后逐渐增大,破溃后形成浅表性梅毒下疳样溃疡。

五、真菌性皮肤病

1. 脓癣　头癣常可并发患处毛囊化脓,是机体对真菌过敏的表现,可表现为一片脓肿和痈状突起,顶端可有脓点。

2. 水疱型手足癣　呈群集或散发小水疱,有时可融合呈大水疱,继发细菌感染为脓疱,伴瘙痒。疱位置较深,疱壁较厚,不易穿破,周围无红晕,数天后可吸收脱皮。

3. 马拉色菌毛囊炎　病原体为糠秕马拉色菌引起,多见于中青年,好发于皮脂腺丰富的部位,呈弥漫、散在性的圆顶状毛囊性红色小丘疹,伴有毛囊性小脓疱,可挤出粉状物,周围有红晕。长期服用糖皮质激素及抗生素的人易发本病。

4. 念珠菌病　为念珠菌感染引起的皮肤病,可有原发或由其他病灶蔓延。好发于腋下、腹股沟、乳房下等处。典型红斑基础上糜烂渗出,边缘呈扇形,其周围有卫星状水疱、脓疱或大疱。疱破后呈现边缘不整糜烂面。主要表现为疱类疾病的有:擦烂性念珠菌病、尿布皮炎。

六、变态反应性皮肤病

1. 接触性皮炎　是皮肤或黏膜单次、多次接触外源性物质后在接触部位甚至以外的部位发生炎症反应。重症红斑肿胀明显,在此基础上有多数丘疹、水疱,炎症剧烈时可有大疱。

2. 口周皮炎　是发生在上唇、颏、鼻唇沟、鼻等处的炎症性皮肤病,皮损为分散的1~2mm大小的丘疹、丘疱疹,基底发红或融合成片。

3. **急性湿疹** 皮损为多数密集的粟粒大小丘疹、丘疱疹或小水疱，基底潮红。搔抓后可形成糜烂面，渗出较重。合并感染可形成脓疱，脓液渗出或结黄绿色或污褐色痂。

4. **汗疱症** 又称出汗不良性湿疹，为一种手掌、足跖部的水疱性疾病。夏季加重，表现为表皮深处的小水疱，米粒大小呈半球形略高于皮肤，无炎症反应。水疱干涸后脱皮，露出红色新生上皮。

5. **药疹** 是药物通过注射、内服、吸入等途径进入人体后引起的皮肤、黏膜反应。常见发生水疱、大疱类皮损的药疹包括以下几种。

（1）固定性药疹：可发生于任何部位，尤以皮肤黏膜交界处，指趾间皮肤、手背、足背多见。特点为局限性圆形或椭圆形水肿性红斑，鲜红色或紫红色，皮炎炎症剧烈的可发生水疱、糜烂，愈后留有色素沉着。

（2）大疱表皮松解坏死型药疹：为重症药疹的一种，特点为发病急，初起于面、颈、胸部，深红色、暗红色及略带铁灰色斑，很快融合呈片，发展至全身。斑上发生大小不等的松弛性水疱及表皮松解，尼氏征阳性。

（3）多形红斑型药疹：特点为豌豆大至蚕豆大，圆形或椭圆形水肿型红斑或丘疹，中央常有水疱，边缘紫色，对称性发生于四肢，严重者眼、口、外周黏膜受累，发生水疱糜烂，疼痛剧烈。

（4）泛发性脓疱型药疹：又称急性泛发性发疹性脓疱病，皮损常开始于面部及皱褶处，以后泛发。为针头大至米粒大浅表非毛囊性无菌脓疱，急性发病，重者脓疱可形成脓湖。脓疱干涸呈大片脱屑。

七、物理性皮肤病

1. **皮肤烧伤** 电热源、电能、化学物质均能引起烧伤，其中以热烧伤最常见，其中浅Ⅱ度及深Ⅱ度烧伤均可发生水疱。

2. **冻疮** 好发于初冬、早春，好发于四肢末端，面部及耳廓等，典型皮损为局限性紫红色隆起的水肿型红斑，境界不清，表面紧张。较重可出现水疱、糜烂、溃疡等。

3. **日晒伤** 在曝光部位出现境界清楚的鲜红色斑，严重者出现水疱、糜烂。自觉烧灼、刺痛。

4. **多形日光疹** 在光线照射部位出现多形性皮损，如红斑、斑丘疹、丘疱疹、水疱、斑块等。

八、遗传及先天性皮肤病

1. **大疱性表皮松解症** 是指皮肤或黏膜受到轻度外伤即可引起水疱，通常在数分钟内发生紧张的水疱、糜烂和结痂，是一组异质或多相的遗传性皮肤病。包括：单纯型大疱表皮松解症、交界型大疱表皮松解症、营养不良型大疱性表皮松解症。

2. **家族性良性慢性天疱疮** 为常染色体显性遗传病。多发于青春期，好发于皱褶处。表现为在外观正常皮肤上或红斑上发生成群小疱或大疱、糜烂面及结痂，周边可出现新皮疹，可呈扁平柔软、湿润增殖面，常有瘙痒。并伴有腥臭。病理上表现为基底层上裂隙形成，表皮内出现塌砖墙样外观的棘刺松解。

九、血管炎性皮肤病

1. **疱性血管炎** 表现为红斑或紫斑的基础上发生无菌性脓疱，多伴有全身症状，病理表现为脓疱下真皮内伴有以中性粒细胞浸润为主的血管炎。包括以下几种疾病。

（1）急性泛发型脓疱性细菌疹：常突然发病，可见直径约8mm的无菌性脓疱，周围可伴有红晕，初发于掌跖部位，很快泛发全身，经1~4周后自然消退，无复发倾向。组织病理学表现为血管炎，直接免疫荧光在血管周围可见IgM、补体C3沉积。

（2）白塞病：其重要的皮肤症状为受外伤后24小时内可见脓疱形成及轻度血管炎。

（3）肠道疾病相关性皮病关节炎综合征：皮损开始为小的红斑，然后形成红色丘疹，48小时内在紫色基地上发生脓疱或水疱，或坏死性血管炎损害，最后中心坏死。常见于上肢及躯干上部，常伴发热、肌痛、腹泻、腹部疼痛性痉挛和手、腕等关节痛或关节炎、腱鞘炎、肾炎等全身表现。

2. 坏疽性皮病 临床症状多样，初起为炎性丘疹、水疱（血疱）、脓疱或结节，很快发展成大小不等的疼痛性溃疡。

3. 变应性皮肤血管炎 皮损呈多形性，常见红斑、紫癜、丘疹等，亦可见水疱（血疱多见）、大疱、脓疱等。

4. 急性发热性嗜中性皮病 典型表现为迅速发生的境界清楚的红色至紫色疼痛性结节、斑块。表面可因真皮乳头高度水肿形成假性水疱。部分斑块表面可见散在因中性粒细胞移入表皮形成的小水疱或脓疱。

【诊断思路】

疱病的诊断依靠病史资料、临床表现和辅助检查手段，从以下几个方面进行综合分析。

（1）首先根据临床表现、疱的特点分析疱病发生的位置、性质。注意不典型病例，避免误诊或漏诊。

（2）进行初步的病因学分析，为进一步实施各种检查指出方向；提检必要的实验室检验、物理学检查，必要时活体组织学检查。

（3）按照病因学分类线索进行有针对性的检查，通过组织病理、免疫病理、免疫组化、分子生物学等检查，最后作出具体的诊断和临床分型。

【治疗原则】

（1）对症处理，大疱给予抽疱液、湿敷，脓疱给予细菌培养，进行药敏检查。
（2）无菌性疱病预防感染。
（3）感染性疱病给予抗感染治疗。
（4）伴有全身症状者，给予对症系统治疗。

（王　爽）

第四节　结　节

【定义】

结节为一可见的隆起性损害，是可触及的圆或椭圆形的局限性实质性损害。直径>0.5cm。大小、形状、颜色不一。它与丘疹的主要不同点是其病变范围较丘疹深而大。结节位于真皮深层及皮下组织中，有时仅稍高出皮肤表面。有的结节可发生坏死形成溃疡而遗留瘢痕。

【分类】

主要可以分为非炎症性结节和炎症性结节。非炎症性结节包括类风湿性结节、晚期梅毒近关节结节、皮肤猪囊虫病结节、痛风结节、结节性黄瘤、结节性钙质沉着、皮肤黑热病等；炎症性结节主要由微生物、物理性因素、免疫变态反应等引起。细菌感染诱发炎症性结节的疾病如瘤型麻风、皮肤结核、硬红斑、结核性结节性静脉炎、晚期结节性皮肤梅毒疹、晚期皮肤梅毒橡胶肿、颜面粟粒性狼疮、腹股沟肉芽肿、急性发热性嗜中性皮肤病、结节性红斑等。异物反应、昆虫叮咬及病毒、真菌感染也可发生结节性损害。真皮及皮下结节可能提示系统损害，由于炎症、肿瘤或代谢产物沉积在真皮或皮下组织中而致，如晚期梅毒、结核、深部真菌病、黄瘤病、淋巴瘤及转移性肿瘤均可表现为皮肤结节。

【常见临床类型】

一、表皮结节

1. 角化棘皮瘤 角化棘皮瘤是一种生长迅速，常可自然消退，病理颇似鳞癌的假性皮肤肿瘤。临床上分单发性、多发性和发疹性三型，单发性角化棘皮瘤最常见，好发于老年人，主要在面部、颈部和手背，偶尔在其他处，掌趾、黏膜不发疹。开始为一个正常肤色或淡红色的小丘疹，约在数周内发展成直径1~2cm的半球形结节，质坚硬，边缘清楚，基底部无浸润。随之结节中央发生凹陷，呈火山口状，其中充满角质物。当损害达到最大限度时，一般维持2~8周，以后慢慢消退，整个皮疹大约在6个月左右可消失。多发型少见，可发生于全身各处，皮损与单发者类似，但皮损小，很少自然消退。发疹性罕见。

2. 寻常疣 典型损害为黄豆大、表面角化粗糙、坚硬的丘疹或结节。呈灰黄或污褐色。好发于手背、手指及足缘等处，当免疫功能低下时，疣体可广泛，巨大。病程为慢性，约65%的寻常疣可在2年内自然消退。

3. 基底细胞癌 特征性皮损为有珍珠样隆起性边缘的圆形斑块，表面常有毛细血管扩张，根据临床特点分成结节溃疡型、色素型、硬斑病样型、浅表型及纤维上皮瘤等五型，以结节溃疡型最多见，其次为色素型。好发于老年人，以头面部最常见，但浅表型则以躯干部为多。硬斑病样型为皮色或淡红色斑片，境界不清。肿瘤生长缓慢，极少发生转移。组织病理的基本特点是肿瘤细胞成大小不等的集合状，细胞形态大小较为一致，呈基底细胞样。周围细胞呈栅状排列，与周围组织间有裂隙形成。

二、表皮-真皮结节

1. 复合痣 黑褐色圆形轻度隆起皮面的斑丘疹。

2. 恶性黑素瘤 恶性雀斑样黑素瘤由恶性雀斑样原位黑素瘤发展而来。在原有皮损之上出现黑色结节，生长缓慢。晚期可出现局部淋巴结转移。浅表扩散性恶性黑素瘤由Paget样原位恶性黑素瘤发展而来。局部出现浸润结节、溃疡和出血等。结节性恶性黑素瘤初发即为黑色结节、斑块，生长快，早期即破溃。易发生转移。

3. 侵袭性鳞状细胞癌 多见于老年人，男性多于女性。以头面部、下唇黏膜，颈和手背等处较常见。早期损害为红色硬结，以后逐渐发展成斑块或疣状损害，有浸润感，表面常有溃疡、结痂。如发生转移则相应淋巴结肿大。组织病理示真皮内浸润性生长的鳞状细胞团块，部分可与表皮相连，伴有不同比例的非典型性细胞及角化不良细胞。

4. 某些蕈样肉芽肿 本病病因不清，但多种因素为发病诱因。临床上以红斑和多形皮疹（红斑期）、浸润斑块（斑块期）、晚期出现肿瘤（肿瘤期），伴有剧烈瘙痒为特征。该病起病缓慢，往往先有皮肤瘙痒，且逐渐加重，好发于躯干，随后累及四肢，甚至面部。皮疹为片状红斑，边缘清楚，形状常不规则，红色至深红色，表面光滑或有细薄鳞屑。在此阶段除有红斑外，还可见风团样紫癜、丘疹、斑丘疹、毛细血管扩张、皮肤肥厚等。经过数月或数年，皮疹逐渐演变成浸润性斑块，大小不等，边缘清楚或稍隆起，斑块间也可相互融合，呈红色至暗红色。晚期在斑块的基础上形成大小不等的肿瘤，枣至拳头大小，部分肿瘤顶部很快发生坏死及溃疡。伴有全身淋巴结肿大，最终累及内脏，出现恶病质或继发感染而死亡。病理改变在本病后期有诊断意义，在斑块期可见 Pautrier 小脓肿，后期特有的蕈样肉芽肿细胞增多，有时可见大的瘤巨细胞。

三、真皮结节

1. **环状肉芽肿** 单发型：好发于手背、前臂、颈部、足及小腿，初为淡红色丘疹、结节，逐渐发展融合成环状，直径 1~5cm，质较硬，浸润明显，境界清楚，表面光滑。播散型：泛发于躯干、四肢，但皮损较小，0.5~1cm 左右，常伴发糖尿病。一般无自觉症状。病程慢性，部分患者可自愈。组织病理示真皮浅中层栅状肉芽肿，中央有黏蛋白沉积。

2. **皮肤纤维瘤** 本病较常见，发病前可有外伤或蚊虫叮咬史，也可无任何诱因。好发于青年或中年男女。大多数单发，少数病例多发。常累及四肢伸侧，上臂多见，也可见于胸背及面部。典型皮损为直径 0.5~1cm 左右的半球形或扁球形皮下结节，高出皮面，质地坚硬，表面光滑，正常皮色、淡红色、棕褐色或黑褐色。结节与表面皮肤粘连，但与深部组织不粘连，可推动。患者一般无自觉症状，偶尔有轻度瘙痒或刺痛。当瘤体长到一定大小后一般停止生长，长期存在，不会发生恶变，也罕见自然消退者。组织病理特征为表皮棘层肥厚，真皮中瘤体由纤维母细胞和胶原纤维组成，呈平行、编织状或车轮状排列，其间小血管增多，瘤细胞无间变。

四、真皮-皮下结节

1. **结节性红斑** 患者多为中青年女性，好发于春秋季节。起病急，可先出现发热、关节痛等全身症状。皮损最常见于双小腿伸侧。偶可累及大腿、臀部和上肢。损害为花生米至蚕豆或更大的皮下结节，隆起于皮面，数目从几个到几十个不等。结节表面皮肤早期为鲜红色，水肿性，边界不清，有明显的压痛和自发痛，逐渐变为暗红至黄褐色。结节不化脓，不破溃，约经数周可自行消退，无萎缩和瘢痕，但可能反复发作。病理在真皮深层和脂肪小叶间隔的血管周围可见淋巴细胞、组织细胞和中性粒细胞浸润，血管内皮细胞肿胀，管腔狭窄甚至闭塞。

2. **浅表性血栓性静脉炎** 血栓性静脉炎是指静脉血管腔内急性非化脓性炎症的同时伴有血栓形成，是一种常见的血管血栓性疾病，病变主要累及四肢浅静脉和深静脉。浅静脉炎患者，患肢局部红肿，疼痛，行走时加重，可触及痛性索状硬条或串珠样结节。

五、皮下结节

脂肪瘤，好发中年人。为多发性皮下结节。表面正常肤色，境界清楚，活动度好。质地柔软或中等硬度。生长缓慢。组织病理示皮下脂肪细胞增生，周围有包膜，细胞成熟，没有明显小叶间隔。

【诊断思路】

以结节为原发损害的疾病，其病变浸润多较深，多在真皮中下层，并波及皮下组织及脂肪层，且常形成肉芽肿性浸润。因侵犯脂肪故引起脂膜炎及血管炎，触诊损害较深而硬，常有触痛，多为半圆形较平的隆起，向上突起较少，而向下浸润深。一般病程较长，起病较缓，且急性炎症性反应少，很少有全身高热等急性症状。这些特点可提供诊断思路。如寻常性狼疮，其初发损害为结核结节，由上皮样细胞浸润团块，其周淋巴细胞、Langhans 细胞及干酪坏死组成。

因有坏死破溃故愈后留有瘢痕。三期梅毒的皮肤树胶肿样结节，也表现为皮下肉芽肿性浸润、巨细胞、干酪坏死及淋巴细胞、浆细胞、上皮样细胞浸润，颇似结核结节。结节性红斑病理表现为间质性脂膜炎及中小血管炎。结节性黄瘤为脂质代谢紊乱，组织细胞吞噬大量脂质颗粒，而形成泡沫细胞肉芽肿，并可见Touton巨细胞及多核巨细胞，从结节性损害中我们常见到肉芽肿性浸润，且常伴多核性巨细胞。如结核分枝杆菌、麻风菌、梅毒螺旋体感染的晚期结节损害、异物性肉芽肿等。其次是常见血管炎引起的结节。其管壁及其周围也有肉芽肿性浸润，再有就是结节性脂膜炎和非炎症性寄生虫感染，代谢失常的结节损害。因为结节可代表严重的系统疾病，因此原因不明的持续性结节应该做活检与细菌、真菌培养。

皮肤病诊断的首要条件是识别皮损类型、颜色、边缘、硬度、形状、排列、皮损的分布。

（1）应结合患者主诉全面检查全身皮肤，包括黏膜，生殖器和肛门，头发、甲及其周围淋巴结。

（2）良、恶性结节的判定。

（3）是否存在感染？抗生素的合理应用。

（4）系统治疗还是局部治疗。

（5）并发症状的缓解治疗。

（6）皮肤镜、皮肤活检术等确诊手段。

（徐阳春）

第五节　风　团

【定义】

风团是发生于皮肤黏膜上的局限性、暂时性、水肿性隆起，骤然出现，迅速消退，退后不留痕迹；数目可多可少，大小不一，形态不定，颜色可呈淡红或苍白，周围常有红晕。发作时常伴有瘙痒症状。

【发生原因】

1. **食物和吸入因素** 过敏体质的人常常在食用了鱼、虾、蟹、蛋、牛肉等过敏食物后发生风团，生活中的植物性食物如草莓、可可、番茄、大蒜等也可以成为过敏源，食品的添加剂如调味品、色素、防腐剂等也可以导致过敏。此外，食物腐败分解的多肽类、碱性多肽等物质如臭豆腐、臭蛋、变质水果等，或食物中的蛋白质未能被很好地消化，以肽或胨的形式被吸收入血，也极易引起过敏反应。吸入花粉、动物皮屑羽毛、灰尘、挥发性化工物质等均可发生风团。

2. **药物因素** 药物可引起过敏反应或直接刺激肥大细胞释放介质发生风团。药物引发的风团可分为两种，一种为药物诱发的荨麻疹。其中部分药物可通过引起机体变态反应发病，常见的有青霉素、血清制剂、痢特灵和磺胺等；另一部分药物可为组胺释放物，如阿司匹林、吗啡、可待因、奎宁、阿托品等。另一种药物引发的风团为荨麻疹型药疹的症状表现，常见的药物有血清制剂、青霉素、痢特灵等。

3. **感染因素** 各种病毒感染（如病毒性上呼吸道感染、肝炎、传染性单核细胞增多症和柯萨奇病毒感染等）、细菌感染（如金黄色葡萄球菌及链球菌感染引起的败血症、扁桃体炎、慢性中耳炎、鼻窦炎等）、真菌感染（包括浅部真菌和深部真菌感染）和寄生虫感染（如蛔虫、钩虫、丝虫和阿米巴等）均可引起风团，其原因可能与感染后机体释放某种过敏因子相关。

4. 其他因素　其他如昆虫叮咬、物理因素（如冷、热、日光、摩擦及压力等）、精神及内分泌因素、遗传因素及某些系统疾病如肿瘤、风湿热、类风湿性关节炎、系统性红斑狼疮等也可引起风团。

【发生机制】

风团的发生是由各种因素致使皮肤黏膜血管发生暂时性炎性充血与大量液体渗出，造成局部的水肿性损害。发生的机制可分为变态反应与非变态反应两种。

1. 变态反应型　主要是I型变态反应，发病机制为变应原诱导机体产生IgE，吸附于肥大细胞或嗜碱性粒细胞表面，使机体处于对该反应源的致敏状态。当相同抗原通过食入或吸入等途径再次进入人体，通过与致敏肥大细胞或嗜碱性粒细胞表面的IgE抗体特异性结合，促使其颗粒脱落，而产生一系列生物活性介质如组胺、激肽、嗜酸性粒细胞趋化因子、花生四烯酸代谢产物等，这些物质引起小血管扩张、通透性增强，血浆外渗发生风团。

少数为II型和III型变态反应，IgE抗体不参与，其发病机制为抗体IgG、IgM或免疫复合物，通过激活补形成过敏毒素，即C3与C5及释出趋化因子，吸引嗜中性粒细胞释放溶酶体酶，刺激肥大细胞释放组胺与组胺类物质而发病。

2. 非变态反应型　某些物质如化学性组胺释放剂（吗啡、可待因、抗生素、维生素B_1等）降低肥大细胞环磷酸腺苷的水平而释放组胺等介质。光、热、冷、机械性刺激等因素亦可直接引起肥大细胞脱颗粒释放组胺。运动、饮酒、精神紧张可使胆碱能神经末梢产生乙酰胆碱，引起肥大细胞环磷酸鸟苷的增高，促使肥大细胞释放组胺。激肽与缓激肽也可使毛细血管扩张与其通透性增加，和寒冷性荨麻疹、皮肤划痕症与压力性荨麻疹等发病有关。

【常见临床类型】

1. 荨麻疹　这里所说的荨麻疹是一种独立的疾病。风团最常见于荨麻疹，而荨麻疹的特征性皮损也是风团。食物、药物、吸入、物理、精神及内分泌等因素均可致机体发生荨麻疹。荨麻疹根据病程可分为急性和慢性荨麻疹，皮损反复发作超过6周者称为慢性荨麻疹。急性荨麻疹起病较急，患者常突然自觉皮肤瘙痒，很快于瘙痒部位出现大小不等的红色风团，开始孤立或散在，逐渐扩大融合成片。病情严重者可累及胃肠道、喉头、支气管。慢性荨麻疹较急性荨麻疹症状轻，风团时多时少，反复发生，常达数月或数年之久，偶可急性发作，表现类似急性荨麻疹。

特殊类型的荨麻疹包括人工荨麻疹、压力性荨麻疹、寒冷性荨麻疹、胆碱能性荨麻疹、日光性荨麻疹。

2. 荨麻疹型药疹　本病表现与急性荨麻疹相似，但持续时间较长，同时可伴有血清病样表现（如发热、关节疼痛、淋巴结肿大甚至蛋白尿等）；若致敏药物排泄缓慢或因不断接触微量致敏原，则可表现为慢性荨麻疹。多由血清制品、痢特灵、青霉素等引起。

3. 丘疹性荨麻疹　本病主要是由蚊子、臭虫、蚤、虱、螨、蠓等叮咬后引起的过敏反应。该病好发于婴幼儿童，夏秋多见。典型皮损为绿豆或稍大淡红色丘疹，性质坚硬，顶端常有小疱，搔破后结痂，周围有纺锤形红晕，经搔抓后呈现风团，风团消退后仍恢复原形。该病病程长短不一，一般1周左右多自行消退，遗留暂时性色素沉着，但新的皮疹又可陆续出现，因而新旧皮损同时存在，至天气转凉后逐渐痊愈，但次年常又发生。患者自觉剧烈瘙痒，夜晚特甚，往往影响睡眠，患儿精神不安。搔抓后表皮剥脱，易致继发感染。

4. 荨麻疹性血管炎　中年妇女多见，可伴有不规则发热，继而皮肤出现风团皮疹，持续时间可达24~72小时，甚至几天不消失，风团上可有水疱及浸润。患者可伴有四肢关节疼痛及肿胀、淋巴结肿大、腹部不适，晚期可出现肾脏损害。实验室检查示血沉快、严重而持久的低补体血症。

5. **其他疾病伴发** 风团可作为某些疾病的一种皮肤表现。能导致风团的疾病较多，例如感染性疾病：寄生虫感染像肠蛔虫、蛲虫等；细菌性感染像龋齿、齿槽脓肿、扁桃体炎、中耳炎、鼻窦炎等；病毒性感染像乙型肝炎；真菌感染像手足癣等引起的癣菌疹等。另外，某些系统性疾病如糖尿病、甲亢、结缔组织病及体内潜在的肿瘤都可能也引起风团损害。

【诊断思路】

1. **判断引发风团的原因** 引发风团的原因很多，根据临床表现及合并的系统症状判断属于上述提到的哪一种疾病。需要判定是否是由感染因素、药物、蚊虫叮咬或是其他疾病的伴发症状。

2. **判定是否合并需要紧急处理的系统性损害** 病情严重者可伴有心慌、烦躁、恶心、呕吐甚至血压降低等过敏性休克症状，风团累及喉头、支气管时可出现呼吸困难甚至窒息。

风团累及其他系统：胃肠道系统：恶心、呕吐、腹痛、腹泻、偶有少量腹水形成，腹痛范围广，无固定压痛点，腹泻一般为水泻，无脓血便，无里急后重感。神经系统：引起风团的化学介质影响了血脑屏障，使脑部毛细血管通透性增高而发生脑水肿，或发生脑膜刺激症状，甚至影响脑神经细胞的功能，出现头痛、恶心、呕吐，严重者抽搐、昏迷等，脑电图可出现快波节律紊乱。心血管系统：心脏功能性改变，可表现为心悸、心慌不适、胸痛、胸闷、气急、心律失常等，心电图有明显的非特异性改变。心脏性改变随皮疹消退而恢复正常。此外累及关节、肌肉时伴有肌肉疼痛、肿胀和压痛及四肢活动障碍。关节疼痛，活动受限，但无肿胀。关节、肌肉症状随皮疹消退缓解或持续数天消失。

3. **根据系统症状的紧急情况，实施相应的救治** 病情严重、伴有休克、喉头水肿及呼吸困难者，应立即抢救。方法为：①0.1%肾上腺素0.5~1ml皮下注射或肌注；②地塞米松5~10mg肌注或静注；③上述处理后收缩压仍低于80mmHg，可给予升压药（多巴胺、阿拉明）；④给予吸氧、支气管痉挛严重时可静注0.25g氨茶碱，喉头水肿呼吸受阻时可行气管切开；⑤心脏骤停时，应进行心肺复苏。

4. 去除引发风团的原因，对症治疗。

（刘士瑞）

第六节 鳞 屑

【定义】

鳞屑是指已经脱落或即将脱落的角质层细胞，常由角化过度、角化不全或水疱干涸演变而来。鳞屑的大小、厚薄、形态不一，可呈糠秕状（如花斑癣）、砺壳状（如银屑病）或大片状（如剥脱性皮炎）。鳞屑有时称作脱屑，脱屑可以理解成对症状的动态描述，而鳞屑是静态描述。鳞屑因连接疏松间隙透光折射，故常呈银白色。

【发生机制】

鳞屑是一种继发的症状，由原发性皮损自然演变而来，或因搔抓、治疗不当引起。正常情况下约30%的基底层细胞处于核分裂期，分裂周期约13~19天。新生的角质形成细胞有次序的逐渐向上移动，由基底层移行至颗粒层约需14天，再移行至角质层并脱落又需14天，共约28天，称为表皮通过时间。其最终产物为角质层，含大量角蛋白，在不觉察中脱落。在各种刺激下，表皮细胞改变了其原有的生物学更替过程即可产生鳞屑，比如银屑病患者基底细胞的分裂周期缩短为37.5小时，表皮通过时间缩短为8~10天。

【常见临床类型】

一、真菌性皮肤病

1. **体癣、股癣** 初起为红丘疹或小水疱，继之形成鳞屑，然后再向周围逐渐扩展为边缘隆起、界限清楚的环形皮损，在边缘不断外展的同时皮损中央趋于消退，形如古钱币，故有人称之为"钱癣"；股癣的下缘往往显著，上缘并不清晰，阴囊受累少见；环形皮损有时单发，有时则可见多环形皮损，可重叠，也可散在；伴有不同程度的瘙痒。此外还有丘疹型、湿疹样型、疱疹样型、斑片型、结节型、肉芽肿型等多种表现。

2. **手癣、足癣** 临床表现以糠状鳞屑、角化过度为主要特点，常与甲癣伴发，病程缓慢，常见弥漫于整个足底及侧缘的在增厚红斑基底上的片状银白色鳞屑，冬季常有皲裂。

3. **汗斑（花斑癣）** 其特征性皮损主要在躯干上部、颈、上臂和腹部的细碎棕色鳞屑斑；泛发感染的皮损和不常见部位如阴茎、腹股沟、肛周以及掌跖的局部损害也可见到；同一患者皮损色调不一，颜色变化取决于鳞屑厚薄、感染严重程度及真皮的炎症反应，特别取决于日光的暴晒量，可导致皮损色泽的不同变化；部分有色沉的患者可有轻度瘙痒；大部分患者的皮损在Wood灯下呈现出淡黄色荧光，可以据此判定皮损范围。

二、药疹

1. **剥脱性皮炎型药疹** 为重症药疹之一，临床表现以全身皮肤弥漫性潮红、继之大量剥脱为特征。此型药疹多是长期用药后发生，首次发病者潜伏期约20日左右。有的患者皮损初呈麻疹样或猩红热样，逐渐加重，融合成全身弥漫性潮红、肿胀，尤以面部及手足为重，继而全身出现大量鳞片状或落叶状脱屑，手足部则呈手套或袜套状剥脱；头发、指（趾）甲可脱落（病愈可再生）；黏膜多有损害，表现为口腔黏膜糜烂、疼痛而影响进食；眼结膜充血、水肿、畏光、分泌物增多，重时可发生角膜溃疡；多有全身浅表淋巴结常肿大；常有畏寒、发热甚至高热；严重者可体温降低，可伴有支气管肺炎、药物性肝炎；外周血白细胞可显著增高或降低，甚至出现粒细胞缺乏，可因全身衰竭或继发感染而危及生命。

2. **麻疹型或猩红热型药疹** 前者常在用药后几天至2周内发生。皮损为散在或密集、红色、针头至米粒大的斑疹或斑丘疹，对称分布，可泛发全身，但以躯干为多，类似麻疹；严重者可伴发小出血点。猩红热型药疹初起为小片红斑，从面、颈、上肢、躯干向下发展，于2~3天内遍布全身并相互融合，伴面部四肢肿胀，酷似猩红热的皮损，尤以皱褶部位及四肢屈侧更为明显；可伴发热等全身表现，但较麻疹及猩红热轻微。多有明显瘙痒；末梢血白细胞可升高，一过性肝功能异常；1~2周后体温逐渐下降，皮损颜色转淡，伴有糠状脱屑。可向重症药疹发展，必须引起高度注意。

3. **脓疱型药疹** 较少见，发病机制不明。多在用药后1~3天内发生，好发于躯干、四肢。初期皮损表现为广泛性红斑，继之迅速出现大量的非毛囊性表浅无菌性小脓疱，可有靶状红斑、紫癜等皮损；持续1~2周后变为干涸脱屑。可伴发热及轻度全身不适。

三、红斑及红斑鳞屑性皮肤病

1. **银屑病** 临床可分为寻常型（占90％以上）、脓疱型、关节病型、红皮病型四种类型，后三种类型常由寻常型经不适当的治疗转化而来；按病程分为进行期、稳定期、消退期。本病基本皮损为鳞屑性红斑，并具有厚积性鳞屑、薄膜现象和点状出血等特征。皮损因所在部位不同而存在差异，如头皮处毛发由于积厚鳞屑紧缩而成束状；颜面皮损呈脂溢性皮炎样或类似蝶形；皱襞部皮损表面湿润及摩擦而呈湿疹样变化；掌跖为境界明显的角化斑片，中央较厚边缘较薄，其上可有点状白色鳞屑或点状凹陷，有时有皲裂；可有黏膜受累，常发生在龟头或包皮内侧、女阴、口腔及眼结膜，表现为境界清楚的光滑干燥性红斑，其上有白色鳞屑；指（趾）甲损害表现为甲板上有点状凹陷，不平，无光泽，还可出现纵嵴、横沟、浑浊、肥厚、游离或甲板畸形或缺如。皮损在不同病程也可有多种皮损，如点滴状、钱币状、地图状、带状等，也可有肥厚或呈疣状。

2. **红皮病** 皮损以全身皮肤弥漫性潮红、浸润、肿胀、脱屑为特征，发病数周后可有毛发脱落、指（趾）甲浑浊、增厚、凹陷、纵嵴等。患者可伴有肝脾肿大，及不同程度的淋巴结肿大；皮肤血管通透性改变和屏障作用丧失可导致水、电解质紊乱，严重者可出现血流动力学改变并影响心血管系统；重症患者小肠绒毛萎缩影响食物吸收，加上肠内菌群失调可导致脂肪痢；因皮肤广泛性病变和炎症反应基础代谢增高，蛋白质代谢紊乱导致低蛋白血症；皮肤调节体温功能也受到影响可出现低体温状态，引起寒战、发热与低体温交替出现。根据其发病情况、程度、预后，临床上可分为急性红皮病和慢性红皮病。

3. **白色糠疹** 好发于儿童及少年的面部，无性别差异，青壮年也可发病。春季多见，也可见于夏初及冬季。皮损为圆形或椭圆形色素减退性斑片，大小不等，边界稍清楚，上覆有少许细小鳞屑，基底炎症轻微，有时融合成不规则形。无自觉症状。数月或更长时间后可自行消退。

4. **玫瑰糠疹** 男女发病无明显差别，青年与成年人居多，大多在10~40岁左右，其他年龄少见。多数患者首先在躯干和四肢近端出现一个圆形或椭圆形淡红或黄褐色斑，直径约为2~3cm，上附细小鳞屑，称为母斑，1~2周后躯干部及四肢近端出现多数斑疹，对称分布，呈玫瑰红色，圆形或椭圆形，直径比母斑小，附着少许细小糠状鳞屑，其长轴与皮纹一致，面及手足部发疹者较少见，还可出现紫癜、风团、水疱；口腔黏膜损害罕有发生。瘙痒程度不等。多无全身症状，少许有轻度头痛、咽喉痛、低热及淋巴结肿大等。本病有自限性，一般经4~8周可自行消退而不复发，少数可迁延半年以上。

5. **毛发红糠疹** 好发于两肘膝伸侧、髋部和坐骨结节处，也可播散全身。初起时，头皮上常先有灰白色糠秕样鳞屑，面部潮红，有干性细薄糠秕状鳞屑，类似干性脂溢性皮炎，以后开始出现特征性毛囊性丘疹，丘疹为粟粒大小，呈棕红色或正常肤色，顶端有一个尖锐角质小栓，中央常贯穿一根萎缩的毳毛或头发，往往折断而成为很小的黑点，这种特征性丘疹好发于四肢伸侧、躯干、颈旁和臀部，特别在手指的第一和第二指节的背面最为清楚，具有诊断意义；丘疹逐渐增多并聚集成片，呈鸡皮样外观，触摸时有刺手感觉，也可相互融合成黄红色或淡红色斑块，表面覆盖糠秕状鳞屑，类似银屑病或扁平苔藓，但其边缘仍可见孤立的毛囊角化性丘疹；大部分患者有掌跖角化过度，表现为鳞屑性红斑、干裂、角质增厚、色发黄；指（趾）甲呈暗灰色、粗糙、增厚、脆裂及形成纵嵴；病情严重时皮损泛发全身，可发展成脱屑性红皮病，此时大部分皮肤呈暗红色或橘黄色，伴糠秕样脱屑，其中有岛屿状正常皮肤，而典型的毛囊性角化丘疹则不明显。本病自觉症状有程度不等的瘙痒、干燥及灼热感，发展至红皮病时可出现全身症状，如畏寒、发热、全身倦怠等。病程各异，儿童患者起病慢，但病情顽固，可终身不愈，而成人患者多急性发病，进展快，易发展成红皮病，但多数患者最后可痊愈。

6. **鳞状毛囊角化病** 皮损常散在分布，偶见融合成片，常对称分布于臀部、股外侧、腰部、腹部及胸壁等处。皮损为圆形或椭圆形的片状鳞屑，直径数毫米至2cm，鳞屑很薄，境界清楚，淡灰色或褐色，中央紧贴于皮肤，边缘略游离，周围绕有一色素减退晕，在鳞屑的中央有一个与毛囊口一致的小黑点，剥离鳞屑后，中央小黑点仍然存在，鳞屑可再生。一般无自觉症状。病情冬重夏轻。

四、结缔组织病

1. **盘状红斑狼疮** 一般发生于年轻女性。其特征性皮损为直径可达1cm以上暗红色斑，附黏着性鳞屑，除去鳞屑，其反面显示有毛囊角栓附着，类似于地毯钉或猫舌之外观，延伸至扩大的毛囊，倾向于中央愈合，伴萎缩、瘢痕、色素沉着异常和毛细血管扩张等继发皮损。

2. **亚急性皮肤红斑狼疮** 皮损多见于颜面和颈部的阳光暴露部位，以及胸部、背部的"V"字区和上臂外侧，形如披肩毛巾，而上臂内侧、腋窝、侧腹部和肘部则不受累。主要皮损为鳞屑性丘疹，逐渐演变为银屑病样皮损，或者更多见的为多环状皮损，鳞屑很薄，容易剥离，毛细血管扩张和色素异常几乎都有发生，毛囊不受累，不形成瘢痕；可伴有光敏感和脱发，硬腭受累，伴发盘状红斑狼疮，关节痛或关节炎，白细胞减少。80%患者有ANA阳性，大多数患者有抗Ro/SSA抗体，相当数量患者HLA-DR3阳性。本病一般呈慢性、轻型病程，肾脏、中枢神经系统和血管并发症不常见。

五、大疱性皮肤病

皮损初发于头面、躯干，逐渐发展，遍及全身。水疱发生于外观正常的皮肤或红斑上，为松弛性大疱，壁更薄，极易破，尼氏征阳性，在糜烂面上可形成黄褐色油腻性疏松的鳞屑和落叶状薄痂，痂下湿润，有腥臭味；非典型的皮损水疱不明显，表现为局部皮肤肿胀、充血，表皮浅层剥离，有少量渗出糜烂，形成叶片状屑痂，类似剥脱性皮炎；本型黏膜受累少见，即使黏膜受累亦不严重。病情较轻，预后较好。

六、皮肤附属器疾病

常见的疾病是脂溢性皮炎：皮损好发于头皮、颜面、胸背中央、耳后、腋窝、脐部、耻骨部及腹股沟等多脂、多毛部位。初为毛囊性红丘疹、渐扩大融合成大小不等的黄红色浸润性斑片，境界清楚，其上覆油腻性鳞屑或痂皮；病程呈慢性；可伴发脂溢性脱发、痤疮、酒渣鼻，皮损范围广泛者可呈红皮病。有不同程度的瘙痒。出生后不久发病者称为婴儿脂溢性皮炎，表现为头顶或全头皮，甚至眉区、鼻唇沟，耳后等处有灰黄色、黄褐色油腻的鳞屑或痂皮。自觉微痒。常可在一个月左右渐愈。

【诊断思路】

鳞屑常和红斑同时存在，二者都是炎症的表现。常见的原因包括一般的炎症性疾病如湿疹、银屑病、玫瑰糠疹和扁平苔藓，感染如真菌、念珠菌和后天梅毒，以及药疹。皮疹的分布常常是诊断的线索。异位性皮炎累及肘膝关节的屈侧面、腕部及面颈部。脂溢性皮炎常见于鼻唇沟和耳部。相反，银屑病好发于大关节的伸侧面和头皮。甲的改变（点状凹陷、甲剥离和甲下角化过度）常有助于银屑病的诊断。玫瑰糠疹的母斑、领圈样脱屑和沿皮纹分布具有特征性。扁平苔藓常累及腕部并局限于受损伤的部位。这种同形反应也见于银屑病。扁平苔藓还具有特征性的淡紫色。

真菌感染与其他一些对称性分布的疾病相反，通常是局限性而且是单侧分布。二期梅毒常为全身性皮疹，通常累及掌跖部。最多见的药疹表现为弥漫性红斑，消退时伴有脱屑。许多病毒感染也可引起类似皮疹。

盘状红斑狼疮的斑块最常见于面部和头皮。表现为红斑并伴有脱屑，毛囊性角栓，有时可见瘢痕形成和萎缩。少见系统损害。掌跖部出现柔软的粉红色鳞屑性萎缩性斑块见于亚急性红斑狼疮，常有光敏感和游走性关节病。

（季永智）

第69章 皮肤瘙痒

【定义】

瘙痒是一种皮肤、黏膜所具有的强烈引起搔抓欲望的不愉快的感觉。是皮肤科最常见的症状，是由多种皮肤病引发的临床表现也可以是其他疾病的一个主征。如仅有皮肤瘙痒症状而无原发性皮肤损害时则称为瘙痒病。

【发生机制】

瘙痒实际上是皮肤、神经系统、内分泌、免疫系统产生的大量递质等相互复杂的作用所产生。经实验证明，皮肤存在瘙痒感受器，并通过神经传入大脑。

瘙痒感受器：是皮肤中对组胺敏感的特殊无髓鞘神经末梢C纤维的亚型，虽然这些瘙痒相关C纤维在解剖学上与痛觉的传入纤维相同，但功能不同，这种在传入神经纤维发现的慢传导的C纤维被认为是传导瘙痒信号的特殊途径。

传导通路：当皮肤被致痒物质刺激后，瘙痒感受器向脊髓后角传导神经冲动，然后又通过脊髓丘脑束传到丘脑，直达躯体感觉皮层。瘙痒的外周递质及相应的感觉神经末梢受体：患部组织胺的释放及其受体、蛋白水解酶及其受体、5-羟色胺、细胞因子（IL-2、IL4、IL-31）、神经生长因子及受体，能促进痒感的产生，大麻素及其受体、阿片样物质和阿片受体对瘙痒都有调理作用。搔抓因压痛有止痒作用，但又促进释放更多的组织胺，加重痒感，形成痒—抓的恶性循环，导致更为严重的皮肤损伤和炎症。

【常见临床类型】

1. **全身性瘙痒病** 患者全身各处皆有阵发性瘙痒，且往往由一处移到另一处。瘙痒程度不尽相同，有的瘙痒可以忍受，有的则自觉剧痒，需用手或工具搔抓皮肤，直至皮肤抓破而感觉疼痛及灼痛时，痒感才暂时减轻；往往晚间加剧，影响患者睡眠。由于剧烈瘙痒不断搔抓，全身皮肤可以出现抓痕、血痂等继发皮损，有时可有湿疹样改变、苔藓样变或色素沉着，抓伤皮肤易继发细菌感染。

全身性瘙痒病又可分为以下几种。

（1）老年性瘙痒病：多由于皮脂腺分泌功能减退，皮肤干燥和退行性萎缩等因素诱发，躯干多见。

（2）冬季瘙痒病：由寒冷诱发，常伴皮肤干燥，脱衣睡觉时加重。

（3）夏季瘙痒病：高热、潮湿常是诱因，出汗常使瘙痒加剧。

（4）系统性疾病所致瘙痒：贫血、糖尿病、红斑狼疮、尿毒症、肝胆疾病、内脏肿瘤等病的皮肤表现。

全身性瘙痒病常与某些系统性疾病如糖尿病、尿毒症、肝胆疾病、内脏肿瘤、血液病、甲状腺疾病、变应性疾病、肠道寄生虫、习惯性便秘、月经不调、妊娠及精神焦虑，神经性疾病等有关。霍奇金病的瘙痒为持续性，有时伴发烧灼感，瘙痒发生率为10%~25%，且为7%患者的首发症状，但原因不清；1/3以上红细胞增多症患者有瘙痒病，常由温度变化引发而与组胺水平无关；20%~50%阻塞性黄疸患者有瘙痒，其瘙痒剧烈程度有时与皮肤中胆盐浓度平行，由于患者中枢神经系统的羧氨酸水平升高且纳洛酮治疗有效，因此其瘙痒可能由中枢机制引起；尿毒症患者也常见全身性难以忍受的瘙痒，可能与某些代谢失衡有关；3%~47%全身性瘙痒患者发现存在内脏肿瘤。皮肤状态功能异常（如干燥、萎缩等）及气候改变（如炎热、寒冷等）均可引起瘙痒；日常工作和生活中接触粉尘、玻璃纤维、尘螨，食用某些辛辣、刺激性食物，某些贴身穿着的衣物均可致全身性瘙痒。全身性瘙痒还可由药物引起，如鸦片类生物碱，烟酸、抗抑郁药、西咪替丁及某些中枢神经兴奋剂等。

2. **局限性瘙痒病** 指瘙痒发生于身体的某一部位，临床上常见以下几种。

（1）肛门瘙痒病：最常见。男女均可发病，多见于中年男性，儿童多见于蛲虫患病者。瘙痒往往局限于肛门周围，有时向前蔓延至阴囊，向后至臀沟两侧。肛门周围皮肤常呈灰白色或淡白色浸渍，肛门皱襞肥厚，因搔抓而发生辐射状的皲裂；有时发生继发性感染；日久肛门周围皮肤增厚而成苔藓化，也可发生色素沉着。

（2）女阴瘙痒病：主要发生在大阴唇、小阴唇，阴阜和阴蒂亦可发生。因瘙痒常常不断搔抓，外阴皮肤肥厚，呈灰白色浸渍，阴蒂及阴道黏膜可出现红肿及糜烂。

（3）阴囊瘙痒病：瘙痒发生在阴囊，但亦可波及阴茎或肛门。由于不断搔抓，阴囊皮肤肥厚、色素沉着、苔藓样变，有的患者可见糜烂、渗出、结痂及湿疹样改变。

（4）其他：如头部瘙痒病、小腿部瘙痒病、掌跖瘙痒病。此外尚有遗传性局限性瘙痒病，多见于20~30岁妇女。

局限性瘙痒病的病因有时与全身性瘙痒病相同，如糖尿病既能引起全身瘙痒，也可引起局限性瘙痒病。肛门瘙痒病多与蛲虫病、前列腺炎、痔核及肛瘘等有关，阴囊瘙痒病常与局部多汗、摩擦及股癣等有关，而女阴瘙痒病的原因与局部皮肤不洁，有些女性使用卫生巾过敏、白带、阴道滴虫病、阴道真菌病、淋病、糖尿病及宫颈癌等有关，也可能由内分泌失调、性激素水平低下及更年期自主神经功能紊乱等引起。

【诊断思路】

根据无原发皮损而仅有瘙痒易于诊断。为了寻找致病因素，常需作全面的体格检查和实验室检查。

一旦出现继发性皮损，则需根据病史与下列瘙痒性皮肤病及以瘙痒为明显表现疾病进行鉴别。

（1）荨麻疹：有特异性皮损（风团），瘙痒明显，病程可长可短的演变过程。

（2）虫咬症：典型皮损为风团样丘疹，剧烈瘙痒，顶端有小疱，多无全身症状。

（3）药疹：有明确的用药史，有一定的潜伏期，皮损突然发生，多数自觉剧痒，除固定型药疹外，皮损多对称分布。

（4）疥疮：有接触传染史、好发部位及典型皮损，剧烈瘙痒，晚间为甚，若能查到疥螨即可确诊。

（5）痒疹：包括单纯性痒疹、结节性痒疹和其他型痒疹，是一组表现为丘疹、结节与继发性损害等病变的急性或慢性炎症性疾病的总称，其病因尚不十分清楚，可能与蚊虫、螨虫等叮咬，某些食物或药物、接触物、季节与气候变化，胃肠功能障碍、内分泌功能失调及神经因素等有关。

（6）湿疹：包括急性湿疹：初为皮肤潮红，继而出现小疱、糜烂、渗液和结痂，在临床上常数种皮损同时存在，自觉剧痒，尤以夜间为著，常因搔抓继发感染。可发生在任何部位，但以头、面以及四肢远端多见。慢性湿疹：皮肤粗糙、肥厚、发硬，有明显色素沉着及苔藓化改变，其间可有点状糜烂和少量渗出液。多局限在某一部位，如手、肘窝、小腿等处，皮损可在同一部位反复发作，迁延数年甚至更久。

（7）扁平苔藓：是一种原因复杂，发生在皮肤、黏膜上的慢性炎症性皮肤病。病因不明，可能与免疫、遗传、药物、内分泌紊乱等有关。皮损为多角形紫红或紫蓝色扁平丘疹，直径约3~5mm，丘疹中央轻度凹陷或有角栓，境界清晰，表面有蜡样光泽。Wickham纹是本病特征性损害，表现为皮损表面可见灰白色有光泽的小点及浅细的网状条纹。常发生于四肢，急性期可有同形反应。可有黏膜损害，多发生在口腔。好发于中年人，病程慢性。

（8）接触性皮炎：有一定的接触史，接触部位的红斑、丘疹成片，境界清楚，剧烈瘙痒。

（9）神经性皮炎：初为局部单纯瘙痒，无明显皮损。经搔抓后，出现圆形或多角形扁平丘疹，米粒至高粱粒大，密集成群，呈正常肤色或淡褐色，表面光滑或有少量鳞屑。日久丘疹融合成片，皮损肥厚，沟嵴明显，形成苔藓化。好发于颈、四肢及骶部。皮损以局限性居多，病程长久，反复发作。

（10）Sezary综合征：或称为T细胞红皮病，是一种原发性皮肤T淋巴细胞瘤，多见于40~60岁中老年人。红皮病、瘙痒和淋巴结肿大为本病临床三联征。开始可为红斑、丘疹等皮炎特征，逐渐发展成弥漫性红斑与鳞屑的红皮病。

（11）体癣、股癣：发生在头皮、手足以外的浅部真菌皮肤病，通常称为体癣，而发生于股部及臀的皮损称为股癣。临床表现：皮损为指甲盖至钱币大小圆形红斑，中央呈正常表现，周边略隆起，有小水疱、丘疹及鳞屑，界限清楚，多呈环形，也可融合成较大同心圆形，剧烈瘙痒。

【 治疗原则 】

应尽力查找病因，予以根治。

1. 一般治疗 注意皮肤卫生，生活力求规律。避免搔抓、热水烫洗，避免饮酒，喝浓茶及食用辛辣刺激性食品。伴系统性疾病者应积极治疗原发病；对患神经衰弱患者，可适当选用镇静、催眠剂。

2. 全身治疗

（1）抗组胺药物：为一线药物，可选用各种H_1受体拮抗剂，H_2受体拮抗剂也可联用；钙剂、维生素C等可增强抗组胺药物的疗效。

（2）盐酸普鲁卡因：静脉封闭：普鲁卡因溶于生理盐水内静脉滴注，10天为一疗程；严重者静脉注射利多卡因有效，但作用持续时间短（仅几小时）并可引起低血压。长期使用盐酸普鲁卡因、利多卡因等需注意引起接触过敏的可能。

（3）性激素：常用于老年患者，男性患者用丙酸睾酮每周2次肌注，或甲基睾酮口服；女性患者可用己烯雌酚，分2次口服，或黄体酮肌注。生殖系统肿瘤或肝肾功能不全者应忌用或慎用。

（4）其他：胆汁淤积患者注射纳洛酮有效，无效时可用阿米替林。

3. 局部治疗

（1）外用药物：如炉甘石洗剂、糖皮质激素软膏或霜剂；女阴瘙痒病或肛门瘙痒病患者应避免使用刺激性药物。

（2）局部封闭疗法：用苯海拉明25mg加适量普鲁卡因皮损处皮下浸润注射，隔日一次；亦可用曲安西龙或地塞米松加适量普鲁卡因在皮损处皮下作封闭，每周1~2次。

（3）物理治疗：全身性瘙痒病可行紫外线照射、皮下输氧、淀粉浴、糠浴或矿泉浴等；局限性瘙痒病经多方治疗无效时，可考虑同位素或浅层X线治疗。

（巫　毅）

第70章　皮肤溃疡

【定义】

皮肤溃疡是局限性的皮肤或黏膜缺损，缺损超过表皮全层的厚度，深达真皮或皮下组织，愈后留有瘢痕。溃疡可为圆形或不规则形，可深可浅，直径从数毫米到几厘米，其表面可覆有脓液、坏死组织或痂皮。

【发生机制】

溃疡的发病机制主要有三类。其一是细菌或真菌感染、肿瘤的侵袭或物理化学等因素导致皮肤或黏膜的直接破坏和缺失导致溃疡形成。其二是局部血液循环不良或神经营养障碍导致皮肤黏膜缺血坏死导致溃疡形成。其三是与变态反应造成的组织损伤和破坏有关。

【常见临床类型】

一、感染性溃疡

（一）细菌感染

1. **深脓疱疮**　又称臁疮，常见于营养不良的儿童或老人。表现为继发于脓疱的溃疡，溃疡呈蝶形，表面常有蛎壳状黑色厚甲，周围红肿。自觉疼痛。

2. **溶血性球菌性坏疽**　急性起病，伴有高热、衰竭等全身症状，好发于四肢，表现为红肿、水疱、大疱、坏死，坏死组织脱落后可形成溃疡。自觉疼痛。

3. **鼻疽**　发生在与马、骡、驴密切接触的工人，好发于四肢等接触牲畜的部位，表现为炎性斑块，可以化脓并形成溃疡，通常伴有鼻部炎症、溃疡和组织破坏。可伴有发热等全身症状。鼻腔分泌物、皮肤溃疡处可查到鼻疽杆菌。

4. **皮肤白喉**　好发于儿童，唇部、耳后、外生殖器与肛门之间，脐与趾缝等，表现为线状浅表溃疡，边缘潜行，表面灰白色假膜。分泌物中可查到白喉杆菌。

5. **寻常狼疮**　好发于四肢、面部、臀部及颈部等处，溃疡继发于狼疮结节。结核菌素试验阳性。组织病理活检有特异性。

6. **腔口部位皮肤结核**　是发生在外阴、肛门、口鼻等腔口部位的结核性溃疡，常常继发于呼吸道、消化道或肠道结核。皮疹初起为小结节，以后发展成小溃疡、大溃疡。有时溃疡与结节并存。溃疡边缘不清、基底不整，有脓性分泌物或结痂。附近淋巴结肿大。病理检查有诊断价值。

7. **丘疹坏死性结核疹**　其特点是在四肢伸侧发生散在性丘疹。中央坏死，形成溃疡及瘢痕。溃疡呈火山口状，米粒大到黄豆大，不痛不痒，慢性经过。皮疹可自愈但新的损害成批出现。患者常伴有肺结核或其他体内结核病灶。结核菌素实验强阳性。但皮损中找不到结核杆菌。阴茎结核疹是特殊类型的丘疹坏死性结核疹，以阴茎龟头部位局限性丘疹、溃疡和瘢痕为特征。溃疡由丘疹或结节发展而来，边缘锐利，基底有脓性分泌物或结痂。自觉触痛。病程迁延达数月或1~2年。病理检查及结核菌素实验有助于诊断。

8. **Bazin硬红斑** 多发于寒冷季节，好发于青年女性小腿屈侧，与结核杆菌引起的变态反应有关。本病以结节性损害为主，可有溃疡发生。溃疡继发于红色疼痛的结节性损害，溃疡深而且边缘不整，基底有肉芽组织可有稀薄脓性渗出。溃疡迁延不易愈合，愈后留有萎缩性瘢痕。结核菌素实验强阳性。病理检查有特异性。

9. **下疳样脓皮病** 好发于成人的面部和外生殖器，由葡萄球菌或副大肠埃希菌引起。表现为继发于炎性结节或脓疱的浅表溃疡，基底有浆液脓性分泌物，或结黄痂，周围呈堤状隆起。无自觉症状。

10. **热带溃疡** 由多种细菌混合感染引起，发生在热带亚热带地区，好发于小腿，继发于外伤或昆虫叮咬后的丘疹或血疱，急性期为疼痛的圆形或椭圆形溃疡，直径常在2cm以上，基底呈杯状，有绿灰色膜覆盖，膜下有恶臭的渗出物。慢性期溃疡面苍白纤维化，不痛。可迁延数年。

11. **皮肤炭疽** 由炭疽杆菌感染引起，发生于畜牧业屠宰业皮毛加工业肉制品加工从业者，好发于上肢、手背和面部等暴露部位，是继发于水疱或脓疱的无痛性溃疡，常伴有发热、头痛等全身症状。细菌学检查可查到炭疽杆菌。

12. **分枝杆菌性溃疡** 为好发于前臂或小腿的单发的结节或溃疡，溃疡边缘不规则，具有潜行性，局部淋巴结不肿大，无全身症状，溃疡底面松软是其特点。从溃疡底面涂片及组织切片均可见到大量抗酸杆菌。根据细菌培养及动物接种试验可以确诊。

13. **游泳池肉芽肿** 病原体为海鱼分枝杆菌（海分枝杆菌）。常与水生环境中损伤，或在水中被渔或渔具损伤相关。90%的患者感染部位为上肢。皮损常发生于皮肤表面损伤后一周至2月（平均2~3周），典型损害为无痛性炎症性结节或斑块，可形成溃疡，溢出黄色液体，陈旧性皮损可成疣块。通常皮损沿淋巴管扩展，继发性结节的发生模式类似孢子丝菌病。

（二）真菌感染

1. **组织胞浆菌病** 在我国少见，表现为四肢等暴露部位的丘疹、结节斑块、脓肿，脓肿破溃可形成溃疡。自觉疼痛。真菌直接镜检和培养阳性。

2. **隐球菌病** 多发于成人面部，表现为无自觉症状的痤疮样丘疹和脓疱，并可出现疣状或增殖性结痂和溃疡。或可形成斑块和脓肿。病理变化分胶质性损害和肉芽肿性损害两种。

3. **球孢子菌病** 由粗球孢子菌感染所致。好发于中年人，表现为四肢和面部等暴露部位的无痛性暗红色结节，可以破溃形成梅毒下疳样溃疡，可有渗出和脓液，沿淋巴结继发散在结节，损害组织活检可查见病原体。

4. **皮肤孢子丝菌病** 分固定型、淋巴管型和播散型三型。皮损为包括溃疡在内的多形性损害，其他皮损包括丘疹、结节、脓疱、斑块、脓肿、肉芽肿、痤疮样、脓皮病样或坏疽性。固定型好发于暴露部位。淋巴管型在以结节、溃疡为特征的原发性损害出现后，沿淋巴管走行向近心端出现多数结节。皮肤播散型是指在固定型或淋巴管型皮损出现后，在远隔部位出现结节、脓肿等多形性损害的孢子丝菌病表现。

5. **着色真菌病** 好发于四肢等暴露部位，皮疹初起为丘疹、结节，可融合成疣状、肉芽肿性或肿瘤样斑块，也可形成溃疡。自觉症状轻微。真菌镜检可见厚壁孢子，培养可见暗色真菌。病理检查为肉芽肿性炎症，有时可发现棕黄色厚壁孢子。

6. **皮肤毛霉菌病** 好发于耳部，也可发生于其他部位。表现为丘疹、结节、脓疱、溃疡或足菌肿样损害。

（三）其他病原体感染或寄生虫寄居

1. 梅毒 是梅毒螺旋体引起的性传播疾病，依据传播途径不同，分获得性梅毒和先天性梅毒。获得性梅毒分三期，其中一期梅毒硬下疳和三期梅毒性树胶肿都表现为具有鲜明特征的溃疡。三期梅毒的结节性梅毒疹结节也可破溃形成溃疡。硬下疳发生在接触梅毒螺旋体后2~3周，溃疡出现在接触部位，主要是生殖器。溃疡浅表，软骨样硬，边缘隆起，基底清洁，无痛。常伴有附近淋巴结无痛性硬化性淋巴结炎。溃疡可自愈。溃疡表面的分泌物中有大量梅毒螺旋体，实验室检查可查到。梅毒性树胶肿是三期梅毒的标识。发生在螺旋体感染后3~4年，好发于小腿，表现为单发的无痛性结节，破溃后形成直径2~10cm的肾形或马蹄形穿凿性溃疡，基底有黏稠的树胶状分泌物。三期梅毒时口腔黏膜和眼部黏膜也可出现溃疡。先天梅毒可形成鼻黏膜溃疡，继发于鼻部卡他症状，于生后1~2月发生。梅毒可通过血清学、病原学及组织病理和临床表现作出诊断。

2. 软下疳 在我国少见，是杜克雷嗜血杆菌引起的性传播疾病，表现为急性、多发性、疼痛性阴部浅溃疡，伴腹股沟淋巴结肿大、化脓、破溃。溃疡继发于丘疹和脓疱，直径0.2~2cm，质软，数目多，基底有脓性分泌物。未经治疗可数月不愈。

3. 性病性淋巴肉芽肿 在我国少见，是由沙眼衣原体引起的外生殖器溃疡，表现为继发于丘疹和脓疱的单发性的浅表糜烂或溃疡，直径2~3mm，无自觉症状，10天左右可自愈。可伴有腹股沟淋巴结肿大、破溃。

4. 腹股沟肉芽肿 为发生于外阴、腹股沟、肛门等处的增殖性无痛性软溃疡，边缘清楚隆起，呈牛肉红色，溃疡基底增生的肉芽组织上有浆液性脓性分泌物。局部淋巴结不肿大。病理检查发现巨噬细胞内Donovan小体有诊断意义。

5. 皮肤阿米巴病 本病以脓肿和外翻边缘的溃疡为特征。辅助检查可查见阿米巴。常常继发于以慢性腹泻为表现的肠道阿米巴，好发于肛周和附近皮肤。表现为脓肿、溃疡，溃疡边缘外翻、质韧，有压痛。进展慢。

二、非感染性溃疡

（一）肿瘤性溃疡

1. 鳞癌 好发于老年人头面、颈部、手背等暴露部位。先有浸润性斑块、结节或疣状损害，以后可形成溃疡。溃疡呈火山口状，边缘呈疣状隆起，易出血。组织活检可诊断。

2. Paget's 病 好发于中老年妇女的乳房，单侧分布，为基底浸润的红斑，表面稍隆起，可有糜烂、结痂及浅溃疡。自觉瘙痒或灼热。组织活检可诊断。

3. 基底细胞上皮瘤 好发于中老年面颈部，表现为小结节融合成的中央凹陷边缘隆起的溃疡，常伴有毛细血管扩张。病理检查示真皮内瘤细胞团，边缘栅栏样排列，有收缩间隙。

4. Kaposi肉瘤 多见于老年，以男性为主，AIDS患者发病率高。表现为好发于足部和四肢的红蓝色结节、斑块。可伴有水肿、溃疡。自觉痒痛。病理检查有特异性。

5. 恶性黑色素瘤 表现为褐色或黑色斑片，出现向真皮浸润生长时可有结节、溃疡形成。分恶性雀斑样痣型、浅表播散型、肢端雀斑样痣型和结节型四种类型。组织活检可诊断。

6. 跖部疣状癌 可发生于全身各处，但绝大多数发生于足跖，表现为生长缓慢的灰色溃疡性肿物，表面呈菜花状或有疣状突起，挤压有油状物溢出。病理检查结合临床有诊断价值。

7. 毛鞘癌 表现为耳部出现的溃疡性损害。病理检查可以确诊。

8. 皮脂腺癌 是罕见，多见于老年人，好发于眼睑、面部、头皮等处。临床上多表现为黄色质地坚实的结节，中央可有凹陷性溃疡，溃疡周围隆起的皮肤常完好。诊断主要依靠病理检查才能确诊。

9. 蕈样肉芽肿 肿瘤期表现为褐红色高起结节，易破溃形成深在性卵圆形溃疡，基底被覆坏死性淡灰白色物质，溃疡边缘卷曲，好发于躯干部。病理检查可以确诊。

（二）非肿瘤非感染性溃疡

1. 免疫反应引起的溃疡

（1）红斑狼疮引起的口腔溃疡 口腔溃疡伴随红斑狼疮的其他临床表现和实验室检查的改变。

（2）变应性血管炎由Ⅲ型变态反应引起，抗原抗体复合物沉积在血管壁导致血管炎形成。好发于下肢和臀部，表现为以紫癜、结节、坏死、溃疡为主的多形性皮损。可伴有全身不适及胃肠道损害。

（3）坏疽性脓皮病可能与自身免疫有关。多见于老年人或体弱者。好发于四肢及躯干。表现为在炎症基础上的脓疱、水疱、结节、溃疡、结痂、瘢痕等多形性损害，自觉疼痛。脓汁细菌培养可培养出多种菌。

（4）阿弗他口炎的发生可能与免疫反应有关。表现为口腔黏膜反复发作的浅表性疼痛性溃疡，单个溃疡7~10天可自愈，但易复发。

2. 血液循环不良或神经营养障碍引起的溃疡

（1）静脉曲张综合征的溃疡发生于内踝，继发于下肢静脉曲张和小腿下1/3的湿疹样改变，溃疡不易愈合。

（2）雷诺病是由血管神经功能紊乱引起的肢端小动脉痉挛性疾病。好发于青年女性，发作时皮肤经历苍白、发绀、发红三个时相变化。病情久、发作频繁的可引起皮肤营养障碍，导致手指萎缩变硬，甚至出现溃疡和坏死。

（3）结节性多动脉炎表现为好发于足、小腿和前臂质硬的疼痛的皮下结节，表面红色，结节沿血管发生，持续1周或更久可消失。可伴随瘀斑、坏死、溃疡。溃疡边缘不整，常有网状青斑围绕。可伴有肌痛和关节痛。也可伴有发热及心血管、消化道和神经系统受累的表现。

（4）Wegener肉芽肿表现为鼻部溃疡和四肢皮疹。鼻部有坏疽性溃疡，四肢皮疹为红斑丘疹紫癜血疱皮下结节等多形性损害。可伴有发热等全身症状。病理基础是坏死性血管炎。可有内脏器官受累的表现。

（5）白塞病是血管炎为病理基础，以口腔、眼、生殖器、皮肤为好发部位的疾病。口腔溃疡、生殖器溃疡可先后发生。可同时伴有皮肤毛囊炎、结节性红斑和针刺反应阳性以及眼部损害。

（6）白色萎缩好发于中年女性的小腿和踝部，以紫癜、坏死、象牙白色萎缩斑上有毛细血管扩张和周围色素增加为特征。也可见水疱和黑色厚痂覆盖的溃疡。溃疡可大可小，愈合慢，愈后留有淡黄色或象牙白色萎缩性瘢痕。

（7）Fournier坏疽又称坏疽性龟头炎，是由于各种原因造成的局部血供障碍和继发细菌感染共同作用的结果。特点是暴发性坏疽性溃疡，继发于水肿性红斑、水疱或坏死，进展迅速。附近淋巴结肿大。疼痛不重。

（8）足部穿透性溃疡，是一种慢性营养性溃疡，好发于第一和第五跖趾关节处或足跟，表现为角质增厚的斑片上形成漏斗状溃疡和坏死。基底为暗红色肉芽组织，可有脓性分泌物。一般无自觉症状。

（9）麻风可因神经营养障碍出现足底溃疡。主要由麻风杆菌侵犯周围神经引起，首先出现周围神经感觉障碍，并有神经粗大及红斑、结节、狮面等皮肤表现。

3. 物理因素引起的溃疡

（1）职业性皮肤溃疡多累及长期接触砷、铬、铍等化合物者。好发于四肢远端，尤其是在手指、腕部和踝部多见。表现为边缘清楚、周围组织增生隆起的绿豆到黄豆大溃疡。

（2）冻疮发生在寒冷季节，肢体末梢部位皮肤轻时表现为水肿型紫红斑，重时可形成水疱、溃疡。

（3）放射线皮炎是由各种类型电离辐射照射引起的皮肤黏膜损伤。急慢性放射性皮炎均可形成皮肤溃疡。溃疡常伴有皮肤萎缩、干燥、毛细血管扩张、毛发脱落和色素改变。此类溃疡可产生恶变，应予以重视，随访观察，必要时组织活检以确定有无恶变。

（4）褥疮是身体局部长期受压导致局部血供障碍而导致的缺血坏死。好发于外踝、足跟、股骨粗隆等骨突部位，皮损初为青红色或苍白色的境界清楚的斑片，以后可形成水疱和溃疡。

（5）烧伤或外伤引起的溃疡可通过病史确诊。

4. 病因不明的溃疡

（1）致死性中线肉芽肿是一种原因不明的面中部组织破坏性非特异性肉芽肿性溃疡，呈慢性进行性，初期表现为鼻炎症状，以后可出现鼻黏膜溃疡，并向深部发展出现组织破坏和组织缺损。组织病理上表现为非特异性炎性肉芽肿改变。

（2）急性女阴溃疡为发生在女阴的急性疼痛性溃疡，数目不定，大小不一，质软，可伴或不伴有全身症状。不伴有淋巴结炎。

【诊断思路】

（1）确认是否为溃疡。溃疡是局限性的皮肤或黏膜缺损，缺损超过表皮全层的厚度，深达真皮或皮下组织，愈后留有瘢痕。需要与糜烂、窦道、瘘管相鉴别。

（2）判断溃疡是否为疾病的主要表现，是否有其他皮损，是否有全身症状，起病急缓，有何诱因。判断溃疡是否为疾病的主要表现，还是以结节、红斑等其他皮肤损害为主；是否伴随有其他类型的皮损；有无发热、消瘦等全身症状；有无其他伴随疾病；有无明确的诱因。这些因素综合考虑对初步判断溃疡的病因和确定应提检哪些辅助检查有重要意义。

（3）初步判断溃疡的病因。初步判断溃疡是否感染诱发，是细菌感染、真菌感染还是其他病原体感染；是否为肿瘤性的；是否和血运障碍或免疫反应有关；是否由物理因素诱发。

（4）判断应该提检哪些辅助检查。是否需要提检病原学检查；是否应提取组织病理活检。

（王劲凤）

第71章 色素异常

【定义】

正常皮肤的颜色主要由两个因素决定：其一是皮肤内色素的含量，即皮肤内黑素、胡萝卜素以及皮肤血液中氧化和还原血红蛋白的含量；其二是皮肤解剖学差异，主要是皮肤的厚度，特别是角质层和颗粒层的厚度。黑素是决定皮肤颜色的主要色素。本章着重介绍黑素细胞、黑素生成障碍所造成的各种色素异常性皮肤病。根据临床表现，一般将色素异常性皮肤病分为色素增加和色素减退两大类。

【发生机制】

1. **黑素细胞的来源和功能** 黑素细胞来源于外胚层的神经嵴，在胚胎发育过程中经间充质迁移至表皮和毛囊（还包括眼葡萄膜、软脑膜及内耳），其数量与部位、年龄有关而与肤色、人种、性别等无关。几乎所有的组织内均存在黑素细胞，但以表皮、毛囊、黏膜、视网膜色素上皮等处最多。表皮中黑素细胞主要位于基底层，数量约占基底层细胞总数的10%；而毛囊中黑素细胞主要位于毛基质的基底层和外毛根鞘。黑素细胞胞质透明，胞核较小，银染色及多巴染色可显示较多树枝状突起。电镜下可见黑素细胞胞质内含有特征性黑素小体，为含酪氨酸的细胞器，是合成黑素的场所。表皮中1个黑素细胞可通过其树枝状突起向周围约10~36个角质形成细胞提供黑素，形成1个表皮黑素单元。

2. **黑素的生成和调节因素** 正常肤色的主要决定因素是黑素细胞的活性，即产生黑素的数量和质量，而非黑素细胞的密度。黑素是一种黑色或棕色的生物色素，它的生成是在黑素细胞内的黑素小体中完成的，底物为酪氨酸，主要的催化剂是酪氨酸酶。在黑素的生成过程中，酪氨酸酶发挥着至关重要的作用，几乎参与了黑素生成的每一个环节，因此，任何可以影响黑素生成中间产物及酪氨酸酶活性的因素均可以影响黑素的生成，包括紫外线、铜离子、流基、多巴醌、过氧化物酶等。

【常见临床类型】

1. **色素增加性皮肤病**

（1）雀斑：雀斑多在5岁左右出现，随着年龄增长而数目增多。其发展与日晒有关，故色素斑点仅限于暴露部位。本病最常见于面部（特别是鼻部）、肩及背上方。其症状随季节变化明显，夏季斑点数目增多，色加深；而冬季数目减少，色变谈。

（2）咖啡斑：咖啡斑常从幼儿始出现，为淡褐色斑，边缘规则，大小、形状不一，常随年龄的增长渐变大，数目增多。绝大多数有咖啡斑的个体是正常的，但有人认为若患者体表出现6个以上直径大于1.5cm的咖啡斑即提示患者可能患有神经纤维瘤。

（3）蓝痣：蓝痣包括两种不同类型，即普通蓝痣和细胞蓝痣。普通蓝痣为灰蓝色小结节，边界清楚，发生较早，生长缓慢，直径可达2~6cm。通常为单个损害，但也可以多发。最常发生在上肢和面部。此型蓝痣不会出现恶变。细胞蓝痣为蓝色或蓝黑色较大、坚实结节。出生时即有，可呈叶状，界限清楚。最常见于臀部和骶尾部。女性比男性多见。此型较易恶变为黑素瘤。

（4）蒙古斑：蒙古斑的出现是由于在胚胎形成时部分黑素细胞向表皮移动时，未能穿过真皮与表皮交界，停留在真皮延迟消失所致。所以，该病都是出生即出现，常单发，一般呈斑片状，圆形、椭圆形或方形，大小约0.5~12cm，浅灰蓝、暗蓝或褐色，边缘渐移行为正常肤色，质地与正常皮肤一样柔软。好发于腰骶部、臀部或其他部位。一般出生后几年自然消退，不留痕迹。

（5）太田痣：本病常发生于颜面一侧的上下眼睑、颧部及颞部，偶发生于颜面的两侧，约有2/3的患者伴同侧巩膜蓝染。皮损通常为斑片状，呈褐色、青灰、蓝黑或紫色。本病皮损分布通常限于三叉神经第一、二支所支配的区域，偶发生于躯干。

（6）黄褐斑：常见于妊娠、口服避孕药时或其他不明原因所引起者。此病较常见于夏季及南方，提示日光是一诱发因素。临床表现为淡褐色或淡黑色斑，形状不规则，对称分布于额、眉、颊、鼻、上唇等颜面皮肤。一般无自觉症状。

（7）Riehl黑变病：病因复杂，多有光敏性物质接触史。本病常累及成年人，女性多于男性。好发于面部，常开始于颧部、颞部，然后逐渐波及前额、颊部、耳后和颈部。典型皮损为网状排列的色素沉着斑，灰紫色或紫褐色，境界不清。自觉症状不明显。

（8）炎症后色素沉着：皮肤急性和慢性炎症后一般可发生色素沉着。黑皮肤的人色素沉着较重，持续时间较久。正常皮肤中巯基抑制酪氨酸氧化为黑素，当出现炎症时一部分巯基被除去，因而局部色素增加。皮肤色素沉着轻重与炎症的程度似乎关系不大，而主要取决于皮肤病本身的性质。一些皮肤病发生色素沉着常见而明显，而另一些皮肤病则较轻微。临床表现为点、片状或网状的色素斑，一般可自行消退，但个别患者因个体差异可能会持续较长时间或终生不消退。

（9）色素痣：色素痣大多发生于儿童或青春期，可呈斑、丘疹、乳头瘤状、疣状、结节或有蒂损害等表现。可发生于任何部位。其大小由几毫米到几厘米，甚至更大。颜色通常为黄褐或黑色，但也可呈蓝、紫色或无色素沉着。本病大多为良性病变，偶有恶性病变。

（10）文身：文身系用各种颜色的染料刺入皮肤绘成人物、字画等的形象，永久存在而不消失。其所用的染料最多是黑墨（碳），通常为蓝黑色。另外亦有刺入靛、辰砂等，造成其他颜色。

2. 色素减退性皮肤病

（1）白癜风：病因复杂。本病为后天发生，无明显性别差异，任何年龄均可发病，以青壮年多见，约50%患者20岁以前发病。部分患者有明显的季节性，一般春末夏初病情发展加重，冬季减轻。任何部位皮肤均可发病，但好发于暴露及摩擦部位，如颜面部、颈部、手背、胸部、前臂及腰骶部等，黏膜部位亦可累及。皮损面积大小不一，可局限于一个部位，也可累及全身，部分患者皮损沿单侧神经走行分布。典型皮损为境界清楚的色素脱失斑，白斑中毛发亦可变白。一般无自觉症状。

（2）白化病：本病是一种先天性隐性遗传病。患者的毛发为细丝状淡黄色，双眼瞳孔为红色，虹膜粉红或淡蓝色。常有畏光、流泪、眼球震颤及散光等症状。皮肤干燥，呈乳白或粉红色，由于没有色素保护，常易晒伤，易发生日光性唇炎、皮炎、角化、皮角、基底细胞癌及鳞状细胞癌。少数病例可合并有先天性耳聋。大多数白化病患者体力及智力发育较差。

（3）斑驳病：本病是一种常染色体显性遗传病。初生即出现不规则形状的白斑，最常见于额部，多合并有白发，称为白色额发，80%~90%的患者有此症状。白色额发位于中线，呈三角形或菱形，对称，尖部向后或向前伸展。其余白斑好发于身体近心部位，如胸、腹及四肢，但不一定对称。白斑中可见岛屿状正常色素。背部及手足通常不发病。

（4）遗传性对称性色素异常症：本病是一种少见的显性遗传性皮肤病。本病多幼年发病，青春期明显，持续终生。男性稍多于女性。典型症状为两侧手足背对称性黄豆大小色素脱失斑，中心有小岛状色素增加的黑斑，皮损边缘亦有色素增加。皮损可满布全手、足背，亦可累及前臂及小腿，呈网状。面部如额、鼻、颊及耳廓等处可有雀斑样损害。夏季皮损加重，一般无自觉症状。

（5）老年性白斑：随年龄增加，皮肤中的黑素细胞数目逐渐减少。45岁以后在暴露部位皮肤常出现老年性黑子，毛发可变灰白。此时在胸背、四肢等处可出现米粒至绿豆大小的圆形白点，稍凹陷，无自觉症状。数目逐渐增多。

（6）特发性点状色素减少症：病因不明。皮损多发于暴露部位，如四肢、面部及躯干部。典型损害为乳白色斑，直径约2~6cm，形状不规则，呈圆形或多角形，无自觉症状。患病率可随年龄增长而增加。

（7）无色素痣：出生或出生后不久即发病，为局限性色素减退斑，一般单侧或序列性分布，主要见于躯干上部及上肢。色素减退斑周围无色素沉着。无自觉症状。

（8）贫血痣：为局限性血管组织功能发育缺陷。在生后或儿童期发病，也可晚发。为单个或多个圆形、卵圆形或不规则形状的浅色斑。以玻片压之，则与周围正常皮肤变白的区域不易区分；用手摩擦皮损及周围皮肤，周围皮肤发红，而白斑不红。本病可发生在任何部位，但躯干部多见。本病终生不消退。

【诊断思路】

皮肤肤色异常首先考虑是否为皮肤色素异常。若肤色加深考虑色素增加性皮肤病，反之肤色变浅则考虑色素减退性皮肤病，具体疾病种类诊断主要依靠各种疾病具体的临床表现。

（曲生明）

第72章　出汗异常

【定义】

汗腺分泌液的活动称为出汗，是人体的一种生理现象，它可以调节体温、滋润皮肤。体温升高或运动时，可以通过汗液蒸发的方式降低体温至正常水平。但应区别生理出汗和病理出汗。病理出汗即汗出异常究其原因是中枢神经系统调节反应异常，便称之为出汗异常。

【发生机制】

出汗异常最基本的病理生理现象是中枢神经系统调节反应异常。机体的主要散热部位是皮肤，通过增加或减少皮肤的散热量，达到增加出汗、改变皮肤血流量，从而有效调节体温。

1. 出汗增加　是机体反射性活动，它由温热刺激增加所引起的。在中枢神经系统生理活动中，下至脊髓，上至大脑皮层，都存在出汗中枢，但其基本中枢位于下丘脑，很可能位于体温调节中枢之中或其近旁，出现的调节失衡，导致出汗异常。

2. 皮肤血流量改变　是机体有效散热调节反应。当由于某些原因使皮肤血流量增加时，体表温度升高，有利于辐射、传导散热；汗腺血供增多，导致出汗增加，便有利于蒸发散热。

【常见临床类型】

1. 全身性无汗症

（1）先天性外胚叶发育不良：患者除了汗管发育不良之外、一般都合并皮脂腺、毛发、指甲等发育的不全或缺损。

（2）全身性疾病引起的：常见的有干燥综合征、尿崩症、慢性肾炎、黏液性水肿、糖尿病等。

2. 局限性无汗症

（1）皮肤科疾病：常由鱼鳞病、硬皮病、麻风、放射性皮炎、维生素K缺乏症等造成。

（2）神经系统性疾病：一般是由横贯性脊髓炎、小儿麻痹症、脊髓空洞症引发。

3. 多汗症

（1）精神性及神经性多汗症：有精神紧张、情绪激动、恐怖、神经损伤的因素，可使乙酰胆碱反射分泌增多，而产生多汗。

（2）物理性多汗症：是由于剧烈的运动，高温作业的工人、炼钢、炼铁、焦炉工作者，因温度过高，便引起多汗的发生，但不属于病态。

（3）Riley-Day综合征（失水性干燥综合征）：为常染色体隐性遗传性疾病。考虑可能与自主神经功能障碍有关。症状于出生后即发生，情绪激动后全身出现红斑。遇冷肢端发紫、麻木、多汗、阵发性高血压，预后不良。

（4）Spanlang-Tappeiner综合征（脱发-多汗-舌形角膜浑浊综合征）：为常染色体显性遗传性疾病，伴有外胚叶发育异常，一般在5~20岁时发病。手掌足部角化，甲发育不良、秃发伴多汗症。

（5）先天性角化不良白内障综合征：为先天性疾病。皮肤常表现有散在毛囊角化、手足角化、假性斑秃头，小头侏儒，多汗症。

4. **盗汗**　多在夜间睡眠时出现冷汗。常见于严重的肺结核中毒症状，也见于其他慢性消耗性疾病。

5. **臭汗**　汗腺分泌液常发出特殊臭味。

（1）腋臭一般多见于腋部，由细菌及大汗腺分泌物所含有机物质起作用，而产生不饱和脂肪酸所致。由于大汗腺在青春期后受内分泌影响才启动，故腋臭多发生于青春期。

（2）足部臭汗症常由细菌分解小汗腺分泌液中尿酸产生氨，浸软表皮造成臭味发生。

6. **色汗**　多发生在腋部大汗腺分泌的汗液，常由细菌分解产生色素，或服用药物引起。如注射亚甲蓝汗液呈青色；服用碘化物汗液呈淡红色；服用氯苯吩嗪可使汗液呈红色。色汗症可发生于任何年龄，可间断也可持续。

7. **血汗**　一般见于血友病、鼠疫、月经异常或严重神经性等疾病。

8. **尿汗症**　尿汗症是尿素等物质通过汗液排泄至皮肤表面，呈一层白色的小结晶。多见于尿毒症、糖尿病和痛风者。

9. **汗疱即汗疱疹**　多发生于夏季，常分布掌跖及指侧，表现为多发散在小米粒大皮下水疱。一般有微痒，干燥后脱屑便可自愈。应与手癣、癣菌疹鉴别，手癣多为单侧呈逐渐扩展，不治疗不会自愈，查真菌为阳性。癣菌疹多在手足癣急性发作时诱发，皮损常对称分布躯干及指侧，为丘疹或水疱。也可见结节性红斑，远心性环状红斑、局部查不到真菌。

【诊断思路】

1. **确认是否是出汗异常**　我们一旦遇到出汗的患者，首先要判定是不是出汗异常。简单病史与扼要体检，具有重要的临床判定价值。

（1）应详细询问发生出汗异常前的原因：如是否有精神紧张、情绪激动，是否有神经外伤、服药史及患病情况。如患血友病可引起血汗症，服氯苯吩嗪可致汗液发红。应询问家中有否同样患者，以排除遗传因素。

（2）体格检查重点应放在是否有诱发出汗异常的皮肤体征：如发现患者有鱼鳞病，则为局部无汗症的原因。结核型麻风的斑状损害、除有局部感觉异常外，常有局部无汗。慢性放射性皮炎损害，除有皮肤干燥、萎缩、毛细血管扩张外，常有局部无汗。因此详细的体格检查，可找出发汗异常的原因，以明确诊断。

（3）一般出汗异常有特定的诱因：多发生于情绪紧张、周围温湿度升高、进食热辣食物等诱因使病情加重，同时与神经系统器质性疾病有关。此外，还有全身系统疾病，如甲状腺功能亢进、结核病、慢性消耗性疾病、内分泌失调及传染病亦可出现多汗。某些遗传病也可出现多汗症。因汗腺分布全身且受交感神经的支配，故任何可以引起交感神经兴奋的疾病均可引起多汗症。无汗症是由于自主神经功能调节异常所致。

2. **判定是否为多汗症或无汗症**　多汗常伴有怕热、食量增加、心跳加快、肢体颤抖等症状者，可能患上了甲亢。出冷汗，且有面色苍白、晕厥者，可能是低血糖症。多汗呈阵发性，同时有血压忽高忽低不稳定者，可能是嗜铬细胞瘤在作祟。无汗就是说在正常机体受到刺激时，本应导致出汗却无汗可出。如横贯性脊髓炎、截瘫或脑部神经损伤所致的神经性无汗症；甲状腺功能低下症、硬皮病、麻风病、皮肤萎缩或尿崩症、慢性肾炎等，内脏疾患或皮肤病等导致后天性无汗症；服用巴比妥盐、阿托品、安定等，某些药物也可以导致无汗症；先天性汗腺发育不全或汗腺缺乏；新生儿或早产儿神经发育不完善或某些遗传病等，所致的特发性无汗症；辐射热等也可以引起无汗症。

3. **推测引发出汗异常的原因与诱因是什么**　在临床上比较多见的是：某种疾病导致出汗异常，常见类型为低血糖症、肺结核夜间盗汗、干燥综合征、先天性鱼鳞病、系统性硬皮病、麻风病、慢性放射性皮炎、横贯性脊髓炎、脊髓空洞症、血友病及鼠疫等；精神及神经损伤因素，常见的类型为多汗症、汗疱疹等。这些类型的出汗异常后果较好，一般将原发病治疗治愈后，出汗异常也随之痊愈。另外，还有一些导致出汗异常比较特殊的疾病，先天性遗传性、药物引起的色汗症、由细菌与汗液中有机物质混合作用等。

【治疗原则】

（1）严格卧床休息。
（2）积极治疗原发病。如低血糖症、甲亢危象、休克等。
（3）补液。

（张亚芹）

第73章　毛发异常

【定义】

毛发异常，是在多种因素作用下而引起的毛发种类、形态、分布、颜色、多少等诸多方面的改变，是各种毛发症状的总称。其发病机制及临床表现各不相同，各种能导致机体发病的因素几乎都能或多或少的影响毛发的发病。

【常见临床类型】

一、少毛及脱发性疾病

1. **先天性无毛及毛发稀少**　此类毛发异常是由于发育缺陷所致的毛发完全或者部分缺失，可为孤立缺陷或者合并其他畸形。常表现为瘢痕性及非瘢痕性脱发。其多见原因为部分或全部的毛囊发育不良，皮肤发育不良，组织病理见毛囊缺乏，皮脂腺小于正常或合并错构瘤。其中一部分患者可以合并发育缺陷，如早老症、出汗性外胚叶发育不良、Moynahan综合征及Goltz综合征等。

2. **系统疾病中的脱发**　如：①甲状腺功能低下可伴有脱发，其中眉外三分之一毛发脱落具有特征性，但并非其特异性表现，此外该类毛发异常患者毛发常常细而易碎，且毛发生长期缩短。②垂体疾病可间接影响皮质醇，甲状腺素，雄激素及睾酮等重要激素的合成，从而引起体毛，腋毛等毛发的相应减少。③营养不良，肝肾及中枢神经功能异常也可以引起少毛及脱毛。

3. **中毒及生理性脱发**　此类脱发是指由外界物理及化学因素或正常内环境改变而引起的脱发。如应用抗肿瘤药物，抑制细胞分裂而引起生长期脱发。该类药物例如：长春新碱、环磷酰胺、离子射线等。这些均为病理性脱发，而婴儿期及妇女产后脱发，多为生理性休止期脱发，此为，雌/孕激素比例失调造成。

4. **斑秃**　是一种突然发生的局限性脱发，局部皮肤正常，无自觉症状。现普遍认为是一种具有遗传素质和环境激发因素的自身免疫性疾病。该病临床相当常见。其临床表现特点如下。

（1）该病无性别差异，可发生于任何年龄段，多见于30~40岁的中年人。

（2）不少患者发病前有精神创伤和精神刺激病史。

（3）皮损为一个或数个边界清楚的圆形、卵圆形或不规则脱发区，头皮正常光滑，无鳞屑及炎症反应。

（4）活动期脱发区边缘头发松动，容易拉出，拉发实验阳性。拉出的头发显微镜下呈惊叹号样改变。

（5）斑秃可伴有甲改变，呈水滴状凹陷，不规则增厚，甲纵嵴，浑浊变脆等。全秃或普秃更明显。

5. **雄激素性脱发**　是临床上最为常见的脱发性疾病，表现为头发密度进行性减少，为雄激素依赖的常染色体显性遗传多变性疾病。患者局部头皮毛囊对雄激素的敏感性增加，毛囊萎缩，终末期毛囊转变为毳毛毛囊，直至毳毛消失。临床表现特点如下。

（1）可有家族史。

（2）主要发生于20~30岁的男性。

（3）男性雄激素性脱发特点，从前额两侧开始头发密度下降，逐渐向头顶延伸，前额变高，形成"高额"，发际线呈M行；或从头顶部开始脱落；或额部及头顶部同时脱落。

（4）女性雄激素性脱发特点，从头顶部逐渐稀疏一般不累及额颞部。顶部脱发呈"圣诞树样"一般不发生全秃。

（5）枕部及双颞侧一般不脱落。

（6）脱发区表皮光滑，可见纤细的毫毛，皮肤无萎缩。

6. 其他脱发性疾病 牵拉性脱发，如拔毛皮，黏蛋白性脱发，老年性脱发，梅毒性脱发等。

二、毛干异常或缺陷

1. 毛干形状不规则疾病 此类毛发异常以小棘毛壅病及念珠状发常见。其中，小棘毛壅病以成簇的毫毛包埋在角化的毛囊内形成黑色棘状丘疹为特征，发病率男性多于女性，皮疹特征性地出现在面部及躯干上部等皮质腺丰富的区域，常常影响美容。念珠状发则是一种毛干发育缺陷，毛干呈结节状或梭形，结节间毛发脆而易断。通常为常染色体显性遗传，外显率很高，也存在隐性遗传。其临床特征表现如下。

（1）发生于婴儿期，无性别差异。

（2）通常于出生1~2周后头发脱落。

（3）脱落常从枕部开始，伴有红斑及明显的毛囊角化。

（4）毛发呈干燥，无光泽，粗细不均，串珠状，粗大部为菱形结节。

（5）光镜下见病发结节状，结节间毛干狭窄，长度不一。

（6）毛发长度一般不超过1~2cm。眉毛、腋毛、阴毛、体毛均可受累。

2. 毛干断裂 此类毛发异包括结节性脆发症、裂发症、套叠性脆发症及Netherton综合征等。其中结节性脆发症是其中典型代表，该病是Joubert首先报道，由Kaposi对其命名。有人认为其为一种遗传代谢性疾病，尤其是精氨酸琥珀酸酶缺乏，尿中精氨酸琥珀酸增多的患者易患本病。其临床特点如下。

（1）发生于任何年龄，女性多于男性。

（2）通常为1~2个结节，结节表现为黄色或白色小点。

（3）显微镜下见结节处毛皮质破坏，似一对扫把对接。

（4）尿中精氨酸琥珀酸增多的患儿可伴有神经发育迟缓和癫痫。

3. 毛干卷曲及扭曲 此类毛发异常多是有遗传因素引起，以羊毛状发常见，头发卷曲。头部头发稀疏不是由于毛发折断，而是这种羊毛状发卷曲、盘绕，细而轻柔，可通过毛发看到表皮，给人以脱发感觉。

三、毛增多性疾病

毛发增多性疾病一般分为两类：一类是毛增多症，另一类是多毛症。

1. 毛增多症 毛增多症是指毛量过多，密度增加。对于毛增多症目前没有恰当的分类方法。先天性毛发增多可合并骨软骨发育不良或者纤维瘤病等先天异常。后天性毛增多则更多见于肿瘤性疾病，如肺癌，支气管癌，直肠癌，前列腺癌等，且被认为是肿瘤的皮肤标志。当然，其他因素如局部药物或化学物质刺激及炎症和慢性刺激等也可导致毛增多。

2. 多毛症 多毛症是指妇女及儿童由于多种原因引起的雄激素过多或局部对雄激素敏感出现的男性化表现，最为常见的是妇女多毛症。其原因、发病机制、临床表现如下。

（1）妇女上唇、耳前、面颊、下腹部、后背、胸部等出现过多过密的绒毛。

（2）不同原因引起的多毛有各自的特点：①卵巢非肿瘤性多毛：多毛、痤疮、月经紊乱、小乳房；男性声调、阴蒂增大、乳房及侧面部多毛。②垂体性多毛：出现停经－泌乳综合征，雄激素性脱发，脂溢性皮炎。③家族性多毛：雄激素过多，胰岛素抵抗，黑棘皮病。④肾上腺肿瘤性多毛：男性化多毛，患者每日需要理胡须。⑤卵巢肿瘤性多毛：多见于卵泡膜肿瘤、卵巢母细胞瘤、颗粒层母细胞瘤、性腺母细胞瘤。

【诊断思路】

1. **确认是否为毛发异常**　毛发异常的患者，无紧急情况，但就诊时须排除人为因素造成的假性毛发异常，如：各种类型的理发，烫染发。详细追问病史，结合实验室检查，一般排除不难。

2. **观察其临床表现及伴随症状**　仔细观察毛发异常的临床表现，详细追问其伴随症状。

（1）毛发异常的部位（头部、胸部、四肢或其他）。

（2）毛发的自身改变（毛发增多、减少、形态、颜色、长短等）。

（3）毛发异常所在处皮肤改变（是否有瘢痕、萎缩、鳞屑、红斑或正常）。

（4）毛发异常改变是否有家族史，是否有周期性。

（5）毛发异常是否伴有智力异常或其他多系统疾病。

（6）毛发异常是否伴有痤疮、肥胖、脂溢性皮炎、肿瘤。

（7）是否长期处于特殊的环境，是否长期应用某种药物。

（8）毛发异常的发病年龄。

3. **实验室检查及体格检查**

（1）拉发实验：其阳性一般提示休止期脱发。

（2）挤捏征：阳性提示毛囊连续性破坏。

（3）毛发光镜及电镜检查。

（4）毛囊病理检查。

（夏建新）

第74章 指(趾)甲异常

【定义】

指(趾)甲异常是在多种因素作用下而引起的指(趾)甲形态、颜色等诸多方面的改变，是各种指(趾)甲症状的总称。

【常见临床类型】

1. 指(趾)甲形态异常

（1）Beau's线：是指由于近端甲母质有丝分裂活动暂时受阻而引起的甲板表面的横向凹陷。凹陷深度显示母质内损害的程度，凹陷宽度显示损伤的持续时间。Beau's线随甲板向远端生长，多线条显示重复损害。

常见临床类型：①机械性损伤（修指甲、剔甲癣）；②累积近端甲皱褶的皮肤病（湿疹、慢性甲沟炎）；③系统性疾病（发热性疾病、红皮病、药物）。

鉴别诊断：需与甲真菌病等相鉴别。

（2）甲缺失（甲脱落）：由于严重的损害完全终止了甲母质活性导致甲板从近端甲皱褶分离。

常见临床类型：①机械性损伤（修指甲、剔甲癣）；②累积近端甲皱褶的皮肤病（湿疹、慢性甲沟炎、斑秃）；③系统性疾病（发热性疾病、红皮病、药物）。

鉴别诊断：需与甲真菌病等相鉴别。

（3）凹陷：甲板表面出现小凹陷。是由于近端甲母质的局灶型角化异常导致背侧甲板角化不全细胞群，这些细胞群容易脱落，留下凹陷。

常见临床类型：①皮肤病（银屑病，斑秃，湿疹）；②药物。

（4）脆甲症：甲板出现纵嵴和裂隙。常伴有甲变薄，显示甲母质弥漫性的损害。轻度甲纵嵴是衰老的表现。

常见临床类型：①皮肤病（扁平苔藓、银屑病、斑秃、二十甲营养不良）；②创伤；③血管受损；④肿瘤压迫甲母质。

鉴别诊断：需与甲真菌病相鉴别。

（5）甲粗糙脆裂（二十甲发育不良，砂纸甲）：指甲板出现过多纵嵴使甲粗糙。

常见临床类型：皮肤病（斑秃、扁平苔藓、银屑病、湿疹）。

鉴别诊断：甲真菌病，脆甲症等。

（6）凹甲（匙状甲）：指甲板菲薄，扁平，而且由于侧面向上外翻成匙状。凹甲儿童时属于生理性的。

常见临床类型：①职业性；②营养代谢障碍（铁缺失）。

（7）甲剥离：甲板从甲床分离，由于甲下空间的空气而呈白色。

常见临床类型：①皮肤病（银屑病、大疱表皮松解症、连续性肢端皮炎、脓疱性角化不全、湿疹、黄甲综合征）；②真菌感染；③光线性；④药物；⑤特发性；⑥先天性（外胚层发育不良）。

鉴别诊断：甲脱落，真白甲等。

（8）甲肥厚：指由于出现甲下鳞屑导致的甲板增厚。

常见临床类型：①皮肤病（银屑病，湿疹、大疱表皮松解症、黄甲综合征、甲床瘤）；②真菌感染；③先天性（外胚层发育不良、先天性厚甲）。

（9）薄甲：由于甲母质萎缩而导致的甲板变薄。

常见临床类型：①系统性疾病（周围循环紊乱、缺铁性贫血）；②皮肤病（大疱表皮松解症、扁平苔藓、特异性皮炎）；③先天性（发育缺陷）。

（10）甲萎缩：指甲发育不良、甲板薄且小。

常见临床类型：①系统性疾病（肢端动脉痉挛症、脊髓空洞症、麻风）；②皮肤病（大疱表皮松解症、扁平苔藓、毛囊角化病）。

（11）甲层裂：甲板远端裂成多层。

常见临床类型：创伤（常是手反复受到干湿交替的作用）。

（12）杵状甲：指伴随指（趾）末节肥大呈鼓槌状，甲板增厚，横向弯曲增加。

常见临床类型：①系统性疾病（慢性心肺疾患、雷诺病、肥大性骨关节病）；②先天性。

鉴别诊断：壳甲症。

（13）壳甲症：指伴随指（趾）末节肥大呈鼓槌状，甲板增厚，甲床组织萎缩，横向弯曲增加，并发支气管扩张症。

常见临床类型：系统性疾病（支气管扩张症）。

鉴别诊断：杵状甲。

（14）钩甲：指甲板肥厚、过长而弯曲，呈鸟爪状，也称爪状甲。

常见临床类型：先天性。

（15）甲过度弯曲：甲沿长轴横向过度弯曲，以致甲两侧深压入甲皱。

常见临床类型：①无明显原因；②偶见于银屑病。

（16）甲中线营养不良

甲中部纵行裂开，或甲中线形成条形沟，裂开发生在甲上皮。

常见临床类型：外伤。

（17）甲纵嵴

指甲表面的纵向细纹，是生理性的。如甲母质发生退行性改变而形成较薄的甲板，则纵向条纹有病理意义。

常见临床类型：①皮肤病（扁平苔藓、毛囊角化病）；②系统性疾病（周围循环障碍、类风湿性关节炎）。

鉴别诊断：甲纵沟。

（18）甲纵沟

指甲板表面的深的纵向裂隙。

常见临床类型：①皮肤病（扁平苔藓、雷诺病）；②创伤；③X线、化学等损害。

鉴别诊断：甲纵嵴。

2. 指（趾）甲颜色异常

（1）纵向黑甲：表现为一个或多个纵向色素带从甲近端皱褶延伸至远端。黑甲色带的颜色可不同，由浅棕至黑色，其宽度从数毫米至整个甲宽度。纵向黑甲常见于深肤色人，是由于甲板出现黑素而引起。

常见临床类型：①甲母质黑素细胞的活跃或增生；②甲母质痣；③甲母质黑素瘤。

（2）真白甲：指甲板表面正常但视其透明度呈白色，这是由于甲板腹侧角化不全细胞的出现。常见疾病：①点状白甲：甲板处出现不透明白点随甲生长而向远端移动，有时在到达远端甲之前消失。由创伤导致，常见于儿童。②线状白甲：指甲可见多条横向白色不透明平行线。常见于女性手指甲或大足趾，是由于修指甲或穿鞋导致。此线又称Mees' 线，白横贯见于砷和铊中毒。③弥散白甲：全甲或几乎全甲不透明，白色。此型少见，有时为遗传，可能伴发皮肤角化以及其他先天缺陷如耳聋。

鉴别诊断：与明显白甲、甲真菌病等鉴别。

（3）明显白甲：指由于甲床颜色异常导致甲呈白色。明显白甲不随甲生长向远端移动，其白色随压力而消失。

常见临床类型：①肝硬化（Terry甲）；②低蛋白血症（Meuhrche甲）；③慢性肾病（对半甲）。

鉴别诊断：真白甲。

（4）裂片形出血：表现为暗红色细纵线，通常在甲的远端部分，出血的形状是由甲床的毛细血管的纵向方向决定的。

常见临床类型：①创伤；②皮肤病（银屑病）；③真菌感染；④系统疾病（心内膜炎、血管炎、旋毛虫病、抗磷脂综合征）。

（5）Hutchinson征：指近端甲皱褶或甲下皮的色素沉着伴随纵向黑甲。

常见临床类型：①甲黑素瘤；②黑素细胞痣。

（6）油斑：指甲板的油滴状颜色改变。是由于甲床有局限性渗出性炎症损害。

常见临床类型：皮肤病（银屑病、Hallopeau化脓性连续肢端皮炎、系统性红斑狼疮）。

（7）绿甲：是由绿脓菌素，一种铜绿假单胞菌产生的蓝绿色色素，将指甲染成黑绿色或蓝绿色。

常见临床类型：机械性损伤（甲创伤、甲分离）。

鉴别诊断：甲下血肿、黑色素痣、黑素瘤、曲霉菌感染。

（8）黑甲：指各种原因导致的甲板出现黑色改变。

常见临床类型：甲下恶性黑素瘤、甲下恶性黑子、交界痣、Peutz-Jeghers综合征、Addison病、多发痣细胞痣。

鉴别诊断：裂片形出血。

（9）褐甲

指各种原因导致的甲板出现弥漫或横带状褐色改变。

常见临床类型：①药物（环磷酰胺、氟尿嘧啶、博来霉素）；②维生素B_{12}缺乏；③X线治疗。

鉴别诊断：甲真菌病。

（10）黄甲：指各种原因导致的甲板出现黄色改变。

常见临床类型：①黄甲综合征；②皮肤病（银屑病、甲真菌病、先天性厚甲）。

（11）红甲：指各种原因导致的甲板出现红色改变。

常见临床类型：①红细胞增多症；②一氧化碳中毒；③甲下血管球瘤。

（12）蓝甲：指各种原因导致的甲板出现蓝色改变。

常见临床类型：①慢性心肺功能不全；②药物（抗疟药）；③Wilson病。

（13）灰甲：指各种原因导致的甲板出现灰色改变。

常见临床类型：慢性汞中毒。

3. 甲周或甲下病变

（1）角化型丘疹

常见临床类型：①疣——由人乳头瘤病毒感染所致的角化过度型丘疹。②'Bowen'病——又名原位鳞状细胞癌，表现为甲周或甲下的疣状皮损，可形成溃疡，甲下肿瘤可产生甲剥离。

（2）化脓性肉芽肿（葡萄状菌肿）：甲周或甲下的出血性，易脆，呈红色的小结节。

常见临床类型：足趾嵌甲、系统性维A酸治疗等。

（3）纤维瘤/角化纤维瘤：甲周纤维瘤起源于近端甲皱襞的粉红色或皮色丘疹。甲下纤维瘤在甲板下生长可引起红甲和甲剥离。

常见临床类型：结节性硬化病。

（4）甲下外生骨疣：是坚实，疼痛性的甲下结节，使甲板上台，此结节可形成溃疡或过度角化。

常见临床类型：创伤。

（5）黏液样囊肿：位于指甲的近端甲皱襞，表现为小的软结节，常自发性地排出黏稠胶冻状液体。甲母质受压导致甲板凹陷和沟槽形成。

（6）血管球瘤：蓝红色甲床斑疹，伴有严重的疼痛，向近端放射，常因物理和温度刺激甲周。

（7）角化棘皮瘤：甲下角化性痛性结节，数周内迅速生长。常出现深部侵袭伴骨破坏。

（8）鳞状细胞癌：慢性生长的甲周或甲下包块，可能溃破和出血，常出现甲周肿胀和炎症。

（9）疣状癌：快速生长性结节破坏甲，常出现骨吸收。

【诊断思路】

1. **判断是否为甲异常** 判断是否确实是甲板、甲床、甲周等的异常，应排除由染料等导致的甲颜色异常或其他非致病因素导致的一过性改变。

2. **观察临床表现及全身状况** 细心观察其临床特点：如甲板形态异常、颜色异常、甲床异常、甲周异常等，并且通过详细询问病史了解患者一般情况：如病史、职业、诱因、既往史、家族史、用药史等。

3. **实验室检查**

（1）真菌检查：取甲屑或甲周异常组织等，行真菌直接镜检和/或真菌培养可明确真菌感染性疾病。

（2）WOOD灯：可鉴别甲下黑素瘤及甲下出血性改变。

（3）病理检查：对于合并皮肤病的患者取皮肤组织行病理检查可明确其病因。对于独立出现的顽固性的甲异常可考虑行甲组织病理检查以明确病因。

（4）全身系统检查：对于出现可伴有全身系统疾病的甲异常表现的患者，积极行全身系统检查，以发现其合并的系统疾病。

4. **明确病因及诱因** 根据患者的临床表现，一般情况及实验室检查可明确其病因。

5. **针对病因进行治疗** 对于继发于皮肤病及全身其他系统疾病的患者积极治疗原发疾病可达到治疗甲异常的目的。而对于局限于甲及甲周围的病变也针对其病因如真菌感染、细菌感染，行相应的抗真菌、抗细菌治疗可达到良好的治疗效果。对于有明确诱因的患者应告知患者避免诱发因素，并行相应的营养、保护性治疗可加快疗效。对于遗传因素导致的甲异常患者根据其临床特点给予相应措施以提高患者生活质量。

【治疗原则】

指（趾）甲异常一般无紧急应对事项，但指（趾）甲异常不可忽视，出现异常需及时就诊，以免耽误病情。

（李福秋 金菊花）

第75章　皮肤肿瘤

【定义】

皮肤肿瘤发生于体表，多向外生长，故多呈乳头状、蕈状、菜花状，甚至有蒂，表面可发生坏死或溃疡。①良性肿瘤呈单纯膨胀生长，故限于局部，肿瘤长大时，只是将周围组织推向四周，而不侵犯周围组织，因而肿瘤呈球形，周围往往有纤维组织包裹，故肿瘤界限清楚；②恶性肿瘤除膨胀性生长外。尚有侵袭性生长，故常侵入周围正常组织，周围没有纤维包膜，因此其形态不规则，境界不清。③瘤细胞的增生限于表皮内或黏膜上皮内，而未侵犯到下方的结缔组织时，称为原位癌，当其上皮增厚不明显时，表面可以不隆起。如癌细胞向下增生侵袭，则成不规则肿块，故称为侵袭性癌。如表面破溃，则形成溃疡。

如肿瘤实质多而间质少者则质地较软；如肿瘤间质富有纤维成分时则质地较硬；如肿瘤发生变性坏死时则质地较脆。

通常肿瘤呈灰白色，而富有血管者则呈红色，如有出血则呈紫色，发生坏死处呈灰黄色。脂肪瘤呈黄色。色素性肿瘤及黑素瘤呈黑色。含有黏液者，如黏液瘤，往往呈半透明状。

【常见临床类型】

一、表皮肿瘤与囊肿

1. **表皮痣**　又称线状表皮痣、疣状痣等，因表皮细胞发育过度引起表皮局限性发育异常所致。

（1）临床表现：本病通常出生时或幼儿期发病，但偶尔也有在10~20岁才出现，男女均可发病。临床表现为淡黄色至棕黑色疣状损害，开始为小的角化性丘疹，逐渐扩大，呈密集的角化过度性丘疹，触之粗糙坚硬，本病可位于身体任何部位，如头部、躯干或四肢，一般无自觉症状，发展缓慢。

（2）诊断及鉴别诊断：本病发病年龄较早，同时临床表现特殊，多为单侧性疣状隆起损害，故诊断不难。但需要与线状苔藓、线状银屑病等相鉴别。本病持续存在，而线状苔藓可自行消退。同时病理上有疣状及乳头瘤样增生，故可与线状苔藓区别。

（3）治疗：外科手术切除。

2. **脂溢性角化病**　又称老年疣、基底细胞乳头瘤，是因角质形成细胞成熟迟缓所致的一种良性表皮内肿瘤。

（1）临床表现：大多发生于老年人，皮损初发常见于头面部，也可发生于体表任何部位，但不累及掌、跖部。早起为小而扁平，境界清楚的斑片，表面光滑，淡黄褐色或茶褐色，以后损害逐渐增大，底部呈圆、椭圆或不规则形，边缘清楚，表面呈乳头瘤样，渐干燥，失去光泽，可形成一油脂性厚痂，色素沉着非常显著。病程发展缓慢，无自愈倾向。

（2）诊断及鉴别诊断：本病如临床与病理结合起来，诊断并不困难，但有些早起损害似扁平疣；发生于暴露部位的角化型损害易与日光性角化相混淆；发生炎症或受刺激的损害可类似基底细胞或鳞状细胞癌乃至黑素瘤，此时更需做活检或手术后做病理检查来鉴别。

（3）治疗：一般不需治疗，而仅是影响美观。如有瘙痒或有炎症反应，或诊断有问题，则可手术切除。此外，可用激光、冷冻治疗。

3. 皮角 是一种临床病名，多在其他皮肤病的基础上发生。常见的原发病有：寻常疣、脂溢性角化病或早期鳞状细胞癌、角化棘皮瘤等。

（1）临床表现：多发生于40岁以上，常见于面部、头皮及颈部，损害为单发或多发，可高达2~25mm的锥形角质增生性损害，其高度往往大于横径。

（2）诊断及鉴别诊断：临床上根据皮损形态及发病部位诊断并不困难，但最好切除后再做病理检查，以确定有无癌变。

（3）治疗：主要为局部手术切除，如病理检查有癌变，则需进一步检查与治疗。

4. Bowen病，又称原位鳞癌

（1）临床表现：本病多发生于40岁以上的人群，可发生于身体任何部位的皮肤或黏膜，多发生于头面部或四肢。早期为淡红或暗红色丘疹和小斑片，表面有少许鳞屑或结痂，逐渐扩大后则常融合呈大小不一、形状不规则的斑块。强行将痂剥离，则暴露湿润的糜烂面，潮红。

（2）诊断及鉴别诊断：皮损表面有鳞屑或结痂，边缘清楚，病变为略高起的暗红色持久性斑片，应考虑本病。需与局限性神经性皮炎、银屑病及其他丘疹鳞屑性病变相鉴别。特别是面部应用皮质类固醇制剂治疗不见好转者要考虑本病的可能性。

（3）治疗：最好选用外科手术切除，也可采用激光、冷冻或放射治疗。

5. 乳房Paget病（本病又名乳房湿疹样癌）

（1）临床表现：本病通常发生于中年以上女性，平均40~60岁，在40岁以内者少见。仅少数病例可为男性，多发生于应用雌激素治疗前列腺癌之后发病。一般发生于单侧乳头、乳晕及其周围，呈湿疹样外观，表现为境界清楚的红色斑片，表面多有渗出性结痂，呈灰蓝或灰白色角化性脱屑，并可见皲裂、糜烂或肉芽组织，呈鲜红色，常有渗液。有轻度浸润而无明显痒感。皮损逐渐向周围扩大，病程缓慢，经数月或数年后，病变累及乳房及前胸等部位。损害边缘稍隆起，有明显浸润，外周散在点状皮损。晚期损害向深部扩展时乳头开始内陷。被破坏甚至脱落，或发生溃疡。并见血性乳头溢液。半数患者伴有乳腺癌而可扪及乳房肿块，晚期局部淋巴结常有转移。

（2）诊断及鉴别诊断：本病属于癌性疾病，故早期诊断十分重要，应注意与乳头湿疹相鉴别。若50岁以上患者，单侧发生皮损，边界清楚，基底有浸润，乳头溢液甚至乳头凹陷，病情进展缓慢，暂时好转后又复发，对症治疗无效者，应考虑本病。活检如发现表皮内存在Paget细胞，对本病的诊断非常主要。

6. 乳房外Paget病（又称乳房外湿疹样癌）

（1）临床表现：本病大多好发于男性，女性少见。常发生于50岁以上，病程缓慢，病期半年至十多年。其损害好发于顶泌汗腺分布部位，如阴囊、阴茎、大小阴唇和阴道，少数见于肛周、会阴或腋窝等处。大多为单发，少数多发，同时发生于两个部位者更少见，极少数患者可伴发乳房Paget病。乳房外Paget病可继发于乳腺的扩展如从直肠到肛周区，从宫颈到会阴区，从膀胱到尿道、龟头或腹股沟区等。另一方面，长期在生殖器部位的乳房外Paget病可侵犯宫颈或泌尿道，损害如同乳房Paget病，呈界限清楚的红色斑片，大小不一，边缘狭窄，稍隆起，呈淡褐色，中央潮红、糜烂或渗出，上覆鳞屑或结痂，有时呈疣状、结节状和乳头瘤状，自觉有不同程度的瘙痒，少数有疼痛。

（2）诊断及鉴别诊断：对50岁以上老年人发生在外生殖器部位或肛周长期不愈的湿疹样皮肤损害，特别是边缘明显者，应提高警惕，活检可以明确诊断。

（3）治疗：应首选手术切除，可用Mohs外科技术。若损害较大，累及腹股沟和肛周时，需作植皮术。继发性乳房外 Paget 病应对原发病作相应处理。复发病例可再次手术切除。

7. 基底细胞瘤 本病又名基底细胞上皮瘤、基底细胞癌、侵蚀性溃疡。

（1）临床表现：本病主要发生在老年人，50岁以上多见，很少发生在30岁以下者。男女发病数基本相等。多见于室外工作长期日光曝晒者，好发于身体的暴露部位，特别是面部，主要在眼眦、鼻部、鼻唇沟和颊部多见，而非暴露部位少见。其损害多为浅表性皮疹。早期为一表面光亮的具有珍珠样隆起边缘的圆形斑片，表皮较薄，常可见少数扩张的毛细血管，仔细观察尚可见雀斑状小黑点。也可表现为浅红色珍珠样苔藓丘疹或斑块。表面稍有角化，或伴有小而浅表的糜烂，结痂或浅表溃疡。

（2）诊断及鉴别诊断：根据临床特征及病理变化，本病诊断不难。临床上损害发展缓慢，边缘呈珍珠状或堤状隆起，一般没有炎症反应，多发生于面部和颈部是其特点。通常早期的基底细胞瘤难与老年性皮脂腺增生、角化棘皮瘤、鳞癌、寻常疣及传染性软疣鉴别，色素性基底细胞瘤有时被误诊为恶性黑素瘤，浅表性基底细胞瘤有时类似湿疹、扁平苔藓、Bowen 病等，硬化型基底细胞瘤的质地似局限性硬皮病。最后主要靠组织病理学检查进行诊断和鉴别诊断。

（3）治疗：根据瘤体的大小，发病部位等具体情况可采用放射治疗、外科切除和化疗等不同的治疗方法。

①放射治疗：因其肿瘤对放射线敏感，一般都采用 X 线治疗，主张分次小剂量照射，持续数周。可以明显地减少坏死与瘢痕，特别适合于老年人不愿手术者。硬斑样或纤维化型者以及复发患者不采用放疗，因对放射线不敏感。

②外科疗法：全层切除后植皮效果较好，应注意范围与深度。特别是硬斑样或纤维化型，需要广泛的外科切除或作 Mohs 外科手术切除术。

8. 角化棘皮瘤 本病又称自愈性原发性鳞状细胞癌、皮脂性软疣、鳞状细胞假上皮瘤等。

（1）临床表现：临床上可分为三型。

①单发型：最常见，多见于老年人，以60~70岁多见，男性略多于女性，主要发生于暴露部位，特别是面部中央、鼻、颊和眼周、其次为手腕背侧于前臂伸侧，口唇也常见，其他毛发部位也可发生。开始为肤色或红色小丘疹，渐增生为坚实圆顶形结节，边缘倾斜，表面光滑，肤色或淡红色，触之呈分叶状，中央充满角质，除去角栓后则成火山口状，其下呈乳头瘤状，类似传染性软疣。基底无浸润，与下面组织无粘连。通常在数星期内增加到1~2cm 或更大，一般在半年内自行消退，留有轻度凹陷的萎缩性瘢痕。有时病变可不典型而呈多种类型的疣状皮损。

②多发型：此型不常见，发病年龄较早，通常在20~30岁，偶在儿童至婴儿期发病。男性较多见，有时有家族史，呈常染色体显性遗传。可发生于全身各处，不一定都好发于暴露部位，甚至黏膜、黏膜皮肤移行部位及掌、跖也能发生。损害与单发型者相似，惟数目较多，一般为3~10个，很少超过12个。但角栓不如单发者明显，经数月后留下凹陷性瘢痕，病期长者则很少有自然消退的倾向。

③发疹型：此型罕见，皮损数目可成千上万，分布广泛。临床表现十分典型，开始为红色而硬固的小丘疹，顶端有细小鳞屑。一般在2~8周内丘疹迅速增大，为圆或卵圆形硬固隆起的半球状或圆顶状结节，中央有一角栓，有时有痒感。皮损发育成熟者直径约1~2cm，边缘光滑发亮呈斜坡状，与周围正常皮肤逐渐移行，基底周围有时有红晕，边缘可见毛细血管扩张。肿瘤基底不硬，与下方组织无浸润粘连。这种损害很少超过2cm，因此如肿瘤过大则诊断时要小心，偶有达6cm×7cm者，虽然通常为半球状，中央有明显角栓，但也有类似脂溢性角化病者，中央仅有小小的角栓，甚至并无角栓。

当损害达到最大限度时，一般维持2~8周，以后则慢慢消退，此为本病特征之一。然后也有长达3年或者3年以上者。延期消退者，多见于多发型患者。故整个病程可分为生长期、静止期及自然消退期三个阶段。消退时肿瘤逐渐吸收，角栓排出，留下略有凹陷而往往有色素减退的瘢痕。此外，本病以往有报告发生癌变或合并结肠癌及其他癌症者，因此应予重视。

（2）诊断及鉴别诊断：要临床与病理紧密联系，方能作出可靠的诊断。本病早期迅速生长，边缘倾斜，中央有角栓，当长到最大限度时，角栓脱落，边缘渐平，留下凹陷性瘢痕，这是临床诊断的要点。最后确诊需要作病理检查。通常要与鳞癌鉴别，早期鉴别困难，但本病发展较鳞癌为快，一般不发生破溃，可以自愈，是临床鉴别要点。病理方面特别注意其结构，细胞高度角化及嗜酸性毛玻璃样的表现，然后有时仍发生困难，在鳞癌分化好者也可见到含有角质的表皮凹陷，同时早期角化棘皮瘤也能见异形细胞。因此对于可疑病例，为了安全起见，仍应多考虑鳞癌的可能。

（3）治疗：虽然本病属良性，可以自然消退，但因临床与病理上与鳞癌鉴别无绝对可靠的指征，少数病例还有复发和恶化的危险，如诊断可疑不能排出鳞癌时，仍应进行治疗。

治疗方法因人而定，单发可采用外科切除，局部化疗及放射治疗也可选用。在多发型者，因所造成的破坏程度不同，每个肿瘤均需个别考虑其处理方法。肿物较大而多，全身情况允许，可以考虑系统化疗，如甲氨蝶呤，有时有效。

9. 鳞状细胞癌 癌通常简称鳞癌，又名表皮样癌。

（1）临床表现：本病主要发生于老年人，50~60岁为发病高峰，40岁以下较少见，男性多于女性，好发于头皮、面、颈和手背等暴露部位，少数为非暴露部位，多继发于上述原有皮疹的基础上，很少发生于正常皮肤。最早表现是浸润硬斑，以后可为斑块、结节或疣状损害，质地坚硬，损害迅速增大，表面菜花状增生，或中央破溃形成溃疡。基底部有浸润，边界不清，触之有坚实感。肿瘤周围组织往往充血，边缘呈污秽暗黄红色。分化较好的肿瘤呈乳头瘤状，早期表现往往有结痂，以后可脱落而形成溃疡，呈火山口样，有宽而高起的边缘，外翻如菜花状，溃疡底面高低不平，易出血，上覆污灰色痂，有腥臭的脓性分泌物和坏死组织，发展较快，向深层组织浸润。软组织处的肿瘤自觉症状常轻微，如侵及深部组织，尤其是骨膜及骨质时，则有剧痛。如生长在活动部位，如口唇或生殖器往往表现为小溃疡，反复出现不易治愈。鳞癌易转移，尤其是沿淋巴道转移，故局部淋巴结常肿大，晚期常有全身症状，如发热、消瘦、恶病质等。

（2）诊断及鉴别诊断：临床上若在原先皮损处，如瘢痕、慢性溃疡、角化病等，或外表正常皮肤上发生质地较硬结节或斑块，边缘似隆起并向四周扩展，增长迅速，应考虑为鳞癌，往往需要病理确诊。通常应与角化棘皮瘤区别。后者生长迅速，并可自愈。但偶然也有临床很像角化棘皮瘤，而实际上进展为鳞癌，故病理检查十分必要。作活检时，最好包括病变的边缘及中央，以及病变周围的结缔组织。

（3）治疗

①手术治疗：对较小肿瘤分化良好者首选手术切除，能较彻底地切除癌肿，创面愈合快。切除范围至少在其外方0.5~2cm，并需要有足够深度。切除标本应作病理检查，以明确诊断以及肿瘤是否切除干净。皮肤鳞癌患者未发现淋巴结转移时，一般不需要预防性淋巴结切除，但需参考肿瘤病变分化程度而定。

②放射治疗：主要包括X线治疗和镭治疗，适合于年老体弱、有手术禁忌证的患者、头面部结缔组织不多的部位肿瘤。特别是分化较差，但尚未侵犯骨骼、软骨或未发生转移者。或者肿瘤已侵犯骨骼、软骨或转移到淋巴结的癌肿。

③药物治疗：局部用中西医结合治疗皮肤肿瘤。

各种治疗方法，如掌握适宜，并有足够经验时，5年治愈率可达90%左右，发生于光线性角化病者预后较好，而发生于Bowen病或耳部者容易发生早期转移，故特别需要注意。

10. 表皮囊肿　又名角质囊肿。

（1）临床表现：表皮囊肿是最常见的皮肤囊肿之一。此囊肿生长缓慢，呈圆形，隆起结节。有弹性，正常皮色，直径在0.5~5cm之间，可以移动，无自觉症状。可发生于任何部位，通常见于头皮、面部、颈部、躯干及臀部等。常单个或数个，很少有多发者。在Gardner综合征中，头、面部可有多发表皮囊肿。囊肿缓慢增大，体积到一定程度即不再长大。内容主要为角质，可化脓，极少数损害可发生鳞癌。其他体征为结肠息肉、多发性骨瘤与其他软组织肿瘤。

如因外伤而将表皮或附属器官上皮植入真皮所引起的表皮囊肿，可称为外伤性表皮囊肿，多发于掌、跖。损害大多单发，亦可多发，呈圆形或卵圆形，位于皮下组织或较浅，略隆起，表面光滑，正常肤色，质较硬，可推动，有轻度压痛。

（2）诊断及鉴别诊断：此囊肿有一定特征及好发部位，故诊断不难，但应与多发性脂囊瘤、脂肪瘤及神经纤维瘤区别。此时需作病理检查。

（3）治疗：主要为手术切除。

二、皮肤附属器肿瘤

1. 皮脂腺癌

（1）临床表现：多发生于50岁以上的男性。见于面部、头皮，但也可见于它处。通常以眼睑为最常见，并可累及眶部。开始为黄色小结节或斑块，易误诊为睑结膜炎及睑板腺囊肿，生长缓慢，常可破溃，破坏面部骨骼并转移至内脏。而少数发生于其他部位者常为单个淡红色结节，直径1~4cm，设置更大，可发生局部淋巴结节转移，但极少向内脏转移。

（2）诊断及鉴别诊断：需要作活检诊断。临床上需与皮脂腺瘤、老年性皮脂腺增生、皮脂腺痣等鉴别，单靠临床鉴别困难，需作病理检查，方能加以区别。

（3）治疗：争取外科手术切除。切除后复发再次手术困难。向附近淋巴结转移者，可考虑放射治疗。

2. 汗管瘤

（1）临床表现：表现为小而硬固的丘疹。虽有时单发，但多发者更为常见。可为数个也可多达数百个。通常直径约数毫米。正常皮色。红色或棕褐色，表面有蜡样光泽。可分为3型：①眼睑型，最为常见，多发于妇女，在发育期或其后出现，尤多见于下眼睑。②发疹型，男性青少年多见，成批发生于躯干前面及上臂屈侧。③局限型，位于外阴及阴蒂，称生殖器汗管瘤，在手指伸面称肢端汗管瘤。也可发生于其他部位，极少呈单侧或线状分布。通常无自觉症状，但有些患者在热环境中，出汗或日晒时有烧灼感或痒感，发生于外阴者常有瘙痒。

本病可发生于任何年龄，但常在青春期出现或者显著增多。多数以上患者发生于20~30岁。但有的病例也可发生于60~70岁。女性多于男性2倍。有相当一部分患者有家族史，或在家族中有其他痣样肿瘤（如毛发上皮瘤、皮脂腺腺瘤等）。

本病皮损渐渐增大，到一定大小不再长大，很少自行消退者，但病变全属良性，未见恶变者。

（2）诊断及鉴别诊断：本病临床上有一定特点，可以诊断，但有时病理上需要与毛发上皮瘤及硬化性基底细胞癌区别。如仅发生于眼睑者可误为睑黄瘤，有时还需要与扁平疣区别。对有困难者作一活检即可解决，因上述各病，各有其特点。此外，鉴别诊断还应考虑到微囊肿性附属器癌，后者瘤体大，常扩展至皮下，有细胞异型。

（3）治疗：本病属良性肿瘤，可不予治疗。如数目少时，可局部切除或用电解治疗。

三、结缔组织肿瘤

1. 软纤维瘤　又名皮赘或软瘊

（1）临床表现：通常可分3型：①多发性皱纹状小丘疹，多见于颈部，质软，直径约1~2mm。②单个或多发性丝状软纤维瘤，呈丝状增生的柔软突起，宽约2mm，长约5mm。③单发性有蒂软纤维瘤，可发生于面部、胸背乃至腋窝，多见于躯干下部、腹股沟等。一般为单个有蒂呈息肉样突起，质软，表面光滑，直径约1.0cm，或更大，常呈正常皮色或色素增多。

（2）治疗：用电凝固破坏基底部即可，液态酚或三氯醋酸也有效，较大者手术切除。

2. **纤维肉瘤**　以往又名黏液纤维肉瘤

（1）临床表现：多见于中年男性，好发于四肢和躯干，其次为头部、颈部。肿瘤表现为深在单发局限性硬固结节，表面紧张，光亮发红，不易破溃，通常表面皮肤正常，可以移动，但侵犯邻近组织时则固定不能移动，可浸润至皮下脂肪、肌肉、筋膜等。如病变起源于真皮或后来侵犯到真皮时，则表面皮肤可发生萎缩、色素沉着及破溃，偶尔表现为蕈样肿块，在局部切除瘢痕附近可出现多发性损害。反复切除后，仍见复发。多次复发后可出现系统症状。转移灶可见于肺，偶见于肝，局部淋巴结转移则很少见。更加恶性者肿瘤较大，而且较柔软，进展更为迅速。肿瘤亦可见于婴儿，甚至出生时即有。

（2）诊断及鉴别诊断：通常需作病理确诊，但此瘤需与隆突性皮肤纤维肉瘤、恶性纤维组织细胞瘤、平滑肌肉瘤、梭形细胞鳞癌等鉴别。

（3）治疗：外科广泛切除。对放射治疗不敏感。术后5年存活率为50%。

四、脂肪、肌肉和骨组织肿瘤

脂肪瘤为最常见的良性肿瘤之一。

（1）临床表现：可发生于任何年龄，但40%~50%的患者发病于40~50岁。女性多见。多发损害的病例可有家族史。肿瘤可单发或多发，通常质地柔软，可以移动，基底较宽，圆形或分叶状。主要见于颈、肩、背、腹部的皮下组织。可对称分布，也可任意分布。大小不一，表面皮肤正常。多无自觉症状。其发病与患者的全身营养状况无关。此肿瘤在消耗性疾病患者身上也能长期存在。此瘤可保持一定大小不变，但通常渐渐长大，极少数患者可恶变，故肿瘤突然长大时应作活检。有很少病例可发生钙化、坏死或液化。

脂肪瘤可为Gardner综合征的症状之一，此综合征尚可出现其他病变：多发性骨瘤、皮肤表皮囊肿、结肠息肉、纤维瘤、纤维肉瘤及平滑肌瘤等。

（2）诊断及鉴别诊断：本病发生于皮下组织，生长缓慢，可以移动，以及其硬度与分叶现象均为诊断特点。发生于乳房者易误诊为癌，此时只有活检才能解决问题。

（3）治疗：单发者可以切除。

五、神经组织肿瘤

主要为神经瘤。

（1）临床表现：为豆大、紫红色、硬固丘疹或结节，常见于四肢，通常多发，但也可单发。早期损害无自觉症状，如存在数月或数年后，一般即有疼痛或感觉过敏，偶尔有阵发性剧痛。

（2）诊断及鉴别诊断：主要靠活检诊断。大多数多发性皮肤神经瘤的病例在临床上常诊断为结合疹，其他需要鉴别的还有肌瘤、纤维瘤及肉芽肿等。这些都需要通过活检加以鉴别。

（3）治疗：外科切除，可以治愈。

六、黑素细胞引起的恶性肿瘤

恶性黑素瘤（简称恶黑）好发于30岁以上的成年和老年人，青年发病者少，儿童罕见。据统计，12岁以下的儿童发病者仅占4.2%。起源于黑素细胞的恶黑多发生于老年，恶性程度低，生长缓慢，起源于痣细胞者多见于较年轻的人，恶性程度较高，生长迅速，发生转移较早。恶黑的早期表现是在正常皮肤上出现黑色损害，或原有的黑素细胞痣于近期扩大，色素加深。随着增大，损害隆起呈斑块或结节状，也可呈蕈状或菜花状，表面易溃破、出血。周围可有不规则的色素晕或色素脱失晕。如向皮下组织生长时，则呈皮下结节或肿块。如向周围扩散时，尚可出现卫星状损害。

痣细胞痣的恶变因一部分恶黑是在原有痣细胞痣的基础上恶变而来，所以下列恶变的临床征象值得注意：①痣细胞痣显著而迅速地扩大；②颜色加深发亮，周围发红；③表面有结痂形成；④患处经常出血；⑤发生破溃；⑥附近的淋巴结肿大；⑦周围有卫星状损害发生。对可疑者应切除作活检。

【诊断思路】

我们一旦遇到皮肤肿瘤的患者，首先要考虑肿瘤是否为恶性，对于扁平或隆起的皮损，可选择首先做环钻活检；而对于囊肿性病变，则直接切除后做病理检查；而对于色素性皮损，要排除黑素瘤的可能，面积较大者先行环钻活检，如面积较小可行完全切除的同时行病理检查。

需要说明的一点是，大多数皮肤肿瘤的治疗是以外科手术为主，这样就有可能发生诸如感染、切口延期愈合等并发症，需要我们一一对症治疗。

（姚春丽）

第76章 女性特有症状

第一节 阴道流血

【定义】

阴道流血是女性生殖器疾病最常见的一种症状，是指来自生殖道任何部位的出血，如阴道、宫颈、子宫等处。绝大多数出血来自子宫，除正常月经外均称阴道流血。为妇女就诊时最常见的主诉之一。

【发生机制】

（1）下丘脑–垂体–卵巢轴功能失调、卵巢和子宫内膜无周期性变化、雌激素撤退性出血、雌、孕激素突破性出血。

（2）子宫内膜异常：子宫内膜在雌激素持续作用下腺体、血管和间质不断增生，血管壁薄，缺乏节律性收缩而止血效果差。子宫内膜表面的微血管增加，易碎，且子宫内膜中有静脉窦形成，破裂后流血难止。

（3）凝血和纤溶异常：缺乏凝血因子，子宫内膜间质细胞无蜕膜样变化，而缺乏生理性止血作用。

（4）前列腺素异常：血管的舒张作用超过血管的收缩作用，不利于止血作用。

【常见临床类型】

1. **与卵巢内分泌有关的阴道流血**

（1）功能失调性子宫出血：无排卵性功能失调性子宫出血，多发生于青春期及更年期，由于这两期患者卵巢功能不稳定，多数无排卵，而出现经期长短不一，血量多少不定，多者可几倍于月经量甚至发生失血性休克，少者淋漓不断，有时流血可历时十数日或更长，辅助检查盆腔无病变、基础体温呈单相、内膜活检为增生期子宫内膜或单纯增生。有排卵性功能失调性子宫出血，多发生于生育期妇女，患者多表现经期延长经血量增多、月经周期尚有一定规律性，辅助检查盆腔无病变、基础体温呈双相、内膜活检呈分泌期子宫内膜。

（2）月经间期出血：多发生在月经周期的中期，流血量少，持续 1~2 天。其原因多为卵泡破裂，雌激素水平暂时下降所致。也称排卵期出血。

（3）与避孕药物有关的出血：应用避孕药物时出现阴道出血，又称突破性出血，大多数发生在漏服药后；少数未漏服者出现阴道出血则与激素量不足有关。紧急避孕药的过量服用、性激素保健品使用不当等也可引起不规则阴道流血。

（4）绝经后阴道流血：近年来由于生活水平的提高，人们更重视了生活质量，使用雌、孕激素延缓更年期的女性日渐增多。由于药物或剂量使用不当而出现阴道流血。

（5）新生儿阴道出血：少数女婴于出生后，由于母体供应的雌激素中断，子宫内膜即发生激素撤退性脱落而出现类似月经样阴道出血，数天后自行消失，不必处理。

2. 与妊娠有关的阴道流血

（1）妊娠时期：生育期妇女平素月经规律，在诊断早孕后出现阴道流血，首先应考虑先兆流产。阴道流血量少，无腹痛或轻微下腹痛，宫颈口未开放，子宫大小与停经月份相符。如胚胎已死亡或流产的原因未消除，阴道出血量增多伴有子宫阵发性疼痛宫颈口开放，则为难免流产。中晚期妊娠出血常见于前置胎盘、胎盘早剥；破膜后突发的阴道流血，常见于血管前置；分娩时出血常见于子宫收缩乏力和子宫破裂；产后及产褥期出血常见于胎盘残留、软产道损伤、子宫复旧不全、剖宫产切口愈合不良及裂开。

（2）异位妊娠：阴道流血是异位妊娠的主要症状之一。妇科检查：输卵管妊娠未发生流产或破裂者，除子宫略大较软外，可能触及胀大的输卵管并有轻度压痛。输卵管妊娠流产或破裂者，阴道后穹隆饱满有触痛，宫颈举痛或摇摆痛明显，子宫一侧或其后方可触及形状不规则肿块，边界不清楚，触痛明显。输卵管妊娠流产或破裂后，多数有典型的临床表现。根据停经史、阴道流血、腹痛休克等表现可以诊断。临床表现不明显者，可借助妇科超声检查，尿妊娠试验或腹腔穿刺来诊断。

（3）葡萄胎：阴道流血是葡萄胎最早出现的症状，一般在停经12周左右开始有阴道出血，呈暗红色，量多少不定，偶可在流出的血中见到水疱状物。检查时子宫异常增大超出妊娠月份的大小，一侧或双侧卵巢增大。血HCG异常增高，B超检查显示子宫增大，子宫内回声丰富，宫腔内充满闪亮密集光点如雪花纷飞状没有胎儿及其附属物的影像，都可协助明确诊断。

3. 与炎症有关的阴道流血

（1）宫颈炎症：可表现为宫颈糜烂样改变或宫颈息肉引起性交出血或少量不规则阴道出血，须做宫颈细胞学以及HPV检查以除外宫颈恶性疾病。

（2）幼女阴道炎、异物：幼儿期卵巢尚未发育成熟，阴道上皮因缺乏雌激素菲薄而抵抗力弱，任何病原体均可引起阴道炎。特别是幼儿将别针、铅笔、螺丝等细小异物置入阴道内，更易引起感染、划伤，导致阴道出血常伴有脓性、恶臭性分泌物。详细询问病史及肛门指诊可帮助诊断必要时在麻醉下进行宫腔镜检查可获确诊。

4. 与肿瘤有关的出血

（1）子宫肌瘤：阴道流血是子宫肌瘤常见的临床表现。较大的肌壁间肌瘤表现为月经过多及经期延长；黏膜下肌瘤，可引起持续或不规则阴道流血。长期流血患者可能出现贫血、乏力等症状。妇科检查子宫增大，形态不规则、质硬，B超检查、宫腔镜检查均可协助诊断。

（2）卵巢肿瘤：如卵巢颗粒细胞瘤和卵泡膜细胞瘤，两者均为具有内分泌功能的卵巢实性肿瘤。因分泌雌激素，可以刺激子宫内膜使子宫内膜增生或增生过长，甚至发生子宫内膜癌，而可能引起不规则阴道流血。检查子宫正常大小宫旁一侧可扪及中等大小、表面光滑的肿块。本病常与功能性子宫出血相混淆，通过妇科检查、B超检查，必要时诊断刮宫可作鉴别。

（3）宫颈癌：宫颈癌过去多见于中、老年妇女，但近些年有明显的年轻化趋势。接触性出血或绝经后阴道出血是宫颈癌的常见症状，检查时宫颈可光滑或呈糜烂样改变，应及时进行宫颈细胞学检查以及进一步的宫颈活体组织检查可明确诊断。如活检阴性应做分段诊刮，以便与子宫内膜癌鉴别。

（4）子宫内膜癌：是绝经前后最常见的生殖道恶性肿瘤。主要症状是持续或间歇性阴道出血，血量一般不多。临床表现上可以阴道流血外无其他症状，检查时也可无明显阳性体征。诊断主要依靠分段诊断性刮宫及刮出物病理检查。如在宫腔镜直视下取可疑病灶进行活检可提高确诊率。

（5）绒毛膜癌：是一种高度恶性的滋养细胞肿瘤，约50%发生于葡萄胎排出后，流产或足月产后者各占25%。绒毛膜癌可以形成单个或多个宫壁肿瘤呈深红或紫色的出血坏死组织，突入宫腔、质脆极易出血。不规则阴道出血是绒毛膜癌的主要症状之一，血量多少不定。绒毛膜癌可较早地通过血循环转移到全身各器官，最常见的是肺转移，出现咳血，肺部X摄片可见片状阴影；其次是阴道转移，可见紫蓝色结节突出于阴道黏膜，表面溃破可引起阴道大出血。血HCG异常升高、病灶活检、肺X摄片、CT等辅助诊断方法，可明确诊断。

（6）宫颈葡萄状肉瘤：是一种临床少见疾病，85%发生于5岁以下的幼女。恶性程度极高，最初时出现不规则阴道流血，病程发展快，根据年龄特点和临床表现活体组织检查可确诊。

5. 与创伤有关的阴道流血

（1）性交出血：初次性交后处女膜破裂可引起阴道流血，但出血量一般较少。大量的出血可见于阴道壁及穹窿部位裂伤，此类裂伤多发生在阴道发育不良，年龄较大妇女或产后第一次性交常因阴道组织脆弱或性行为过于粗暴引起。

（2）外伤：外阴血液循环丰富皮肤黏膜下组织疏松，受外伤后极易引起出血及血肿，甚至引起巨大血肿，如骑跨伤。

6. 与全身疾病有关的阴道流血　血小板减少性紫癜，再生障碍性贫血，白血病，肝功能损害等，均可功能导致异常阴道流血。

【诊断思路】

一、详细询问病史

在询问病史时首先要注意患者的年龄，不同的年龄阶段对首诊鉴别阴道出血的相关疾病具有重要意义。要仔细询问阴道流血前有无停经史及末次月经的确切日期。阴道流血已经持续的时间，是否呈持续性或间断不规则性出血，血量多少及有无伴随组织物排出、是否伴有腹痛及其性质、是否有异味。要详细记录患者的月经初潮年龄，发病前的月经周期经期和经血量、生育史以及避孕方式。以及有无全身性疾病如高血压病、贫血、肝脏疾病、血小板减少症等疾病。

二、体格检查

首先进行全身体格检查，注意有无贫血貌（口唇、眼睑、甲床等）、有无出血倾向、淋巴结肿大、甲状腺肿大以及肝、脾情况等。妇科检查时应仔细窥视阴道及宫颈，注意出血的部位是阴道黏膜还是宫颈或宫腔。双合诊及三合诊检查时注意子宫大小、硬度、有无宫颈举痛，附件区有无肿物及压痛。

三、辅助检查

1. **实验室检查**　常规进行血常规、凝血功能以及肝脏功能化验检查。根据患者具体情况尚需要做一些相关的特殊检查。

（1）垂体和卵巢功能激素测定：卵巢功能激素主要是测定FSH、LH、E2及P水平呈动态变化，通过测定上述激素可以了解卵巢功能情况。

（2）甲状腺功能的检测：测定甲状腺功能，甲亢或甲状腺功能低下都可能引起月经紊乱，不规则流血。

（3）妊娠试验：通过测定患者体内的血、尿中HCG的含量，可以确定是否妊娠，同时血HCG值可以初步判断是否为滋养细胞疾病。

（4）宫颈细胞学检查：宫颈细胞学检查是发现宫颈癌前病变和早期宫颈癌的主要方法。若细胞涂片中见到可疑癌细胞或癌细胞，必须进一步行宫颈组织活检。

2. 诊断性刮宫 对不规则出血者，任何时候都可以刮取内膜。若考虑子宫颈癌及子宫内膜癌时为了解病灶的范围，应先进行分段诊刮，先用小刮匙刮取颈管内组织然后再刮取宫腔内膜，将标本分装送病理检查。当刮出物经肉眼检查高度怀疑癌组织时，所刮取的组织够病理检查即可，不用全面诊刮，以防癌细胞扩散及损伤子宫。考虑有子宫内膜脱落不全时可在月经第5天时行诊宫术。

3. 宫腔镜检查 宫腔镜是一项用于子宫腔内检查和治疗的一种微创性诊疗技术，以直观、准确成为妇科出血性疾病和宫内病变的首选检查方法。宫腔镜不仅能直视宫腔及宫颈管内病灶存在的部位、大小、外观和范围，且能对病灶表面的组织结构进行细致的观察，并在直视下取材或定位刮宫。对子宫内膜息肉、宫颈管息肉、子宫黏膜下肌瘤、宫颈管肌瘤、子宫内膜结核及子宫内膜癌所致的出血均有诊断价值。

4. 阴道镜检查 阴道镜主要用于对下生殖道癌前病变及早期癌的诊断。阴道镜检查可以及时发现宫颈病变，提供可疑异常部位定点进行活检，结合病理学检查作出诊断，这样能提高宫颈癌前病变及宫颈癌的检查率，近年来，宫颈癌前病变及宫颈癌的早期发现病例不断增加，阴道镜检查是诊断早期宫颈癌及宫颈癌前病变的重要手段。

5. 超声检查 盆腔B型超声检查可了解子宫和卵巢的大小形态及内部结构，对诊断子宫肌瘤、子宫腺肌病、卵巢肿瘤、早孕、异位妊娠及滋养细胞疾病等有重要价值。

6. 盆腔CT、MRI检查 CT对器质性疾病的诊断有一定的优势，尤其对密度差异大的器质性占位病变都能检查出来并做出定性诊断。CT对肿瘤、肿块、出血等易于查出；但病变太小，尤其小于6mm的病变，CT则难查出。MRI对疾病的诊断也具有很大的潜在优越性。MRI对软组织有较好的分辨力，如肌肉、脂肪、软骨、筋膜等信号不同。它可以直接作出横断面、矢状面、冠状面和各种斜面的体层图像，不会产生CT检测中的伪影；不需注射造影剂；无电离辐射，对机体没有不良影响。盆腔CT、MRI对判断癌瘤在盆腔内转移情况、与周围脏器侵及情况优于超声检查，但价格略为昂贵。

【治疗原则】

出现大阴道流血，首先评估患者的一般状态：患者的精神意识状况，测血压、脉搏，并立刻让患者卧床，注意保暖。若患者面色苍白、出冷汗，脉搏细数，血压下降，则立即按失血性休克进行抢救，待病情稳定后再根据具体病情，决定进一步治疗方案。

（许天敏）

第二节 痛 经

【定义】

痛经是指月经期前后或月经期出现周期性下腹部疼痛、坠胀，伴有腰酸或其他不适，严重影响生活和工作质量者，是妇科常见的症状之一。疼痛以月经第1日最剧烈，持续2~3日后缓解，疼痛部位多位于下腹部，常呈痉挛性，重者可放射至腰骶部或股内前侧。有些患者伴有胃肠道及心血管及神经症状，如恶心、呕吐、腹泻、头晕、头痛及疲乏感，偶有晕厥及虚脱等症状。

【分类】

痛经分为原发性和继发性两类。

1. **原发性痛经** 指生殖器官无器质性病变的痛经。见于不良精神因素刺激、子宫发育不全、子宫过度屈曲、颈管狭窄等。

2. **继发性痛经** 指盆腔器质性疾病引起的痛经。常见于子宫内膜异位症、子宫腺肌病、盆腔炎、盆腔静脉淤血综合征、子宫畸形、宫颈粘连和子宫黏膜下肌瘤等。

【发生机制】

1. **原发性痛经的病因** 其发生主要与子宫内膜分泌的前列腺素（PG）异常增多有关，PG虽然能促使子宫的肌肉和血管收缩，帮助经血排出，但若某些因素，如子宫颈口狭窄，子宫过度屈曲及子宫内膜大片脱落，则导致PG分泌量过多，使子宫肌纤维发生强烈的痉挛性收缩，导致厌氧代谢产物积贮，刺激痛觉神经元，从而引起疼痛。增多的PG进入血液循环，则可引起心血管、神经及消化道系统等症状。子宫发育不良常伴有子宫血供异常，因子宫缺血缺氧，局部代谢产物增多，引起痛经。孕激素可刺激PG的合成，故无排卵的月经一般不发生痛经。另外，原发性痛经的发生还与个体的精神因素及疼痛阈值有关。不良的精神因素通过下丘脑-垂体-卵巢轴导致体内激素水平变化而引起痛经。

2. **继发性痛经的病因** 多数是疾病造成的，例如子宫内膜异位症、子宫腺肌病、黏膜下肌瘤、盆腔炎、子宫畸形、子宫颈或宫腔粘连和放置宫内节育器等。

子宫内膜异位症、子宫腺肌病者子宫内膜组织生长于子宫腔以外，如子宫肌层、卵巢或盆腔内其他部位，这些部位同样有周期性改变及出血，积血刺激周围组织的神经末梢而引起疼痛，并因与周围邻近组织器官粘连，而使痛经逐渐加重。有学者认为腺肌病病灶局部PG合成异常增多也是导致痛经的重要原因之一。

黏膜下肌瘤在月经期可刺激子宫收缩而发生痉挛性疼痛。

慢性盆腔炎患者由于月经期盆腔充血或因月经诱发炎症急性发作，可引起腹痛加剧，经量增多，经期延长。

盆腔静脉淤血综合征由于慢性盆腔静脉血液流出盆腔不畅、盆腔静脉充盈、淤血而引起痛经。

胚胎发育过程中一侧副中肾管发育正常，形成发育较好的单角子宫，而另一侧副中肾管发育不全形成残角子宫，若残角子宫内膜无功能，一般无症状，若内膜有功能且与正常宫腔不相通时，则因宫腔积血而引起痛经。患者多为少女。处女膜闭锁、完全性阴道横膈及双子宫伴一侧宫口闭锁者，因宫腔积血而出现逐渐加重的周期性下腹痛。

子宫颈或宫腔粘连，也是引起经血流通不畅而诱发痛经的常见病因。多见于反复人流、子宫内膜结核等患者，若此期间子宫颈、子宫内膜及肌层遭受创伤，可造成子宫壁之间发生粘连，经血流通不畅而引起痛经。

痛经亦可见于放置宫内节育器的妇女，此类痛经可能是由于节育器刺激子宫内膜产生的PG增加而引起，也可能是节育器刺激子宫肌肉的排异性收缩，导致下腹部痉挛性疼痛。

【鉴别诊断】

1. **月经期内发生的以下疾病可引起腹痛，需加以鉴别。**

（1）卵巢肿瘤蒂扭转 可查到大小不同的肿物，症状多局限于病侧。

（2）卵巢黄体破裂 腹痛常伴有恶心及便意，症状偏于一侧，盆腔内有积血。

（3）阑尾炎 转移性右下腹痛及右侧体征较重，血白细胞数增高。

（4）肠炎　患者多伴有腹泻，腹痛多在脐周围，呈痉挛性疼痛。

（5）泌尿系统结石　疼痛多为绞痛，腹部超声科发现结石或扩张的输尿管。

2. 原发性痛经与继发性痛经的鉴别

（1）原发性痛经　常见于青春期少女，多在月经初潮后1~2年内发病。大多到育龄、生育期后会缓解，甚至症状消失。妇科检查无异常发现。

（2）继发性痛经　多见于生育后及中年妇女，在行经数年或十几年后才出现。妇科检查常发现异常。

【诊断思路】

1. 确定是否为痛经　首先排除月经期内胃肠道、泌尿系统疾病及妇科其他疾病引起的下腹及腰骶部疼痛。如果每次月经前后或月经期出现下腹部疼痛、坠胀，伴有腰酸或其他不适的临床症状，即可诊断。

2. 明确痛经病因，是原发性痛经还是继发性痛经

（1）原发性痛经

①发病年龄　原发性痛经常见于青春期少女，多在月经初潮后1~2年内发病。大多到育龄、生育期后会缓解，甚至症状消失。

②盆腔检查　原发性痛经盆腔检查无异常发现。

（2）继发性痛经

①发病年龄　继发性痛经多见于生育后及中年妇女，在行经数年或十几年后才出现。

②盆腔检查　继发性痛经盆腔检查有异常发现。

3. 根据痛经发生的原因，实施必要的治疗

【治疗原则】

1. 一般治疗　消除患者恐惧、焦虑及精神负担，注意保暖防寒。

2. 前列腺素合成酶抑制剂　该类药物能抑制前列腺素合成，使子宫张力和收缩性下降，从而减轻或消除痛经。

3. 中医中药　中药、针灸、按摩等中医方法也有一定的疗效。

4. 病因治疗　对于黏膜下肌瘤、盆腔炎、残角子宫、处女膜闭锁和放置宫内节育器引起的痛经，去除病因，痛经多能治愈。

（郭凤军）

第三节　闭　经

【定义】

从无月经来潮或月经异常停止称闭经。闭经不是一种独立的疾病名称，而是诸多疾病中的一种常见症状。引起闭经的原因十分复杂，有功能性的原因，也可由器质性病变所致。涉及到遗传、免疫、内分泌、精神神经、肿瘤、创伤及药物等多方面因素。

【分类】

根据闭经的病因不同，分为生理性闭经和病理性闭经两大类。

1.　**生理性闭经**　指青春期前、妊娠期、哺乳期、绝经过渡期以及绝经期后的月经不来潮，属生理现象。是机体内分泌变化所致。

2.　**病理性闭经**　有4种分类方法。

（1）按既往有无月经来潮：分为原发性闭经和继发性闭经；原发性闭经是指从无月经来潮，少见（5%）。具体定义为年满14岁，第二性征尚未发育，也无月经来潮或年满16岁，第二性征已发育，但无月经来潮。多由于遗传学原因或先天发育异常和生殖道畸形所致；继发性闭经是指曾有月经，但因某种病理性原因而月经停止6个月以上，或按自身原来月经周期计算停经3个周期或以上者。占95%。

（2）按闭经涉及到的病变部位：分为子宫性闭经、卵巢性闭经、垂体性闭经、中枢神经–下丘脑性闭经。

（3）按闭经严重程度：分为Ⅰ度闭经和Ⅱ度闭经。Ⅰ度闭经表现为用孕激素后有撤退性子宫出血，说明子宫内膜已受到一定量的雌激素作用，提示卵巢具有分泌雌激素功能，Ⅱ度闭经表现为用孕激素后不出现撤退性子宫出血，说明子宫内膜未受雌激素影响，提示卵巢分泌激素功能缺陷或停止。

（4）按促性腺激素水平：分为高促性腺激素（FSH ≥ 30U/L）性闭经和低促性腺激素（FSH和LH均 < 5U/L）性闭经。临床上通常按闭经涉及到的病变部位进行分类。

【诊断思路】

一、询问病史

了解月经情况、闭经期限及伴随的症状，可确认闭经诊断是否成立、排除生理性闭经、区分原发性闭经和继发性闭经；用药史可判断是否为药物性闭经；流产及清宫史与子宫性闭经有关；产后出血史与希恩综合征有关；糖尿病、甲状腺及肾上腺疾病可影响月经导致闭经；此外，闭经的诱因，如精神因素、环境改变、体重增加、剧烈运动、用药情况等与中枢神经–下丘脑性闭经有关。

二、体格检查

全身发育状况、五官特征、身高、智力、内外生殖器及女性第二性征发育等情况，有助于确定原发性闭经的原因；妇科检查能发现下生殖道闭锁导致的假性闭经。

三、辅助检查

辅助检查包括影像学检查、激素水平的测定及有针对性的相关器官的各种检查可确定闭经部位、区分功能性闭经和器质性闭经、确定引起闭经的疾病。

1.　**针对子宫的检查**　包括诊断性刮、子宫输卵管造影、B型超声检查、宫腔镜等。可了解子宫的大小、形态和子宫内膜的状态与功能。

（1）诊断性刮宫：适于已婚妇女，通过刮宫一方面了解宫腔深度和宽度、宫颈管或宫腔有无粘连以确定宫腔有无异常，另一方面刮取子宫内膜做病理学检查，了解子宫内膜对卵巢激素的反应，还能确定子宫内膜器质性病变（如结核等）。

（2）子宫输卵管碘油造影：了解子宫腔形态、大小和输卵管情况，用以诊断生殖系统发育不良、畸形、结核及宫腔粘连等病变。

（3）子宫腔镜检查：在直视下观察子宫腔及内膜情况，诊断有无宫腔粘连、可疑结核病变，并常规取材送病理。

（4）B型超声检查：了解子宫大小、形态、有无肿瘤及其他占位性病变，是常用的辅助检查手段。

2. 针对卵巢的检查　包括基础体温测定、宫颈黏液检查、阴道脱落细胞检查、血甾体激素测定、子宫内膜组织学检查。可了解卵巢内分泌功能、确定有无排卵。

3. 针对垂体的检查　包括血FSH、LH、PRL测定、垂体蝶鞍影像学（X线、CT、MRI）检查和垂体兴奋试验（GnRH 刺激实验）。可了解垂体功能，排除垂体器质性病变，鉴别垂体性闭经和下丘脑性闭经。

4. 其他辅助检查　包括染色体核型分析、血T3、T4、TSH检查、尿17-酮、17-羟类固醇、血皮质醇测定等排除先天性性腺发育不全和甲状腺、肾上腺等疾病。

四、药物功能试验

通过药物试验来评价闭经程度，估计可能的闭经部位。包括药物撤退试验和垂体兴奋试验。

1. 药物撤退试验　是判定闭经程度、区分子宫性闭经还是卵巢及其以上部位闭经的方法。包括孕激素试验和雌激素试验（雌孕激素序贯试验）。

2. 垂体兴奋试验　用于Ⅱ度闭经的患者，了解垂体对GnRH的反应性，区分垂体性闭经还是丘脑下部闭经。

【治疗原则】

1. 一般治疗　提高机体体质、供给足够的营养、保持标准体重、消除紧张和焦虑等。对下丘脑性闭经有效。

2. 内分泌治疗

（1）激素替代治疗：适于先天性卵巢发育不全、卵巢功能早衰者或卵巢功能不足者。目的：纠正患者失常的生理和心理状态；促进生殖器官和第二性征的发育；对下丘脑和垂体产生反馈而起调节作用。

①雌激素替代治疗：适合于无子宫者。

②雌、孕激素人工周期替代疗法：适合于有子宫、低雌激素性腺功能低落者。

③孕激素后半周期疗法：适于体内有一定内源性雌激素水平的Ⅰ度闭经患者。

④口服避孕药：适于Ⅰ、Ⅱ度闭经、短期内无生育要求者。

3. 促排卵：适用于有生育要求的闭经者。氯米芬适于体内有一定内源性雌激素水平的无排卵者；促性腺激素适于低促性腺激素闭经或氯米芬排卵失败者；促性腺激素释放激素（GnRH）用于下丘脑性闭经。溴隐停可抑制PRL分泌，恢复排卵，用于垂体泌乳素瘤者。

4. 手术治疗　用于生殖道畸形、肿瘤、疾病等导致的闭经。

5. 其他　辅助生育技术和针对病因的治疗对宫腔粘连者可扩张宫腔，分离粘连，放置宫内节育器以防重新粘连，并使用雌、孕激素以促进子宫内膜增生和剥落。对卵巢或垂体肿瘤、处女膜或阴道闭锁者，在确诊后可进行手术治疗。对生殖道结核患者，给予抗痨治疗。

（崔满华）

第四节 异常白带

【定义】

白带是由女性生殖道分泌的、经阴道排出的一种对人体有益的液体，健康的妇女都有白带。白带的形成与雌激素有着密切的关系，当雌激素的分泌达到高峰时，会出现白带量增多、透明，像蛋清样具有黏性并能拉成丝状。

正常白带是由许多组织分泌的液体共同组成的，它包括尿道旁腺、前庭大腺、子宫颈腺体以及子宫内膜腺体分泌的黏液，阴道壁中毛细血管和淋巴管的渗出液等，混合后的黏液中含有阴道脱落的表皮细胞及少量白细胞和非致病性阴道杆菌等，它使阴道保持一定的湿度，对防止病菌侵入很有好处。

当白带的数量、颜色、气味等发生异常时，就预示着异常白带的发生。

（1）无色透明黏性白带：与鸡蛋清相似，或稍有浑浊，但除白带增多外，很少有其他症状，这种白带多见于宫颈柱状上皮异位、宫颈管黏膜炎以及应用雌激素后。

（2）黄色黏液性白带：见于宫颈柱状上皮异位伴轻度感染。

（3）泡沫状白带：出现灰白或灰黄色泡沫状白带，且有酸臭味，常常是由滴虫性阴道炎引起。

（4）豆腐渣样白带：为外阴阴道假丝酵母菌病特有。外阴和阴道壁常覆盖一层白膜状物，擦出后露出红肿黏膜面，易感染假丝酵母菌，常伴有外阴瘙痒及烧灼样疼痛感。尤其是糖尿病患者或孕妇，因为孕妇和糖尿病患者体质差，免疫力低下，更容易引起假丝酵母菌感染。

（5）黄色（脓性）白带：大多为细菌感染引起，性传播疾病的病原体如淋球菌、结核菌等都可能成为病因，梅毒螺旋体也会引起阴道的化脓性感染。当患者从阴道排出大量有特殊味的白带时，应怀疑是否有异物存于阴道内，从而引起白带增多，严重感染。

（6）水样白带：恶性肿瘤如宫颈癌、子宫内膜癌、输卵管癌等也会出现白带增多的现象，应高度重视，以免漏诊。

（7）血性白带：即白带中混有血液。出现此白带应警惕恶性肿瘤的可能，如宫颈癌、子宫内膜癌、阴道肿瘤等。有些良性病变也可出现此白带，如老年性阴道炎、宫颈柱状上皮异位等。

（8）白色黏液性白带：性状与正常相同，量增多，这种白带见于使用雌激素之后或盆腔充血时，它是宫颈管腺体和阴道黏膜分泌增多的表现。

【常见临床类型】

一、外阴和阴道炎症

1. **外阴阴道假丝酵母菌病** 患外阴阴道假丝酵母菌病时，典型的白带为白色稠厚呈凝乳或豆腐渣状；主要的临床症状为外阴瘙痒、灼痛、性交痛及尿痛，白带增多。妇科检查可见外阴红斑、水肿，常伴有抓痕，严重者可见皮肤皲裂、表皮脱落。阴道黏膜红肿，小阴唇内侧及阴道黏膜附有白色块状物，擦除后露出红肿黏膜面，急性期还可见到糜烂及浅表溃疡。对于症状典型者，可用0.9%氯化钠溶液湿片法或10%氢氧化钾溶液湿片法或革兰染色检查阴道分泌物中的芽生孢子和假菌丝，即可确诊。对于症状典型而多次湿片检查阴性者，可采用培养法。另外，pH值测定具有重要鉴别意义，若pH＜4.5，多为单纯假丝酵母菌感染；若pH＞4.5且涂片中有大量的白细胞，可能存在混合感染。

2. 滴虫性阴道炎 滴虫性阴道炎的白带为稀薄脓性，黄绿色，泡沫状，有臭味。白带中含有白细胞故呈脓性，常合并其他感染呈黄绿色；因滴虫无氧酵解糖类，产生腐臭气体，所以白带呈泡沫状、有臭味。主要的症状为白带增多及外阴瘙痒，和/或灼热、疼痛、性交痛等。若合并尿道感染，可有尿频、尿痛，偶有血尿。滴虫还能吞噬精子，引起不孕。妇科检查见阴道黏膜充血，有散在出血点，甚至宫颈有出血斑点，形成"草莓样"宫颈。后穹窿有大量白带，呈灰黄色、黄白色稀薄液体或黄绿色脓性分泌物，呈泡沫状。典型病例容易诊断，在阴道分泌物中找到滴虫即可确诊。可用0.9%氯化钠溶液湿片法，显微镜下可见到呈波状运动的滴虫及增多的白细胞被推移。对于多次湿片检查阴性者，可采用培养法。

3. 细菌性阴道病 细菌性阴道病的主要临床表现为白带增多，灰白色，匀质，稀薄，有鱼腥臭味，尤其是性交后加重，有时伴有外阴瘙痒或烧灼感。白带有鱼腥臭味是由于厌氧菌大量繁殖而产生的胺类物质（尸胺、腐胺、三甲胺）所致。细菌性阴道病的诊断需结合妇科检查和实验室检查来做出判断，妇科检查时可见阴道分泌物呈白色、匀质、稀薄，黏附于阴道壁，易于拭去。将此分泌物涂片可见线索细胞，白细胞极少，线索细胞是阴道脱落的表层细胞，细胞边缘不清，边缘黏附颗粒状物（即各种厌氧菌）。阴道分泌物pH值＞4.5。胺臭味试验阳性：取少许分泌物涂于玻片上，加入10%氢氧化钾1~2滴，产生烂鱼肉样腥臭气味。

4. 萎缩性阴道炎 主要表现为外阴灼热不适、瘙痒及白带增多，稀薄、淡黄色，严重感染者呈脓血性白带，可伴有性交痛。妇科检查见阴道呈萎缩性改变，上皮皱襞消失、萎缩、菲薄，阴道黏膜充血、散在出血点，有时见浅表溃疡，溃疡面可与对侧粘连，严重时造成狭窄甚至闭锁，炎症引流不畅可形成阴道积脓或宫腔积脓。萎缩性阴道炎的诊断并不难，但应排除其他疾病。显微镜下见大量的基底层细胞和白细胞，而无滴虫、假丝酵母菌等，对有血性白带者，应排除生殖道恶性肿瘤，需查宫颈脱落细胞学检查，必要时分段诊刮。

二、宫颈炎症

宫颈炎症的主要临床表现为白带增多，呈黏液脓性，还可引起外阴瘙痒及灼热感。可伴有经间期出血、性交后出血等。妇科检查见宫颈充血、水肿、黏膜外翻，有黏液脓性分泌物附着或从宫颈管流出，宫颈管黏膜质脆，容易诱发出血。

宫颈炎症的诊断依赖于特征性体征和实验室检查，宫颈管可见脓性或黏液脓性分泌物，擦拭时易诱发接触性出血。宫颈管分泌物中的白细胞增多，大于30个/高倍视野。病原体的检查包括衣原体、淋病奈瑟菌的检测，以及是否合并细菌性阴道病及滴虫性阴道炎，主要方法为涂片法、培养法及核酸检测。

三、性传播疾病

淋病的白带为黄脓样，主要发生在尿道和宫颈管黏膜，也可累及眼、咽、直肠和盆腔。淋菌偶尔也可从黏膜进入血循环，引起播散性淋菌。根据不良的性接触史、妇科检查和实验室检查即可诊断，实验室检查包括宫颈管或尿道口脓性分泌物涂片行革兰染色检查，分泌物的培养及核酸检测。

四、盆腔炎性疾病和生殖器结核

1. 盆腔炎性疾病 盆腔炎性疾病常发现宫颈或阴道黏液脓性分泌物，妇科检查可有宫颈举痛，子宫或附件区压痛，同时可有体温升高，阴道分泌物中含有大量白细胞的表现，有时实验室检查可发现淋病奈瑟菌或衣原体阳性。进一步通过子宫内膜活检可证实子宫内膜炎，阴道超声或MRI可发现盆腔炎性包块等。同时应与急性阑尾炎、输卵管妊娠流产或破裂、卵巢瘤蒂扭转等急症相鉴别。

2. **生殖器结核**　生殖器结核常引起不孕、月经失调、下腹坠痛等表现，在结核活动期可出现全身症状，如发热、盗汗、乏力等。妇科检查可见白带增多，呈黄色脓性。当怀疑子宫内膜结核时，可以诊断性刮宫，做子宫内膜病理检查即可明确诊断。同时，需做胸片、腹平片，发现是否有孤立的钙化点。子宫输卵管碘油造影可以见到典型的影像，如子宫腔形态不规则，呈不同程度的狭窄，输卵管呈串珠样改变，管腔狭窄而僵硬，盆腔有钙化点等。而且，可能取宫内容物或经血做结核菌检查等。生殖器结核应与盆腔炎性疾病、子宫内膜异位症、卵巢肿瘤相鉴别，诊断困难时，可做腹腔镜检查或剖腹探查术确诊。

五、生殖道恶性肿瘤

生殖道恶性肿瘤属妇科肿瘤的范围，表现白带异常者，最常见的是宫颈癌。早期仅有黏液样白带增多，晚期因为肿瘤组织坏死、分解，除白带量的增多，且伴有明显的恶臭。此外，输卵管癌早期症状中，最易引起人们注意的就是有大量清水样白带。黏膜下子宫肌瘤继发感染坏死时，出现大量血性或脓性白带，也可具有极大臭味。子宫内膜癌晚期常具有血性或脓性白带。这些肿瘤多好发于中、老年妇女。

六、异物

幼女由于好奇将异物放入阴道，而引起白带增多者，在临床并不少见。经阴道的或经腹部的手术后，如有纱布或棉球遗忘在阴道内，皆可引起大量脓性白带，日久而有臭味。阴道内放栓剂或子宫托、宫腔内有避孕环，如不注意卫生，也可刺激局部，发生炎症反应，出现大量白带。

【诊断思路】

一、明确异常白带的原因

当患者主诉白带异常时，应查明白带异常的原因，首先应仔细的询问病史，了解伴随的症状，做一次详尽的妇科检查，了解白带的性状、颜色、气味，必要时进行分泌物的病原体检查；了解宫颈的情况，是否存在宫颈柱状上皮异位、宫颈炎症、宫颈肿瘤，可以取宫颈液基细胞学检查或在阴道镜下取活检，做病理检查以明确诊断；了解子宫体的位置、大小、质地、表面、活动度等，以及双侧附件是否存在包块，同时结合彩超、核磁共振等影像学检查，进行综合分析，明确是否存在子宫和附件的肿瘤，以便及时发现疾病，并予以恰当的治疗。

二、白带常规检查的内容

白带常规检查一般包括5项。

（1）阴道pH值：正常阴道pH值在4.0~4.5之间，呈弱酸性，可防止致病菌在阴道内繁殖，外阴阴道假丝酵母菌病pH值可以在此范围，滴虫性阴道炎或细菌性阴道病时白带的pH值上升，可大于5~6。

（2）阴道清洁度：一般分为四度，一般Ⅰ、Ⅱ度为正常的，Ⅲ、Ⅳ度提示有阴道炎，即分泌物涂片上可以看到多量白细胞或杂菌。

Ⅰ度：显微镜下见到大量阴道上皮细胞和大量阴道杆菌。

Ⅱ度：镜下见有阴道上皮细胞，少量白细胞，有部分阴道杆菌，可有少许杂菌或脓细胞。

Ⅲ度：镜下见有少量阴道杆菌，有大量脓细胞与杂菌。

Ⅳ度：镜下未见到阴道杆菌，除少量上皮细胞外，主要是脓细胞与杂菌。

（3）微生物检查：包括假丝酵母菌、滴虫、淋病奈瑟菌等，将分泌物分别放在滴有0.9%氯化钠溶液和10%氢氧化钾溶液的两张玻璃片上，前者用于检查滴虫，后者用于检查假丝酵母菌。

（4）胺试验：患细菌性阴道病的白带可发出鱼腥味，它是由存在于白带中的胺通过氢氧化钾碱化后挥发出来所致。

（5）线索细胞：线索细胞是细菌性阴道病的最敏感最特异的体征，临床医生根据胺试验阳性及有线索细胞即可做出细菌性阴道病的诊断。

（贾　妍）

第五节　外阴瘙痒

【定义】

外阴瘙痒为一种妇科常见而又十分痛苦的症状。瘙痒可表现为阵发性、持续性、时轻时重、夜间为重，瘙痒剧烈的可以难以忍受，使患者坐卧不安。瘙痒严重可影响睡眠，甚至无法正常工作、生活，以至患者出现头晕、精神忧郁、食欲不振、性情急躁等神经症状。局部因不断搔抓而形成抓痕、丘疹、湿疹样变、苔藓样变等继发性损害，甚至感染。但是不同原因引起的外阴瘙痒往往有不同的临床表现。

【常见临床类型】

一、外阴性传播疾病

1. **外阴尖锐湿疣（CA）**　是由人类乳头瘤病毒（HPV）感染所致的生殖器、肛门部位的表皮瘤样增生性疾病。HPV主要通过性接触传播，少数可通过污染的衣裤、毛巾等传染。潜伏期约为3个月或更长。HPV通过性接触微小糜烂面进入分化上皮的基底组织并在表皮细胞层复制，主要集中在颗粒层中的细胞核内引起细胞迅速分裂，同时随病毒颗粒繁殖与播散，形成特征性的乳头状瘤。

2. **外阴生殖器疱疹（GH）**　是由单纯疱疹病毒（HSV）引起的急性生殖器感染。GH是常见的性传播疾病。HSV经皮肤黏膜或破损处进入体内，在表皮或真皮细胞内复制，并播散到周围的细胞，使感染的表皮细胞遭受破坏。病毒在细胞内充分复制并感染感觉或自主神经末梢，原发感染潜伏期为2~7天。

3. **阴虱病**　由寄生于生殖道或偶尔在其他毛发部位的阴虱反复叮咬吸血引起的瘙痒性皮肤病。阴虱主要寄生于较疏而粗的体毛上，以阴毛和肛周毛上最为多见，偶见于腋下、眉毛或睫毛。阴虱主要经不洁的性接触传播，虽亦可通过被褥、内衣裤、浴巾、坐厕等上脱落的阴毛因附有阴虱或虱卵而间接接触传播。

4. **外阴疥疮**　是由疥螨寄生于人体皮肤表层所引起的一种传染性皮肤病。外阴部皮肤柔嫩，是疥疮的好发部位。疥虫主要经过人的密切接触（皮肤与皮肤的接触）传播，成人疥疮可通过性接触传播。

二、外阴接触性皮炎

接触性皮炎是皮肤或黏膜接触外源性物质后在接触部位发生的炎症性反应，其发病机制可分为原发性刺激性皮炎（ICD）和变态反应性接触性皮炎（ACD）两大类。

三、外阴营养不良疾病

1. **外阴硬化性苔藓**　是一种以外阴及肛周皮肤萎缩变薄为主的皮肤病，以皮肤萎缩为特征。

2. **增生型营养不良**　主要组织病理变化为表皮层角化过度或伴有角化不全，棘细胞层不规则增厚，上皮脚向下延伸。真皮浅层有不同程度的淋巴细胞和少数浆细胞浸润。

3. **混合型营养不良**　在同一患者的外阴不同部位取材，同时有上述两种类型病变存在时为混合型。有人认为，此两种类型病变不过是同一疾病的不同发展阶段，但大多数人认为可能是不同细胞系对同一病因刺激的不同反应形式，两者是不互相转化的。

四、阴道炎

1. **滴虫性阴道炎**　是最常见的阴道炎之一。由阴道毛滴虫所引起。隐藏在腺体及阴道皱襞中的滴虫于月经前后，常得以繁殖，引起炎症的发作。滴虫有嗜血及耐碱的特性，能消耗、吞噬阴道上皮细胞内的糖原，利用宿主细胞的糖原及铁进行能量代谢，吞噬乳杆菌，阻碍乳酸生成。能诱导机体产生免疫反应，包括细胞免疫，体液免疫、激活补体反应、刺激宿主细胞产生一些细胞因子，导致局部炎症改变。

2. **单纯性外阴阴道念珠菌病**　别名为单纯性假丝酵母菌外阴阴道炎、单纯性白色假丝酵母菌外阴阴道炎。

正常情况下白假丝酵母菌与机体处于共生状态，不引起疾病。当某些因素破坏这种平衡状态，白假丝酵母菌由酵母相转为菌丝相，在局部大量生长繁殖，引起皮肤、黏膜甚至全身性的假丝酵母菌病。当机体的正常防御功能受损导致内源性感染，如创伤、抗生素应用及细胞毒药物使用致菌群失调或黏膜屏障功能改变、皮质激素应用、营养失调、免疫功能缺陷等。当存在使假丝酵母菌毒性增强的因素或局部防御机制减弱时，就会出现有症状的阴道炎。

3. **细菌性阴道病（BV）**　为阴道内正常菌群失调所致的一种混合感染，是阴道内有大量的细菌、伴有阴道分泌物性质改变的一组症候群，而临床及病理特征无炎症改变。

4. **老年性阴道炎**　发病主要原因是因卵巢功能衰退，体内雌激素水平低落或缺乏，阴道上皮细胞糖原减少，阴道内pH值增高，pH值呈碱性或接近中性，杀灭病原菌能力降低，可使阴道内其他致病菌成为优势菌，同时，由于阴道黏膜萎缩，上皮菲薄，血运不足，使阴道抵抗力低，便于细菌侵入繁殖引起炎症病变，发生感染。另外，个人卫生习惯不良，营养缺乏，尤其是B组维生素缺乏，可能与发病有关。

【诊断思路】

一、明确外阴瘙痒病因

1. **外阴性传播疾病**

（1）外阴尖锐湿疣：潜伏期为3周~8个月，平均3个月。患者以年轻妇女居多。病变以性交时容易受损伤的部位多见，典型体征是初起为微小散在的乳头状疣，柔软，其上有细小的指样突起，或为小而尖的丘疹，质稍硬，孤立、散在或呈簇状，粉色或白色。病灶逐渐增大、增多，互相融合成鸡冠状或菜花状，顶端可有角化或感染溃烂。

（2）外阴生殖器疱疹：潜伏期为3~7天，病损完全消退需 3~6 周。发病部位多在大、小阴唇、阴道黏膜及宫颈出现对称性的、大小不等的、密集的大小疱群或脓疱，疼痛异常，水疱破溃，形成表浅疼痛性溃疡，也可融合成大片损害。发病同时伴有低热、头痛，随之外阴瘙痒、灼痛、排尿困难、腹股沟淋巴结肿大、疼痛、盆腔痛、尿频、尿急、尿潴留等。

（3）阴虱病：阴毛、肛周毛、腋下、眉毛或睫毛等部位可见阴虱。

（4）外阴疥疮：外阴部皮疹特点为散在针头大小的丘疹、丘疱疹、结节和隧道，可见疥螨。

2. 外阴接触性皮炎　接触性皮炎按其发病机制可分为原发性刺激性皮炎和变态反应性接触性皮炎两大类。

3. 外阴营养不良疾病

（1）外阴硬化性苔藓：是一种以外阴及肛周皮肤萎缩变薄为主的皮肤病。主要症状为病损区皮肤发痒，常见病损部位位于大阴唇、小阴唇、阴蒂包皮、阴唇后联合及肛周，多呈对称性，早期皮肤发红肿胀，进一步发展时皮肤黏膜变白、变薄、失去弹性，干燥易皲裂，小阴唇缩小变薄，逐渐与大阴唇内侧融合以致完全消失。晚期皮肤菲薄皱缩似卷烟纸，阴道口挛缩狭窄，仅容指尖。幼女患此病者多在小便或大便后感外阴及肛周不适，检查发现在外阴与肛周区出现锁孔状珠黄色花斑样或白色病损。

（2）增生型营养不良：皮损好发于阴道黏膜、尿道口黏膜、阴蒂、小阴唇内外侧及大阴唇内侧，为单片或数片不规则形灰白色斑片，略隆起黏膜面，境界清楚，自觉瘙痒。病区皮肤增厚似皮革，隆起有皱襞，或有鳞屑，湿疹样变。外阴颜色多暗红或粉红，夹杂有界限清晰的白色斑块。

（3）混合型营养不良：表现为在菲薄的外阴发白区的邻近部位，或在其范围内伴宿局灶性皮肤增厚或隆起。

4. 阴道炎

（1）滴虫性阴道炎：主要症状是稀薄的泡沫状白带增多及外阴瘙痒。

（2）单纯性外阴阴道念珠菌病：主要表现为外阴瘙痒、灼痛，白带增多，白带特征是白色稠厚呈凝乳块或豆渣样。

（3）细菌性阴道病（BV）：临床症状轻微，白带多、稀薄、均质性，有鱼腥味。

（4）老年性阴道炎：多见于老年妇女，阴道分泌物增多呈黄水状，阴道黏膜充血，有出血点。镜检找不到病原体。

二、实验室检查确定诊断

1. 外阴瘙痒伴外阴肿物

（1）外阴尖锐湿疣：尖锐湿疣镜下呈外向性生长，增生的乳头小而密集，表层细胞有角化不全或过度角化；棘细胞层高度增生，有凹空细胞出现，为HPV感染的特征性改变；基底细胞增生，真皮水肿，毛细血管扩张，周围有慢性炎细胞浸润。

（2）假性湿疣：损害为局限于小阴唇的粟粒大呈鱼卵状淡红色小丘疹或绒毛状改变，皮损表面光滑，醋酸白试验阴性，病理上无具有诊断意义的凹空细胞。

（3）外阴生殖器疱疹：实验室检查发现生殖器有单纯疱疹病毒，即可诊断本病。

（4）固定性药疹：根据起病前有用药史，好发部位和圆形、椭圆形水肿性红斑或紫红色斑，严重时其上可见有水疱及糜烂，愈后长久留有色素沉着斑，每次复发均在同一部位表现，即可考虑诊断为固定型药疹。必要时结合组织病理进一步确诊。

2. 外阴瘙痒伴外阴寄生虫

（1）阴虱：外阴部阴毛上见到阴虱可确诊。

（2）外阴疥疮：外阴部皮肤柔嫩处检查到疥螨可确诊。

3. 外阴瘙痒伴局部皮肤异常

（1）外阴硬化性苔藓

（2）增生型营养不良

（3）混合型营养不良

（4）老年生理性萎缩

（5）原发性外阴萎缩

4. 外阴瘙痒伴分泌物异常

（1）滴虫性阴道炎：分泌物病原体检测到阴道毛滴虫

（2）单纯性外阴阴道念珠菌病：分泌物病原体检测到白色念珠菌、光滑念珠菌

（3）细菌性阴道病：分泌物病原体检测到线索细胞

（4）老年性阴道炎：分泌物病原体检测未检测到病原体

【治疗原则】

（1）病因治疗是关键。

（2）检查外阴皮肤、寄生虫、赘生物及分泌物进一步明确病因。

（3）一般治疗：保持外阴清洁干燥，禁用刺激性大的药物或肥皂清洗外阴，忌穿不透气的化纤内裤，不食辛辣和过敏食物。对瘙痒症状明显以致失眠者，可加用镇静、安眠和抗过敏药物，改善一般状态。

（4）全身治疗：对于阴道炎患者现多主张全身用药配合局部阴道用药，效果更好。

（5）局部（药物）治疗：外阴性传播疾病感染者中有赘生物者需激光治疗；有寄生虫感染者需剔除阴毛，外敷药物。接触性皮炎者需脱离过敏原，瘙痒严重者短期应用糖皮质激素治疗。外阴营养不良性疾病若以奇痒为主，一般主张应用糖皮质激素治疗，效果肯定。阴道炎患者可在全身用药的同时配合阴道用药，如滴虫性、细菌性阴道炎：甲硝唑阴道泡腾片等；外阴阴道假丝酵母菌病：去除诱因，阴道上药如克霉唑等；老年性阴道炎：抑制细菌生长，增加阴道抵抗力。

（6）手术治疗较少应用，若外阴营养不良性疾病有恶性变的倾向时可局部手术治疗。

（7）对于性传播疾病、阴道炎等患者，应同时进行性伴侣的治疗并定期复查。

（林　杨）

第六节　妊娠剧吐

【定义】

孕妇在早孕时出现头晕、倦怠、择食、食欲不振、轻度恶心呕吐等症状，称早孕反应。因恶心、呕吐多在清晨空腹时较严重，故又称"晨吐"。早孕反应是一种正常的生理反应，一般对生活与工作影响不大，不需特殊处理。大多在妊娠6周出现，在妊娠12周前后自然消失。少数孕妇早孕反应严重，频繁恶心呕吐，不能进食，以致发生体液失衡及新陈代谢障碍，甚至威胁孕妇生命，称妊娠剧吐。祖国医学称之为妊娠恶阻，发生率0.35%~0.47%，多见于初产妇，是孕早期住院患者的首要疾病。极少数症状严重，可持续到中晚期妊娠，预后多不良。妊娠剧吐缺乏统一的定义，在做出该诊断前应该排除其他引起恶心、呕吐的疾病。妊娠剧吐绝大多数患者能治愈，仅个别因延误诊治而丧生。

【发生机制】

早孕反应/妊娠剧吐至今病因不明，目前有心理因素、进化性适应及内分泌因素等3个假说。妊娠剧吐常见的危险因素包括多胎妊娠、妊娠滋养细胞疾病患者及怀女胎的孕妇，妊娠剧吐患者的姐妹及女儿更易出现妊娠剧吐。妊娠剧吐具有复发性，且随孕次增加更严重，患运动病及偏头痛的孕妇更易发生妊娠剧吐。

一、内分泌因素

1. 绒毛膜促性腺激素（HCG）水平升高　目前认为妊娠呕吐与孕妇血中HCG水平急剧上升有关。一方面，早孕反应发展和消失的过程，恰与孕妇血HCG值上升和下降的时间相吻合；另一方面，葡萄胎、多胎妊娠的孕妇，血中HCG值显著增高，发生妊娠剧吐的比率也增高，而且在妊娠终止后，症状立即消失。因此，目前多认为妊娠剧吐与血中HCG水平增高关系密切。但症状的轻重，个体差异很大，不一定和HCG成正比。

2. 甲状腺功能改变　妊娠剧吐患者60%有短暂的甲状腺功能亢进。甲状腺激素升高一方面是由于HCG浓度升高刺激甲状腺分泌活性；另一方面甲状腺分泌一种HCG变构体而更加刺激甲状腺活性。患者呕吐的严重程度与游离甲状腺激素和促甲状腺素水平明显相关。

二、精神及社会因素

恐惧妊娠、精神紧张、情绪不稳、依赖性较强以及社会地位低下、经济条件差的孕妇易患妊娠剧吐。可能与大脑皮质及皮质下中枢功能失调，致使下丘脑自主神经系统功能紊乱有关。

三、神经因素

一方面妊娠早期大脑皮质的兴奋性升高而皮质下中枢的抑制性降低，从而使丘脑下部的各种自主神经功能紊乱，引起妊娠剧吐；另一方面，妊娠后子宫随妊娠月份增大，子宫内感受器受刺激，传导到大脑中枢而引起反射性反应，产生恶心、呕吐。

四、来自胃肠道的传入刺激

早孕期胃酸的分泌减少，胃排空时间延长，胃内压力增高，刺激呕吐中枢。

五、其他因素

1. 维生素缺乏　尤其是维生素B_6缺乏可导致妊娠剧吐。频繁呕吐、进食困难可引起维生素B_1、维生素C缺乏。

2. 过敏反应　已发现几种组织胺受体亚型与呕吐有关，临床上抗组胺治疗呕吐有效。

3. 幽门螺杆菌增多　与无症状的孕妇相比，妊娠剧吐患者血清抗幽门螺杆菌的IgG浓度升高。此外，也有人认为妊娠呕吐与早孕期孕酮缺乏、绒毛碎片导致母体变态反应等有关。

【分类】

临床分轻、中、重度。

1. 轻度呕吐　多见于年轻初孕妇，停经6周左右出现恶心、流涎和呕吐，初以晨间为重，随病情发展逐渐加重，至停经8周左右发展为频繁呕吐，不能进食，呕吐可反复发作，尤其在进食后，平素厌食、乏力、嗜睡或失眠，但体温、脉搏、体重正常，尿酮体阴性，营养状况基本正常，对生活和工作影响不大，不需特殊治疗。

2. 中度呕吐　呕吐频繁，不进食时亦吐，吐出泡沫状黏液，或呈黄绿色，或咖啡样。口渴，皮肤口唇干燥，眼窝凹陷，体温略升高，脉率增快100~120次/分，血压下降，体重减轻。

　　3. **恶性呕吐**　严重呕吐和长期饥饿导致脱水、电解质紊乱，使氢、钠、钾离子大量丢失，出现低钾血症。患者明显消瘦，极度疲乏，精神萎靡，嗜睡或昏迷抽搐，口唇干裂，皮肤干燥，眼球凹陷，体重下降。黄疸，少尿或无尿，体温升高，脉细弱，血压更低。饥饿情况下机体动用脂肪组织供给能量，使脂肪代谢的中间产物酮体聚积，引起代谢性酸中毒。

【诊断思路】

　　根据病史、症状及妇科检查，诊断并不困难。首先需确定是否为妊娠，并排除葡萄胎引起剧吐的可能，应加以鉴别。为鉴别病情轻重，除症状及体征外，还要测定尿量、尿比重、尿酮体、血红细胞计数及血细胞比容、血红蛋白、二氧化碳结合力、钾、钠、氯、尿素氮、肌酐及胆红素等，必要时还应行眼底检查及神经系统检查。

　　1. **病史**　停经后出现食欲不振、恶心、剧烈呕吐、疲乏、无力、少尿或无尿。

　　2. **症状和体征**　恶心呕吐、头晕、厌食，甚则食入即吐，或恶闻食气，不食也让。体格检查见精神萎靡、消瘦，严重者可出现血压下降，体温升高，黄疸，嗜睡和昏迷。妇科检查可见阴道壁及子宫颈变软，着色，子宫增大与停经月份相符，软，有饱满感。孕妇起初多表现为一般的早孕反应，随着孕龄的增加，症状也会逐日加重，一般在妊娠第8周时最为严重。

　　3. **实验室检查**

　　（1）尿液检查：测定尿量、尿比重、尿酮体，注意有无蛋白尿及管型尿，24小时尿量减少。

　　①尿妊娠试验：以明确是否妊娠。阳性提示妊娠。

　　②尿分析：尿酮体阳性（+~++++）；尿比重增加；尿中可出现蛋白（+~++++）和管型。

　　（2）血液检查

　　测定红细胞数、血红蛋白含量、红细胞压积、全血及血浆黏度、动脉血气分析测定血液pH值、二氧化碳结合力、血钾、血钠、血氯含量及肝肾功能。

　　①血分析：血常规：因血液浓缩致红细胞血红蛋白升高，达150g/L以上；红细胞比容增加，达0.45以上，提示血液浓缩。血酮体定性试验阳性。

　　②血生化检查：动脉血气分析测定血液pH值、二氧化碳结合力等，了解酸碱平衡情况。如二氧化碳结合力下降至22mmol/L以下；血钾3.8mmol/L；血氯95mmol/L。严重者可见肝肾功能受损的表现，如谷丙转氨酶、血胆红素（>17.1mmol/L）、尿素氮（>6.4mmol/L）、肌酐等升高。

　　③肝炎病毒血清学检查：以除外妊娠合并各型肝炎等疾病。

　　（3）眼底检查：严重者可出现视网膜出血。

　　（4）B超检查：孕早期行超声检查，明确宫内正常妊娠，确定胎儿是否正常。子宫增大与孕周是否相符，与多胎妊娠及滋养叶细胞疾病相鉴别。

　　（5）心电图检查：必要时要进行心电图检查以了解有无低钾血症或高钾血症及心肌情况。

【鉴别诊断】

　　1. **急性胃肠炎**　妊娠剧吐与急性胃肠炎均有恶心、呕吐，甚至脱水，但胃肠炎与妊娠无关，多有饮食不洁史，除呕吐外兼有上腹部或全腹阵发性疼痛、腹泻、水样便，便常规检查有白细胞或脓细胞，炎症消退后，症状消失。

　　2. **病毒性肝炎**　严重妊娠呕吐可出现黄疸，肝功能损害，但一般血清转氨酶升高不超出正常值上限4倍。病毒性肝炎则与妊娠无关，常有肝炎接触史，虽有呕吐，但较妊娠剧吐为轻，伴有腹泻，消化不良以及肝区疼痛。其SGPT的升高往往较SGOT和血清胆红素值上升明显。肝功能检查谷丙转氨酶明显升高，胆红素升高，肝炎病毒的特异性血清学标志可助诊断。而妊娠剧吐者黄疸较轻，SGPT仅仅轻度升高，在补足水分，纠正电解质紊乱及酸中毒后病情好转。

3. 神经官能症性呕吐　本病的特点是呕吐发作与精神刺激等因素密切相关，与妊娠无关。呕吐常在进食后发生，呕吐声音较大，但吐出物少，主要为水分，吐后又可再食，虽长期反复发作却不影响营养状态，肝肾功能正常。

4. 偏头痛　本病多从青春期开始，以阵发性半侧头痛为主，伴恶心、呕吐，吐后头痛减轻。妊娠后可诱发本病发作，发作前常有乏力，嗜睡或烦躁不安等。头痛时伴有同侧偏盲，眼前闪动性光点和颜面感觉异常。

5. 妊娠良性颅内压增高症　本病极少见，一般发生在孕1~4个月中，病因不明，以头痛、恶心、呕吐、视力减退、复视、耳鸣为主要症状。10%有视力丧失，突出的体征为双侧视乳头水肿，部分可有外展神经麻痹，脑脊液压力多超过2.45kPa。细胞成分正常，脑室造影并无异常改变。

6. 葡萄胎　本病出现的妊娠剧吐症状较早，而且顽固，同时兼有不规则阴道流血，子宫大于妊娠周数；可伴有血压升高等症状。扪及腹壁触不到胎体；B超检查提示宫腔内呈"落雪"样改变。

7. 溃疡病　本病部分患者可有恶心、呕吐，与妊娠无关，常伴上腹部疼痛、嗳气、反酸。胃溃疡常于饭后30分钟~2小时发作腹痛，十二指肠溃疡则在空腹或夜间发生。

8. 胆囊炎　本病与妊娠无关，多在进食油腻食物后发生恶心、呕吐，伴有上腹部持续性或阵发性绞痛，常向右肩放射，可伴寒战、发热、黄疸。腹部体征可扪及肿大的胆囊，Murphy征阳性。B超检查胆囊增大，有压痛，囊壁毛糙。

9. 胆道蛔虫症　本病与妊娠无关，除恶心、呕吐外，伴上腹部剑突下右下方阵发性或持续性绞痛，疼痛多剧烈，可向肩背部放射。粪便检查有虫卵。B超检查胆道内有平行光带的蛔虫带。

10. 消化道恶性肿瘤　如胃癌、肠癌、胰腺癌等，本病与妊娠无关。早期可以无症状，部分患者出现恶心、呕吐，常伴不规律的腹痛、消瘦、大便带血或黏液。胃镜检查、X线钡餐全消化道检查、钡餐肠检查、CT检查等可协助诊断。

11. Wernicke综合征　Wernicke脑病和Korsakoff精神病是维生素B₁（硫胺素）缺乏引起的中枢神经系统疾病，两者的临床表现不同，而病理变化却相同，同时又可见于同一患者，统称为Wernicke-Korsakoff综合征。导致中脑和大脑导水管周围灰质出现点状出血，细胞坏死和胶质增生。小脑、丘脑背核、下丘脑和乳头体点状出血和坏死。约10%的严重妊娠呕吐患者并发该综合征。主要特征为眼肌麻痹、躯干性共济失调和遗忘性精神症状。临床表现为眼球震颤、视力障碍、共济失调、语言增多，以后逐渐出现精神迟钝、嗜睡，个别发生木僵或昏迷。突然发病者的表现与脑干中风相似。若不及时治疗，死亡率高达50%，经治疗后死亡率为10%，常死于肺水肿及呼吸肌麻痹。

12. 其他　见表76-1。

表76-1　多种需与早孕反应（妊娠剧吐）鉴别的疾病

消化系统疾病	胃肠炎、胃失弛缓症、胆道疾病、肝炎、肠梗阻、胃溃疡、胰腺炎、阑尾炎
泌尿生殖系统疾病	肾盂肾炎、尿毒症、肾结石
妇科肿瘤	卵巢囊肿蒂扭转、子宫肌瘤变性
代谢性疾病	糖尿病性酮症酸中毒、卟啉症、艾迪生病、甲亢
神经系统疾病	特发性颅内高压、前庭损伤、偏头痛、中枢神经系统肿瘤
妊娠相关疾病	妊娠急性脂肪肝、子痫前期
其他	药物毒性、心理疾病

【治疗原则】

住院休息，适当禁食，记出入量，纠正脱水、酸中毒及电解质紊乱，补充营养，防治并发症。

1. **心理支持治疗**　医务人员及患者家庭应给予患者心理治疗，解除其思想顾虑，患者周围环境应避免有异味刺激，避免让患者进食不想吃的食物，否则会激发呕吐。指导饮食安排，宜进清淡、易消化食物，少吃多餐，避油腻、甜品。随病情好转而逐渐增加进食量。如每日饮水量和食量不足，需适当补充液体。同时适当休息。

2. **补液及药物治疗**　如果非药物措施不能奏效，则采取药物治疗。中重度呕吐患者应住院治疗，禁食，根据化验结果，明确失水量及电解质紊乱情况，酌情补充水分和电解质，每日补液量不少于3000ml，尿量维持在1000ml以上。输液中应注意糖盐比例，补足葡萄糖，加入氯化钾、维生素B_6、维生素C等，并给予维生素B_1肌内注射。补液量应根据脱水的严重程度来计算。

3. **纠正电解质紊乱**　缺钠者适当补钠。补液同时应补钾，一般每日剂量3~4g，严重低钾血症时补钾6~8g，需注意观察尿量多少，监测血清钾和心电图变化随时调整剂量。

4. **纠正代谢性酸中毒**　应根据血二氧化碳值，适当补充碳酸氢钠或乳酸钠溶液，常用量为125~250ml。严重病例应按下列公式补碱，一般初次剂量为需补总量的1/3，待复查二氧化碳结合力后再决定是否应继续补充。

（于　伟）

第七节　妊娠期高血压疾病

【定义】

妇女妊娠期所患有的高血压病统称为妊娠期高血压疾病。本命名主要强调生育年龄妇女发生高血压、蛋白尿等症状与妊娠之间的因果关系，多数病例在妊娠期出现一过性高血压、蛋白尿等症状，在分娩后即随之消失。妊娠可以使血压正常的妇女发生高血压，也可以加重已经存在的高血压。妊娠期高血压疾病是产科最常见的并发症，也是导致孕产妇和围生儿发病率和死亡率主要原因之一。国外报道妊娠期高血压疾病发病率为6.4%~7.0%，我国妊娠期高血压疾病发病率约为9.4%。随着围生检查的普及与加强，全世界范围内重度子痫前期和子痫的发病率逐年下降，我国约为0.2%。

【发生机制】

妊娠期高血压疾病的病因及发病机制尚未明确，一直以来都作为妇产科领域重要的研究课题。随着分子生物学技术和方法的不断创新和提高，对其病因和发病机制的研究取得很大的进展，国内外专家提出许多关于该病发生、发展的假说。主要包括以下几个方面。

1. **免疫学说**　妊娠被认为是成功的自然同种异体移植。正常妊娠的维持，有赖于胎儿母体间免疫平衡的建立与稳定。这种免疫平衡一旦失调，即可导致一系列血管内皮细胞病变，从而发生妊娠期高血压疾病。目前支持妊娠期高血压疾病与移植排斥反应的主要证据是子宫螺旋小动脉急性动脉粥样硬化和纤维素样坏死与血管周围淋巴细胞浸润。

2. **胎盘、滋养细胞缺血学说**　妊娠期高血压疾病多见于初孕妇、双胎妊娠、羊水过多等，此类患者子宫张力升高，影响子宫血供，导致子宫-胎盘缺血、缺氧。大量研究发现，妊娠期高血压疾病缺血主要为胎盘缺血，而后者缺血的关键可能为滋养层细胞缺血。正常妊娠时，受精卵进入宫腔后，其外围的滋养层细胞深入周围子宫蜕膜，与静脉窦、螺旋动脉和腺体接触，螺旋动脉末端被细胞滋养层细胞突破，滋养细胞侵入血管壁中，并逆行扩展到子宫–蜕膜交界，继续发展，浸润到子宫肌层的内1/3处。螺旋动脉管壁由于滋养细胞浸润，逐渐取代血管内皮，并使血管肌层为纤维组织所代替，以致血管扩张、阻力下降，血流量明显增加，此为螺旋动脉重铸，大约在妊娠18~20周时全部完成。而妊娠期高血压疾病者滋养细胞浸润和胚泡的种植较浅，螺旋动脉的生理变化仅限于蜕膜层内部分血管，进而导致胎盘缺血。

3. 血管内皮损伤学说 近年来越来越多的证据表明妊娠期高血压疾病与血管内皮功能异常有关。血管内皮损伤可导致血管通透性增加，体液和蛋白外渗，抗凝因子和血管扩张因子减少，在受损部位引发促凝血因子合成和凝血系统激活，导致血小板凝聚、血栓形成和血管收缩等妊娠期高血压疾病的一系列病理变化。当血管内皮受损时血管舒张因子如前列腺素、一氧化氮（NO）分泌减少，内皮素和血栓素A2合成增加，后二者有强大的收缩血管作用，使血压升高，导致一系列的病理变化。

4. 遗传学说 从临床观察发现妊娠期高血压疾病有明显的遗传倾向。Cooper通过对妊娠期高血压疾病患者及其各级亲属的研究认为子痫前期–子痫的发病符合常染色体隐性遗传规律，Liston认为只有胎母共同表达隐性致病基因才能发生该病。近年来较多学者从基因易感性方面对该病进行研究，发现凝血因子VR506Q基因突变、血管紧张素原基因变异T235的女性易患该病。

5. 营养缺乏 大量研究表明钙、镁、锌、硒等离子缺乏及低蛋白血症与该病的发生有关。缺钙可引起血压升高，当机体缺钙时可引起甲状旁腺素（PTH）分泌增加，PTH升高刺激细胞膜上的腺苷酸环化酶形成环磷酸腺苷，还能刺激线粒体内钙离子进入细胞质，导致细胞内钙离子升高，后者可引起平滑肌纤维机械性收缩，导致血管收缩，血压升高。高危孕妇自孕20周时每日补钙2g可降低该病的发生。硒有抗氧化、维持细胞膜完整性、提高机体免疫力功能，其浓度下降可使前列环素合成减少，血栓素A2增加，引起血管收缩，血压升高。锌在核酸和蛋白质的合成中有重要作用；维生素C和维生素E有抗氧化作用，可减轻内皮细胞的损伤。

【分类】

我国现用分类方法见表76-2。

表76-2 妊娠期高血压疾病的分类与临床表现

分类	临床表现
妊娠期高血压	妊娠期首次出现BP≥140/90mmHg，并于产后12周恢复正常；尿蛋白(–)，少数患者可伴有上腹部不适或血小板减少，产后方可诊断
子痫前期	
轻度	妊娠20周以后出现BP≥140/90mmHg，尿蛋白≥0.3g/24h或随机尿蛋白(+)；可伴有上腹不适、头痛等症状
重度	BP≥160/110mmHg，尿蛋白≥2g/24h或随机尿蛋白(++)；血清肌酐＞106μmol/L，血小板＜100×10⁹/L；血LDH升高；血清ALT或AST升高；持续性头痛或其他脑神经或视觉障碍；持续性上腹不适
子痫	子痫前期孕妇抽搐不能用其他原因解释
慢性高血压并发子痫前期	高血压孕妇妊娠20周以前无蛋白尿，若出现尿蛋白≥0.3g/24h；高血压孕妇20周以后突然尿蛋白增加或血压进一步升高或血小板＜100×10⁹/L
妊娠合并慢性高血压	妊娠前或妊娠20周前舒张压≥90mmHg（除外滋养细胞疾病），妊娠期无明显加重；或妊娠20周后首次诊断高血压并持续到产后12周后

【鉴别诊断】

（1）子痫前期主要与妊娠合并慢性肾炎、高血压相鉴别，见表76-3。

表76-3　子痫前期与妊娠合并慢性肾炎、高血压鉴别

	子痫前期	妊娠合并慢性肾炎	妊娠合并慢性高血压
病史	体健	有肾炎病史	有高血压病史
发病年龄	多见于青年初产妇	多在30岁以下	多见于年龄较大经产妇
发病时期	妊娠20周后	妊娠前	妊娠前
水肿	轻度至重度	轻度至中度	无或轻度
血压	收缩压常180mmHg以下	收缩压可超过200mmHg	常达200/100mmHg或以上
尿蛋白	+ ～ +++	+++ ～ ++++	- ～ +
管型尿	少量	较多，可见多种管型	无或少量
血生化检查	尿酸升高	尿素氮升高	正常或尿素氮轻度上升
肾功能	一般正常	显著减退	正常或轻度减退
眼底	小动脉痉挛、视网膜可有水肿、出血、渗出	肾炎性视网膜病变	小动脉硬化，重者可有出血或渗出
预后	产后短期内恢复	产后较难恢复或继续加重	产后血压继续不变

（2）子痫应与癫痫、脑炎、脑肿瘤、脑血管畸形破裂出血、糖尿病高渗性昏迷、低血糖性昏迷相鉴别。子痫与癫痫、糖尿病高渗性昏迷、低血糖性昏迷的鉴别主要依靠对病史的询问，既往有无此类症状发生；与脑炎鉴别考虑发病季节、年龄、有无接触史，确诊依靠脑脊液穿刺及培养；与脑肿瘤、脑血管畸形破裂出血的鉴别主要依靠影像学检查，CT多作为疾病初筛手段，MRI及MRV因其无创性成为疾病诊断的首选。

【诊断思路】

根据病史、临床表现、症状及辅助检查即可作出诊断，同时应注意有无并发症及凝血机制障碍。

一、病史

详细询问患者妊娠前或妊娠20周前有无高血压、蛋白尿等征象，既往有无慢性高血压、慢性肾炎、糖尿病等病史，有无异常家族史，此次妊娠过程中有无异常症状及异常症状发生的时间、病情演变过程等，尤其是伴有头痛、视力改变及上腹部不适者。

二、临床表现

1. **妊娠期高血压**　妊娠20周以后首次发现血压升高，BP ≥ 140/90mmHg，其中舒张压不随患者情绪变化而剧烈变化是妊娠期高血压诊断和评估预后的一个重要指标，若间隔4小时或4小时以上两次测量舒张压 ≥ 90mmHg，可诊断为高血压。无蛋白尿，少数患者可出现头痛、上腹部不适或血小板减少。值得强调的是，妊娠期高血压是一过性高血压，在产后12周血压恢复正常，

确切地说该病在产后方可明确诊断。

2. 子痫前期

（1）轻度子痫前期：妊娠20周以后出现BP≥140/90mmHg，尿蛋白≥0.3g/24h或随机尿蛋白（+）；可伴有上腹不适、头痛等症状。其中尿蛋白异常是诊断的重要指标。

（2）重度子痫前期：妊娠20周以后出现高血压、蛋白尿且伴随以下至少一种临床症状或体征者：收缩压≥160~180mmHg或舒张压≥110mmHg；24小时尿蛋白＞5.0g或随机尿蛋白（3+）以上；中枢神经系统功能障碍；精神症状改变和严重头痛；脑血管意外；视物模糊，眼底点状出血，肝细胞功能障碍，肝细胞损伤，血清转氨酶至少升高2倍；上腹部或右上象限疼痛等肝包膜肿胀症状，肝被膜下出血或破裂；少尿，24小时尿量＜500ml；肺水肿，心力衰竭；血小板＜100×10⁹/L；凝血功能障碍；微血管病性溶血；胎儿生长受限，羊水过少，胎盘早剥。

3. 子痫　为严重妊娠期高血压疾病时，全身小血管痉挛加重脑部病变的表现。子痫病情发展迅速，多伴有血压升高、头痛等先兆症状。抽搐发作一般分为四期：侵入期、强直期、阵挛性抽搐期、静止期。首先出现面部小肌肉收缩，口角抽动，然后向颈项部发展，头偏向一侧，眼球固定，可持续数秒。接着头向后仰，两臂屈曲，双手紧握，牙关紧闭，全身肌肉强直性收缩状态，四肢抖动，全身强烈颤动，可咬破舌尖，面色青紫，口吐白沫，持续约1~1.5分钟，抽搐停止，呼吸恢复，但患者仍昏迷状态，最后意识恢复，但困惑、烦躁、易激惹。

根据第一次抽搐发作的时间分为：产前子痫，即在妊娠晚期或分娩前出现；产时子痫，在临产后或分娩过程中发生；产后子痫，在胎儿胎盘娩出后或产后7天内发生。产前子痫发生后，往往产程自然发动；产时子痫由于子宫收缩的刺激，发作的频率和强度均增加，因此必须缩短产程，抽搐后，胎心多变慢，多在3~5分钟内恢复，若超过10分钟，可能存在其他合并症，如胎盘早剥等；产后子痫少见，多数在产后48小时内发生。

4. 慢性高血压并发子痫前期　高血压孕妇妊娠20周以前无蛋白尿，若出现尿蛋白≥0.3g/24h；高血压孕妇20周以后突然尿蛋白增加或血压进一步升高或血小板＜100×10⁹/L。较早发展为重度子痫前期者，易发生胎盘早剥和胎儿宫内生长发育受限。

5. 妊娠合并慢性高血压　妊娠前或妊娠20周前舒张压≥90mmHg，妊娠期无明显加重；或妊娠20周后首次诊断高血压并持续到产后12周后。慢性高血压可导致心室肥大、心功能失代偿、脑血管外、肾功能受损等，由于胎盘缺血，易发生胎儿生长受限和胎盘早剥。

三、辅助检查

1. 血液检查

（1）血细胞比容、血浆黏度变化：若红细胞压积＞35%，血浆黏度＞3.6，提示有不同程度的血液浓缩。

（2）肝功能测定：肝细胞受损可导致AST、ALT升高，出现以白蛋白缺乏为主的低蛋白血症，白/球蛋白比值倒置，乳酸脱氢酶（LDH）为敏感指标，能较早预示溶血及肝功能异常。

（3）肾功能测定：血清肌酐、尿素氮、尿酸升高，肌酐升高与疾病严重程度相平行。尿酸在慢性高血压患者中升高不明显，可用做慢性高血压与该病的鉴别诊断。

（4）电解质测定：重度患者常伴有电解质紊乱、酸中毒等，了解血清离子浓度及CO_2结合力，有利于疾病的治疗。

（5）凝血功能测定：对重症患者应及时测定血小板，并监测血小板数目有无下降；纤维蛋白原时间、凝血酶原时间、纤维蛋白原含量等的测定，有助于溶血及纤溶的测定。

2. 尿液检查　重点监测尿蛋白。当尿比重≥1.020时提示尿液浓缩，尿蛋白检查在重度子痫前期患者中应每日一次。尿液采集时应避免阴道分泌物或羊水混入，泌尿系感染、严重贫血、心力衰竭和难产时均可导致蛋白尿。

3. 眼底检查　视网膜小动脉的痉挛程度反应全身小血管的痉挛程度，可反映本病的严重程度。通常眼底检查可见视网膜小动脉痉挛，重者视网膜小动静脉比例可由正常的2：3变为1：2或1：3，伴有视网膜水肿、絮状渗出或出血，严重时可发生视网膜剥离。

4. 其他　心电图、超声检查、胎盘功能、胎儿成熟度检查等，视病情变化而定。对疑有HELLP者应行肝脏超声，疑有脑部病变者可行脑部CT或MRI。

【治疗原则】

1. 妊娠期高血压

（1）休息：适当减轻工作，保证充分睡眠。在家休息，必要时住院治疗。

（2）左侧卧位：休息及睡眠时取左侧卧位。

（3）饮食：应注意摄入足够的蛋白质、维生素，补足铁和钙剂。

（4）药物：药物治疗并不重要。

2. 子痫前期　一经确诊，应住院治疗，积极处理，防止子痫及并发症的发生。治疗原则为解痉、降压、镇静、合理扩容及必要时利尿，适时终止妊娠。

（1）解痉药物硫酸镁：有预防和控制子痫发作的作用，适用于子痫前期和子痫患者。

（2）镇静药物：①地西泮：具有镇静、抗惊厥、催眠和肌松弛等作用；②冬眠药物：冬眠药物对神经系统有广泛抑制作用，有利于控制子痫抽搐。

（3）降压药物：降压药物仅适用于血压过高，特别是舒张压高的患者。舒张压＞110mmHg或平均动脉压＞140mmHg者，可应用降压药物。选用的药物以不影响心搏出量、肾血流量及子宫胎盘灌注量为宜。

（4）扩容治疗：合理扩容可改善重要器官的血液灌注，纠正组织缺氧，改善病情。扩容治疗时，应严密观察脉搏、呼吸、血压及尿量，防止肺水肿和心力衰竭的发生。

（5）利尿药物：近来认为利尿剂的应用，可加重血液浓缩和电解质紊乱，不能缓解病情，有时甚至使病情加重。因此，利尿剂的使用仅限于全身性水肿、急性心力衰竭、肺水肿、脑水肿、血容量过高且伴有潜在肺水肿者。

（6）适时终止妊娠：妊娠期高血压疾病患者经治疗后，适时终止妊娠是极为重要的措施之一。

3. 子痫　一旦发生抽搐，母儿死亡率均明量增高。应重视下列情况：①控制抽搐：一旦抽搐发作，应尽快控制；②终止妊娠；③严密观察病情，及时进行必要的血、尿化验与特殊检查。④加强护理。

（赵艳晖）

第八节　盆腔肿块

【定义】

盆腔肿块可以来自子宫、附件、泌尿系统、肠道、腹壁及腹膜后。根据质地不同可以分为囊性和实性。囊性以良性病变为主，如卵巢囊肿、输卵管卵巢囊肿、脓肿、输卵管积水等。实性肿物中子宫肌瘤，子宫肌腺病、卵巢纤维瘤、盆腔炎性肿块为良性外，其他多数为恶性肿瘤所致。肿块大多是患者或家属无意中发现的，或因为妇科其他症状（如阴道流血、下腹不适等）做检查或彩超检查时发现。

【常见临床类型】

一、增大的子宫

位于下腹正中，与宫颈相连，B超常可以鉴别。

1. **妊娠子宫** 育龄妇女有停经史或少量流血不规则月经史，下腹正中触及包块，活动度佳，首先应考虑为妊娠子宫。妊娠早期6~8周时，双合诊触及子宫峡部极软，感觉子宫体似与宫颈不相连，容易与卵巢肿瘤混淆。

2. **子宫良性肿瘤** 子宫肌瘤多见，浆膜下子宫肌瘤仅有蒂与子宫相连，未扭转时无不适，需要与卵巢实性肿瘤相鉴别，肌壁间肌瘤可表现为子宫单发或多发外凸结节，黏膜下子宫肌瘤主要表现为月经血量增多，经期延长。子宫肌腺病亦较多见，表现为继发性渐进痛经，子宫均匀增大，质硬可与子宫肌瘤合并存在。

3. **子宫恶性肿瘤** 绝经后阴道流血伴有子宫增大，应考虑为子宫内膜癌。子宫增长迅速，伴有腹痛及阴道流血，可能为子宫肉瘤。有生育流产史，尤其有葡萄胎史的患者，出现子宫增大阴道不规则流血时应该考虑恶性滋养细胞肿瘤。

4. **子宫畸形** 双子宫残角子宫可触及子宫另一侧有与其对称或不对称的与子宫硬度一致的包块，与子宫相连。

5. **宫腔积血或积脓** 处女膜闭锁或阴道无孔横膈所致经血外流受阻，患者青春期无月经来潮，周期性下腹痛，可触及下腹部包块。子宫内膜癌宫腔积脓时，子宫也可增大。

二、卵巢输卵管肿块

正常情况下不能触及，当出现肿块时常为病理现象。临床常见的卵巢输卵管肿块为以下几种。

1. **输卵管妊娠** 肿块位于子宫旁，大小形状各异，触痛明显。患者表现为停经，少量阴道流血，下腹部隐痛，破裂时可出现突发的下腹痛。

2. **盆腔炎性肿块** 多发于卵巢输卵管，常为双侧，位于子宫旁，肿块大小、形状不一，与子宫关系密切，压痛明显。急性炎症患者表现为发热、腹痛。慢性炎症多表现为下腹隐痛，并发不育，可有反复发作的急性炎症，患者可因长期炎症表现为消耗状态。

3. **非卵巢赘生性囊肿** 多为单侧，活动度佳，囊性肿块。黄体囊肿可在妊娠早期发现，葡萄胎时也可出现。卵巢子宫内膜异位囊肿多与子宫粘连、活动欠佳、可有压痛的囊性肿块。卵巢输卵管囊肿常有盆腔感染病史，多继发不孕，附件区囊性肿物，常活动受限。

4. **卵巢卵巢赘生性肿瘤** 良性肿瘤多为单侧，活动度佳，囊性，无腹水，病程长。恶性肿瘤常为双侧，实性或囊实混合性，固定，表面不光滑，有腹水，病程短，患者可表现为腹胀等胃肠道症状。

三、肠道肿块

1. **粪块嵌顿** 肿块位于左下腹，乙状结肠部位，多呈圆锥状，圆柱状，直径4~6cm，质偏实性，略能推动，排便后肿物即消失。

2. **阑尾周围脓肿** 肿块位于右下腹，以麦氏点为著，边界不清，偏子宫的右上方且固定，有明显的压痛伴发热、白细胞升高，核左移改变、血沉加快。初发病时先有脐周疼痛，胃部疼痛，随后疼痛逐渐转移并局限于右下腹。

3. **腹部手术或感染后所致肠管、大网膜粘连** 患者以往有手术史或盆腔感染史，肿块边界不清，叩诊时部分区域呈鼓音。

4. **肠系膜肿块**　易误诊为卵巢肿瘤，但部位较高，肿块表面光滑，以左右移动为主，上下移动受限。

5. **结肠癌**　肿块位于左或右下腹，呈条块状，早期略能推动，轻压痛。患者多有下腹隐痛、便秘、腹泻或便秘腹泻交替出现以及粪便带血史，晚期出现贫血、消耗、恶病质。

四、泌尿系统肿块

1. **充盈的膀胱**　位于下腹正中、耻骨联合后上方，呈囊性，表面光滑，活动度差。导尿后消失。

2. **异位肾**　先天异位肾多位于盆腔或髂窝内，形状似正常肾，实性，但略小，通常无自觉症状，无意中发现，静脉尿路造影常可确诊。

五、腹壁或腹腔肿块

1. **腹壁血肿**　患者有外伤史或腹部手术史。位于腹壁内，与子宫不相连。患者抬起头使腹肌紧张时，肿块常更明显。

2. **腹膜后肿瘤**　直肠指诊发现肿块位于阴道直肠后方，固定，如为囊性，可能为畸胎瘤，如为实性，常为肉瘤，较多见。静脉尿路造影可见输尿管移位。

3. **腹水**　大量腹水有时需要与卵巢巨大囊肿相鉴别。蛙腹，腹壁两侧叩诊为浊音，脐周呈鼓音是腹水的特征。有时大量腹水与卵巢肿瘤同时存在，此时恶性肿瘤的可能性大，妇科检查时可发现潜在的盆腔肿块。

4. **盆腔包裹性积液**　可有手术史或结核史，肿块表面光滑，界限欠清，活动度差，多呈囊性。结核性囊肿与疾病的严重程度不成正比。

【诊断思路】

一、确认是否存在下腹部肿块

一旦体检时或无意可疑发现下腹部肿块，其中有一些患者发现的肿物是由误诊造成的，单纯的彩超检查由于水平的原因就成了误诊的根源。所以详细的询问病史，妇科检查，彩超检查和必要的肿瘤标志物的检测，系统的检查很重要。首先需要判定下腹部肿块是否存在。

很多下腹部肿块的患者没有典型的症状，除非一些盆腔慢性炎症形成炎性肿块会出现下腹部隐痛，脓肿破裂时可能出现突发下腹痛。常需要与卵巢瘤蒂扭转相鉴别，后者有突发下腹痛的同时，肿瘤活动度常较好。

妇科检查也非常有必要，可以触及肿物是否存在，感觉大小、性质、表面是否光滑、活动度及压痛。

彩超是主要的检查手段，帮助判断肿物的性质，肿瘤与周围组织的关系。

肿瘤标志物帮助鉴别肿瘤的良恶性，如CA-125明显升高时提示卵巢上皮癌可能性大。

二、判定下腹部肿块的性质，推测原因

通过检查判定肿瘤的性质。

（一）囊性肿块

通常为良性肿物或炎性肿块。囊肿在短期内迅速增大应怀疑卵巢恶性肿瘤的可能。

1. **活动性囊性肿块**　单侧，边界清楚，与周围无粘连，无压痛，一般为卵巢囊肿。

（1）囊肿内壁无乳头，直径＜6cm，月经后稍有缩小的肿块，常为卵巢非赘生性囊肿，如

黄体囊肿、卵泡囊肿，或早孕、滋养细胞疾病并发的黄素囊肿。

（2）囊肿壁内有乳头，直径≥6cm，复查缓慢增大，多数为卵巢赘生性囊肿。

2. 固定性囊性肿块 边界欠清，囊壁厚，囊内可见分隔，子宫后壁囊性肿块，可固定也子宫直肠陷凹。常见有以下两种。

（1）子宫内膜异位症：囊肿内压力较高，可有压痛和继发性渐进性痛经。

（2）炎性肿块：囊肿压痛明显伴有发热，可能为炎性、脓性、盆腔结核性肿块。需要与阑尾周围脓肿相鉴别，后者肿块位于右下腹，有明显压痛伴有发热，转移性右下腹痛是其特征性疼痛。

（二）半囊半实性肿块

多来自于子宫附件组织。

1. 活动性半囊半实性肿块 单侧、边界清楚、表明光滑、活动度佳、无压痛，患者无自觉症状，多来自于卵巢。伴有腹水，恶性可能增加。

2. 固定性半囊半实性肿块 位于子宫一侧，累及子宫直肠陷凹，边界欠清、表面欠规则，可触及多个结节者，固定伴有腹水，多数为卵巢恶性肿瘤。肿块压痛明显伴有发热，则炎症的可能性增加，可能为输卵管卵巢脓肿等。

（三）实性肿块

首先应除外恶性肿瘤。

1. 活动性实性肿块 肿块边界清楚、表面光滑、可呈分叶状、无症状，与子宫体相连可为浆膜下子宫肌瘤；与子宫不相连可为卵巢肿瘤，如纤维瘤。

2. 固定性实性肿块 单侧也可能为双侧，表面不光滑，固定，当触到盆腔其他结节，伴有腹水或为肠道症状时，多是卵巢恶性肿瘤。有时需要与结肠癌相鉴别：肿块位于下腹部一侧，条索状，轻压痛，伴有腹泻、便秘或交替存在合并便中带血时，需要查肠镜明确诊断。双子宫或残角子宫可以触及与子宫相连，对称或不对称的实性肿块，质地与子宫相同。

【治疗原则】

（1）生理性囊肿可定期复查；

（2）子宫内膜异位可药物治疗，必要时手术；

（3）炎性肿块以消炎治疗为主，必要时手术治疗；

（4）卵巢瘤均应手术治疗，根据良恶性决定手术范围，必要时转诊。

（杨淑莉）

第九节　下腹疼痛

【定义】

下腹疼痛是妇科较常见的症状。多由妇科生殖器官疾病引起，但也可由生殖器官以外盆腔脏器疾病及全身性疾病引起。下腹疼痛的原因较多，发病机制复杂，疼痛的程度受病变性质和刺激程度的影响，同时也受神经和心理因素的影响。

【发生机制】

按发病机制可将下腹疼痛分为三种，即内脏性疼痛、躯体性疼痛和牵涉痛。

1. **内脏性疼痛**　是由于腹内器官的痛觉信号通过交感神经传入脊髓至中枢神经系统引起。内脏性疼痛的定位性差，疼痛感觉较模糊，多为接近腹中线的痉挛、钝痛、灼痛感，并且常伴恶心、呕吐、出汗等自主神经兴奋的症状。

2. **躯体性疼痛**　是由于来自腹膜壁层及腹壁的痛觉信号通过体神经传至脊神经根，反映到相应脊髓节段所支配的皮肤所引起。躯体性疼痛定位较准确，性质敏锐而局限，其疼痛程度剧烈而持续，可有局部腹肌强直，另外，腹痛可因咳嗽、体位变化等因素而加重。

3. **牵涉痛**　是指内脏性疼痛牵涉到身体体表部位，即内脏痛觉信号传至相应脊髓节段，引起该节段支配的体表部位疼痛。牵涉痛定位明确，疼痛剧烈，伴有压痛、肌紧张等症状。

【常见临床类型】

1. **流产**　妊娠不足28周、胎儿体重不足1000克而终止者，称为流产。其中妊娠12周前终止者称为早期流产。早期流产主要临床表现为停经后阴道流血和下腹痛。由于绒毛与蜕膜组织剥离，血窦开放出血可刺激子宫收缩，表现为阵发性下腹中间部位疼痛。妇科检查宫颈口扩张，有血液流出，有时可见胚胎组织堵塞于宫颈口内。当胚胎组织完全排出后，血窦闭合，出血停止，腹痛逐渐消失。妇科检查见宫颈口闭合，子宫恢复接近正常大小。

2. **输卵管妊娠**　输卵管妊娠是妇产科常见的急腹症。输卵管妊娠的典型症状为停经后腹痛和阴道流血。输卵管妊娠多有停经史，但也有部分患者无明显停经史。输卵管妊娠早期常表现为一侧下腹部隐痛，由于下腹痛不明显常常被忽视。当输卵管妊娠发生流产或破裂时，表现为一侧下腹部突发撕裂样疼痛，可伴有恶心、呕吐。随着血液在盆腹腔内积聚，可表现为疼痛由一侧下腹部逐渐蔓延至整个下腹部，伴有肛门坠胀感。当血液继续增多流向全腹时，疼痛扩散向全腹部，可放射至肩胛部和胸部。输卵管妊娠患者常表现为不规则阴道流血，一般不超过月经量。由于腹腔内出血及腹痛刺激，患者可出现晕厥及失血性休克，表现为面色苍白、脉搏细数、血压下降等。体检时下腹部有压痛和反跳痛，以患侧较明显，但肌紧张较轻微，出血多时，叩诊有移动性浊音。行妇科双合诊检查时阴道后穹窿饱满、有触痛，宫颈有举痛及摇摆痛，子宫有漂浮感。可于子宫一侧或其后方触及肿块。

在临床工作中，很多的输卵管妊娠患者临床表现并不典型，诊断较困难，需结合血β–HCG测定、超声检查、阴道后穹窿穿刺术、腹腔镜检查及子宫内膜病理检查等辅助检查综合判定。

3. **卵巢肿瘤或囊肿、子宫内膜异位囊肿、盆腔脓肿破裂**　卵巢肿瘤或囊肿破裂可分为自发性破裂和外伤性破裂。自发性破裂是肿瘤生长速度快、肿瘤囊内压增大迅速、囊壁破裂，多为恶性肿瘤。外伤性破裂是肿瘤在外力作用下（如腹部外伤、性交等）引起肿瘤破裂，良、恶性肿瘤均可发生。卵巢子宫内膜异位囊肿破裂有自发性破裂和自愈倾向。发病时间多为月经期，月经期时囊腔内有较多的出血，使囊内压明显增高，囊肿迅速扩大，导致囊壁薄弱处自然破裂，当囊内压减小后，破口可自然收缩，加上局部纤维组织增生，可将破口自然封闭。盆腔脓肿可发生自发性破裂，是盆腔脓肿的最严重的并发症。脓液流入盆腹腔引起急性腹膜炎，严重者可发生脓毒血症、败血症以致死亡。卵巢肿瘤或囊肿、盆腔脓肿破裂的临床表现为既往有卵巢肿瘤或囊肿病史，在外伤或盆腔操作后突发下腹剧痛，可伴有恶心、呕吐等症状。下腹部体检有明显的压痛、反跳痛和肌紧张，较大的囊肿破裂时叩诊有移动性浊音，妇科双合诊检查时原有肿瘤或囊肿缩小或消失，患侧可有触痛。

4. 盆腔炎性疾病 盆腔炎性疾病主要包括子宫内膜炎、输卵管炎、输卵管卵巢脓肿和盆腔腹膜炎。炎症可局限于一个部位，也可同时累及几个部位，其中最常见的是输卵管炎、输卵管卵巢炎。盆腔炎性疾病常见症状为下腹痛、阴道分泌物增多、发热。腹痛多为持续性，活动或性交后加重。盆腔炎性疾病可能引起弥漫性腹膜炎，出现消化系统症状如恶心、呕吐、腹胀、腹泻等。腹壁体检时表现为压痛、反跳痛及肌紧张。盆腔脓肿或输卵管卵巢脓肿时，妇科检查时可见宫颈充血、水肿，可有脓性分泌物自宫颈管流出。宫颈举痛，宫体活动受限，可在子宫的一侧或两侧触及包块，或在子宫后方子宫直肠窝处触及包块并向阴道后穹隆膨隆，有波动感、触痛明显，有时子宫与脓肿界限不清。当盆腔炎性疾病迁延导致盆腔炎性疾病后遗症时，临床表现常伴有慢性下腹疼痛，表现为下腹部坠胀、疼痛及腰骶部酸痛，常在劳累、性交后及月经前后加剧。盆腔炎性疾病急性发作时常伴有外周血白细胞数升高及红细胞沉降率增高。

5. 痛经 痛经是指月经前后或月经期出现的下腹部疼痛、坠胀感，常伴有腰酸等症状。痛经分为原发性痛经和继发性痛经。原发性痛经是指生殖器官无器质性病变的痛经，多见于青春期。原发性痛经多于月经来潮后开始出现下腹部耻骨联合上方痉挛性疼痛，可放射至腰骶部和大腿内侧，可伴有恶心、呕吐等症状。于月经第1日最明显，持续2~3天后消失；盆腔检查无异常。继发性痛经是指盆腔器质性疾病引起的痛经，可见于子宫内膜异位症、子宫腺肌病、宫颈狭窄、盆腔炎性疾病后遗症等疾病，其中以子宫腺肌病和子宫内膜异位症所引起的痛经较为常见。子宫腺肌病和子宫内膜异位症导致的痛经特点为继发性、渐进性痛经，疼痛多位于下腹部、腰骶部及盆腔中部，有时可放射至会阴及大腿内侧。可伴有月经量增多、月经期延长。痛经通常于月经前开始，直至月经结束。妇科双合诊检查时子宫腺肌病可触及子宫增大，质硬、有压痛，子宫内膜异位症可触及子宫后倾固定，直肠子宫陷凹、宫骶韧带可触及触痛性结节，卵巢子宫内膜异位囊肿时可于一侧或双侧附件触及囊实性包块，活动性差。

【诊断思路】

1. 下腹痛与年龄的关系 青春期常见原因有原发性痛经、处女膜闭锁、卵巢囊肿破裂或蒂扭转等；绝经期常见原因有宫腔积脓、节育器嵌顿、盆腔恶性肿瘤等；育龄期发生下腹痛的原因较多，如炎性疾病、与生育有关的疾病及肿瘤等均可发生于育龄期。

2. 下腹痛发病的诱因 有外伤史者应考虑卵巢囊肿或肿瘤破裂、脏器破裂等；有手术史者应考虑手术后组织粘连、盆腔静脉瘀血综合征引起的慢性下腹痛；突然体位变换后引起的下腹痛应考虑卵巢肿瘤或囊肿蒂扭转、子宫浆膜下肌瘤扭转等疾病。

3. 下腹痛的部位 下腹痛的部位多代表疾病部位。下腹中间部位疼痛多由于子宫疾病或子宫痉挛性疼痛引起；下腹一侧疼痛多由于附件疾病引起；疼痛由下腹一侧发展至整个下腹，随后蔓延至整个腹部时应考虑到输卵管妊娠、盆腔脓肿破裂等疾病。另外，右下腹疼痛应注意与急性阑尾炎相鉴别。

4. 下腹痛发病的缓急 急性下腹痛主要包括输卵管妊娠、流产、盆腔炎性疾病、肿瘤蒂扭转等；慢性下腹痛主要包括痛经、盆腔炎性疾病后遗症、恶性肿瘤等。

5. 下腹痛与月经周期的关系 月经期下腹痛应考虑为痛经，包括原发性痛经和继发性痛经；月经周期中间出现一侧下腹隐痛，应考虑为排卵性疼痛；青春期后周期性下腹痛但无月经来潮应考虑先天生殖道畸形或宫腔管粘连等。

6. 下腹痛的伴随症状 下腹痛伴有停经史，多为与生育相关的疾病，如流产、输卵管妊娠等；伴发热，多为炎性疾病，如盆腔炎性疾病、盆腔脓肿等；伴休克症状，应考虑有腹腔内出血，如输卵管妊娠等；伴恶病质者，多为恶性肿瘤所致。

　　值得注意的是，导致下腹疼痛的疾病多来自于生殖器官，但生殖器官以外的很多疾病也可以导致下腹痛，在临床工作中应注意鉴别诊断。

【治疗原则】

　　（1）尽快明确病因，针对病因进行治疗。

　　（2）对于输卵管妊娠等伴有失血性休克者，立即在抗休克治疗的同时行急诊手术。

　　（3）已明确诊断的卵巢肿瘤或囊肿破裂者，应尽快行手术治疗，同时术中将切除的组织行冰冻切片检查，以免对发生恶变的肿瘤漏诊。

　　（4）卵巢肿瘤蒂扭转及输卵管扭转时，应尽快行手术治疗，尽量保留血运良好、未发生坏死的正常组织。

（付　莉）

第十节　绝经综合征

【定义】

　　绝经前后的妇女会表现出不同程度的内分泌、躯体和心理方面的变化，部分妇女能通过神经内分泌自我调节达到新的平衡而无自觉症状，然而大约85%~90%绝经过渡期妇女会因不能适应内分泌的变化而表现出一系列的症状——绝经综合征（MS），即以内分泌改变引起的自主神经功能紊乱为主，伴有神经心理症状的症候群。突出表现为潮红、潮热、出汗、易激动等。

　　绝经综合征的主要症状如下。

　　（1）月经紊乱：月经紊乱是绝经过渡期的常见症状，由于卵巢功能减退、无排卵，可出现月经周期不规律、经期持续时间长、经量增多或减少。

　　（2）血管舒缩症状：包括潮红、潮热、出汗、心悸、头痛等。

　　（3）神经精神症状：皮肤瘙痒、麻木或蚁行感、情绪易激动、急躁、抑郁、多疑、失眠、注意力不集中等。

　　（4）一般症状：肌肉关节疼痛、泌尿生殖系统症状、新陈代谢症状如肥胖、水肿、血脂紊乱等。

【发生机制】

　　目前绝经综合征的发病机制还不十分清楚，大多数学者认为卵巢功能减退引起内分泌紊乱是导致绝经综合征发生的主要原因，同时还与社会、心理因素有很大关系。

　　围绝经期的最早变化是卵巢功能衰退，残留的少数卵泡对促性腺激素的刺激不敏感，以致卵泡成熟发生障碍，卵巢逐渐停止排卵，雌激素、孕激素分泌逐渐减少，对下丘脑－垂体的反馈抑制作用减弱，从而会出现卵泡刺激素（FSH）、黄体生成素（LH）水平升高；同时，由于卵泡产生抑制素减少，也使FSH、LH水平升高，及下丘脑－垂体对雌激素作用的敏感性减弱，内分泌的平衡改变，可能会导致自主神经系统功能失调，而产生不同程度的症状。

　　绝经综合征还与社会经济阶层低下、缺乏社会网络关系支持、意外生活事件等社会因素有关，具有这些易感因素者易出现绝经综合征的神经心理症状。

　　绝经综合征的发生与心理因素有很大关系，有研究表明：进入绝经过渡期感觉自己已经老了，并偶尔或经常有无故的悲伤失落感的人，绝经综合征的发生率明显高于没有这些因素的人。

【诊断思路】

绝经综合征的诊断主要根据患者的自觉症状，如潮红、潮热、出汗、情绪不稳定，同时伴有明显的月经变化及生殖器的萎缩，内分泌检查符合卵巢功能减退的表现。由于妇女在这一时期易患其他疾病，如高血压、冠心病及引起月经改变的其他器质性疾病等，因此，必须除外心血管疾病，可借助心电图、动态心电图等加以鉴别；是否存在引起月经改变的其他器质性疾病，可借助妇科超声、病理检查等予以鉴别；是否为甲状腺功能亢进，可以借助甲状腺功能检查加以鉴别。

【治疗原则】

1. **一般治疗**　帮助她们提高保健意识，学会自我调节；鼓励她们参加力所能及的工作，适当强度的体育锻炼和适度的文娱活动；注意摄入含蛋白质含钙丰富的食物。

2. **中医中药治疗**　中医理论认为，绝经综合征是由于脾肾衰弱导致的机体调节阴阳平衡的功能减弱而表现出的一系列症状，因此中医药治疗绝经综合征首要是辨证施治，主要以肾阴、肾阳平衡失调为纲。临床常用附子理中汤、六味地黄丸、更年康、坤宝丸等药物。

3. **性激素补充治疗（HRT）**　绝经综合征是由于卵巢功能减退引起的，因此如果患者症状较重，上述方法不能缓解，可考虑进行HRT。应在明确诊断后针对不同的个体选用不同的激素治疗方案，且应严格掌握适应证和禁忌证。

（吴　飞）

第十一节　　HELLP综合征

【定义】

HELLP综合征是妊娠期高血压疾病的严重并发症，以溶血，肝酶升高及血小板减少为特点。

HELLP综合征发病率约占所有妊娠的0.2%~0.6%。既往由于对该综合征认识不足，我国报道的发病率明显低于国外，仅占重度妊娠期高血压疾病的2.7%。HELLP综合征发病在孕27周以前者占11%，孕晚期占69%，产后占31%。产后发病者多在产后48小时以内，但也有产后7天临床表现才明显的病例。

【发生机制】

病因及发病机制尚不完全清楚，多发生于重度妊娠期高血压疾病。国外资料表明，在重度妊娠期高血压疾病中，HELLP综合征约占4%~16%。约20%的患者血压正常或轻度升高。15%的HELLP综合征孕妇既无高血压也无蛋白尿。

HELLP综合征可能的发生可能与自身免疫机制有关，患者血中补体被激活，过敏毒素、C3a、C5a及终末C5b-9补体复合物水平升高，可刺激巨噬细胞、白细胞及血小板合成血管活性物质，使血管痉挛性收缩，内皮细胞损伤引起血小板聚集、消耗，导致血小板减少，溶血和肝酶升高。

本病可能由以下机制引起。

（1）妊娠期高血压疾病的基本病理改变为全身小动脉痉挛，红细胞难以通过痉挛的小血管，因而变形及破碎。另外，当微血管出现内皮细胞受损及纤维蛋白沉积时，红细胞通过这些微小血管就会出现变形、破碎。外周血涂片可见红细胞变形、破碎、三角形或毛边红细胞等。

（2）微血管溶血性贫血（MHA），血管内皮受损，血管膜暴露，血小板黏附其上并积聚，因而血小板数量下降。

（3）肝细胞膜受损，肝酶由细胞内释放。肝细胞肿胀，肝细胞膜通透性增加，故可有肝区疼痛，严重者甚可致肝被膜下出血及肝破裂的发生。

【临床表现】

1. 临床表现　本病无特异性临床表现，大约有90%的患者有全身不适的症状；65%出现上腹痛；30%的患者有恶心呕吐；31%的患者有头痛。由于早期诊断甚为重要，所以应对有右上腹或上腹部疼痛，恶心，呕吐的妊娠期高血压疾病孕妇保持高度警惕。

HELLP综合征患者的体格检查可以没有任何阳性体征，但90%的孕妇有右上腹压痛。由于30%的正常孕妇都有水肿，所以水肿并不说明问题。而高血压和蛋白尿可能很轻微，甚至没有。由于上述特点，HELLP综合征的诊断平均延迟8天。

2. 实验室检查

（1）溶血：在HELLP综合征的溶血、肝酶升高和血小板减少三者中，溶血在最后才表现出来。红细胞压积可能正常或降低，在红细胞压积正常时，诊断溶血最敏感的方法是测定血清结合珠蛋白，85%~97%的HELLP综合征患者明显下降。血清结合珠蛋白的快速下降与该病的严重程度有明显的相关性，常出现在血小板减少之前。其水平一般在产后24~30小时内恢复正常。

（2）肝酶升高：血清丙氨酸转氨酶、门冬氨酸转氨酶、乳酸脱氢酶均升高，其中乳酸脱氢酶升高出现最早。

（3）血小板减少：蛋白尿及尿酸增高是诊断妊娠期高血压疾病主要指标，但在HELLP综合征的诊断中并不十分重要，而血小板计数才是最好的诊断指标。在患有妊娠期高血压疾病的患者中，如D-二聚体阳性，发生HELLP综合征的可能性较大，D-二聚体是亚临床凝血功能障碍的敏感指标，而且先于其他凝血功能实验出现异常之前。如患者没有并发DIC，其凝血酶原时间（PT）、部分凝血活酶时间（PPT）及纤维蛋白原水平多正常。如纤维蛋白原低于3g/L，应考虑DIC，特别是有其他检查的异常时更应如此。

三、分类

HELLP综合征的分类有两种方法：Tennessee分类和Mississippi分类。

1. Tennessee分类

（1）完全性：血小板<100×10^9/L，LDH≥600U/L，AST≥70U/L。

（2）不全性：上述一项或两项异常。完全性较不全性HELLP综合征更易发生其他并发症，如DIC，且应在48小时内终止妊娠。而不全性HELLP综合征可保守治疗。

2. Mississippi分类

Ⅰ型：血小板≤50×10^9/L；

Ⅱ型：血小板为50×10^9/L~100×10^9/L；

Ⅲ型：血小板为100×10^9/L~150×10^9/L。

除血小板计数外，门冬氨酸转移酶和乳酸脱氢酶水平与该病的严重程度也有密切关系。LDH≥3000U/L及AST≥2000U/L，称为爆发型，死亡率接近100%。

【鉴别诊断】

HELLP综合征与重度子痫前期、子痫、溶血性尿毒症性综合征、血小板减少性紫癜、妊娠急性脂肪肝有极相似的临床表现和实验室结果，应予鉴别。右上腹痛的症状和体征尚需与胆囊炎、肝炎、胃肠炎、胰腺炎等疾病相鉴别。

1. 妊娠期急性脂肪肝 又称产科急性假性肝萎缩。其特点为发病多在妊娠36~40周，起病急骤、持续性恶心、呕吐甚至呕血，1周内黄疸产生并迅速加深，并可发生DIC和肝肾功能衰竭。有出血倾向肝酶升高，但丙氨酸转移酶一般不超过300U/L，血清胆红素明显增高，但很少超过200μmol/L，白细胞增高达（20~30）× 10^9/L，血小板减少。持续低血糖，尿胆素阴性，尿酸增高，B超可见脂肪波，肝脏密度增加。肝脏活检是唯一确诊方法。

妊娠期急性脂肪肝可以出现肝酶升高，但丙氨酸转移酶一般不超过300U/L，病情持续进展，可能会出现DIC，导致轻度溶血和血小板减少。但HELLP综合征不会出现持续低血糖，尿胆素阴性。妊娠期急性脂肪肝最终可通过肝脏活检确诊。

2. 急性重症肝炎 通常以黄疸性肝炎起病，病情进展迅速，肝炎病原学检查阳性，血清AST常显著升高，尿胆红素阳性，尿胆原增高。可有明显出血倾向。

急性重症肝炎病情进展迅速，黄疸明显，肝炎病原学检查阳性，可与HELLP综合征进行鉴别。

3. 重度妊娠期高血压疾病并发DIC 基本病理改变为全身小血管的微小血栓形成，临床有出血和凝血功能障碍，三项筛选试验阳性，纤维蛋白原<2~3g/L，凝血酶原时间>15秒，血小板<100 × 10^9/L。

重度妊娠期高血压疾病可能出现肝酶升高，DIC进一步进展，可能出现轻度溶血和血小板减少。通过三项筛选试验进行鉴别。

4. 妊娠期高血压疾病肝脏损害 重度子痫前期可致肝损害，患者主诉上腹痛、肝区压痛。实验室检查，转氨酶升高，轻度黄疸，胆红素一般不超过51.3μmol/L，血涂片无异型红细胞，无血红蛋白尿。

可通过是否存在溶血与HELLP综合征进行鉴别。

5. 系统性红斑狼疮（SLE） 临床表现为血小板减少、蛋白尿、溶血性贫血等，与HELLP综合征极易混淆，但实验室检查抗核抗体阳性。

6. 血栓性血小板减少性紫癜（TTP） 为自身免疫性疾病。孕前有皮肤、黏膜出血病史。90%以上患者有发热，典型病例的临床表现首先见于神经精神症状，血小板减少，溶血性贫血，肾功异常，抗血小板抗体阳性。

可通过发热，神经精神症状，肾功能异常，抗血小板抗体阳性与HELLP综合征进行鉴别。

7. 原发性血小板减少性紫癜（ITP） 与HELLP综合征相似处为血小板减少，但ITP以往有月经过多及反复鼻衄，皮肤及黏膜紫癜史，体内产生抗血小板抗体，化验抗血小板抗体阳性。该抗体可破坏母体血小板，还可通过胎盘导致胎儿血小板减少，一般无神经系统及脑部症状，无微血管溶血及DIC改变。

HELLP综合征由妊娠期高血压疾病引起，查抗血小板抗体为阴性，有微血管溶血。

8. 产后溶血性尿毒病 多发生于产后，个别发生于妊娠末期或临产前，其特征为微血管病性溶血性贫血，血小板进行性减少，急性肾功能衰竭，并具有特征性肾血管病变。

通过肾脏功能与HELLP综合征进行鉴别。

【治疗原则】

治疗HELLP综合征的关键在于早诊断，早治疗，及时终止妊娠，降低母儿病死率。

1. 积极治疗妊娠期高血压疾病 仍以镇静、解痉、降压及有指征的扩容、必要时利尿为原则；并补充凝血因子的不足。

2. 肾上腺皮质激素 可降低毛细血管的通透性、保护细胞溶酶体、减少血小板在脾脏组织内皮系统的破坏，可使血小板计数、乳酸脱氢酶、肝功能等各项参数改善，尿量增加，平均动脉压下降，并可促使胎儿肺成熟。孕期每12h静滴地塞米松10mg，产后应继续应用3次，以免出现血小板再次降低、肝功能恶化、少尿等危险。

3. 输注血小板 血小板$>40 \times 10^9$/L时不易出血，$<20 \times 10^9$/L或注射部位自发性出血时应输注浓缩血小板、新鲜冷冻血浆。但因血小板快速消耗而作用短暂，且产后出血可由多种原因引起，因此预防性输注血小板并不能预防产后出血的发生。

4. 血浆析出疗法 用新鲜冷冻血浆置换患者血浆，可去除毒素、免疫复合物、血小板聚集抑制因子的危害，降低血液黏稠度，补充缺乏的血浆因子等。具体用法：在90~120分钟内静脉滴注新鲜血浆3L，再视实验室指标恢复情况而定，可用于产后持续性HELLP综合征患者。

5. 抗血栓药物的应用 当血小板计数$<75 \times 10^9$/L时，可给予阿司匹林50~80mg/d口服，可抑制血栓素的生成。或潘生丁100mg/d，口服，与阿司匹林合用有抑制ADP所引起的血小板聚集和血栓形成的作用，应注意监测凝血酶原时间和凝血酶原活动度。

6. 肝素的应用 多数患者发病与妊娠期高血压疾病有关，血液高凝状态易导致DIC的发生，当临床及实验室检查结果均符合DIC早期诊断标准且无产兆时，可给予小剂量肝素静滴，肝素用量为3125U（25mg）加入25%葡萄糖液200ml静脉缓滴。如已临产或即将行剖宫产时禁用。

7. 产科处理

（1）适时终止妊娠：孕龄≥32周或胎肺已成熟、胎儿窘迫、先兆肝破裂及病情恶化者，应立即终止妊娠。若孕妇病情稳定、妊娠32周以内、胎肺不成熟及胎儿情况良好者，应考虑对症处理、延长孕周，通常在期待治疗4天内终止妊娠。期待治疗的目的是促进胎肺成熟，提高新生儿成活率。

（2）分娩方式：HELLP综合征不是剖宫产指征，分娩方式依产科因素而定。母亲病情稳定、无DIC发生、无胎儿窘迫时，应在严密监护母儿的情况下进行引产。但大多数病例宫颈不成熟，子宫对催产素或前列腺素不敏感，常致引产失败，需行剖宫产结束分娩。关于麻醉方式的选择，因血小板减少，有局部出血危险，故阴部神经阻滞和硬膜外麻醉为禁忌，阴道分娩宜采用局部浸润麻醉，剖宫产宜采用局部浸润麻醉或全身麻醉。

（田　庚）

第77章 儿科疾病常见症状

第一节 发 热

【定义】

当机体在致热原作用下或各种原因引起的体温调节中枢的功能障碍时，体温升高超出正常范围，称为发热。

幼儿的高级神经系统尚未发育完善，调节能力差，波动较成人大，易引起发热。

【诊断思路】

（1）判断是否存在发热：对于体温测量方法进行评估，除外干扰体温升高的因素。

（2）辨别感染性发热与非感染性发热

根据发热产生的原因，从感染性发热及非感染性发热两方面寻找发病原因。感染性发热常有急性感染征象。如存在下列的全部或部分临床表现，则高度怀疑急性感染的存在：①突然起病；②伴有或不伴有寒战的高热；③呼吸道症状；④全身不适感，伴肌痛或关节痛、畏光、眼痛、头痛；⑤恶心、呕吐及腹泻；⑥淋巴结和脾脏急性增大；⑦脑膜刺激征；⑧血白细胞计数大于 12.0×10^9/L 或小于 5.0×10^9/L。

（3）针对感染性发热，分辨急性发热、长期发热及慢性低热。

感染性发热引起的急性发热分为有皮疹型及无皮疹型。皮疹分为出血性皮疹及非出血性皮疹。出血性皮疹疾病主要有败血症、感染性心内膜炎、流行性脑脊髓膜炎、流行性出血热、斑疹伤寒。充血性皮疹疾病包括幼儿急疹、麻疹、风疹、水痘、猩红热、传染性单核细胞增多症、其他病毒感染等。无皮疹的急性感染性疾病根据相应的症状、体征寻找各系统感染的证据。

感染性发热引起的长期发热：涉及病毒、支原体、化脓性细菌及结核菌感染等，其中以呼吸系统感染占首位，其他感染有肠道感染、泌尿系感染、中枢神经系统感染、心血管系统、肝胆系统、全身性感染，其他还有脓肿或局限性感染等。根据病史、体检及化验检查寻找各系统感染及相关病原体感染证据。

感染因素引起的慢性发热：有结核病、慢性腺窝性扁桃体炎、淋巴结炎、鼻窦炎、龋齿、牙龈脓肿、肛周脓肿。

（4）非感染性发热主要由免疫性疾病、恶性病、内分泌及其他疾病引起。

非感染性疾病引起的急性发热：多见于药物热、输血反应、创伤、内出血、栓塞与血栓形成等。

非感染性疾病引起的长期发热：多见于免疫系统疾病、恶性病及其他因素。

非感染性疾病引起的慢性低热：甲状腺功能亢进、尿崩症、炎性肠病、夏季低热、蛋白质摄入过高及链球菌感染后综合征等。

【治疗原则】

一般低热及中度发热不需特殊处理，若出现以下几种情况应给予积极退热及对症处理：①体温大于40℃；②高热伴昏迷、抽搐、谵妄及呼吸困难；③高热伴休克或心功能不全；④高热中暑。

紧急处理：①积极对症处理：惊厥者给予镇静（水合氯醛、安定）；②物理降温：水浴、冰敷、冰盐水灌肠；③药物：非甾体类抗炎药、激素。

（程　航　成焕吉）

第二节　头　痛

【定义】

头痛是指从前额向上向后至枕部区域的疼痛，头痛有时牵涉到面部或颈部，反之亦然。头痛是最常见的临床症状之一，常常由于头颅内外疾患引起。年长儿童能正确叙述头痛的部位、性质、程度及发生时间。婴幼儿不能正确表达自己的感受，常常表现为突然或阵发性哭闹、烦躁不安、皱眉、摇头、牵拉耳朵，甚至以手拍头或以头撞物。

【诊断思路】

1. **根据是否伴有颅内外病变，有无神经系统定位体征，将头痛区分为器质性头痛和功能性头痛**　器质性头痛系颅内外有明确病变，且以头痛为主要症状之一者，主要包括器质性颅内外病变如外伤、炎症性疾病、血管性疾病以及颅内占位性病变等。可通过详细询问病史、全面体格检查和适时地选择X线、CT、MRI等放射诊断技术来确诊。在排除器质性病变以后，则可考虑功能性头痛。以头痛为主诉，不伴有其他重要症状和神经系统的阳性体征，辅助检查无任何异常发现的头痛考虑功能性头痛。

2. **器质性头痛的进一步病因鉴别**

（1）首先根据临床症状与体征，确定头痛的病变部位是颅内病变、五官病变，还是全身性疾病。如果发现有颅内压增高症状、脑膜刺激征和（或）局灶神经系统体征，考虑颅内病变；如无神经系统症状与体征，而病变部位限于头面部，考虑头部五官病变；如无神经系统症状与体征，而病变部位并非限于头面部，考虑全身性疾病。

（2）怀疑颅内病变时，首先询问头部承受暴力的外伤史，排除急慢性颅脑损伤后的头痛。在急性颅脑损伤时，往往有明确的头部承受暴力的过程。患者可能有不同程度的意识障碍，头部可能有伤口、出血、骨折等，全身情况差，可能有休克。对于慢性颅脑损伤，若为时已久，患者可能遗忘外伤史，此时，应耐心询问并及时进行头颅CT或MRI扫描，以免漏诊。

（3）测量体温。若伴有体温增高，考虑颅内感染或感染后的脱髓鞘性疾病所致头痛。感染性疾病多数起病较急，除发热外，注意询问有无颅内压增高的症状，如喷射性呕吐，患者的神志意识状况，精神反应情况及有无惊厥。检查可发现脑膜刺激征或（和）神经系统的定位体征。颅内感染所致头痛往往比较剧烈，常伴喷射性呕吐。脑膜受累时往往颈项强直比较明显，以脑实质受累为主的各种脑炎，脑膜刺激征可以不明显而有惊厥或精神行为改变，可以伴有肢体瘫痪、感觉或共济障碍等其他定位体征，病理征往往阳性。怀疑颅内感染时可行腰椎穿刺，以便确诊及明确感染性质。中枢神经系统感染后的脱髓鞘性疾病包括急性播散性脑脊髓炎，常在感染的缓解期再次出现发热、头痛，常伴有脑膜刺激征和不同程度的脑实质受累的症状与体征。影像学检查可见多发脑白质病灶。

（4）测量血压。对于体温正常的头痛患者，应常规测量血压。怀疑颅内病变的头痛患者若伴有血压增高，首先考虑高血压性脑出血，表现为急性起病，可伴有昏迷、偏瘫、锥体束征阳性，脑膜刺激征可以阴性，脑脊液为血性，头颅CT显示高密度出血灶。在儿童，原发性高血压相对较少，发现血压增高后，一定要行相关检查，按照高血压的诊断思路，查明血压增高的原因。

（5）若体温与血压均正常，要注意起病的急缓程度，脑血管疾病往往起病较急，而颅内占位性病变往往缓慢或隐匿起病。急性起病，头痛，呕吐，脑膜刺激征阳性，血性脑脊液，CT示脑沟呈现高密度出血性病灶，为蛛网膜下腔出血。若为发作性头痛，且逐渐加重者，伴有偏瘫、感觉障碍和癫痫等，考虑烟雾病，脑血管造影发现双侧颈内动脉虹吸部狭窄或闭塞并存在脑底部的血管网可以确诊。对于体温正常、血压正常、缓慢起病的头痛患者，特别是伴有呕吐、视神经盘水肿等颅内高压症和相应的神经系统功能障碍，体检可发现神经系统的定位体征者，应行头颅CT或MRI检查，排除颅内占位性病变所致头痛，包括原发性与转移性的颅内肿瘤、脑脓肿、颅内肉芽肿及脑囊虫等。

（6）若无神经系统检查的阳性体征，则应首先排除头部器官性头痛：①青光眼：在急性发作期可引起剧烈头痛，位于眼眶和额部，可有恶心与呕吐，眼压增高。②鼻窦炎：常呈钝痛或隐痛、头昏欲倒，一般无恶心与呕吐，平卧减轻，上颌窦压痛明显，卡-瓦位摄片有助诊断。③牙病所致头痛：疼痛初起限于病牙部位，呈持续性灼痛或跳痛，与发作性三叉神经痛截然不同。

（7）若体检未发现神经系统阳性体征，且排除了头颅五官的病变，应注意全身性疾病所伴随的头痛。①若伴有发热，首先考虑感染性疾病，注意询问患者有无颅外感染的症状，如咳嗽、腹泻等。根据发热的伴随症状、相关的体征以及实验室检查的结果，寻找引起发热的原发病。除考虑颅外的感染性疾病所致头痛外，还要考虑非感染性疾病（如白血病、结缔组织病、代谢病等）所致头痛。注意患者有无多系统受累表现，通过骨髓检查，淋巴结活检，红细胞沉降率、抗核抗体等检查，进一步明确。②如果体温与血压均正常，注意有无中毒因素如一氧化碳中毒、有机磷中毒等。

3. 排除了器质性头痛，即为功能性头痛 在功能性头痛中按头痛发作的形式可分为发作性头痛与非发作性头痛两类。在儿童患者中，血管性头痛尤其偏头痛是常见的头痛原因。偏头痛具备以下三个特点：①突然发作性头部剧痛；②头痛可自行（或药物）缓解而不留后遗症；③易于复发，伴有无痛的间歇期。头痛为搏动性跳痛，限于一侧或两侧。如发作前有视觉先兆或有家族史，考虑典型偏头痛，如无先兆或遗传因素，考虑普通型偏头痛。如发作多于入睡后出现，且头痛剧烈伴有结膜充血、流泪、鼻塞、颜面潮红等自主神经症状，考虑丛集性头痛。若头痛发作前无任何先兆，突然发作的电击样剧烈疼痛，范围与周围神经的分布一致，发作持续时间短暂，数十秒至数分钟，首先考虑神经痛。若双侧性持续性钝痛，较少受外界环境的影响，注意肌肉收缩性头痛，若头痛性质易变，受外界影响而加重或减轻，常伴有失眠、记忆力减退、注意力不集中，多有过劳、精神创伤等原因，考虑神经症性头痛。

【治疗原则】

（1）伴有颅内压增高：降颅压用20%甘露醇、20%甘油果糖、糖皮质激素。

（2）头颅五官或全身器质性疾病：根治原发病。

（3）高血压脑病：降压、镇静。

（4）颅内肿瘤、血肿、脓肿等占位性疾病：外科手术治疗。

（5）炎症引起：抗炎治疗。

（6）功能性头痛：减少或避免诱因、血管活性药物、镇静药物、心理疗法。

（尹嘉宁　成焕吉）

第三节　黄　疸

【定义】

黄疸是指血清胆红素浓度高于正常值（3.4~17 μmol/L）所致的巩膜、皮肤、黏膜黄染现象。血清胆红素浓度虽超过正常值而临床上并未表现黄疸者称为隐性黄疸。

黄疸的检查必须在良好的光线下进行，变色灯光下极易漏诊。血清胆红素达34.2μmol/L（2mg/dl）以上肉眼才能识别出黄疸。黄疸的程度不完全与血清胆红素平行，受血浆白蛋白结合胆红素的能力、血管通透性、组织脂肪及水的含量以及肤色等因素的影响，如新生儿血胆红素达68.4~119.7μmol/L（4~7mg/dl）以上时，肉眼才能识别出黄疸。

【诊断思路】

1. **区别真假黄疸**　血清胆红素增高所致的巩膜、皮肤、黏膜黄染称真性黄疸；血清胆红素不增高的其他原因所致的皮肤、黏膜黄染称假性黄疸。长期大量摄食含胡萝卜素丰富的胡萝卜、西红柿、南瓜、菠菜、柑橘等，手（足）掌、额部、鼻翼等处皮肤可出现黄染，有胡萝卜素代谢障碍的其他全身性疾病患者更明显，哺乳母亲大量食用以上食物其婴儿亦可发生假性黄疸。血清胆红素不增高，巩膜无黄染，有大量摄食含胡萝卜素丰富的食物史，诊断不难。

2. **区别间接或直接胆红素增高**　间接胆红素增高者多见于溶血性和家族性非溶血性黄疸，黄疸呈柠檬或淡黄色，直接胆红素增高者多见于阻塞性或肝炎性黄疸，黄疸呈暗黄或黄绿色、挠痒常较明显。

3. **伴发症状**　伴随黄疸发生的症候群（包括症状、体征和检验）对黄疸的病因诊断很重要，如黄疸伴急性贫血（短期内贫血明显加重）血浆游离血红蛋白增高、结合珠蛋白降低、尿胆原增高，网织红细胞增高，脾肿大，骨髓粒，红系统比例倒置等，多为溶血性黄疸；黄疸伴发热、肝肿大、触痛、厌食、腹泻、尿胆红素增高和肝功能检查异常者，多为肝炎性黄疸；黄疸伴胆绞痛、发热、便蛔虫者，可能为胆道蛔虫症感染。

4. **病史分析**　在分析黄疸原因时，应特别注意家族遗传病史，传染病接触史，药物史，喂养史，妊娠生产史以及黄疸起病缓急，波动情况和治疗反应等。

5. **化验和特殊检查**

（1）外周血：①短期（数天至2、3周）内血红蛋白明显降低，网织红细胞增高而无明显失血者，多为溶血性贫血；②白细胞总数增高，正常或减低，淋巴（单核）细胞增高且异常淋巴细胞较多者，提示传染性单核细胞增多症或肝炎病毒，巨细胞病毒等感染；③嗜酸性粒细胞较多者应注意寄生虫病等；④中性粒细胞增高及核左移明显者，提示胆道感染，肝脓肿和败血症中毒性肝炎等。

（2）粪便检查：大便颜色深黄提示溶血，由黄白色渐呈黄色提示病毒性肝炎，灰白色提示胆道阻塞。

（3）尿液检查：①尿色呈葡萄酒或洗肉水样，隐血试验阳性而镜检红细胞很少者，为急性溶血所致血红蛋白尿；②尿色呈茶水样提示胆红素或尿胆原增加。将尿盛于内，摇荡后上呈泡沫呈黄色，提示胆红素存在（正常尿泡沫无色）。③尿三胆试验证明尿胆原或尿胆素增加者，提示溶血性或肝胆性黄疸；胆红素阳性者提示肝性或阻塞性黄疸。肝摄取或结合功能障碍时间接胆红素增高所致黄疸，尿胆红素应为阴性，且尿胆原不增加。

（4）肝功能检查：血直接间接胆红素测定和常规功能试验，对黄疸病因分析很重要。

（5）特殊检查：视临床需要和条件可选择以下检查：①十二指肠引流液检查对诊断胆道感染，胆结石，寄生虫病等有帮助。②腹部X线片，胆囊造影，胃肠钡餐等对胆道闭锁，囊肿，结石，肿瘤和胆囊扩大等情况的分析有帮助。③超声波检查对肝脏大小，肝炎，肝硬化，寄生虫，脓肿，肿瘤和胆囊等鉴别有帮助，对了解胆道情况及胆结石诊断也有意义，特别是"B"型超声波检查更为可靠。④放射性同位素检查对肝、胆、胰等疾病诊断有帮助。如静脉注射[131]碘玫瑰红后95%以上经胆道排泄，若排泄量极度减少，提示胆道完全阻塞。[198]金扫描对肝内占位病变的诊断有帮助。⑤红细胞过氧化溶血试验 胆道闭锁患者有脂溶性维生素E吸收障碍，其红细胞膜不能防止过氧化氢诱发的溶血，本试验常为阳性反应，但敏感性和可靠性均较差。

（高　阳　尤海龙）

第四节　贫　血

【定义】

贫血是指外周血中血红蛋白浓度（HB）、红细胞计数（RBC）和红细胞压积（HCT）低于同年龄同性别同地区的最低值。我国小儿血液会议暂定6个月以下婴儿：HB在新生儿期<145g/L，1~4个月时<90g/L，4~6个月时<100g/L为贫血。根据世界卫生组织资料：HB的低限值在6个月~6岁为110g/L，6岁~14岁为120g/L，海拔每升高1000米，HB上升4%，低于此值为贫血。

【常见临床类型】

1. **缺铁性贫血**　是体内铁缺乏导致血红蛋白合成减少的一种贫血。临床上以小细胞低色素性贫血、血清铁蛋白减少和铁剂治疗有效为主要特点。是小儿最常见的一种贫血，以6~24个月婴幼儿发病率最高。病因包括：①储铁不足：早产、双胎或多胎和孕母严重缺铁等可使胎儿从母体获得的铁减少，胎儿失血可使胎儿铁丢失，以上因素导致胎儿储铁减少，因而较易发生缺铁性贫血。②铁摄入量不足：人乳、牛乳、谷物中含铁量均低，如不及时添加含铁较多的辅食，容易发生缺铁性贫血。③生长发育因素：婴儿期发育较快，随着体重增加，血容量也增加较快，如不及时添加含铁丰富的食物，则易致缺铁。④铁的吸收障碍：食物搭配不合理影响铁的吸收，慢性腹泻不仅铁的吸收不良，而且从粪便排出的铁也增加。⑤铁的丢失过多：正常婴儿每天排泄铁量相对比成人多，长期慢性失血可致贫血，如肠息肉、梅克尔憩室、膈疝、钩虫病、牛奶过敏肠出血等。

2. **巨幼细胞贫血**　是由于缺乏维生素B_{12}或（和）叶酸所致的一种大细胞性贫血。主要特点是贫血、神经精神症状、红细胞的胞体变大、骨髓中出现巨幼红细胞、用维生素B_{12}或（和）叶酸治疗有效。病因包括：①喂养不当；②疾病影响；③需要量增加；④药物作用；⑤代谢障碍。

3. **溶血性贫血**　多病程短急或缓长，起病或快或慢；体温正常或升高，黄疸指数增高，黏膜苍白黄染，往往出现血红蛋白尿；在血液学变化上，血清呈金黄色，黄疸指数增高，间接胆红素增多，血小板增多，外周血片显示增生活跃，出现多量网织红细胞等幼稚性红细胞。引起溶血的原因很多，较常见有以下四类。

（1）感染性溶血性贫血疾病。

（2）溶血毒引起溶血性贫血疾病：①毒蛇咬伤；②蓖麻子中毒；③慢性铜中毒。

（3）免疫性溶血性贫血疾病。

（4）物理因素所致的溶血性疾病。

4. 遗传性贫血

（1）由于血液中红细胞膜发生了异常的改变而导致的溶血性贫血。正常的红细胞看上去像个汽车轮子（双凹碟形），当红细胞膜发生改变后红细胞就会变成球形或椭圆形。这种红细胞在通过很细的毛细血管时就有可能被挤破，过多的红细胞被破坏，贫血就发生了。遗传性球形红细胞增多症就属于这一类贫血。

（2）由于红细胞中血红蛋白的合成发生了障碍而致的溶血性贫血。华南、西南地区很常见的地中海贫血就是其中的一种，该病在广东的发生率为5%~6%。地中海贫血主要分为两大类，由血红蛋白的α链合成减少而引起的贫血称为甲型地中海贫血，由血红蛋白β链合成减少而引起的贫血称为乙型地中海贫血。根据病情的轻重不同各自又分为轻型和重型。重型甲型地中海贫血患者一般为死胎或出生后即死亡，死胎全身水肿、肚大、胎盘特别大，故又称为"水肿胎儿综合征"。而重型乙型地中海贫血患者在出生时往往看不出异常，数月后则慢慢出现面色苍白、痴呆型面容，发育不良，并且贫血不断加重，常需间断的输血来维持生命。就目前的医疗水平，即使竭尽全力治疗，病孩也难以活到成年，这给家庭和社会都造成了极其沉重的经济和精神负担。与重型地中海贫血截然不同的是，轻型患者病情很轻，常没有症状或只有轻度贫血，他们的体力、智力、寿命均不受影响。如果两个患同类的轻型地中海贫血的青年结婚，则有1/4的机会生出一个重型的患儿，这就是为何广东这样的地中海贫血高发区不断有重型患儿出生的原因。目前对地中海贫血最有效的办法是进行产前诊断，以防止重症患儿的出生。

（3）遗传性贫血是由于红细胞中酶的缺乏所引起的。在红细胞中含有许多酶，这些酶对于维持正常红细胞的生命活动十分重要。如果红细胞内缺乏正常量的酶，正常的代谢就会发生障碍，红细胞也就容易被破坏。在这类酶缺乏所致的贫血中，最常见的是遗传性葡萄糖6磷酸脱氢酶（英文缩写成G6PD）缺乏症。广东省是该病的高发区，约有5%~10%的人患有此病。患有这种病的人平时是健康的，但在服用了某些退热止痛药、磺胺药或进食新鲜的蚕豆之后，大量的缺乏G6PD的红细胞就会被破坏，而出现面色苍黄、发热、小便呈酱油色等急性溶血的症状。由于吃蚕豆会引起发作，因此又将它称为蚕豆病。其他还有很多种酶缺乏可引起溶血性贫血，但一般比较少见。

【诊断思路】

一、确定是否存在贫血

根据临床表现、体格检查、血常规等检查确定。

二、探讨病因

从黏膜色彩变化情况分析。

1. 黏膜急剧苍白的要考虑两种情况

（1）失血：检体检表有无大创伤和大血管破裂，若没有，则要怀疑有无内出血。立即做X线或超声进行胸、腹腔检查观察有无内出血，作胸、腹腔穿刺，若穿刺液呈血样，即可能是肝、脾或胸、腹腔大血管破裂。

（2）溶血：表现为黏膜急剧苍白伴有明显黄染，注意有无血红蛋白血症、血红蛋白尿和体温增高，如出现血红蛋白血症并伴高热的，可能是感染性溶血性贫血，其体温正常或低下的，则可能是溶血毒物或抗原抗体反应引起的溶血性贫血。

2. 黏膜逐渐苍白

（1）黏膜逐渐苍白，病程缓长，可能是营养性贫血或慢性失血性贫血。

（2）黏膜逐渐苍白伴黄染，可能是慢性溶血性贫血，如铜中毒、铅中毒。

（3）黏膜逐渐苍白伴出血倾向和反复感染，则可能是再生障碍性贫血。

三、确定贫血性质

从红细胞形态上，若多数红细胞较小，或红细胞大小不均，可能是缺铁性贫血，进一步测定血清铁及作骨髓铁染色检查。若血清铁含量降低，骨髓细胞外铁及铁粒幼细胞稀少或缺失，可确定为缺铁性贫血，再查缺铁的原因；若血清铁、骨髓细胞外铁和铁粒幼细胞都增多，则可能是维生素B_6缺乏所至。如红细胞直径较大居多，则可能是大细胞正色素性或大细胞高色素性贫血，进一步测定血浆维生素B_{12}含量。

（赵冷月　马青山）

第五节　皮　疹

【定义】

皮疹是儿科疾病的常见体征，是儿科临床诊断疾病的重要线索。皮疹的种类很多，根据有无出血疹可以将皮疹分为出血疹和非出血疹两大类。出血性皮疹主要指高出或不高出于皮肤的瘀点或瘀斑。非出血性皮疹主要包括斑疹、丘疹、疱疹、脓疱、风团（荨麻疹）或多形红斑等。一种疾病可引起多种皮疹，而同一形态的皮疹可见于多种疾病，因此原发病的诊断需要结合病史及其他临床检查。

【诊断思路】

皮疹的病因学诊断程序可分为以下三个步骤：①区分是感染性皮疹或非感染性皮疹。感染性皮疹即为细菌、病毒、真菌、立克次体等感染所导致的皮疹，出疹性传染性疾病如麻疹、风疹、幼儿急疹、猩红热、肠道病毒感染、传染性单核细胞增多症及流行性脑脊髓膜炎和败血症等，常伴有感染性疾病的全身症状和临床表现；引起儿童非感染性皮疹的疾病主要包括药疹、湿疹、尿布疹、过敏性紫癜、结缔组织病及血小板减少性紫癜。②根据皮疹压之是否褪色区分出血性和非出血性皮疹。③明确皮疹的具体病因：根据皮疹的特征、伴随症状和体征，并借助于必要的辅助检查，逐步判断引起皮疹的病因。

（张云峰）

第六节　肝、脾、淋巴结肿大

【定义】

肝脾大是儿科疾病常见的腹部异常体征，病因很多，可以是肝脏或脾脏本身的疾病引起的，也可以是全身性疾病累及肝脾的表现。在有些疾病中两者可同时或先后肿大，也可以肝或脾肿大为主。肝脾是否肿大及可通过触诊（或叩诊）发现，或经腹部超声检查或CT证实。

淋巴结肿大是指淋巴结增大超出正常范围和（或）有质地改变。浅表淋巴结肿大可通过触诊发现，深部的肿大淋巴结一般不易触及，多由于产生压迫症状而出现相应症状或体征而别发现，如纵隔淋巴结肿大引起的咳嗽、腹膜后淋巴结肿大可引起下肢、会阴部水肿。B超，X线和CT检查是发现深部淋巴结肿大的重要手段。有些深部肿大的淋巴结是在手术过程中才发现。

肝、脾、淋巴结肿大可以同时存在或以某一肿大为主，病因不同表现亦有明显差别。

【诊断思路】

1．肝脏肿大诊断思路　肝肿大的患者可以出现肝区疼痛、肝区不适的症状，或体检体检、B超发现肝脏肿大而进一步寻找病因。可按照下面步骤进行逐步分析。

（1）根据影像学全腹CT或腹部彩超明确有无肝内占位。

（2）根据症状、体征等临床资料，将无肝脏占位的病患分为两类：一类是肝胆系统疾病，另一类是全身疾病累及肝脏。

（3）根据有无合并感染，进一步将肝胆系统疾病分类为感染性和非感染性。

（4）根据有无感染，将全身疾病累及肝脏者亦分为感染性和非感染性两类。

（5）根据症状、体征及影像学改变，进一步明确肝脏占位性病变的性质。

2．脾脏肿大诊断思路

（1）根据有无感染征象将脾大分为感染性脾肿大和非感染性脾肿大。

（2）感染性脾肿大可进一步分为急性脾肿大和慢性脾肿大。

（3）非感染性脾肿大经末梢血及骨髓检查进一步分为血液性脾肿大和非血液性脾肿大。

（4）血液性脾肿大结合临床特点、血常规、骨髓象明确病因。

（5）非血液性脾肿大着重考虑结缔组织病。

（6）除外血液性脾肿大和非血液性脾肿大后注意淤血性脾肿大。

（7）排除血液性脾肿大、结缔组织病及淤血性脾肿大后应注意代谢性脾肿大。

（8）排除各种继发因素导致脾肿大才考虑原发性脾肿大，但较少见。

3．淋巴结肿大诊断思路

（1）根据肿大淋巴结的分布判断是局限性淋巴结肿大、普遍性淋巴结肿大。

（2）根据起病形式分为急性淋巴结肿大和慢性淋巴结肿大。

（3）急性局限性淋巴结肿大注意肿大淋巴结引流区域有无感染。

（4）慢性局限性淋巴结肿大者依据部位不同，考虑疾病不同。

（5）急性普遍性淋巴结肿大根据伴随症状及血常规鉴别诊断。

（6）慢性普遍性淋巴结肿大主要根据临床资料鉴别。

（尤海龙　成焕吉）

第七节　咳　嗽

【定义】

咳嗽是小儿呼吸系统最常见的症状，它是由于呼吸道炎症、异物或其他物理、化学因素刺激呼吸道黏膜，通过咳嗽中枢引起咳嗽动作。咳嗽是一种保护性反射，通过咳嗽产生呼气性冲击动作将呼吸道内分泌物或异物排出体外。

【诊断思路】

1. 询问咳嗽持续的时间可以判断急性或慢性咳嗽，缩小诊断范围。

2. **急性咳嗽的诊断思路** 寻问病史和体检，缩小诊断范围，行胸部X线检查，X线正常者应考虑上呼吸道感染及过敏因素。X线异常者注意急性支气管炎、肺炎、气胸、血胸等疾病，根据病史、检查及进一步检查明确诊断。X线提示心脏增大者，应注意二尖瓣狭窄、先天性心脏病等引起的肺淤血及右心、体循环栓子形成的肺栓塞。

3. **慢性咳嗽的诊断思路** 慢性咳嗽的诊断应遵循以下几条原则：①重视病史，包括耳鼻咽喉和消化系统疾病史；②根据病史选择有关检查，由简单到复杂；③先检查常见病，后查少见病；④诊断和治疗逐步或顺序进行。如不具备检查条件时，可根据临床特征进行诊断性治疗，并根据治疗反应确定咳嗽病因，治疗无效时再选择有关检查。治疗部分有效，但未完全缓解时，应除外复合病因。

具体诊断思路如下。

（1）询问病史和体检：通过病史询问缩小诊断范围。有时病史可直接提示相应病因，如被动吸烟、暴露于环境刺激因素或正服用ACEI类药物。脱离刺激物接触或停药观察4周。若咳嗽仍未缓解或无上述诱发因素，则需进行其他检查。

（2）X线胸片检查：建议将其作为慢性咳嗽患者的常规检查。X线胸片有明确病变者，可根据临床症状、体征及影像学病变情况选择进一步检查。X线提示心脏增大者，可进一步行心脏超声检查以鉴别是否存在先天性心脏病、心功能不全等引起的慢性咳嗽。

（3）肺功能检查：区分阻塞性或限制性通气功能障碍。存在限制性通气功能障碍，气道激发试验阳性，应高度考虑咳嗽变异性哮喘。通气功能正常、支气管激发试验阴性，应进行诱导痰细胞学检查，以诊断嗜酸性支气管炎（EB）。

（4）病史存在鼻后滴流或频繁清喉时，注意上气道咳嗽综合征/鼻后滴流综合征（UACS/PNDS），可行鼻窦CT或行鼻咽镜检查。

【治疗原则】

如果有呼吸窘迫的相关症状或体征，咳嗽应视为一种急症。应根据具体的状态进行常规的急症呼吸道功能评估，并且对有危险的患者采用适当的支持疗法。急症处理如下：

（1）立即给予静卧、吸氧，缓解乏氧状态。

（2）积极寻找出现咳嗽急症表现的病因：①若为致敏因素引起的咳嗽，应迅速脱离致敏环境；②若考虑外伤、张力性气胸、血胸等应立即急诊外科处置；③若考虑肺栓塞除给予静卧、吸氧、止痛、纠正休克及心力衰竭等。

（程　航　成焕吉）

第八节　咯　血

【定义】

咯血是指喉及喉以下呼吸道任何部位的出血，经口咯出的一种临床症状。临床上常根据咯血量的多少，将其分为少量咯血、中量咯血和大量咯血。但三者之间国内外尚无统一的界定标准，通常认为24小时内失血量少于有效循环量的5%，外周血红细胞计数和血红蛋白值无明显改变者为少量咯血；失血量为有效循环量的5%~10%，外周血红细胞计数和血红蛋白值较出血前降低10%~20%者为中量咯血；患者有大口咯血，口鼻喷血，失血量大于有效循环量的15%，血压下降，外周血红细胞计数和血红蛋白值较出血前降低20%以上者为大量咯血。咯血不仅是呼吸系统疾病的常见症状，也可由循环系统疾病或全身性疾病而引起。

【常见临床类型】

一、肺部疾病

1. 新生儿肺出血　多数患儿于出生时或生后数日有呼吸窘迫，应与新生儿肺透明膜病鉴别。部分患儿有口鼻出血。

2. 肺炎　咯血多为痰中带血或少量咯血，颜色为鲜红色、铁锈色、砖红色胶冻状。常见于肺炎球菌肺炎、肺炎杆菌性肺炎、流感病毒性肺炎、肺炎支原体肺炎和肺炎克雷伯杆菌肺炎。急性肺炎咯血大部分患者起病急骤，有寒战高热，咳嗽胸痛。体检患者为急性病容，听诊可闻及湿性啰音。胸部x片检查可以明确。

3. 肺结核　起病缓慢，有发热、乏力、盗汗、胸痛、咳嗽、咯痰、咯血等。肺部体征不明显常与肺内病变程度不成比例，仅在病灶范围广泛或存在空洞时，出现相应体征。询问卡介苗接种史、结核接触史对诊断有帮助。结核培养很重要。肺结核的诊断主要靠胸部X线检查，其表现多种多样，必须结合临床症状、体征、化验检查及特殊检查综合分析。

4. 肺吸虫病　患者来自肺吸虫流行区，有进食生螃蟹或蝲蛄的历史。临床表现为阵发性咳嗽，约90%患者反复咯血，血量不等。补体结合试验及肺吸虫对流免疫电泳对诊断有参考价值。胸部X线常显现多房性囊样阴影。

5. 特发性肺含铁血黄素沉着症　本病可发生于任何年龄，但以小儿为主，大多3~5岁发病。以反复咳嗽、咯血、气促，贫血程度与咯血量不成比例。咯血是本病最具诊断价值的症状，但因咯血量小，小儿时期不会咯痰而被忽略。发作期中均有明显的小细胞低色素性贫血，网织红细胞明显升高，骨髓呈增生性贫血骨髓象。血清铁、转铁蛋白饱和度明显降低。痰或胃液中查见含铁血黄素细胞是诊断的主要依据。急性期胸片存在小片至大片实质损害，肺穿刺能明确诊断。

二、气管、支气管疾病

（一）支气管扩张症

1. 后天性支气管扩张　多数有麻疹、百日咳、重症肺炎的病史。咳嗽夏轻冬重常与体位变换有关，咯痰量不多，常伴不规则发热、气急、营养不良，约40%患儿有不同程度的咯血。早期可无阳性体征，一般于肺底部或病变区持续存在粗、中湿啰音，咳痰后可消失，以后又可出现。部分患者有杵状指趾。胸部X片如呈单侧或双侧下肺纹理增粗、紊乱、呈蜂窝状小透明区，提示该病的可能性较大，但上述改变是非特异性的。支气管碘油造影、支气管镜检查可以明确支气管扩张的部位、程度和范围。

2. 先天性支气管扩张　如先天性支气管肺囊肿、Kartagener综合征和Williams–Campbell综合征。Kartagener综合征的主要病变为支气管扩张、慢性鼻窦炎、可伴有内脏转位。Williams–Campbell综合征常有家族史，于婴儿期甚至新生儿期发病。由于支气管软骨先天发育不良或缺如，致支气管过度扩张，易发生感染，最终导致普遍性支气管扩张。

（二）气管、支气管肿瘤

1. 支气管良性肿瘤 如腺瘤、乳头状瘤、血管瘤等。需要通过支气管镜检及对腔内实质性肿瘤活体检查得以确诊。

2. 原发性支气管癌 儿童较少见，但亦有婴儿期发病的报告。症状为体重减轻、疲乏、咳嗽、胸痛、呼吸困难、咯血等。癌组织内小血管多，常呈间断或持续性的小量咯血，大咯血少见。痰中查癌细胞、支气管镜活检是确诊的重要手段。

三、心血管、肺循环病变

1. 二尖瓣炎 二尖瓣狭窄时引起肺淤血，表现为痰中带血、小量咯血。当各种原因引起急性左心衰竭和急性肺水肿时患者可出现咯粉红色泡沫样痰。咯血患者根据心脏病史、心脏听诊、X线、心电图和心脏彩超可以作出诊断。出现急性左心衰竭时，咯粉红色泡沫痰，患者除了有原发心脏病的症状体征外，还表现为端坐呼吸、大汗、发绀，平卧时呼吸困难加重，体检开始肺部可无啰音，或仅有哮鸣音，继而发展为双肺满布湿啰音和哮鸣音。

2. 肺动静脉瘘 肺内先天性血管畸形，多在青少年时期发病。分流量小者可无症状，仅在肺部X线检查时发现。分流量大者除咯血外，可出现活动后气促、呼吸困难、心悸、反复咯血、胸痛，部分患者可有发绀、惊厥、共济失调、复视等神经症状等。体检时有发绀、杵状指、贫血，可在病变部位听到收缩期或连续性杂音。X线检查发现密度均匀边界清楚的团块阴影，病灶内偶有很少的钙化，阴影随深吸气扩大深呼气缩小。肺部CT检查可见受累肺动静脉扩张、延长、扭曲。

四、伴全身出血倾向的疾病

（1）血液病：咯血可为血液病的临床表现之一，如血友病、血小板减少性紫癜、白血病等亦可引起咯血。但尚有呼吸道以外的出血倾向，主要由于凝血因子或血小板的严重不足导致出血。

（2）新生儿出血症：又称新生儿维生素K缺乏性出血症。是由于维生素K缺乏使维生素K依赖的凝血因子Ⅱ、Ⅶ、Ⅸ、Ⅹ活性降低而导致的自限性出血性疾病。出血症状严重时可伴有肺出血、咯血。

五、理化因素刺激

呼吸道异物吸入是小儿常见病之一。当异物外形不规则，在支气管内可移动时，患者可出现慢性咳嗽、咯血伴阵发性喘憋。如无明确的异物吸入史，但患儿出现以下征象应高度怀疑有异物吸入：突然出现憋气、喘鸣、阵咳，并反复发作。胸片未见肺门、纵隔淋巴结肿大而有一侧阻塞性肺气肿，应怀疑支气管异物。胸片正常也不能排除支气管异物，确诊需作支气管镜检查。

【治疗原则】

一旦确定存在咯血，均要对患者的病情作出判断和积极的处理，尤其是大量出血需进行以下紧急处理。

（1）一般治疗：绝对卧床休息、镇静、生命体征监测。

（2）止血：根据患者具体的情况和咯血量的多少，适当的选择止血药。常用的药物有垂体后叶素、6-氨基己酸、立止血等。

（3）输血：失血量多时可以输入同型新鲜血。

（4）失血性休克：反复大咯血可发生休克，应观察患者的血压、意识表情、肢端温度及尿量等，并给予对症处理。

（李亚男　刘　丽）

第九节　呼吸困难

【定义】

呼吸困难指病儿主观感觉空气不足，呼吸费力；客观表现辅助呼吸肌参与呼吸运动，呼吸增快（正常呼吸频率新生儿为40次/分，婴幼儿30次/分左右，儿童20次/左右），呼吸节律、深度及呼气、吸气相之比发生改变。

呼吸困难大致可分为轻、中、重三度。轻度时表现仅为呼吸增快，或节律稍有不整，哭闹、活动后可出现轻度青紫；中度呼吸困难除呼吸频率增快外，表现为"三凹征"（吸气时胸骨上窝、肋间及肋下凹陷），点头呼吸等代偿性辅助呼吸肌运动，患儿常烦躁不安，青紫，吸氧后症状有所缓解；重度呼吸困难时，上述症状均加重，吸氧仍不能使青紫缓解。

【常见临床类型】

一、肺源性呼吸困难

1. **急性感染性喉炎**　急性感染性喉炎为喉部黏膜急性弥漫性炎症，冬春季节多见，最常见于婴幼儿，学龄前儿童亦常见。起病急，症状重，可有不同程度的发热，"犬吠样"咳嗽，声音嘶哑较典型，可出现吸气性喉鸣和吸气"三凹征"。严重时因喉部梗阻明显出现青紫和烦躁不安。一般白天症状较轻，夜间入睡后因喉部肌肉松弛，分泌物潴留阻塞症状加重。按呼吸困难的严重程度，将喉梗阻分为四度：Ⅰ度：患儿仅于活动后出现吸气性喉鸣及呼吸困难，肺部呼吸音清晰，心率无改变；Ⅱ度：患儿安静时亦可以出现喉鸣和吸气性呼吸困难，肺部听诊可闻及喉传导音或管状呼吸音，心率较快；Ⅲ度：除上述喉梗阻症状外，患儿因缺氧而出现阵发性烦躁不安，口、唇、指、趾发绀，双眼圆睁，惊恐状，头面大汗淋漓，肺部听诊呼吸音降低，心率快，心音钝，心律尚齐；Ⅳ度：患儿渐衰竭，进而进入昏睡状态，呼吸无力，吸气"三凹征"反而不明显，面色苍白，胸部听诊呼吸音几乎消失，仅有气管传导音，心律不齐，心音低钝。梗阻若不及时解除，可导致窒息死亡。

2. **喉痉挛**　由于血中游离钙离子浓度降低，使神经肌肉兴奋性增高，喉部肌肉及声门突然痉挛，发生呼吸困难，以婴儿多见。临床常以突然发作的喉部痉挛、喉鸣，常伴有程度不同的佝偻病表现。早期有烦躁、睡眠不安、易惊厥、易出汗等表现，还可以出现全身惊厥、手足搐搦等表现。严重喉痉挛可以突然发生窒息、严重缺氧甚至死亡。患儿血清钙常低于1.0mmol/L，并可出现面神经征、腓反射、Trousseau征等体征。

3. **先天性喉喘鸣**　该病是指喉软骨发育不良导致的软化病证，是先天性喉部异常的一种，吸气性喉鸣是本病的主要症状，哭闹时加重，重症患儿在入睡后加重，本病患儿均有不同程度的呼吸困难，吸气"三凹征"明显，以胸骨上窝凹陷最明显，确诊需做喉镜检查。

4. **小下颌舌后坠综合征（Pierre-Robin综合征）**　其主要表现为小下颌畸形、舌下垂、腭裂或高腭弓，可伴有先天性青光眼等异常。患儿由于小下颌、舌下垂引起吸气时气道狭窄，从而表现出严重的吸气性呼吸困难，其中以剑突下窝凹陷最明显，主要诊断依靠典型的临床表现。

5. **支气管哮喘** 是一种由多种炎症细胞及细胞组分参与的气道慢性炎症性疾病，表现为反复发作的咳嗽、喘息、胸闷和呼吸困难，且常在夜间和（或）清晨发作，这些症状可自行缓解或经治疗后迅速缓解。严重哮喘发作时常伴有呼吸困难。一般根据病史、临床症状和体征，结合既往过敏史、家族史、肺功能及气道反应性检查诊断不难。

6. **毛细支气管炎或呼吸道合胞病毒肺炎** 毛细支气管炎或合胞病毒肺炎主要由呼吸道合胞病毒致毛细支气管炎和肺泡发生炎症，好发2岁以内的婴幼儿，尤其是2~6个月婴儿更为多见。临床上除出现低热、咳嗽以外，主要表现为阵发性喘息、喘憋。体征主要以呼气性喘鸣为主。如果临床中毒症状不严重，胸部X线表现主要以肺间质改变为主，或伴有程度不同的梗阻性肺气肿和支气管周围炎，则多考虑为毛细支气管炎。若病情严重，全身中毒症状较重，呼吸困难明显，肺部体征出现较早，满肺哮鸣音，肺底部有细湿啰音，X线提示小片状阴影，伴有肺气肿，则多为合胞病毒肺炎，亦称喘憋性肺炎。

7. **肺实质病变** 肺发育不良、先天性肺囊肿、重症肺炎、肺出血、肺水肿、肺叶切除等疾病可使肺膨胀受限而出现呼吸困难。

8. **气胸或脓气胸** 气胸指胸腔内有气体积蓄，若同时有脓液存在则称为脓气胸。除外伤外，儿童主要以肺部化脓性病变，尤其是由金黄色葡萄球菌所引起的肺脓肿为主。临床主要表现在原发病的基础上突然烦躁不安，咳嗽加剧，气急或呼吸困难，或在原有的呼吸困难基础上突然加重。年长儿可诉胸闷、胸痛。典型的体征为胸部饱满，呼吸运动减弱或消失，叩诊为鼓音，气管移位。X线胸片可见部分透光度增高，不见肺纹理，肺组织压向肺门呈团块状，可见气胸线，脓气胸可见液气平。X线检查对本病诊断有重要意义。

9. **胸腔积液** 是指胸腔两层胸膜间蓄积了超过正常量的液体或不属于正常润滑性浆液的液体。引起胸腔积液的病因很多，儿科常见的急慢性感染、肿瘤、肾病及全身性疾病均可引起胸腔积液。胸腔积液的临床表现与积液的多少和部位有密切关系，大量胸腔积液由于纵隔移位、呼吸面积减少，患儿常有呼吸困难、心率加快。根据胸部X线检查，积液的常规、生化、病原学、病理学检查，胸部超声和胸膜组织活检有助确诊。

二、新生儿特有的肺脏疾病

1. **新生儿呼吸窘迫综合征** 多见于早产儿，尤其是胎龄32周以下的极低体重儿，由于肺发育不成熟，产生或释放肺泡表面活性物质不足，引起广泛的肺泡萎陷和肺顺应性降低，多数生后情况尚可，不久或几小时后出现进行性呼吸困难，表现为呼吸增快，青紫，胸廓吸气性凹陷和吸气性呻吟，早期双肺呼吸音减低，以后肺部出现捻发音。轻症48~72小时症状逐渐减轻，重症在生后数小时时产生严重的呼吸困难、肺水肿、肺不张而死亡。血气分析和X线胸片有助诊断。

2. **新生儿湿肺** 又称暂时性呼吸困难，系有肺液吸收延迟而致的液体暂时滞留肺内引起，多见于足月剖宫产或近足月的早产儿。表现为生后2~5小时后出现呼吸急促，每分钟60~80次以上，青紫，但反应正常，哭声响亮；症状重者青紫明显，呻吟，反应较差，有呼吸音减低或湿啰音，临床症状多于生后24~72小时消失，血气分析和X线胸片有助诊断。

3. **胎粪吸入综合征** 急、慢性宫内缺氧使胃动素分泌增加，肠蠕动亢进引起宫内排出胎粪，胎儿在宫内或分娩过程中吸入混有胎粪的羊水，使肺部发生气体交换障碍，从而产生呼吸困难。多见于足月或过期产儿，有宫内窘迫及出生窒息史，羊水浑浊或胎粪污染，婴儿脐带、指甲、皮肤可被胎粪污染，生后即有呼吸困难、青紫、胸部隆起，有三凹征，肺部可闻啰音，X线胸片可见明显肺气肿，散在斑片状影，重者呈大片状影，系肺实变或肺不张所致，也可并发气胸。重者可有呼吸衰竭，可并发持续肺动脉高压，可有心、肾及中枢神经系统的缺氧性病变。

三、心源性呼吸困难

1. **充血性心力衰竭** 指心脏的泵功能减退，心脏不能泵出足够的氧合血以满足机体代谢需要，出现静脉系统淤血、动脉系统灌注不足的一组临床症候群，是儿科常见急症之一，尤其多见于婴幼儿。诊断依据：①病史：有引起心衰的原发病和诱因：如先天性心脏病、重症肺炎。②临床表现：心功能减退的征象：精神差或烦躁、多汗、食欲不振、上腹胀痛、尿量减少、负重、咳嗽，体检心动过速、心脏扩大、舒张期奔马律、末梢循环障碍和生长发育迟缓。左心衰竭以肺循环淤血为主，右心衰竭以体循环淤血为主。X线、心电图、超声心电图、血气分析等均有助于诊断。

2. **心包填塞** 是指心包腔内有较大量的积液，导致心脏明显受压，心脏舒缩功能受限，心室充盈受损，产生血流动力学异常，如静脉压升高、循环衰竭、休克等。心包积液的性质可分为浆液性、出血性、化脓性或浆液纤维蛋白性等，有时病因难以确定。临床主要表现呈急性重病容，呼吸困难，心率增快，发绀，动脉压降低，脉压减少，静脉压升高，颈静脉怒张，心界扩大，心搏减弱或消失，心音遥远。奇脉（吸气时脉搏减弱）是心包填塞的重要体征之一。X线胸片可见心影呈梨形或烧瓶状，左右心缘各弓消失，腔静脉影增宽，超声心动图可见大量心包积液即可确诊。但在确诊后还应进一步明确其性质以指导治疗。

四、中毒性呼吸困难

1. **代谢性酸中毒** 产生的主要原因有：①机体产酸过多，如缺氧时乳酸增多，糖尿病酮酸增多；②体内HCO_3丢失，如肾小管性酸中毒、腹泻；③接受过多酸性药物如氯化钙等。

儿科严重感染所致代谢性酸中毒最多见，严重休克和心肺复苏后的代谢性酸中毒一般很严重。临床除原发病表现外，多有深大型呼吸困难，病史和血气分析有助诊断。

2. **亚硝酸盐中毒** 许多蔬菜含有硝酸盐，当其变质、腌制过久及煮熟后放置过久可使硝酸盐转变为亚硝酸盐。食用后亚硝酸盐被吸收入血，使正常血红蛋白氧化为高铁血红蛋白，失去携氧能力，当血液中含量达1.5%时，皮肤黏膜即可发生青紫，达20%时出现明显的组织缺氧。临床表现主要是与呼吸困难不成比例的严重发绀、头晕、乏力、呼吸困难，严重时可有昏迷、心律失常、血压下降及呼吸衰竭。血液高铁血红蛋白试验可确定诊断。

3. **有机磷农药中毒** 有机磷农药可经消化道、呼吸道、皮肤吸收而中毒，毒性作用主要是抑制胆碱酯酶活性而产生的毒蕈碱及烟碱样作用。毒蕈碱样症状有呼吸困难、肺部啰音、肺水肿、呕吐、多汗、流涎、瞳孔缩小、心率减慢等。烟碱样症状有肌肉震颤、肌力减弱甚至麻痹、心率加快及血压升高。中枢神经系统症状主要包括头痛、头晕、昏迷、抽搐及脑水肿等。阿托品试验治疗、血胆碱酯酶测定、分泌物及呕吐物等有机磷鉴定有助确诊。

（刘　丽）

第十节　胸腔积液

【定义】

正常情况下，胸膜腔内有3~15ml的少量液体，使两层胸膜在呼吸运动时得以润滑。胸腔的液体是由壁层胸膜生成，又由脏层胸膜回吸收，维持一种动态平衡。而当这两者之间平衡失调以至于液体积聚在胸膜腔时则导致胸腔积液。

胸腔积液患者常因胸痛、气急或其他症状就诊被发现，可通过X线或超声波检查确定积液的存在。胸腔积液可由于胸膜炎症、肿瘤、结缔组织病、局部淤血以及全身性疾病（如营养不良及慢性肾炎所致的低蛋白血症）等所引起。

【常见临床类型】

一、渗出性胸腔积液

1. 浆液性胸膜炎 主要是肺部感染继发各种细菌、病毒、支原体感染后所产生的胸膜病变。早期症状主要为胸痛，有时可放射到腹部或肩部，深呼吸或咳嗽时症状明显，可有呼吸运动受限。数日后出现胸腔积液，当积液量增多时，胸痛症状消失，出现咳嗽及呼吸困难。如果积液量较大，可见肋间隙饱满，呼吸运动减弱，气管移位，触诊触觉语颤降低，叩诊呈浊音或实音，听诊呼吸音减弱或消失。经胸部X线及彩超检查不难诊断，但要进一步明确胸膜炎的性质则要做胸腔穿刺抽出胸水做检查，并与其他胸膜疾病加以鉴别。

2. 化脓性胸膜炎 又称脓胸，胸膜腔内有脓液聚集，本病在小儿时期较多见。病因主要为细菌性肺炎、肺脓肿、败血症、纵隔感染、膈下感染等。临床特点为早期就出现全身中毒症状，如持续高热、精神不振、面色苍白等，同时出现咳嗽频繁、胸痛、呼吸困难及发绀等。积脓多时患侧肋间饱满，呼吸音消失，心脏移位；积脓不多时可无明显体征，仅为叩诊浊音，呼吸音低。胸腔穿刺胸腔积液涂片和培养一般可以明确病原。由金黄色葡萄球菌引起者，外观呈黄色或黄绿色，脓液黏稠；肺炎链球菌引起者，外观呈黄色，积液亦较稠厚。胸腔积液涂片细菌学检查或培养对于病原学确诊有重要意义。

3. 结核性胸膜炎

小儿原发性肺结核常伴有胸膜炎，有干性与渗出性两种，以后者多见。渗出性胸膜炎多起病急，发热可持续数日乃至数周，病初可有胸痛，积液出现后胸痛减轻或消失，积液量多时可出现呼吸困难，患侧呼吸运动受限，胸廓饱满，肋间隙增宽，气管移位，积液吸收后常遗留胸膜粘连或增厚，并出现相应体征。X线胸片或肺CT可见胸腔内出现不等量的积液、叶间积液、肺底积液、局限性或包裹性积液改变。胸腔积液检查：外观为草黄色，也可为血性胸腔积液。胸腔积液涂片或聚合酶链反应检测可以找到结核杆菌，或出现结核抗体阳性。结合病史、临床、PPD试验等可以确诊。

4. 风湿性疾病 风湿性疾病常累及多器官、多系统，而肺、胸膜含有丰富的血管和结缔组织，为其靶器官之一。小儿常见的风湿免疫性疾病如系统性红斑狼疮、幼年特发性关节炎等可以合并胸腔积液。

（1）系统性红斑狼疮（SLE）：浆膜炎是SLE常见的临床征象，胸膜炎是最常见的表现形式之一，胸腔积液的性质多为渗出液，但出现合并症如充血性心力衰竭、肾病综合征、肺栓塞时合并的胸腔积液也可为漏出液。SLE的胸腔积液很少单独出现，常与心包炎、肺炎伴发。临床可有胸痛、咳嗽、发热、呼吸困难等。胸腔积液一般双侧，少量到中量，少数可为单侧、大量。

（2）幼年特发性关节炎：全身型幼年特发性关节炎除关节受累外，伴有弛张高热、皮疹、肝脾肿大、浆膜腔积液等全身症状，合并胸腔积液、心包积液并不少见。临床上大部分无胸痛表现，但少数患儿可以胸痛为主要表现，患儿多伴有肺部损害，积液多为少量，性质为渗出液，对口服皮质激素和其他免疫抑制剂有效。随原发疾病的治疗，胸腔积液可吸收，一般不会遗留胸膜增厚、胸膜粘连等后遗症。对于慢性患儿，长期应用免疫抑制治疗者，应特别注意鉴别继发感染的可能。

5. 乳糜胸 指各种原因导致胸导管破裂或阻塞，乳糜溢入胸膜腔所致。乳糜胸以新生儿多见。病因包括新生儿产伤、新生儿窒息和呼吸暂停后进行人工呼吸或体外心脏按压以及胸部外伤等。先天性因素主要与淋巴系统发育不良有关。阻塞性主要以肿瘤或丝虫病阻塞淋巴管或胸导管所致。主要表现为咳嗽、气急和呼吸困难，其症状与乳糜积液量的多少或发展速度有关。体检可见患侧呼吸运动减弱，叩诊为浊音，听诊呼吸音减弱。X线检查有积液表现，胸腔穿刺抽出乳白色、碱性、无臭味液体，进一步检查可发现胸腔积液中含有大量中性脂肪，其含量可达4~5g/L，苏丹Ⅲ染色可见脂肪珠，乳糜试验（＋）即可确诊。

二、漏出性胸腔积液

1. 肾源性胸腔积液　是小儿非感染性胸腔积液常见的病因之一。包括肾病综合征、急性和慢性肾小球肾炎。肾病综合征时合并胸腔积液的机制一方面由于低蛋白血症，血浆胶体渗透浓度明显下降，另一方面由于钠水潴留，从而使血管内静水压升高。积液多为漏出液，多数是以少量胸腔积液为特点，临床主要以原发病的症状为突出表现，多无气促、呼吸困难等压迫症状，仅在胸部影像学上有改变，可单侧也可双侧。通过对原发病的控制，短期内胸腔积液可消失。肾病综合征合并高凝状态时如伴有肺栓塞也可表现胸腔积液，应及时给予抗凝、溶栓治疗。此外，肾病综合征的患儿由于低蛋白血症处于免疫抑制状态，容易合并感染，此时，应及时进行诊断性胸腔穿刺。

2. 肝源性胸腔积液　主要发生在晚期慢性肝病、失代偿期肝硬化患儿。胸腔积液的发生除低蛋白血症外还与门脉高压、横膈裂孔等有关。有基础肝病及胸腔积液，并排除胸部原发疾病所致积液即可确立诊断。多合并有腹腔积液，可有呼吸困难、咳嗽及腹部疼痛，有胸腔积液后可进一步导致呼吸窘迫。胸腔积液多为漏出液。治疗目标在于缓解症状及处理原发疾病，等待肝移植。保守治疗包括限盐及使用利尿剂等一般治疗，但利尿过度可能诱发肝性脑病。其他治疗措施如胸腔穿刺放液、化学性胸膜固定术在部分患者有效，外科治疗包括胸导管安置术、腹膜静脉分流术、经颈静脉肝内门脉系统分流术等。

3. 心源性胸腔积液　充血性心力衰竭、缩窄性心包炎等可引起胸膜毛细血管内压增高，引起胸腔漏出液。患儿可有原发心脏疾病，除胸腔积液症状及体征外，可有发绀、下肢水肿、颈静脉怒张、心脏扩大、心脏杂音、心律失常及肝脏肿大等体征。治疗上积极治疗原发病，心力衰竭导致的胸腔积液会随着心力衰竭的控制而消失。

4. 静脉阻塞性疾病　如上腔静脉、奇脉阻塞症，下腔静脉阻塞综合征、肝静脉阻塞综合征（Budd-Chiari综合征）等，临床上可有明显的肝脾肿大、门静脉高压征、食管静脉曲张等表现。此类疾病为少见病，对于胸腔积液患儿，在排除了其他原因所致胸腔积液时，应想到该类疾病的可能，可通过血管造影等手段来诊断。

【治疗原则】

（1）根据患儿症状、体征初步判断是否存在胸腔积液及积液量的大小。

（2）尽快做胸部彩超判断积液量并定位，为胸腔闭式引流做准备。

（3）大量胸腔积液有呼吸困难者，予以吸氧，并应尽早抽液或做胸腔闭式引流。但一次抽液不应过多、过快，首次不超过600ml，以后每次不超过1000ml。

（4）积极治疗原发病。

（刘　丽　具杨花）

第十一节 青 紫

【定义】

通常情况下青紫是由于血液中还原血红蛋白绝对含量增多所致，在血红蛋白浓度正常情况下，如血氧饱和度小于85%时，口腔黏膜和舌面可出现青紫；而当患儿存在红细胞增多症时，血氧饱和度虽大于85%，亦可出现青紫；相反重度贫血的患儿，即使血氧饱和度明显下降，亦难发现皮肤青紫。检查青紫应在自然光下进行，皮肤有明显色素沉着、黄疸或水肿时，青紫表现不明显。在皮肤较薄、色素少和毛细血管丰富的地方，如口唇、舌尖、口腔黏膜、耳垂及甲床等部位，青紫易于显现。

【分类】

按照病因可将青紫分类如下。

1. 动脉血氧饱和度和氧分压降低

（1）心脏性青紫：原发性或继发性右向左分流的先天性心脏病，无心脏畸形的新生儿通过开放卵圆孔或动脉导管的右向左分流。

①肺血减少型：法洛四联症、肺动脉狭窄、室间隔完整伴肺动脉闭锁、三尖瓣畸形、三尖瓣闭锁、左心发育不良综合征、艾森门格综合征等。

②肺血增多型：肺静脉畸形引流、永存动脉干、完全性大动脉转位。

③肺血可多可少者：单心室、右心室双出口、新生儿持续肺动脉高压。

（2）呼吸性青紫：由于上呼吸道、肺部、中枢神经系统疾病或神经肌肉病变所致换气不足所致，如支气管哮喘、各型重症性肺炎、支气管肺发育不全、原发性肺动脉高压、特发性肺含铁血黄素沉着症、特发性肺间质纤维化、肺栓塞等。

2. 动脉血氧饱和度和氧分压正常

（1）周围性青紫：周围循环缓慢，或周围氧消耗增加，红细胞增多症。常见于雷诺病、网状青斑、冷球蛋白血症、新生儿红细胞增多型、血栓闭塞管炎等。

（2）血红蛋白异常性青紫：如继发性高铁血红蛋白血症（药物或毒物中毒）、先天性高铁血红蛋白症、硫化血红蛋白血症、血红蛋白M病等。

【常见临床类型】

1. 法洛四联症 本病的病理学主要包括大型室间隔缺损、右心室流出道梗阻、右心室肥厚及主动脉骑跨。实际上只有两种畸形是必不可少的，即能够均衡左右心室压力的大型室间隔缺损及右心室流出道梗阻。患儿出生时即可闻及心脏杂音。多数患儿出生时即可表现为青紫。青紫程度较轻的患儿可随病程发展出现用力或下蹲后呼吸困难及缺氧发作。非青紫患儿可无症状或表现为心室中大量左向右分流导致的心力衰竭。本病合并肺动脉瓣闭锁的患儿可于出生后出现严重的青紫。体格检查可发现患儿表现为不同程度的青紫、呼吸急促及杵状指。听诊50%的患儿可于胸骨左缘上、中部闻及收缩期吹风样杂音。右心室流出道梗阻程度越重，收缩期杂音越为短促而轻微。心电图电轴右偏，右心室肥厚。胸片示典型的靴状心。超声心电图检查可确定诊断并能判断本病的严重程度。法洛四联症可合并缺氧发作，主要发生于婴幼儿患者，生后2~4个月为发病高峰，多发生于清晨哭闹、伴青紫程度加重及心脏杂音减轻时。

2. 完全性大动脉转位 本病是指主动脉起自右心室，位于右前方；肺动脉起自左心室，位于左后。二尖瓣前瓣与主动脉瓣后瓣无纤维连接，而与肺动脉有纤维组织连接，房室连接一致，右心室位于左室的右边。

本病是小儿出生后一月内致死的最常见的先天性心脏病，发病率占先天性心脏病的12%，或占活产婴的1/4000，男：女为（3~4）：1。患糖尿病母亲的子女发生率相当于一般居民中发生率的11.4倍，但与出生体重无关。本病临床诊断表现是自出生便出现青紫，新生儿时期便出现呼吸困难、心力衰竭与喂养困难。体格检查可见轻至重度青紫，特别多见于体重大的男婴，S2心音呈单音、响亮。心室结构正常患儿无杂音。心力衰竭持续存在，将出现肝脏增大与呼吸困难。患儿一旦确诊为完全性大动脉转位，要及时给予持续滴注前列腺素E1以维持动脉导管的开放，并及时将患儿转入能够进行房间隔球囊造口手术或大动脉转位根治术的医院进行治疗。

3. 肺动脉狭窄（PS） 发病率占所有先天性心脏病的8%~12%。PS可发生在瓣、瓣下（漏斗部）、瓣上。梗阻可由于不正常的肌束而发生在右心室腔（例如右心室双出口）。肺动脉狭窄时，肺动脉瓣增厚、融合，只有一小孔。虽然右心室大小正常，但在瓣膜几乎闭锁的婴儿仍然发育不良。发育不良的瓣膜（由厚的、不规则的、不活动的、突变的、小的动脉瓣环组成）常在努南综合征中见到。漏斗部的狭窄很少单独存在，常伴有大室间隔缺损（VSD）。瓣上PS，又叫作肺动脉瓣狭窄（PA），轻症患儿无症状，呼吸困难和疲劳可在中重度患者中出现，严重患儿可心力衰竭或胸痛。体格检查多数患儿无青紫，生长发育好。严重PS的新生儿可有青紫和呼吸急促。收缩期震颤可在胸骨左缘上部出现，肺动脉瓣的狭窄在胸骨左缘上部可闻及收缩期喷射性杂音。第二心音可分裂，肺动脉瓣区第二心音减弱。收缩期喷射性杂音（2/6~5/6级）可在胸骨左缘第二肋间处闻及，并向背部传导。杂音越响，持续的时间越长，狭窄的程度越重。若果充血性心力衰竭存在，肝脏可增大。轻度肺动脉狭窄心电图正常。中度肺动脉狭窄出现电轴右偏和右心室肥厚（RVH）。ECG中RVH的程度与肺动脉狭窄的程度相关。严重肺动脉狭窄可见右心房大和RVH，新生儿严重PS可出现LVH是因为右心室发育不良和左心室相对增大。胸片示心脏外形多正常，但主动脉段突出（狭窄后扩张），充血性心力衰竭时心外形增大。肺血管影常正常但严重肺动脉狭窄时可减少。超声心动图中胸骨旁短轴切面二维图像可见肺动脉瓣厚，限制了心脏收缩。可估测肺动脉瓣环的大小。主肺动脉扩张、增厚且运动不良的瓣叶常说明肺动脉瓣发育不良。多普勒可估测压差。需选取多个取样点来获得最大流速。由多普勒测定的血管内压力常较导管内测定的压力稍高（大约高10%）。

4. 三尖瓣闭锁 由完全缺乏右房室连接，右室发育不良或右室缺如，室间隔缺损以及大血管位置正常或转位，有或没有肺动脉狭窄或闭锁而组成。发生率为活产婴的0.05‰，占先天心脏病的1.1%~3.4%，男性稍多。约19%有心外（如神经系统或骨骼肌系统）畸形，可伴Down's综合征，无脾综合征等。

病理解剖分类未统一，Keith等分为两型，Ⅰ型：大血管关系正常，最常见，约占70%以上。又分Ⅰa：室间隔完整伴肺动脉瓣狭窄；Ⅰb：室间隔缺损小伴肺动脉瓣狭窄；Ⅰc：大型室间隔缺损而无肺动脉瓣狭窄，其中Ⅰb占全部三尖瓣闭锁的50%以上。Ⅱ型，有大血管转位。又可分为Ⅱa：室间隔缺损伴肺动脉瓣闭锁；Ⅱb：室间隔缺损伴肺动脉瓣狭窄；Ⅲc：室间隔缺损无肺动脉瓣狭窄。大血管转位又有完全性和纠正性之分，伴纠正性大血管转位更少见。三尖瓣闭锁（尤其Ⅱ型）还可伴其他心血管畸形，如左上腔静脉缩窄、主动脉缩窄、主动脉弓发育不良、动脉导管未闭等。三尖瓣闭锁血流动力学岁左右心房间交通的大小，室间隔缺损的有无及大小，大血管转位及肺动脉瓣狭窄的存在与否及程度等而变化。本病症状主要有青紫，生后即有，且呈进行性加重，出现呼吸困难、乏力，严重者可有缺氧发作，常发生肺部感染、心力衰竭等症状。病儿发育差、发绀、杵状指等，可有颈静脉怒张、肝大、水肿等心力衰竭表现。

5. **主动脉缩窄** 本病较常见，发生率约占所有先天性心脏病的8%，新生儿主动脉缩窄常伴有心脏的其他畸形，称为缩窄综合征。生后很快出现症状。临床可分成两类，有症状和完全无症状者。婴儿病例最常见的伴发畸形是动脉导管未闭（约58%~69%），室间隔缺损（22.8%~48%），其他为房间隔缺损、主动脉瓣和二尖瓣病变、左上腔静脉、大血管错位、心内膜弹力纤维增多症及Turnor's综合征等。年长儿病例大多为单纯性主动脉缩窄，合并主动脉瓣穿孔较常见。最先出现气促、多汗以及充血性心力衰竭的症状和体征，这些表现在出生数天及数周即已明显，少数延迟至6个月之后才出现症状。青紫为周围性，偶见差异性青紫。常有桶状胸，心搏动弥散，听诊无特异性，常有奔马律，可无杂音。脉搏微弱或不能扪及。少数病例心电图可正常，多数为电轴右偏和右心室肥厚或右束支传导阻滞型，少数双室肥厚，罕见单纯左室肥厚。X线胸片多数有心影中至重度增大，肺部多呈充血改变。因常有复合畸形，故需左右心造影检查。

6. **完全性肺静脉异位引流** 本病约占先天性心脏病的1%，但伴发其他心脏畸形的发病率高，30%的病例伴发PDA，尤其膈下型。其余尚可伴发室间隔缺损、二尖瓣闭锁、三尖瓣闭锁、法洛四联症和永存动脉干等心脏畸形。完全性肺静脉异位引流是指全部静脉直接或经体循环静脉系统进入右房，根据异位连接的部位分成三型，即心上型、心型和心下型。最常见为心上型，心上型中约50%在左肺动脉后面或右上腔静脉连接处有某种程度的梗阻。其次为心下型，其静脉导管几乎都有某种程度的梗阻。心型直接进入冠状窦和右房，少有静脉回流梗阻。50%以上并完全性肺静脉异位引流生后一月内出现症状，90%患者在1岁内出现临床表现。婴儿时期最常见的表现是充血性心力衰竭，即气促、喂养困难、生长发育差和肝肿大。有青紫，但较轻，无肺静脉梗阻者青紫一般不明显。有心前区活动增强，第一心音正常或增强，第二心音固定分裂，约半数可闻及喷射性收缩期杂音，约1/2可闻及第三或第四心音，常闻及三尖瓣区舒张中期杂音。少数有连续性杂音。肺水肿时肺部闻及湿性啰音。本病未手术者约30%在生后3月内死亡，80%以上患儿于1岁左右死亡，个别患儿可活到10岁。手术后医院死亡率从12%~30%不等。

7. **高铁血红蛋白血症的鉴别** 新生儿较婴幼儿及儿童更易发生高铁血红蛋白血症，这是因为新生儿血液中含有更多的胎儿血红蛋白，比成人型血红蛋白更易形成高铁血红蛋白，当高铁血红蛋白浓度≥15g/L（1.5g/dl）时，血呈深棕色，皮肤及黏膜出现青紫，新生儿高铁血红蛋白血症病因有以下3种。

（1）HbM病：较少见，为显性遗传性异常血红蛋白血病，有明显家族史，青紫常持续，少数呈间歇发作，任何治疗方法均无效。

（2）暂时性高铁血红蛋白还原酶缺陷：无家族史，呈中度青紫，不伴缺氧症状，新生儿期后青紫可逐渐减轻。

（3）中毒或药物引起的高铁血红蛋白血症：有报道用含有硝酸盐或亚硝酸盐的井水冲奶粉喂养新生儿后，引起新生儿高铁血红蛋白血症。引起高铁血红蛋白血症的药物有磺胺类、抗疟药、安替比林、维生素K和非那西汀等。高铁血红蛋白血症的血液呈深棕色，与空气摇混后不转红，根据此点可与其他原因引起的中央性青紫区别。药物或中毒引起的高铁血红蛋白血症静注亚甲蓝或维生素C后，青紫即减轻或消失。先天性高铁血红蛋白血症对此治疗无反应。

【诊断思路】

（1）对于青紫患儿应首先区分青紫是由于还原性血红蛋白增多引起，还是由于异常血红蛋白增多引起。

在儿童，由于异常血红蛋白增多引起的青紫多见于食用含亚硝酸盐的食物引起的高铁血红蛋白血症，这类患儿多急性起病，青紫比呼吸困难表现明显。而硫化血红蛋白血症往往见于以上疾病患儿，还同时伴有便秘，使肠道内的硫化氢产生过多，从而使血液中硫化血红蛋白增高。

（2）在除外由于异常血红蛋白增多引起的青紫后，要进一步确定患儿青紫是周围性青紫还是中心性青紫。

这可以通过动脉血气分析来进行鉴别。当血气分析示患儿的血氧饱和度降低时，则表示患儿的青紫是中心性青紫；而如果血氧饱和度正常，则提示为周围性青紫。在新生儿，周围性青紫多见于红细胞增多症，由于血液黏稠度增高，周围循环差而出现青紫。

（3）对于中心性青紫，还应进一步确定是肺源性青紫还是心源性青紫。

高氧试验可帮助区分两种青紫，高氧试验可通过面罩给患儿纯氧至少10分钟，以便使肺泡内的空气被氧气取代。如果患儿的发绀是由于肺部疾病造成，则患儿经给予高氧后，血氧饱和度会有明显升高，动脉氧分压可达到100mmHg以上；但如果患儿患有青紫型先天性心脏病时，动脉氧分压升高一般不会大于30mmHg。

（4）肺源性青紫及心源性青紫的病因。

常见的肺源性青紫包括各型重症肺炎、支气管哮喘等，此外还包括支气管肺发育不良、原发性肺动脉高压、特发性肺含铁血黄素沉着症、特发性肺间质纤维化、肺栓塞等少见情况。而常见的青紫型先天性心脏病有法洛四联症、完全性大动脉转位、完全性肺静脉畸形引流、三尖瓣闭锁、肺动脉闭锁伴室间隔缺损等。

【治疗原则】

治疗原则是针病因进行治疗。由中毒引起的应迅速脱离中毒的环境，尽量清除毒物，促进毒物的排泄及解毒，如使用特效解毒药等；而对于肺源性的青紫则积极控制感染，给予吸氧，发生呼吸衰竭时给予吸机支持治疗；而对于由于青紫型先天性心脏病引起的青紫，最根本的治疗为手术纠正心脏畸形，但在患儿手术前要及时给予患儿持续静脉滴注前列腺素 E_1 以维持动脉导管的开放，以便给患儿确诊和治疗赢得时间。

（乔红梅　李君召）

第十二节　高血压

【定义】

小儿高血压是指收缩压和（或）舒张压高于正常值。小儿高血压主要分为原发性高血压和继发性高血压两大类；若患儿有高血压家族史、年龄 >10 岁提示高血压为原发性高血压；而 ST-T 异常，立位肾素活性大于 6μg/（L·h）提示高血压为继发性高血压。小儿高血压的诊断标准尚未统一，目前所用诊断小儿高血压标准有以下几种。

（1）百分位数法：其血压偶尔超过所在性别、年龄组第95百分位数或持续超过第90百分位数，并至少升高一年以上，诊断为高血压。

（2）每个年龄组的平均收缩压和（或）平均舒张压在同年龄、同性别及同身高小儿血压的第90~95百分位数之间临界高血压（正常高限）。

（3）任何一个儿童，其血压超过正常（指均数）2~2.7kPa（15~20mmHg），要考虑高血压。

（4）还有的提出少年卧位舒张压持续或经常在12kPa（90mmHg）以上为高血压。

【 发生机制 】

1. **原发性高血压** 原发性高血压的确切发病机制不明，近年来研究认为与多种因素有关。

（1）肥胖儿童红细胞膜 Na^+，K^+-ATP 酶和 Ca^{2+}-ATP 酶活性显著降低，引起细胞 Ca^{2+} 浓度升高，最终外周血管阻力增高，血管收缩导致高血压。

（2）人体大量的脂肪组织可以形成血管紧张素前体，血管紧张素原的增多。脂肪组织存有高浓度心钠素（ANP）清除受体，导致血浆 ANP 清除过多，促发原发性高血压的发生和发展。

（3）肥胖儿童多数有高密度脂蛋白胆固醇降低，导致胆固醇在血管壁中沉积，血管壁顺应性下降及大动脉的弹性贮器作用减弱，引起血压升高 。

2. **肾性高血压** 在肾性高血压中起主要作用的是肾素-血管紧张素-醛固酮系统及肾性体液调节机制。

肾素-血管紧张素-醛固酮系统主要是在肾血管性高血压、肾素分泌性肿瘤及恶性高血压中起作用。肾素是肾小球球旁细胞分泌的一种蛋白水解酶，能使在肝内形成的一种 α_2 球蛋白（血管收缩素原）水解为血管收缩素 I（简称 AG I）。AG I 在血液中及组织中（主要是肺）转换酶的作用下形成血管紧张素 II（AG II）。AG II 有升高血压的作用，并作用于肾上腺皮质，分泌醛固酮。

细胞外液容量在肾性高血压的发病机制中所起的作用很重要，如双侧肾切除或肾功能严重减退的患者常有动脉压升高，而这种患者长期透析治疗使细胞外液容量减少时，可使血压下降至正常。在肾实质受损害引起的高血压中，细胞外液容量增多常为主要因素。另外，细胞外液容量增多时，加压因素如去甲肾上腺素及血管紧张素等的加压反应加强。

3. **心血管疾病与高血压** 血压与心脏收缩力、排出量、动脉血管壁的弹性以及全身各部位细小动脉的阻力等因素有关，全身小动脉痉挛致周围阻力增加是引起血压高的重要原因。

4. **内分泌性高血压** 内分泌因素包括甲状腺素、儿茶酚胺、肾上腺皮质激素、甲状旁腺素产生过多以及肾素-血管紧张素-醛固酮活性增强等。如儿茶酚胺产生过多是嗜铬细胞瘤和肾母细胞瘤发生高血压的机制，可能与钠潴留、细胞外液容量扩张、血浆肾素活性增加和 AG II 增多有关。

5. **药物** 某些药物和化学物质可致高血压。如减轻鼻充血的血管收缩剂、皮质激素、避孕药等。某些肾毒性药物也可致肾性高血压。

【 常见临床类型 】

1. **原发性高血压** 在儿童时期诊断原发性高血压比较困难，应慎重，基本上采用排除诊断法。如果血压升高超过数周或数月，又能排除各种继发性原因时结合家族史、肥胖等综合诊断。原发性高血压在青少年期前少见，其发生率随年龄增长而增加。儿童和青少年原发性高血压患儿具有明显临床特征，一般来说，小儿原发性高血压的血压升高多为轻度的升高，一般仅在第 95 百分位之上，往往具有明显的家族史，患儿的父母或祖父母大多有高血压的病史；其次，原发性高血压小儿往往为肥胖儿童，但是对于青少年期的高血压男性患儿可能没有肥胖，但是该类患儿往往家族史非常明显。因此，对于轻度升高的高血压青少年患儿，有明确的家族史及同时伴有肥胖往往提示该患儿为原发性高血压。

2. **肾性高血压** 小儿继发性高血压中肾脏实质病变最常见，约占80%左右。其中以各种类型的急、慢性肾小球肾炎（包括各种结缔组织病所引起的肾脏病变）为多见，其次为慢性肾盂肾炎及其他先天性泌尿系统疾患。肾脏血管性疾患约占继发性高血压的12%左右，其中以肾动脉狭窄最常见。新生儿高血压中93%为肾血管性疾患，可能与近年来较多地采用保留脐动脉导管引起脐动脉血栓有关。

（1）急性肾小球肾炎：本病大多为轻至中度升高，但也可见到严重高血压及高血压脑病。高血压的发生多在发病的2周内出现，2周后逐渐下降，1月后大多数恢复正常，其血压升高主要与钠水潴留有关。

（2）急进行性肾小球肾炎：急进性肾小球肾炎 发病初期表现与急性肾小球肾炎相似，病程2~3周时，病情急剧恶化，表现为明显水肿、血尿和蛋白尿，血压持续升高。病程多短于半年，病死率高。

（3）溶血尿毒综合征：主要表现为急性血管内溶血、急性肾功能衰竭、血小板减少和血管内凝血。在急性期之后可发生严重而持久的高血压，不同年龄组高血压发生率不同，2~3岁以下婴幼儿发生高血压的很少，3岁以后者发生高血压的概率高，本病发生高血压的原因可能是肾脏瘢痕的肾素分泌增加。

（4）肾盂肾炎：反复的泌尿系感染或严重的反流可导致瘢痕及反流性肾病，从而发生持续性高血压，预后严重。

（5）多囊肾：多囊肾多为先天性的。可分为七种类型。①多囊肾发育不良和其他囊性发育不良；②多房和单个囊肿；③婴儿型多囊肾和肝脏疾病；④成人型多囊肾；⑤肾髓质囊性疾病；⑥髓质海绵肾；⑦肾囊性疾病伴先天畸形综合征。其中婴儿和成人型多囊肾、单个和多房肾囊肿常在早期发生高血压，且高血压的发生与肾功能无关。

（6）肾发育不良：肾发育不良是指肾脏较正常肾体积小50%以上，但肾单位及导管分化和发育正常，因此肾单位的数目减少，故肾小叶和肾小盏的数目也减少。本病可分为：①单纯性肾发育不良；②阶段性肾发育不良；③少而大的肾单位肾发育不良。

（7）肾血管性高血压：由一侧或双侧肾动脉狭窄引起。病变性质可为先天性、炎症性和动脉粥样硬化等。前两者多见于青年女性。除部分肾动脉狭窄，由混合型大动脉炎（Ⅰ或Ⅱ型大动脉炎＋肾动脉型）引起者为不对称高血压外，多数肾动脉狭窄者四肢血压呈对称性升高。肾动脉狭窄引起的高血压均为肾素依赖性高血压。肾脏一侧或双侧缩小，腹部或肾区可闻及血管杂音；大剂量断层静脉肾盂造影、放射性核素肾图、双侧肾静脉血PRA有助于诊断；肾动脉造影和（或）DSA检查可明确诊断。

（8）肾动脉血栓形成：本症在新生儿期主要为脐动脉导管所致，或者是在外伤、动脉疾病、动脉瘤的基础上肾动脉血栓形成。新生儿期主要表现是血尿和高血压所致心力衰竭，此外，PDA时扩张的动脉瘤可发生血栓形成，并发肾动脉栓塞。

3. 主动脉缩窄（COA） 本病占心血管畸形的4%~10%，并且是新生儿和婴儿期高血压最重要的原因之一。主动脉缩窄由于机械性梗阻引起上肢高血压，但少数晚期病例手术缓解缩窄后血管并不下降，可能与肾素或周围血管阻力增加有关。大动脉炎因引起肾动脉狭窄或肾动脉前降主动脉严重狭窄影响肾血流灌注产生高肾素性高血压。

4. 肾上腺疾患通过其分泌的激素引起高血压

（1）原发性醛固酮增多症：本病是由于肾上腺组织产生醛固酮过多所致，小儿以双侧肾上腺增生为主，而肾上腺瘤和肾上腺皮质癌少见，男性多于女性。

（2）库欣综合征：本病是肾上腺皮质肿瘤或增生分泌过多糖皮质激素（主要是皮质醇）所致，或由于垂体病变分泌过多的ACTH所致，也可以由于长期应用皮质醇类药物引起的医源性库欣综合征。临床上出现满月脸、高血脂、向心性肥胖、紫纹、痤疮、糖尿病倾向、高血压、骨质疏松等。肾上腺病变引起者可为双侧增生（最为多见）、腺瘤或癌。在儿童癌较多见。

5. **高血压脑病** 本病动脉血压突然升高所表现的一种综合征，可并发于原发性或继发性高血压，小儿以肾性高血压为主，如急性肾小球肾炎、肾血管性高血压等，次为嗜铬细胞瘤及主动脉缩窄等。

6. **中枢神经系统疾患** 如多发性神经根炎、小儿麻痹、颅内出血、肿瘤、脑炎等偶可致严重高血压。

【诊断思路】

（1）体验确定患儿是否存在高血压：应当采用正确的测量方法，包括测量的环境选择和合适的血压袖带、至少三次的测量取其平均值。然后再参考患儿的年龄、性别及身高来确定，该患儿的血压是否高于同年龄、性别及身高的儿童血压的第95百分位，如果高于此值可确定患儿存在高血压。

（2）进一步确定患儿高血压是继发性还是原发性的：继发性高血压仅为已知疾病的表现之一，根据患儿的病史、症状、体征、实验室及影像学检查，部分包括组织病理学检查，能够有明确的病因诊断，主要包括肾源性、心血管性、中枢性、内分泌性及中毒等原因。除外已知病因者诊断为原发性高血压。

（3）确定了继发性高血压后，再进一步寻找高血压的病因。

（乔红梅 李君召）

第十三节 心律失常

【定义】

心律失常是指心脏冲动的频率、节律、起源部位、传导速度和激动次序的异常。导致小儿心律失常的先天性病因包括先天性心脏病、宫内感染等，获得性因素有风湿性心脏炎、川崎病、心肌炎等；心脏外的因素可有电解质紊乱、药物反应或中毒、内分泌及代谢疾病、自主神经失调及情绪激动等。

【常见临床类型】

一、窦性心律失常

1. **窦性心动过速** 窦房结所控制的心律，超过各年龄组标准的高值，称为窦性心动过速。其心电图特征是P波规律出现、形态正常，aVF直立，aVR倒置；P-R间期≥0.10秒；心率快时，P波可与T波融合。在生理状态如哭闹、运动、情绪紧张时出现。病理状态下如发热、出血、休克、贫血、心肌炎等情况下出现。

2. **窦性心动过缓** 窦房结所控制的心律低于各年龄组标准的低值。在运动员中非常常见。其心电图特征是P波规律出现、形态正常，顺序出现QRS波，窦性心率低于各年龄组标准的低值。对于健康儿童来讲，一般无重要意义。持久性窦性心动过缓常由疾病引起，如克丁病、颅内压增高等，当疾病好转时窦性心动过缓也可好转。显著的窦性心动过缓应当与冠状窦心律及房室传导阻滞相鉴别。对于窦性心动过缓的患儿当运动时心率可增快超过100次/分，然而房室传导阻滞一般不能明显增快。低出生体重儿的窦性心率变化很大，窦性心动过缓在这类患儿中很常见，并可出现交接区逸搏，房性早搏亦常出现。

3. **窦性心律不齐**　由于窦房结起搏点发出的快慢频率不等，常受迷走神经影响，和呼吸周期有关，心率在吸气时增快，呼气时减慢，窦性心律常见于正常儿童，临床上无显著症状。心电图特点：窦性P波与QRS波顺序出现，P波形态有差异，PR间期差距不等；呼吸性窦性心律不齐时，窦性PP间期随呼吸频率而改变，吸气时心率逐渐增快，呼气时减慢，随意呼吸时心律不齐显著。

二、过早搏动

简称早搏，是指在正常心律或异位心律的基础上提早发生的心脏搏动。按其发生的部位分为房性、交界区、室性及多源性搏动。早搏多见于无器质性心脏病的小儿，但也可发生于有先天性心脏病、心肌炎等的小儿。另外急性感染、电解质紊乱、洋地黄类药物过量等亦可引起早搏。临床多无症状，年长儿偶诉心悸或心前区不适等。听诊可发现心律不齐、心脏搏动提前，其后常有一定时间的代偿间歇，第一心音强弱也不一致。诊断主要依靠心电图检查。

1. **房性及交界区早搏**　房性早搏的心电图改变是提前出现的P波，QRS形态多与窦性QRS相同，当伴有差异性传导时，QRS波可有变形，代偿间期不完全。而房室交界区早搏的心电图特点是提前出现的QRS波形态与窦性的相同；早搏的P波逆行型（Ⅱ、Ⅲ、aVF导联中倒置），PR间期 ≤ 0.10秒，或P波出现在QRS后，则RP ≤ 0.20秒；多为完全代偿间期。

2. **室性早搏**　心电图改变是提前出现的宽大畸形的QRS波群，其前无P波，QRS时间在0.10秒以上，婴儿在0.08秒以上，代偿间歇完全。对于小儿无症状、无器质性心脏病者，室性早搏为单源性，配对时间固定，Q-T间期正常，运动试验后早搏消失或减少，一般无须抗心律失常药物治疗，宜定期随访。而对于有严重器质性心脏病，Q-T间期延长，运动后早搏增多，24小时动态心电图或运动试验多源性室性早搏、形态和方向相反的成对室性早搏、室性早搏发生在T波上或并发完全性房室传导阻滞或Q-T间期延长综合征时，多为室性心动过速或室性颤动的先兆，应及时处理。运动试验后见短阵室性心动过速，都应积极治疗。

3. **多源性早搏**　在心房、交界组织或心室内有不同异位起搏点，心电图的同一导联中QRS形态不同，联律间期与代偿间歇各不相等。

三、房性心动过速

房性心动过速是指房内异位起搏点发出快速频率的激动，临床上分为阵发性心动过速和非阵发性心动过速。前者的特点是突发突止，常以早搏形式开始，窦性心律夺冠而终止，婴幼儿心率达230次/分以上，儿童在180次/分以上。非阵发性心动过速为自律性增高所致，无突发突止的特点，心率较阵发性的慢，婴幼儿每分钟在230次/分以下，儿童在180次/分以下，持续发作。大多房性心动过速无明显器质性心脏病变，也可发生在心脏病者如先天性心脏病、风湿性心脏病、心肌病、心肌炎等；急性感染，电解质紊乱，以及洋地黄中毒也可导致房性心动过速等。

四、室上性心动过速

为小儿最常见的异位快速心律失常，其异位起搏点发生在交界组织以上，主要由折返机制产生。可分为三大类：依赖于旁路的折返性心动过速；不依赖于旁路的折返性心动过速；异位性或自律性心动过速。折返性室上性心动过速的临床表现特点为突发突止，多以感染为诱因，常在安静状态下发作。一次发作持续时间短至数秒钟，长至数个小时。心动过速时的心室率常常高于180次/分，偶达300次/分。多数儿童对室上速的发作可很好地耐受，短时间的发作对于患者的生命一般不会造成影响。如果心动过速心室率过快或持续时间过长，患者会感觉心前区不适或出现心力衰竭。婴儿期室上速患儿最容易发生心力衰竭，原因多是由于室上速持续很长时间而未被及时识别。婴儿患者会表现出急性危重病容，面色发灰、躁动及易激惹。呼吸频率加快与肝脏增大是心力衰竭的征象，患儿可以同时表现为发热与白细胞增多。对于新生儿患者，室上速的心电图通常表现为窄QRS波心动过速（QRS波时限<0.08秒），只有50%~60%的新生儿室上速心电图可见到P波。

五、室性心动过速

简称室速，是指连续3个或3个以上起源于心室的搏动。频率140~180次/分，小儿可超过200次/分。通常通过体表心电图即可作出室性心动过速的诊断。室性心动过速的心电图特征是畸形的QRS波和室房分离。其中存在室房分离是诊断室性心动过速强有力的证据。室性心动过速发作时QRS波与窦性心律室性早搏的形态一致有助于诊断。常见的临床表现包括呼吸困难、气急、胸痛、心悸、头晕、晕厥等。年长儿可表现出易疲劳、运动的不耐受，婴儿则可出现喂养困难、易激或精神萎靡。病因可为心肌炎、冠状动脉起源异常、二尖瓣脱垂、心脏原发肿瘤、心肌病、药物、心脏术后等。室速应及时处理，因其可引起低血压或发生室颤。

六、扑动与颤动

1. 心房扑动　是由于激动在心房内快速环形运动所产生的一种主动性快速而规则的心律失常。心电图上表现为具有典型的锯齿样心房波的快速、规则的异位房性心律失常。其心房率婴幼儿为350~600次/分，儿童为250~350次/分，心室率取决于房室结的传导功能，可以是1∶1、2∶1、3∶1、4∶1的传导。心房扑动在小儿中出现三种情况：①出现在胎儿或新生儿中。②出现在获得性心脏病或未手术的先天性心脏病患者，如心肌炎、心肌病、三尖瓣闭锁、三尖瓣下移畸形等。③出现在先天性心脏病手术后。在新生儿期的房扑有两种类型：一种是先天性慢性房扑，多在生后出现，患儿多能耐受，一般治疗无效，可在1岁内自愈；另一类是阵发性心房扑动，多在生后数周或数月后发生，应用抗心律失常药如地高辛有效，但易复发。大部分婴儿的心房扑动不伴有心脏结构的异常。患儿的症状主要与原发心脏病的轻重及心室率的快慢有关。轻者可无症状。重者可发生心力衰竭、晕厥、抽搐、心源性休克等。体检存在心音低钝、强弱不等，并可有脉搏脱漏。诊断主要依据心电图。

2. 室性颤动　为QRS-T波群消失，呈现不规则、形状和振幅各异的颤动波。频率在150~500次/分。患儿如不迅速恢复有效心搏则会死亡。胸前区重击有时可恢复窦性心律，抢救应人工通气下胸外按摩，直流除颤，异丙肾上腺素是最后可用的办法。室颤恢复后应寻找基础病因，如为原因不明或非可逆性原因引起，应予安置AICD预防猝死。

七、长Q-T间期综合征

长Q-T间期综合征的特征性心电图表现为Q-T间期延长，该病常伴恶性室性心律失常、晕厥发作或心源性猝死，分为先天性（遗传性、肾上腺素依赖性）和获得性（间歇依赖性）两类。发作期表现为室性心动过速、心室颤动或心室停搏，也是晕厥和猝死的原因。室性心动过速通常为尖端扭转型，发病者多见于幼儿和青少年。晕厥发作多数在情绪激动或运动应激时发生。

八、房室传导阻滞

房室传导阻滞又称房室阻滞，是指从心房通过房室交界传至心室的激动受阻。按受阻程度可分为一度、二度和三度（或称完全）房室传导阻滞。引起小儿房室传导阻滞的原因有先天性心脏病、心肌炎、心肌病、风湿热、心脏外科术后以及迷走神经张力增高等。

1. 一度房室传导阻滞　心电图表现为房室间1∶1传导，但P-R间期延长超过正常高限。

临床常无症状，体征仅第一心音减弱。常见于风湿热、心肌炎，也可见于迷走神经张力不稳定的小儿。

2. **二度房室传导阻滞** 心电图：Ⅰ型（文氏现象）：P-R间期逐步延长，直至QRS波脱落1次；在R-R延长的同时，P-R间期逐步缩短，而且脱漏的前、后两个R波的距离小于最短的R-R间期的2倍。Ⅱ型（莫氏Ⅱ型）：P-R间期固定不变，但心室搏动呈规则性脱漏，且常伴有QRS波增宽。临床可无症状，也可表现为心悸、头晕等。二度Ⅰ型是暂时性的，预后良好，多可自行恢复；二度Ⅱ型常逐步演变为三度房室传导阻滞，多由手术所致传导系统损伤，可发生猝死，是植入起搏器的指征。

3. **三度房室传导阻滞** 心电图显示P波与QRS波群无关，心房率较心室率快。心室波形有两种形式：一为QRS波的形态、时限正常，表示阻滞在房室束之上；另为QRS波有切迹，时限延长，示阻滞在房室束之下。临床表现不一，部分小儿并无主诉，病情重者可有乏力、眩晕、活动时气短，最严重的表现为阿-斯综合征发作，甚至发生猝死。三度房室传导阻滞的预后，取决于阻滞部位，远端阻滞预后较差。在小儿多见于先天性房室阻滞，预后较好。后天获得性者多为严重心肌损害，预后差，主要见于心肌炎和先天性心脏病手术损伤传导系统，常需植入人工心脏起搏器。

九、病态窦房结综合征

病态窦房结综合征是由于窦房结器质性病变或功能障碍，造成窦房结起搏功能或窦与房之间传导受到抑制所致。常以窦性心动过缓开始，也可与心动过速交替出现，间歇发作，故又称为心动过缓-过速综合征（慢快综合征）。小儿以心肌炎、心肌病、先天性心脏病、心脏手术损伤窦房结或窦房动脉所致。最常见的症状是头晕和晕厥，部分患儿易疲劳、乏力，婴儿严重者可引起惊厥。诊断主要根据患儿存在病态窦房结综合征的心电图表现包括窦性心动过缓、严重的窦性心律不齐、窦性停搏或静止、缓慢心律失常-快速心律失常交替或心房内折返性心动过速，并且通过运动试验、阿托品试验或电生理检查存在窦房结功能异常者即可诊断。

【诊断思路】

1. **确定是否是心律失常**

当患儿存在心悸、乏力、头晕、晕厥等症状，并且心脏听诊提示心律及心率有异常，尤其对伴有心脏疾病的患儿应高度怀疑存在心律失常，此时普通心电图是必需的检查，如果患儿的症状是发作性的，则需行24小时动态心电图。

2. **根据P波对心律失常作出初步判断** 首先观察P波是否存在，如果存在，观察P波的形态、电轴、PR间隔及P波与QRS波群的关系。如果P波不存在，需进一步观察QRS波群形态。如果P波消失伴有QRS波群的宽大畸形则提示可能存在室性心动过速的可能。存在P波，且形态和电轴正常，PR间期正常则为窦性心律失常。如果存在P波，但P波的形态与窦性心律时不同，如果在QRS波群的前方，则提示为房性心律失常；而在QRS波群的后方，则提示为房室折返性心动过速，在大部分的房室折返性心动过速时RP短于PR。而如果RP大于PR，且P波在Ⅱ、Ⅲ、aVF导联，则出现P波倒置，一般见于持续性交界区折返性心动过速。

3. **根据QRS波群的进一步判断心律失常类型** 一般来讲，窄的QRS的心动过速多为室上性心律失常，而宽的QRS为常见的室性心律失常。但这种判断并不完全可靠，尤其在小儿，仍需结合电轴、具体导联、QRS波形以及与P波的关系等具体分析。

（李亚男 成焕吉）

第十四节 食欲不良和偏食

【定义】

若愿吃的食物种类与正常同龄小儿显著不同，从而导致热量或某些营养素不足称为偏食。食欲不良明显时可表现为厌食，长时间的食欲减退或消失，使患儿体重减轻甚至影响生长发育，目前尚无统一的诊断标准。年长儿尤其女性可能有神经性厌食，亦有部分小儿为身材苗条而过分控制饮食。正常小儿的食欲与营养的需要是基本平衡的，由于遗传，环境，体型，活动量等方面的因素，正常小儿对营养的需要量个体差异很大，其食欲和喜爱吃的食物种类也必有差异。

【发生机制】

1. **疾病** 很多全身性和消化道疾病可使消化液分泌减少，酶活性下降和胃肠平滑肌舒缩功能紊乱致使消化道功能降低，全身代谢障碍，食欲显著减退，食量减少乃至拒食。

（1）全身性疾病 细菌感染、病毒感染等均可影响食欲，如结核病或各种其他的慢性感染、内分泌疾病等。

（2）消化系疾病 如肝炎、胃肠炎、克罗恩病、胃十二指肠溃疡、吸收不良综合征等。

（3）寄生虫病 如蛔虫、钩虫、蛲虫、血吸虫、肝吸虫、肺吸虫等。

（4）其他疾病 如铁营养缺乏症，佝偻病，其他代谢和营养缺乏症。缺铁性贫血等。

（5）新生儿拒食常是提示有严重疾病，应特别注意败血症、脑膜炎、核黄疸等。

2. **不良习惯** 与神经精神状态关系密切，不良环境或教养不当可使小儿养成厌食的不良习惯。

（1）父母强迫小儿进食，由于过分担心小儿营养不够或不够胖，有的父母采用不适当方法强迫小儿进食，引起小儿逆反甚至厌食，导致食欲低下。

（2）进食不规律，扰乱了消化吸收的固有规律，或摄入的食物含蛋白质和糖太高，消化吸收困难，可使食欲减退。

（3）环境影响：父母偏食或过分强调某种事物好坏可能对小儿有不良暗示，可使小儿养成偏食习惯。

3. **药物与毒物** 很多药物可使食欲减退，如磺胺类，红霉素、阿奇霉素、氨茶碱等。另外，洋地黄中毒、铅中毒亦可能出现食欲减低。

4. **其他** 如劳累、恐惧、心情不愉快、紧张等精神因素和气候过热也可使食欲减退。小儿的食欲有时可周期性轻度增减，多系生理现象。

【常见临床类型】

（1）营养性缺铁性贫血：缺铁性贫血是小儿的常见病、多发病。是由于从食物中获取的铁不能满足小儿的生理需要而使体内贮存铁减少，血红蛋白形成减少的一种贫血。临床上常有面色苍白、食欲减退、精神不振或注意力不集中等表现。严重影响小儿的生长发育。缺铁可引起胃肠消化道功能异常，影响小儿食欲。治疗上应合理安排饮食，向家长及年长患儿解释不良饮食习惯（如偏食）会导致本病，帮助纠正不良饮食习惯。指导合理搭配患儿的膳食。动物血、黄豆、肉类含铁较丰富，是防治缺铁的理想食品；维生素C、氨基酸、果糖、脂肪酸可促进铁吸收，可与铁剂或含铁食品同时进食；茶、咖啡、牛奶、蛋类等抑制铁吸收，应避免与含铁多的食品同时进食。

（2）结核病：结核病是由结核杆菌感染引起的慢性传染病。结核菌可能侵入人体全身各种器官，但主要侵犯肺脏，称为肺结核病。结核感染后可出现消瘦、盗汗、乏力、食欲减退等表现，尤其小儿结核全身症状明显，应引起大家注意，尤其特殊家庭患儿，往往早期食欲不振、消瘦没有被重视，就诊时已经是全身结核感染，甚至有危及生命者。

（3）钩虫病：对钩虫流行区小儿有贫血、异食癖等缺铁表现，应检查大便常规找钩虫卵，确诊后及时驱虫，并给铁剂。

（4）锌缺乏：缺锌小儿常出现食欲减退、抵抗力降低等表现。锌缺乏后可引起舌乳头味蕾退化，进食无味，进而影响食欲。

【治疗原则】

如上所述，很多情况和疾病均可使食欲减退，其中以习惯不良、缺铁性贫血、佝偻病、寄生虫病、结核病和传染性肝炎较多见。必须排除有关疾病因素才考虑习惯因素，尤其2岁以内小儿，并注意纠正不良习惯的方式方法，要循序渐进，正确诱导和鼓励。

（1）病因治疗：有明显食欲减退者，必须查明病因，给予及时纠正或治疗，以免影响小儿的健康和发育。

（2）对症治疗：可给助消化药物和维生素。如胃蛋白酶、胰酶、多种维生素和酵母片等。

（3）充分注意心理因素对小儿食欲的影响，越是年长儿越应注意，进行循序渐进的引导、鼓励。

（4）中药开胃健脾。

（尤海龙　成焕吉）

第十五节　呕　吐

【定义】

呕吐是一种由于呕吐中枢兴奋所引起的反射动作。呕吐是一种保护性反射，通过呕吐中枢受刺激，反射性地引起幽门、胃窦收缩，胃底贲门松弛及腹肌、膈肌强烈收缩，使腹压增高，迫使胃内容经食管由口腔排出。呕吐时胃逆蠕动、将胃内容甚至肠内容呕出，同时声门及鼻咽部反射性关闭，呼吸暂停，以防呕吐物吸入或进入鼻腔。但较小婴儿这种反射动作欠灵敏，较易发生吸入，甚至窒息。

频繁呕吐可引起脱水、电解质紊乱，长期慢性呕吐可导致营养不良，因此需积极寻找呕吐原因，加以治疗。

【常见临床类型】

一、周围感觉神经传入呕吐中枢引起反射性呕吐

（一）消化系统疾病

1. 新生儿

（1）咽下综合征：新生儿生后1~2日发生呕吐，因咽下羊水引起，1~2天后可自行停止。

（2）消化道畸形：①先天性食管闭锁生后即表现唾液过多，不断从口腔外溢，有时呈泡沫

状，首次喂奶、喂水即发生呛咳、窒息；②十二指肠以远部位发生梗阻如小肠狭窄、闭锁、肠回转不良，肠重复畸形，胎粪性肠梗阻，先天性巨结肠及肛门闭锁等，呕吐物含胆汁；③低位肠梗阻腹胀明显；④幽门肥大性狭窄于出生2周后才发生持续的呕吐，呕吐物不含胆汁，观察上腹部有蠕动波及能扪到肿块。消化道畸形需X线检查辅助诊断。

（3）肠炎：呕吐伴腹泻时，应考虑坏死性小肠结肠炎及各种感染性肠炎，如沙门菌属伤寒、致病性大肠埃希菌及变形杆菌等。

（4）全身严重感染：如败血症等，可引起麻痹性肠梗阻导致呕吐。

2. **婴儿期**　常因喂养不当、肠炎、肠套叠、嵌顿疝引起呕吐。百日咳、支气管炎等剧烈咳嗽时刺激咽部，也可诱发呕吐反射。

3. **儿童**　常见呕吐原因有肠炎、细菌性痢疾、病毒性肝炎、肠寄生虫病、消化道异物、机械或功能性肠梗阻及上消化道出血等。消化性溃疡偶可因并发幽门梗阻而引起呕吐。强迫小儿进食有时也可诱发呕吐。腹腔脏器急性炎症也可引起呕吐。急性腹膜炎早期呕吐轻微而时发时止，但病情发展时则呕吐成为持续性，早期的呕吐为反射性，继之则为中毒性，最后则由于麻痹性肠梗阻所引起。急性阑尾炎早期常有脐周或中上腹痛，伴恶心、呕吐与食欲不振，易被误诊为急性胃炎。急性胆囊炎、胆石绞痛及胆道蛔虫病，也常常有恶心、呕吐，但多不严重，呕吐物可为食物、胃液、胆汁，有时可见蛔虫，呕吐后病情未见减轻。急性胰腺炎也常常有恶心、呕吐，但多不严重，常有上腹部持续性疼痛并可向腰背部放射，禁食后可好转。

周期性呕吐是一种功能性胃肠疾病，病因及发病机制尚未完全明确。有人认为该病是偏头痛的变异型，自主神经功能异常、下丘脑-垂体-肾上腺轴的应激反应、胃肠动力的异常期、精神遗传因素也可能是周期性呕吐发病中的重要因素。其典型临床表现为突然出现反复剧烈恶心、呕吐。呕吐物以胃内容物为主，亦可含有胆汁、黏液、血液等；发作时间持续数小时到数天不等，最多可超过10天；发作形式刻板，似有开关控制般突发突止；在任何年龄阶段均可发病，无明显的性别差异，但以儿童青少年更为多见，特别是<5岁的儿童。发病期可以同时伴有嗜睡、乏力、面色苍白、发热、流涎、多汗和轻度血压增高等自主神经全身症状以及畏光、畏声、眩晕及头痛等典型的神经系统症状。大多数患儿都存在发作的诱发因素，其中四分之三是感染因素和（或）精神心理因素，此外还包括身体疲劳、睡眠缺乏、进食异常、晕车、变态反应以及月经期等。在发作期患者最常见的并发症是脱水，同时因突发性剧烈频繁呕吐及反复发作等特点患者还能继发食管炎、胃炎、胃黏膜脱垂、抗利尿激素分泌过多综合征、生长发育迟缓及牙齿疾病等。

食物不耐受是目前变态反应学界颇具争议的话题，但越来越多的临床研究证实食物不耐受和很多长期慢性病相关。食物不耐受与经典的食物过敏表现不同，胃肠道及皮肤表现多见，外周血可检测到食物特异性IgG抗体，患者一般进食后2~48h发病，可同时对3种以上经常食用的食物过敏，几乎任何器官和组织均可受累，临床症状不典型。个别患者以顽固性呕吐为突出表现。

（二）呼吸系统

呼吸系统感染如上呼吸道感染、急性扁桃体炎、肺炎等也是引起小儿呕吐的常见原因。急性扁桃体炎常因细菌毒素刺激。急性肺炎在发病初期可有呕吐，小儿尤多见。百日咳的痉挛期，在痉挛性咳嗽发作之后，常有反射性呕吐，将胃内食物全部吐出。

二、中枢神经系统疾病导致中枢性呕吐

各种中枢神经系统疾病引起颅内压增高，均可引起呕吐，常呈喷射性。

1. 中枢神经系统感染

如各种脑炎、脑膜炎是儿童发生呕吐较常见原因，有流行季节，表现为发热、头痛、呕吐，体检有脑膜刺激征或病理反射、颅神经症状等，婴幼儿可触及前囟膨隆、紧张，需行脑脊液常规生化检查。

2. 其他系统疾病引起脑缺氧、水肿、中毒性脑病 如重症肺炎、一氧化碳中毒等，此类疾病常有原发疾病的表现。

3. 颅内出血 母乳喂养的小婴儿可发生维生素K缺乏所致的颅内出血，脑内血管瘤破裂也可发生颅内出血，患儿可有头痛、呕吐等颅内压增高的表现，失血量多时可出现贫血表现，一般无发热。脑CT可协助诊断。

4. 脑血管病变 高血压脑病时，由于血压急剧升高，脑血循环急剧障碍，导致脑水肿与颅内压力升高，出现剧烈头痛、眩晕、恶心、呕吐，甚至惊厥、昏迷等症状。

5. 癫痫 儿童时期尤其儿童早期以发作性呕吐为著的自主神经症状的癫痫发作被专家共识称为Panayiotopoulos综合征（PS）。其临床特点是：①发育正常的儿童早中期年龄依赖性良性局灶性癫痫；②以自主神经症状为主的癫痫发作；③脑电图特点：棘波位置不固定或多灶性棘波，常以枕叶显著；④预后良好。

【诊断思路】

一、根据呕吐特点判断病变部位

（1）溢乳：小婴儿胃呈水平位，胃部肌肉发育未完善，贲门松弛，在哺乳过多或吞入空气时，吃奶后常自口角溢出少量乳汁，不影响健康。

（2）普通呕吐：呕吐前常有恶心，多见于饮食不当引起的消化不良，胃肠道感染或全身感染引起的症状性呕吐。

（3）喷射性呕吐：可见于小婴儿吞咽大量空气、胃扭转、幽门梗阻，更多见于颅内压增高等情况。

（4）呕吐的时间：进食一刻钟内即发生呕吐，多为食管病变引起；进食后半小时内出现呕吐，病变多在胃及幽门部位；下胃肠道梗阻和肾功能衰竭则在较晚期出现呕吐。

（5）呕吐物性质：贲门及以上病变引起呕吐多为未经消化的奶或食物；幽门及胃部病变呕吐为奶或食物，奶凝成块，食物带酸味；十二指肠以下病变吐胆汁；下部肠道梗阻的后期呕吐物可有粪便；出现性疾病或鼻衄后吐物可带血或咖啡样物质。

二、详询病史，根据呕吐的伴发症状判断原发病

1. 最常见为消化道疾病

（1）可伴腹泻，伴或不伴发热：胃肠道感染。

（2）伴有腹痛：胃肠道感染；外科急腹症如肠套叠、阑尾炎、胰腺炎等，肠套叠在小儿尤为常见，多表现为阵发性哭闹，呕吐，排果酱样便，腹部彩超可确诊。

（3）腹胀：新生儿需注意消化道畸形，尚需注意外科急腹症如腹膜炎、肠梗阻、腹腔脏器穿孔等。

（4）询问喂养史，误服农药、药物史，可能为喂养不当、急性中毒等。

2. 发热

（1）伴发热：中枢神经系统感染如脑炎、脑膜炎、脑脓肿等。

（2）不伴发热：颅内肿瘤、颅内出血、高血压脑病、脑外伤、偏头痛等。

三、体检重点

1. 腹部体检 观察上腹部是否有蠕动波、可触及包块，提示幽门肥大性狭窄；腹部胀满，不排便，伴腹痛，注意肠梗阻；腹痛剧烈（阑尾炎穿孔时腹痛可突然减轻），腹肌紧张，局部或全腹有压痛、反跳痛，注意外科急腹症如阑尾炎、胰腺炎、胆囊炎、腹膜炎等；肠套叠患儿可于腹部触及包块。

2. 神经系统体检 脑膜刺激征阳性、病理反射、颅神经征提示脑炎、脑膜炎；球结膜水肿、意识改变等颅内压增高体征及定位体征可见于颅内肿瘤、颅内出血等；测血压。

3. 其他系统疾病 存在相应系统体征。

（李艳春　成焕吉）

第十六节　腹　痛

【定义】

腹痛是指由于各种原因引起的腹腔内外脏器的病变，而表现为腹部的疼痛。腹痛在小儿期较常见，部分急性腹痛由外科急腹症导致，如不及时发现并处理可危及生命，因此需谨慎、认真对待小儿腹痛。

【临床常见类型】

一、急性腹痛

（一）腹内脏器病变所致

1. 外科疾病

（1）炎症性疾病：如急性阑尾炎、急性胆囊炎、急性胰腺炎、继发性腹膜炎等。

（2）穿孔性疾病：突然发生的腹部剧烈疼痛、压痛与反跳痛消失，提示有胃肠急性穿孔的可能性。常见胃、十二指肠溃疡急性穿孔与肠穿孔。

（3）内出血性疾病：局限性急性腹痛，伴苍白、冷汗、手足厥冷、脉搏细速、进行性红细胞与血红蛋白减少，休克，提示腹腔脏器内出血所致的急性腹痛。有外伤史者多注意肝、脾破裂。

（4）梗阻性疾病：小儿肠梗阻从病因上分为功能性和机械性两大类，从局部病理改变方面又可区分为单纯性与绞窄性两种，仅有肠腔不通畅而无血液供应障碍者属单纯性肠梗阻，如兼有血液供应障碍，则为绞窄性肠梗阻。

①粘连性肠梗阻：是指肠袢间、肠袢与其他脏器、腹膜间有粘连或索带压迫而导致肠腔不通，是小儿急性机械性肠梗阻的主要原因。其病因包括损伤、细菌或其他病原体引起的炎症性粘连、异物刺激性粘连。表现阵发性腹绞痛与反复呕吐，吐物为黄绿色液体，甚至粪汁，摸到肠型及听到高亢肠鸣音，不排便、排气，即可诊断肠梗阻。若有腹腔内感染、外伤及手术史等，应考虑粘连性肠梗阻。

②肠套叠：在我国是引起婴儿肠梗阻的首位原因，典型表现为腹痛，常为突然发作的阵发性哭闹，呕吐，血便，呈红果酱样便，腹部肿物，在X线透视下，作钡剂或气灌肠可见钡柱或气体在结肠的套入部受阻，出现杯状影，B超检查肠套叠的横断面呈"同心圆"或"靶环"影像，纵断呈"套筒"影。

③蛔虫团肠梗阻：典型症状为阵发性腹痛与呕吐，可吐出蛔虫，腹略胀而软，可触及多数细索条样物，有时肿物可变形。X线腹平片呈部分性机械性肠梗阻征，梗阻部位多可见卷曲在肠腔内的蛔虫影（互相扭结为一堆"粗绒线团"样阴影）。

④消化道异物：指误将异物吞入消化道内，异物多停滞在胃幽门部、十二指肠曲空肠转角处或回盲部等处。钝性异物多自行排出，个别尖锐细长异物多能调整其钝端前行排出，很少刺破肠壁及胃壁，即使刺破，因是逐渐穿出消化道，多能被纤维素包绕，不致形成急性穿孔性腹膜炎。可反复用X线追踪异物去向，如异物在一处固定时间过长者，多不能自行排出体外。

⑤嵌顿性外疝：多见于5岁以下儿童，常发生于剧烈活动或排便时，表现疝块突然增大，局部剧烈疼痛，腹部以脐周痛明显，如嵌闭的内容物为肠袢，常有阵发性腹痛、恶心、呕吐等肠梗阻症状，平卧或推压疝块不能回复，疝块紧张变硬，有显著压痛。任何一段肠袢均可发生。

⑥急性肠扭转：以小肠扭转最多，其次是乙状结肠、升结肠、回盲部、盲肠。其诊断主要依据有绞窄性肠梗阻的临床征象与X线检查。

⑦小儿尿路结石症：主要是膀胱及尿道结石，多见于4岁以下，肾及输尿管结石无明显年龄差异。血尿是肾结石主要症状，多于剧烈活动后出现，腰或腹股沟疼痛是肾结石重要表现，部分病例以全身症状就诊如低热，食欲不振，消瘦，生长发育迟滞等，尿检有白细胞，即尿路感染症状。输尿管结石症状与肾结石基本相同，可有尿频、尿急、尿痛等膀胱刺激症状。膀胱结石主要是排尿困难和排尿疼痛。腹部X线平片可检出含钙的不透X线结石，透X线结石可经B超、静脉尿路造影或CT呈阳性充盈缺损而被检出。

⑧扭转性疾病：常见急性胃扭转、蛔虫团肠扭转、大网膜扭转、急性脾扭转、卵巢囊肿扭转。

急性胃扭转年龄越小发病率越高，男多于女，根据扭转程度，分为全胃和部分胃扭转，扭转<180°者，可自行复位，扭转>180°者可造成血液循环障碍，使胃壁缺血、坏死、穿孔。临床表现非特异，类似高位肠梗阻，婴儿生后不久即表现呕吐，多发生在喂奶后不久，呕吐物不含胆汁，可混有血液。大儿童可骤然发生上腹剧痛，向背部及肩部放射，合并胃坏死、穿孔者有腹膜炎、休克表现。慢性扭转常见于年长儿，表现呕吐，伴嗳气、腹痛，呕吐日久消瘦，右前倾位呕吐减轻，左侧或平卧位加重，多无腹部阳性体征。X线腹平片及钡餐造影可确诊。

蛔虫团肠扭转时呈急性绞窄性肠梗阻症状，突然剧烈腹绞痛、呕吐，偶有血便，患儿一般情况迅速恶化，常有中毒症状、高热、脱水、腹膨胀伴压痛及肌紧张。偶可触及肿物，病情常很危重。X线腹平片表现为完全性低位小肠梗阻，可有绞窄或可疑绞窄的X线征，并可见成团的蛔虫影。

2. 内科疾病

（1）急性原发性腹膜炎：原发性腹膜炎大多数是因为身体其他部位病灶的细菌通过血液循环进入腹腔，肾病、肝病患儿腹腔内大量腹水可发生感染。小儿突发剧烈腹痛、呕吐，伴有高热或神志改变，迅速出现全腹压痛及肌紧张肠鸣音消失者，应考虑原发性腹膜炎，其腹痛常较剧烈，遍及全腹，常以下腹为重。为确诊可做腹腔穿刺。

（2）急性空腔脏器炎症：最常见急性胃肠炎。急性坏死性肠炎也称急性出血性肠炎，各年龄小儿均可发病，非新生儿期者多见于学龄儿童，以4~10岁占绝大多数，多数病例来自农村，春夏季发病较高。起病急骤，主要表现有腹胀、腹痛、呕吐、腹泻、血便、发热，不少患儿在1~2日内出现严重中毒症状，甚至休克。腹痛为持续性，伴阵发性加剧，常为全腹，也可局限于病变部位。X线检查有助于诊断。

（3）腹腔淋巴结炎：常见急性肠系膜淋巴结炎，多见于7岁以下小儿，多属病毒感染，常在急性上呼吸道感染病程中并发或继发于肠道炎症之后。典型症状为发热、腹痛、呕吐，有时伴腹泻或便秘。腹痛可在任何部位，以右下腹常见，腹痛性质不固定，可表现为隐痛或痉挛性疼痛，在两次疼痛间隙患儿感觉较好。压痛部位靠近中线或偏高，不似急性阑尾炎时固定，少有反跳痛及腹肌紧张。偶在右下腹部扪及具有压痛的小结节样肿物，为肿大的肠系膜淋巴结。

（4）急性腹膜后脏器炎症：如急性肾盂肾炎，儿童上尿路感染时全身症状明显，发热、寒战、全身不适，可伴腰痛及肾区叩击痛，可伴排尿刺激症状。

（5）功能性急性腹痛：消化功能紊乱引起的肠痉挛在小儿中很常见，典型病例的肠痉挛常发生在小肠，腹痛部位以脐周为主。远端大肠和回肠痉挛，绞痛多放射到右下腹。降结肠或乙状结肠痉挛，绞痛常在大便前出现。少数较大儿童的痉挛可发生在结肠肝曲或脾曲，绞痛以季肋部为主，多见于一侧。

（二）腹外脏器或全身性病变所致

1. **呼吸系统疾病**　见于上呼吸道感染、扁桃体炎、大叶性肺炎、急性胸膜炎、哮喘、气胸等疾病。多以上腹痛为主，常伴随发热及呼吸道症状，可有恶心、呕吐和腹泻。小儿化脓性扁桃体炎常伴有腹痛，但腹部无体征。大叶肺炎和膈胸膜炎，可引起右或左上腹痛，并可向肩部放射，为躯体神经的牵涉痛，有时腹部可有压痛，甚至肌紧张，因无腹部病理基础，深压并不加重，无反跳痛。急性胸膜炎早期可仅表现为上腹痛，随之出现呼吸系统症状和体征，随着胸腔渗出液增加，腹痛消失。

2. **心血管系统疾病**

3. **神经源性疾病**

4. **代谢性疾病**

5. **中毒性疾病**

6. **变态反应及结缔组织病**

7. **血液系统疾病**

二、慢性腹痛

慢性腹痛或称再发性腹痛（RAP）是症状诊断，一般指发作性腹痛，3个月内至少有3次发作，发作严重时可影响小儿正常活动，而在发作间歇期，表现正常。多发于学龄前及学龄儿童，女孩多于男孩。多数 RAP 病例为功能性，即这些症状不能用器质性或生化方面的异常来解释。

1. **症状性**　多为肠道外疾病引起，如上呼吸道感染、化脓性扁桃体炎，肝、胆疾病，泌尿系统病，肠道寄生虫病均可引起腹痛。肠寄生虫病在既往曾是腹痛的最常见病因，近年来由于饮食卫生的改善肠寄生虫病已明显减少，尤其在城市。尚有某些药物引起腹痛，如阿奇霉素、红霉素等。

2. **器质性**　可引起再发性腹痛的器质性疾病包括胃食管反流、慢性胃炎、胃黏膜脱垂、十二指肠炎、溃疡病、幽门螺杆菌感染、溃疡性结肠炎、局限性回肠炎（克罗恩病）、腹腔结核病、肠绞痛、食物过敏、乳糖酶缺乏等。

（1）胃食管反流：在不同年龄儿童中临床症状相异，对于无明显系统性疾病的频繁呕吐、反复发作的慢性呼吸道感染、治疗无效的哮喘、胸及上腹痛、喂食困难、不明原因的营养不良、发育停滞等症状，应考虑胃食管反流的可能。诊断需采用综合技术，包括食管钡餐造影、食管测压、食管镜检查、同位素扫描、食管 pH 监测。

（2）慢性胃炎：病因不明，多数学者认为与幽门螺杆菌感染、十二指肠－胃反流、药物、饮食习惯、免疫因素有关。分为慢性浅表性胃炎和萎缩性胃炎。反复腹痛是就诊的常见原因，年长儿可指出上腹痛，多发于餐后，幼儿和学龄前儿童多指脐周不适。尚可有腹胀、嗳气、恶心、食欲不振、无力、消瘦等症状。体检无明显特殊体征，部分患儿可表现为面色苍黄、舌苔厚腻、腹胀、上腹或脐周轻度压痛。最好的诊断方法是纤维胃镜检查与黏膜组织活检相结合。

（3）胃黏膜脱垂症患者大多有中上腹痛，腹痛病史长短不一，腹痛无周期性及节律性，多呈不规则间歇及突然发作，有些病例发作与精神激动有关。疼痛一般不严重，性质多是灼痛、胀痛，也可为刺痛，右侧卧位可使疼痛加剧，左侧卧位可使疼痛减轻。部分患者并发上消化道出血。确诊有赖于X线钡餐检查及电子胃镜。

（4）消化性溃疡病：有原发性和继发性消化性溃疡，原发性消化性溃疡可发生小儿各年龄段，婴幼儿不能表达自觉症状，常表现食欲差、反复呕吐、烦躁不安、呕血、便血等，学龄前及学龄儿童90%诉腹痛，多位于上腹部或脐周，与进食无关，多伴恶心、反酸、食欲不振、贫血。继发性消化性溃疡与应激因素如严重全身感染、休克、败血症、手术、外伤等或服用非甾体类抗炎药有关。诊断依据上消化道造影及内镜检查。

（5）溃疡性结肠炎最常见的症状为反复发作性结肠炎、急性发作时表现为血性腹泻、发热、腹痛，病儿表现面色苍白、贫血、营养不良，青春发育延迟。钡灌肠及乙状结肠镜检是有价值的诊断方法。

（6）局限性回肠炎又称Crohn病，呈慢性发展过程，病儿先出现厌食、乏力、消瘦苍白、低热、营养紊乱，体格发育差及性成熟推迟，消化道症状早期以阵发性腹痛、腹泻为主，无里急后重，伴有黏液和血便，腹部常有弥漫性和不同程度的压痛，晚期常出现合并症如慢性不全性肠梗阻、肠穿孔、内瘘形成等。对长期腹痛、腹泻、便血兼发育延迟的病儿，应疑诊此病。X线检查包括钡餐及灌肠，纤维结肠镜检查。

（7）腹腔结核病包括胃、肝、脾、肠、腹膜及肠系膜淋巴结结核，其中以肠、腹膜及肠系膜淋巴结结核为多见，三者联系密切，多同时存在。

3. 功能性 2006年罗马委员会制定的罗马Ⅲ诊断标准将功能性病因引起的RAP归类为儿童和青少年功能胃肠病H2（腹痛相关性功能性胃肠病），其亚类包括：①H2a：功能性消化不良；②H2b：肠易激综合征（IBS）；③H2c：腹型偏头痛；④H2d：儿童功能性腹痛（FAP）；⑤H2dl：儿童功能性腹痛综合征（FAPs）。

儿童FAP（H2d）的腹痛部位多在脐区或腹上区近腹中线，腹痛的性质为隐痛或钝痛，少数呈痉挛性疼痛，腹痛间歇期饮食、玩耍如常，很少夜间痛醒；持续时间每次很少超过1 h，多数患儿不经处理可自行缓解；发作次数频繁（>3次/周），同时必须注意伴随症状、心理素质、家庭和社会环境。儿童FAP（H2d）罗马Ⅲ诊断标准必须包括以下各条：①发作性或持续性腹痛；②未达到其他功能性胃肠病（FGID）的标准；③无可以解释患者症状的炎性、解剖、代谢异常或肿瘤方面的证据。可以至少1次/周，至少持续2个月才能诊断。

儿童FAPs（H2d1）诊断标准必须至少25%的时间具有儿童FAP的临床表现，且满足以下1条或1条以上：①日常功能受到一定程度的影响；②其他躯体症状如头痛、腹痛或睡眠困难。至少1次/周。至少持续2个月才能诊断。

【诊断思路】

一、询问病史

首先区分急性腹痛和慢性腹痛，询问病史时注意以下几方面。

1. 腹痛起病方式 起病急重，来势迅猛，进展迅速，常提示空腔脏器的穿破、疝或结石嵌顿；起病由轻转重，多为炎症性疾病，如急性阑尾炎等。

2. 腹痛部位 一般来说，腹痛的部位与病变部位基本一致。上腹部中央疼痛可能来自胃、十二指肠、胆道或肝脏；脐周围痛多来自小肠、输尿管近端；下腹部耻骨上疼痛，可能是由结肠、直肠、输尿管远端、盆腔器官引起。当内脏病变，如感染累及腹膜壁层时，感觉即由体干神经传导至中枢，疼痛变得更严重。急性阑尾炎当病变局限在阑尾时，疼痛感觉在脐周围，当炎症达浆膜，延及腹膜时，右下腹阑尾区发生疼痛。胆绞痛可放射至右肩胛区，穿孔性十二指肠球部溃疡及胰腺疾病放射至背部。消化功能紊乱引起的肠痉挛常发生在小肠，腹痛部位以脐周为主。另外，腹痛部位与脏器的胚胎起源位置有关，如胃肠道起源于腹中线，故疼痛部位大多在腹中线上。

3. 腹痛性质 腹痛的性质和程度与脏器的结构有关，空腔器官腔壁肌层对张力最敏感，梗阻时产生阵发性绞痛，胃或肠穿孔呈割样或撕裂样疼痛。实质脏器由于包膜扩张而引起持续性钝痛、酸痛或刺痛。但小儿常不能清楚描述疼痛性质。

4. 腹痛过程及缓解方式 疼痛持续数秒或数分钟，常由于空腔脏器梗阻或阵发性绞痛；疼痛持续数周而不缓解应考虑腹内肿物或胃肠器质病变。双膝蜷曲，固定不动可减轻急性腹膜炎疼痛。

5. 伴随症状 腹痛时常伴有恶心和呕吐，可能是因为胃肠管腔被阻塞，逆蠕动和积液反流所致。有时呕吐物有胆汁与粪汁。

急性腹痛伴腹泻，常见急性胃肠炎（包括细菌性食物中毒）或消化不良，腹痛部位不固定，多伴有肠鸣音亢进。尚需注意急性中毒、急性阑尾炎、急性盆腔炎。

急性腹痛伴尿频、尿痛、血尿，即使不太严重，亦应考虑泌尿系疾病。

急性腹痛伴呕吐、腹胀、肛门停止排气排便，提示为肠梗阻。

急性腹痛伴血便，应考虑急性出血性坏死性小肠炎，腹型紫癜、婴儿阵发性腹痛、呕吐，兼有果酱样大便应立即想到肠套叠。多次脓血便首先考虑痢疾。大量便血而腹痛不严重，可能是美克耳憩室出血。

急性腹痛伴寒战、高热，应考虑大叶性肺炎、胸膜炎以及急性梗阻性化脓性胆管炎、腹腔脏器肿物等疾病。

急性腹痛伴休克，需注意急性内出血、急性梗阻性化脓性胆管炎、急性胰腺炎、绞窄性肠梗阻、胃十二指肠溃疡急性出血、腹腔脏器扭转或急性心肌梗死等情况。

二、腹部体检

详细的腹部体检对判断腹痛原因至关重要。

（一）大龄儿童

按照视、触、叩、听的顺序进行腹部检查。

1. 视诊

（1）腹式呼吸：急性腹膜炎时，腹式呼吸运动减弱或完全消失；

（2）腹部形状：舟状腹见于急性胃肠溃疡穿孔早期；全腹膨隆是肠梗阻、肠麻痹、晚期腹膜炎体征；局部不对称的腹胀可见于闭襻性肠梗阻、肠扭转、缺血性结肠炎、腹腔肿瘤等；

（3）蠕动波：幽门梗阻时上腹部可见胃型及反方向胃蠕动波。肠型、肠蠕动波是肠梗阻的征象。小肠梗阻时可见到阶梯式蠕动波，伴同肠绞痛而出现。

2. 触诊 检查腹部时，应强调三层检查法：①浅层检查时，轻触腹部注意痛觉过敏（轻触即引起剧痛）及肠型或肿物引起的腹壁不平感；②中层检查时，轻按腹壁，注意压痛及紧张；③深层检查时，慢慢压至后腹壁，注意肿物的存在与形状。另外，两髂窝与中腹要触及动脉搏动；肾区要求腹前腹后两手同时按压，互相接触；盆腔下腹要与肛门指检之手互相接触。常需反复检查注意体征的变化。

肌紧张、压痛与反跳痛是炎症波及腹膜壁层的常见体征。急性胃、肠穿孔，腹壁常呈板样硬；胰腺是腹腔深部器官，急性胰腺炎时，腹肌紧张一般为轻至中度。腹肌紧张以细菌性腹膜炎和化学性腹膜炎最明显，腹腔内出血时较轻。需注意腹壁脂肪厚而松弛或肌肉不发达或有重度毒血症或全身衰竭者，虽有重症腹膜炎而腹肌紧张等腹肌刺激征可能较轻。腹部压痛最明显处往往是病变所在。急性阑尾炎早期炎症病征不明显时，触诊应与健侧对比。

急性腹膜炎患者常拒按，铅毒性绞痛患者往往喜按。

触诊发现肿块可见于炎性包块、肿大的胆囊或粘连的肠袢、肠套叠、囊肿的扭转或肿瘤。

3. **叩诊**　肝浊音界缩小或消失，是急性胃、肠穿孔或高度肠胀气的体征。移动性浊音提示腹水，应考虑内出血、腹膜炎性渗出液或巨大脓肿向腹腔破溃。

4. **听诊**　肠鸣音高度减弱或消失，提示肠麻痹；肠鸣音活跃，提示肠蠕动增强，常见于禁食、服用胃肠动力药物、急性肠炎、消化道出血等；肠鸣音高亢、气过水声、金属音等，也提示肠蠕动增强，常见于机械性肠梗阻。

5. **直肠指检**　对诊断盆腔内炎性肿块、脓肿、肿瘤以及肠套叠等有帮助。

6. **腹腔穿刺**　适用于诊断未明的腹腔积液。

（二）年龄较小不能合作者

年龄较小的婴幼儿当医生进行腹部体检时常哭闹不止，医生无法明确腹部压痛部位以及是否存在腹肌紧张等体征。最好由母亲引逗让他不哭，或由母亲抱着喂奶，医生从侧面或背面以温暖的手抚摸腹部，动作一定要轻柔缓慢，使孩子习惯于这种检查，然后反复比较各部位的反应。如果有可疑的腹部阳性所见，则应使患儿平卧于诊察台上，母亲在患儿头侧，握住他的右手。医生在右侧，双手同时分别按压腹部左右侧，观察患儿一只左手的抵抗活动。如抵抗右侧腹的按压，即可明确右腹有压痛。此时检查医生可用手指压在右侧腹部估计的压痛点，患儿左手用力抵抗的同时，医生另一只手的手指按压腹部其他部位，如患儿都无反应，则可明确肯定压痛点。这种检查叫做对比法。适用于3岁以下婴幼儿。检查腹肌紧张，要使母亲握住患儿双手，医生同时按压腹左右侧，随患儿啼哭与吸气的间隙，压于腹部的手渐渐压下直到摸及髂动脉搏动，手不能压下处即代表腹肌紧张。这样反复检查，即可以找出压痛及紧张的部位、范围和程度。最好能争取在患儿睡眠时再复查几次，以便确定压痛、紧张的部位。必要时可以给一次较大剂量的镇静药如口服水合氯醛，待患儿睡眠后再复查。

三、辅助检查协助诊断

（一）实验室检查

尿常规、血常规是例行的检查。尿常规中蛋白尿、糖尿、尿酮体、脓尿、血尿、血红蛋白尿及卟啉尿，可提示诊断的重要线索。白细胞升高提示感染与炎症。

尿与血清淀粉酶增高对诊断急性胰腺炎有决定性意义。

怀疑胆道蛔虫病、蛔虫性肠梗阻时，应作粪便镜检。

（二）影像学检查

B超常作为例行筛选检查，有助于提示腹腔内积液、肿块、结石的诊断。

X线胸、腹部透视，腹部平片检查、CT、MRI等检查常提供重要诊断依据。

【治疗原则】

（1）小儿急性腹痛最重要的是明确诊断，诊断明确后，如为外科疾病引起，有手术指征的手术治疗；如为内科疾病引起，根据原发病给予相应治疗，如消化功能紊乱引起的肠痉挛，在除外器质性急腹症后，可给予开塞露通便。

（2）有关抗生素的应用：在腹痛明确病因之前，抗生素是使用最多的药物之一。预防性应用抗生素只能有目的地预防1~2种细菌引起的感染；无原则的预防应用，其结果不仅未能使继发细菌感染减少，反而所得感染多为耐药菌株所引起而不易控制。因此抗生素的应用应慎重。

（3）有关镇痛剂：麻醉性镇痛剂对某些急性病为相对禁忌，因为疼痛类型可能提供重要诊断线索。在腹痛明确病因之前尽量不用或少用镇痛剂，若要用则应选用解痉类镇痛剂而不选用麻醉性镇痛剂。

（4）慢性腹痛的病理生理机制并不清楚，目前尚无安全有效的治疗手段。器质性疾病根据原发病进行治疗；功能性原因引起的腹痛应注意合理喂养，可适当给予助消化剂、解痉剂。儿童功能性腹痛的成功治疗始于患儿、家庭和医师之间要建立良好的相互信任关系，某些药物包括缓解平滑肌痉挛制剂、H_2受体拮抗药等可在一定程度上缓解腹痛。

（李艳春　成焕吉）

第十七节　腹　泻

【定义】

腹泻是指大便次数增多和大便性状改变，可由多病原、多因素引起临床表现。大便性状可呈稀便、水样便、黏液便或脓血便。

【常见临床类型】

一、感染性腹泻

（一）细菌

1. **细菌性痢疾**　简称菌痢，是由志贺菌属引起的急性肠道传染病。全年均可发病，多流行于夏秋季，各年龄组小儿均易感，多见于3岁以上儿童。病程2周以内为急性痢疾，病程2周以上为迁延性痢疾，病程超过2个月称慢性痢疾。临床上以发热、腹痛、腹泻及黏液、脓血便为主要表现。普通型菌痢已见到脓血便，诊断并不困难，应注意下列几点：夏秋季节腹泻伴有发热、粪便带黏液脓血者；家中或同居室最近有痢疾患者；大便镜检每一高倍镜视野脓细胞>15个并见有红细胞，门诊即可诊断菌痢；准确诊断要靠粪便培养。

中毒性菌痢是细菌性痢疾的一种严重类型，多见于2~7岁儿童。起病急，发展快，突然高热，粪便检查发现较多白细胞及红细胞。具有下述情况之一者如能排除类似疾病，可诊断为中毒型痢疾：①有中枢神经系统中毒症状，如精神萎靡、嗜睡、躁动、谵妄、惊厥、半昏迷或昏迷等；②循环系统症状：如面色苍白，四肢发凉，脉弱，脉压差小，血压下降等；③呼吸系统症状：如呼吸浅快不规则、叹息样呼吸、双吸气、呼吸减慢、呼吸暂停等。

2. **空肠弯曲菌肠炎**　3岁以下婴幼儿多见。家禽家畜可作为中间宿主传播该病。临床表现为发热、腹泻、粪便初期呈稀水便，继而呈痢疾样黏液脓血便。确诊依据粪便细菌培养。空肠弯曲菌需要做微需氧技术培养。

3. **耶氏菌肠炎**　耶氏菌是一种人畜共患疾病的病原菌。临床主要表现为小肠结肠炎。多数散发，少数呈暴发流行，婴幼儿多见。主要症状有发热、腹痛、腹泻。大便呈水样、黏液样或胆汁样。镜检有多形核白细胞。可发生低蛋白血症和低钾血症。可合并肠系膜淋巴结炎及回肠末端炎，常伴严重腹痛，易误诊为阑尾炎。确诊依据细菌培养。

（二）病毒性肠炎

1. 轮状病毒肠炎　秋、冬季节高发，粪－口传播，也可通过气溶胶形式经呼吸道感染而致病。潜伏期1~3天，多发生在6~24个月婴幼儿。起病急，常伴发热和上呼吸道感染症状，多数无明显感染中毒症状。病初1~2天常发生呕吐，随后腹泻。大便次数及水分多，呈黄色水样或蛋花样便带少量黏液，无腥臭味。常并发脱水、酸中毒及电解质紊乱。可侵犯多个脏器，产生神经系统症状及心肌受累。自限性疾病，不喂乳类的患儿恢复更快，自然病程约3~8天。大便镜检偶有少量白细胞，感染后1~3天即有大量病毒自大便中排出，血清抗体一般在感染后3周上升。病毒较难分离，可用多种方法检测病毒抗原。

2. 诺如病毒性肠炎　全年散发，暴发易见夏季和冬春季，是集体机构急性暴发性胃肠炎首要致病原。潜伏期1~2天，急性起病。首发症状多为阵发痉挛性腹痛、恶心、呕吐和腹泻，全身症状有畏寒、发热、头痛、乏力和肌痛等。可有呼吸道症状。吐泻频繁者，可脱水及酸中毒、低钾。自限性疾病，症状持续1~3天。粪便及周围血常规检查一般无特殊发现。

在病毒性腹泻中以轮状病毒肠炎发病率最高，在中国小儿腹泻病原构成比中占40%，位居第一位，症状较重，其他病毒肠炎如腺病毒肠炎、星状病毒肠炎、杯状病毒肠炎、冠状病毒肠炎、小圆形病毒肠炎等，发病率较低，症状多数也较轻。

（三）抗生素相关肠炎

1. 真菌性肠炎　多为白色念珠菌所致，2岁以下婴幼儿多见。常并发于其他感染或肠道菌群失调时。病程迁延，常伴鹅口疮。大便次数增多，黄色稀便，泡沫较多带黏液，有时可见豆腐渣样细块（菌落）。大便镜检有真菌孢子和菌丝，如芽孢数量不多，应进一步以沙氏培养基作真菌培养确诊。

2. 铜绿假单胞菌肠炎　该菌在肠道寄生，一般不致病，滥用抗生素致微生态失衡可诱发肠炎。也可在一些体弱小婴儿中散发，或在婴儿室暴发。临床表现为腹泻，开始为水样便，顷刻以后转为黏液或脓血便。感染中毒症状明显，多数伴脱水酸中毒，严重者可休克。确诊依据大便培养。

二、非感染性腹泻

1. 食饵性腹泻　需调整饮食。

2. 糖源性腹泻　少数是由于先天性乳糖酶缺乏，多数是由于急性肠炎时较大面积的损伤了小肠微绒毛，造成双糖酶尤其是乳糖酶缺乏，吃进去的乳糖不能被消化，在肠内形成高渗物质，引起渗透性腹泻，是腹泻迁延。此时采用去乳糖饮食，病儿可以很快治愈。

3. 过敏性腹泻　如对牛奶或大豆制品过敏而引起腹泻。在应用无乳糖饮食后腹泻仍不改善，需要考虑蛋白过敏。

4. 气候因素致腹泻　气候突然变化、腹部受凉使肠蠕动增加；天气过热消化液分泌减少或由于口渴饮奶过多等都可诱发消化功能紊乱致腹泻。

【治疗原则】

（1）明确腹泻病因，感染性腹泻积极抗感染治疗，非感染性腹泻根据腹泻病因对因治疗，如食饵性腹泻调整饮食，糖源性腹泻采用去乳糖饮食，过敏性腹泻改用其他种类蛋白饮食；

（2）急性期主要预防脱水，纠正脱水，纠正离子紊乱及酸中毒。

出现低钠、低钾、低钙、低镁等离子紊乱时，需补充相应离子；酸中毒时首选碳酸氢钠，可按照1.4%NaHCO₃ 3ml/kg可提高HCO₃⁻约1mmol/L。

（3）其他治疗：肠黏膜保护剂，双八面体蒙脱石粉，适用于急性水样便腹泻（病毒性或产毒素细菌性）及迁延性腹泻。微生态制剂以双歧杆菌为优选，其止泻效果并不好，急性腹泻不要作为常规应用，适用于迁延与慢性腹泻伴有明显肠道菌群紊乱的患儿。

（李艳春　成焕吉）

第十八节　腹　水

【定义】

正常时腹腔内仅含有少量液体，对肠道蠕动起润滑作用，一般不超过200ml。由于各种疾病使腹腔内游离液体增多即称为腹水。

【常见临床类型】

一、肝性腹水

1. **肝硬化**　是一种慢性的、进行性、弥漫性肝脏疾病，由一种或几种病因长期、反复作用所致，近年来儿科亦有较多病例报道。在儿科以乙型肝炎病毒感染、代谢障碍为主要病因。临床上，早期为肝功能代偿期，症状较轻，主要为乏力、纳差及其他消化道症状，晚期为肝功能失偿期，以肝细胞功能衰竭和门脉高压为主要表现，肝细胞功能衰竭表现为黄疸、肝性脑病、内分泌紊乱、出血倾向、全身营养不良等；门脉高压表现为腹水、静脉曲张、出血等。

2. **病毒性肝炎**　急性病毒性肝炎在病程中并发腹水者并不少见，但只见于重症病例。患者以青春期至青壮年为主，男多于女。腹水的多少与病情呈正比，腹水一般发生于黄疸加重后，为漏出液。腹水形成与血浆白蛋白减少，胶体渗透压降低，肾功能减退，以及坏死后纤维组织增生与肝内血栓性静脉炎所致的门脉压增高等有关；严重的肝功能损害使抗利尿激素和醛固酮的灭活不全所致的水钠潴留，也是产生腹水的因素。

二、腹膜疾病

1. **结核性腹膜炎**　约1/3结核性腹膜炎患者可并发腹水。发病多较为隐匿，通常诊断前症状已存在数月。大部分患者有腹胀，有明显腹水的临床表现。也有病程较长，全身中毒症状不显著，以腹水为主要表现的患者，易延误诊断及治疗。

2. **多发性浆膜炎**　是指各浆膜（包括腹膜、胸膜、心包膜等）先后或同时发生渗出性炎症。以风湿热、结缔组织病如系统性红斑狼疮、结核病等多见。

3. **黏液性腹水**　是腹水的原因之一，4%的甲状腺功能减退症患者可出现腹水，发病机制未明。腹水可较大量，腹水总蛋白高，可伴有胸腔与心包积液，临床上易误认为结核性腹膜炎。甲状腺制剂治疗后，甲状腺功能减退症症状缓解，则腹水完全消退。

三、心源性腹水

1. **慢性充血性右心衰竭**　由于体循环静脉过度充盈，压力增高，肝静脉及肝毛细血管压力升高，使液体从管壁渗入肝组织的间隙，然后经淋巴管渗透至肝包膜而入腹腔所致。因此慢性充血性右心衰竭。

2. **渗出性心包炎**　心包内积聚了大量液体，影响血液回流到右心，使静脉压增高，引起腹水。

3. **限制型心肌病**　心肌疾病是指除心脏瓣膜、高血压、肺源性和先天性心脏病外的以心肌病变为主要表现的一组疾病。

四、肾源性腹水

肾病综合征由于大量的蛋白质从尿中丢失，发生低蛋白血症，导致全身性水肿、腹水、胸水。腹水为漏出液。常伴有大量蛋白尿、血清胆固醇增高等。

五、营养不良性腹水

各种原因的营养障碍均可由于低蛋白血症引起全身性水肿，严重时出现腹水。腹水为漏出液，营养改善后症状迅速消失。

六、胰源性腹水

急性胰腺炎在小儿比较少见。小儿急性胰腺炎致病因素最常见的原因有以下几种。

（1）继发于身体其他部位的细菌或病毒感染如急性流行性腮腺炎、肺炎、菌痢、扁桃体炎等。

（2）上消化道疾患或胆胰交接部位畸形，胆汁反流入胰腺，引起胰腺炎。如胆总管囊肿、十二指肠畸形等。

（3）药物诱发　应用大量肾上腺素、免疫抑制药、吗啡以及在治疗急性淋巴细胞白血病时应用左旋门冬酰胺酶（L-asparaginase）等可引起急性胰腺炎。

（4）可并发于全身系统性疾病　如红斑狼疮、过敏性紫癜、甲状旁腺功能亢进症，克隆病、川崎病等。

（张　丽　马青山）

第十九节　消化道出血

【定义】

消化道以屈氏（Treity）韧带为界，分为上消化道和下消化道。屈氏韧带以上的消化道出血称上消化道出血，包括食管、胃、十二指肠后或胰、胆等病变引起的出血；屈氏韧带以下的消化道出血称为下消化道出血，包括小肠、结肠、指肠和肛门的出血。小儿消化道出血80%位于上消化道，20%位于下消化道。在引起小儿消化道出血的病因中，约50%为消化道局部病变所致，10%~20%为全身疾病的局部表现，另外30%病因不明。

【常见临床类型】

1. **急性坏死性肠炎**　又称急性出血性肠炎，与C型产气荚膜芽孢杆菌感染有一定联系。病变部位主要在小肠，病理改变以肠壁出血坏死为特征。其主要临床表现为腹痛、便血、发热、呕吐和腹胀，严重者可出现休克、肠麻痹等中毒症状和肠穿孔等并发症。

2. **儿童期消化性溃疡**　发生率低于成人，可分为4种不同的类型。

（1）婴儿型：婴儿型溃疡系急性溃疡，多发生于新生儿和两岁以下的婴儿。发病原因尚不明确。在新生儿时期，十二指肠溃疡较胃溃疡多见。这种溃疡或是迅速愈合，或是发生穿孔或出血而迅速致死。在新生儿时期以后至两岁以内的婴儿，溃疡的表现和新生儿者无大差别，主要表现为出血、梗阻或穿孔。

（2）继发型：此型溃疡的发生与一些严重的系统性疾病相关，如脓毒病、中枢神经系统疾病、严重烧伤和皮质类固醇的应用。它还可发生于先天性幽门狭窄、肝脏疾病、心脏外科手术以后，此型溃疡在胃和十二指肠的发生频率相等，可见于任何年龄和性别的儿童。

（3）慢性型：此型溃疡主要发生于学龄期儿童。随着年龄的增长，溃疡的表现与成年人相近。但在幼儿，疼痛比较弥散，多在脐周，与进食无关。时常出现呕吐，这可能是由于十二指肠较小，容易因水肿和痉挛而出现梗阻的缘故。至青少年才呈现典型的局限于上腹部的节律性疼痛。十二指肠溃疡较胃溃疡多，男孩较女孩多。此型溃疡的发病与成年人溃疡病的基本原因相同。

（4）并发于内分泌腺瘤的溃疡：此型溃疡发生于胃泌素瘤和多发性内分泌腺瘤病Ⅰ型，即Wermer综合征。

3. 特发性血小板减少性紫癜 本病特点是外周血小板显著减低，骨髓巨核细胞发育成熟障碍，临床以皮肤、黏膜或内脏出血为主要表现，严重者可有其他部位出血如鼻出血、牙龈渗血，部分可出现呕血、咯血、便血、尿血等症状，并发颅内出血是本病主要的致死原因。故本病亦为儿科常见的消化道出血病因之一。

10岁以下儿童多表现为急性型，病前多有病毒感染史，以上呼吸道感染、风疹、麻疹、水痘感染居多；也可在发生在接种疫苗后。感染与紫癜间的潜伏期多在1~3周。主要为皮肤、黏膜出血，往往较严重，皮肤出血呈大小不等的瘀点，分布不均，以四肢为多。黏膜出血有鼻衄、牙龈出血。常有可出现消化道出血、泌尿道出血，眼结合膜下出血，少数甚至出现视网膜出血。脊髓或颅内出血常见，可引起下肢麻痹或颅内高压表现，可危及生命。本病可经由外周血常规检查以明确。

（张　丽　马青山）

第二十节　惊　厥

【定义】

惊厥是小儿时期常见的急症，表现为突然发作的全身或局部肌群非自主的强直性和阵挛性抽搐，伴有或不伴意识障碍。各年龄段小儿均可发生惊厥，但以婴幼儿最多见，原因主要是：①婴幼儿大脑皮质发育不成熟，神经髓鞘未完全形成，皮层抑制功能差，兴奋性冲动易于扩散；②脑组织中化学成分与成人脑不同，兴奋性神经介质与抑制性神经介质的动态平衡因年龄而异；③免疫功能差，易患急性感染及中枢神经系统感染；④血脑屏障功能较差，各种毒素容易透入脑组织；小儿有，成人无的原因是：大脑发育畸形、先天性代谢异常、高热惊厥等容易导致惊厥的疾病为小儿时期所特有。

【常见临床类型】

一、颅内感染

1. 脑膜炎并发硬脑膜下积液 主要见于18个月以内小儿，患细菌性脑膜炎时，经正规抗生素治疗一周后脑脊液已好转，但仍发热或热退后又上升，并有烦躁、惊厥、前囟凸起及头围增大等，应考虑硬脑膜下积液的可能。头颅B超或硬脑膜下穿刺有助于确诊。

2. 脑血吸虫病 少数血吸虫患者可发生脑血吸虫病，血吸虫虫卵从血循环播散到脑组织形成病灶。急性型发病于感染后6~8周，慢性型出现在感染后6个月以上。神经系统的表现不定，主要有惊厥、偏瘫、感觉异常、精神障碍等，还可有头痛、呕吐、颅内压增高的表现。脑脊液中细胞及蛋白质轻度增高。总之，血吸虫病儿出现脑部症状时应考虑本病。

3. 脑肺吸虫病 肺吸虫病患儿出现脑部症状，如惊厥、瘫痪、感觉异常等，应考虑本病。检查可见血嗜酸粒细胞增多，脑脊液中细胞及蛋白质轻度增高。

4. 脑包虫病 本病较少见，患儿有抽搐发作，慢性颅内压增高表现。如有神经系统局灶性体征，有时易误诊为脑肿瘤。如患者来自包虫病区，有密切接触羊、犬史，EEG检查呈局限性慢波者，应考虑本病。头颅CT有助诊断。

5. 感染后脑炎 是一种脑和脊髓脱髓鞘为特征的疾病。主要有：

（1）急性传染病过程中发生的脑炎：继发于麻疹、水痘、风疹、腮腺炎及百日咳等病毒感染后，病理上以脑和脊髓脱髓鞘改变为主，患儿出现意识障碍、抽搐发作及运动障碍、可合并智力低下。脑脊液中不能分离到病毒。

（2）预防接种后脑炎：在注射乙型脑炎、百日咳、破伤风等疫苗以后出现，临床症状与急性传染病过程中发生的脑炎的症状相似。

（3）亚急性硬化性脑炎：麻疹病毒在感染后长期潜伏在神经细胞内，在一定情况下，数月至数年后发生本病。初期逐渐出现精神症状、智能减退、性格及行为改变，可有抽搐发作。中期语言不清、精神淡漠，突出的变化是全身肌肉肌阵挛抽动，各种形式的癫痫发作。到后期时肢体强直，反射亢进，病理反射阳性，昏迷，去大脑强直，最后呈植物人状态。脑脊液中细胞数和蛋白量为正常或稍增高，主要为 γ-球蛋白。麻疹病毒特异性抗体在脑脊液和血液内滴度都很高。脑电图可出现周期性阵发性慢活动。

二、颅外感染

1. 高热惊厥 是小儿惊厥最常见的原因，也是一种小儿常见急症。在5岁以下的小儿中，约2%~4%曾患高热惊厥。常见的颅外感染疾病有上呼吸道感染包括（肺炎）、中耳炎、猩红热、幼儿急疹和急性痢疾等。

2. 中毒性脑病 小儿在急性感染性疾病的过程中可出现类似脑炎的表现，其原因可能与人体对毒素的过敏反应、缺氧、脑水肿、水电解质代谢紊乱及感染中毒等多种因素有关，而不是病原体直接侵入。病理变化主要为脑实质充血和水肿。临床上有以下特点：①见于任何年龄和不同体质的小儿，大多侵犯1~3岁小儿；②多见于感染性疾病的极期；③惊厥次数较多，常伴意识丧失及阳性神经系统体征；④昏迷的出现提示预后不良；⑤脑脊液透明，压力明显增高，细胞数一般不增多，蛋白可轻度增加。脑脊液的结果是排除脑炎和脑膜炎的主要根据。

三、非感染性

1. 癫痫 癫痫是小儿惊厥性疾病中的一种，临床表现为反复多次的惊厥发作。本病是由多种原因引起的一种脑部慢性疾病，其特征是脑内神经元群反复发作性过度放电引起突发性、暂时性脑功能失常，临床出现意识、运动、感觉、精神或自主神经功能障碍。脑电图是诊断癫痫和确定发作类型的客观指标之一，如果出现棘波、尖波、棘慢波、尖慢波、多棘慢波等痫性放电波，对癫痫的诊断有重要意义，但是癫痫患儿发作间期常规脑电图近40%正常，因此1次正常脑电图不能排除癫痫，必要时可做动态脑电图（AEEG）或录像脑电图（Video-EEG）。

2. 颅脑损伤 小儿颅脑损伤并不少见，新生儿期主要由产伤引起，婴幼儿和学龄前期常见高处坠落、楼梯滑跌。意外事故如车祸等也是多见原因。脑外伤后由于颅骨骨折、出血、血肿、脑水肿等刺激，于伤后1~2天内出现抽搐；也可于脑外伤后一个月内发生抽搐，与脑组织挫裂伤或出血后刺激有关；脑外伤1~3月发生晚期抽搐，多数与脑部有瘢痕形成有关。脑外伤3个月以后才发生惊厥者较少。颅脑损伤的诊断主要依据有外伤史和头颅CT检查。

3. 颅内肿瘤 颅内肿瘤是小儿时期比较常见的肿瘤之一。可见于任何年龄，发病高峰在5~8岁。小儿颅内肿瘤的特点是神经胶质瘤的发病率高，占65%~75%。好发部位在脑中线及后颅凹，如第三脑室前部及后部、第四脑室及小脑等，易阻塞脑脊液循环通路，故早期的临床表现主要是颅内压增高的表现。局限性神经系统损害症状相对较成人少。75%的患儿可有呕吐，呕吐在清晨或早饭后比较多见，有时可呈喷射状。在婴儿，呕吐常常是唯一的临床早期表现。头痛也是常见症状，幕下肿瘤头痛多在枕部，而幕上肿瘤多在额部，疼痛呈进行性加重趋势。较大儿童可自述头痛的部位，婴幼儿不能表达，常常表现为手叩头、抓头及阵发性哭闹等。视乳头水肿可致视力障碍、婴幼儿由于颅缝未完全愈合，颅内压增高时可导致头颅骨缝分离、头颅增大，叩诊呈破鼓音，前囟未闭者可见前囟饱满、膨隆。后颅凹肿瘤可表现有颈部抵抗，头向患侧倾斜，以使脑脊液循环通畅。10%~30%的病儿可伴发癫痫发作。另外由于肿瘤生长的部位不同，可有其他局部神经系统体征，如肢体瘫痪、失语、共济失调、颅神经损害的表现。头颅B超、CT以及MRI等检查对颅内肿瘤的诊断起决定意义，不仅可以定位，还可了解肿瘤的大小。

4. 蛛网膜下腔出血 是血液流入蛛网膜下腔的一种临床综合征。原发性蛛网膜下腔出血指脑表面的血管破裂，血液直接流入蛛网膜下腔者。主要病因有颅内动脉瘤及脑血管畸形等。临床表现：最常见的症状是患儿突然剧烈头痛、恶心、呕吐，神志不清，惊厥及昏迷；体征方面主要是脑膜刺激征；另外还有视网膜出血，发热，呼吸不规则，眼运动麻痹或偏瘫等。血性脑脊液是本病最可靠的诊断依据，但需注意与腰穿损伤所致者鉴别。脑脊液特点为均匀血性，压力增高、镜检可见大量红细胞及皱缩红细胞，蛋白量轻度增高、糖和氯化物量正常。经1~2周后脑脊液可变黄。

5. 小儿急性偏瘫 是各种后天因素引起的，临床表现为一侧性肢体瘫痪的一组临床综合征。除偏瘫外，还有惊厥，意识障碍等表现。发病年龄为生后1个月~6岁，1~2岁多见。特发性小儿急性偏瘫指找不到致病因素者，约占40%；继发性小儿急性偏瘫是由其他原发疾病引起的，约占60%，这些病因有感染、免疫性疾病、颅内血管畸形、心脏疾病、血液病及代谢性疾病等。

6. 烟雾病 是在脑血管造影时，脑底部颈内动脉和大脑前或中动脉的狭窄闭塞并伴有脑基部的异常血管网形成，又称脑底动脉环闭塞症。本病病因不明，可能与遗传因素有关。继发性烟雾病系一些疾病所致，如中枢神经系统感染、结缔组织病、结节性硬化、镰状红细胞贫血、钩端螺旋体病等。本病好发于儿童和青年，女性多见。临床以发作性偏瘫或肢体无力，左右交替，反复发作为特征。部分患儿首发症状为抽搐、头痛等，还可伴有失语、感觉异常、颅神经麻痹及智力减退等。脑脊液检查在有蛛网膜下腔出血时异常。脑血管造影是本病诊断的主要依据。

7. 脑血管畸形 在儿童时期脑血管畸形并不少见，是引起蛛网膜下腔出血的主要原因。脑血管畸形主要包括脑动静脉畸形和囊性动脉瘤。脑动静脉畸形的好发部位有大脑大静脉和大脑半球静脉；畸形包括静脉瘘，使动脉血直接流入静脉血中；畸形还有毛细血管扩张症及海绵状血管瘤等。

四、代谢性疾病

1. 低钙血症 当血钙降低至2mmol/L以下时，肌肉兴奋性增高，可出现惊厥、手足搐搦及喉痉挛等。发作呈局限性或全身性肌肉痉挛、神志清楚或短暂丧失，常见于婴幼儿，多有不同程度的佝偻病。检查发现面神经试验（佛斯特征）阳性，即叩击面颊部面神经分支，出现眼皮及上唇收缩。腓反射阳性，叩击腓骨上端处的腓神经，引起足部向外侧收缩。人工手足搐搦征阳性，用血压计袖带包裹上臂，充气使桡动脉脉搏暂停数分钟，可见到手足搐搦。以上体征阳性表示患儿存在隐性手足搐搦症。低钙性惊厥多无发热，但发热（如上呼吸道感染）常可促发低钙性惊厥。

2. **低血糖症**　当空腹血糖降低至婴儿和儿童<2.24mmol/L，足月新生儿<1.68mmol/L，早产儿<1.12mmol/L，称为低血糖症，并可发生惊厥。引起低血糖症的病因很多，主要有胰岛素过多症，糖原代谢病，遗传性果糖不耐受症，半乳糖血症，酮症性低血糖，吸收不良综合征等。低血糖症时病儿可表现为面色苍白，出汗，心动过速，头痛，烦躁不安，嗜睡，惊厥和昏迷。新生儿期表现为皮肤苍白，呼吸窘迫，呼吸暂停，易激惹及抽搐等。怀疑本病时应急查血糖或空腹血糖，并进行其他相应检查，以明确病因。

3. **低钠血症**　血钠低于130mmol/L称为低钠血症。小婴儿由于调节水、电解质的功能不成熟，在一些疾病的影响下容易产生低钠血症。主要原因是通过胃肠道或静脉补充过多的低渗性或不含电解质的溶液。临床上，新生儿表现为呼吸不整或暂停、对周围环境反应差、嗜睡等。较大患儿主要为乏力，头痛，恶心，呕吐，不安，嗜睡，尿量减少，惊厥，昏迷等。此外临床上可有体重增加，皮肤潮红，唾液及泪腺分泌过多或腹泻，开始尿量增多，当超过肾脏的稀释功能则出现尿量减少。

4. **高钠血症**　血钠超过150mmol/L称为高钠血症。见于钠入量过多，脑性高钠血症，肾上腺皮质激素使用过多，肾上腺功能亢进，肾脏排钠减少等原因。由于血钠增加使细胞外液渗透压增高，造成细胞内脱水，主要由于神经细胞脱水，脑组织皱缩，产生一系列神经系统症状。临床表现为患儿烦躁不安，嗜睡，共济失调。重者有肌肉震颤、全身肌紧张，颈强直及脑膜刺激征，角弓反张，反射亢进，惊厥，昏迷等。

5. **低镁血症**　可见于慢性腹泻、长期使用利尿剂及营养不良儿童。当血镁下降至0.75mmol/L以下，病儿可出现惊厥。临床上补钙治疗惊厥无效时，应考虑本病，肌注或静注25%硫酸镁有良效。

6. **维生素B$_6$缺乏症和依赖症**　维生素B$_6$作为一种辅酶参与体内氨基酸、蛋白质、脂类、核酸及糖原的代谢。神经系统功能的完整性依赖于维生素B$_6$。维生素B$_6$缺乏症多见于生后1~6月的婴儿，患儿体重不增、哭闹不安、烦躁、肠痉挛及惊厥，且反复惊厥。临床上不能排除本病时，可以肌内注射100mg维生素B$_6$，如惊厥得到控制应考虑本病。维生素B$_6$依赖症多属遗传性疾病，因维生素B$_6$不能与谷氨酸脱羧酶结合，不能促进谷氨酸合成γ-氨基丁酸，从而导致惊厥。患儿惊厥出现早，可见于生后1~5天。大剂量维生素B$_6$治疗有效。

7. **苯丙酮酸尿症**　本病是先天性氨基酸代谢疾病中比较常见的一种，也是目前少数可以治疗的先天性代谢性疾病之一。本病主要是神经系统的表现，出生时多正常，数月后出现智力发育落后、肌张力增高及腱反射亢进、反复抽搐、瘫痪等。由于酪氨酸酶受抑制，色素形成减少，病儿皮肤白晰，头发稀黄。积聚的苯丙氨酸转化为苯乙酸等其他代谢产物，尿及汗液有鼠尿样臭味。患儿尿中苯丙氨酸增多，尿三氯化铁试验阳性；血浆苯丙氨酸浓度增高。

五、中毒性

多见于婴幼儿和学龄前儿童，前者主要为医疗药物中毒；后者主要为有毒植物、农药中毒。临床表现中，除惊厥外不同的原因还有其他症状。小儿中毒的诊断非常困难，因为中毒种类极多，表现缺乏特异性，加上小儿不会叙述病情。应详细询问患者发病的经过，病前饮食内容，周围生活环境，家长的职业等。仔细检查吐出物、胃液或粪便中有无毒物残渣。有条件时应将剩余的药物、呕吐物、洗胃的内容物等送检，进行毒物鉴定。

六、其他

1. 心源性脑缺氧综合征（阿－斯综合征）　严重的心律失常如完全性房室传导阻滞、室性心动过速、病态窦房结综合征及 Q–T 间期延长综合征等，由于心搏出量突然减少，导致脑供血不足、脑缺氧、惊厥。发作时先有面色突然死灰，血循环重建后又突然转红。临床上易误诊为癫痫，对惊厥患儿进行详细的体格检查，尤其是心脏听诊等生命体征的检查，可避免误诊。心电图检查可有相应改变，明确诊断。

2. 脑病合并内脏脂肪变性（Reye 综合征）　本病是急性进行性脑病，病理特点是急性脑水肿和肝、肾、胰、心肌等器官的脂肪变性，线粒体明显肿胀、多形变、颗粒状物质聚积、嵴的数目减少并有断裂现象。线粒体异常导致体内氨基酸代谢、脂肪代谢、有机酸代谢及糖代谢均有异常，血氨增高，短链脂肪酸积聚，二羧酸增多等。临床上多与感染、药物、毒素、遗传代谢病有关。发病年龄以6个月到4岁多见，主要症状有发热、呕吐、惊厥、昏迷、肝脏肿大及肝功能损害、颅内压增高症状以及脑干功能受损的表现。周围血白细胞增加，可达（30~50）$\times 10^9$/L，以中性粒细胞为主。血氨在早期升高、血糖低，可出现代谢性酸中毒和呼吸性碱中毒。脑脊液压力增高，细胞和蛋白均正常，糖可随血糖低而下降。脑电图呈弥漫性脑病改变，广泛高幅慢波，可有痫性放电。年幼者预后差，病死率在15%~80%之间。

【诊断思路】

惊厥是儿科常见急症之一，起病急、变化快，若不及时处理，可导致脑缺氧性损害及智力障碍等后遗症，严重时甚至危及患儿生命。在尽快控制抽搐的同时应积极找出病因。一般讲，根据是否伴有发热，将惊厥的病因分为感染性和非感染性两大类。然后根据（有无神经系统病因）划分为颅内疾患或颅外疾患。惊厥伴发热者，多提示惊厥是感染性的；反之为非感染性惊厥。感染可以发生在颅内或/及颅外；无发热惊厥者则多表示癫痫、代谢异常、脑肿瘤，脑疾患的后遗症、药物中毒等。但癫痫持续状态、核黄疸等也可发热；新生儿和早产儿感染可无发热。需要指出的是，高热惊厥的诊断应伴有原发病的诊断。详细询问病史，仔细全面的体格检查，以及必要的辅助检查（如脑脊液检查、EEG、头颅CT或MRI检查等），有助于惊厥的病因诊断。

【治疗原则】

（1）迅速止惊。

（2）维持生命功能正常。

（3）边抢救边寻找原因。

（4）预防惊厥复发。

（5）防止和减少脑损伤。

（尹嘉宁　成焕吉）

第二十一节　意识障碍

【定义】

意识是指大脑的觉醒程度，是指中枢神经系统对机体内外环境的感知、理解和应答反应能力，这种能力的减退或消失意味着不同程度的意识障碍。意识的内容为高级神经活动，包括有定向力、感知力、注意力、记忆力、逻辑分析力、思维、情感和行为等。影响意识的最重要结构是脑干网状上行激活系统，它发放的兴奋上传到丘脑的非特异性核团再弥散性投射到整个大脑皮质，对皮质的诱发电位产生易化作用，而使大脑皮质不断维持觉醒状态，该结构的损害导致意识障碍；其次是中枢整合机构（包括双侧大脑皮质及其与丘脑的联系）弥漫性损害可引起意识水平的下降。意识水平下降程度由轻到重分为嗜睡、昏睡、昏迷。昏迷是由于各种原因导致高级神经中枢结构和功能受损引起的最严重意识障碍，是大脑皮质和/或皮质下觉醒功能被破坏导致的意识觉醒和/或无意识觉醒功能的严重障碍，主要表现为对外界的刺激丧失应有的反应，自主意识和本体感觉大部分或完全丧失。

【常见临床类型】

（1）铅中毒性脑病：小儿口含含铅玩具，舔食含铅颜料、油漆或汽油，以及水源、大气污染，可发生铅中毒。铅中毒时中枢神经系统最易受损，在年长儿表现为多发性神经炎，婴幼儿表现为脑病。急性铅中毒性脑病，可突然出现症状，发作之前也可先有某些早期慢性中毒症状，如厌食、呕吐、便秘、间歇性腹痛、烦躁、神萎、贫血等，此时血铅多由正常之 $1.4\mu mol/L$ 增至 $2.9\sim12.1\mu mol/L$，为期 $4\sim6$ 周不等。以后出现持续性呕吐、共济失调、惊厥、昏迷、偏瘫。有时以突然惊厥起病。病儿虽有脑水肿、脑压增高，但可无颅内高压表现。脑病时血铅多增至 $483\sim725\mu mol/L$ 以上。脑脊液压力增高，可有白细胞轻度增多，蛋白质轻至中度增加。红细胞出现嗜碱性点彩，红细胞游离原卟啉可高达 $500\mu g/dl$。抗铅治疗（如依地酸钙、D-青霉胺）有一定疗效。

（2）感染中毒性脑病：在严重急性传染病（如百日咳、白喉、伤寒、菌痢、疟疾等）和感染性疾病（如肺炎、败血症等）的极期和恢复早期，有的病儿（特别是婴幼儿）可因感染中毒而致脑水肿，因而出现脑病的有关表现。如不合并中毒性肝炎，一般没有肝肿大和肝功能障碍，可用以与Reye综合征鉴别。

（3）蛔虫性脑病：有人认为蛔虫毒素可致5岁以下小儿发生变态反应性脑病。但诊断需慎重，必须排除其他脑性疾病。

（4）Reye综合征（脑病合并内脏脂肪变性综合征）：病因多为流感B、水痘、疹热病、肠道等病毒感染，发病与超敏反应有关，服用水杨酸制剂可能有诱发作用。少数由黄曲霉素中毒引起。部分病例病前一周左右有上呼吸道或胃肠道感染症状。以后突然出现频繁呕吐、发热、嗜睡。$1\sim2$天后呕吐停止，病儿常反复全身惊厥，随后昏迷，呈去质姿势，病理反射阳性，脑膜刺激征阴性。对不典型或再发性病例，特别是1岁以下和16岁以上者，可做肝活检确诊。暴发性肝炎肝昏迷是典型的肝性脑病，其肝病在前脑病在后，且黄疸重，经常遗留肝功能损害，与本病表现不同，可资鉴别。

（5）肝性脑病（肝昏迷）：病毒性肝炎、肝坏死、药物性肝损害以及肝脂肪变性等所致肝衰竭，经常出现肝性脑病。患儿可有昏迷，呼吸衰竭，肺水肿，功能性肾功能衰竭（肝肾综合征）等。肝功有明显损害，胆红素显著增高，胆酶分离。

（6）胆红素脑病：Rh血型不合和重型ABO血型不合所致高胆红素血症，当间接胆红素超过 $342\mu mol/L$ 时，经常于生后 $3\sim5$ 天出现昏迷、惊厥，重者致死，幸存者易发生核黄疸后遗症。

（7）缺氧性脑病：新生儿窒息、急性高山病、航空病、一氧化碳中毒等严重缺氧时，因脑缺氧致发生脑病。病儿有呼吸困难、发绀、惊厥、昏迷。

（8）胰性脑病：出血坏死性胰腺炎可并发胰性脑病。婴幼儿的急性胰腺炎腹部症状不明显，可仅表现为急性严重全身症状和脑病症状。由于胰蛋白酶等消化酶反流入血，引起全身脏器（包括脑）广泛损害，病变的胰腺还可产生多种物质和血管活性物质，因而引起微循环障碍，发生中毒性休克、脑病，以及急性肺、心、肾、肝功能障碍。胰性脑病时，脑组织有中毒、水肿、脱髓鞘改变，临床有惊厥、昏迷，常因呼吸衰竭致死。

（9）糖尿病昏迷：小儿糖尿病多因病毒感染－自身免疫反应所致，其次是遗传因素所致。

（10）急性乙醇中毒（醉酒）：小儿偶因饮酒过量或误服烈酒而中毒，早期常有言语增多、喜怒无常、行为异常等兴奋症状。小脑受累可有步态蹒跚、共济失调。后期患者进入昏睡期，呼吸变慢，面色由红转白，皮肤冷湿，口唇发绀，呕吐，瞳孔扩大。严重者体温和血压下降，大小便失禁，并可出现肺水肿和深昏迷，最后可因延髓麻痹、中枢性呼吸循环衰竭致死。

（11）颅脑损伤：小儿颅脑损伤并不少见，询问病史时，要注意问清受伤的时间、原因、暴力的方向、有无原发意识障碍，有无头痛、呕吐，有无中间清醒期，瞳孔、肢体瘫痪以及生命体征的变化等。

（12）脑震荡：脑震荡为暂时性广泛性脑组织的功能性障碍，而无明显器质性病变。头伤后迅速出现短暂轻度意识障碍，甚至昏迷，同时还可有面色苍白、冷汗、肌肉松弛、生理反射暂时消失等"脑性休克"表现；但无神经定位体征，脑脊液正常，不含红细胞。伤后神志逐渐清醒，上述症状也随之消失，但有近事逆行性遗忘。少数年长儿可有一段时间的头晕、头痛、心悸、耳鸣、多汗、失眠、记忆力减退、情绪不稳等自主神经功能紊乱症状，一般称之为头伤后综合征或头伤后神经官能症。

（尹嘉宁　成焕吉）

第二十二节　血　尿

【定义】

血尿是指离心尿液中红细胞超过3个/高倍镜视野。仅显微镜下红细胞超出正常范围，而尿色无变化称镜下血尿；当每升尿液中含有1ml血液时，可呈肉眼血尿。当尿液偏酸性时呈红色或洗肉水色，当尿液偏碱性时呈烟灰水色。血尿的程度与疾病的严重程度不一定相平行，对持续镜下血尿或伴间断肉眼血尿的患者应长期随访。

【常见临床类型】

1. **单纯性血尿**　也称孤立性血尿，多为尿筛查时发现，占泌尿系统疾病的首位。应与IgA肾病、Alport综合征的早期、薄基底膜病等相鉴别。

2. **IgA肾病**　是一种免疫病理诊断名称。临床特点有：① 年龄：以学龄儿、青少年为主，感染为常见诱因，如呼吸道病毒感染、胃肠道感染等，运动、着凉、某些食物也可诱发；② 临床表现：典型的有两种：其一为每于感染后反复发作性的肉眼血尿，另一种为持续镜下血尿不伴或伴蛋白尿，无症状，尿检时发现；③ 部分患者血清IgA升高，血清补体正常；④ 确诊靠肾活检，系膜区见IgA显著沉积。

3. **薄基底膜病（又称良性家族性血尿）**　是一种病理上（电镜下见）肾小球基底膜弥漫性变薄为特征的遗传性疾病。有明确的血尿家族史。典型临床表现是持续镜下血尿，少部分可于呼吸道感染或剧烈运动后出现肉眼血尿。肾功能多无损害。没有耳聋及肾衰家族史。预后好。

4. **Alport综合征（也称遗传性进行性肾炎）**　临床以血尿、神经性耳聋、慢性进行性肾功能减退为特点。临床最早出现的是持续镜下血尿，半数有肉眼血尿发作，逐渐出现蛋白尿。可有听力障碍，多于10岁后出现。眼部可有前圆锥形晶体及眼底黄斑改变。可通过皮肤、肾组织的Ⅳ型胶原检查确诊。无特异治疗，发展至终末肾者需肾替代治疗。

5. 特发性高钙尿症　血尿是本病特点，为非肾小球性血尿，呈发作性、持续性肉眼血尿或镜下血尿，可能与微结石的沉积和损伤肾小管有关。诊断标准是尿钙/尿肌酐＞0.21，24小时尿钙＞4mg/kg或0.1mmol/kg。本病常有结石家族史。

6. 左肾静脉受压综合征　主要见于青少年，体型瘦长的。引起非肾小球性血尿，可为镜下血尿，也可于运动后发生肉眼血尿。一般随年龄、体重增长，症状可自行缓解，出血严重的需手术治疗。

【诊断思路】

需结合病史、体格检查及实验室检查来综合分析判断血尿的原因。

（1）年龄：血尿的病因与年龄相关，随年龄不同而各异。新生儿常见于新生儿出血症、败血症、肾静脉血栓；婴幼儿常见于泌尿系统畸形、肾脏肿瘤、溶血尿毒综合征、重症遗传性肾炎及家族性良性血尿。儿童期常见于各类原发、继发性肾炎，泌尿系感染，家族性良性血尿，遗传性肾炎，高钙尿症，左肾静脉受压综合征等。

（2）病史：① 追问有无血尿家族史，有无肾衰、耳聋、眼疾患者；② 既往有无过敏性紫癜病史、乙型肝炎病史，有无发热、皮疹、关节肿痛等SLE病史；③ 有无外伤史；④有无用药（磺胺类、氨基甙类等药物）史；⑤有无鼠类接触史，流行性出血热疫区居住史；⑥有无前驱感染及与发生血尿的时间关系：10~14天前有皮肤感染、咽喉炎前驱感染史，而后出现血尿的考虑急性链球菌感染后肾小球肾炎；呼吸道症状与血尿几乎同时发生，一般不超过3天，考虑IgA肾病，进一步肾穿活检明确诊断；⑦伴随症状：伴有尿频、尿急、尿痛，血尿定位为非肾小球性血尿，考虑泌尿系感染及结核；有明显的腰、腹疼痛，血尿定位为非肾小球性血尿，考虑泌尿系结石。

（3）实验室检查及辅助检查：血常规、尿常规、血尿定位、抗"O"、血清补体、免疫球蛋白、抗核抗体、乙肝病毒病原学检查、肾功能、尿钙/尿肌酐、B超、造影、CT、核磁共振等检查，必要时行肾穿刺活检明确病理。

（赵凯姝）

第二十三节　蛋白尿

【定义】

蛋白尿是指尿中蛋白含量超过正常范围，即超过150mg/d或100mg/（m²·d）或4 mg/（m²·h）时称为蛋白尿。

【常见临床类型】

1. 功能性蛋白尿

（1）热性蛋白尿：小儿很常见，多见于急性发热的早期，随着发热减退而消失，24小时尿蛋白定量通常不超过1g。尿常规除尿蛋白阳性外，还可有白细胞、上皮细胞和管型，但无红细胞。尿蛋白电泳的特点是尿中球蛋白相对增多，白蛋白/球蛋白的比值下降；以α_2球蛋白增多为著，此与发热时血中α_2球蛋白分泌增多，经肾小球滤过增加且超出肾小管重吸收能力有关。热性蛋白尿是由于发热时肾血流量减少、肾小球滤过膜的通透性增加以及致热源的毒性作用所致。

（2）运动性蛋白尿：系指在剧烈运动后出现的一过性蛋白尿，可伴有轻度血尿和管型尿，国内报道其发生率可高达70%~100%。轻微运动蛋白可于24小时内消失，较剧烈且长时间的运动引起的蛋白尿可持续1~3周或更长。尿蛋白电泳的特点是轻度运动时白蛋白占主要，而剧烈运动时则以球蛋白为主。此种蛋白尿主要是由于运动引起肾血流动力学改变，蛋白滤过增加；并且，运动可使肾小球的电荷屏障降低、通透性增加以及肾小管重新吸收减少。

2. **体位性/直立性蛋白尿**　体位性蛋白尿是指直立位或腰部前凸位时出现的蛋白尿，卧位后消示。常见于较大儿童，据报道青少年发生率为2%~10%。诊断标准有：①直立试验阳性；②24小时尿蛋白定量一般小于1g，少数达2~3g，但卧位12小时蛋白定量应小于0.75g；③尿沉渣无异常；④血生化、肾功能及血清学检查正常；⑤无高血压；⑥无肾脏疾病史及临床表现；⑦无其他与肾脏相关的系统性疾病；⑧尿路X线检查正常。直立试验的检查方法是：膀胱排空，留尿（实验前），采用如下体位即脚跟离墙15厘米，头紧贴墙，脊柱前凸，直立15~20分钟，再留尿（实验后），检测试验前后尿蛋白量。判定标准；阳性结果为直立前尿蛋白阴性、直立后尿蛋白显著增加。发病机制尚不完全明了，可能是血流动力学和神经、内分泌激素调节改变，导致滤过分数增加、肾小球通透性增加而产生蛋白尿。一般认为本症预后良好，无须特殊治疗，可正常上学。但应注意某些肾脏疾病的早期或轻型的肾炎可仅表现为体位性蛋白尿，因此对此型蛋白尿要长期随访，必要时行肾活检明确病理。某些肾脏疾病的恢复期也可表现为体位性蛋白尿，注意鉴别。

（赵凯姝）

第二十四节　遗　尿

【定义】

遗尿俗称尿床，临床上指睡眠时不自觉地排尿于床上。儿童到了能够控制膀胱排尿的年龄，仍不能从睡眠中醒来，而发生的无意识排尿行为称遗尿症。遗尿多发生于夜间，又称夜间遗尿症。具体标准尚不统一。国内认为5岁以上儿童持续尿床称为遗尿症。国外报道发生率为12%~26%。

【发生机制】

婴儿期由于高级中枢发育尚未完善，膀胱排尿功能只能由简单的脊髓反射弧控制，故可发生遗尿不属于病态。但3岁以后高级中枢发育日趋完善，可随时控制尿道括约肌，不应再发生遗尿。通过尿动力学检查发现单纯遗尿症患儿80%存在不稳定膀胱，50%以上功能性膀胱容量减少，5%以上存在懒膀胱。懒膀胱表现为膀胱容量增大、感觉迟钝、逼尿肌收缩力减弱伴残余尿。器质性疾病证状性遗尿与其原发病因有关。

【分类】

遗尿是一种症状，不是一种疾病，可以有多种原因引起，一般分为原发性遗尿和继发性遗尿两种。

1. **原发性遗尿症**　一般是从婴儿期起病，未曾有持续6个月以上的不尿床期，约占遗尿症的80%。

2. **继发性遗尿症** 是指有6个月以上的不尿床期后再次出现尿床的情况。

【常见临床类型】

1. **隐性脊柱裂** 是一种先天的脊柱异常，由于中线缺损，影响到了神经组织及其外层的骨性组织和软组织。遗尿可能是腰骶部脊神经受到影响所致。临床多无明显症状，部分可因遗尿、局部反复感染等发现。体检往往可见腰骶部局部多毛、皮肤凹陷、皮窦、毛细血管瘤、皮下脂肪瘤等。如有上述改变应进一步行腰骶部X线、B超、MRI。

2. **不稳定膀胱** 当膀胱充盈较满时，由于膀胱逼尿肌不稳定引起的急性尿失禁，称不稳定膀胱。主要表现为日间遗尿，少数患儿可出现反复的泌尿系感染和膀胱-输尿管反流。遗尿症患儿多存在不稳定膀胱。

【治疗原则】

（1）原发性遗尿：主要是功能训练（规定饮水量和时限，闹钟叫醒等），如仍不佳，可口服去氨加压素。伴泌尿系感染时给予抗炎治疗。

（2）隐性脊柱裂：约1/3遗尿症患儿合并隐性脊柱裂，腰骶部X线检查明确，必要时行、外科手术治疗。

（3）不稳定膀胱：常采用保守治疗，进行膀胱功能训练，定时排尿，可同时辅以抗胆碱能药物（颠茄）。如无效应进一步检查，注意有无神经系统异常。

（赵凯姝）